DAS GROSSE BUCH DER

Malerei

DAS GROSSE BUCH DER

Malerei

Eine Einführung in die verschiedenen
Bereiche und Techniken

HAZEL HARRISON & ALFRED DANIELS

KÖNEMANN

This book was designed and produced by
Quintet Publishing Limited.
The Old Brewery
6 Blundell Street
London N7 9BH

Original title:
The Complete Painting Course.
Watercolours, Oils & Acrylics

Übersetzung aus dem Englischen:
Marianne Kurda
Redaktion und Satz der deutschen Ausgabe:
Thomas Paffen Buchproduktion, Münster
Druck und Bindung:
Leefung Asco Printers Ltd.
Printed in China
ISBN 3-8290-0403-6

INHALT

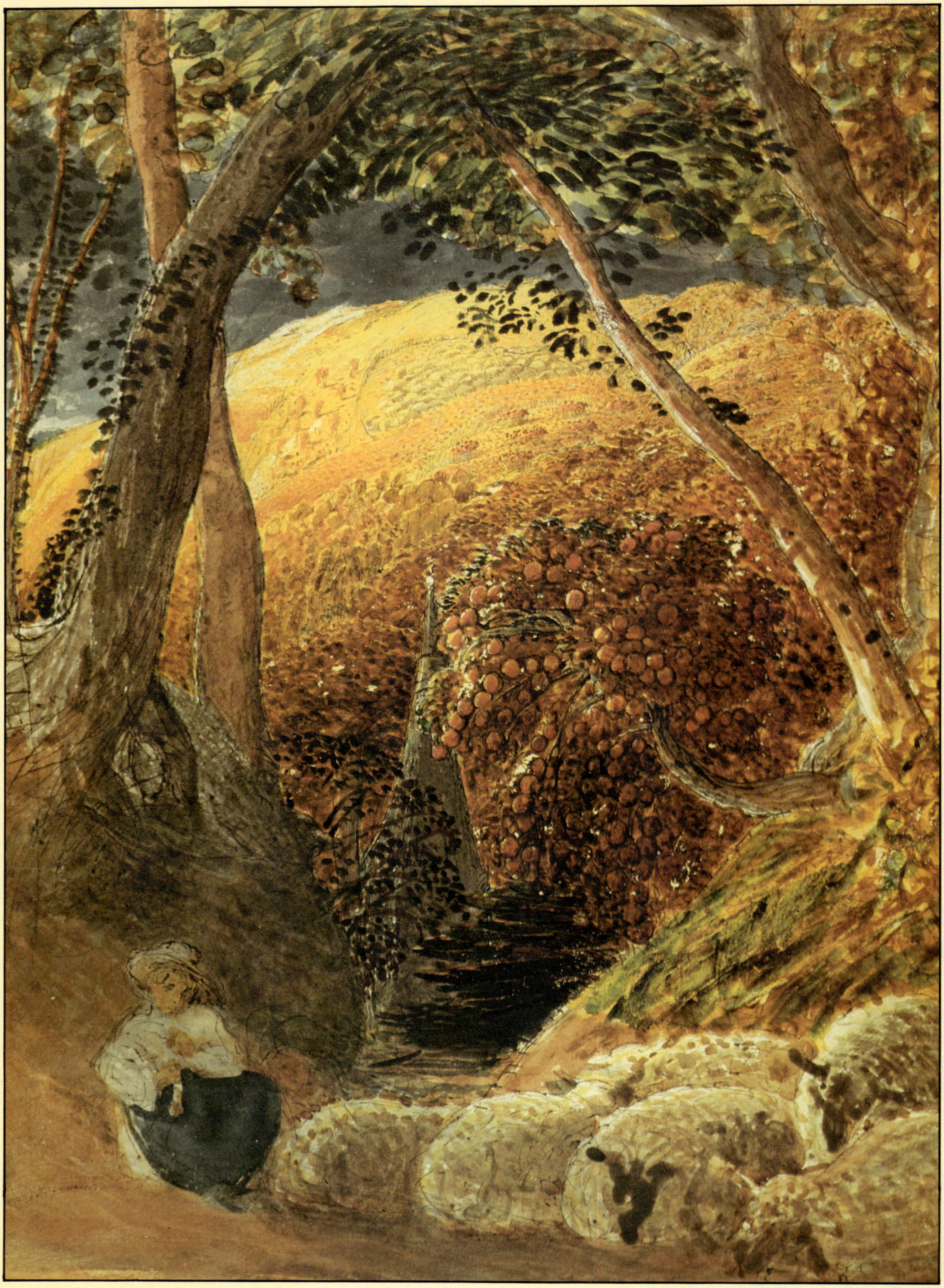

Kapitel eins

Einführung

Samuel Palmers Werk besteht überwiegend aus handwerklich perfekten, aber uninspirierten Ölgemälden. Seine frühen Aquarelle, Zeichnungen und Radierungen sind jedoch außergewöhnlich poetisch und phantasievoll und lassen deutlich den Einfluß von William Blake erkennen, den er 1824 kennenlernte. Ausgehend von der Naturdarstellung, wie z. B. in diesem Bild Der magische Apfelbaum, *transzendieren sie das Sujet auf eine visionäre Traumwelt, die in eigenwilligen, gefühlvollen Farben aufscheint, umgesetzt mit einer fast schon expressionistischen Pinselführung. Im Unterschied zu den Aquarellisten des 18. Jahrhunderts arbeitete Palmer mit halbtransparenter Farbe, die er allerdings so sicher beherrschte, daß seine Farben niemals trübe und matt wirken – was nur allzu leicht geschieht, wenn die Gouachefarbe in weniger geschickte Hände gerät.*

»Ich male keine Aquarelle. Das ist viel zu schwierig.« Ähnliche Vorbehalte bekommt man oft von Amateurmalern zu hören, selbst wenn sie sich mit einem anderen Medium wie z. B. Ölfarbe einiges zutrauen. Es soll nicht bestritten werden, daß manch einem das Malen mit Ölfarben leichter fällt als mit Aquarellfarben. Dieses äußerst reizvolle Medium ist manchmal unberechenbar, aber das gehört zu seinen Vorzügen und nicht zu seinen Nachteilen. Hinter den Vorbehalten verbirgt sich wohl eher der Umstand, daß Aquarelle nicht immer wieder überarbeitet werden können, wie es bei Ölbildern der Fall ist. Sitzt ein Pinselstrich, eine Lavierung bzw. Verwaschung erst einmal auf dem Blatt, ist es endgültig. Verständlich also, daß man zu Beginn eines Aquarellbildes ein bißchen nervös ist. Im Verlauf der Arbeit sind aber durchaus etliche Eingriffe möglich und auch üblich. Ist z. B. die Farbe einer Verwaschung nicht ganz richtig herausgekommen, kann sie durch eine weitere, darübergelegte Lavierung stark verändert werden. Bildpartien können mit einem Schwamm ausgewischt oder mit dem Pinsel übermalt werden. Und wenn es zum Schlimmsten kommt, kann man schließlich das ganze Bild unter fließendem Wasser wieder abwaschen.

Die meisten Künstler schätzen die Frische und Transparenz der Aquarellfarbe, die sie für bestimmte Motive, besonders für Landschaften und Blumen, zum idealen Medium macht. Wie der Name schon andeutet, wird Aquarellfarbe mit Wasser vermalt. Sie ist transparent und muß deshalb vom Hellen zum Dunklen hin aufgetragen werden, anders als Öl- oder Acrylfarben, die opak, undurchsichtig, sind und deshalb vom Dunklen zum Hellen hin aufgebaut werden können. Daher bedarf es schon zu Beginn der Arbeit einiger Vorüberlegung; aber ein bißchen planen muß man beim Zeichnen oder Malen ja immer, ganz gleich mit welchem Medium.

Man weiß nie sicher, wie sich die Aquarellfarbe verhalten wird; viele Aquarellmaler halten gerade diese Unberechenbarkeit für den größten Vorteil. Oft »übernimmt« das Medium selbst die Arbeit, indem es mit reizvollen Nebenwirkungen schöpferisch anregt, was dem Bild etwas Spontanes und Sprühendes gibt. Es braucht einige Erfahrung, um aus den Zufallseffekten eines Aquarells das Beste herauszuholen. Vielleicht sind mehrere mißglückte Anläufe nötig, um ein Gefühl für das Medium zu entwickeln; aber es gibt viele Möglichkeiten, mit Aquarellfarben zu malen, und mit etwas Ausdauer werden Sie sicher Ihren eigenen Stil und Ihre Technik entwickeln. Die Aquarellmalerei hat auch ganz praktische Vorzüge: Die Ausrüstung ist nicht so teuer; es kann fast überall gemalt werden, vorausgesetzt, es ist hell genug; die Farben lassen sich schnell wegräumen und hinterlassen keine unliebsamen Spuren. Da Papier und Farben verhältnismäßig preisgünstig sind, kann man sich ruhig Experimente und Fehler leisten.

DAS MEDIUM

Wie alle anderen Malfarben besteht auch Aquarellfarbe aus Farbpigmenten und einem Bindemittel, in diesem Fall ist es das wasserlösliche Gummiarabikum. Es gibt zwei Arten von Wasserfarben: Die sogenannten reinen oder klassischen Aquarellfarben sind transparent; die Gouache- oder Körperfarben enthalten das gleiche Pigment, sind aber Deckfarben, weil

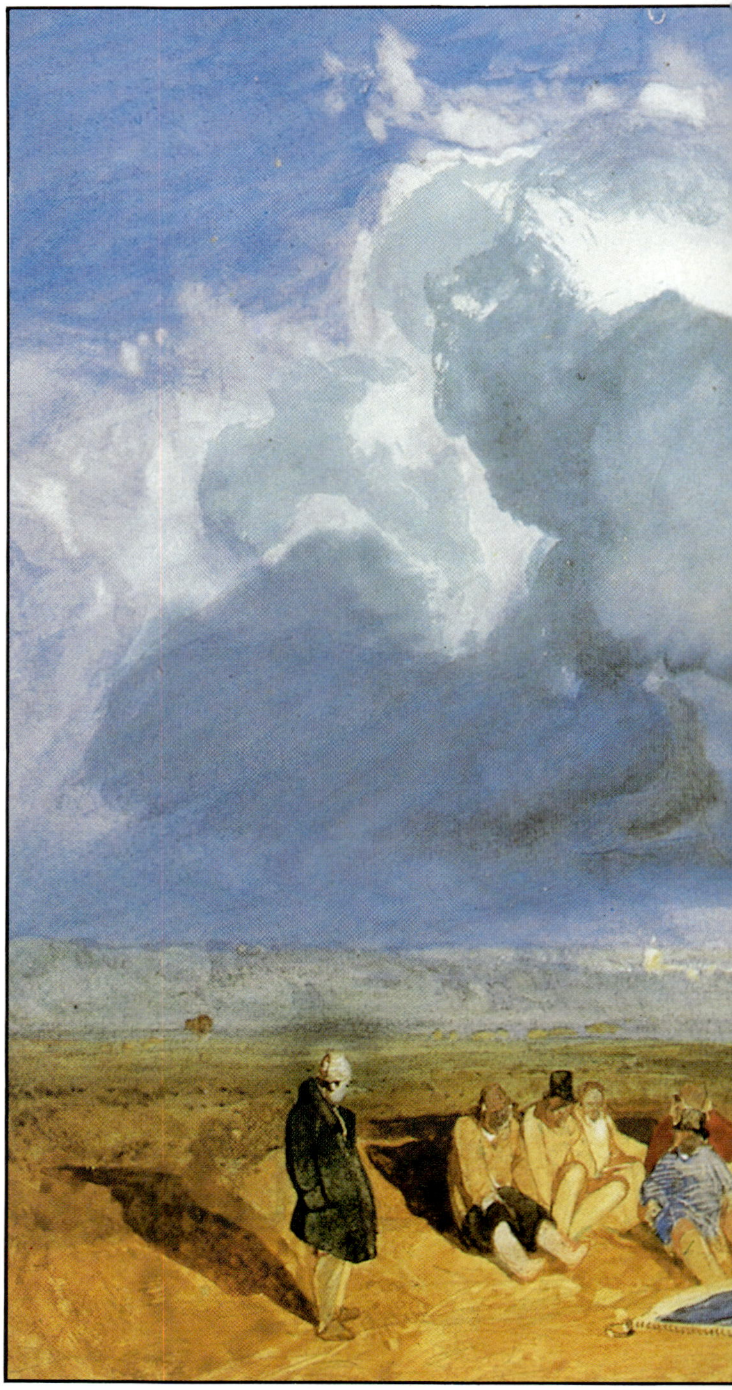

John Sell Cotman war der bedeutendste Aquarellmaler der Britischen Schule des 18. Jahrhunderts. Bilder wie Die Abtei St. Bennet in Norfolk *entfalten in einem kühnen, freihändigen und phantasievollen Stil eine großartige Raumtiefe, dramatische Lichteffekte und lebendige Strukturen. Achten Sie auf die Strichführung, die im Vordergrund großzügig überlappt und den Himmel mit kurvigem Schwung definiert.*

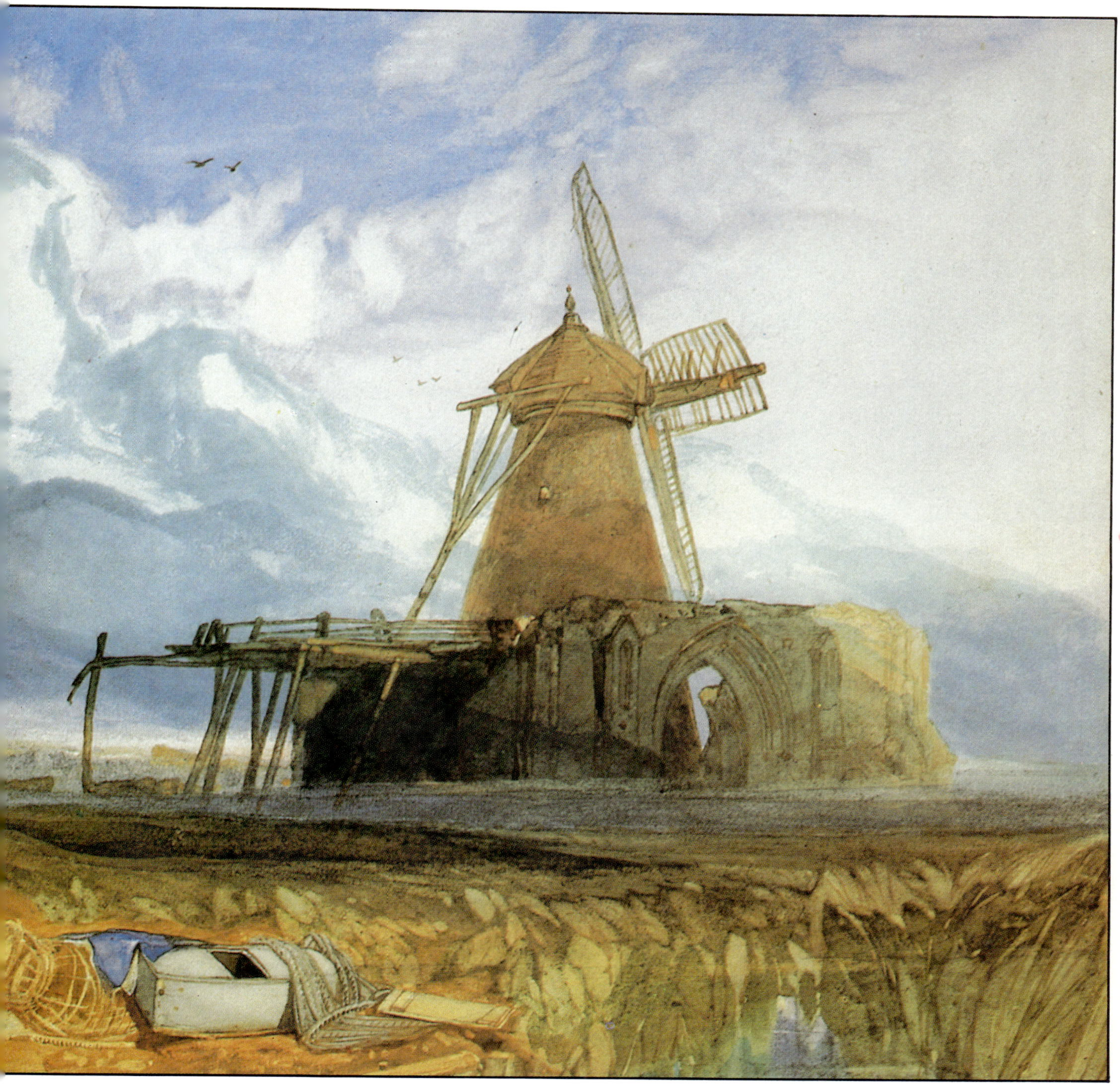

dem Bindemittel Weiß zugesetzt ist. Die Maltechnik mit Gouachefarben ist der Arbeit mit Öl- oder Acrylfarben sehr ähnlich, weil dunkle Farben von hellen abgedeckt werden können. Sie wird uns in diesem Kapitel nicht weiter beschäftigen. Allerdings werden Gouachefarben oft zusammen mit reinen Aquarellfarben verarbeitet. Unter Aquarellmalern ist das ein umstrittenes Thema. Heutzutage gibt es einen gewissen Trend zu Mischtechniken, und Aquarellfarbe wird oft zusammen mit Pastellkreide, Feder und Tinte, Bleistift oder Farbstift verarbeitet (siehe »Techniken«). Ist ein Aquarellbild einmal danebengegangen, lohnt es den Versuch, mit Tinten oder Pastellkreiden hineinzumalen, um sich mit den Wirkungen vertraut zu machen.

DIE GESCHICHTE DER AQUARELLMALEREI

Die verbreitete Auffassung, die englischen Landschaftsmaler des 18. Jahrhunderts hätten das Aquarell erfunden, ist nicht zutreffend. Schon seit vielen Jahrhunderten wird mit verschiedenen Arten von Wasserfarben gemalt. Bereits die alten Ägypter kannten eine Wasserfarbe, mit der sie den Putz ihrer

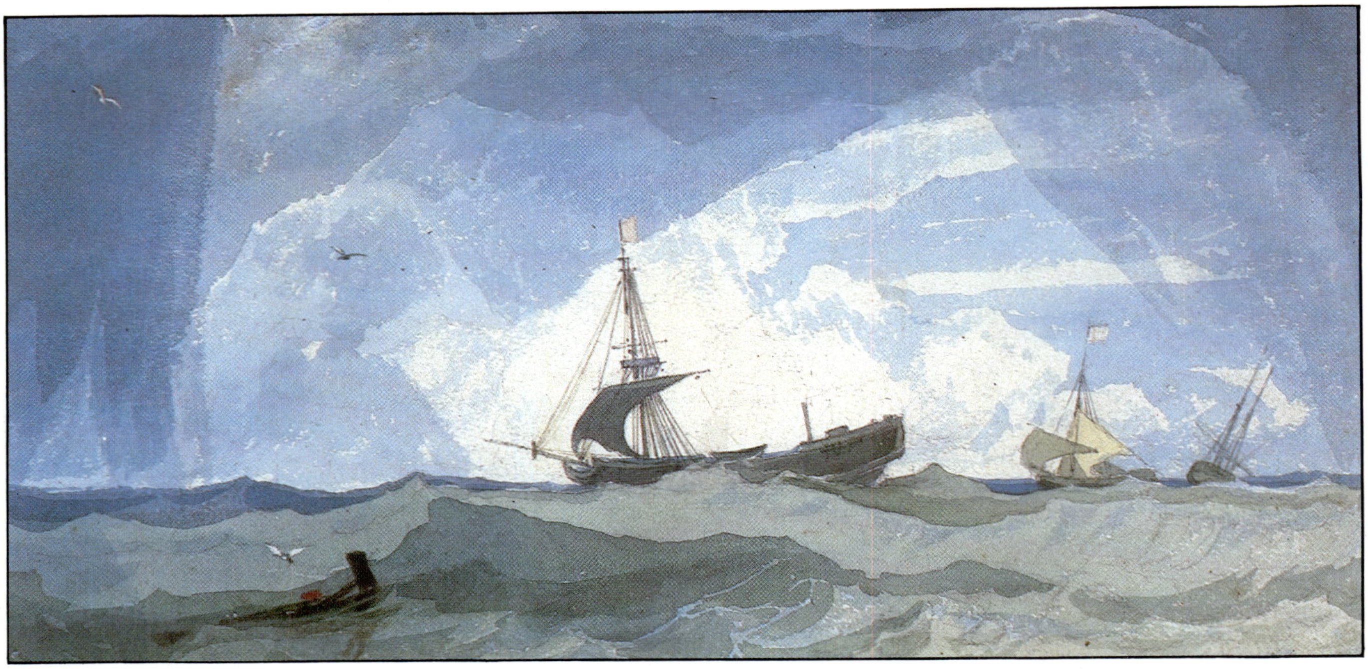

John Sell Cotman bevorzugte kleine Formate. Seine Landschaften und Seestücke vermitteln mit ihrem fast schon modernen Ansatz jedoch eine ungeheure Weite und Kraft. Viele der Bilder wirken nahezu abstrakt. Die entmastete Brigg *zeigt einen regenverhangenen Himmel in kühnen, großflächigen Farbfeldern. Die aufgewühlten Wellen wurden hingegen geometrisch in einem Muster aus Dreiecken unterschiedlicher Größe gestaltet.*

RECHTS: *Albrecht Dürer,* Das große Rasenstück. *Der Künstler schätzte die Aquarellmalerei besonders für detaillierte Naturstudien. Wir kennen seinen Arbeitsstil nicht genau, aber vermutlich definierte er zuerst die größeren Partien, wie z. B. die großen Blätter, mit transparenten Lavierungen und arbeitete dann die Einzelheiten mit feinen Pinselstrichen in Deckfarben (oder Körperfarben) aus.*

Grabkammern bemalten. Die großen Fresken der italienischen Renaissance wurden ebenfalls mit einer Art Wasserfarbe gemalt. Die Buchillustratoren des Mittelalters verwendeten sowohl die reinen Aquarell- als auch die Körperfarben. Auch der berühmte deutsche Künstler Albrecht Dürer (1471–1528) machte ausgiebigen Gebrauch davon, ebenso viele Illustratoren botanischer Werke des 16. Jahrhunderts und die holländischen Blumenmaler der 17. Jahrhunderts.

Trotzdem erhielt die Aquarellmalerei erst im England des 18. Jahrhunderts den Status einer nationalen Kunstform. Ein neues Interesse an der Landschaft um ihrer selbst willen fand seinen Höhepunkt in den Werken von John Constable (1776–1837), dem Vorläufer der Impressionisten. Bis dahin war die Landschaftsmalerei lediglich topographisch aufgefaßt worden – als wirklichkeitsgetreue und detailgenaue Beschreibung eines bestimmten Ortes. Unter Künstlern wie Paul Sandby (1725–1809), John Cozens (1752–97), Thomas Girtin (1775–1802), Francis Towne (1740–1816), John Sell Cotman (1782–1842) und Peter de Wint (1784–1849) wurde sie zu einer eigenständigen Kunst.

Die meisten dieser Künstler arbeiteten ausschließlich mit Aquarellfarben und betrachteten sie als ideales Medium, um die angestrebten lichten und atmosphärischen Effekte hervorzurufen. Constable nutzte die Aquarellfarben hauptsächlich für schnelle Himmelsskizzen. J.M.W. Turner wurde zwar durch seine Ölbilder berühmt, schuf aber Aquarelle von erstaunlicher Tiefe und Kraft. Unbehindert durch »Regeln«, nutzte er Zufallseffekte wie Fingerabdrücke oder Kleckse und verwandelte sie in die brillantesten Kompositionen von Licht und Farbe, die je gemalt wurden.

Das ganze 19. Jahrhundert hindurch wurden die Techniken weiterentwickelt, die Motive vervielfältigt. Der Dichter und Künstler William Blake (1757–1827) entwickelte eine eigene Methode, um seine poetischen Visionen in Aquarelle umzusetzen, ebenso sein Schüler Samuel Palmer (1805–81), der in seine visionären und symbolischen Landschaften Wirbel und Blöcke aus deckender Farbe einarbeitete. Nach den Napoleonischen Kriegen erreichte die topographische Tradition in den Werken von Künstlern wie Samuel Prout (1783–1852), einem hervorragenden Zeichner, neue Höhen. Richard Parkes Bonington (1802–28) experimentierte sowohl bei Landschaftsbildern wie bei figurativen Darstellungen mit neuen Techniken wie der »verschliffenen« Lavierung, die sein Freund, der französische Künstler Eugène Delacroix (1798–1863), noch weiterentwickelte.

Auch die britischen Künstler des 20. Jahrhunderts haben die Aquarellmalerei nicht vernachlässigt. Als wichtigste Vertreter sind hier Graham Sutherland (1903–80) und Paul Nash (1889–1946) zu nennen. Für Künstler wie für Amateure bleibt die Aquarellfarbe ein beliebtes Medium, wobei immer noch neue Wege entdeckt werden, um all ihre Möglichkeiten zu entfalten.

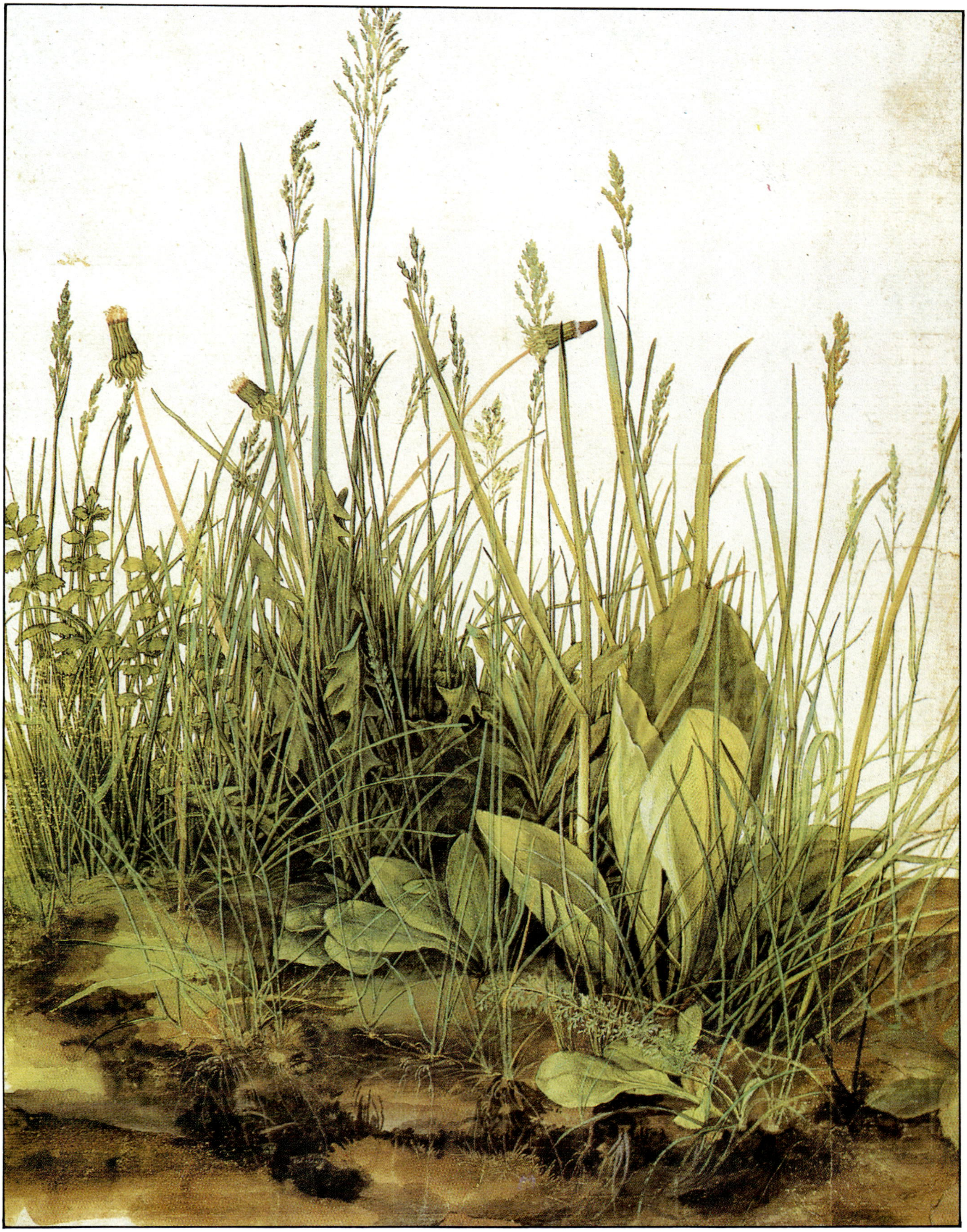

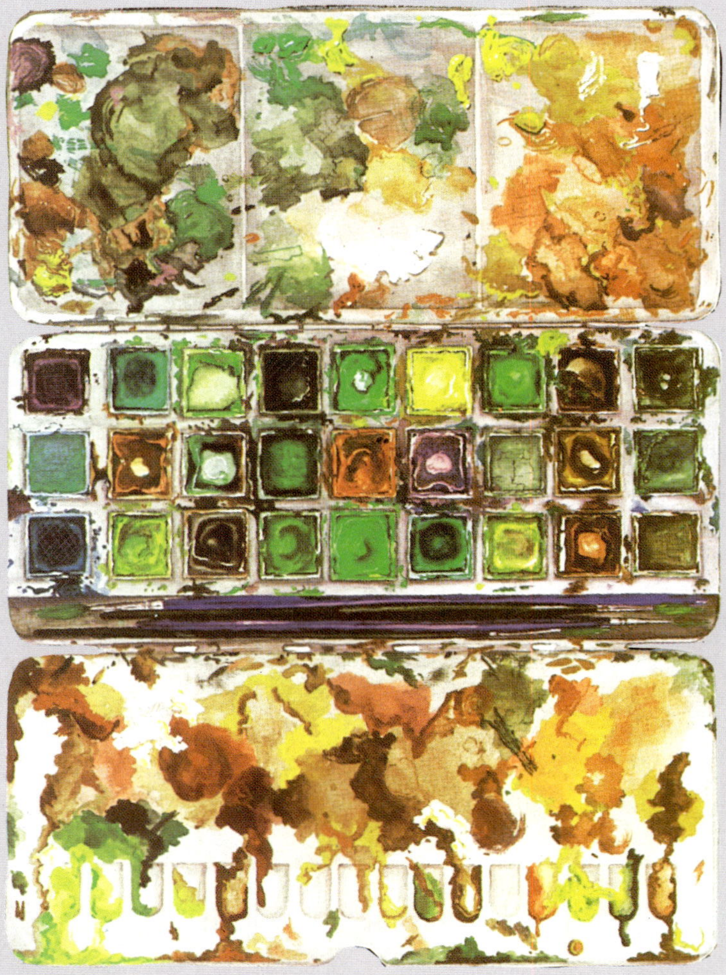

Kapitel zwei

Materialien und Ausstattung

Einige werden diesen Malkasten für unsauber halten, aber der Künstler beläßt ältere Farbrückstände absichtlich auf der Palette, um so eine dichtere farbliche Abstimmung zu erzielen. Er reinigt die Palette nur dann, wenn die Farben getrübt sind oder wenn er ein anderes Farbspektrum braucht.

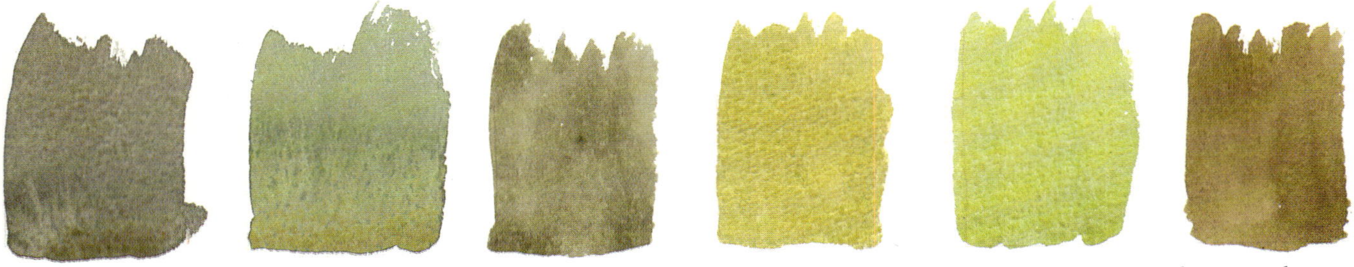

Paynesgrau und Kadmiumgelb

Preußischblau und Kadmiumgelb

Kobaltblau und Kadmiumgelb

Preußischblau und Zitronengelb

Chromoxidgrün und Zitronengelb

Schwarz und Kadmiumgelb

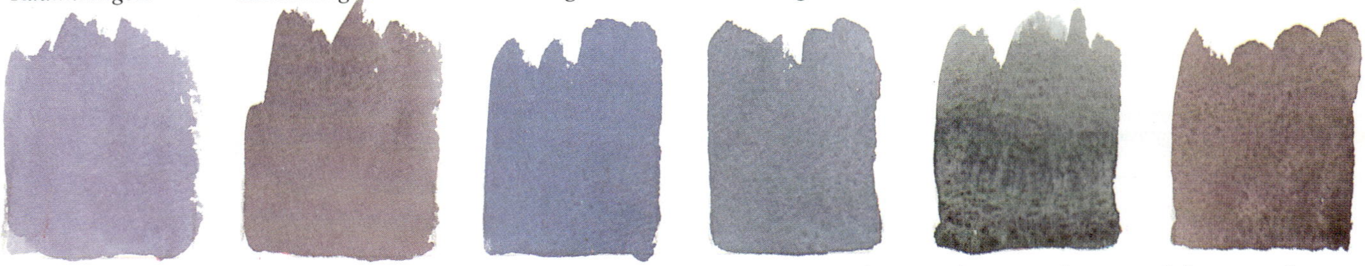

Kobaltblau und Alizarinkrapplack

Paynesgrau und Alizarinkrapplack

Preußischblau und Alizarinkrapplack

Kobaltblau und Paynesgrau

Schwarz und Preußischblau

Schwarz und Alizarinkrapplack

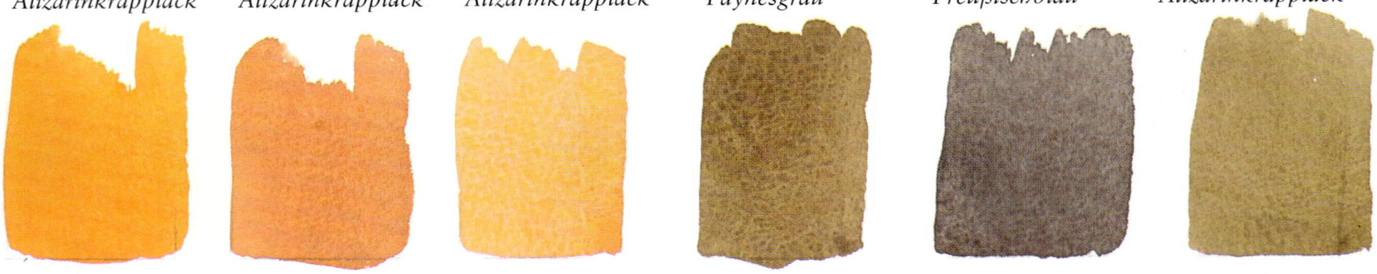

Kadmiumgelb und Kadmiumrot

Alizarinkrapplack und Kadmiumgelb

Zitronengelb und Kadmiumrot

Umbra gebrannt und Schwarz

Paynesgrau und Kadmiumrot

Umbra gebrannt und Kobaltblau

Zu den praktischen Vorzügen der Aquarellmalerei gehört, daß nur eine geringe Ausstattung erforderlich ist, die sich obendrein leicht unterbringen läßt. Farben und Pinsel sind zwar nicht ganz billig, aber dafür halten sie lange. Die Pinsel können im Prinzip ewig halten, wenn sie richtig behandelt werden. Handgeschöpftes Papier ist teuer, für Anfänger bietet der Fachhandel aber auch maschinell gefertigtes Papier in guter Qualität an.

MALFARBEN UND FARBTÖNE

Gebrauchsfertige Aquarellfarbe ist in verschiedenen Formen erhältlich. Am bekanntesten sind die Tuben und Näpfchen, die es auch als Halbnäpfchen gibt. Sie enthalten alle Glyzerin und gelten als halbfeuchte Farben – im Unterschied zu den traditionellen trockenen Tabletten, die heutzutage selten im Gebrauch sind, im Fachhandel aber nach wie vor geführt werden. Die trockenen Tabletten müssen sehr kräftig naß angerieben werden, bevor sich die Farbe löst. Das dauert zwar etwas länger, aber die Farbe ist kostengünstig.

Gouachefarben oder Designerfarben, wie sie manchmal genannt werden, kann man für gewöhnlich in der Tube kaufen. Bei diesen Farben und ihren billigeren Varianten, den Plaka- und Pulverfarben, ist dem Farbpigment Kreide zugesetzt, um sie anzudicken, deshalb sind sie nicht transparent wie reine Aquarellfarben. Sie können Ihre Aquarellfarben auch selbst mit Deckweiß mischen, um sie undurchsichtig oder halbtransparent zu machen, und so eine sanftere und feinere Art von Gouachefarbe herstellen.

Der Erfolg des Aquarellierens besteht darin, Schichten aus transparenter, aber leuchtender Farbe gekonnt zu verarbeiten; es wäre ein Fehler, sich mit etwas anderem als der besten Qualität zufriedenzugeben, die als »Künstlerqualität« gehandelt wird. Es gibt auch billigere Farben, die als »Studienqualität« angeboten werden, aber sie enthalten ein Füllmittel, um das Pigment zu strecken. Dadurch verlieren sie etwas von ihrer Leuchtkraft, und die Farbe ist tendenziell kreidig und unberechenbar in der Verarbeitung.

Ob Sie nun ganze Näpfchen, Halbnäpfchen oder Tuben verwenden, bleibt Ihnen überlassen. Jede Form hat ihre Vor- und Nachteile. Die Tuben sind sehr praktisch, wenn man überwiegend in geschlossenen Räumen an großen Formaten arbeitet, weil jede gewünschte Farbmenge direkt auf die Palette gedrückt werden kann. Ist das Bild fertig und noch Farbe auf der Palette, läßt sie sich später gut weiterverarbeiten, indem sie einfach mit einem nassen Pinsel angefeuchtet wird. Näpfchen und Halbnäpfchen gibt es in fertigen Malkästen mit eigener Palette, die sich gut transportieren lassen. Sie werden gerne gewählt, wenn im Freien auf kleinen Formaten gemalt werden soll. Es gibt auch konzentrierte Aquarellfarben in kleinen Flaschen, die mit einem Tropfer auf die Palette aufgetragen werden. Sie eignen sich besonders gut für großflächige Lavierungen, die eine Menge Farbe benötigen, aber sie sind nicht so einfach zu mischen wie die anderen Farben.

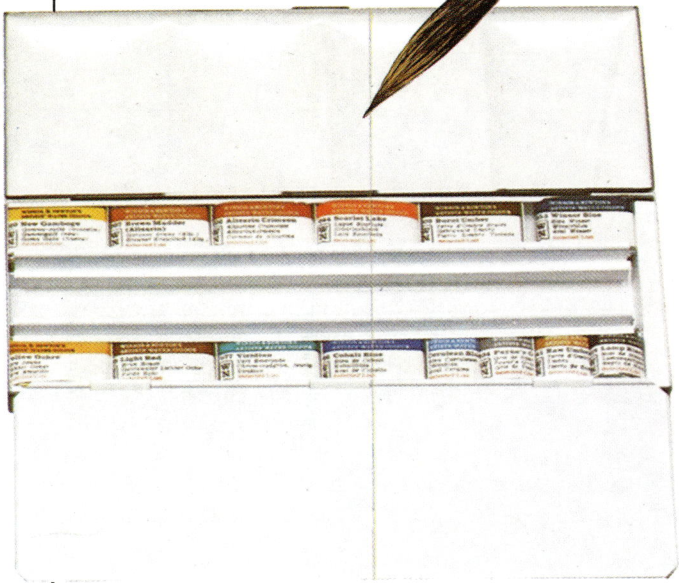

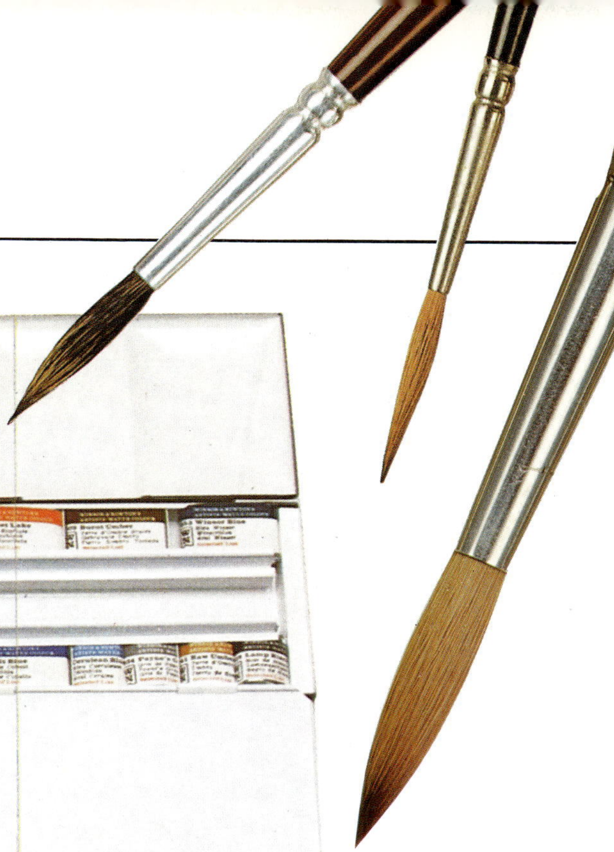

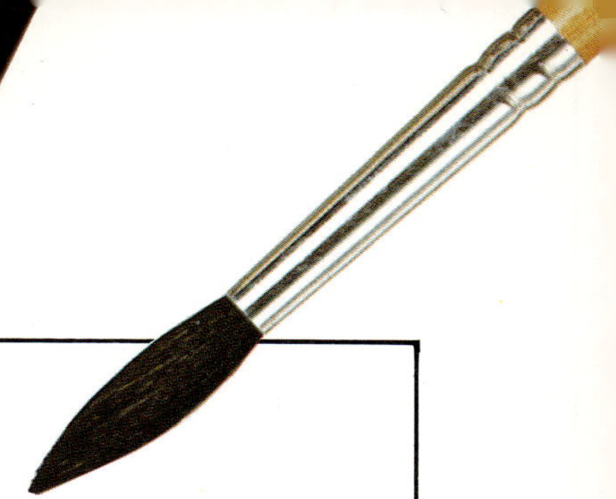

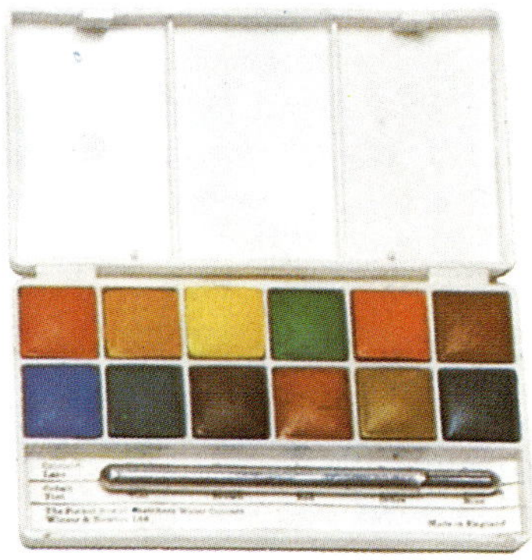

OBEN: *Zum Malen im Freien und auf Reisen ist ein Malkasten im Taschenformat praktisch.*

LINKS: *Die Farbfelder illustrieren mögliche Farbmischungen innerhalb eines festgelegten Farbspektrums.*

OBEN: *Halbfeuchte Näpfchen werden in Malkästen aufbewahrt, deren Deckel gleich als Palette dienen kann.*

UNTEN MITTE: *Halbnäpfchen sind nicht nur im Malkasten, sondern auch einzeln erhältlich. Häufig verwendete Farben können ersetzt werden, und man kann die Farben auch nach eigenem Geschmack zusammenstellen.*

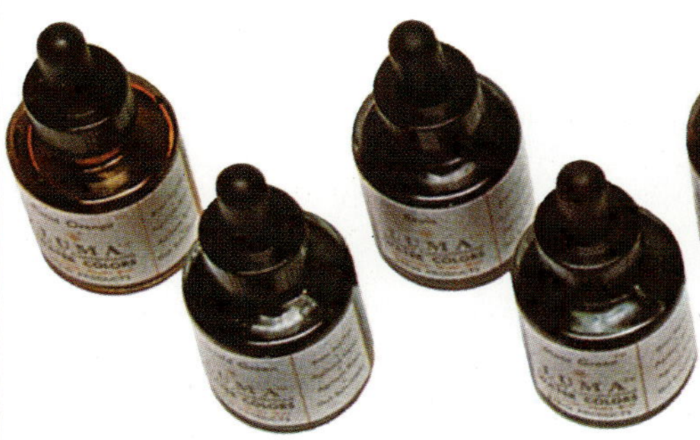

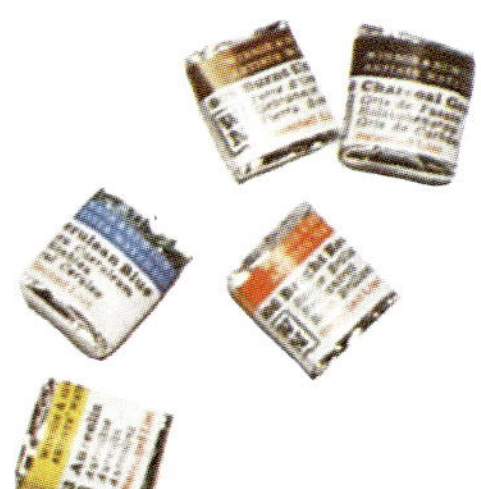

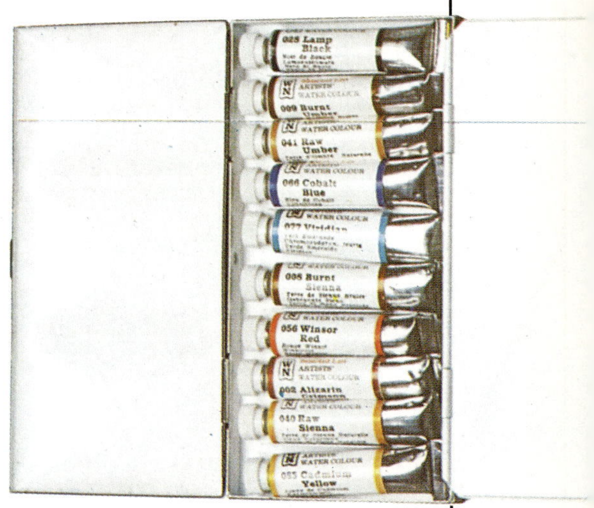

OBEN: *Mit den flüssigen Farbkonzentraten lassen sich große Partien rascher bearbeiten als mit den halbfeuchten Näpfchen.*

RECHTS: *Beliebt und praktisch sind die Aquarellfarben aus der Tube. Drücken Sie nicht zuviel Farbe auf die Palette, sonst laufen die Farben ineinander.*

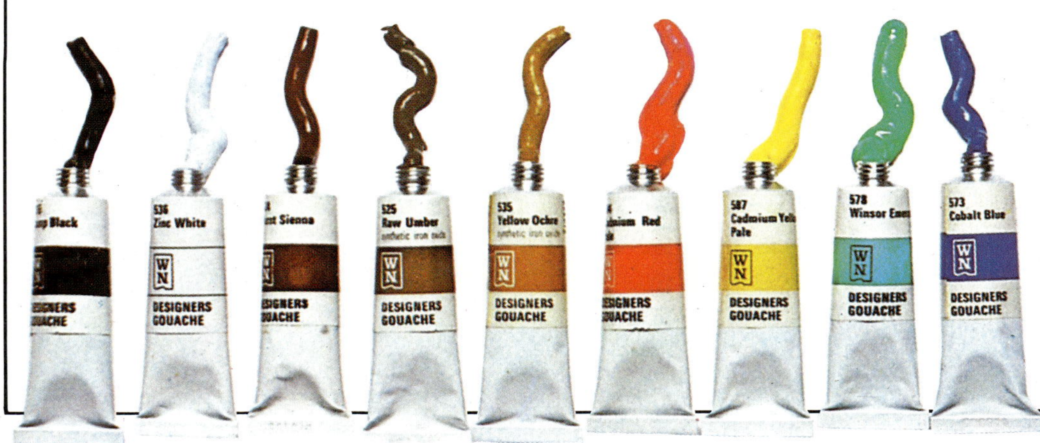

LINKS: *Gouachefarbe gibt es in vielen Farben in Tuben oder Töpfchen. Von links nach rechts: Lampenschwarz, Zinkweiß, Siena gebrannt, Umbra natur, Lichter Ocker, Kadmiumrot hell, Kadmiumgelb hell, Winsorgrün, Kobaltblau.*

Auch die Auswahl der Farbtöne ist eine persönliche Entscheidung. Einige Farben jedoch dürfen nicht fehlen. Das Angebot an Farbtönen ist heutzutage so groß, daß der Anfänger zu Recht etwas verwirrt ist, aber im Grunde werden nur wenige davon wirklich benötigt. Wichtig ist, daß einige Farben wesentlich lichtbeständiger sind als andere. Für schnelle Skizzen und Entwürfe mag das keine Rolle spielen, sicher aber für Gemälde, die aufgehängt oder ausgestellt werden sollen. Alle Farben, die als »flüchtig« bezeichnet werden, sollten also ausgeschlossen werden. Die Farbtafeln der großen Herstellerfirmen bieten eine Übersicht der Farbtöne und ihrer Empfindlichkeitsgrade. Einzelne Tuben und Näpfchen unterscheiden sich je nach Farbpigment auch im Preis.
Die goldene Regel für die Zusammenstellung einer Farbskala oder »Palette«, wie der Fachmann sagt, lautet, sie so einfach wie möglich zu halten. Wenige Aquarellisten verwenden mehr als ein Dutzend Farben. Für bestimmte Motive gibt es sinnvolle Ergänzungen der Grundpalette: Für die Landschaftsmalerei Saftgrün, Hookersgrün, Umbra natur und Coelinblau, anstatt Preußischblau wird gelegentlich Phtalozyaninblau empfohlen, für die Blumenmalerei Kobaltviolett und Kadmiumgelbzitron.

PAPIER

Der traditionelle Bildträger – so heißt jeder Untergrund für ein Gemälde – ist weißes oder leicht getöntes Papier, das durch die transparente Farbe hindurchscheint und dem Aquarell seine charakteristische Leuchtkraft verleiht. Es gibt viele Arten von Aquarellpapier. Wahrscheinlich werden Sie ein paar Versuche brauchen, bis Sie herausgefunden haben, welches Papier am besten zu Ihrer Technik paßt. Manchmal wird eine bestimmte Papiersorte aber auch um ihrer besonderen Wirkung willen gewählt. Die drei Haupttypen des maschinell gefertigten Papiers sind heißgepreßtes, kaltgepreßtes und rauhes Papier. Heißgepreßtes Papier ist sehr glatt. Es eignet sich gut für Zeichnungen oder für eine Mischtechnik aus Federzeichnung und Aquarell, aber es ist keine gute Wahl für ein

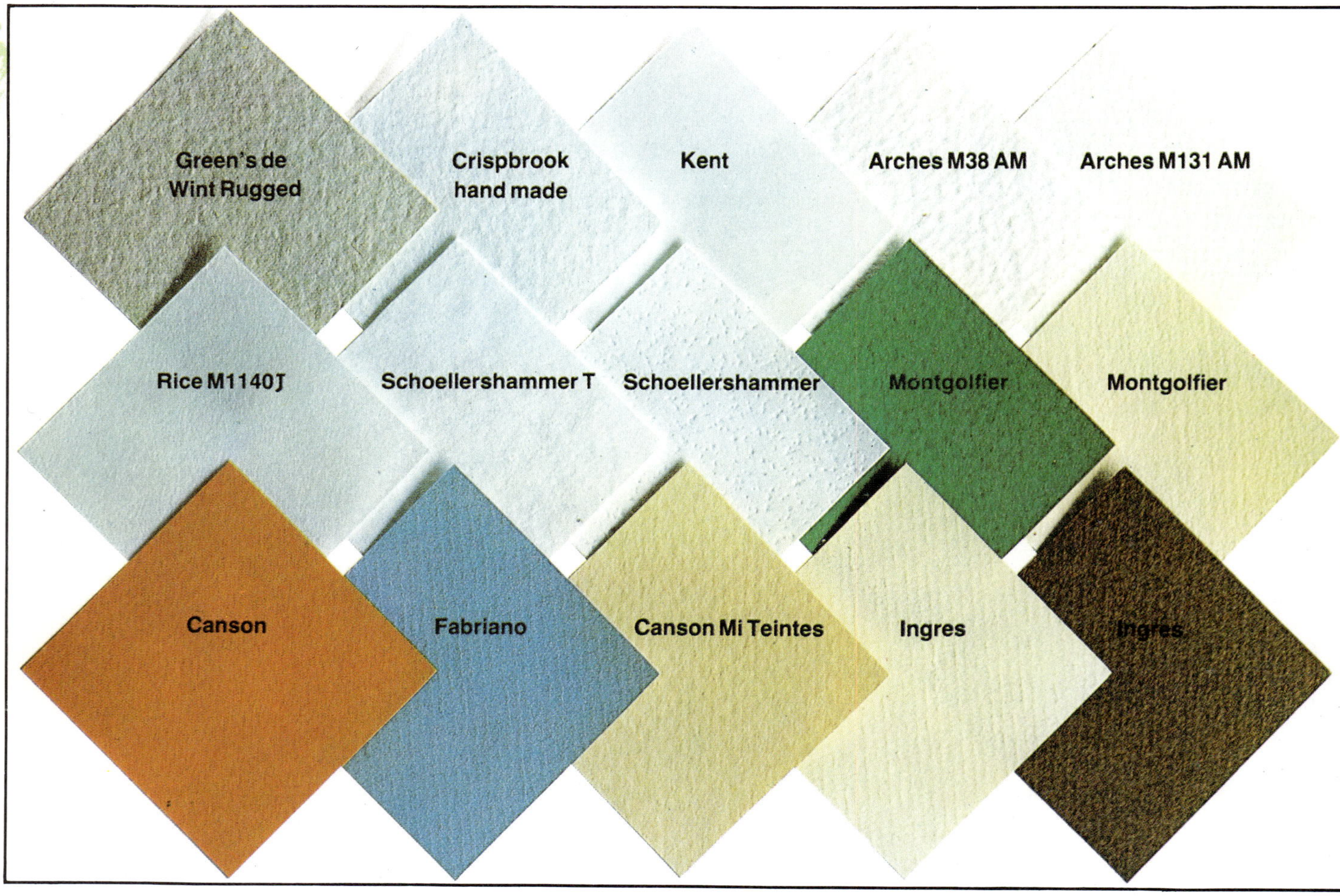

Die Auswahl an Papiersorten ist sehr groß und selbst für erfahrene Künstler verwirrend. Um herauszufinden, welches Papier Ihrem persönlichen Stil oder einem bestimmten Motiv besonders entspricht, kaufen Sie am besten jeweils erst einmal nur einige Bögen. Die schwereren Papiere sind zwar teurer, können aber viel Feuchtigkeit aufnehmen und brauchen nicht gespannt zu werden. Sie sind zum Malen im Freien besonders geeignet. Getöntes Papier kann Ihnen bei bestimmten Motiven bequem als farbliche Mitte dienen, auf die dann die helleren und dunkleren Töne abgestimmt werden.

Aquarell in traditioneller Aquarelltechnik, weil die Farben darauf leicht verschmieren. Kaltgepreßtes Papier mit seiner feinen Körnung ist das beliebteste, es ist auch am besten geeignet für größere Lavierungen wie auch für die Ausführung der Details. Rauhes Papier hat eine stärker ausgeprägte Oberflächenstruktur, so daß sich die Farbe in den »Tälern« sammelt und von den »Höhen« herabfließt, was dann ein bißchen wie gesprenkelt aussieht und sehr wirkungsvoll sein kann. Es ist allerdings nicht ganz einfach, diesen Effekt geschickt auszunutzen. Zu den besten Herstellern von gutem Aquarellpapier gehören Saunders, Fabriano, Arches, Bockingford, Stratmore, Ingres. Die meisten ihrer Papiere sind auch in Deutschland erhältlich.

Handgeschöpftes Papier wird ausschließlich aus Hadern hergestellt und erhält eine besondere Appretur, um den idealen Untergrund für die Aquarellmalerei bereitzustellen. Die Appretur befindet sich nur auf einer Seite des Blattes, deshalb hat es eine Vorder- und eine Rückseite. Um die Vorderseite zu erkennen, hält man das Blatt gegen das Licht, damit das Wasserzeichen sichtbar wird. Viele der besseren maschinell gefertigten Papiere haben ebenfalls ein Wasserzeichen und deshalb auch eine Vorder- und eine Rückseite.

Bei einigen Papiersorten ist die Oberfläche robust genug, um vorbereitende Zeichnungen und Radieren auszuhalten, bei anderen nicht. Das Bockingford-Papier z. B. ist zwar in vieler Hinsicht ausgezeichnet, wird aber durch Radieren schnell ruiniert, und wo die Oberfläche zerstört ist, wird der Farbauftrag fleckig. Zu seinen Vorzügen gehört dagegen, daß sich die Farbe leicht abwaschen läßt, wenn es einmal nötig ist. Außerdem kann die Farbe darauf sehr gut beeinflußt und leichthändig verteilt werden. Arches-Papier und Saunders-Papier sind dick genug, um Radieren zu vertragen, aber das erstere sperrt sich gegen die Farbkorrektur, denn das Papier nimmt die Farbe sehr stark auf. Für den Anfänger ist Saunders-Papier eine gute Wahl: Es ist dick, läßt sich gut aufziehen und hat eine angenehme Oberflächenstruktur.

PAPIER AUFZIEHEN

Aquarellpapier variiert beträchtlich in Gewicht bzw. Stärke, darum müssen die leichteren Sorten gespannt bzw. aufgezogen werden, sonst wellen sie sich beim ersten Kontakt mit Feuchtigkeit. Papiergewicht wird üblicherweise in Gramm pro Quadratmeter gemessen; Gewichtsangaben beziehen sich also nie auf das einzelne Blatt. Leichtere Papiere von 45 bis ca. 200 Gramm müssen aufgezogen werden. Papier, das mehr als 240 Gramm wiegt, braucht nicht gespannt zu werden. Im Fachhandel gibt es auch Aquarellkarton bis 350 Gramm und bereits fertig aufgezogenes Aquarellpapier, das sich besonders für die Arbeit im Freien eignet, weil man dann kein Zeichenbrett mitnehmen muß.

Papier zu spannen ist nicht schwer. Da es dazu aber naß sein muß, sollten Sie mindestens mit zwei Stunden rechnen, bevor Sie mit dem Malen beginnen können. Schneiden Sie das Papier auf die gewünschte Größe zu (Achtung: immer einen Rand von ca. 2,5 cm hinzugeben!). Legen Sie es mit der Vorderseite nach oben in eine Wanne oder eine Schüssel voll Wasser. Hat es sich gut vollgesogen, halten Sie es an den Ecken hoch, damit das überschüssige Wasser abtropfen kann, und legen es dann mit der Vorderseite nach oben auf das Zeichenbrett. Kleben Sie es rundum mit Klebeband fest. Benutzen Sie aber kein Maskierband oder Tesafilm. Stechen Sie zuletzt noch Reißnägel in jede Ecke. So trocknet das Papier straff und glatt und wellt sich beim Malen nicht. Manchmal gelingt das Aufziehen jedoch nicht, das Papier wellt sich an einer Ecke oder löst sich vom Klebeband. Dann muß das Ganze wiederholt werden. Der Trocknungsprozeß kann mit einem Fön beschleunigt werden. Am besten läßt man das Papier aber auf natürliche Weise trocknen.

PAPIER AUFZIEHEN

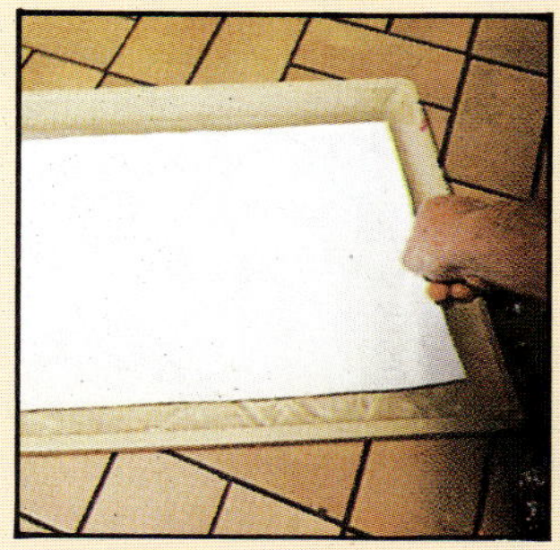

1. Papier passend zuschneiden, mit der Vorderseite nach oben einige Minuten wässern.

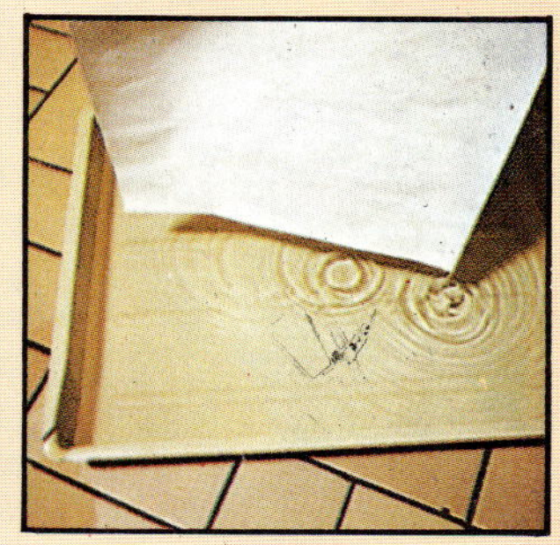

2. Papier herausnehmen und abtropfen lassen.

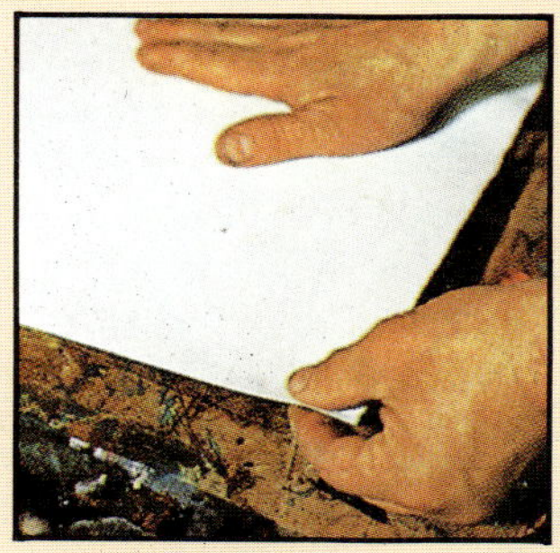

3. Mit der Vorderseite nach oben auf das Zeichenbrett legen. Mindestens 2,5 cm breiten Rand lassen.

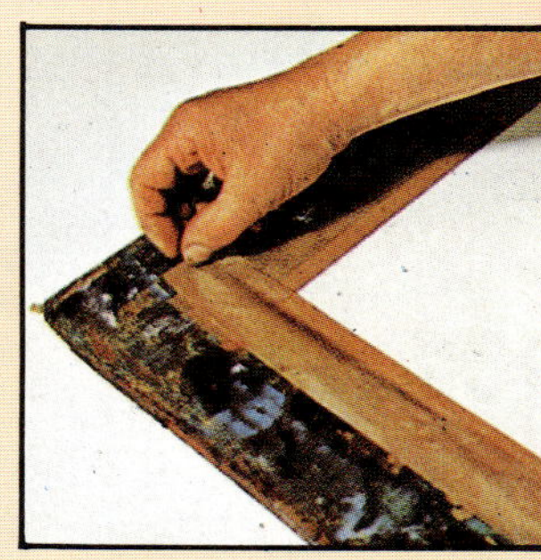

4. Papier glattstreichen, rundum mit Klebeband befestigen, beginnend an gegenüberliegenden Seiten.

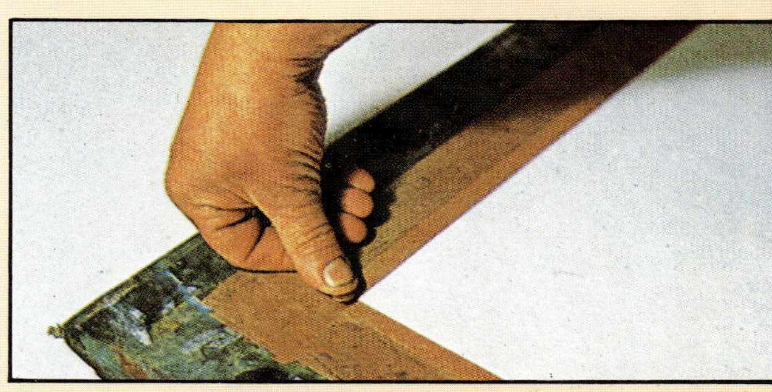

5. Zusätzlich Reißnägel in die Ecken stechen. Trocknung allenfalls mit Fön beschleunigen (sonst Wellenbildung!).

Deutliche Qualitätsunterschiede zwischen gutem Rotmarderpinsel (links), synthetischem Pinsel (Mitte) und billigem Malkastenpinsel.

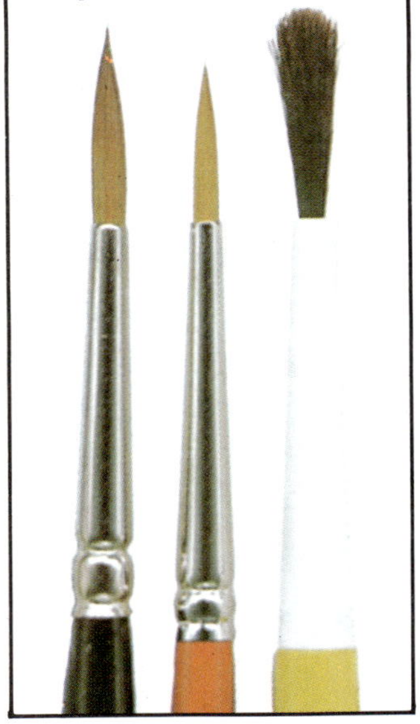

PINSEL

Zum Aquarellieren werden im allgemeinen weiche Pinsel verwendet. Die besten sind aus Zobelhaar und werden aus den Schwanzspitzen der hauptsächlich in Sibirien beheimateten kleinen Nager hergestellt. Hierzulande werden sie als »Rotmarderpinsel« gehandelt. Rotmarderpinsel sind sehr teuer, aber wenn sie richtig behandelt werden, halten sie ein Leben lang. Aquarellpinsel werden auch aus Eichhörnchenhaar (sie heißen dann aus irgendeinem Grund Kamelhaarpinsel) und Rinderhaar gemacht. Sie bieten einen guten Ersatz für Rotmarder, haben aber nicht soviel Spannkraft. Heutzutage gibt es ein großes Angebot synthetischer Pinsel, die zumeist aus Nylon oder einer Nylon-Rotmarder-Mischung bestehen. Sie halten zwar die Farbe nicht so gut wie Rotmarderpinsel, sind zur Ausführung von feinen Einzelheiten aber sehr gut geeignet und wesentlich preisgünstiger. Nur durch Probieren werden Sie herausfinden, welche Formen und Stärken die passenden sind. Man braucht nicht viele Pinsel zum Aquarellieren. In den meisten Fällen sind drei bis vier Pinsel ausreichend; viele Künstler brauchen sogar nur zwei. Eine sinnvolle Auswahl besteht aus einem großen Flachpinsel für Lavierungen und zwei oder drei Rundpinseln unterschiedlicher Stärke. Manche Aquarellmaler nehmen zum Lavieren auch einfache Haushaltspinsel. Achten Sie darauf, daß bei der Arbeit keine Haare ausfallen und auf das Blatt gelangen.

Wenn Ihnen daran liegt, daß Ihre Pinsel lange halten, müssen

UNTEN: *Weiche Rotmarderpinsel sind die besten Pinsel überhaupt, aber sie sind teuer. Inzwischen gibt es auch ein großes Angebot von Mischhaarpinseln aus Zobel und Synthetik oder verschiedenen Synthetikfasern. Anfangs braucht man lediglich einen Flachpinsel und zwei oder drei Rundpinsel. Für einige Techniken gibt es Spezialformen wie Quasten- oder Fächerpinsel.*

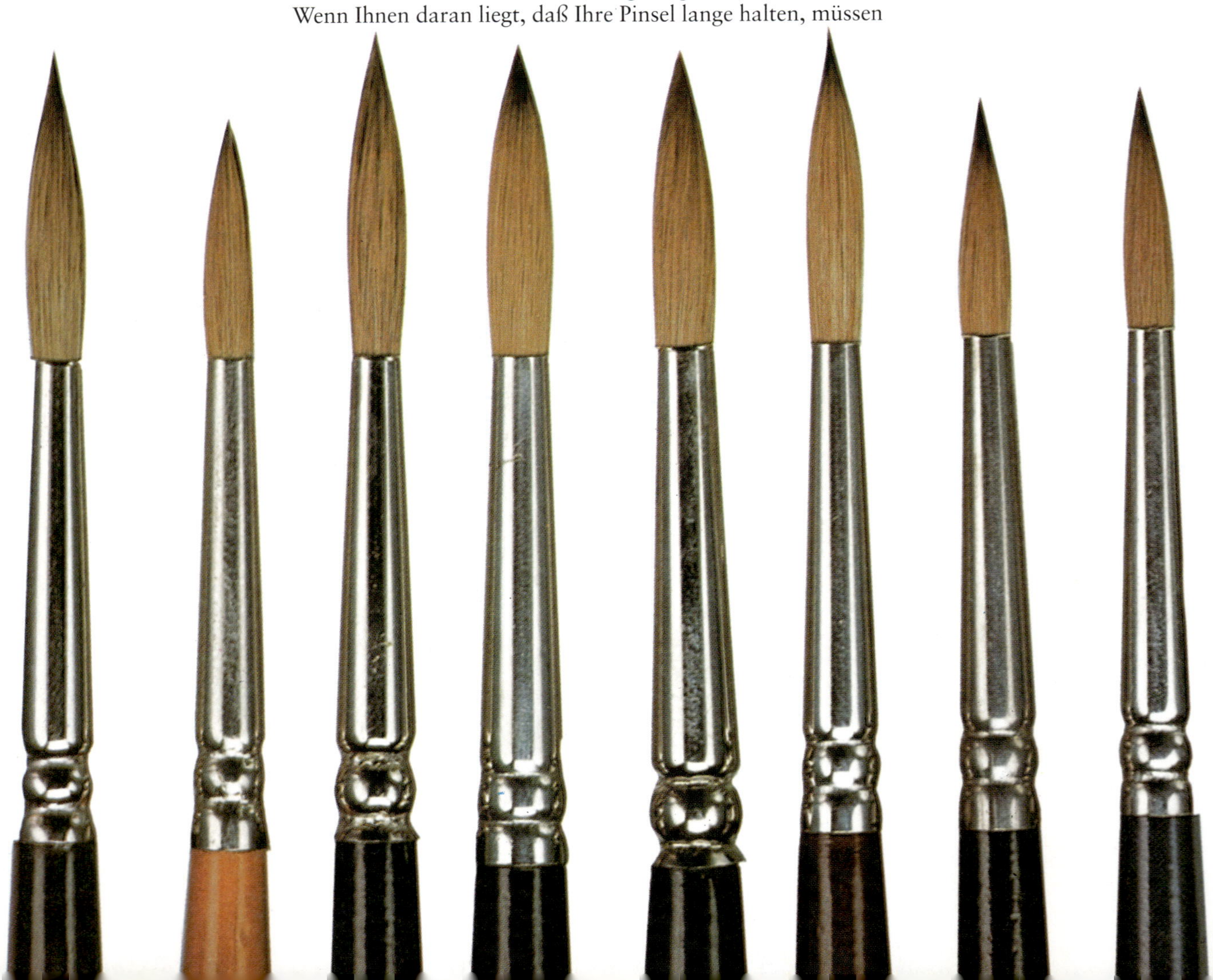

Japanische und chinesische Pinsel: vielseitig und hervorragend geeignet für feine Kalligraphien. Empfehlenswert nur für Geübte.

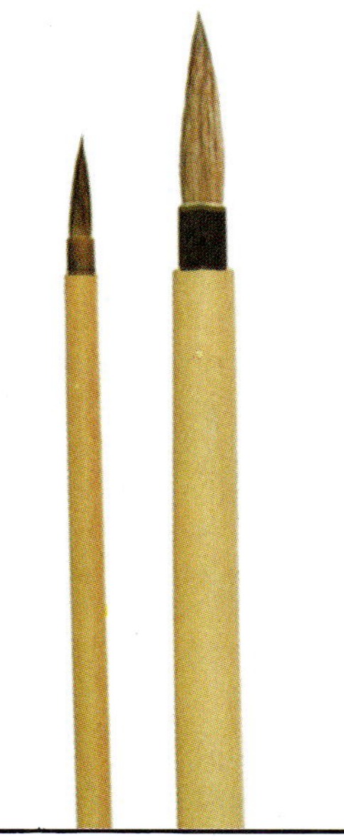

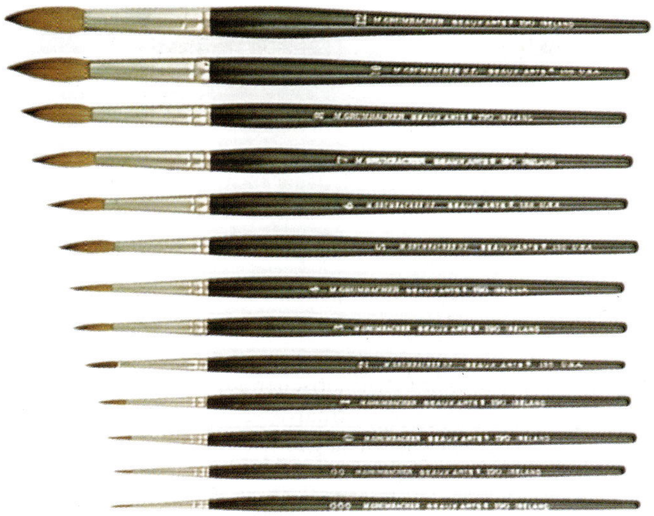

LINKS: *Das vollständige Spektrum aller von einer Marke erhältlichen Pinselgrößen.*

UNTEN: *Einige Pinseltypen für verschiedene Techniken. Von links nach rechts: feiner runder Synthetikpinsel, starker runder Synthetikpinsel, Rundpinsel aus Mischfasern, Rundpinsel aus Rindshaar, Rundpinsel aus Eichhornhaar, Fächerpinsel aus Zobelhaar, kurzer Flachpinsel aus Zobelhaar, Rundpinsel und feiner Rundpinsel aus Zobelhaar.*

Sie sie gut behandeln. Sie sollten nach jedem Gebrauch unter fließendem Wasser ausgespült werden – enthalten sie dann immer noch Farbe, werden sie mit etwas Seife ausgewaschen. Lassen Sie Pinsel niemals mit den Haaren nach unten in einem Glas stehen, sie würden dadurch dauerhaft verformt. Wenn Pinsel für längere Zeit in einer geschlossenen Schachtel aufbewahrt werden sollen, müssen sie ganz trocken sein, damit sie keinen Schimmel ansetzen. Lagern Sie Pinsel stets aufrecht.

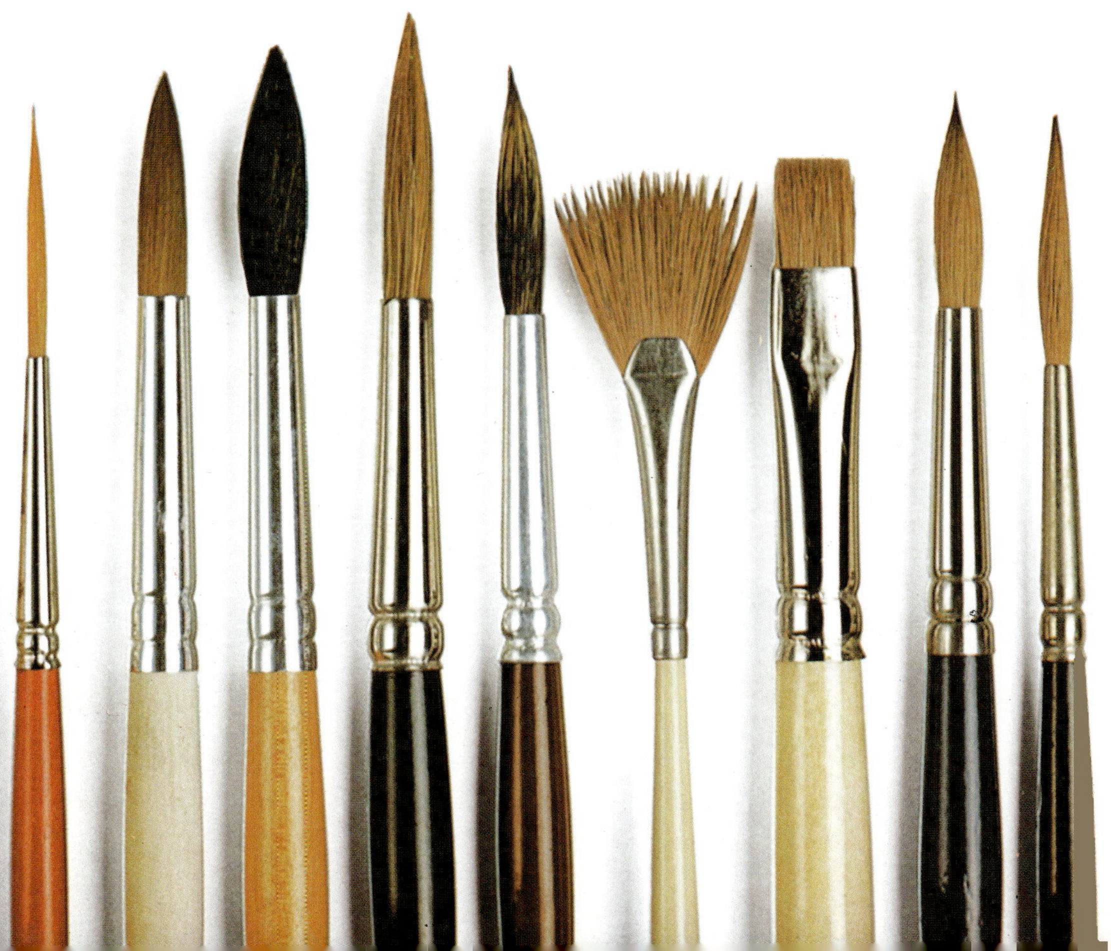

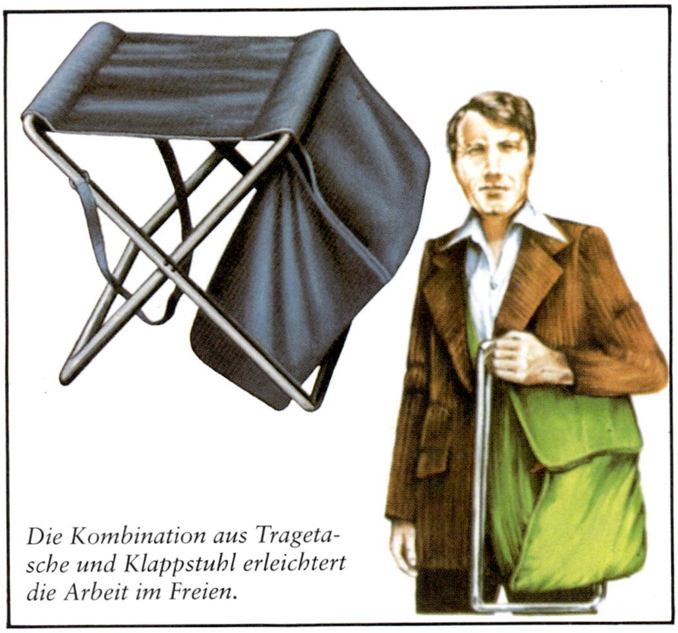

Die Kombination aus Tragetasche und Klappstuhl erleichtert die Arbeit im Freien.

STAFFELEI

Anders als das Ölbild wird das Aquarell ohne großen Abstand zur Bildfläche gemalt, wobei die Unterlage fast horizontal aufliegt. Man braucht also eigentlich keine Staffelei, sie kann aber hilfreich sein: Die Arbeitsfläche läßt sich auf verschiedene Winkel einstellen (manche Künstler bevorzugen zum Vorzeichnen die Vertikale) und herumschieben, bis das Licht richtig aufs Blatt fällt. Mit einen Tisch geht das nicht so leicht. Beim Kauf einer Staffelei sollten Sie – abgesehen vom Preis – vor allem auf die Standfestigkeit und die Halterung achten. Die Staffelei sollte die Arbeit in horizontaler Position stabil halten können. Für die Arbeit im Freien ist ein kombiniertes Gestell aus Staffelei und Sitzgelegenheit praktisch, das sich zusammenklappen läßt und einen Tragegriff hat. Für die Arbeit zu Hause bietet sich eher die Kombinationsstaffelei an, die sowohl als Staffelei wie als Zeichentisch dienen kann. Beide Modelle sind stufenlos aus der Vertikalen in die Horizontale verstellbar. Gute Staffeleien sind jedoch nicht billig. Selbst viele professionelle Künstler arbeiten an einem Tisch und stützen ihr Zeichenbrett mit einem Buch oder Ziegelstein ab.

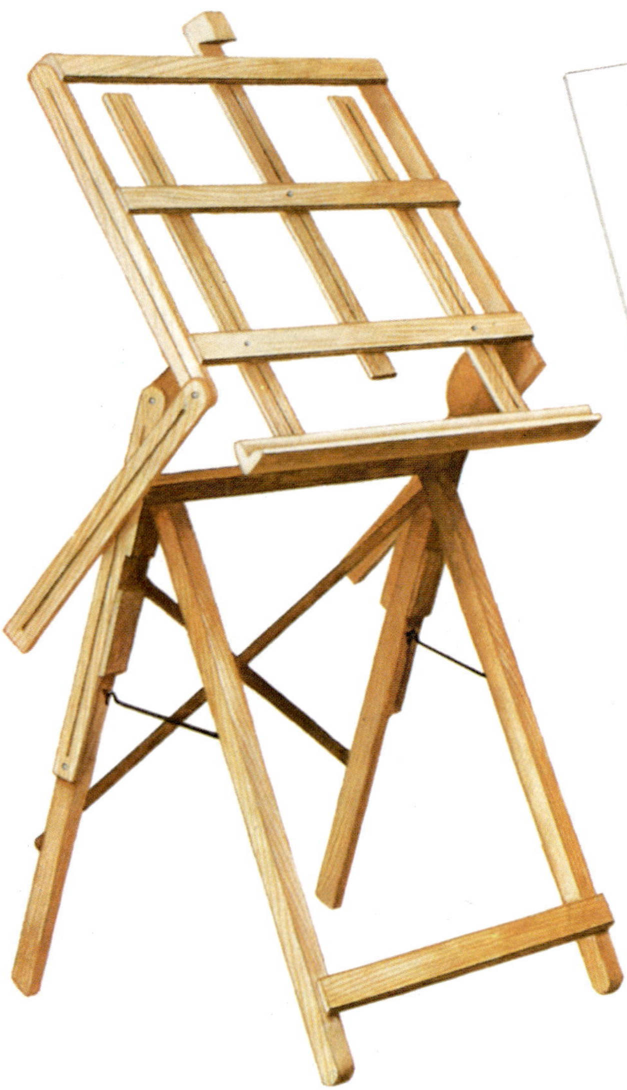

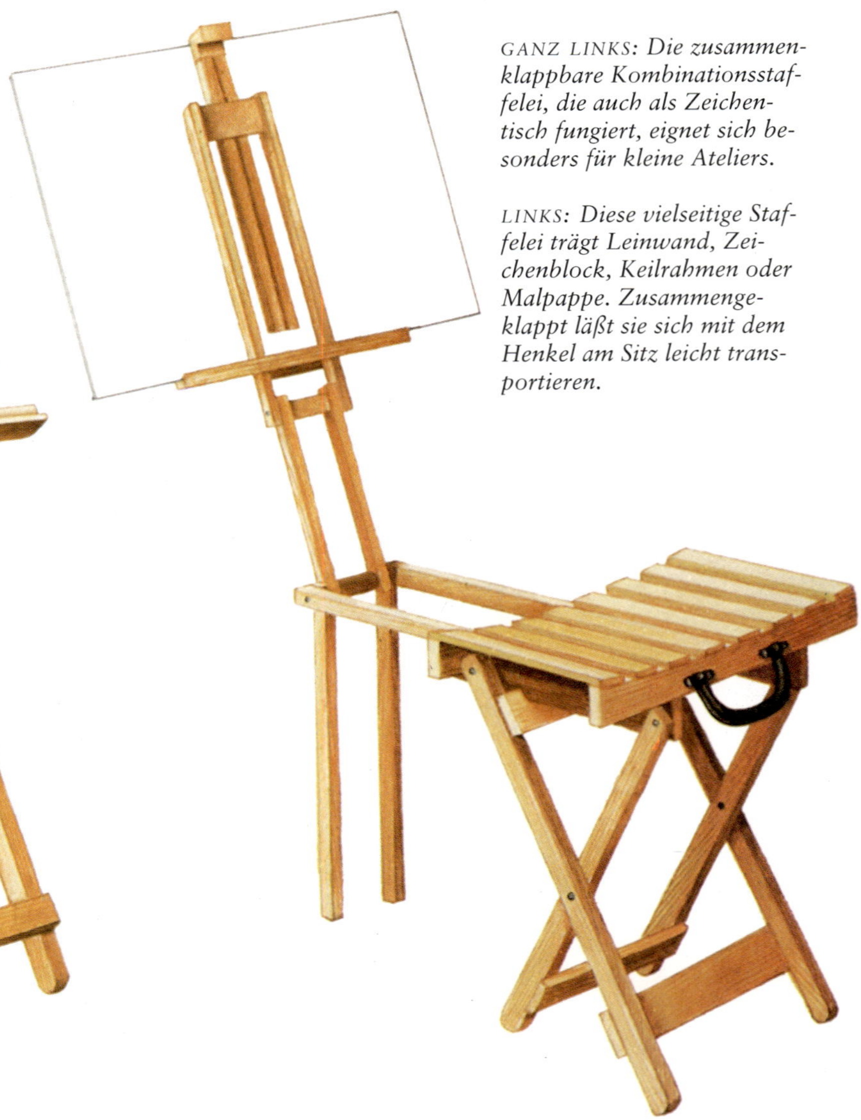

GANZ LINKS: *Die zusammenklappbare Kombinationsstaffelei, die auch als Zeichentisch fungiert, eignet sich besonders für kleine Ateliers.*

LINKS: *Diese vielseitige Staffelei trägt Leinwand, Zeichenblock, Keilrahmen oder Malpappe. Zusammengeklappt läßt sie sich mit dem Henkel am Sitz leicht transportieren.*

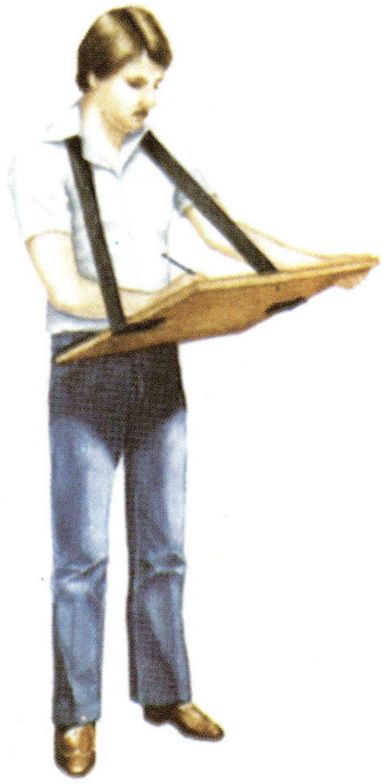

Ein umgehängtes Zeichenbrett ist hilfreich, um Figuren und Objekte in Bewegung oder rasch wechselnde Szenen zu zeichnen.

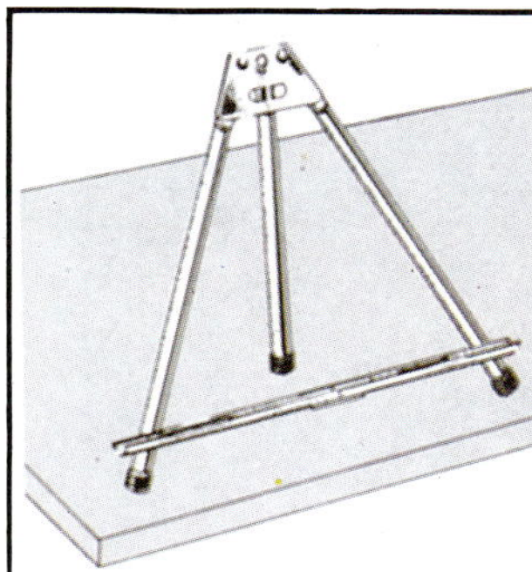

Tischstaffelei aus Aluminium.

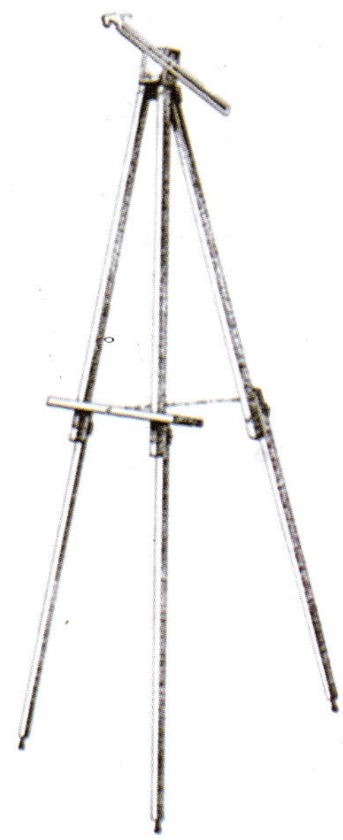

Feldstaffelei – einfach zusammenzuschieben, bequem zu transportieren.

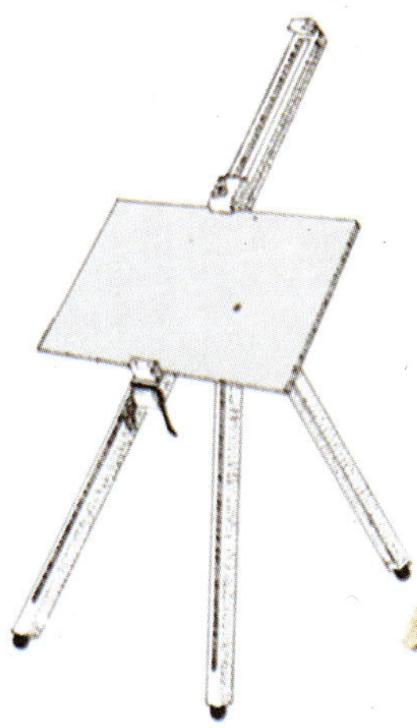

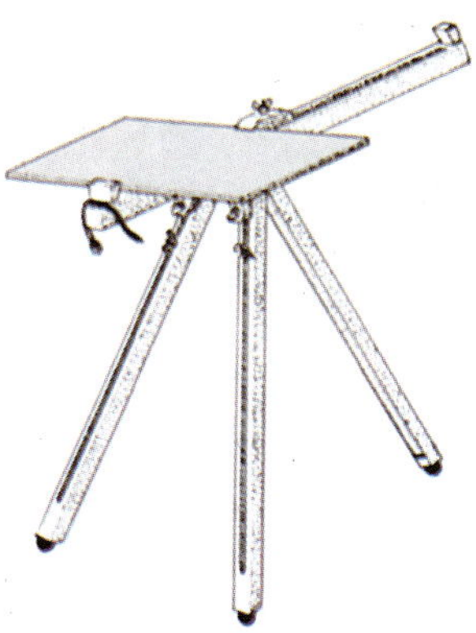

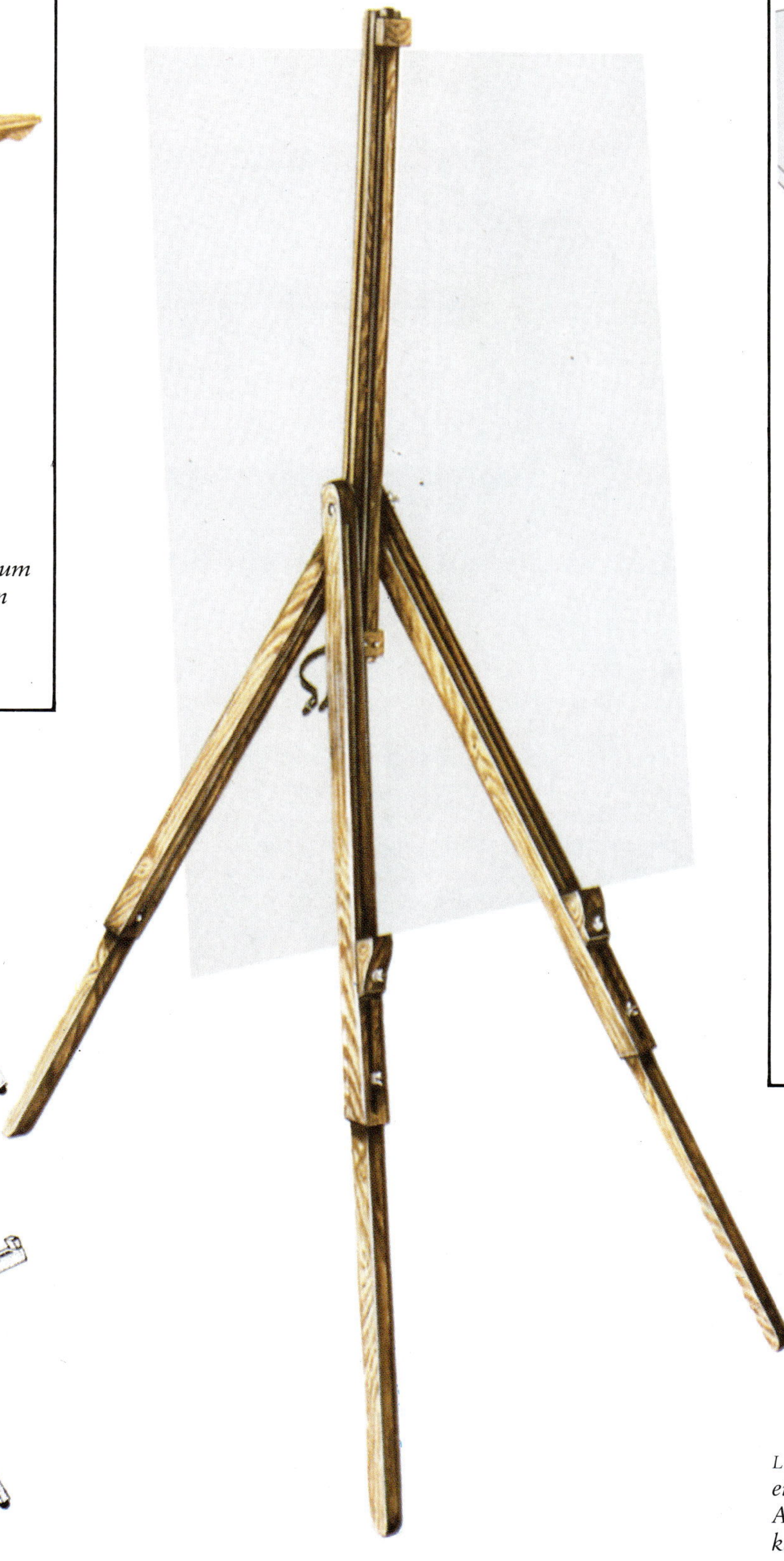

LINKS *und* MITTE: *Ideal ist eine leichte, zusammenlegbare Akademiestaffelei. Der Vertikalarm kann auch waagerecht gekippt werden, um die Malunterlage gerade aufzulegen.*

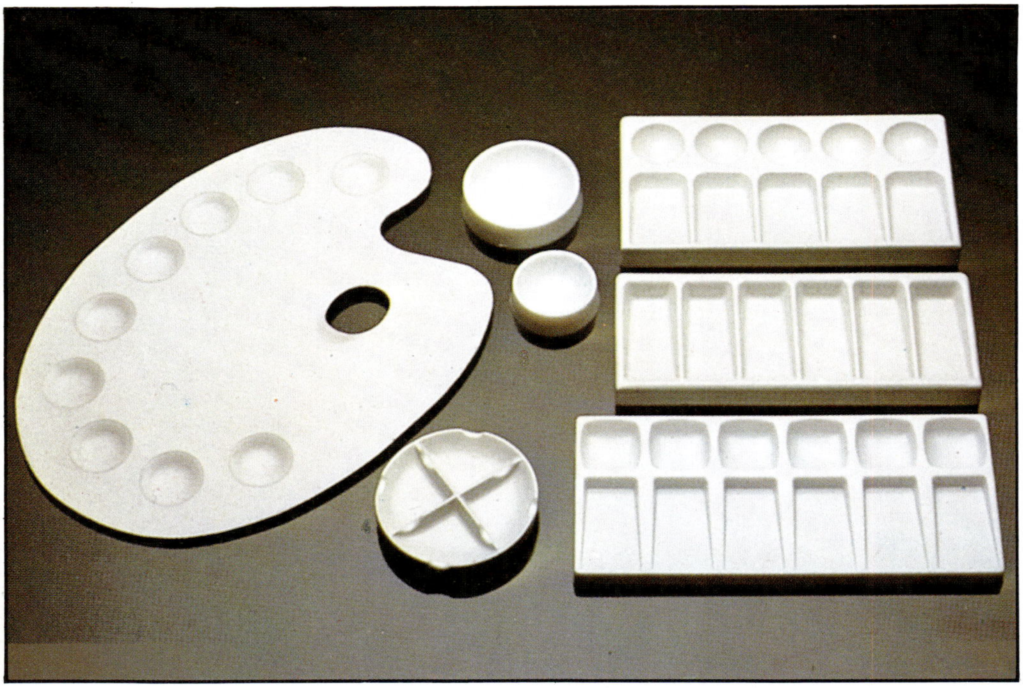

Aquarellfarben können auf jedem Teller und in jeder Schüssel angemischt werden. Im Fachhandel gibt es aber auch spezielle Paletten. Die Variante mit dem Loch eignet sich besonders gut für die Arbeit im Freien.

LICHT

Bei der Arbeit in geschlossenen Räumen müssen Sie auf die richtigen Lichtverhältnisse achten. Das Licht sollte über die linke Schulter (bei Linkshändern über die rechte) auf das Blatt fallen. Besonders günstig sind die Lichtverhältnisse an einem Nordfenster, denn dort ist der Lichteinfall nicht nur gleichmäßig, sondern auch relativ unveränderlich. Ist das Fenster zur Sonnenseite ausgerichtet, sind die Bedingungen nicht ganz so gut, denn das Licht kann ja ständig wechseln, strahlend oder trübe sein oder sogar störende Licht- und Schattenfelder auf das Blatt werfen. Mit dem künstlichen Licht einer sogenannten Tageslichtbirne können Sie auch bei schlechten Lichtverhältnissen, in einer hinteren Ecke des Raumes oder bei Einbruch der Dunkelheit malen – wenn man auf das Tageslicht angewiesen ist, kommen einem die Wintertage recht kurz vor. Das künstliche Licht kann das Tageslicht ergänzen oder ersetzen; es gibt kleine Lampen mit Schraubfuß oder zum Anklemmen, die am Tisch oder an einem benachbarten Regal befestigt werden.

ZEICHENBRETT, PALETTE UND ANDERE UTENSILIEN

Sie benötigen ein Zeichenbrett, besser noch zwei von verschiedener Größe, um das Papier aufzulegen oder gegebenenfalls aufzuziehen. Eine Sperrholz- oder Spanplatte ist gut geeignet, vorausgesetzt, die Oberfläche ist glatt und das Holz weich genug, daß man Reißnägel hineinstechen kann. Für die Arbeit im Freien reicht auch eine starke Pappe, an der das Papier festgeklemmt wird. Es muß dann allerdings so schwer sein, daß es nicht gespannt werden muß.

Wenn Sie Farben in einem Malkasten kaufen, ist oft eine Palette dabei. Falls nicht, brauchen Sie eine Palette mit Vertiefungen, in denen die Farbe angemischt wird. Aquarellpalet-

ANFÄNGER-PALETTE

Diese Farben reichen völlig aus. Von oben nach unten: Kobaltblau, Preußischblau, Chromoxidgrün, Lichter Ocker, Kadmiumgelb, Zitronengelb, Kadmiumrot, Alizarinkrapplack, Umbra gebrannt, Paynesgrau und Elfenbeinschwarz.

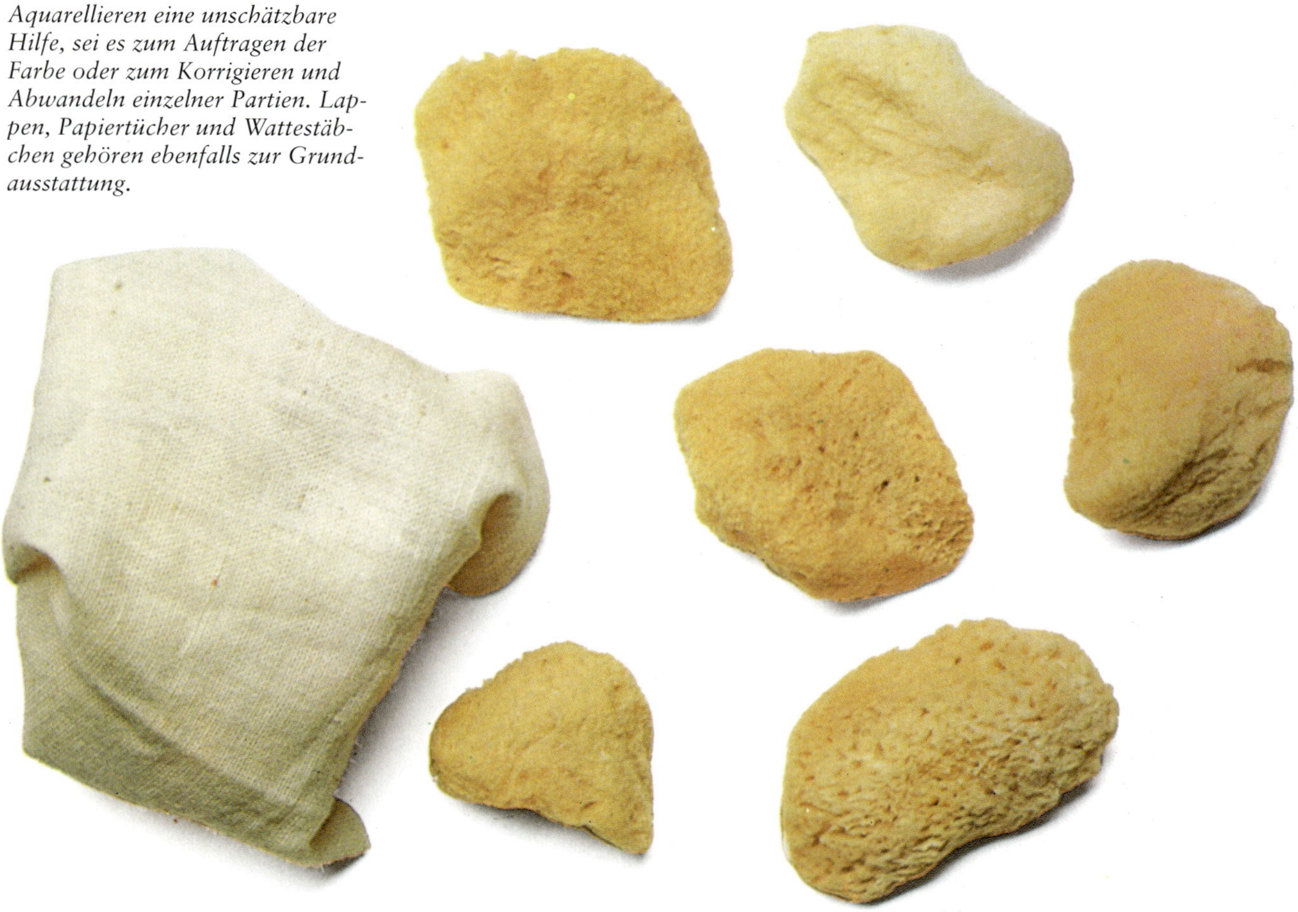

Kleine Naturschwämme sind beim Aquarellieren eine unschätzbare Hilfe, sei es zum Auftragen der Farbe oder zum Korrigieren und Abwandeln einzelner Partien. Lappen, Papiertücher und Wattestäbchen gehören ebenfalls zur Grundausstattung.

ten sind aus Kunststoff, Metall oder Keramik und werden in verschiedenen Größen angeboten. Einige haben ein Loch für den Daumen, so daß sie bequem in der Hand gehalten werden können, was bei der Arbeit im Freien besonders praktisch ist. Beim Malen im Freien brauchen Sie auch mehrere Wasserbehälter. Nichts ist ärgerlicher, als am Malort anzukommen und festzustellen, daß man das Wasser vergessen hat. Dafür gibt es Spezialbehälter, aber jede Limonadenflasche aus Kunststoff mit einem Schraubverschluß ist zum Transport des Wassers ebensogut geeignet. Am Malort kann das Wasser dann in jedes leichte (unzerbrechliche) Gefäß wie z. B. einen Joghurtbecher umgefüllt werden.
Einige andere Utensilien, die nicht unbedingt erforderlich sind, können eine durchaus nützliche und billige Hilfe beim Malen sein. Statt der Pinsel eignen sich auch kleine Schwämme zum Lavieren, zum Auswischen von Farbflächen und zur Erzielung leicht verwischter, wolkiger Effekte. Auch Papier von der Küchenrolle, Löschpapier oder Watte leisten ähnliche Dienste. Mit einer Zahnbürste kann Farbe verspritzt werden, um Flächen zu strukturieren und damit z. B. den Eindruck von Sand oder Kieseln an einem Strand hervorzurufen. Mit einem scharfen Messer oder einer Rasierklinge wird oft an kleinen Stellen die Farbe abgekratzt, um Glanzlichter zu setzen. Mit Maskierband oder -flüssigkeit können während einer Lavierung bestimmte Bildpartien ausgespart werden. Nach Entfernen der Maskierung zeigen sich klar konturierte, weiße Flächen. Die Anwendung dieser Hilfsmittel und Techniken wird im folgenden Kapitel näher erläutert und später Schritt für Schritt an Beispielen erklärt.

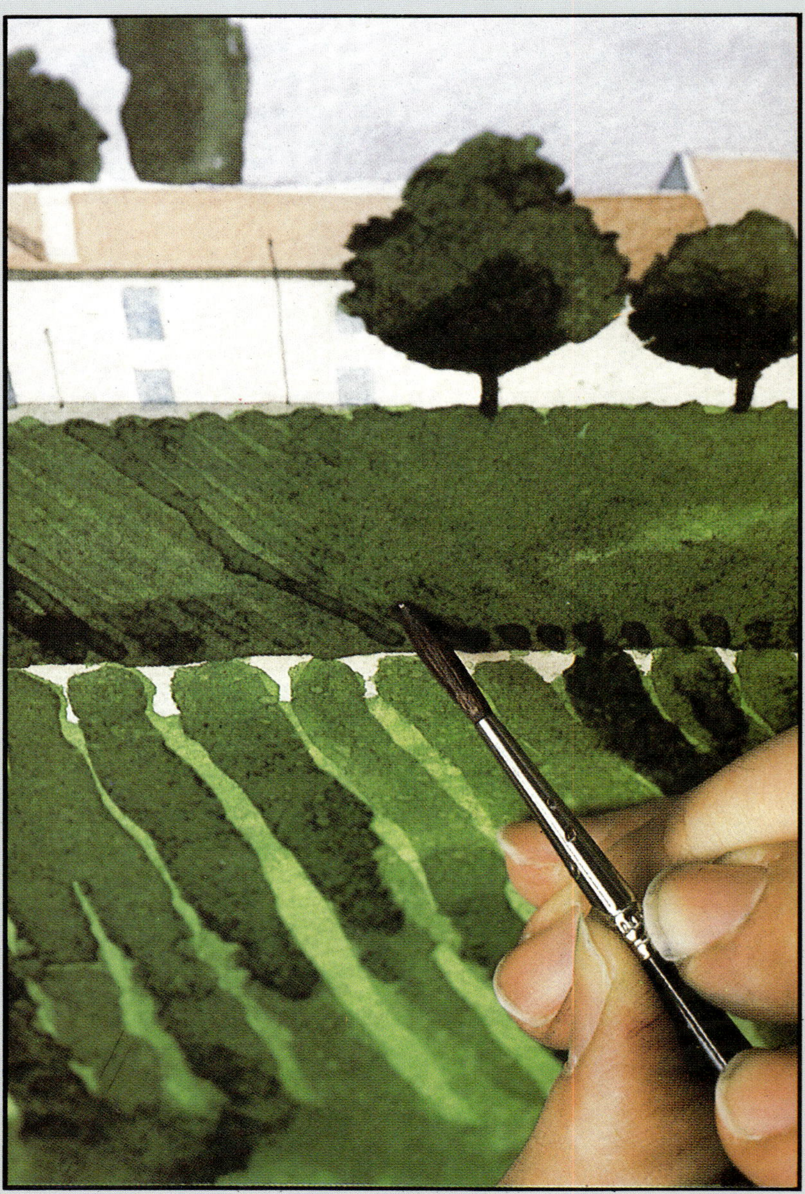

Kapitel drei

Techniken

Ausschnitt aus dem Gemälde eines französischen Weinbergs: Der Künstler fand, daß die konvergierenden Linien des Feldes zu starkfarbig waren. Er löste die Farbe mit einem weichen Pinsel und klarem Wasser an und nahm sie dann mit einem Papiertuch auf.

Reine Aquarellfarbe ist transparent und muß deshalb vom Hellen zum Dunklen aufgetragen werden. Aussparungen auf dem weißen oder hell getönten Blatt werden direkt in die Farbgestaltung mit einbezogen, anstatt die hellen Partien wie beim Malen mit Deckfarben mit rein weißer oder heller Farbe aufzutragen.

Eine Partie, die weiß sein soll, wird einfach »ausgespart«, unbemalt gelassen, so daß sie später, eingeschlossen von dunkleren Farben, mit großer Leuchtkraft hervortritt. Das gilt auch für helle Partien: Zuerst wird eine helle Farbschicht aufgebracht, die dann von dunkleren Tönen umschlossen wird. Das vom Papier durch die dünnen Farbschichten (Lavierunggen) hindurch reflektierte Licht verleiht dem Aquarell seine charakteristische Lebendigkeit und jene schimmernde Transparenz, die mit keinem anderen Medium erreichbar ist.

Die Aquarellmalerei hat zwei charakteristische Eigenschaften. Erstens bleibt der Prozeß selbst für professionelle Künstler bis zu einem gewissen Grade unvorhersehbar. Zweitens ist zu Beginn der Arbeit eine klare Vorstellung des Bildaufbaus erforderlich, weil die dunklen Farben immer über die hellen gelegt werden müssen. Nicht immer ist eine präzise, detailgenaue Zeichnung erforderlich. Stets aber sollten die Grundformen skizziert und der Bildaufbau festgelegt werden, damit Sie wissen, welche Partien ausgespart werden sollen und wie sie sich später ins Bild fügen.

Bei jedem Bild stellt sich zunächst die Frage: Wo soll die erste Lavierung aufgetragen werden? Zuvor sollten Sie jedoch wissen, wie eine Lavierung aufgetragen wird.

DIE FLÄCHIGE LAVIERUNG

Die Aquarellmalerei basiert auf der Lavierung, sei es als großzügig angelegte Partie, die große Flächen wie z. B. den Himmel oder den Hintergrund für ein Portrait abdeckt, oder als kleinere Farbfläche an bestimmten Stellen. Lavierungen müssen nicht vollkommen flächig sein. Sie können in Tonwert oder Farbton changieren, gebrochen oder variiert werden. Die Technik der flächigen Lavierung muß man jedoch beherrschen, selbst wenn Sie später feststellen sollten, daß Sie sie kaum verwenden.

Das Zeichenbrett sollte leicht schräggestellt sein, so daß die einzelnen Pinselstriche ineinanderfließen, aber nicht am Papier hinunterlaufen. Für eine großflächige Lavierung nimmt man am besten einen großen Flachpinsel; für kleinere oder solche, die eine komplizierte Ecke aussparen sollen, ist ein kleinerer Rundpinsel praktischer. Lavierungen müssen rasch aufgelegt werden, weil sich sonst harte Ränder zwischen den einzelnen Pinselstrichen bilden. Mischen Sie deshalb mehr Farbe an, als Sie zu brauchen glauben. Befeuchten Sie das Blatt zuerst mit klarem Wasser (das muß nicht sein, fördert jedoch die gleichmäßige Farbverteilung). Beginnen Sie am oberen Rand der Partie, ziehen Sie den Pinsel waagerecht über das Blatt und darunter in Gegenrichtung zurück usw., bis die entsprechende Partie ausgefüllt ist. Gehen Sie nie ein weiteres Mal über die feuchte Farbe, weil Sie glauben, sie sei ungleichmäßig oder zu hell, denn das führt zu einer »Überschwemmung« und hinterläßt Kleckse und Flecken. Warnung: Lassen

FLÄCHIGE LAVIERUNG

Eine flächige Lavierung in einer lebhaften Farbe wird mit einem breiten Flachpinsel auf das angefeuchtete Papier aufgetragen. Das Papier muß jedoch nicht feucht sein (viele Künstler schätzen die »verschliffene« Wirkung, die sich auf trockenem Papier einstellt). Feuchtes Papier erleichtert allerdings die gleichmäßige Farbverteilung. Kippen Sie das Zeichenbrett leicht an, damit die einzelnen Striche ineinanderfließen können. Beginnen Sie oben, und ziehen Sie den Pinsel immer hin und her.

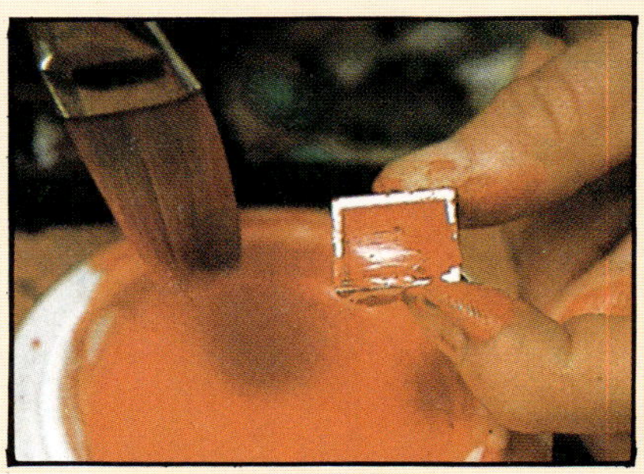

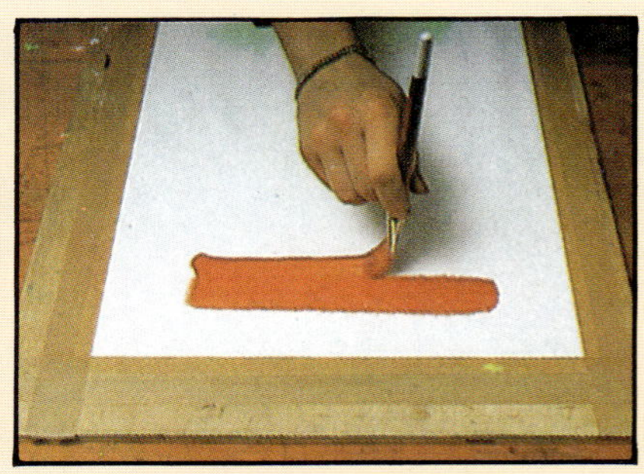

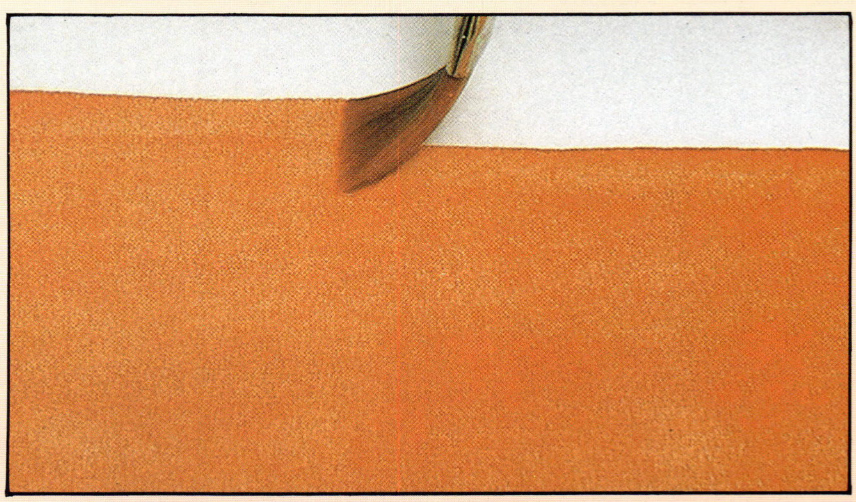

LAVIEREN MIT DEM SCHWAMM

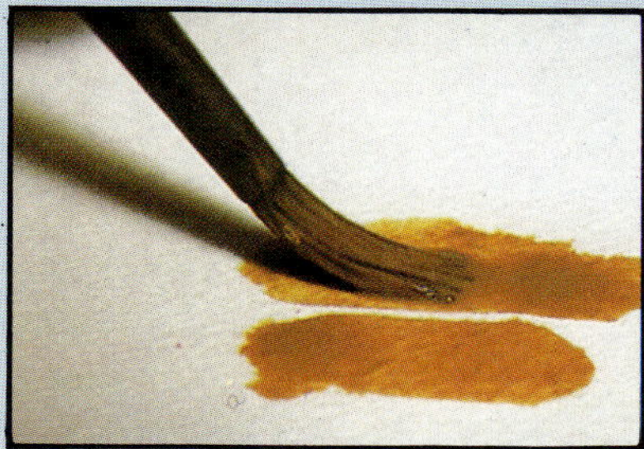

Oft soll eine Lavierung leicht strukturiert oder abgestuft sein. Dazu eignet sich ein Schwamm.
1. Farbe mit dem Pinsel mischen und auf einem extra Blatt ausprobieren.

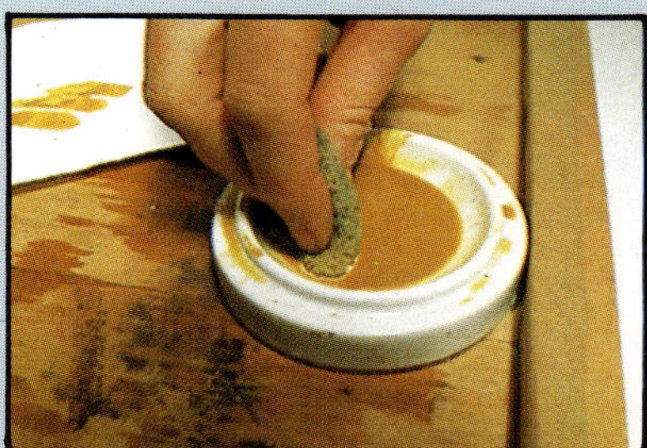

2. Genug Farbe für die Partie anmischen und Schwamm eintauchen. Für hellere Farbschichten Schwamm wieder ausdrücken.

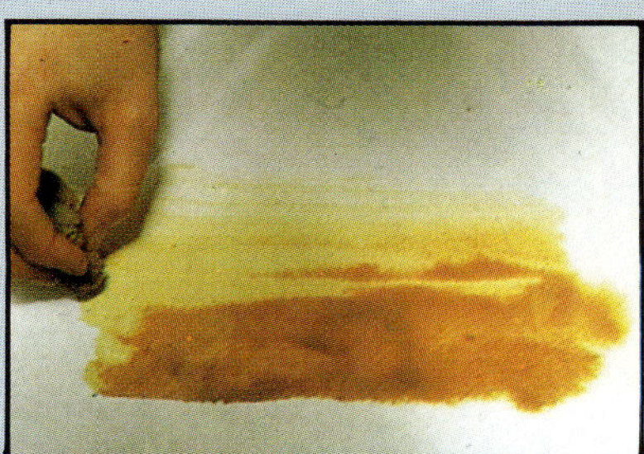

3. Für Schattierungen wird die Farbe mit dem ersten Strich dick aufgetragen, dann etwas dünner.

4. Um einige Partien aufzuhellen und einen weichen Glanz zu erzielen, kann man mit dem Schwamm in eine noch feuchte Lavierung hineinarbeiten.

MEHRFARBIGE LAVIERUNG

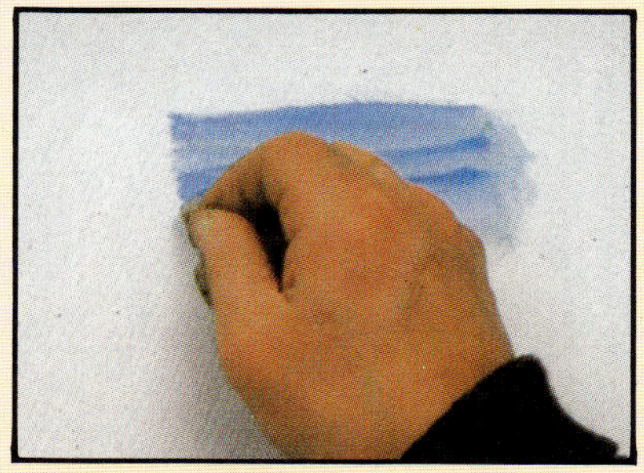

1. Papier mit dem Schwamm anfeuchten, dann mit dem Schwamm eine dünne Farbschicht auftragen.

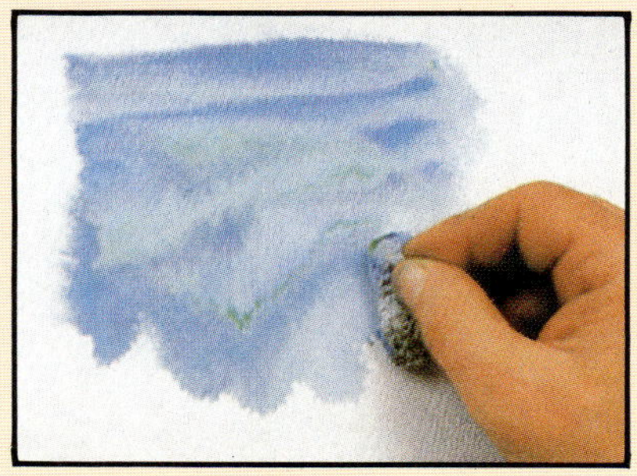

2. Die zweite Farbe in die feuchte Lavierung setzen, so daß die Farben ineinanderlaufen.

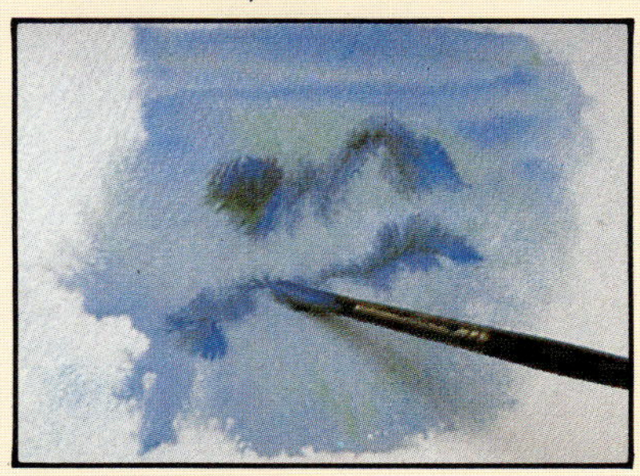

3. Dunklere Partien mit dem Pinsel in die noch feuchte Farbe einmalen. Diese Naß-in-Naß-Technik erzielt subtile Wirkungen, bleibt jedoch immer ein wenig unberechenbar.

Sie sich beim Lavieren weder stören noch unterbrechen, sonst bleiben hinterher harte Ränder zurück, die sich schwer oder gar nicht wieder auflösen lassen.
Lassen Sie die Lavierung trocknen, bevor Sie angrenzende Partien bearbeiten. Erst wenn die Lavierung vollständig trokken ist, können Sie ihren Tonwert erkennen und sehen, ob sie gleichmäßig geworden ist (getrocknete Aquarellfarbe ist viel heller als nasse). Erst mit zunehmender Erfahrung lernt man, den Ton einer Lavierung richtig einzuschätzen. Als vorbereitenden Test können Sie jedoch ein, zwei Striche der Farbe flächig auf ein extra Blatt auftragen und trocknen lassen. Weitere Lavierungen können über die erste gelegt werden, um die Farbe zu intensivieren oder den Tonwert abzudunkeln, durch zu viele Schichten wird das Bild jedoch trübe.
Man kann auch mit dem Schwamm lavieren. Er eignet sich besonders für mehrfarbige oder abgestufte Lavierungen. Mit einem farbgesättigten Schwamm erzielt man eine intensivere, mit einem trockeneren eine hellere Farbschicht. Schwamm und Pinsel können einander auch ergänzen. Mit einem in klarem Wasser ausgespülten, ausgedrückten Schwamm kann man mit dem Pinsel aufgetragene Farbe aufsaugen, solange sie noch feucht ist, um ausgewählte Partien aufzuhellen – eine gute Technik zur Gestaltung des Himmels und entfernt stehender Hügel bei einem Landschaftsbild.

KOMPLIZIERTE KONTUREN

Manchmal muß eine Lavierung um eine komplizierte Kontur herumgeführt werden. In diesem Fall beginnen Sie die Lavierung an der Kontur, statt sie dort zu beenden. Dazu muß die Unterlage mit dem Blatt gegebenenfalls in entsprechender Richtung schräggestellt werden. Gehen Sie beim Anfeuchten nur gerade bis an die Kontur heran; die anschließend aufgebrachte Farbe zieht in alle nassen Partien des Blattes ein.
Diese technischen Schwierigkeiten machen besonders deutlich, wie wichtig die Planung am Anfang ist – der Erfolg eines Bildes hängt möglicherweise von der Kontur einer bestimmten Aussparung ab. Komplizierte Konturen können auch mit Maskierflüssigkeit, dem sogenannten Rubbelkrepp, schützend abgedeckt werden.

ABGESTUFTE UND MEHRFARBIGE LAVIERUNGEN

Farben in der Natur sind selten vollkommen gleichmäßig oder einheitlich, und oft muß eine Lavierung farblich vom Dunklen zum Hellen abgestuft oder aus mehreren Farben zusammengesetzt werden. Für eine abgestufte Lavierung geben Sie einfach mit jedem Strich etwas mehr Wasser zu, um die Farbe aufzuhellen, oder mehr Farbe, um sie abzudunkeln.
Für mehrfarbige Lavierungen mischen Sie zwei oder mehr Farben an, befeuchten das Papier wie gewöhnlich und tragen die Farben so auf, daß sie ineinanderblenden. Die Wirkung einer solchen Lavierung läßt sich auch nach viel Übung nicht exakt vorherbestimmen – stellen Sie sich also auf mehr oder weniger freudige Überraschungen ein. Vermeiden Sie wie bei der flächigen, unplastischen Lavierung jeden korrigierenden

GANZ LINKS: *Preußischblau und Alizarinkrapplack sind wie eine einfarbige Lavierung ineinandergeflossen. Solche Wirkungen sind unberechenbar.*

MITTE: *Eine zweite Lavierung über der ersten intensiviert die Farbe. Der Streifen am unteren Bildrand (helle Lavierung in Paynesgrau) ist ganz gleichmäßig, die Partie am oberen Rand (drei Schichten derselben Farbe) zeigt Pinselspuren.*

OBEN: *Die Naß-in-Naß-Technik läßt sich in wenigen Minuten ausprobieren. Oft wird sie in einem frühen Stadium der Bildgestaltung z. B. für den Hintergrund genutzt, später detaillierter ausgearbeitet.*

MALEN MIT TROCKENEM PINSEL

Das Malen mit trockenem Pinsel eignet sich ausgezeichnet zur Strukturierung von Oberflächen, die z. B. Gras oder ein Kornfeld andeuten sollen. Zu ausgiebig in einem Bild angewendet, wirkt die Technik allerdings schnell langweilig. Hier wurden mehrere ähnliche Farbtöne trocken über einer hellen Lavierung vermalt, um die Hell-Dunkel-Werte zu variieren.

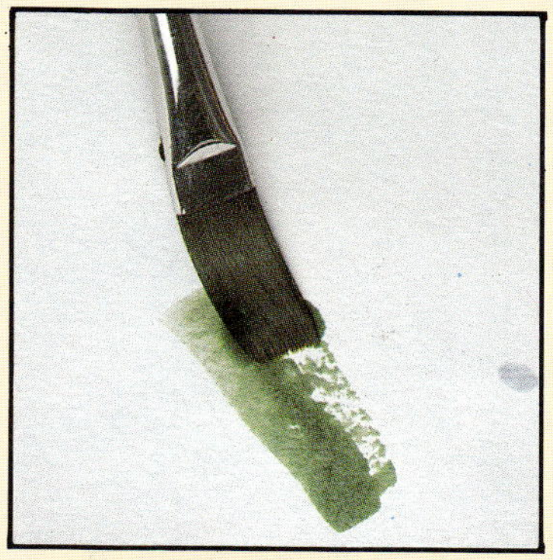

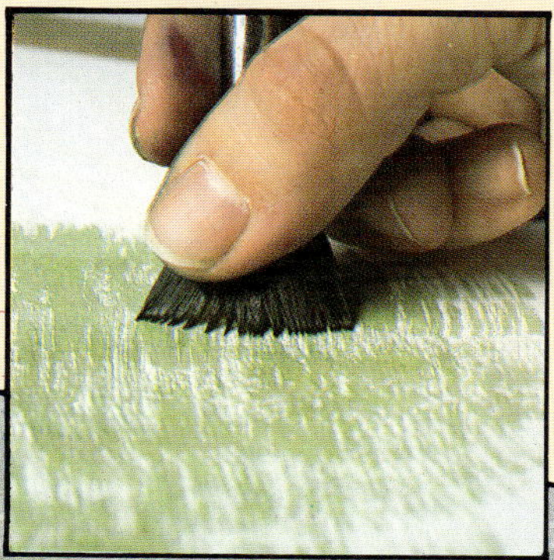

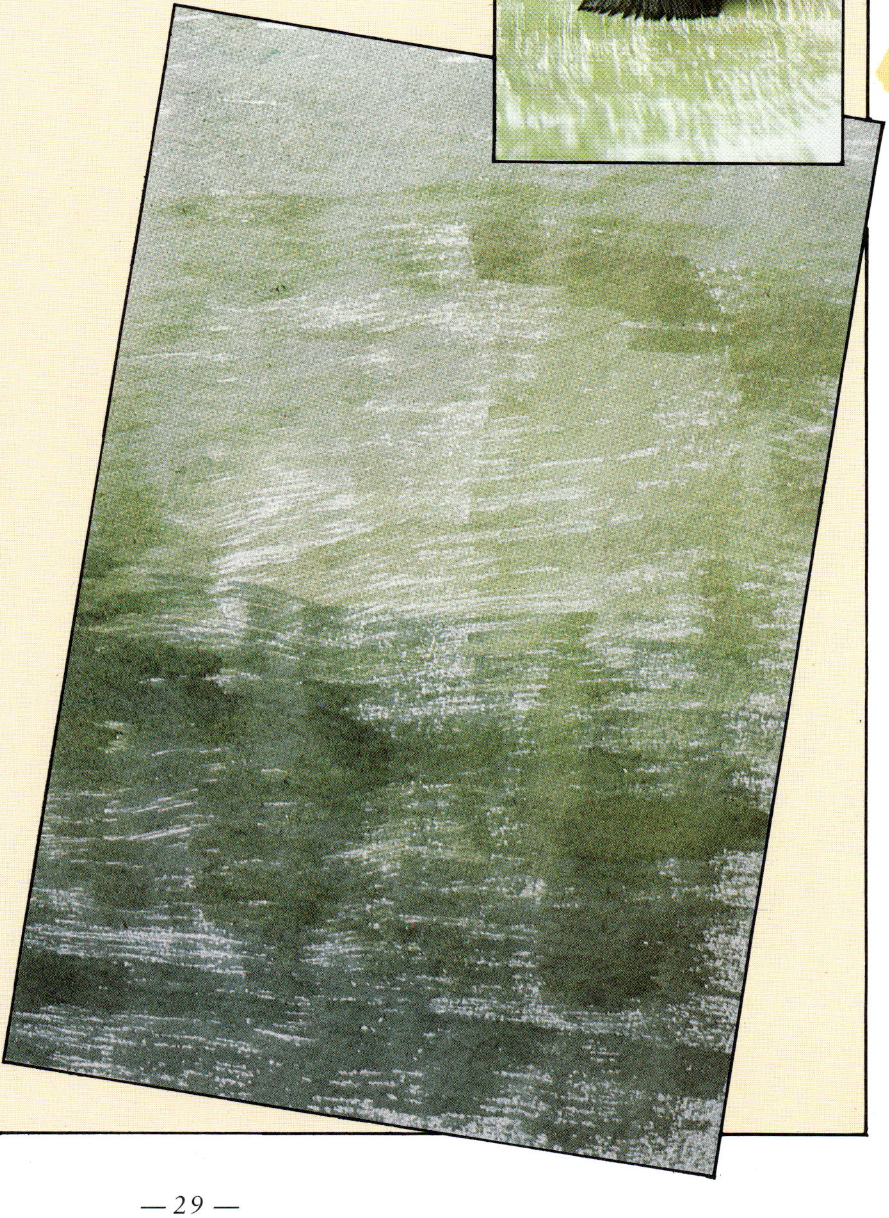

SPRITZTECHNIK MIT SCHABLONE

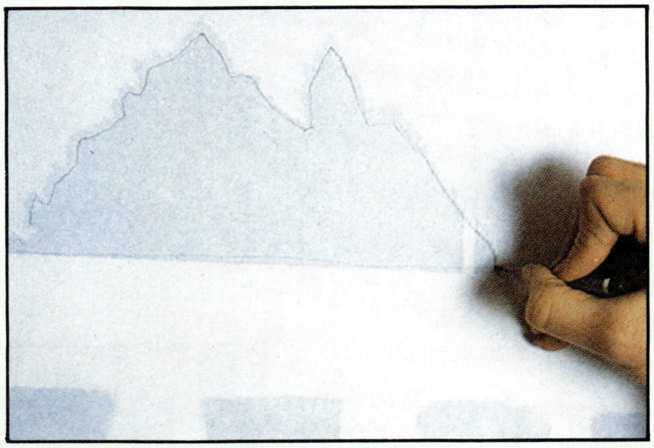

1. Der Künstler legt Millimeterpapier über die Partie, die er maskieren möchte, und zeichnet die Form durch.

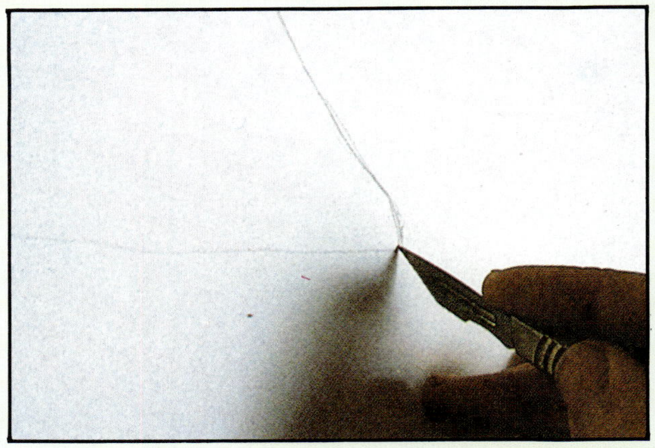

2. Er schneidet die Form vorsichtig mit dem Skalpell aus.

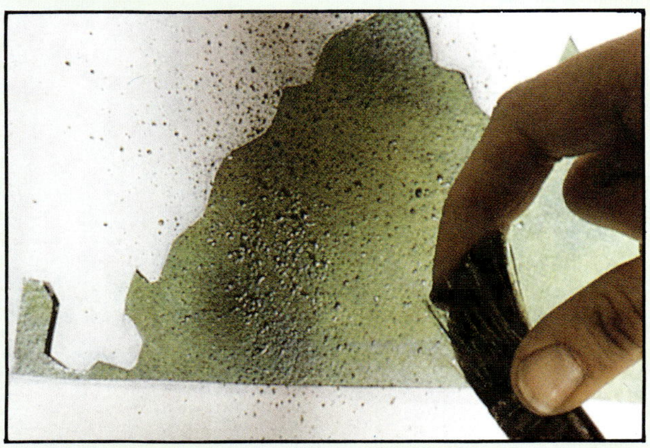

4. Weitere mit Gummiarabikum gemischte grüne Farbe wird mit einem gewöhnlichen Haushaltspinsel auf die Partie gespritzt.

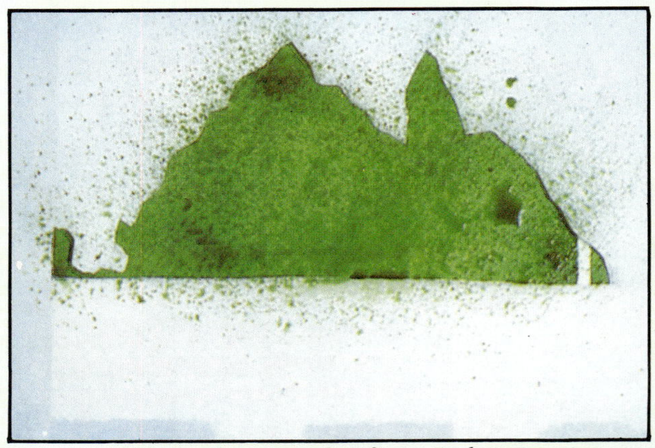

5. Die Wirkung der unregelmäßigen Farbspritzer ist schon deutlich sichtbar, bevor die Schablone abgenommen wird.

Eingriff, solange die Farbe noch feucht ist. Notfalls können Sie nach dem Trocknen die Farbe mit dem Schwamm abnehmen und eine neue Lavierung darüberlegen.

Einige Aquarellmaler nehmen sich bei der mehrfarbigen Lavierung besondere Freiheiten. Jeder entwickelt im Laufe seiner Praxis allmählich seine eigene Technik. Eine absichtlich herbeigeführte Überschwemmung in der Mitte der Lavierung, starkfarbige Kleckse in einer noch feuchten, helleren Lavierung oder eine zweite Lavierung über einer bereits trockenen erzielen zuweilen interessante Effekte; möglich, daß die Farbe auf dem Papier leicht granuliert. Solche Wirkungen sind nicht berechenbar und hängen zudem stark von der Beschaffenheit des Papiers ab. Das Ausnutzen von Zufallseffekten gehört jedoch zu den großen Reizen der Aquarellmalerei.

TROCKENPINSEL- UND ANDERE STRUKTURTECHNIKEN

Das Vermalen von wenig Farbe mit einem feinen, fast trockenen Pinsel ist die verbreitetste Technik zur Ausarbeitung feiner Details, kann aber als eine eigene Technik auch erfolgreich für die Arbeit an großen Partien angewendet werden – auf einer grundierenden Lavierung oder direkt auf dem weißen Papier. Bei einem Landschaftsbild kann man damit die Struktur von Gras, Bäumen, Felsen, Steinwänden usw. beschreiben. Beim Portrait oder Stilleben lassen sich Formen damit besser herausarbeiten als mit Lavierungen und feuchter Farbe.

Wie jede andere Aquarelltechnik erfordert das Malen mit trockenem Pinsel Übung. Ist die Farbe zu feucht, wird eine kräftige Lavierung daraus, ist sie zu trocken, passiert gar nichts. Der beste Pinsel für eine großflächige trockene Partie ist ein großer Flachpinsel mit leicht abstehenden Borsten, der eine Reihe feiner Linien zieht, vergleichbar den Kreuz- und Querschraffuren der Stricheltechnik beim Zeichnen. Verschiedene Farbtöne und Tonwerte können übereinandergelegt, die Strichführung kann der gewünschten Form entsprechend variiert werden.

Eine weitere Technik ist das Verreiben von Farbe: Pastose Farbe wird in kreisenden Bewegungen in alle Richtungen auf dem Papier verrieben, so daß dessen Oberflächenstruktur

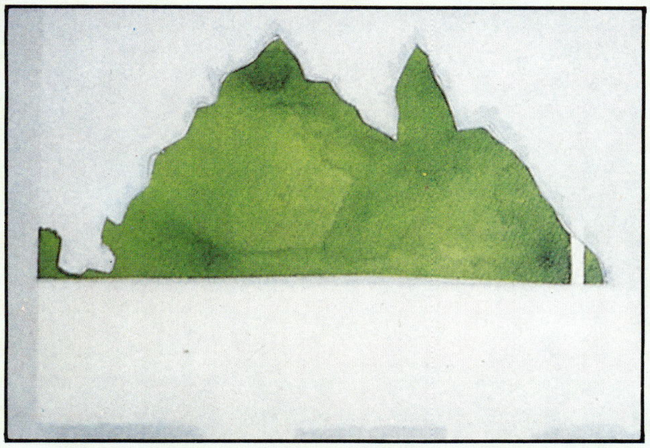

3. Schablone aufgelegt, Baum in Saftgrün – mit Gummiarabikum für mehr Körper und Leuchtkraft – gemalt.

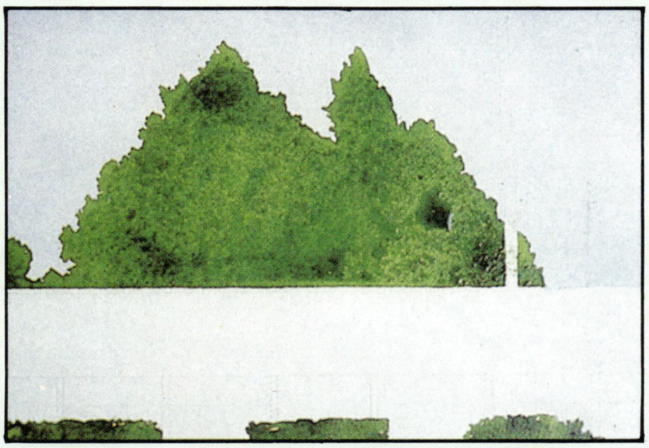

6. Die Schablone wird entfernt und hinterläßt eine klare Kontur. Der unregelmäßige Farbauftrag erweckt den Eindruck von Blattwerk.

hervorgehoben wird. Die Technik eignet sich besonders für kleine Partien zur Kontrastierung flächiger Lavierungen, wird sie in einem Bild jedoch überstrapaziert, wirkt es schnell eintönig.

Eine beliebte Methode der Strukturierung ist auch das Verspritzen feuchter Farbe mit einer Zahnbürste oder einem Borstenpinsel. Auch diese Technik sollte kleinen Partien vorbehalten bleiben. Sie eignet sich z. B. ausgezeichnet für einen Kieselstrand oder eine rauhe Steinmauer. Meistens wird die Farbe über einer Lavierung verspritzt und nicht direkt auf weißem Papier, damit das Ergebnis natürlich wirkt, sollte die verspritzte Farbe nicht viel dunkler sein als die Lavierung. Schützen Sie umliegende hellere Partien mit einer Maskierung.

Gerade Kanten lassen sich mit Maskierband abdecken, komplexere Formen mit einer eigens zugeschnittenen Pappschablone.

ARBEITEN MIT RUBBELKREPP

Die Maskierflüssigkeit ermöglicht eine Art »negatives« Malen, das sehr wirkungsvoll sein kann.

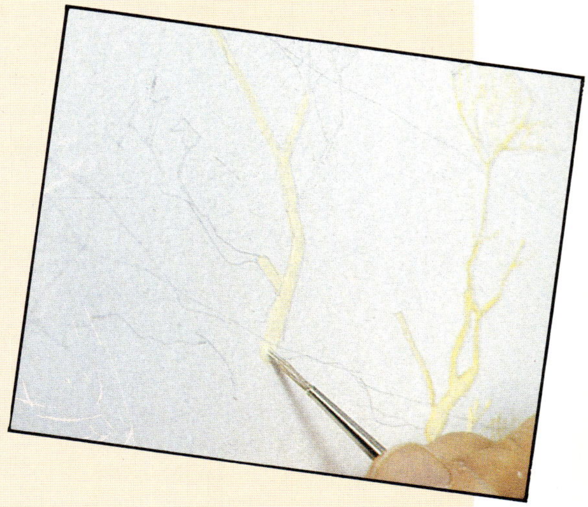

1. Die zu maskierenden Partien werden sorgfältig eingezeichnet und die Flüssigkeit dann mit einem feinen Pinsel aufgetragen.

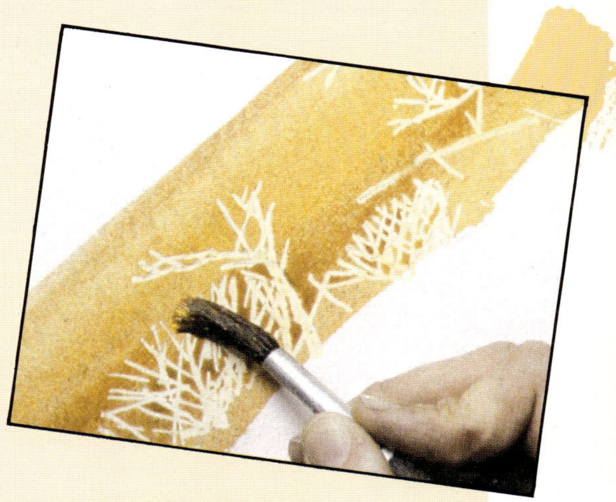

2. Über die getrocknete Maskierung wird eine gelbbraune Lavierung gelegt.

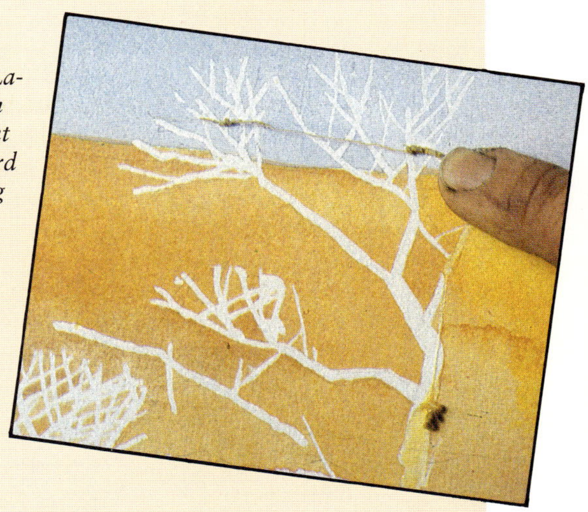

3. Eine blaue Lavierung für den Himmel kommt hinzu. Nun wird die Maskierung vorsichtig mit dem Finger abgerieben.

MASKIEREN UND GLANZLICHTER SETZEN

Viele Aquarellmaler verwenden Maskierflüssigkeit und Maskierband, um weiße Partien auf dem Blatt auszusparen. Die extra zu diesem Zweck hergestellte Maskierflüssigkeit, das sogenannte Rubbelkrepp, ist eine Art Flüssiggummi, das in Fläschchen erhältlich ist und mit dem Pinsel aufgetragen wird. Puristen lehnen das ab, aber es gibt eigentlich keinen vernünftigen Grund dafür. Rubbelkrepp ermöglicht sehr interessante Effekte, mit dem klassischen Aussparen gar nicht vergleichbar. Das Aussparen mit Rubbelkrepp gleicht einer »negativen« Malerei: Wird die Maskierung entfernt, bleiben die präzisen, feinen Pinselspuren des Auftrags sichtbar zurück.

Rubbelkrepp wird auf das trockene Papier aufgetragen und muß dann trocknen, bevor es überlaviert werden kann. Ist die Lavierung getrocknet, wird das Gummi mit dem Finger oder einem weichen Radiergummi abgerubbelt, und die weiße Partie kommt zum Vorschein. Nach Bedarf kann sie dann verändert oder überarbeitet werden. Die Maskierflüssigkeit sollte nie länger als nötig auf dem Blatt bleiben, die Pinsel müssen sofort ausgewaschen werden. Rubbelkrepp eignet sich nicht für jedes Papier, insbesondere nicht für grobkörniges.

Maskierband ist besonders hilfreich bei geradlinigen Partien. Es muß durchaus nicht alles freihändig gemalt werden. Nur wenige Menschen können mit dem Pinsel eine wirklich gerade Linie ziehen, ohne Farbe über den Rand zu schmieren. Maskierband ist eine Entlastung, denn es erlaubt einen freien Farbauftrag, ohne daß man sich um zerstörte Aussparungen sorgen muß.

Eine weitere Methode, die Farbe vom Papier fernzuhalten, bietet das Wachs, das die Farbe abstößt wie bei der Wachsbatik. Im Unterschied zu der oben erwähnten Technik verbleibt das Wachs auf dem Blatt: Ist es einmal auf dem Papier, kann es nicht mehr entfernt werden, es sei denn durch mühsames Abkratzen mit der Rasierklinge. Außerdem bleibt (je nach Papier) etwas Farbe auf der Wachsschicht zurück und bildet so eine leicht strukturierte Oberfläche. Die Wirkung kann besonders bei Blumen oder Stoffen sehr reizvoll sein. Sie können eine gewöhnliche Haushaltskerze oder, für feinere Linien, einen weißen Wachsmalstift verwenden.

Die beste Methode, um Glanzlichter in ein fast fertiges Bild zu setzten, besteht darin, mit einer scharfen Spitze, etwa eines Skalpells, in die Farbe zu kratzen, so daß das Weiß des Blattes durchscheint. Auf diese Weise lassen sich sehr feine Linien ziehen, die z. B. Grashalme oder lichtreflektierende Stengel im Vordergrund einer Landschaft beschreiben. Derartige Eingriffe geben einem Bild häufig erst das noch fehlende gewisse Etwas. Vergleichbare Akzente kann auch ein sehr feiner Pinsel mit Deckweiß setzen, aber beim Auskratzen werden die Linien klarer.

MISCHTECHNIKEN

Aquarellfarben können mit vielen anderen Medien zusammen verarbeitet werden. Mischtechniken sind heute allgemein üblich, aber früher galten sie als Regelverstoß. Die Kombination von Aquarellfarbe mit Feder und Tinte hat allerdings eine lan-

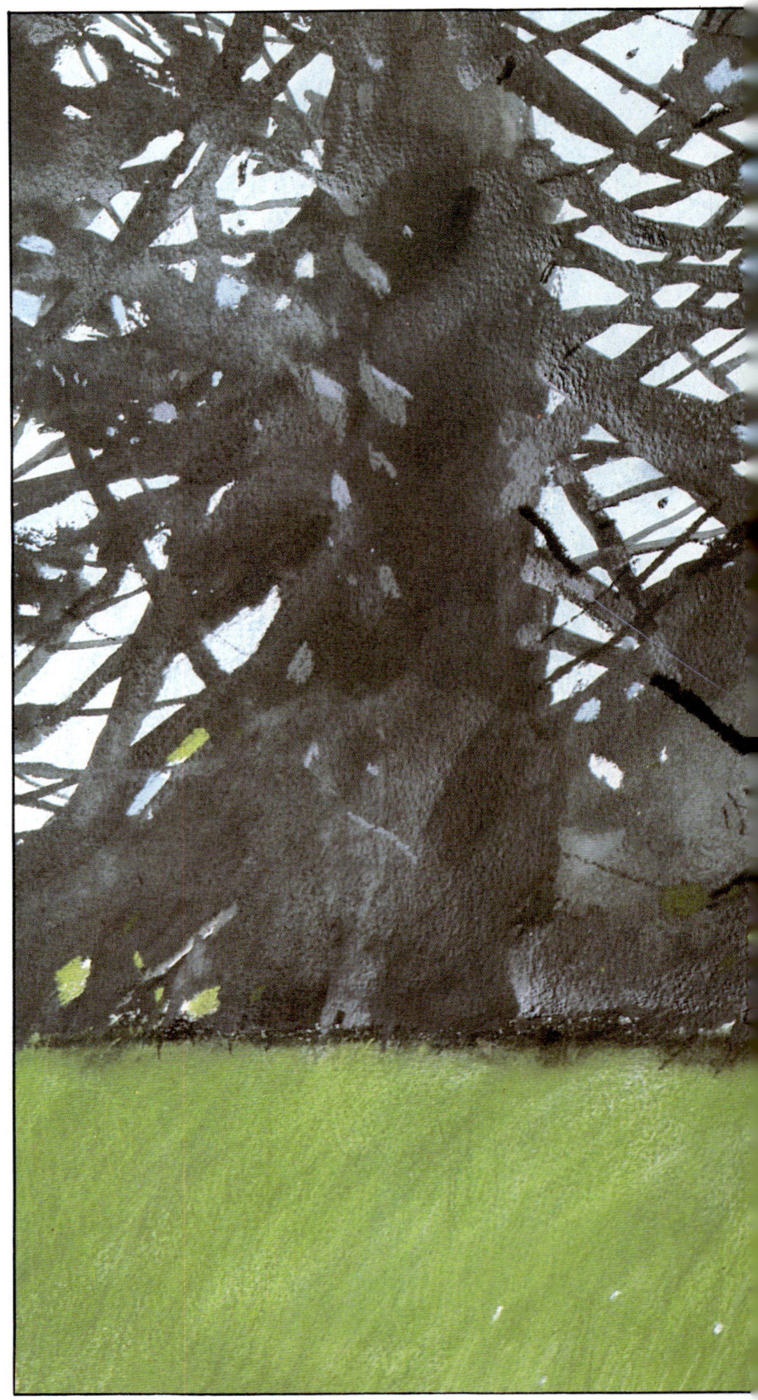

Hier wurde Aquarellfarbe zusammen mit Pastellkreide vermalt. Aus der Kombination ergibt sich ein lebhafter Oberflächenkontrast. Das Gebäude und der dunkle Baum links wurden mit Aquarellfarbe, das Gras im Vordergrund mit Pastellkreide und der Himmel mit beiden Medien gemalt. Pastellkreide und Aquarellfarbe passen gut zusammen, und häufig profitiert ein Bild von der Mischtechnik, die von Puristen meist abgelehnt wird.

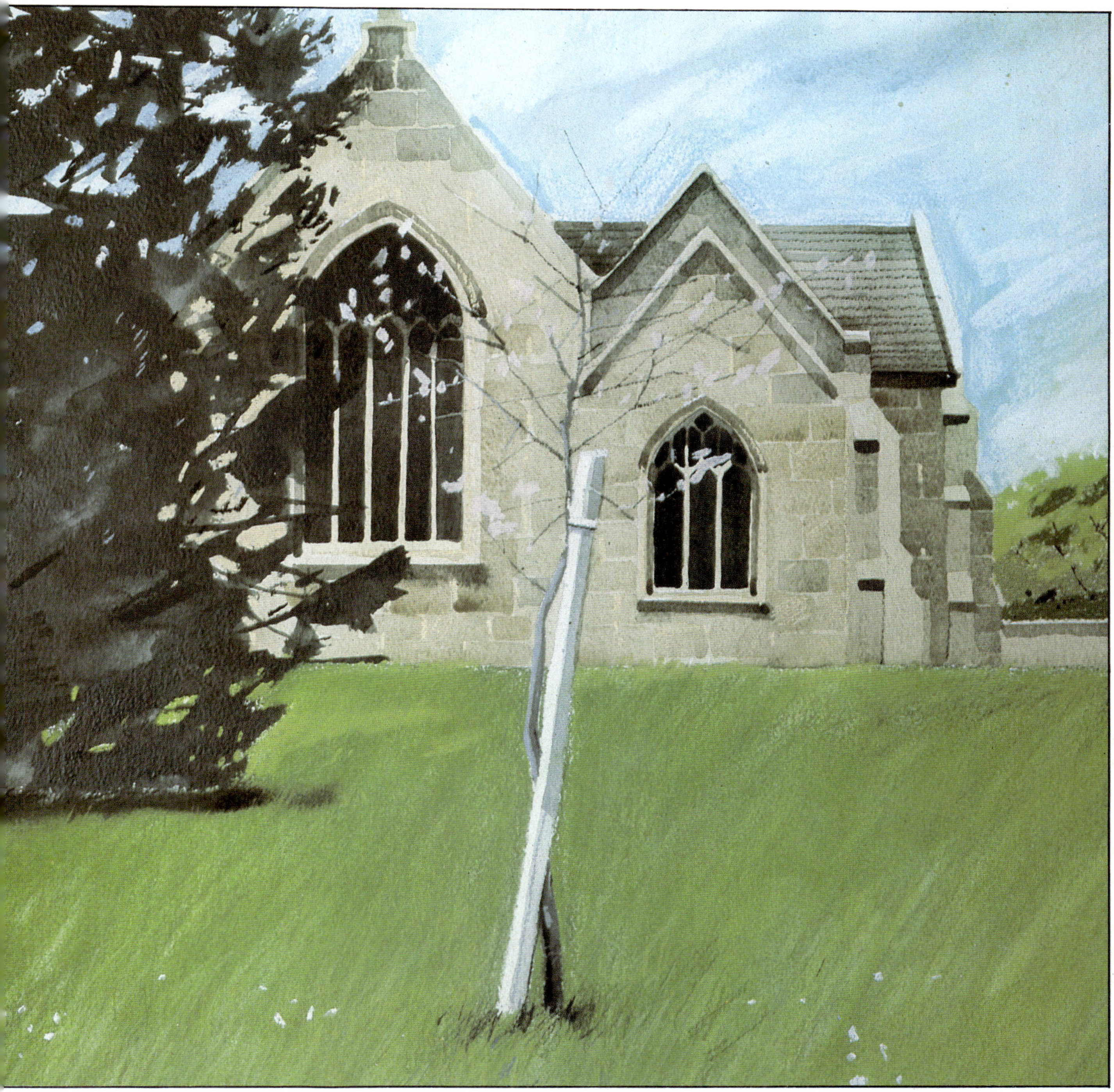

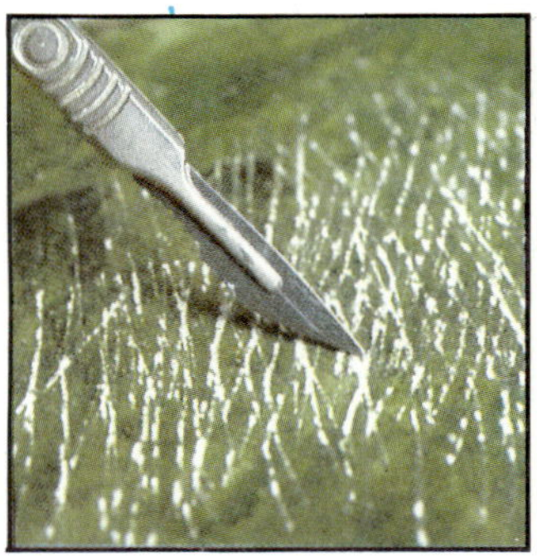

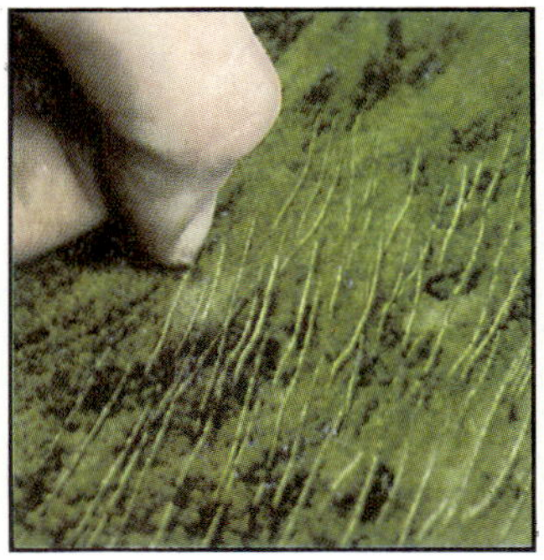

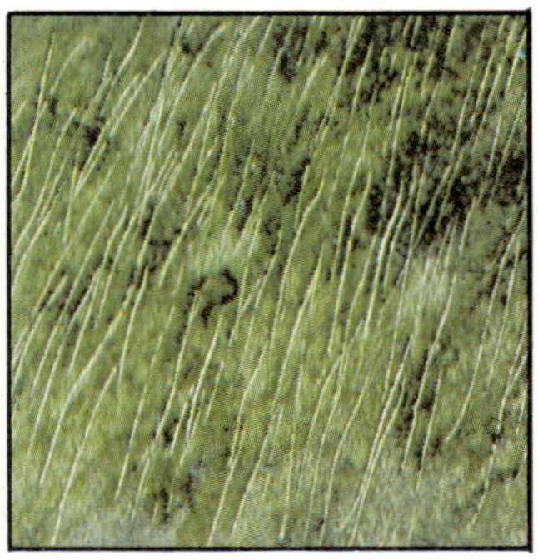

LINKS: *Scharfe, klare Linien und Glanzlichter lassen sich mit einem Skalpell oder einem scharfen Messer aus der getrockneten Farbe auskratzen. Drücken Sie dabei nicht zu fest auf, sonst beschädigen Sie das Papier.*

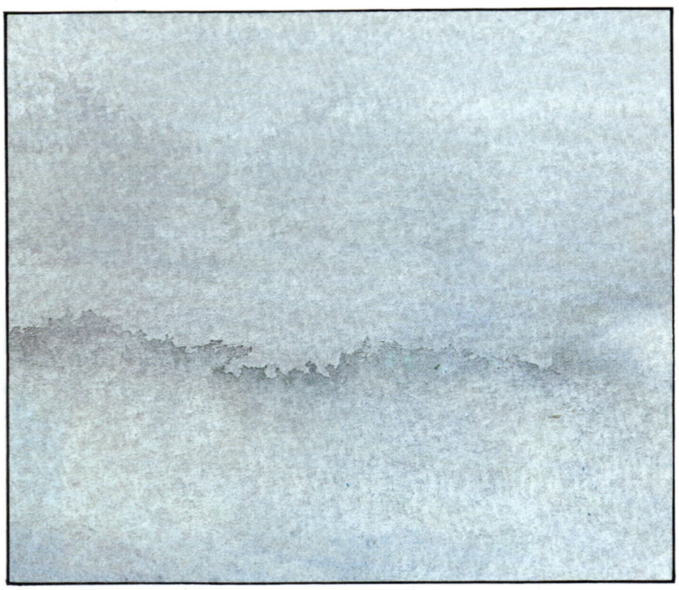

GANZ OBEN: *Es gehört zu den besonderen Reizen des Aquarells, daß man durch »Fehler« gelegentlich neue Techniken entdeckt.*

OBEN: *In eine »mißlungene«, überschwemmte Lavierung wurde eine nicht eingeplante Himmelsstruktur eingearbeitet.*

ge Tradition. Bevor die Aquarellfarbe ein eigenständiges Medium war, wurde sie verwendet, um Zeichnungen farbig zu akzentuieren oder schwarzweiße Stiche zu kolorieren. Heute gibt es noch viele andere Medien, alte wie neue, die sich effektvoll zusammen mit Aquarellfarbe vermalen lassen.

Eine traditionelle Methode, das Verhalten der Farbe zu verändern, ist das Eindicken durch Zusetzen von Gummiarabikum. Es verändert die Konsistenz der Farbe und verleiht ihr zudem einen anhaltenden Glanz. Seife hat eine ähnliche Wirkung, und man kann die Farbe auch leichter auskratzen. Seife kann bei Objekten wie z. B. Blättern oder Blüten auch als Druckmedium dienen. Tragen Sie erst eine Schicht Seife, dann Farbe auf das Objekt auf, und drücken Sie es aufs Papier.

In Aquarelle kann man mit Feder, Bleistift, Farbstift oder Pastellkreide hineinzeichnen, einzelne Partien lassen sich mit Gouachefarbe oder Deckweiß betonen oder aufhellen. Aquarellstifte und -kreiden sind besonders geeignet. Trocken verhalten sie sich wie Buntstifte oder Pastellkreide, in Wasser getaucht oder auf nassem Papier löst sich die Farbe jedoch zu Lavierungen. Mit ihnen läßt sich ein stumpfes und lebloses Aquarell in etwas ganz Neues verwandeln. Es lohnt sich, mit solchen Medien zu experimentieren. Vielleicht entwickeln Sie dabei eine eigene Technik, die Sie weiter verwenden können. Wachsmalkreiden können interessant strukturierte Partien gestalten, wenn sie einer Lavierung unterlegt werden. Ähnlich wirkt die Grundierung des ganzen Blattes oder einzelner Partien mit Spiritus. Die Möglichkeiten sind fast unbegrenzt, und das Experimentieren belohnt Sie garantiert mit interessanten Entdeckungen.

KORREKTUREN

Aquarelle lassen sich zwar nicht so oft und so drastisch verändern wie Bilder in einem deckenden Medium, Eingriffe sind jedoch möglich. Verwerfen Sie ein Bild nicht gleich, nur weil die erste Lavierung nicht richtig ausgefallen ist.

Man rufe sich zuerst ins Gedächtnis, daß eine zu dunkel oder zu kräftig erscheinende Lavierung später im Zusammenspiel mit anderen Farben recht blaß wirken kann. Scheint die erste Lavierung mißlungen, lassen Sie sie erst einmal trocknen. Entspricht sie dann immer noch nicht Ihren Vorstellungen, tupfen Sie sie mit einem sauberen Schwamm und klarem Wasser aus. Je nach Farbe oder Papier kann dabei ein zarter Fleck zurückbleiben (einige Farben beizen das Papier wie beim Färben, andere nicht), aber nach dem Trocken wird er so unscheinbar sein, daß er die neue Lavierung nicht verdirbt. Ist eine Lavierung überschwemmt, tupfen Sie sie sofort mit dem Schwamm aus, ohne zu warten, bis sie trocken ist. Die Überschwemmung wird zwar Spuren hinterlassen, aber manchmal ergibt sich dabei ein interessanter Zufallseffekt.

Der häufigste Fehler ist das Überlavieren von Aussparungsgrenzen. Es gibt drei Lösungen für das Problem, je nach Größe der Partie und gewünschter Kontur. Ist die Lavierung blaß und die ausgesparte Partie groß und ohne präzise Form wie z. B. ein Stein im Vordergrund einer Landschaft, läßt sich die überschüssige Farbe einfach mit einem feuchten Schwamm oder Watte austupfen. Zurück bleibt ein weicher Rand. Hat die Partie eine komplexe Form oder braucht sie einen scharfen, deutlichen Rand, muß die (getrocknete) Farbe eventuell bei großen Partien mit der Rasierklinge, bei kleinen mit dem Skalpell abgekratzt werden. Bewegen Sie die Klinge flach über das Papier, damit die Ecken nicht in das Blatt schneiden, und schaben Sie vorsichtig. Die dritte Methode – Auftragen von Deckweiß mit einem feinen Pinsel – sollte nur dann zum Einsatz kommen, wenn das Bild ansonsten fertig ist. Wenn sich das Weiß mit anderen Farben mischt, werden sie trübe und verlieren ihre Tranzparenz.

Die kleinen Kleckse und Schmierflecke, die häufig auftauchen, wenn der farbgesättigte Pinsel über das Blatt gehalten oder die Hand auf eine noch feuchte Partie aufgelegt wird, lassen sich ebenfalls abkratzen. Fällt ein Tropfen Farbe oder Schmutzwasser auf das Bild, saugen Sie die Flüssigkeit rasch mit einem zusammengedrehten Papiertuch oder Wattestäbchen auf, lassen die Stelle trocknen und schaben sie vorsichtig ab. Wollen Sie noch Farbe auf diese Partie auftragen, streichen Sie die von der Behandlung aufgerauhte Oberfläche vorsichtig mit einem weichen Radiergummi glatt.

Selbst Profis sind gelegentlich der Meinung, ein Bild sei so mißraten, daß kleine Schönheitsreparaturen nicht hinreichten, oder so mit Farbe überladen, daß die weitere Arbeit unmöglich werde. In diesem Fall kann man das ganze Bild unter fließendem Wasser abwaschen und die Oberfläche abtupfen. War das Blatt aufgezogen, belassen Sie es auf dem Zeichenbrett. Vielleicht bleibt eine leichte Tönung zurück – dann dient der blasse Schatten als Vorzeichnung für den nächsten Versuch. Auf dieselbe Weise läßt sich auch eine Himmelspartie oder ein Vordergrund entfernen, während die gelungenen Partien erhalten bleiben.

GUMMIARABIKUM

Setzt man dem Malwasser Gummiarabikum zu, erhalten die Farben mehr Körper und eine größere Leuchtkraft. Gummiarabikum kann man auch, wie hier, als eine Art Maskierung für Glanzlichter verwenden.

1: *Baum und Hecke sind mit reiner Aquarellfarbe gemalt.*

2: *Es folgt eine weitere Lavierung in Grün. Diesmal enthielt das Malwasser Gummiarabikum.*

3: *Mit einem Haushaltspinsel wird über der Baumpartie in der Bildmitte klares Wasser verspritzt.*

4: *Der Baum wird mit einem Tuch abgetupft. Da das Gummi wasserlöslich ist, wird dabei an den Stellen der Spritzer die gelöste Farbe mit aufgenommen.*

5: *Die helleren Farbflecke verleihen dem Baum einen zusätzlichen Schimmer. Das zugesetzte Gummiarabikum gibt den dunkelgrünen Partien rechts und links im Bild mehr Volumen.*

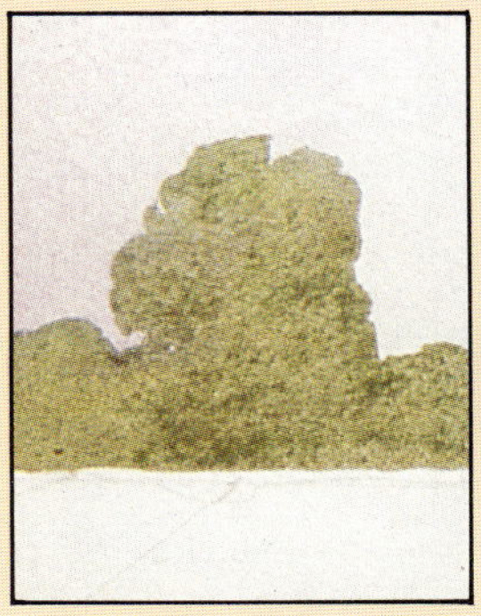
1

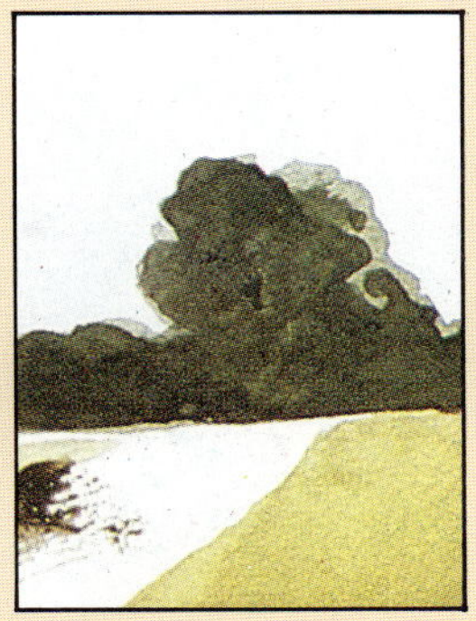
2

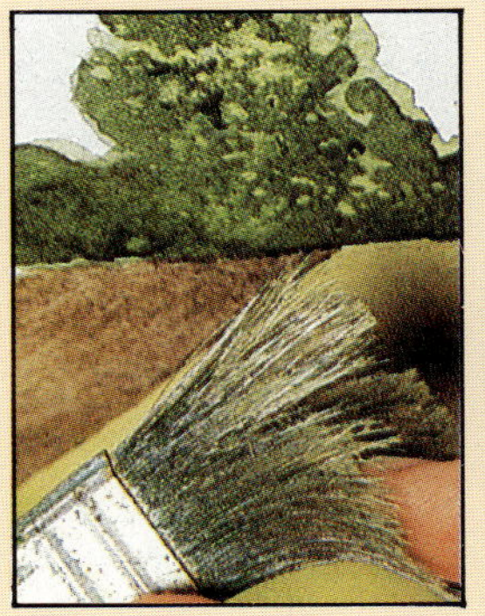
3

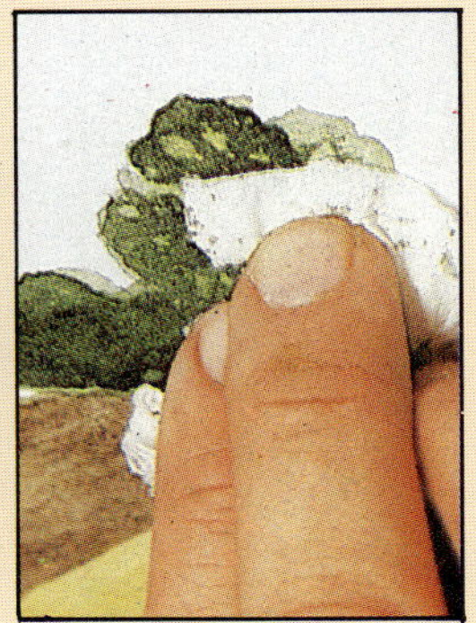
4

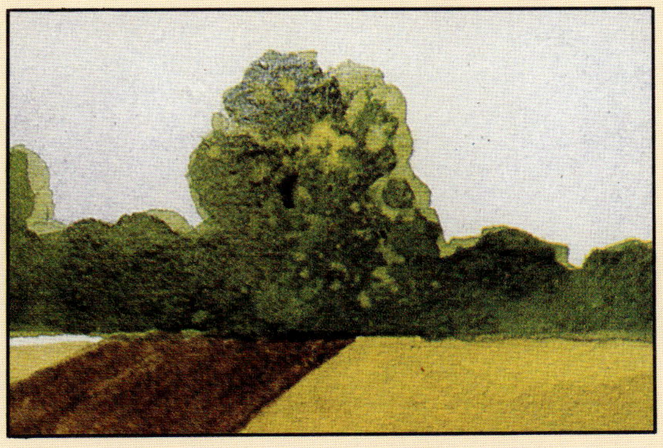
5

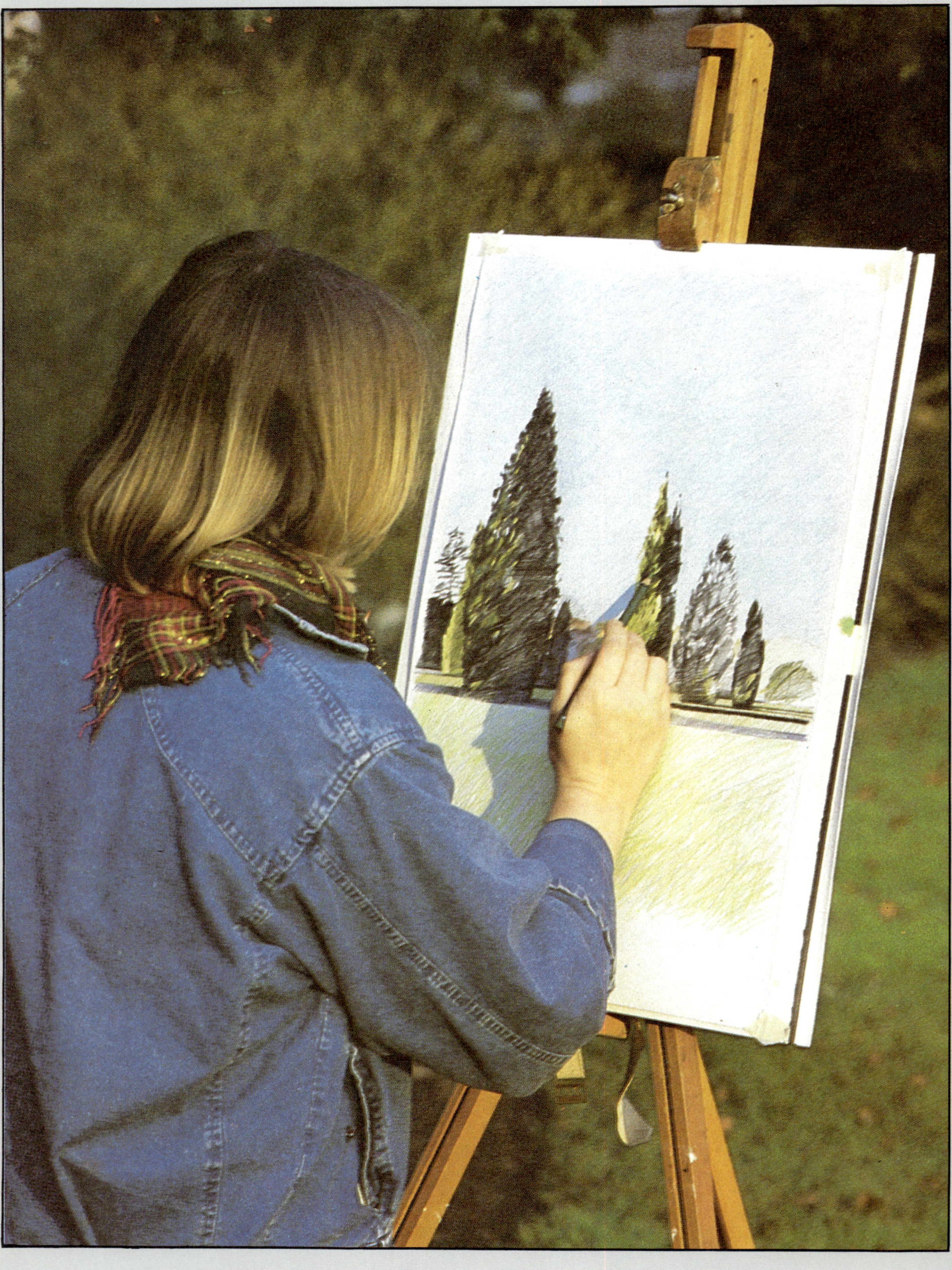

Kapitel vier

Grundlagen der Malerei

Malen im Freien. Manche Künstler arbeiten am liebsten vor Ort, andere ausschließlich nach Skizzen oder Fotos oder sogar nur aus dem Gedächtnis (aber das ist eher die Ausnahme).

Jeder Maler, ganz gleich in welchem Medium er arbeitet, muß die Grundlagen und Grundregeln seiner Kunst kennen, und sei es nur, um sie anschließend zu ignorieren. Die Grundprinzipien der Komposition, der Perspektive und des Zeichnens gelten für jede Malerei. Wer gerade erst zu aquarellieren beginnt, muß seine Bilder sehr sorgfältig planen und sollte die Grundlagen deshalb besonders sicher beherrschen.

KOMPOSITION UND AUSWAHL

Ob Sie draußen oder drinnen malen, Ihr Motiv eine Landschaft, eine Gebäudegruppe, ein Portrait oder eine einzelne Blüte in einer Vase ist – bevor Sie zu malen beginnen, brauchen Sie eine klare Vorstellung von den wichtigsten Bildelementen und ihrer Anordnung auf dem Blatt. Wollen Sie eine Landschaft im Freien malen, müssen Sie den Bildausschnitt festlegen, die Horizontlinie bestimmen, entscheiden, ob Vordergrundelemente betont oder verändert werden sollen usw. Bei einem Portrait, Stilleben oder Blumenbild müssen Sie entscheiden, wieviel Sie davon zeigen wollen, das Verhältnis von Figur oder Blüte und Hintergrund festlegen, die Farbpalette zusammenstellen und die Hell-Dunkel-Werte ausbalancieren. Sie sehen, Komposition und Auswahl gehen Hand in Hand: Zuerst werden der Bildausschnitt und die Hauptelemente des Motivs festgelegt, dann werden sie zu einer harmonischen Komposition arrangiert.

Für eine »gute« Komposition gibt es bewährte mathematische Regeln. Die Griechen der Antike z. B. entwickelten den sogenannten »Goldenen Schnitt«: Die Bildfläche wird so aufgeteilt, daß das Verhältnis der kleineren Partie zur größeren dem Verhältnis der größeren Partie zum Gesamtbild entspricht. Das garantiert eine harmonische, symmetrische Gliederung der Bildfläche. Zahllose Künstler haben sich danach gerichtet. Andere kompositorische Grundfiguren sind das Dreieck (viele Gemälde basieren auf einer schlichten Dreieckskonstruktion) oder andere einfache geometrische Figuren: Quadrate, Rechtecke, Kreise.

Wer sich ins Freie begibt, um eine Aquarellskizze anzufertigen, kann wahrscheinlich auf eine umfassende Kenntnis dieser Regeln verzichten, einige einfache und praktische Grundsätze sollte er jedoch im Hinterkopf haben. In einer guten Komposition gibt es keine störenden Elemente. Alle Bildele-

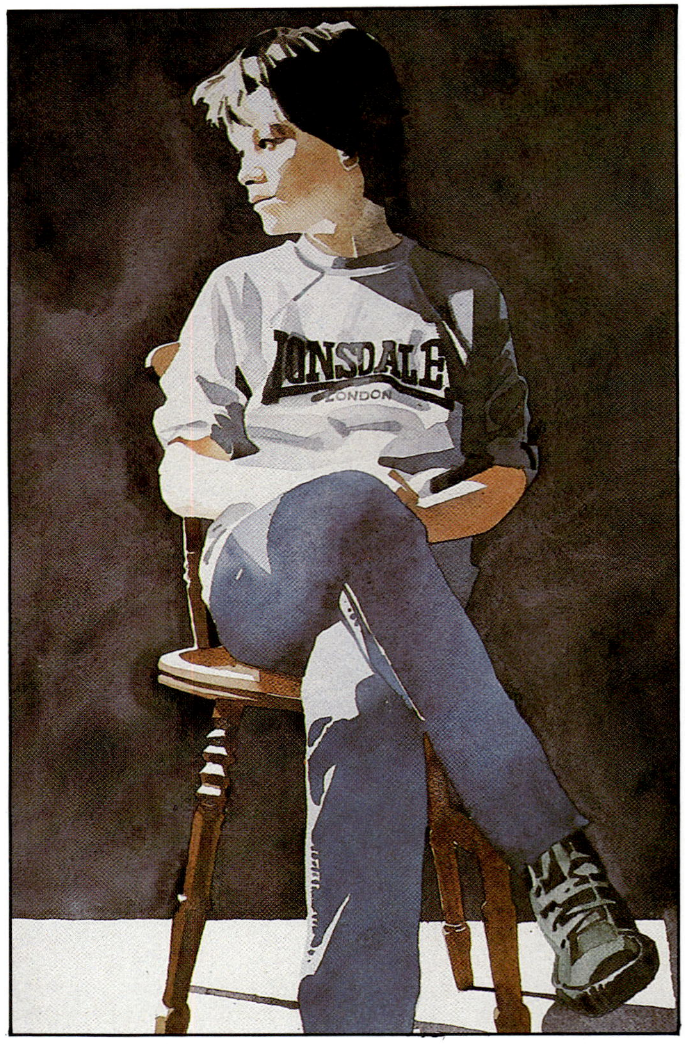

Figuren können viele Haltungen einnehmen, Landschaftsmotive benötigen oft nur einen kleinen Perspektivwechsel. Dieses Modell wurde in die Bildmitte plaziert. Die Diagonalen der Beine korrespondieren mit der Neigung des Kopfes. Ein Bein und ein Stuhlbein »sprengen« den unteren Bildrand, ziehen die Figur nach vorn auf die Bildfläche. Das wirkt natürlich-unverkrampft.

Die Maler der Renaissance entwarfen ihre Bilder mittels geometrischer Grundstrukturen. Das Beispiel von Piero della Francesca basiert auf einem Dreieck, einer bis heute oft verwendeten kompositorischen Grundfigur. Auch Rechtecke und Kreise sind üblich. Auf der Zeichnung sind innerhalb des dominanten Dreiecks, das von den Figuren gebildet wird, weitere Dreiecke zu erkennen.

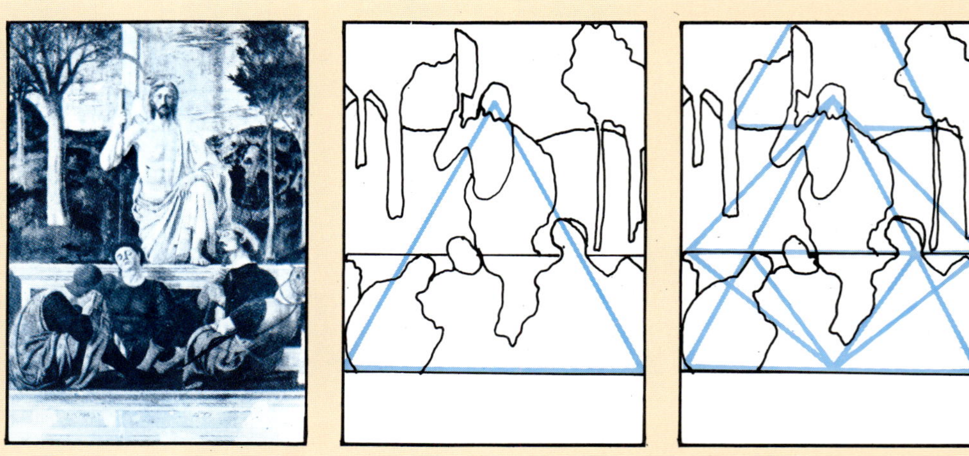

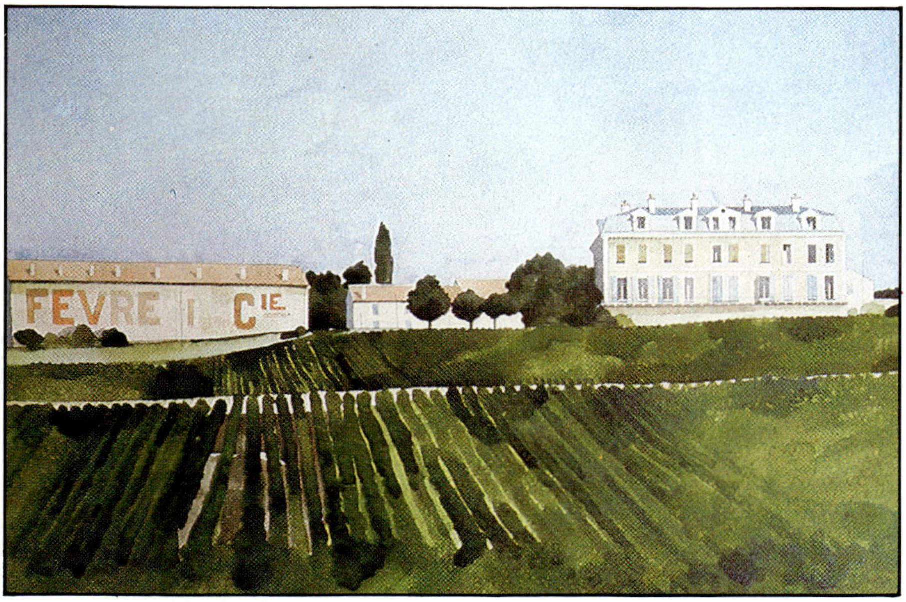

Aufeinander zulaufende Linien in einer Landschaft sind ein beliebtes Mittel, um den Blick des Betrachters zum Bildzentrum zu führen. Hier sind es die Häuser. Ungewöhnlich ist die Aufteilung des Bildes: Land und Himmel gliedern es in zwei nahezu gleichgroße Partien. Trotzdem wirkt es nicht eintönig, denn Gebäude und Bäume brechen den Horizont auf, und der Vordergrund wird von der unterbrochenen weißen Linie eines Weges im Mittelgrund strukturiert.

mente sind harmonisch ausbalanciert, und das Auge des Betrachters wird in das Bild hinein- und nicht hinausgeführt. Für jedes Motiv gilt: Eine Gliederung in zwei gleichgroße Partien, z. B. Meer und Land oder Tischfläche und Hintergrund eines Stillebens, ist fast immer ungünstig, denn es wirkt sofort langweilig und zerrissen. Kein Bildelement sollte derart dominieren, daß andere übersehen werden, das Auge des Betrachters muß vielmehr planvoll auf das »Bildzentrum« zugeführt werden. Eine Gebäudegruppe in einer Landschaft z. B. kann lediglich ein Gegengewicht zu anderen Elementen wie Bäumen und Hügeln bilden. Sind die Gebäude jedoch das Zentralmotiv, können Bäume, Hügel und Vordergrund entsprechend zurückhaltend gestaltet werden. Die Gebäude müssen weder groß sein noch in der Bildmitte plaziert werden (was eigentlich nie anzuraten ist); es kommt darauf an, den Blick mit kompositorischen Mitteln konsequent auf das Bildzentrum zu lenken. Ein beliebtes kompositorisches Mittel, das diese Funktion erfüllt, sind geschwungen Linien wie z. B. Wege, Flüsse, Ackerfurchen oder Zäune, an denen der Blick unweigerlich entlanggleitet. Diese Linien sollten nie aus dem Bild hinausführen, es sei denn, dies wäre beabsichtigt.

Das Bildzentrum, der Fokus, eines Portraits ist zumeist das Gesicht, bei einer Frontal- oder Dreiviertelansicht insbesondere die Augenpartie: Hierbei dürfen andere Elemente, z. B. die Hände oder ein dunkler Hintergrund, nicht überbetont werden und davon ablenken. Hände und Kleidung werden oft nur skizzenhaft angedeutet, damit sie nicht zuviel Gewicht bekommen. Das Verhältnis von Figur bzw. Gesicht und Hintergrund muß eine harmonische Balance halten. Der obere Bildraum sollte nicht zu groß sein, das Modell sollte auch nicht wie ein Block in die Bildmitte gesetzt werden, obwohl eine mittlere Positionierung gelegentlich wirkungsvoll sein kann.

Der Hintergrund eines Portraits oder der Himmel über einer Landschaft sind integrale Bestandteile der Komposition, selbst wenn sie flächig und farblich gedämpft sind. Wird das Bild vor einem rein weißen Hintergrund präsentiert, treten die weißen Bildpartien als eigene Formen hervor und leisten so ihren Beitrag zur Ausgewogenheit der Komposition. Solche flächigen Partien werden als »negativer Raum« bezeichnet. Ein eher dekorativer Hintergrund wie z. B. eine stark gemusterte Tapete oder ein Stilleben mit Blumenvase auf einem Tisch können das Zentralmotiv ebenso ergänzen wie die Farbe des Himmels oder die Ausrichtung der Wolken in einem Landschaftsbild.

Viele Künstler arbeiten ihre Kompositionen mit einem sogenannten Motivsucher aus, einige nehmen im Atelier auch Polaroidfotos zu Hilfe. Sie fotografieren ihr Modell oder Stilleben aus verschiedenen Perspektiven, bis sie mit dem Arrangement zufrieden sind. Ein Motivsucher ist ein schlichter Papprahmen mit einem länglichen Ausschnitt (11 x 15 cm ist eine

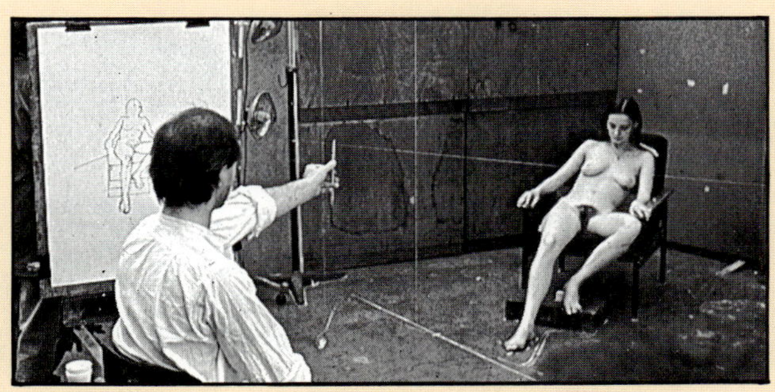

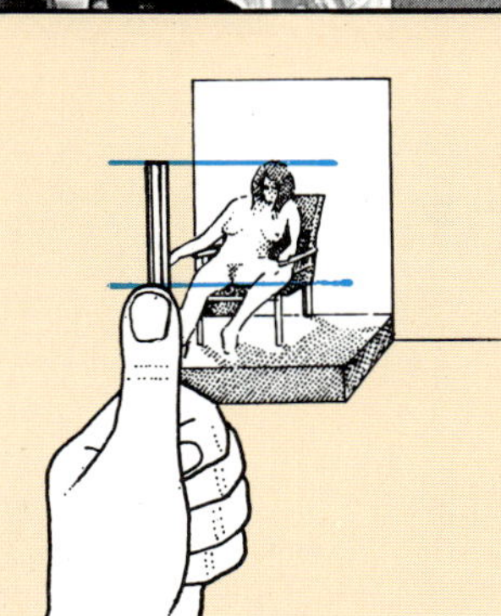

Mit vorgehaltenem Bleistift, den Daumen daran auf- und abgeschoben, kann man Proportionen einschätzen. Mit schräggehaltenem Bleistift, einer Körperkontur oder Gliedmaßen folgend, erkennt man den Neigungswinkel, der zusätzlich an einer Vertikalen, z. B. einem Stuhlbein, überprüfbar ist.

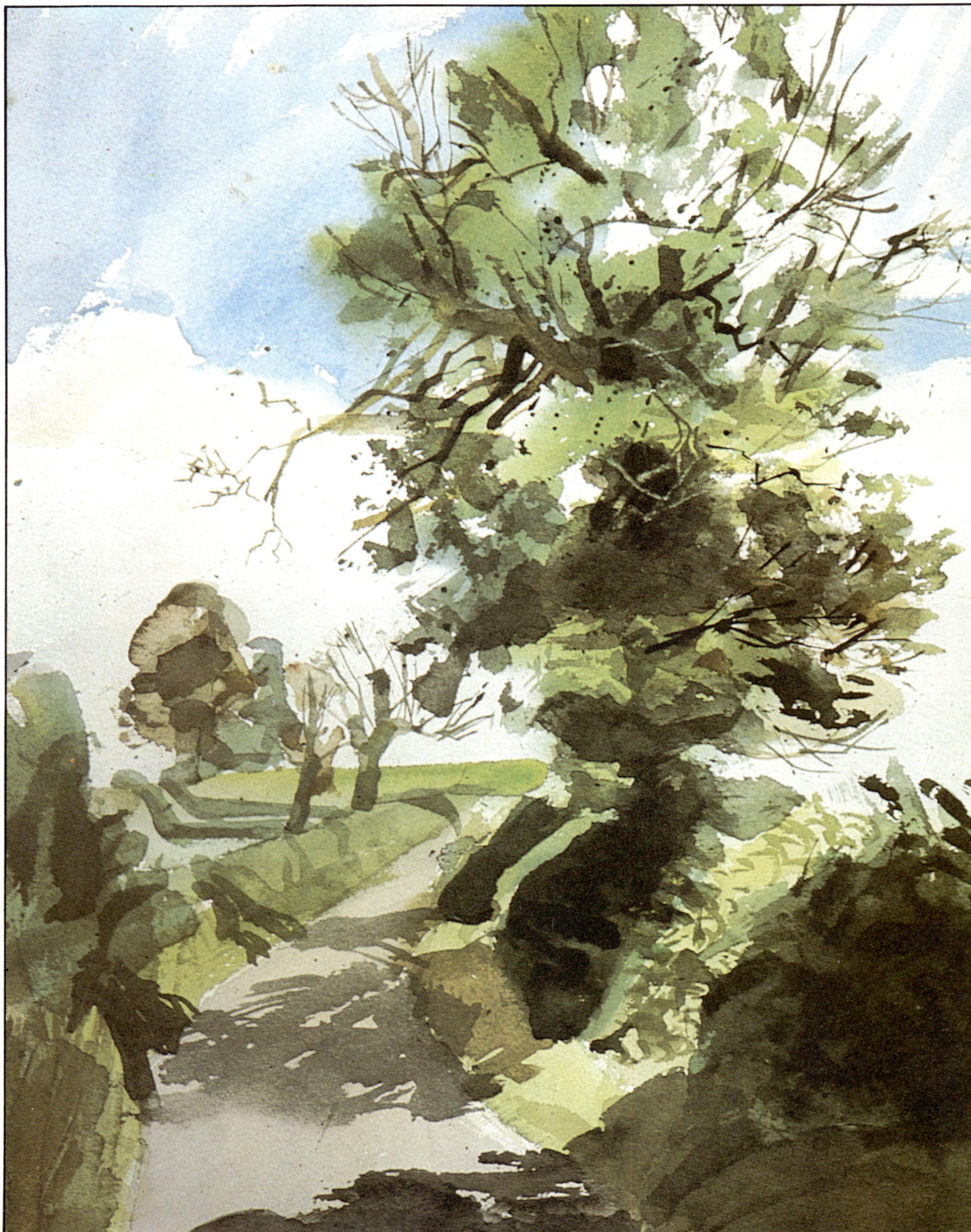

gute Größe), der etwa auf Armeslänge vor die Augen gehalten wird. Besonders hilfreich ist er bei der Landschaftsmalerei vor Ort, denn große Landschaftsmotive lassen sich nur sehr schwer ohne einen Rahmen einschätzen. Auch kleine, schnell hingeworfene Skizzen eignen sich gut zur Ausarbeitung der Komposition. Einige grobe Striche, selbst wenige Linien, klären häufig, wie die wichtigsten Bildelemente am günstigsten auf der Bildfläche gruppiert werden können.

ZEICHNEN

Das Zeichnen bildet die Grundlage jeder Malerei. Malen ist eigentlich nichts anderes als Zeichnen mit Pinsel und Farbe. In einem Aquarell werden die Details zwar erst am Ende der Arbeit mit einem feinen Pinsel ausgeführt, dennoch muß zu Beginn fast immer eine Bleistiftskizze unterlegt werden. Fehlt sie, ist unklar, wo die erste Lavierung anzulegen ist oder welche Partien hell ausgespart bleiben sollen. Natürlich gibt es Ausnahmen von dieser Regel. Eine rasche Farbstudie oder eine weite, impressionistische Landschaft mit wenigen Details brauchen keine Zeichnung, aber selbst dort sind einige Linien hilfreich.

Wenige zeichnen so sicher und fließend, daß eine wirklich gute Zeichnung daraus wird. Die vorgezeichneten Hilfslinien verlangen aber auch keine Meisterschaft. Es kommt lediglich darauf an, die Proportionen und Konturen richtig zu treffen. Meistens zeichnet man eher, was man weiß oder zu wissen glaubt, als was man wirklich sieht. Der erste Schritt beim Zeichnen ist die genaue Betrachtung des Motivs und die Lösung von den eigenen Vorstellungen und Interpretationen. Hält man einen Bleistift auf Armeslänge vor sich und kneift ein Auge zu, läßt sich gut einschätzen, ob eine als vertikal oder horizontal verlaufend wahrgenommene Linie wirklich so verläuft. Auch die Größenverhältnisse von Objekten lassen sich auf diese Weise gut abschätzen. Ist ein Teil der Szenerie oder einer Figur erst einmal genau umrissen, können alle anderen Elemente darauf bezogen werden. Beginnen Sie jedoch mit einer falschen »Grundannahme«, indem Sie z. B. den Neigungswinkel eines Daches falsch beurteilen, und versuchen dann, die anderen Bildelemente darauf zu beziehen, wird die Zeichnung zunehmend verzerrter ausfallen. Besonders bei einem komplexen Motiv sollten Sie sich genug Zeit für die Vorstudie nehmen; Sie ersparen sich damit Enttäuschung, die sich beim Malen unweigerlich einstellen würde.

Halten Sie beim Zeichnen immer genügend Abstand zum Motiv, sonst verzerrt sich die Perspektive. Sorgen Sie dafür, daß Sie ihren Kopf nicht bewegen müssen, um die verschiedenen Bildelemente in den Blick zu bekommen. Das Motiv sollte geradeaus mitten in Ihrem Blickfeld liegen. Setzen Sie sich halbwegs bequem (was draußen nicht immer möglich ist) hin, und halten Sie das Zeichenbrett so, daß es Ihr Motiv nicht verdeckt. Prüfen Sie immer wieder mit vorgehaltenem Bleistift, ein Auge zugekniffen, die Größenverhältnisse und Entfernungen, indem Sie mit dem Daumen daran auf- und abfahren. Vermeiden Sie eine zu detaillierte Zeichnung. Zu viele Bleistiftstriche trüben die Farbe. Benutzen Sie am besten Bleistifte der Stärke HB oder B, denn die weicheren verschmieren das Papier. Je nach Papier kann die Zeichnung in jedem Stadium mehr oder weniger gut ausradiert werden, solange das

EINE ZEICHNUNG ÜBERTRAGEN

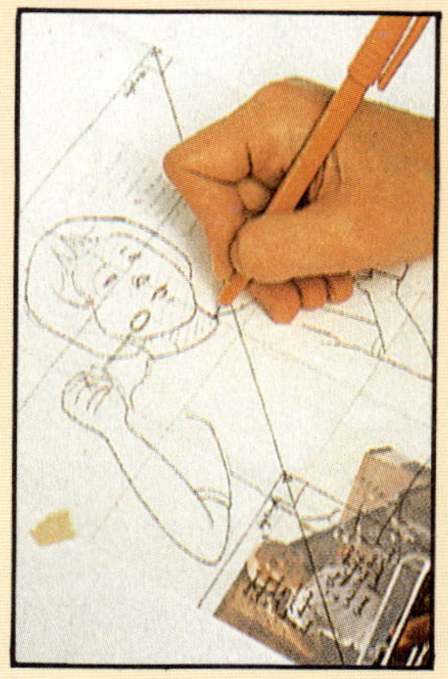

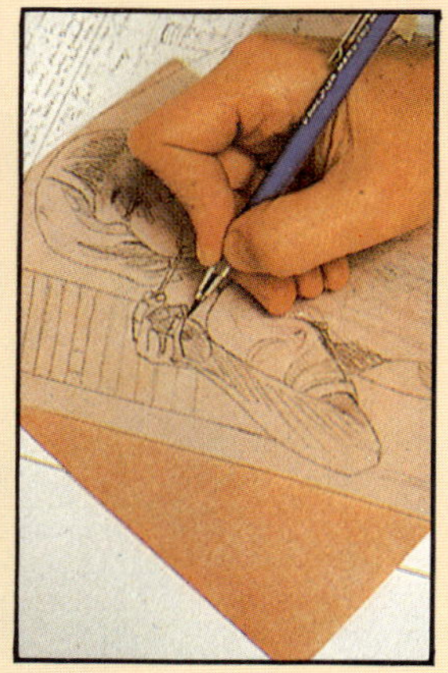

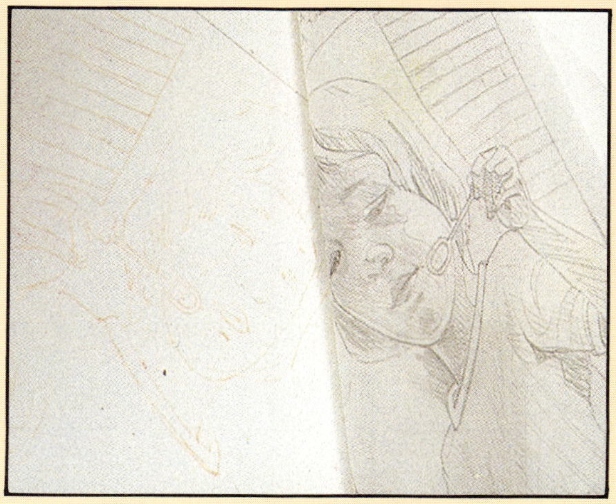

In der Portraitmalerei spielt die genaue Zeichnung eine große Rolle. Man sollte eine Vorzeichnung anfertigen und sie dann auf das Blatt übertragen, um häufiges Radieren auf dem Blatt zu vermeiden. Hier arbeitet der Künstler nach einem Foto, das mit Hilfe eines Rasters entsprechend vergrößert wurde. Die Zeichnung wurde mit einer Art Kohlepapier, sogenanntem Eisenoxidpapier, auf das Blatt übertragen. Das ergibt einen klaren Umriß. Das fertige Bild sehen Sie auf Seite 102.

GEGENÜBER LINKS: *Das Bild wirkt auf den ersten Blick wie eine rasch hingeworfene, spontane Skizze. Das ist es auch, zuvor jedoch wurde die Komposition genau ausgearbeitet. So wirkt es lebhaft-bewegt und hat doch einen inneren Zusammenhalt. Licht- und Schattenpartien sind gut ausbalanciert, die Farben harmonisch abgestimmt, und der sanft geschwungene Weg mit seinen Schattenmustern führt den Blick ins Bild hinein. Ein solcher Aufbau entwickelt sich häufig spontan. Manche Menschen haben eine natürliche kompositorische Begabung, andere müssen sich die Theorie erarbeiten.*

1
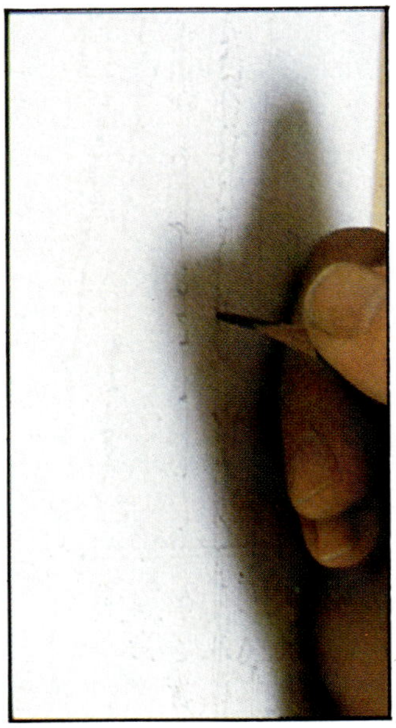

2
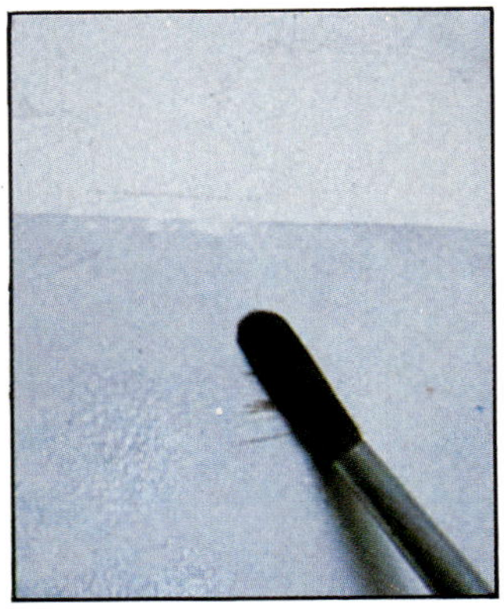

LINKS: Für diese Studie benötigte der Künstler eine sorgfältige Umrißzeichnung, damit seine erste Lavierung auch an die richtige Stelle kam.

3
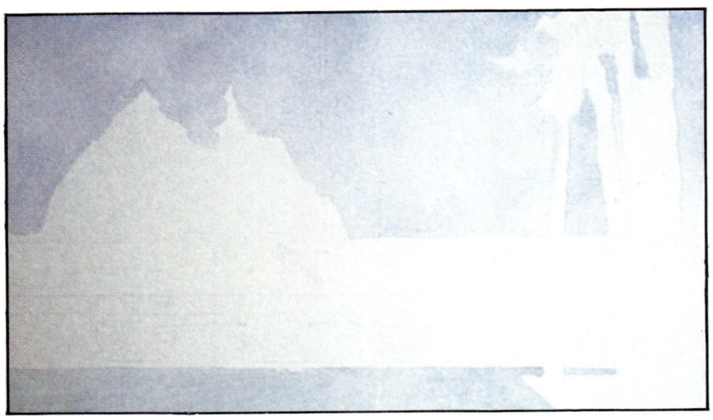

GANZ OBEN RECHTS und OBEN: Da er nur die Umrisse brauchte, zeichnete der Künstler mit einem spitzen Bleistift (2B) direkt auf das Blatt. Dann legte er die erste Lavierung um die Partien der Bäume und Gebäude herum.

Papier trocken ist. Die meisten Papiere erlauben ein Ausradieren ohne Zerstörung der darüberliegenden Farbschicht. Die Oberflächen einiger weicher Papiersorten werden jedoch durch vieles Radieren verdorben.

PERSPEKTIVE

Vielleicht glauben Sie, Perspektive spiele nur beim Malen von Gebäuden eine Rolle. Die Gesetze der Perspektive bestimmen jedoch alles, und zwar ganz einfach deshalb, weil beim Zeichnen und Malen dreidimensionale Formen auf einer zweidimensionalen Oberfläche abgebildet werden.
Theoretisch erhält man eine völlig ausreichende Zeichnung mit einer leidlich stimmigen Perspektive, wenn man einfach das zeichnet, was zu sehen ist. Die Grundregeln des perspektivischen Zeichnens zu kennen ist jedoch hilfreich, und sei es

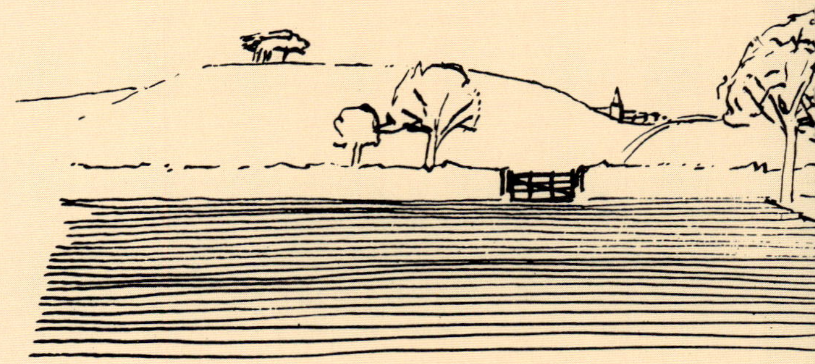

1

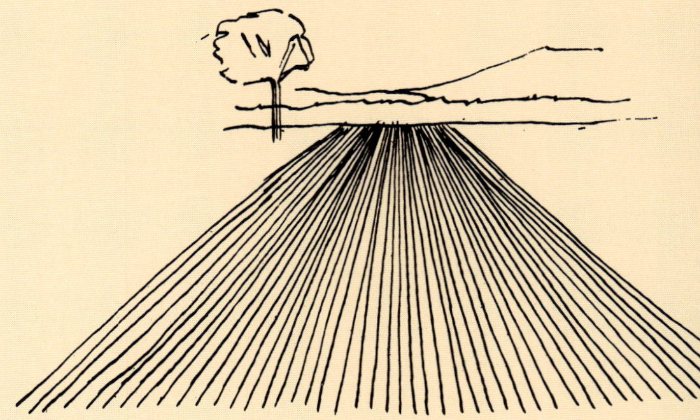

2

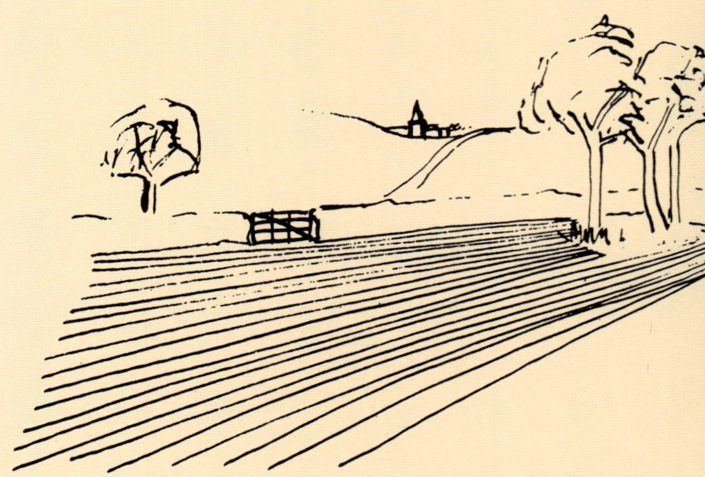

3

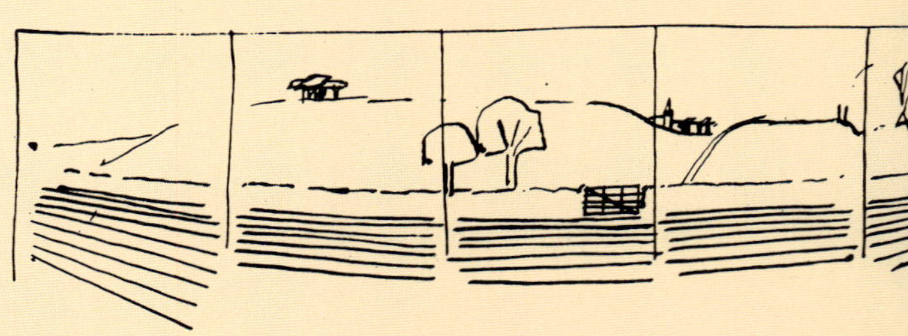

4

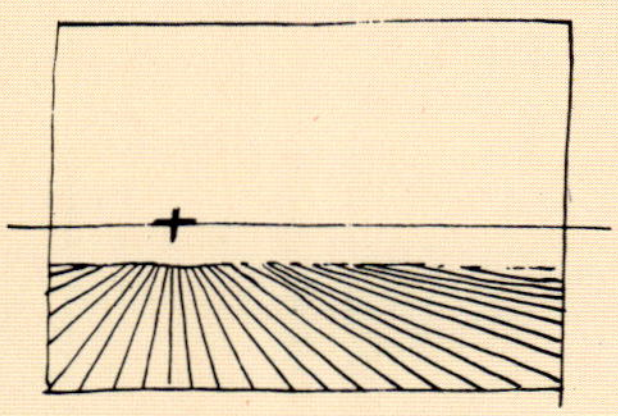

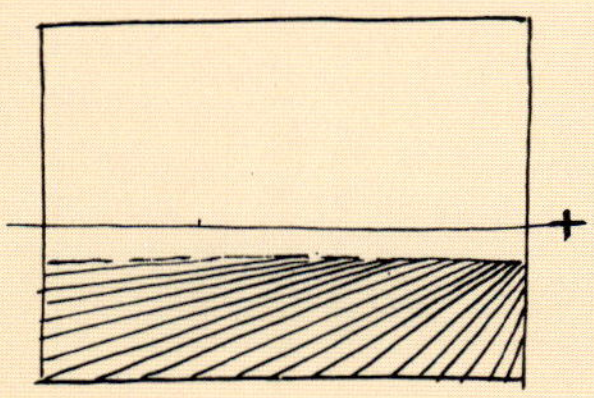

5

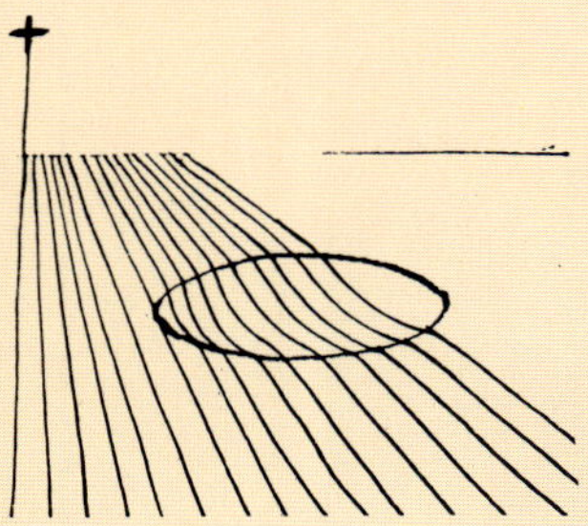

6

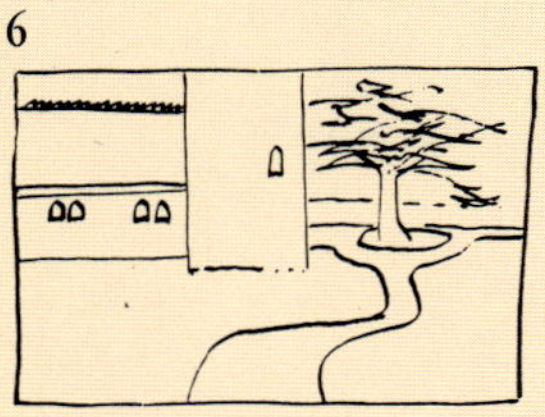

7

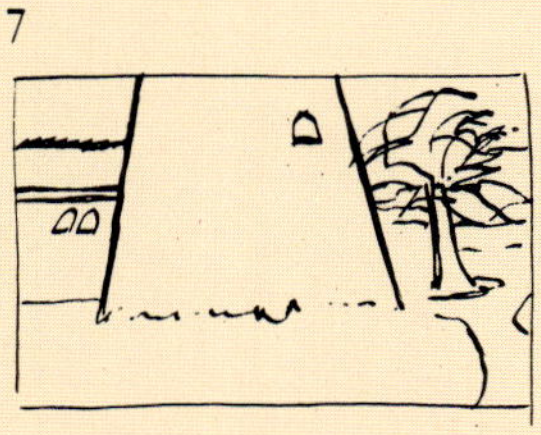

8

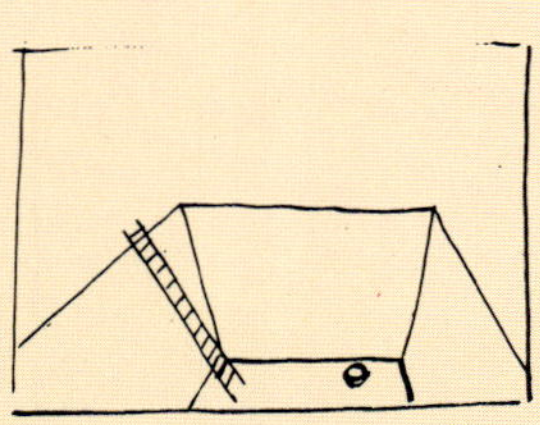

9

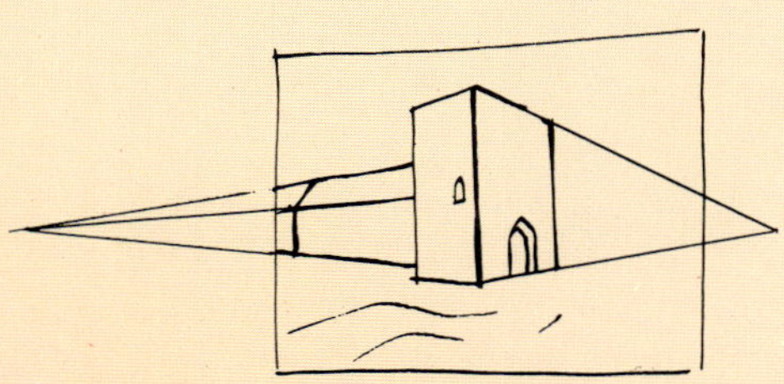

10

PERSPEKTIVE

Die Perspektive bestimmt, was wir sehen. Selbst in einer einfachen Landschaft mit Feldern und Hügeln zeigen uns Biegung oder Verkürzung einer Wand oder ein Richtungswechsel von Ackerfurchen die Weite der Landschaft an und erzeugen den Eindruck von Räumlichkeit und Tiefe.

1: *Die Ackerfurchen laufen quer durch unser Blickfeld, die Abstände zwischen ihnen werden mit zunehmender Entfernung kleiner.*
2: *Geänderte Perspektive: Nun laufen die Furchen von uns fort und konvergieren in einem Fluchtpunkt am Horizont.*
3: *Bei dieser Sicht konvergieren die Linien ebenfalls zum Horizont, der Fluchtpunkt liegt jedoch außerhalb des Bildes.*
4: *Die Weitwinkelperspektive macht deutlich, daß wir die Linien der Furchen nicht wirklich als gerade wahrnehmen.*
5: *In der Ebene liegt der Fluchtpunkt immer auf unserer eigenen Sichthöhe, aber nur wenn wir gerade darauf hinsehen, liegt er auch innerhalb des Bildes.*
6: *Die Furchen folgen einer Bodenwelle, das verschiebt ihren Fluchtpunkt und damit theoretisch auch den Horizont. Wichtig bei der Landschaftsmalerei, denn keine Landschaft ist wirklich eben.*
7: *Aus der Ferne gesehen, erscheinen die Seiten eines Kirchturms senkrecht parallel.*
8: *Aus der Nähe gesehen, scheinen die Wände zu konvergieren. Je niedriger der Blickpunkt, desto stärker die Neigung.*
9: *Von oben gesehen, scheinen die Seitenwände nach unten zusammenzulaufen.*
10: *In der Seitenansicht hat jede Seite einen eigenen Fluchtpunkt. Beim Zeichnen und Malen von Gebäuden vergißt man das allzuleicht.*

nur, um zu verstehen, wann etwas schiefgelaufen ist. Die fast überall gelehrte »Goldene Regel« besagt, daß Parallelen in der Tiefe des Raumes, im Hintergrund, in einem Fluchtpunkt zusammenlaufen. Dieser Fluchtpunkt, der auf dem Bildhorizont liegt, kann sich innerhalb oder außerhalb der Bildfläche befinden. Der Horizont selbst wird von der Sichthöhe des Betrachters bestimmt. Wenn Sie liegen oder kauern, liegt er tief und gibt einen großen Himmelsausschnitt frei. Wenn Sie von oben, z. B. aus einem Dachfenster, auf die Szenerie schauen, liegt er sehr hoch, schließt vielleicht gar keinen Himmel ein, und die Parallelen der Dachfirste unter Ihnen steigen schräg nach oben. Ein komplexes perspektivisches Motiv wie z. B. eine Stadtlandschaft ist deshalb so schwierig zu zeichnen, weil die verschiedenen Gebäudeflächen je eigene Fluchtpunkte haben und eine obendrein verwinkelte Architektur zusätzliche Fluchtpunkte einführt, die vielleicht außerhalb der Bildfläche liegen. Diese Fluchtpunkte müssen erschlossen werden. Die zuvor beschriebene Bleistift-Daumen-Methode leistet hier gute Dienste. Auch ein hochgehaltenes Lineal eignet sich zur Bestimmung der Winkel und Parallelen.
Oft verzerren Künstler die Perspektive absichtlich oder verfremden sie, indem sie eine extrem erhöhte oder niedrige Sichthöhe wählen. Andere ignorieren sie vollständig und schaffen statt dessen Bilder mit kräftigen Strukturen. Nichts spricht gegen einen Regelverstoß, solange das Bild dadurch besser wird. Wer eine Regel jedoch erfolgreich brechen will, muß sie zuvor verstanden haben.

TONWERTE UND FARBTÖNE

Farbtheorie ist kompliziert, aber interessant. Ganze Bücher wurden darüber geschrieben. Zum Malen muß man sich jedoch nicht in die Theorie vertiefen, sondern kann sich auf einige wichtige Fakten beschränken. Farben bzw. Farbtöne haben zwei Grundkomponenten, den Tonwert oder Hell-Dunkel-Wert und die Farbstärke oder Intensität. Betrachtet man ein Schwarzweißfoto und ein Farbfoto einer Landschaft, die fast ausschließlich aus Grüntönen besteht, so werden die Tonwerte auf dem Schwarzweißfoto in deutlichen Grauschattierungen zwischen Schwarz und Weiß abgebildet. In einem Gemälde müssen die Tonwerte gut ausbalanciert sein, oft sind sie aber nur schwer zu beurteilen, besonders wenn man im Freien bei wechselnden Lichtverhältnissen malt. Ist der Himmel heller oder dunkler als das Meer? Sind die Blätter eines Baumes heller oder dunkler als die Berge dahinter? Hell-Dunkel-Werte lassen sich leichter einschätzen, wenn Sie die Augen zusammenkneifen, so daß irritierende Details verschwimmen. Auf dem Farbfoto werden einige Grüntöne kräftiger, intensiver wirken als andere. Vielleicht fällt Ihnen auf, daß die intensivsten Farben und auch die stärksten Kontraste im Vordergrund zu sehen sind, die Farben im Hintergrund jedoch tendenziell ineinander verschwimmen und stellenweise kaum zu unterscheiden sind. Das Verständnis dieses Phänomens, der Luft- und Farbperspektive, ist unerläßlich: Je tiefer die Elemente einer Landschaft in den Mittel- und Hintergrund zurückgestaffelt sind, desto unschärfer, blasser und blauer erscheinen sie, weil das Licht durch den Dunst und die Feuchtigkeit der Atmosphäre gefiltert wird. In der Malerei kann man allein mit Hilfe dieser Luft- und Farbperspektive Räum-

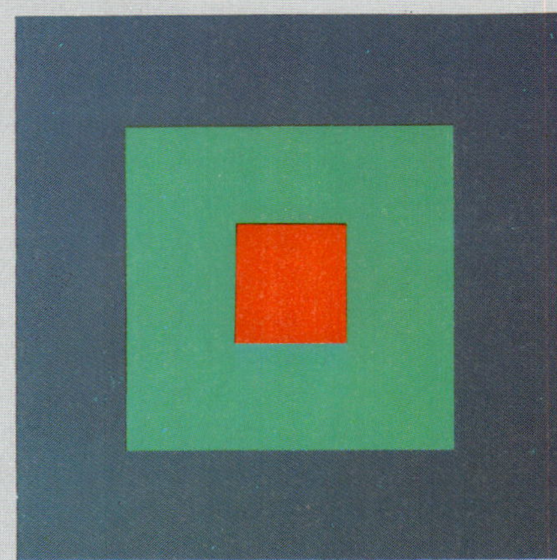

Kalte Farben weichen zurück, warme Farben treten hervor.

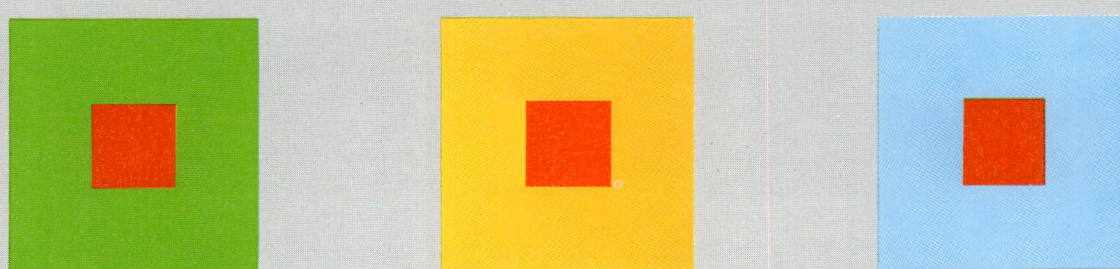

Die identischen roten Quadrate werden auf verschiedenen Untergründen unterschiedlich wahrgenommen.

Das gelbe Quadrat wirkt auf dem weißen Hintergrund größer als auf dem schwarzen.

Das rote Quadrat wirkt auf dem weißen Hintergrund kleiner als auf dem schwarzen.

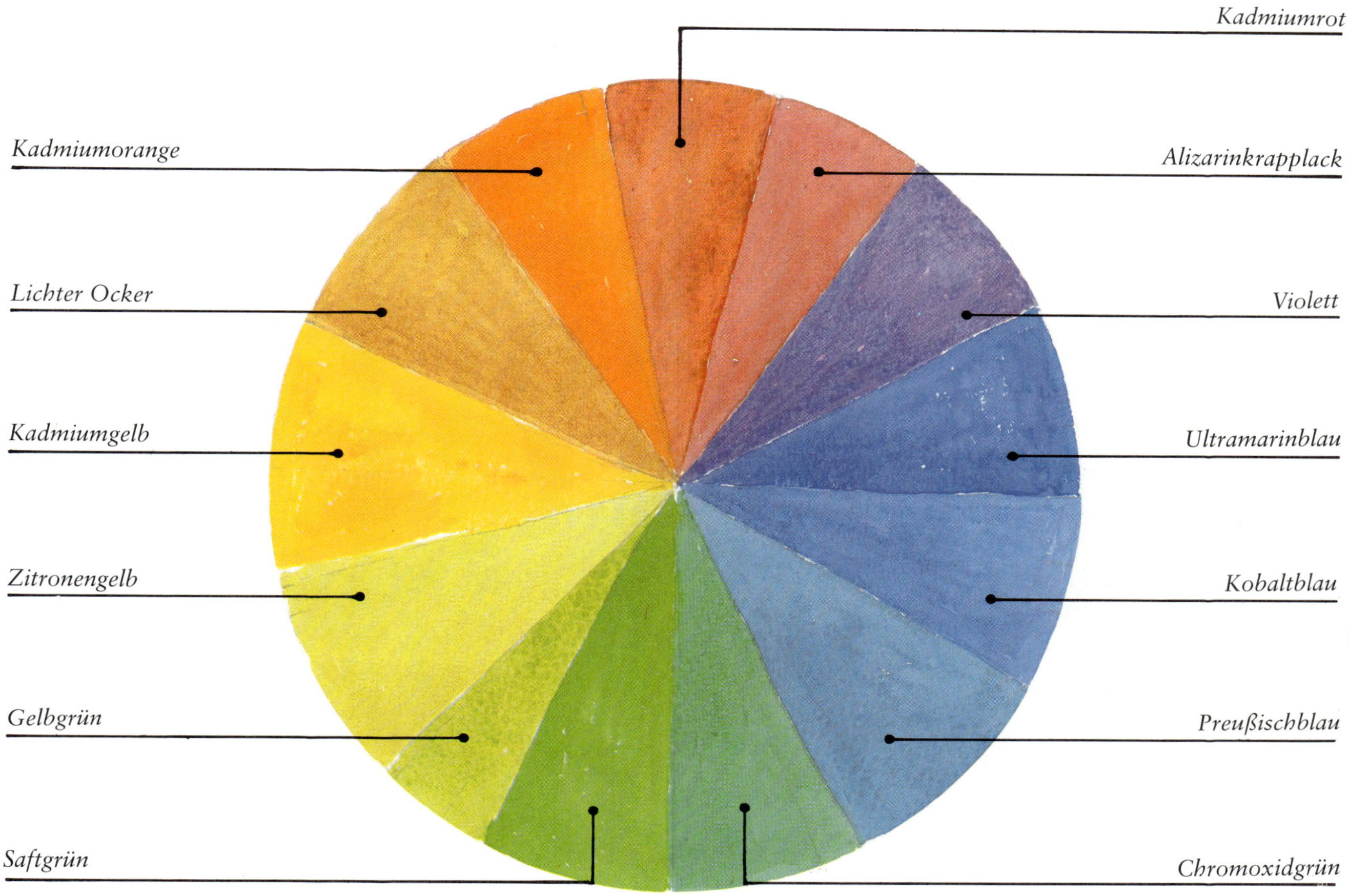

OBEN: Der Farbenkreis, eigentlich ein zum Kreis geschlossenes Farbspektrum, hilft bei der Ausarbeitung der Farbpalette. Die Hälfte mit den Rot- und Gelbtönen wirkt warm, die Hälfte mit den Grün- und Blautönen kalt.

LINKS: Die Wirkung einer Farbe hängt immer von den anderen Farben in ihrer Umgebung ab. Ob eine Farbe wärmer oder kälter wirkt oder eine Farbpartie größer oder kleiner erscheint, ist abhängig von ihrer Beziehung zu den Nachbarfarben. Hier sehen Sie einige Beispiele für die optischen Täuschungen, die dieses Zusammenspiel erzeugt.

lichkeit und Tiefe erzeugen. Mit Aquarellfarben ist es einfacher als mit Ölfarben: Man legt eine helle, flächige Lavierung auf und beschreibt die feinen farblichen Abstufungen durch einige Pinselstriche mit kaum getöntem Wasser.

Die Farben im Vordergrund wirken meistens auch »wärmer« als die im Hintergrund. Es gibt eine grobe Einteilung in »warme« und »kalte« Farben: Rot, Gelb und Orange sind warme Farben, die in den Vordergrund drängen, hervortreten; Blau und Farben mit Blauanteilen wie Blaugrau und Blaugrün sind »kalt« und weichen in den Bildhintergrund zurück. Farben werden jedoch immer erst in ihrer Beziehung zu anderen Farben wahrgenommen, und einige Blautöne sind wärmer als andere, einige Rottöne kühler: Beim Betrachten von warmem Ultramarinblau neben kaltem Preußischblau oder kaltem Alizarinkrapplack neben warmem Kadmiumrot können Sie sich davon überzeugen.

Eine weitere Möglichkeit, Farbwirkungen auszuschöpfen, besteht darin, die im Farbenkreis einander gegenüberliegenden Farben, die sogenannten Komplementärfarben, z. B. Rot und Grün oder Blau und Gelb, zu verwenden. Eine große Partie mit grünem Gras oder blauer See läßt sich häufig durch eine kleine Partie in Hellrot oder Gelb beleben. Auf Landschaftsbildern und Seestücken wird die Komplementärfarbe häufig in Gestalt einer Figur oder eines Segels eingeführt.

Ohne Licht gibt es keine Farben, und das ist vielleicht die

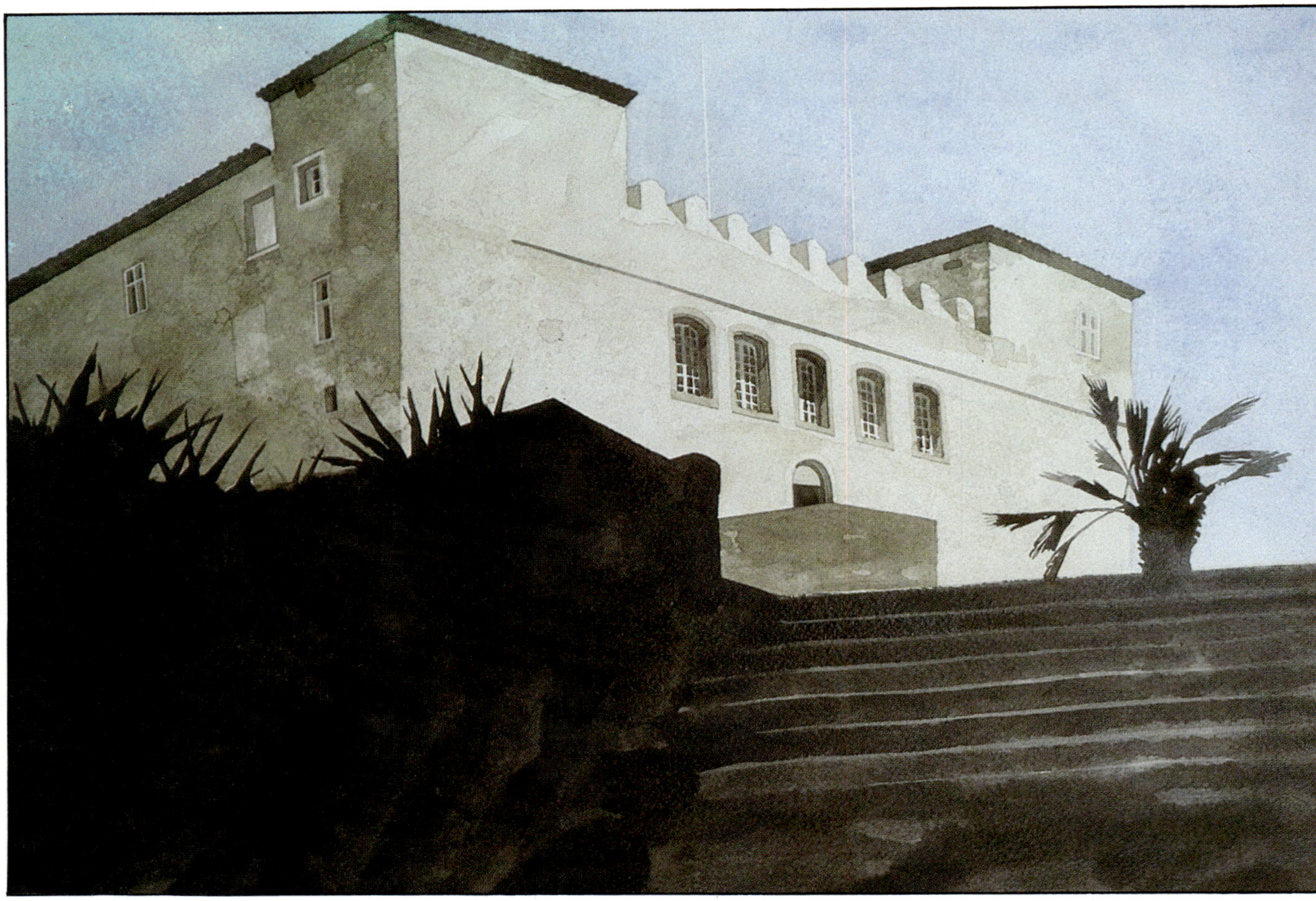

OBEN: *In diesem Bild sind alle Farben kalt. Nur der Hauch eines wärmeren Grünbrauns auf der linken Gebäudeseite durchbricht das blaugraue Spektrum. Oft werden Vordergründe mit Hilfe wärmerer Farben weiter nach vorn gezogen und betont. Hier erfüllen dunkle Töne diesen Zweck, unterstützt von den klar konturierten Blattspitzen links im Bild.*

RECHTS: *Hier wurden durchgehend warme Farben vermalt. Die Vordergrundfarben werden im Hintergrund in kleineren Partien wiederaufgenommen. Der Künstler beabsichtigte keine räumliche Darstellung, sondern konzentrierte sich auf das Zusammenspiel der verschiedenen Formen. Der Hintergrund erzeugt gerade soviel Bildtiefe, daß das Motiv als urbane Landschaft lesbar bleibt.*

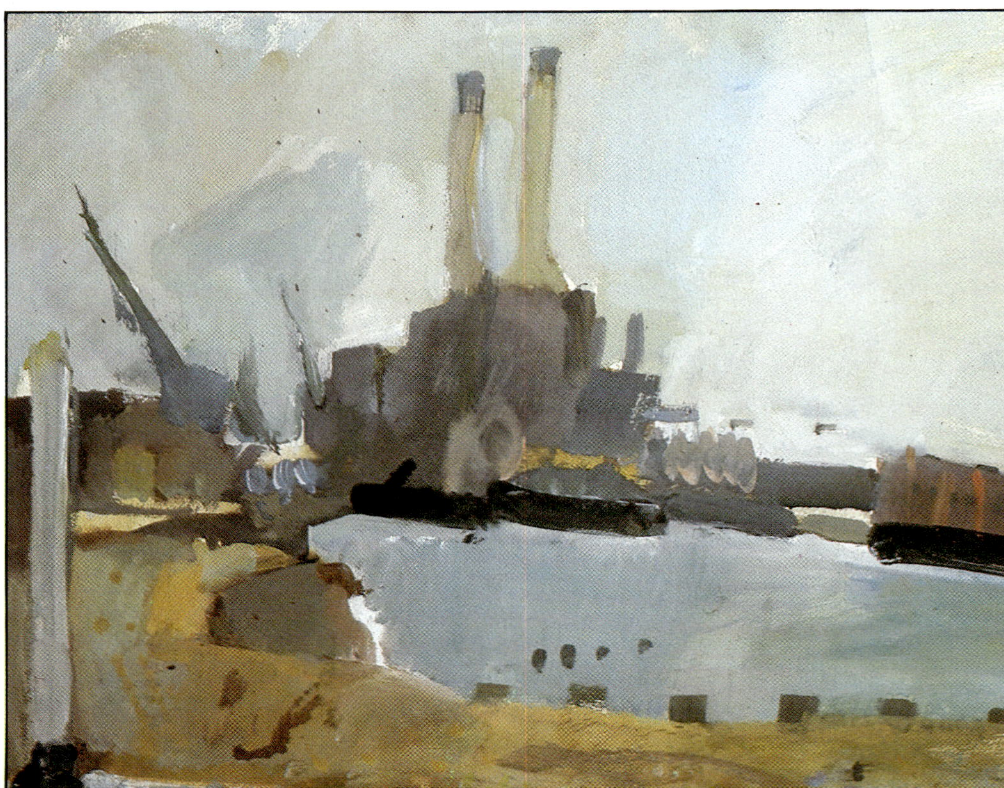

wichtigste Information zu diesem Thema. Die Farben werden durch die Qualität, die Stärke und den Einfallswinkel des Lichts laufend verändert.
Beim Malen im Freien kann das ein Problem sein. Eine Landschaft scheint am Morgen aus Graugrüntönen zu bestehen, am Abend jedoch aus Lichtem Ocker, ja selbst aus roten Partien. Dem Problem entgeht man am ehesten durch rasches Arbeiten, einige Skizzen bei verschiedenen Lichtverhältnissen oder die Entscheidung für eine bestimmte Farbpalette, die dann durchgehalten wird, ohne das wechselnde Licht weiter zu beachten.
Im Atelier gibt es damit nicht so viele Schwierigkeiten. Malt man jedoch ein Portrait oder Stilleben bei natürlichem Licht, werden die Farben und Schatten auch hier unweigerlich changieren.

MALEN MIT REFERENZMATERIAL

Selbstverständlich müssen Bilder nicht unbedingt direkt vor Ort oder im Angesicht des Motivs gemalt werden. Viele gute Landschaftsbilder entstanden im Atelier, und ausgezeichnete Portraits wurden mit Hilfe von Fotos, Zeichnungen oder beidem angefertigt. Nur wenige gute Bilder wurden allerdings allein aus der Erinnerung gemalt. Selbst professionelle Künstler mit geschultem Blick und sicherer Einschätzung greifen beim Malen stets auf Erinnerungshilfen zurück. Das können Skizzen, Fotos oder sogar Postkarten sein. Sie glauben vielleicht, sich genau an eine Szenerie zu erinnern, aber Sie werden sich wundern, wie die Details aus ihrem Gedächtnis schwinden, sobald Sie sich ans Malen begeben. Sammeln Sie also möglichst viel Referenzsmaterial, selbst wenn Sie anschließend nicht alles brauchen.

Sie sollten stets ein Skizzenbuch bei sich tragen – das schult zumindest den analytischen Blick. Genaue Beobachtung ist etwas ganz anderes als die bloße Betrachtung oder Bewunderung der Dinge. Es braucht allerdings einige Erfahrung, um zu wissen, welchen Aspekt einer Szenerie, welche Details Sie später wirklich als Referenzmaterial benötigen. Wenn Sie im Zeichnen unsicher sind, werden Sie womöglich gerade das, worauf es Ihnen ankam, nicht treffen.
Fotos bieten eine sehr gute Erinnerungshilfe, aber mehr sollten sie auch nicht sein. Versuchen Sie nie, ein Foto abzumalen. Treffen Sie bei einem Spaziergang auf ein vielversprechendes Motiv, dann machen Sie einige Aufnahmen, die Ihnen später beim Malen nützlich sein können – nicht als Vorlage, sondern als Ausgangspunkt und Ergänzung Ihrer Erinnerungen an die Szenerie. Portraitmaler fertigen häufig in einer Sitzung mit ihrem Modell zuerst eine Vorstudie an, die sie später nach Fotos der Person, der Kleidung oder des Hintergrundes weiter ausarbeiten.
Der große Vorzug der Fotografie ist die Momentaufnahme. Sie kann flüchtige Phänomene und Eindrücke festhalten, z. B. einen bestimmten Lichteffekt auf dem Wasser, das gespenstische purpurfarbene und goldene Licht vor einem Sturm, spielende Kinder oder eine schlafende Katze auf einem sonnigen Plätzchen. Ihr Nachteil ist, daß sie nicht genau die Wirklichkeit abbildet: Die Kamera verzerrt die Perspektive, nimmt den Farben die Tiefe und verfälscht die Details. Suchen Sie auf dem Foto etwa nach der deutlichen Wiedergabe eines kleinen, aber entscheidenden Details, finden Sie eventuell nur einen verschwommenen Fleck. Selbst eine weniger gelungene Skizze hätte vielleicht bessere Dienste geleistet, denn Sie hätten möglicherweise genauer hingesehen und dabei ein tieferes Verständnis Ihres Motivs gewonnen.

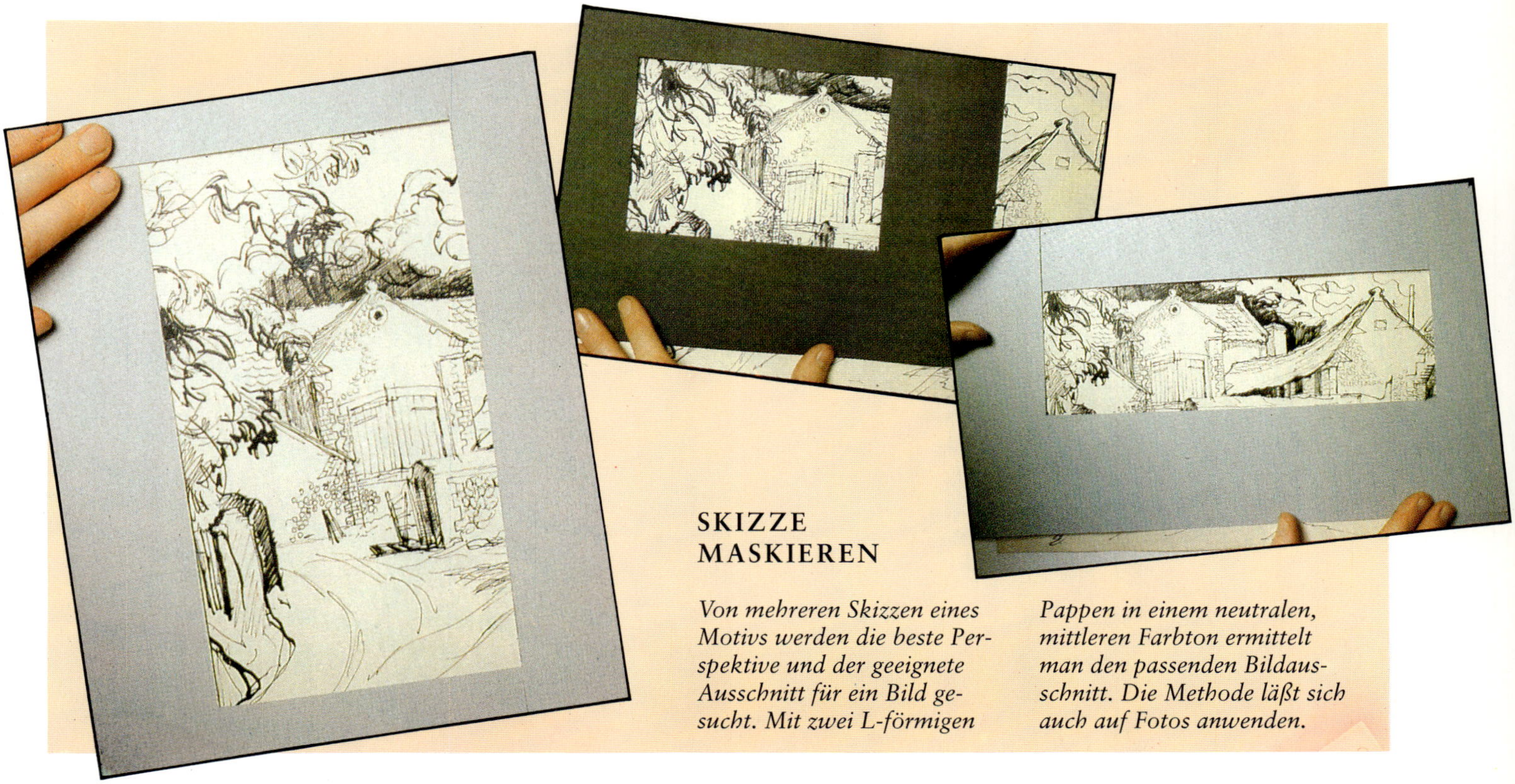

SKIZZE MASKIEREN

Von mehreren Skizzen eines Motivs werden die beste Perspektive und der geeignete Ausschnitt für ein Bild gesucht. Mit zwei L-förmigen Pappen in einem neutralen, mittleren Farbton ermittelt man den passenden Bildausschnitt. Die Methode läßt sich auch auf Fotos anwenden.

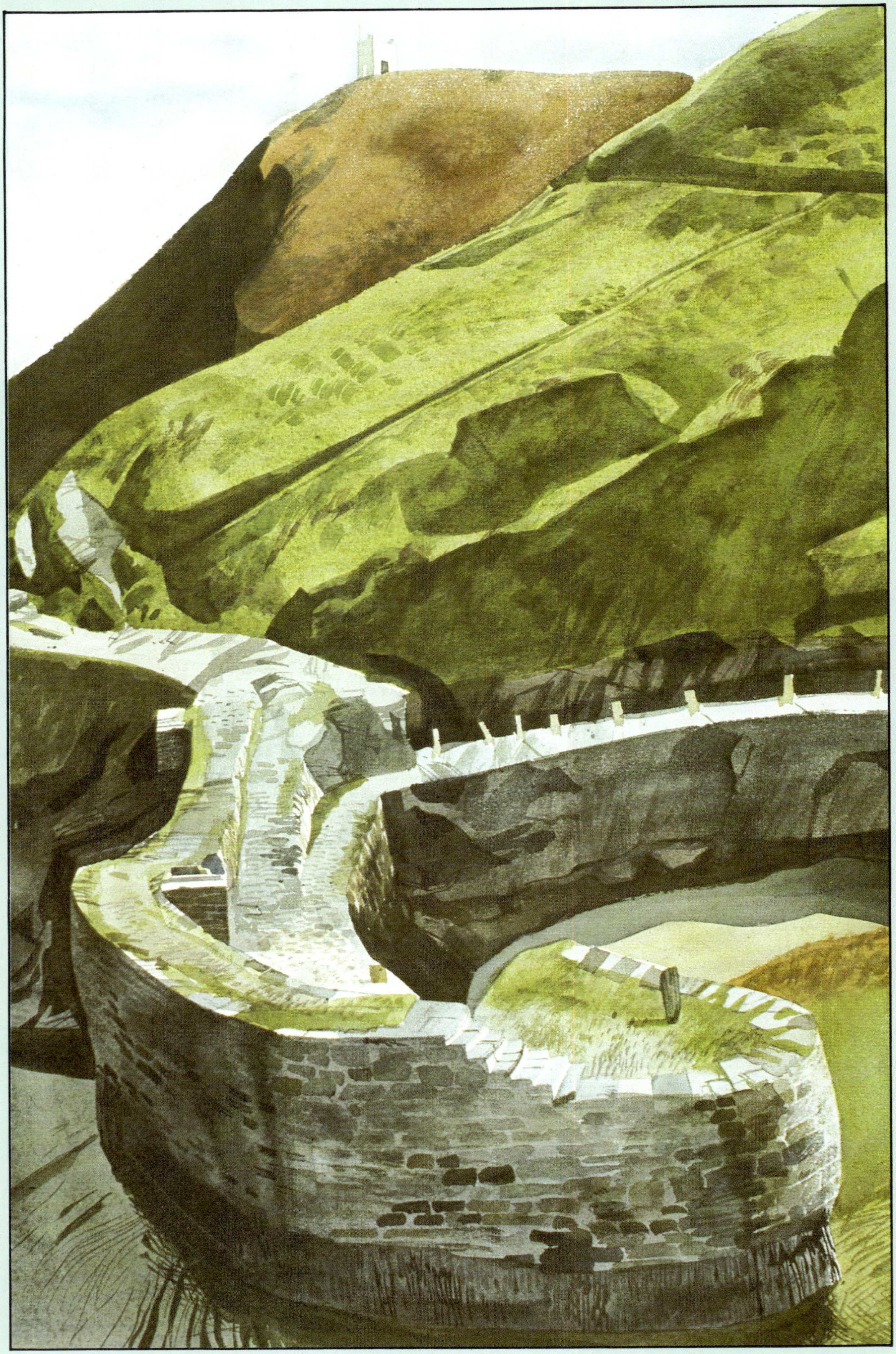

Kapitel fünf

Landschaftsbild und Seestück

Erdfarben und vibrierendes Grün bilden in diesem Aquarell einer gewundenen Hafenmauer die Grundpalette. Naß-in-naß wurden die Töne im Hintergrund aufeinander abgestimmt und weiche Übergänge geschaffen.

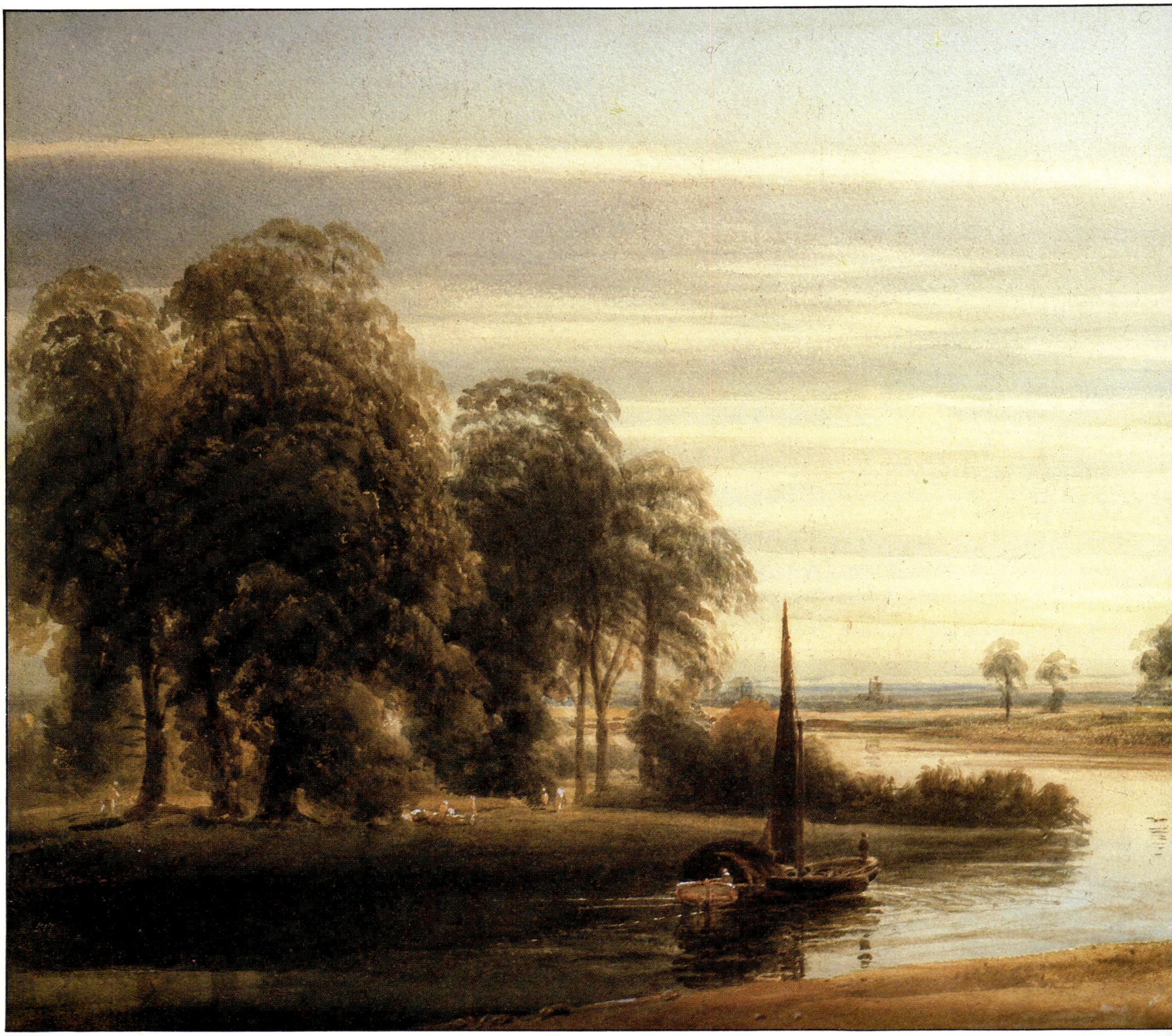

Die Aquarellmalerei war stets eng mit der Landschaftsmalerei und dem Seestück verbunden, und keines unserer neuen Medien ist besser geeignet, die Transparenz, Weite und Stimmung von Landschaften, Meer und Himmel einzufangen, als die Aquarellfarbe.

DIE ENGLISCHE TRADITION DER AQUARELLMALEREI

In England, das mehr als jedes andere Land Anspruch darauf erheben darf, die Tradition des Landschaftsaquarells begründet zu haben, galt die Landschaft bis zum späten 18. Jahrhundert nicht als ein eigenständiges Motiv. Künstler und Sammler bewunderten zwar die formalen, klassischen Landschaften der französischen Künstler Claude Lorrain (1600–82) und Nicolas Poussin (1594–1665) und die realistischen Landschaften der Holländischen Schule, z. B. die von Jacob van Ruisdael (ca. 1629–82), aber die Öffentlichkeit verlangte vor allem nach Portraits und Historienbildern. Der große englische Portraitist Thomas Gainsborough (1727–88) fühlte eine tiefe Liebe zu seiner Heimatlandschaft und verstand sie immer als sein eigentliches Sujet. Um jedoch seinen Lebensunterhalt bestreiten zu können, malte er weitaus mehr Portraits als Landschaften.

Erst mit John Constable und J.M.W. Turner stiegen Landschaftsbild und Seestück schließlich in das Repertoir der schönen Künste auf. Beide Künstler übten weit über die Grenzen Englands hinaus einen tiefgreifenden Einfluß auf die Malerei aus. Im frühen 19. Jahrhundert etablierte sich das Landschaftsbild schließlich als eigenes Genre, und die Aquarellfarbe, die bis dahin lediglich für Skizzen und zur Kolorierung von Landkarten und Drucken gedient hatte, wurde zum wich-

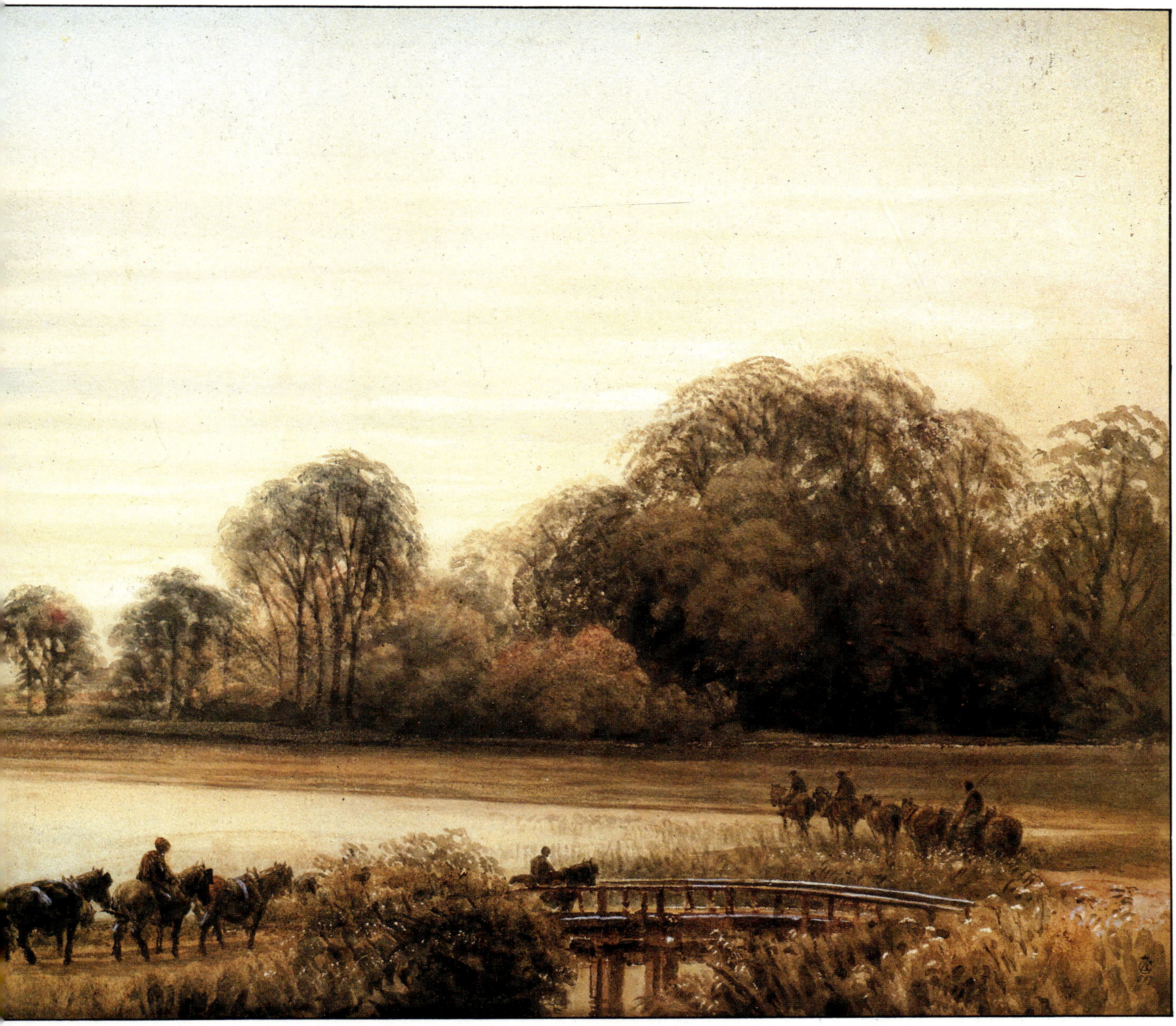

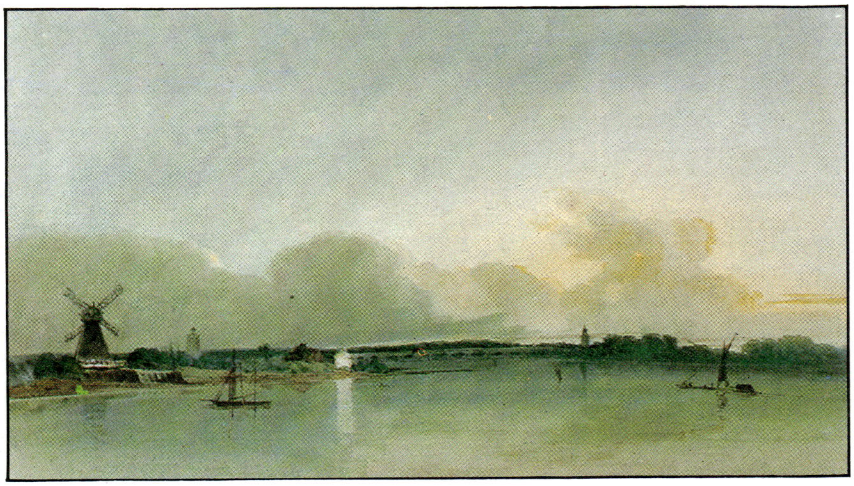

OBEN: *Peter de Wint, von seinem Zeitgenossen Turner bewunderter Pionier der Aquarellmalerei, war fasziniert von den Panoramen des Flachlandes.* Walton-on-Thames *illustriert eine sichere Gestaltung von Bäumen und Wasser. Achten Sie auf die winzigen Aussparungen, die dem Bild eine besondere Leuchtkraft geben.*

LINKS: *Thomas Girtin malte mit nur fünf Farben – Schwarz, Phtalozyaninblau, Lichtem Ocker, gebranntem Siena und Hellrot – und schuf damit einfühlsame Stimmungen.* Weißes Haus in Chelsea *zeigt seine kompositorische Sensibilität und den meisterhaften Umgang mit Farben und Tonwerten.*

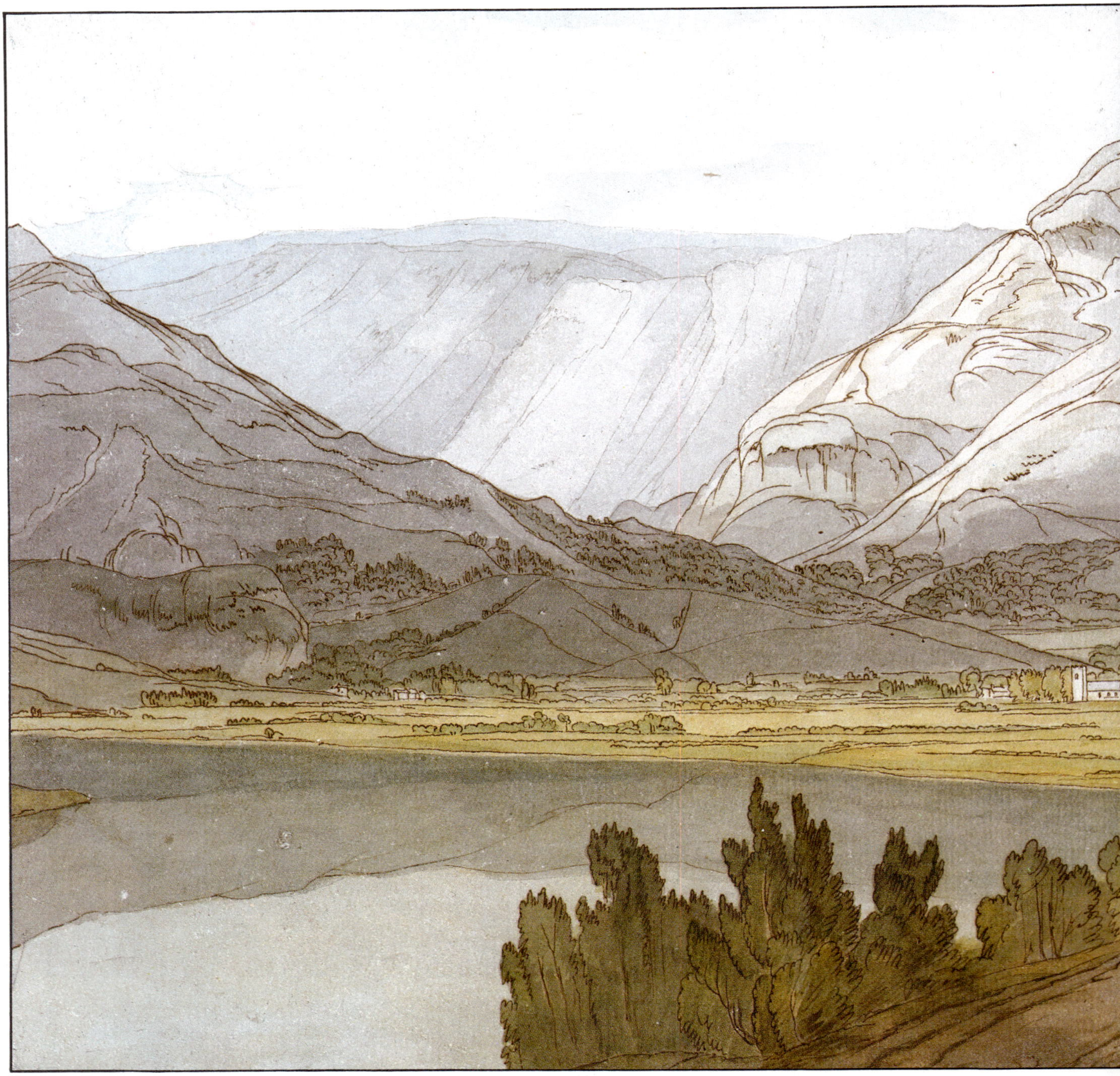

tigsten Medium vieler Landschaftsmaler. Constable verwendete sie noch wie seine Vorgänger, um erste Eindrücke festzuhalten, aber Turner nutzte sie auf neue, gewagte Weise und schöpfte als erster die Möglichkeiten des Aquarells aus, um sein Empfinden von Licht und Farbe auszudrücken.
Fast zeitgleich schuf John Sell Cotman (1782–1842), der zusammen mit John Crome (1768–1821) die nach dessen Wohnort benannte Norwich Schule begründete, einige der schönsten Landschaftsaquarelle. Die Gemälde dieser englischen Aquarellisten blieben bis heute unübertroffen und inspirieren nach wie vor Künstler in aller Welt.

PRAKTISCHE TIPS FÜR DAS MALEN IM FREIEN

Nachdem die Landschaft zum »offiziellen« Sujet aufgestiegen war, erfreute sich das Malen nach der Natur zunehmender Beliebtheit, insbesondere nachdem die französischen Impressionisten mit gutem Beispiel vorangegangen waren. Heute hat diese Begeisterung nachgelassen. Die Maler wurden von den Fotografen abgelöst. Malen vor Ort ist jedoch eine ausgezeichnete Übung: Sie zwingt zu einer genauen Beobachtung des Motivs und einer raschen Entscheidungen über die Um-

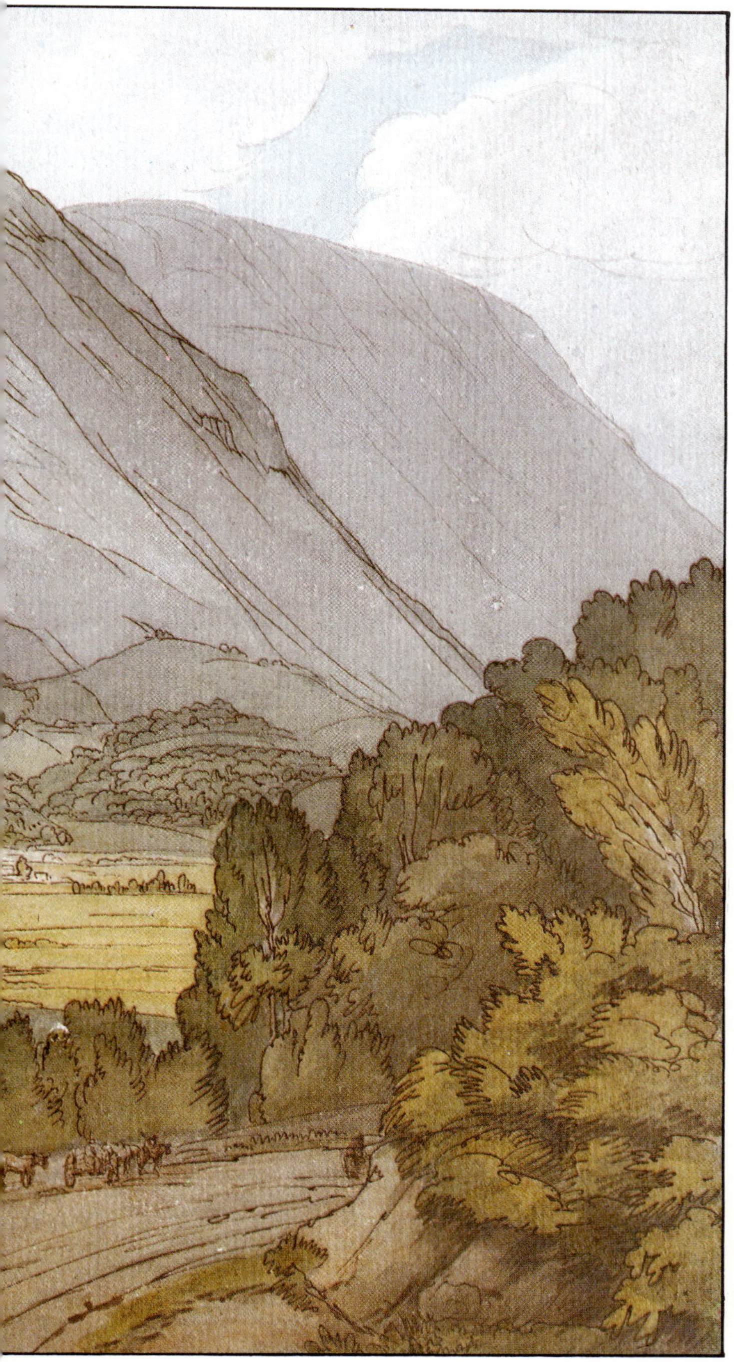

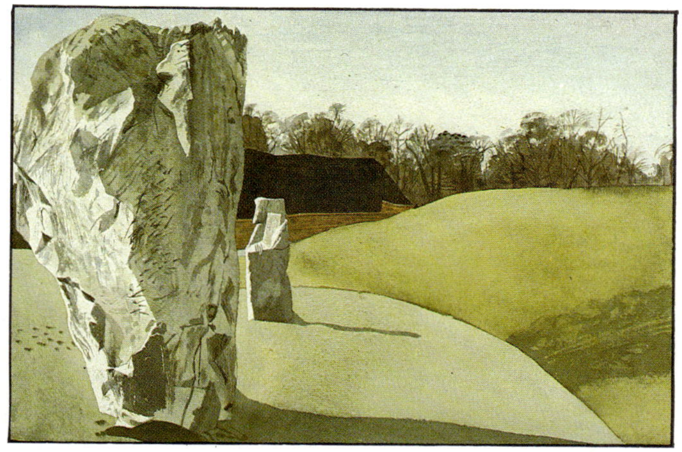

setzung und verleiht der Arbeit selbst Lebendigkeit und Spontaneität.
Aquarellfarben sind leicht und bequem zu transportieren und eignen sich bestens für die Arbeit im Freien. Malen im Freien hat jedoch seine Tücken. Das größte Problem sind die Witterungsbedingungen. Einmal trocknet glühende Hitze Ihre Farben, kaum daß sie aufgetragen sind, dann lassen eisige Winde Ihre Finger ertauben, plötzliche Regenschauer bringen die Farben zum Verlaufen oder spülen sie einfach fort, und verwirrend wechselnde Lichtverhältnisse stellen Ihre anfängliche Skizze und Komposition in Frage. Bei unbeständigem Wetter sollten Sie entsprechende Kleidung mitnehmen (halbe Fingerhandschuhe sind bei kalten Temperaturen angenehm), eine Tasche oder Plastiktüte, die so groß ist, daß Ihr Zeichenbrett hineinpaßt (falls es regnet) und was Ihnen sonst noch zu Ihrer Bequemlichkeit einfällt, z. B. eine Thermoskanne mit Tee oder Kaffee, ein Radio usw. Bei hellem Sonnenschein setzen Sie sich möglichst in den Schatten, sonst reflektiert das Licht zu stark auf dem Papier, und Sie sehen nicht mehr, was Sie eigentlich tun. Wenn Sie die Kommentare von Passanten verunsichern, bietet ein Walkman wirkungsvollen Schutz. Einigen dient er darüber hinaus als Konzentrationshilfe, andere stört er. Nehmen Sie stets genug Wasser und Gefäße mit, und begrenzen Sie ihre Farbpalette so weit wie möglich.
Wählen Sie nicht ein Motiv, das Sie »unbedingt malen müssen«, sondern lieber eines, das Sie wirklich interessiert, selbst wenn es der Garten hinter dem Haus oder der benachbarte Park ist. Sind Sie mit einer bestimmten Gegend vertraut, haben Sie vielleicht schon ein oder mehrere Motive im Kopf. Im Urlaub, an einem fremden Ort, sollten Sie sich erst mit Hilfe eingehender Vorstudien mit Ihrem Motiv vertraut machen, anstatt gleich draufloszumalen. Arbeiten Sie stets so zügig wie möglich, ohne zu hasten, so daß die ersten Stadien des Bildes fertig sind, bevor das Licht wechselt. Wenn nötig, beginnen Sie an dem einen Tag und vollenden das Bild an einem anderen. Seestücke sind besonders heikel, denn das Meer kann seine Farbe innerhalb von Minuten radikal verändern – z. B. von dunklem Indigo zu hellem Blaugrün. Es empfiehlt sich, ein paar schnelle Farbskizzen zu machen und dann im Atelier danach zu arbeiten.

OBEN: *Im 19. Jahrhundert galten die Arbeiten von Francis Towne nicht viel, aber inzwischen zählt er zu den Größten der englischen Aquarellmalerei. Fasziniert von dramatischen Berglandschaften, fand er seine meisten Motive in den Alpen, Nord-Wales und dem englischen Lake-Distrikt.* Blick auf Grasmere *zeigt seine typische Technik: Umrisse mit Feder isolieren kontrastierende Farbpartien.*

OBEN RECHTS: *Ein Aquarellbild der Aveburysteine. Die kalten Farben geben das klare Tageslicht und die stille Größe dieser uralten Monumente wieder.*

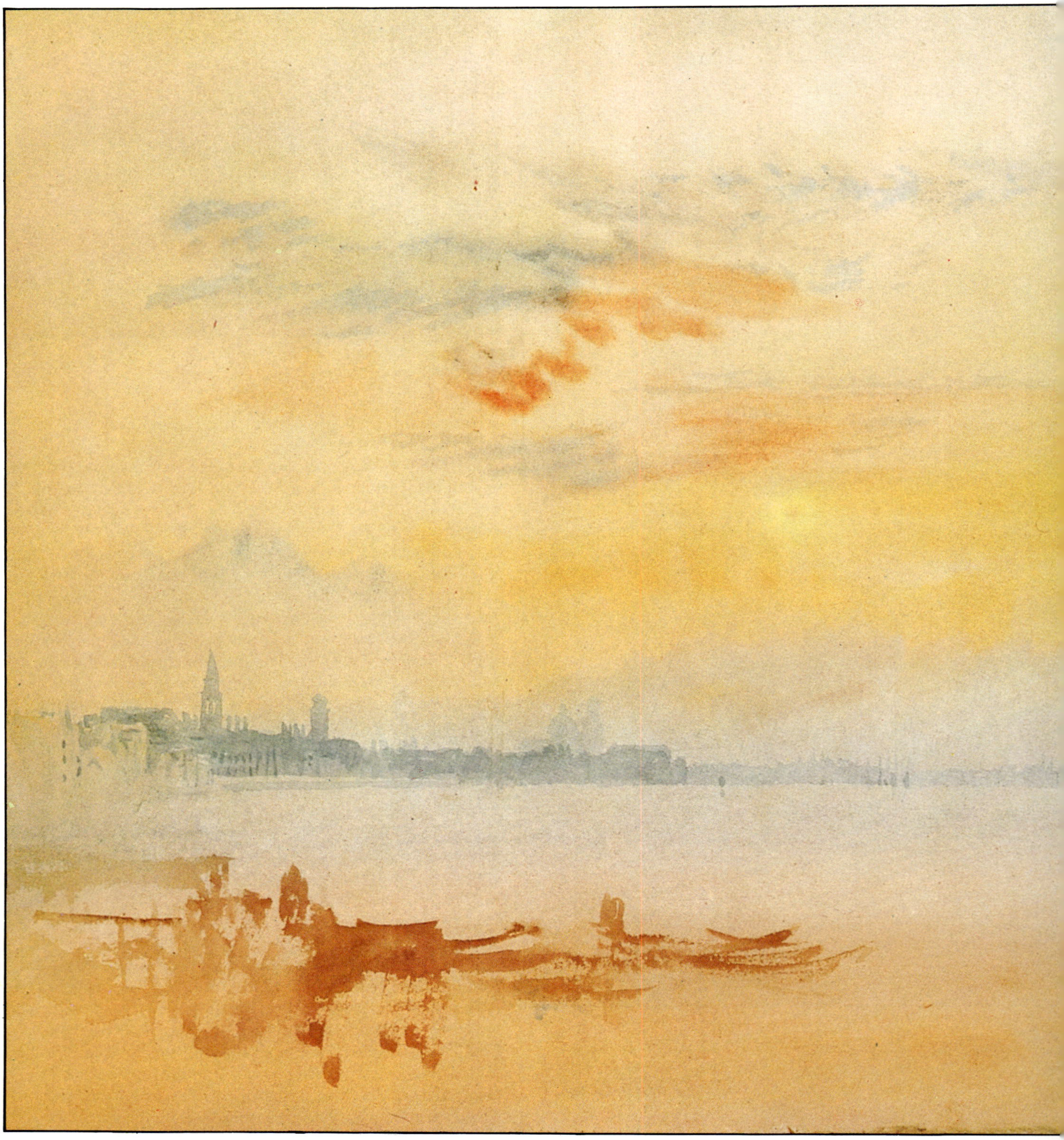

Turners Aquarelle sind zwar weniger bekannt als seine Ölbilder, gehören aber zu seinen besten Werken. Er liebte die Aquarellfarbe und experimentierte meisterhaft mit ihrer Leuchtkraft, um Licht und Stimmung zum Ausdruck zu bringen. Oft nutzte er die bei Aquarellfarbe häufigen Zufallseffekte. Die Raumtiefe in Blick auf Venedig von Giudecca aus *entsteht durch die dünnen Farbschichten in kalten Blautönen im Hintergrund. Die dunkleren, wärmeren Details im Vordergrund bleiben zart genug, um den Eindruck von dunstig-weichem Licht hervorzurufen.*

SOMMERBILD

Dieses Landschaftsbild beschwört auf subtile Weise die Dramatik der sich stets verändernden Landschaft. Hier erscheint sie durch den Schleier eines Sommerregens hindurch, der Himmel und Berge ineinander verschwimmen läßt. Aquarellfarbe hat genau die richtigen Eigenschaften, um derartige Stimmungen einzufangen. Das Bild wirkt zwar sehr spontan (wie beabsichtigt), wurde jedoch tatsächlich sorgfältig geplant vorbereitet.

Die Technik ist eine völlig andere als in unserem nächsten Beispiel. Hier wurde eine ungewöhnlich breite Farbauswahl getroffen, und die Farben mischen sich auf dem Blatt zu weichen, verschwommenen Übergängen. Die natürliche Transparenz der Aquarellfarbe wurde vollständig ausgeschöpft, so daß die hellen Farben, etwa das Grün im Vordergrund und der Sonnenfleck auf den Bergen, mit großer Brillanz und Klarheit hervortreten.

Seit Turners Zeiten gilt das Augenmerk der Landschaftsmaler insbesondere den Lichteffekten, vor allem, wenn sie in gemäßigten Temperaturzonen leben, wo das wechselnde Licht die Landschaft dramatisch verändern kann. Es ist jedoch nicht leicht, Licht und Stimmung mit Pinsel und Farbe einzufangen, und der Erfolg eines solchen Bildes beruht auf dem zielsicheren Einsatz bestimmter Techniken ebenso wie auf dem raschen Arbeiten – allzuviele Pinselstriche zerstören schnell die Frische und Spontaneität. Hier bildet die Strichführung selbst einen integralen Bestandteil des Bildes. Mit großer Sicherheit und Präzision wurden hier und da helle und dunkle Farben aufgetragen, um den ungleichmäßigen Schleier des Regens wiederzugeben. Auf dem Blatt findet sich nicht eine einzige wirklich flächige Lavierung. Selbst die entfernten Berge zeigen verschiedene Farben und Helligkeiten. Die sehr kräftigen Farben und Kontraste im Vordergrund schaffen Raum und Tiefe.

DAS MATERIAL

- Bildträger: fertig aufgezogenes, kaltgepreßtes Aquarellpapier, 24 x 33 cm.
- Pinsel: weiche Pinsel, kleiner Haushaltspinsel.
- Farben: Hookersgrün, Chromoxidgrün stumpf, Indischgelb, Neapelgelb, Siena natur, Umbra natur, Kobaltblau, Ultramarinblau, Permanentrosa, Deckweiß.

1

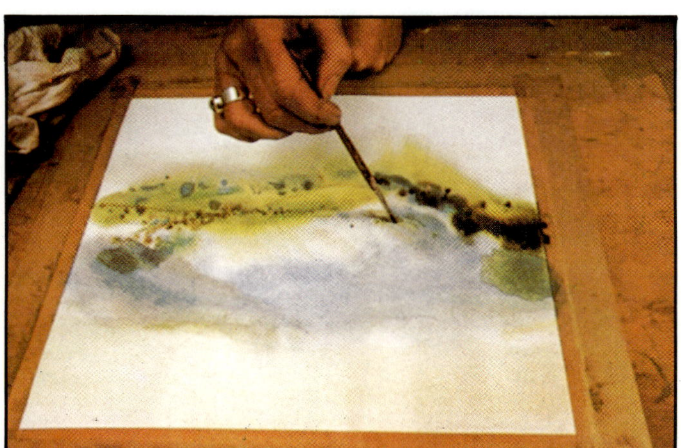

1. Zuerst wurde das Papier gespannt und das Zeichenbrett flach aufgelegt, nicht angekippt wie für flächige Lavierungen. So konnte sich die Farbe auf dem Blatt mischen, ohne daran herunterzulaufen.

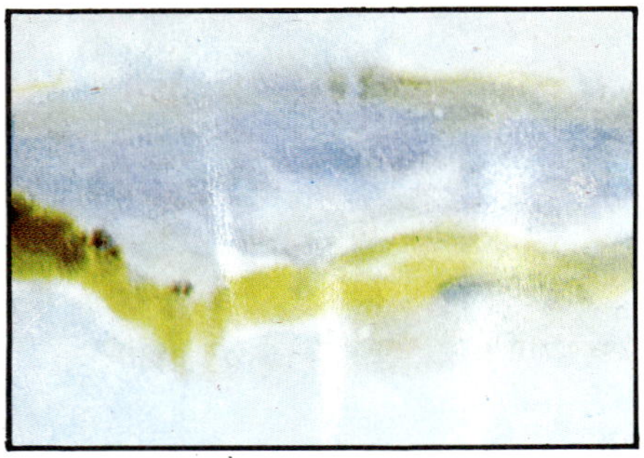
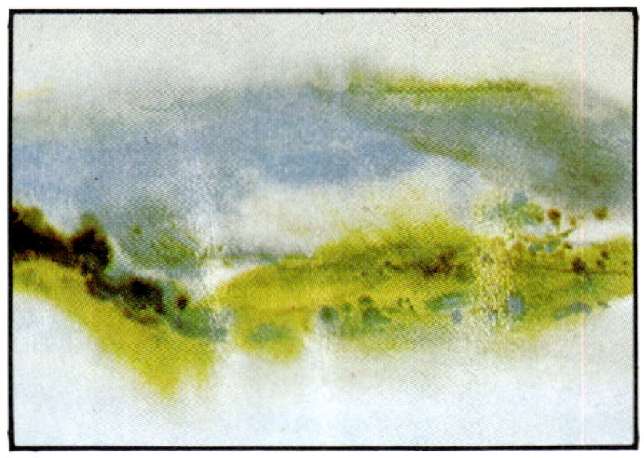

2. Nachdem die ersten Farben leicht angetrocknet waren, wurde der Himmelspartie ein warmes Rosa und im Mittelgrund etwas Blau beigefügt. Bei dieser Naß-in-Naß-Technik darf die Farbe nie ganz trocknen; ist die erste Schicht allerdings noch zu feucht, gibt es statt weicher Übergänge eine Überschwemmung.

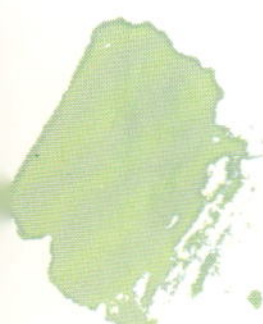
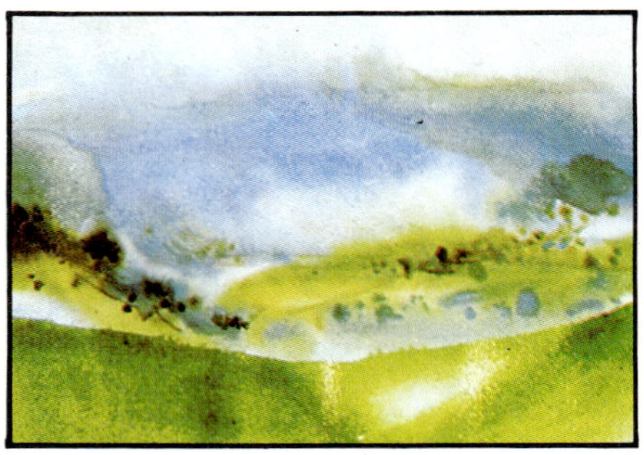
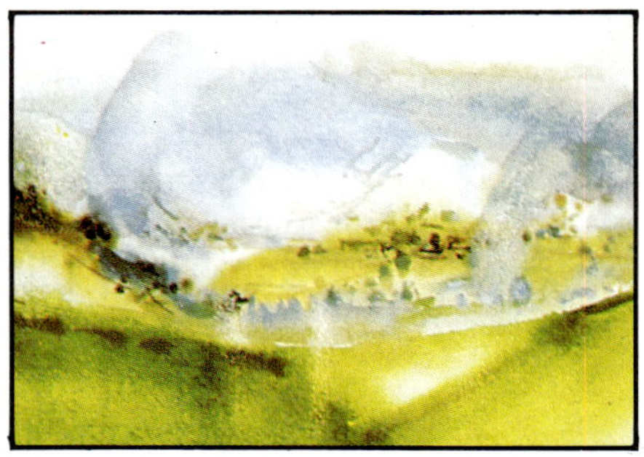

3. Die Vordergrundfarben wurden mit einem breiten Borstenpinsel eingemalt. Die Grüntöne gleichen den gelbgrünen Sonnenfleck auf den Bergen aus. Mit Ölmalpinseln und Haushaltspinseln lassen sich oft interessante Spezialeffekte erzeugen.

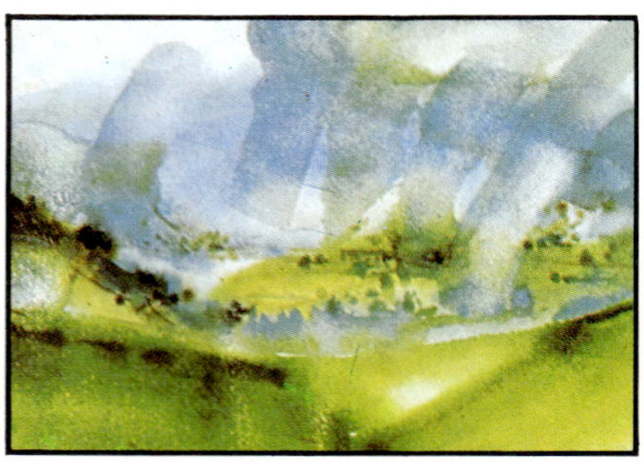
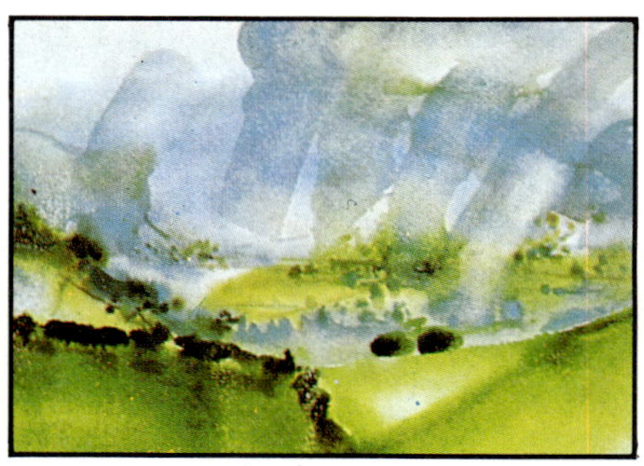

4. Kraftvolle Pinselstriche in der Himmelspartie deuten Regenwolken an. Der Himmel erhielt einen gelben Ton, der dann Graublau überlaviert wurde. Im Vordergrund wurden die Farben verstärkt und Akzente gesetzt.

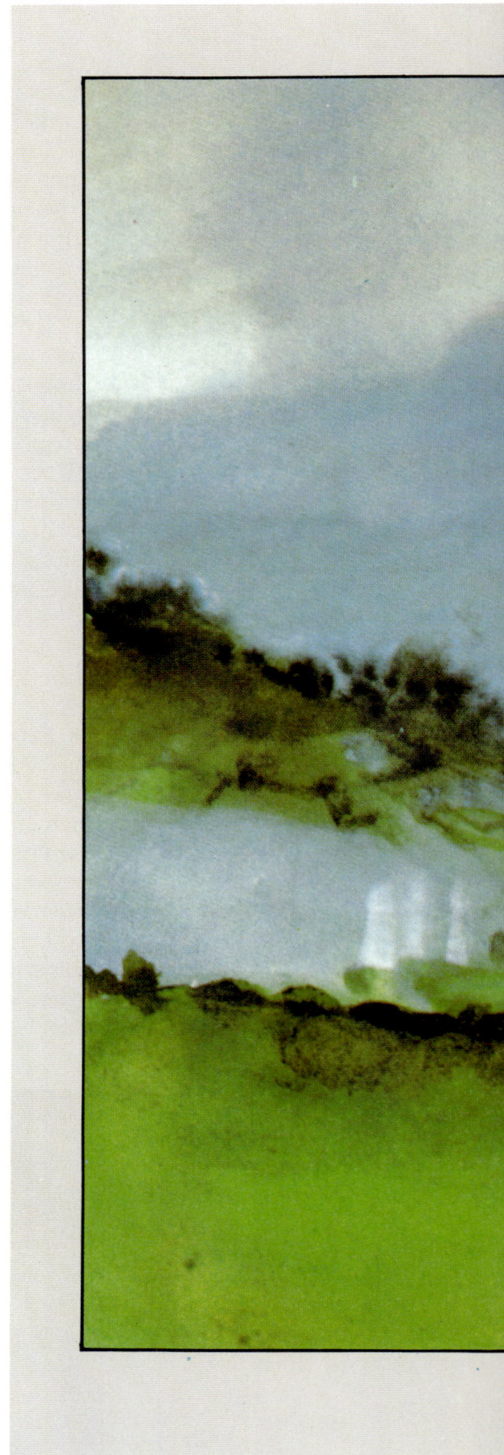

5. Um den weich verschwimmenden Regen herauszuarbeiten, wurde der Farbe zuletzt etwas Weiß zugegeben. Der Weißzusatz läßt die Aquarellfarben zwar nicht so grob wirken wie Gouachefarben, aber man sollte erst ganz zuletzt damit arbeiten, weil sich die anderen Farben sonst trüben könnten.

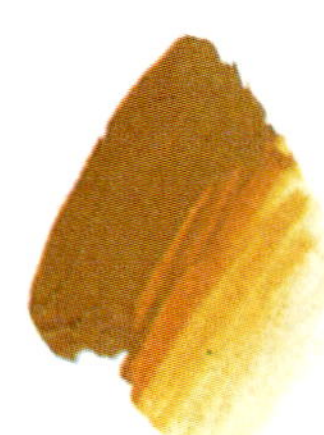

Umbra natur

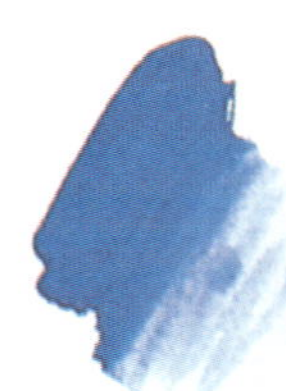

Kobaltblau

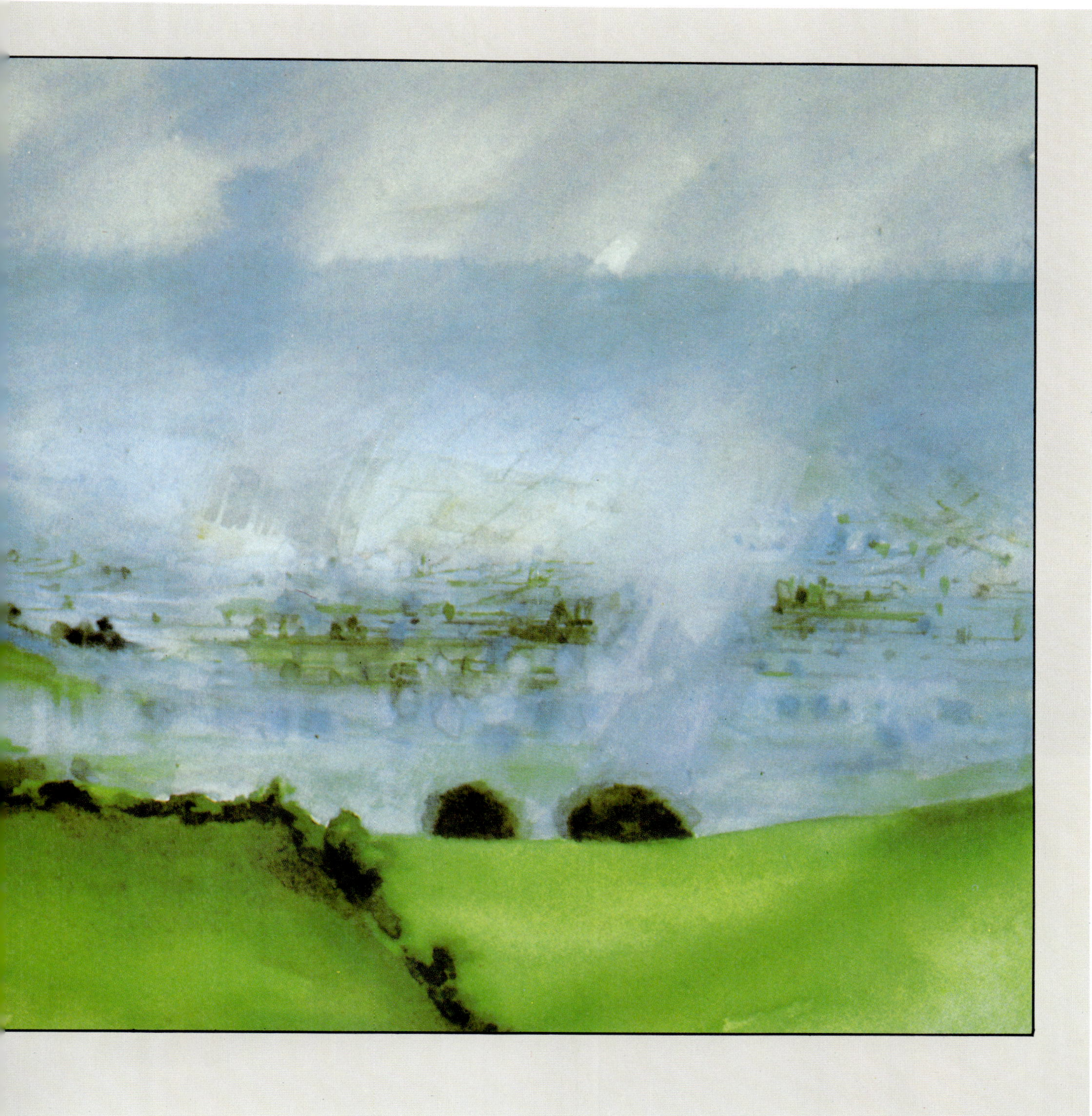

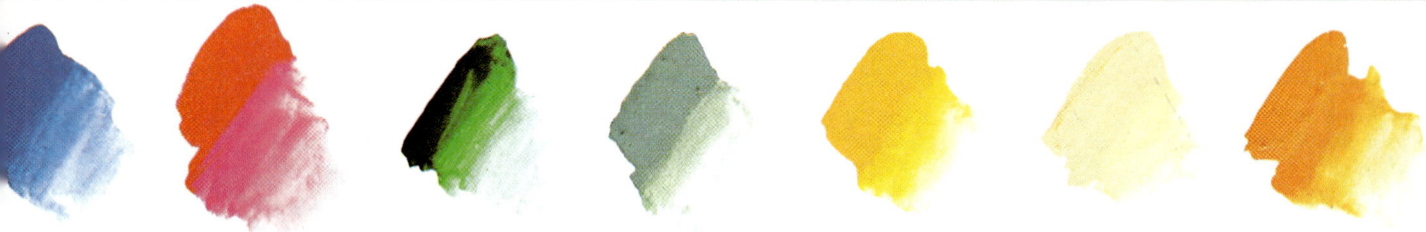

tramarinblau | *Permanentrosa* | *Hookersgrün* | *Chromoxidgrün stumpf* | *Indischgelb* | *Neapelgelb* | *Siena natur*

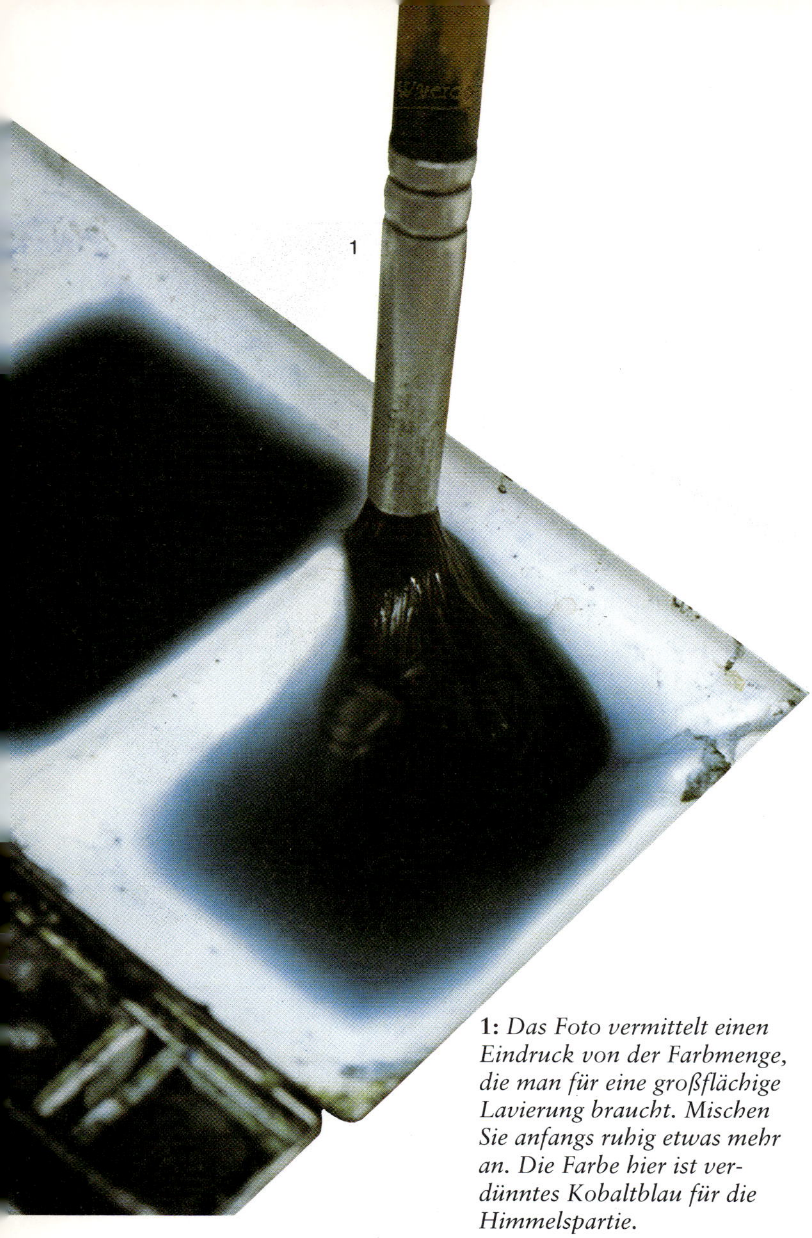

1: *Das Foto vermittelt einen Eindruck von der Farbmenge, die man für eine großflächige Lavierung braucht. Mischen Sie anfangs ruhig etwas mehr an. Die Farbe hier ist verdünntes Kobaltblau für die Himmelspartie.*

HÜGEL IN DER FERNE

Die Wirkung dieses Bildes beruht auf der freundlichen, harmonischen Stimmung, die von den geraden, sanft geschwungenen Farbflächen ausgeht. Die Farbpalette ist sehr begrenzt, fast schon monochrom, und das Minimum an Details, selbst im Vordergrund, gibt dem Bild das elegante stilisierte Flair, das wir oft an der chinesischen Malerei bewundern.

Es ging dem Künstler vor allem um den Eindruck von Weite und Tiefe der Landschaft. Daran hat er mit zwei verschiedenen Techniken gearbeitet. Zum einen mit der Luft- und Farbperspektive, d. h., die Landschaftsformen werden mit zunehmender Distanz immer unschärfer und die Farben immer heller und kälter. Die Farbkontraste sind im Vordergrund, wo die Farben kräftig und warm sind, stärker. Zum anderen ließ er den Baum am rechten Bildrand oben die Bildgrenze durchstoßen und zeigt damit deutlich, daß die Baumgruppe im Vordergrund steht.

Das Bild ist ein ausgezeichnetes Beispiel für die klassische Aquarelltechnik, bei der die Farbe in mehreren dünnen Lavierungen aufgetragen wird, die das leuchtende Weiß des Papiers durchscheinen lassen. Das heißgepreßte Papier, das der Künstler anstelle des üblichen, kaltgepreßten Papiers verwendet, ist allerdings untypisch. Er findet aber, daß dieses glatte Papier besser zu seinem Stil paßt, und mischt dafür Gummiarabikum ins Malwasser, damit die Farbe extra Körper erhält und besser haftet. Keine Lavierung wurde nach dem Trocknen nochmals überarbeitet. Das Bild wurde von oben nach unten gemalt, die Bäume im Vordergrund später über die Lavierungen von Hügel und Himmel gesetzt. Der Künstler arbeitete im Atelier nach einer Skizze und hat nur wenige Linien mit weichem Bleistift vorgezeichnet.

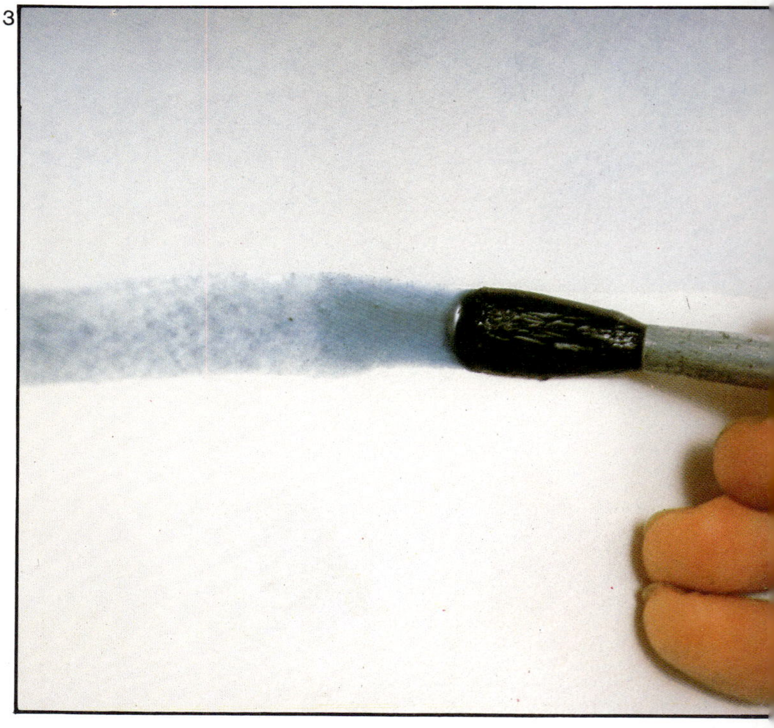

2: *Die Lavierung für den Himmel, mit Rotmarderpinsel Nr. 10 angelegt, ist unregelmäßig gehalten, um einen blaßblauen Himmel mit heller Wolkendecke zu gestalten.*

3: *Nach dem Trocknen wurde die Partie der entfernten Hügel mit demselben Pinsel in einer dunkleren Lavierung aus Kobaltblau und Paynesgrau eingefügt.*

4: *Die zweite Lavierung mußte zwar dunkler sein als die erste, aber nicht zu dunkel, denn der Künstler wußte ja, daß er noch eine weitere farbliche Abstufung für die mittlere Bilddistanz einfügen mußte, die relativ nah an die Bildfläche heranrücken sollte.*

4

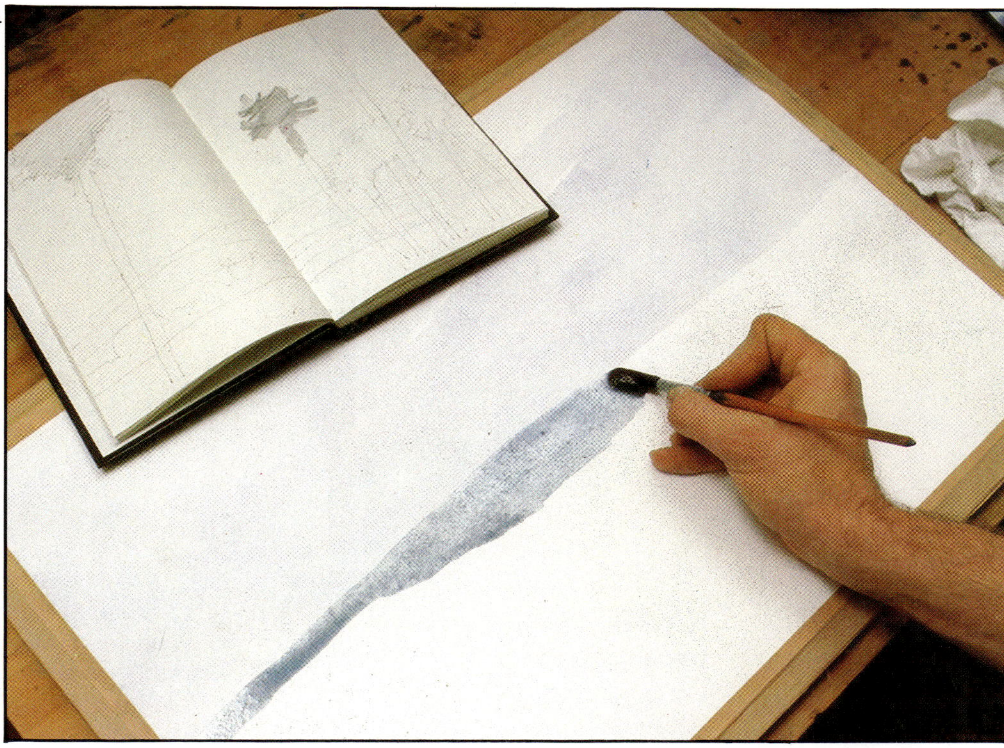

5 und 6: *Da bei dieser Technik jede Lavierung trocken sein muß, bevor die nächste aufgetragen werden kann, wird manchmal ein Fön benutzt, um den Prozeß zu beschleunigen. Als nächstes wurde die dritte und vierte Lavierung in abgedunkelten Nuancen der zweiten angelegt. Vorder- und Mittelgrund blieben noch unberührt.*

7: *Der Farbton für die dunklere Partie in der mittleren Distanz mußte sehr sorgfältig abgeschätzt werden, damit die Partie den entfernten Hügeln deutlich vorgelagert erscheint. Die Lavierung wurde hier und da etwas dicker aufgetragen, um Baumformen anzudeuten.*

5

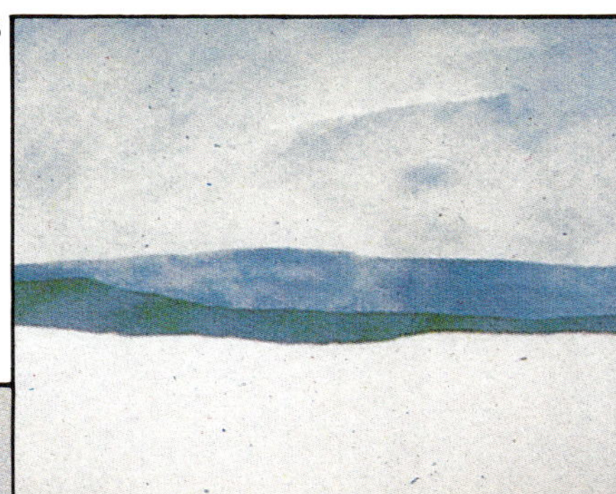

6

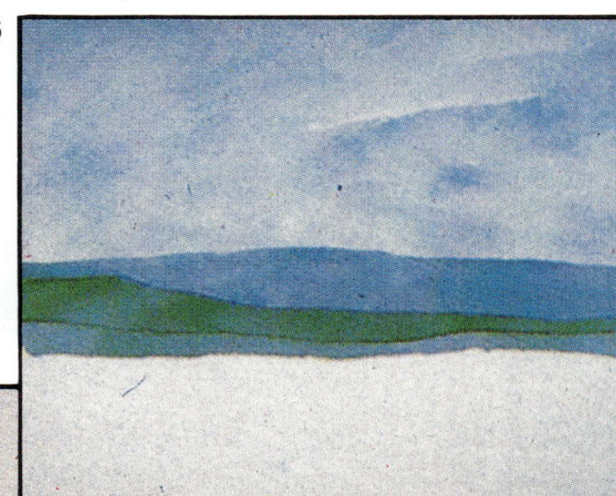

7

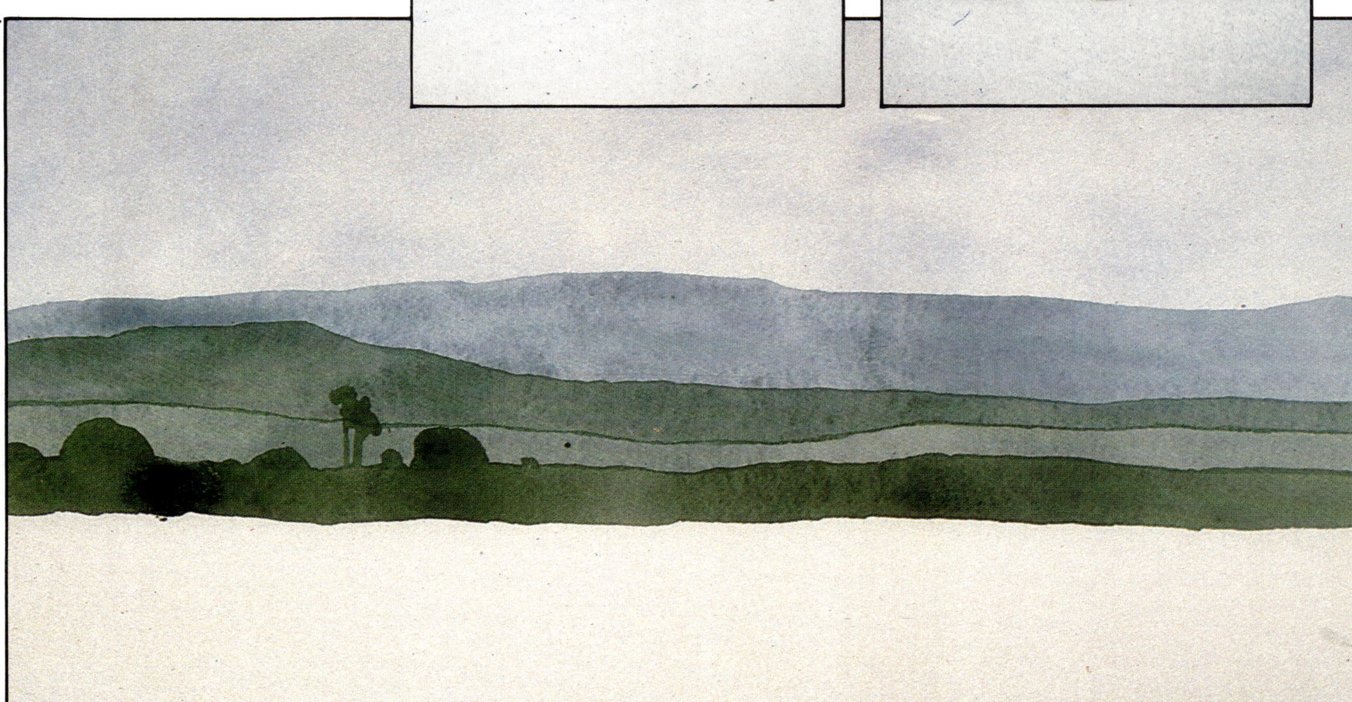

8
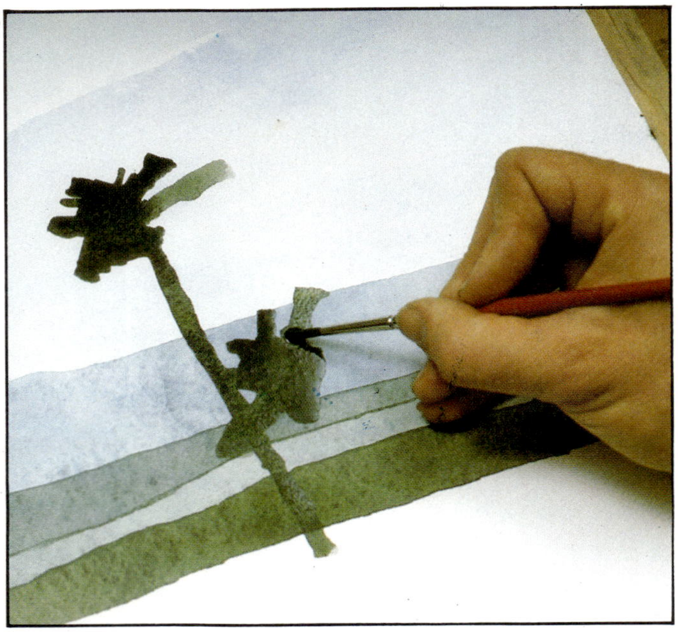

9
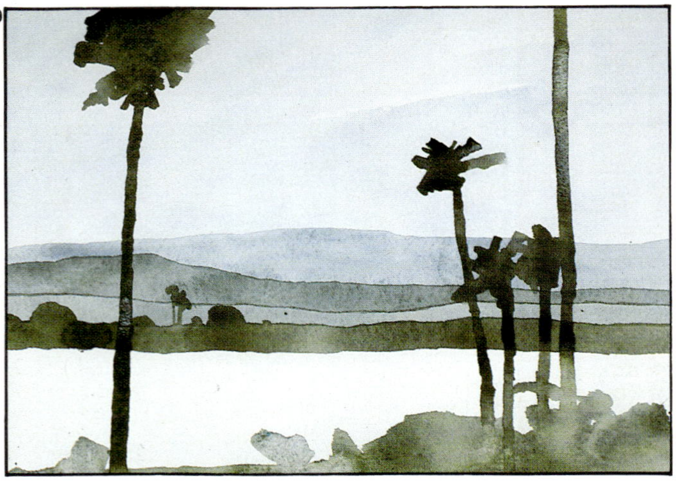

10
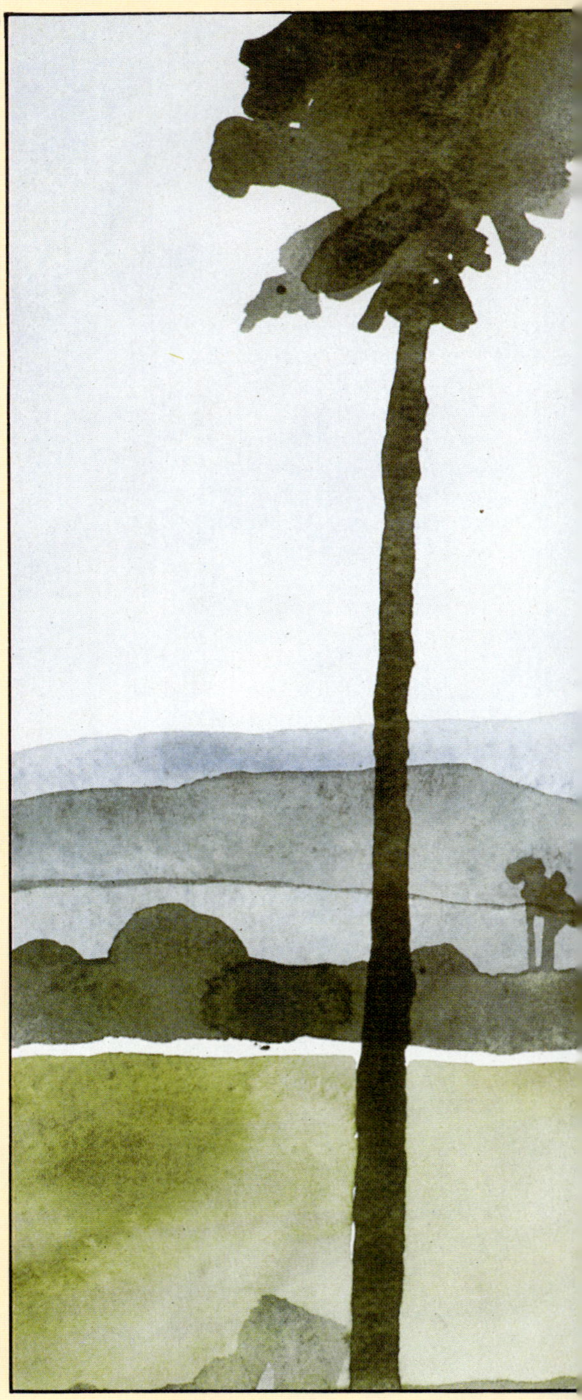

8: *Die Bäume im Vordergrund wurden in dunkler Farbe über die Hintergrund- und Himmelslavierungen gemalt. Diese Art der farblichen Überlappung ist nur bei verwandten Farbtönen erfolgreich. Bei zwei verschiedenen Farben würde eine dritte Farbe entstehen.*

9 *und* **10:** *Zwischen Vorder- und Mittelgrund ist noch eine Lücke. Weil warme Farben nach vorne rücken und kalte nach hinten weichen, hat der Künstler eine warme grünliche Lavierung hineingesetzt, um die Partie näher an die Bildfläche heranzuziehen.*

DAS MATERIAL

- Bildträger: fertig aufgezogenes, kaltgepreßtes Aquarellpapier, 35 x 53 cm.
- Pinsel: Eichhörnchenpinsel Nr. 10, Rotmarderpinsel Nr. 4.
- Farben: Kobaltblau, Paynesgrau, Umbra natur, Saftgrün.
- Weiteres: Keramikpaletten zum Mischen der Farben, Gummiarabikum für das Malwasser.

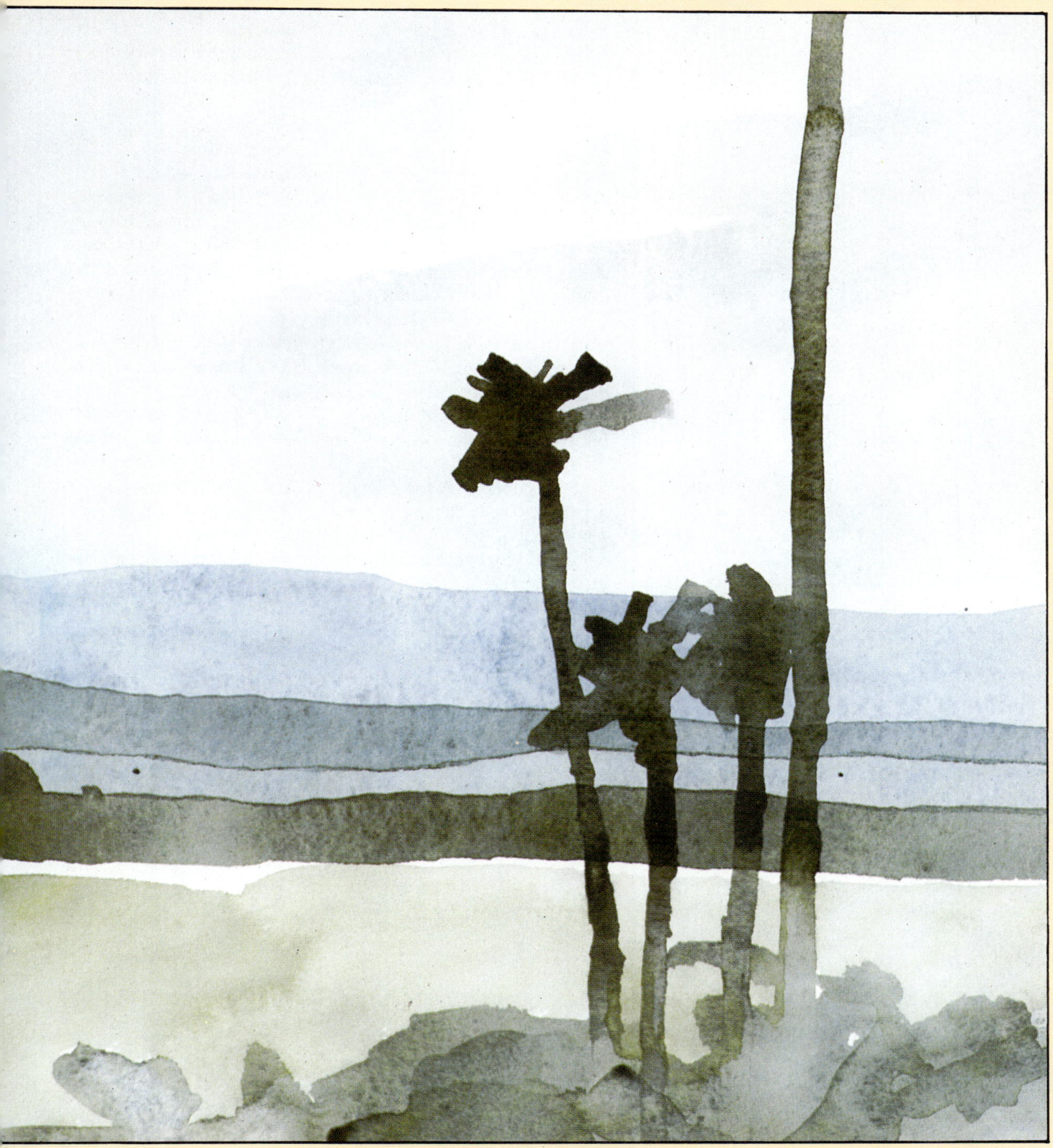

1
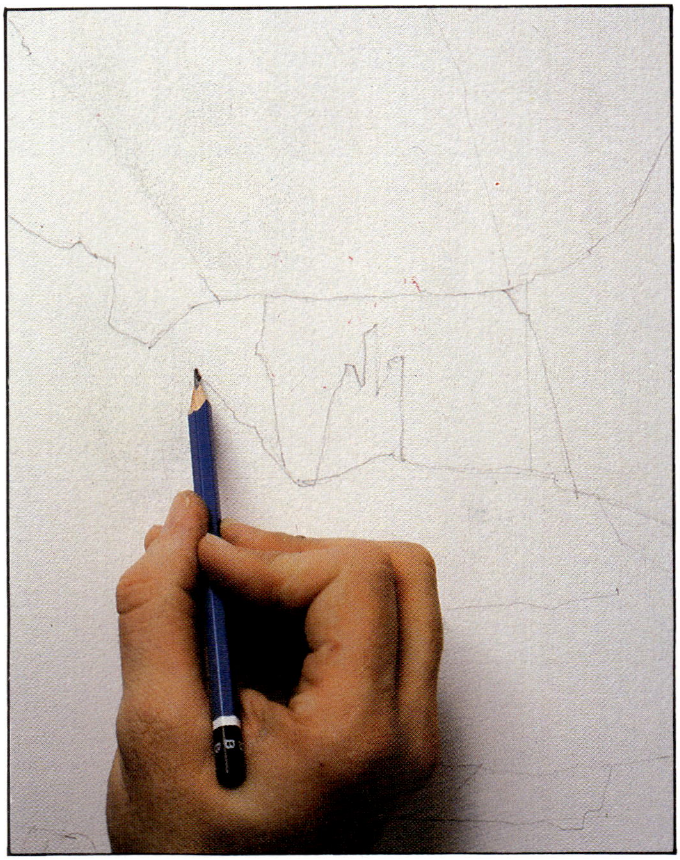

1: Der Künstler hat die Umrisse der wichtigsten Formen genau vorgezeichnet und die hellsten Partien des Felsens mit Rubbelkrepp abgedeckt. Dies zeigt, wie wichtig eine präzise Zeichnung ist, denn der Künstler mußte schon zu Beginn wissen, welche Partien maskiert werden sollten.

DER ALTE HARRY UND SEINE FRAU

Die überzeugend schlichte Wirkung dieses Bildes entstand durch verschiedene Techniken. Das Motiv ist fest umrissen, und seine Dramatik wird durch die Überbetonung großer, fester Formen noch gesteigert. Der Farbkontrast zwischen den Felsen und dem Meer ist stark genug, um die Felsen deutlich als helle Flächen gegen das dunklere Meer abzusetzen, aber nicht so stark, daß er die subtile Balance stören könnte. Ein stärkerer Kontrast hätte übertrieben gewirkt.

Ein Seeblick kann ein recht schwieriges Motiv sein. Es ist nicht leicht zu entscheiden, ob das Meer flächig zu behandeln ist oder besser in Bewegung gezeigt und jede Welle und jeder Reflex einzeln »eingeschwemmt« werden soll. Beim Malen im Freien verändern sich außerdem ständig die Farben und machen es schwer, den besten Ansatz herauszufinden. Hier wurde das Meer ziemlich flächig gemalt und zeigt gerade genug Unebenheit und Struktur, um den Eindruck von Wasser zu erzeugen. Am Himmel sind Wolken nur angedeutet. Der Künstler mußte sich nicht mit wechselnden Farben herumschlagen, denn er malte im Atelier. Bei der Anordnung der Formen orientierte er sich an einem Foto. So konnte er seine Farbpalette ohne äußere Ablenkung zusammenstellen. Das Licht, das auf dem Foto den Felsen sehr lebhaft ausleuchtet, spielt auf dem Bild eine untergeordnete Rolle, denn der Künstler war mehr an der Struktur des Felsens interessiert, die in dessen wellenbewegtem Spiegelbild wiederaufgenommen wird.

Mit Rubbelkrepp wurden die hell beschienenen Partien maskiert, um die Schattenpartien aufzubauen, ohne die Glanzlichter durch hineinlaufende Farbe zu gefährden. Hier und da wurde mit trockenem Pinsel gemalt oder Farbe verspritzt. Beide Techniken eignen sich hervorragend, um Farbflächen zu strukturieren und Texturen zu beschreiben, sollten aber nur sparsam angewendet werden.

2
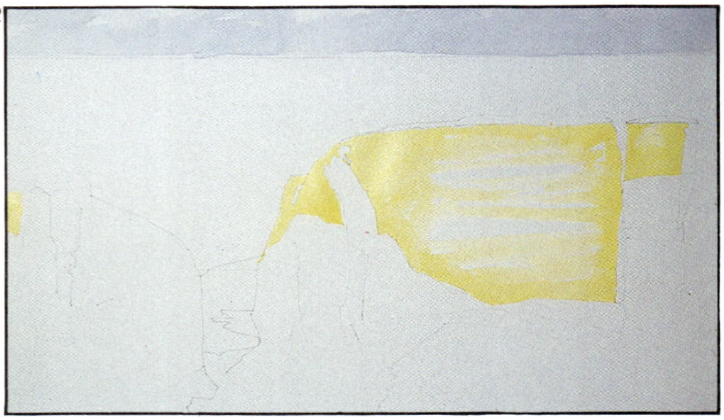

2: Bei aufgepinseltem Rubbelkrepp bleiben die Pinselspuren nach Entfernen der Maskierung sichtbar (anders als beim Aussparen), eine Art »negatives« Malen. Nach dem Trocknen wurde eine gebrochene Lavierung für den Himmel und eine dunklere für die Reihe der Klippen im Bildhintergrund angelegt.

3
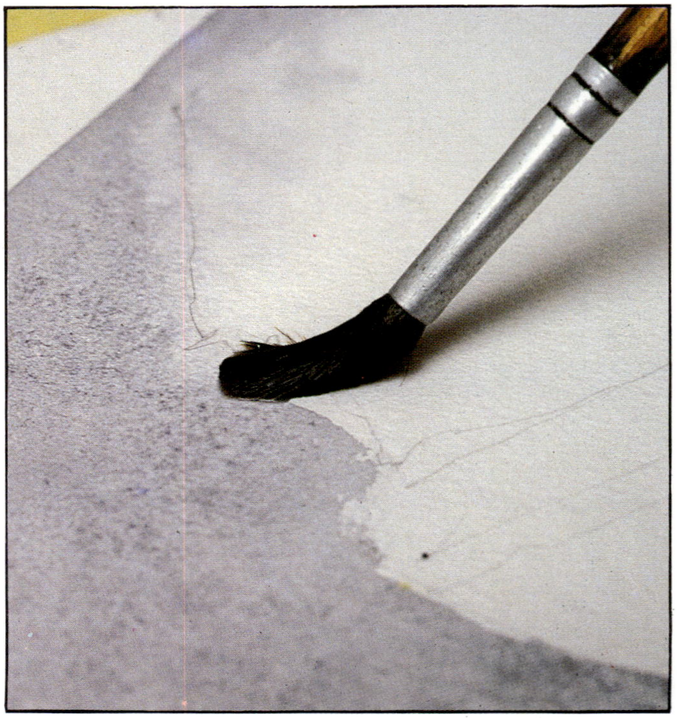

3: Das Meer wurde in stark verdünntem Paynesgrau eingemalt. Die Lavierung wurde absichtlich locker und naß gehalten; der Künstler mischte die Farbe auf dem Blatt zu verschiedenen Farbtönen.

4

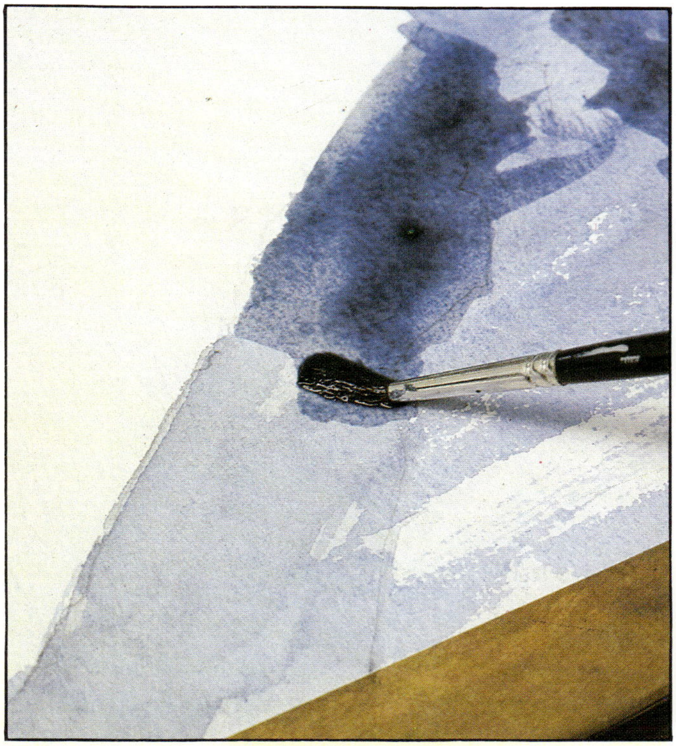

4: Hier vermalt der Künstler ein dunkles, mit warmem Ultramarinblau gemischtes Paynesgrau, um das Meer hier und da abzudunkeln.

5

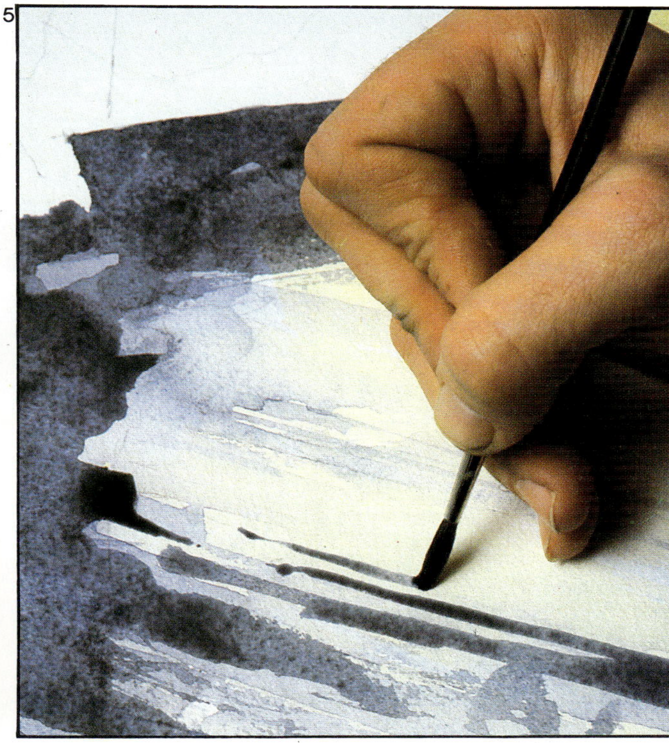

5: Die gesamte Bildfläche ist bemalt, das gelbliche Rubbelkrepp befindet sich noch auf dem Blatt. Die Partie der Wasserspiegelung wurde in hellem Zitronengelb, die dunkleren Bereiche der Felsen wurden in Grautönen laviert.

6

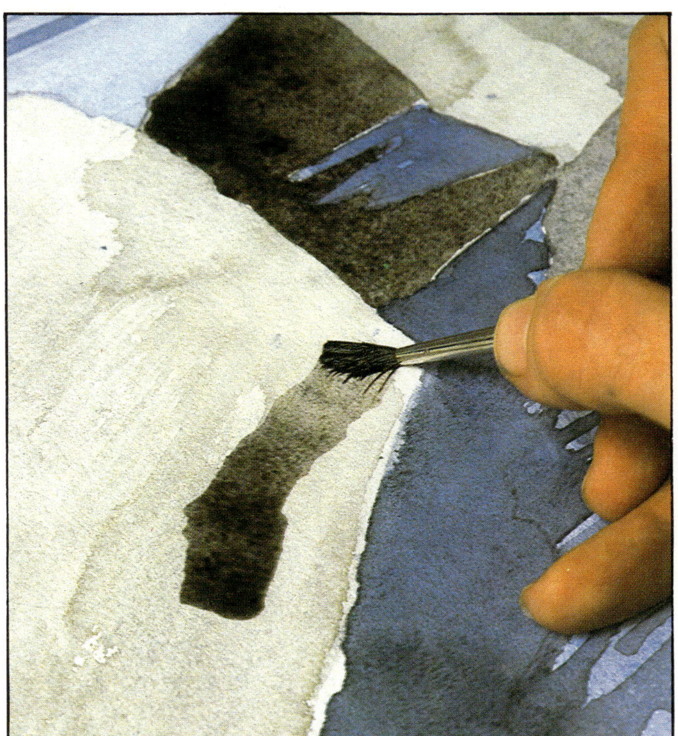

6: Mit verdünntem Schwarz setzt der Künstler die dunkelsten Schattenpartien zwischen den Steinblöcken und am Fuß des zentralen Felsens.

7

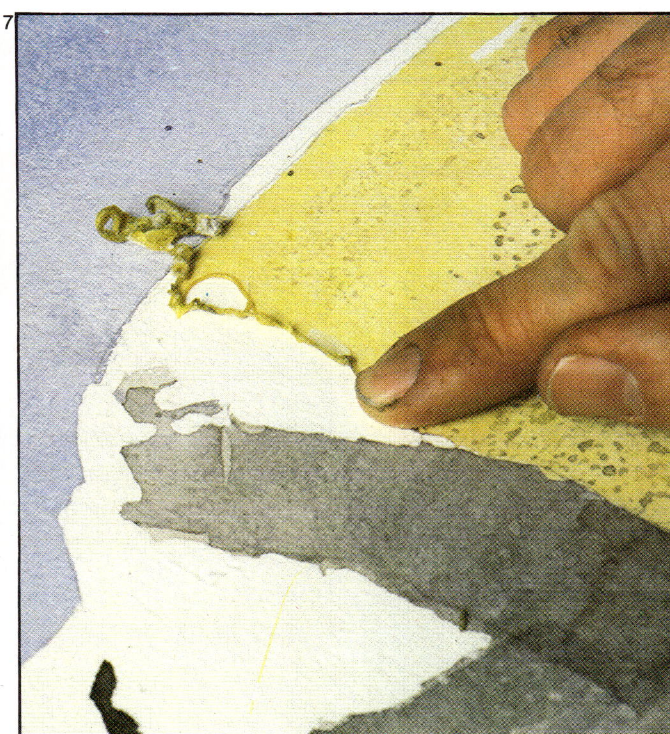

7: Die Maskierung wird mit dem Finger abgerubbelt. Rubbelkrepp ist für rauhes Papier ungeeignet; es dringt in seine Vertiefungen ein und läßt sich nicht mehr entfernen.

8
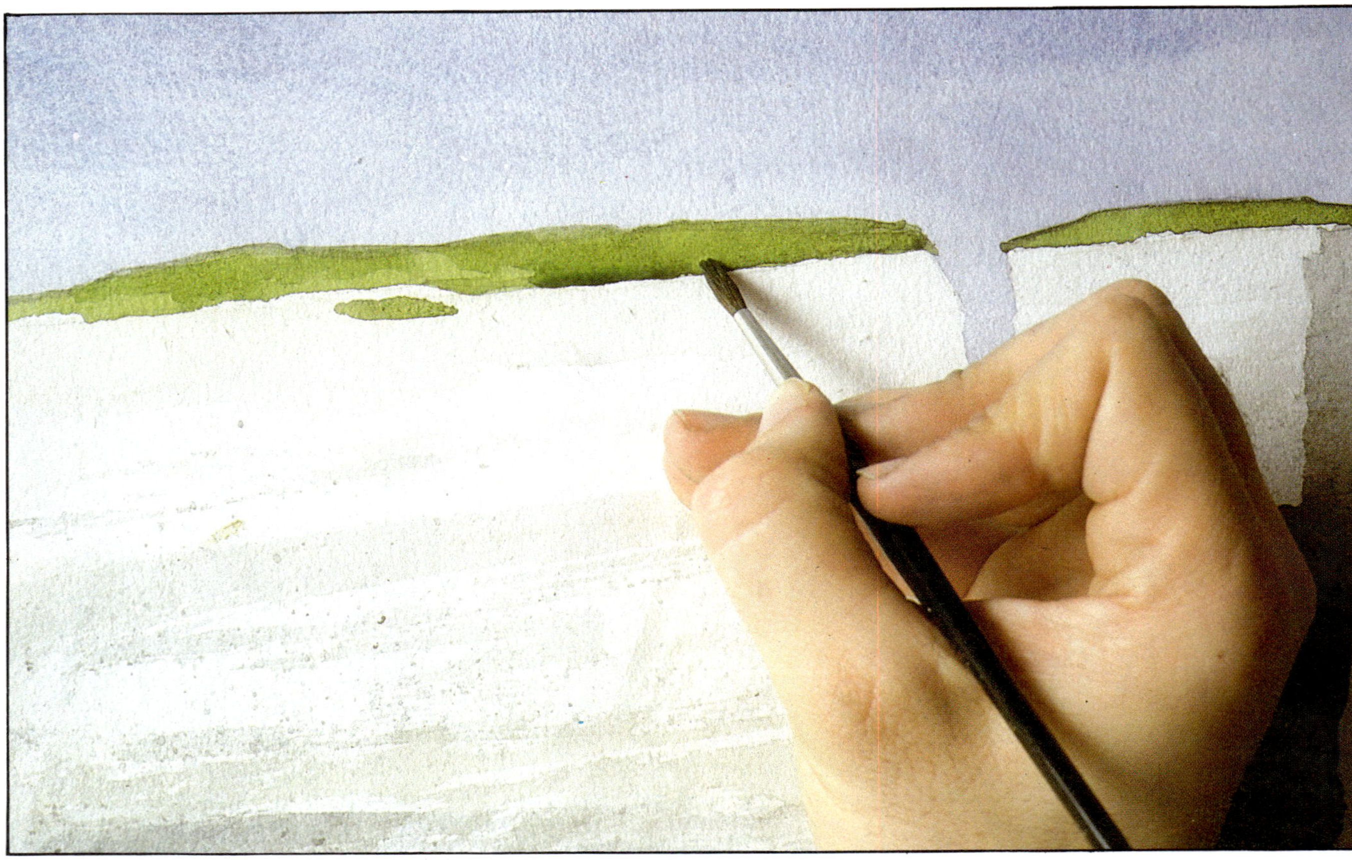

8: *Die Vegetation auf den Klippen, in Saftgrün gemalt. Die Vertiefung des Farbtons zum Rand hin erzeugt eine hartrandige Schattenlinie.*

9: *Arbeiten mit trockenem Pinsel: für feine Linien Borsten mit den Fingerspitzen spreizen. Nur wenig kaum verdünnte Farbe verwenden.*

9
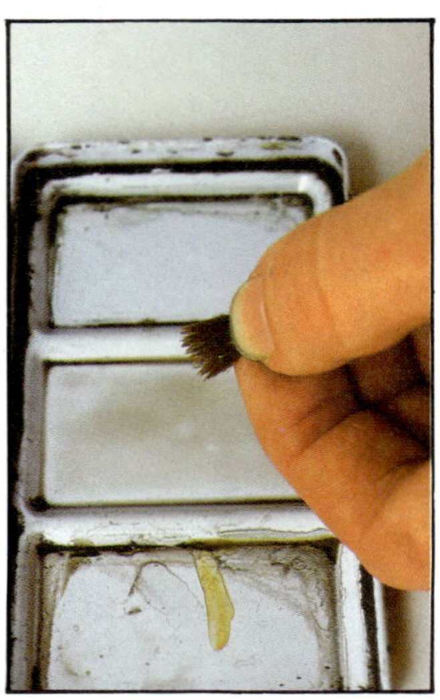

10
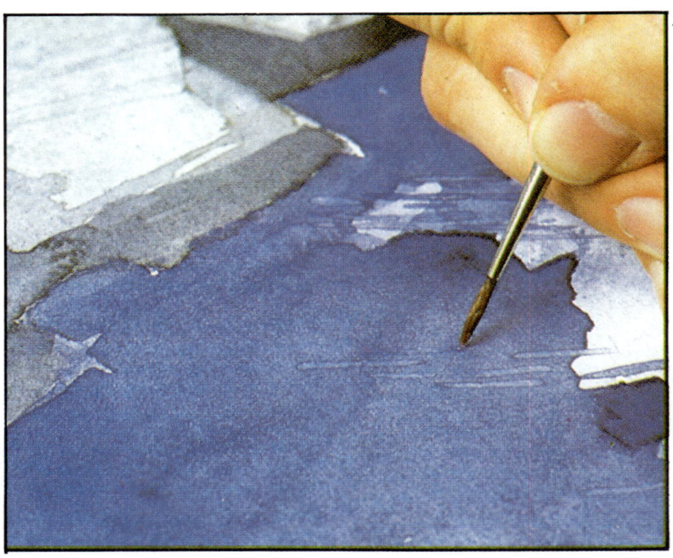

10: *Eine weitere Besonderheit: die Verarbeitung von Wasser-Gummiarabikum-Mischung. Der Künstler verteilte die Flüssigkeit auf bereits bemalten Partien, ließ sie trocknen und arbeitete dann mit einem kleinen, wassergetränkten Pinsel hinein, um kleinere Partien aufzuhellen.*

11
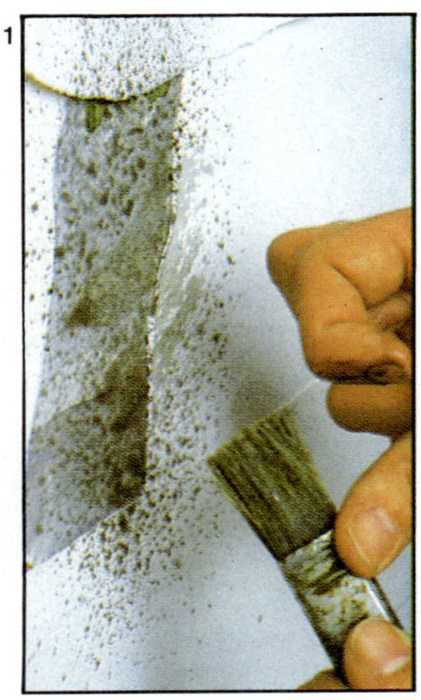

11: *Farbe wird mit breitem Borstenpinsel aufgespritzt. Die angrenzenden Partien wurden vorher maskiert. Beim Spritzen darauf achtet, daß die verspritzte Farbe nur etwas dunkler ist als der Untergrund. Sonst entsteht eine fleckige Fläche statt eines Struktureffekts.*

12: *Zuletzt setzt der Künstler die kleinen Wellen am Fuß der Klippen mit deckendem Weiß auf. Das Weiß darf sich ruhig hier und da etwas mit dem Blau vermischen. Die so gebrochene Farbe erzeugt den Eindruck von schäumendem Wasser.*

12

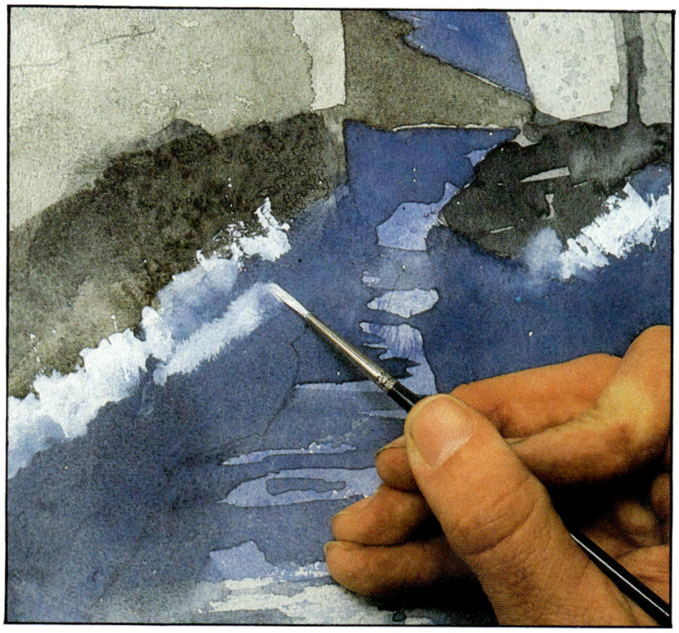

DAS MATERIAL

- Bildträger: fertig aufgezogenes, mittelrauhes Aquarellpapier, 54 x 75 cm.
- Pinsel: große und kleine weiche Pinsel, breiter Borstenpinsel.
- Farben: Schwarz, Paynesgrau, Ultramarinblau, Kobaltblau, Saftgrün, Zitronengelb, Lichter Ocker, Umbra natur, weiße Gouachefarbe.
- Weiteres: Gummiarabikum, Rubbelkrepp, Maskierband.

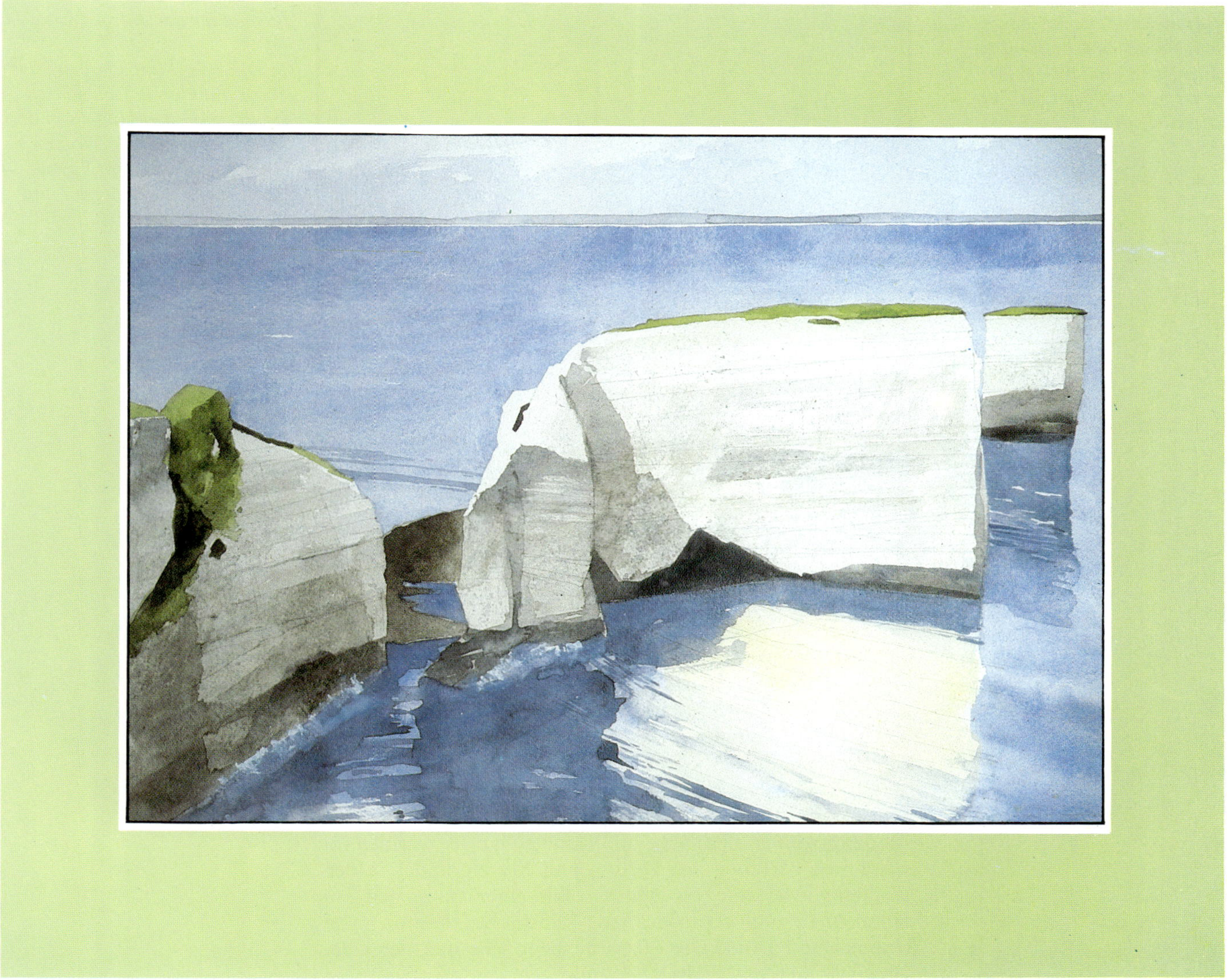

1
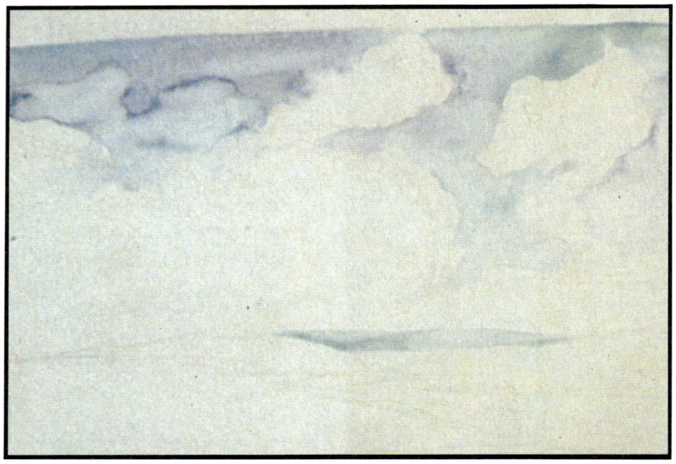

2
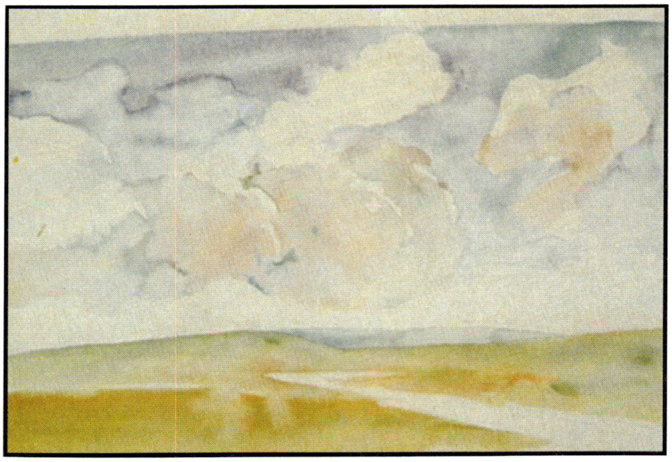

1: Mit wenigen Bleistiftlinien bestimmt der Künstler den Horizont und die Diagonale des Flußlaufs. Dann legt er nasse Lavierungen für den Himmel und die entfernten Hügel auf. Um die Wolkenformen zu modellieren, benutzt er den Pinsel als Zeicheninstrument.

3
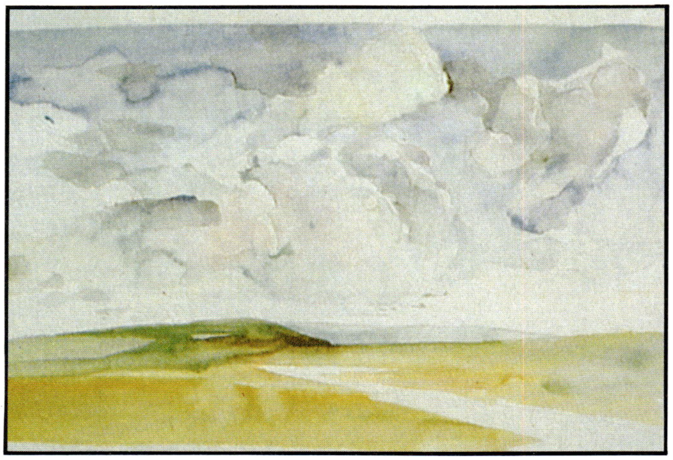

2: Er setzt den Bildaufbau mit nassen Lavierungen fort. Der Mittelgrund bleibt fürs erste recht hell und nimmt die warmen Rosatöne der Wolkenunterseite wieder auf.

3: Die Hügel links haben jetzt einen dunkleren Ton, so daß sie sich von den Hügeln in der Ferne abheben. Die Wolken wurden in mittlerem Paynesgrau, warmem Blaugrau und Rosa weiter ausmoduliert.

WOLKEN

In einem Landschaftsbild sollten Landschaft und Himmel immer zusammen und in ihrer Beziehung zueinander gesehen werden, denn die jeweiligen Lichtverhältnisse des Himmels – je nach Wolkendecke und Sonnenstand – üben direkten Einfluß auf die Farbtöne und Tonwerte der Landschaft aus. Formen und Farben der Wolken können auch einen wichtigen Bestandteil der Komposition bilden, sei es als Gegengewicht zu Formen im Vordergrund, sei es als Echo einer Form oder Farbe des Mittelgrundes.

Aquarellfarbe eignet sich gut zur Himmelsgestaltung, denn die Naß-in-Naß-Technik ermöglicht Effekte, die den Himmelsformationen sehr nahe kommen. Achten Sie aber darauf, daß sich nicht zu viele harte Ränder bilden, denn dann verlieren die Wolken ihre weichen, gerundeten Formen. Der Künstler hielt die Farben sehr leicht und flüssig. Er bestimmte die Wolkenformen mit dem Pinsel und baute ihre Plastizität dann aus mehreren Farbschichten auf. Er malte gleichzeitig auf der gesamten Bildfläche und nahm einige der warmen rosabraunen Farbtöne des Vorder- und Mittelgrundes in den Wolken wieder auf. Das gibt dem Bild einen stimmigen Zusammenhalt und vermeidet jede künstliche Trennung von Himmel und Land. Der Horizont liegt sehr tief, denn der Himmel bildet den Bildschwerpunkt.

4

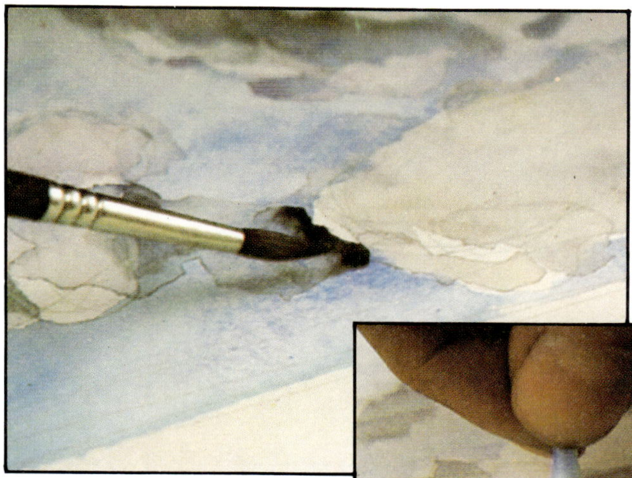

5

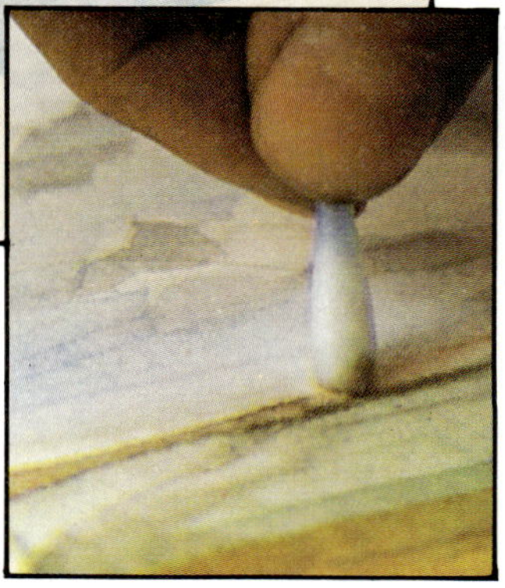

4: *Naß-in-naß mit etwas Paynesgrau werden die Wolken eingearbeitet. Die feinen Ränder, durch eingeschwemmte Farbe entstanden, werden geschickt genutzt, um den Wolken klare Konturen zu geben.*

5: *Hier sind Schwämme und Wattestäbchen besonders nützlich, um Ränder aufzulösen oder hellere Formen in eine bestehende Lavierung einzuzeichnen.*

6: *Letzte Akzente geben dem Bild seinen Zusammenhalt: Der Vordergrund wurde etwas betont, das Blau oberhalb der Wolken verstärkt, die dunkleren Töne von Land und Himmel halten ein angenehmes Gleichgewicht.*

DAS MATERIAL

- Bildträger: aufgezogenes Aquarellpapier, 25 x 35 cm.
- Pinsel und anderes: weicher Pinsel Nr. 4, 8, 12; Wattestäbchen.
- Farben: Ultramarinblau, Kobaltblau, Olivgrün, Siena gebrannt, Kadmiumgelb, Alizarinkrapplack, Paynesgrau, Rosa.

6

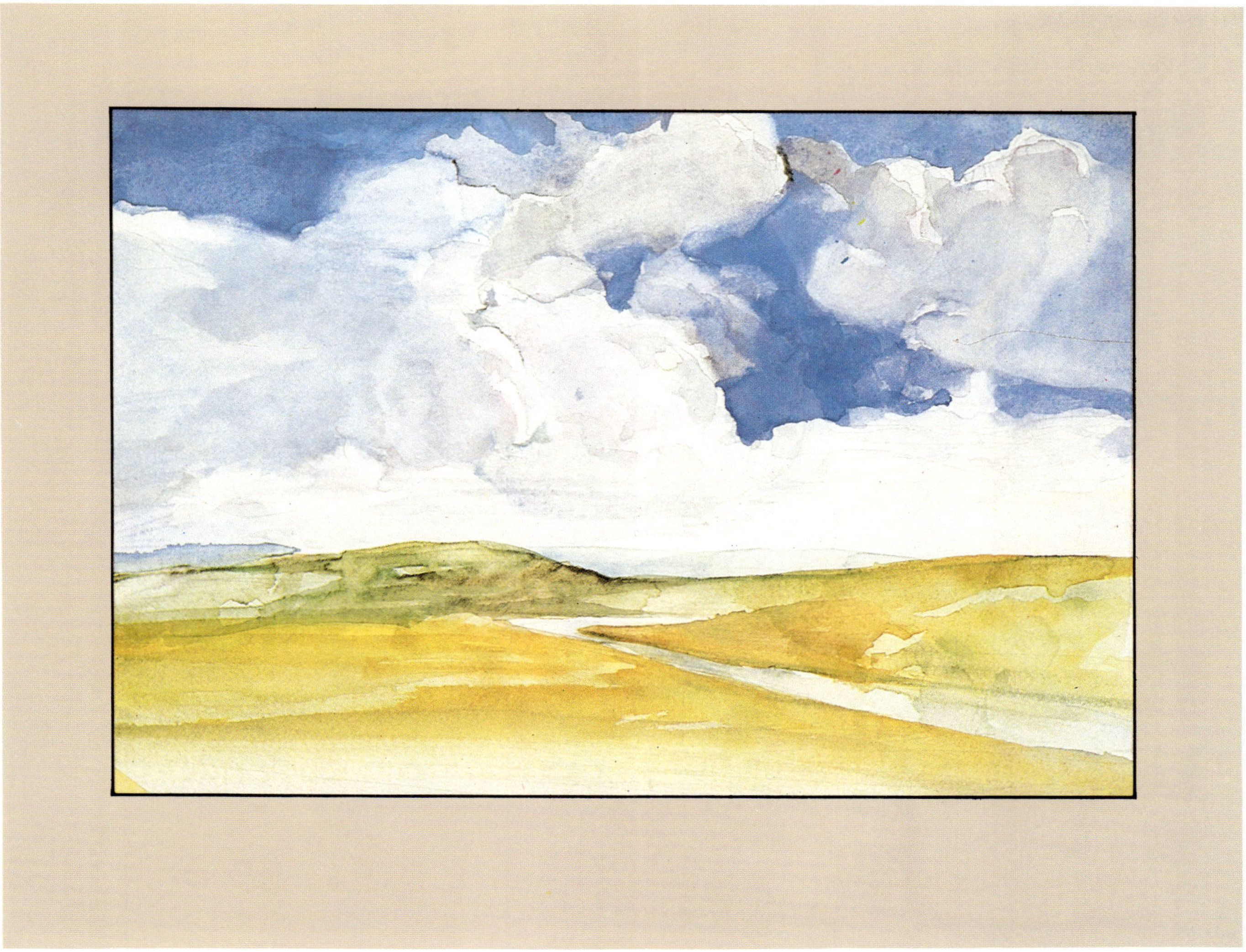

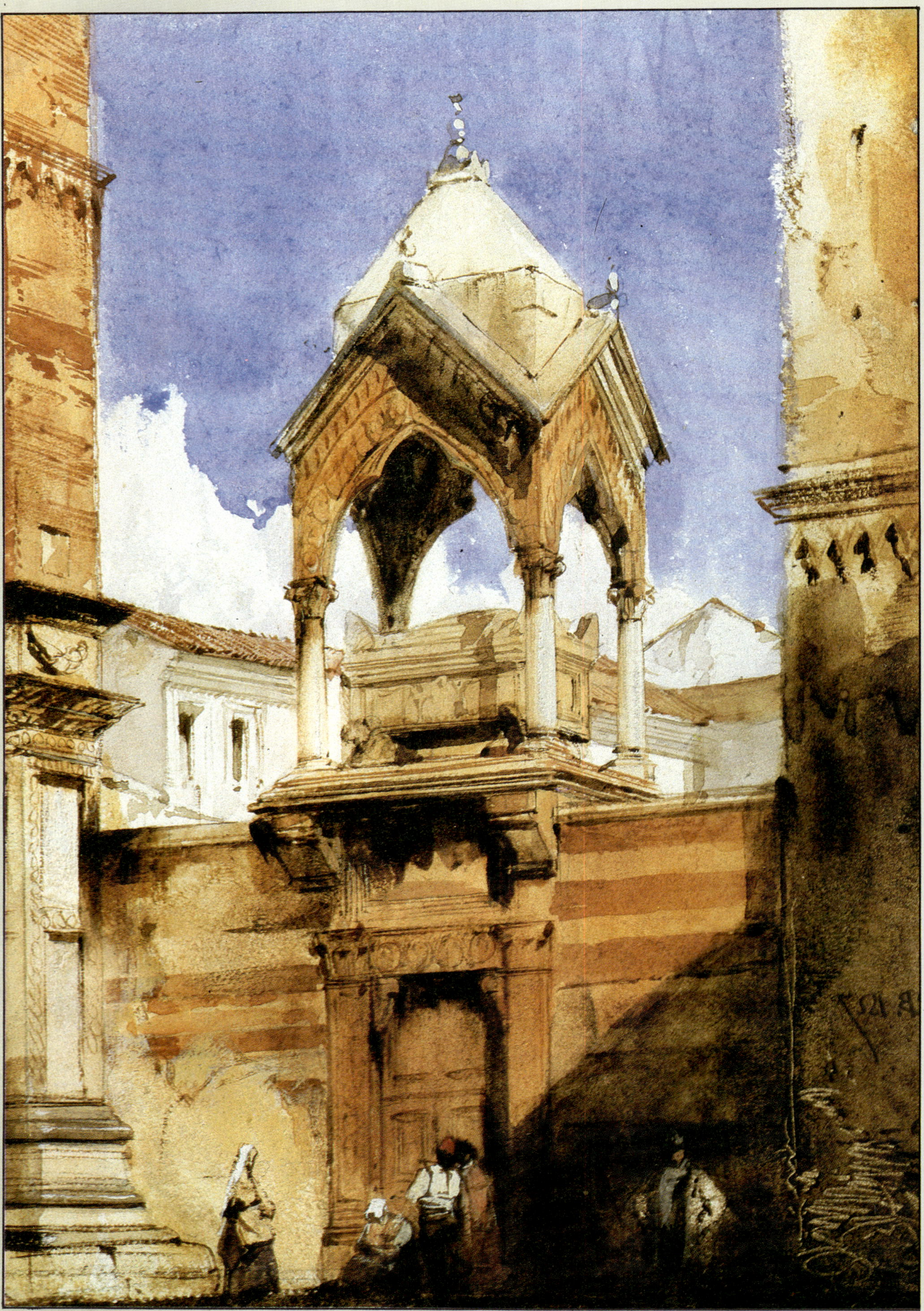

Kapitel sechs

Architektur-studien

Boningtons Aquarelle und Ölbilder fanden zu seinen Lebzeiten große Bewunderung. Bevor er sein Talent jedoch voll entfalten konnte, starb er im Alter von 26 Jahren an Schwindsucht. Er war ein ausgezeichneter Kolorist und ein wahrer Entdecker beim Malen von Aquarellen. Man sagt jedoch von ihm, er habe die Gesetze der Perspektive nie wirklich verstanden. Das Bild Grabmal von Castelbarco *ist von hinreichender Schlichtheit, um jede Schwäche in dieser Hinsicht zu kaschieren. Es überzeugt durch die kühne Dramatik seiner Formen und Farben.*

Bilder, deren Bildgegenstand Gebäude oder Gebäudegruppe sind, gelten allgemein als ein Zweig der Landschaftsmalerei. Es ist jedoch treffender, Architekturstudien und -gemälde als eigenes Genre zu verstehen, denn sie bieten ganz eigene Herausforderungen, nicht zuletzt durch die Komplexität der Perspektive. Natürlich müssen nicht alle Architekturstudien so präzise sein wie eine Bauzeichnung – das wäre nicht einmal wünschenswert. Das Malen eines Hauses, einer Kirche oder einer Ruine hat aber gewisse Ähnlichkeiten mit dem Anfertigen eines Portraits. Sie wollen ein bestimmtes Haus malen, weil Sie von seiner Form, Farbigkeit oder Stimmung angezogen sind, und deshalb ist es wichtig, Proportionen und Perspektive richtig zu treffen, genau wie bei den Gesichtszügen.

DIE TOPOGRAPHISCHE TRADITION

Vor der Zeit der großen Landschaftsaquarellisten des späten 18. und frühen 19. Jahrhunderts wurde Aquarellfarbe hauptsächlich für rasche Skizzen und topographische Zeichnungen verwendet, d. h. für die genaue, wirklichkeitsgetreue Abbildung von Landschaften und Gebäuden. Viele dieser Zeichnungen und Skizzen dienten als Vorlage für Stiche und Radierungen. Sie waren kaum mit malerischen Mitteln gestaltet, ihr flächiger Farbauftrag belebte oft nur die meistens mit Feder und Tinte ausgeführten Zeichnungen. Im 19. Jahrhundert wurde das Reisen zu einer relativ einfachen Angelegenheit, wodurch sich auch das Interesse für die ausländische Architektur belebte. Zerfallene mittelalterliche Ruinen, Überreste römischer Bauten und malerische alte Städte wurden zu bevorzugten Motiven. Zu der Zeit war auch die Aquarellmalerei in ein experimentierfreudiges, expressives Stadium eingetreten, die Künstler wollten Stimmung und Atmosphäre der Gebäude einzufangen und nicht nur ihre äußere Erscheinung im Detail wiedergeben wie ein Architekt oder Zeichner. Boningtons *Grabmal von Castelbarco* und Turners *Tintern Abbey* bilden die Gebäude zwar genau und korrekt ab, sind aber zugleich lebendig und kraftvoll. Sie verknüpfen die topographische Tradition mit dem poetischen Landschaftsbild.

PRAKTISCHE TIPS

Um ein Gebäude stabil und überzeugend aussehen zu lassen, braucht man zwar gewisse Kenntnisse der Perspektive, für eine gute Vorzeichnung jedoch ist die präzise Beobachtung fast noch wichtiger. Arbeiten Sie am besten immer direkt vor Ort. Fotos, die stets die Perspektive verzerren, sind nicht gerade das beste Referenzmaterial für architektonische Motive. Das Foto einer gewöhnlichen Sofortbildkamera mit Weitwinkelobjektiv (35–45 mm Brennweite) läßt ein hohes Gebäude niedriger und breiter wirken, und Details im Schatten, z. B. ein Gesims unter der Traufe, sind wohl kaum zu erkennen.
Früher engagierten Aquarellmaler gelegentlich professionelle Zeichner für ihre Zeichnungen und fügten hinterher lediglich die Farben ein! Wir müssen uns schon selbst die bei einem komplizierten Motiv zeitraubende Mühe machen. Zum Glück kann die Zeichnung an einem Tag angefertigt (wechselndes Licht übt hier keinen Zeitdruck aus, weil die Farbe keine Rolle spielt) und das Bild an einem anderen Tag oder auch im Atelier gemalt werden. Dort können Sie auch ein Foto benutzen, aber bitte nur zur Erinnerung an die Farben!
Ein kleines Lineal ist eine sinnvolle Ergänzung Ihrer üblichen Ausstattung, um damit Winkel und Linien zu überprüfen oder Hilfslinien damit zu ziehen. Nicht alles muß unbedingt freihändig gezeichnet werden. Die etwas zu geraden Linien des Lineals werden später von der Farbe verdeckt. Proportionen werden mit der Bleistift-Daumen-Methode gemessen und alle Maße im Laufe der Arbeit immer wieder überprüft.

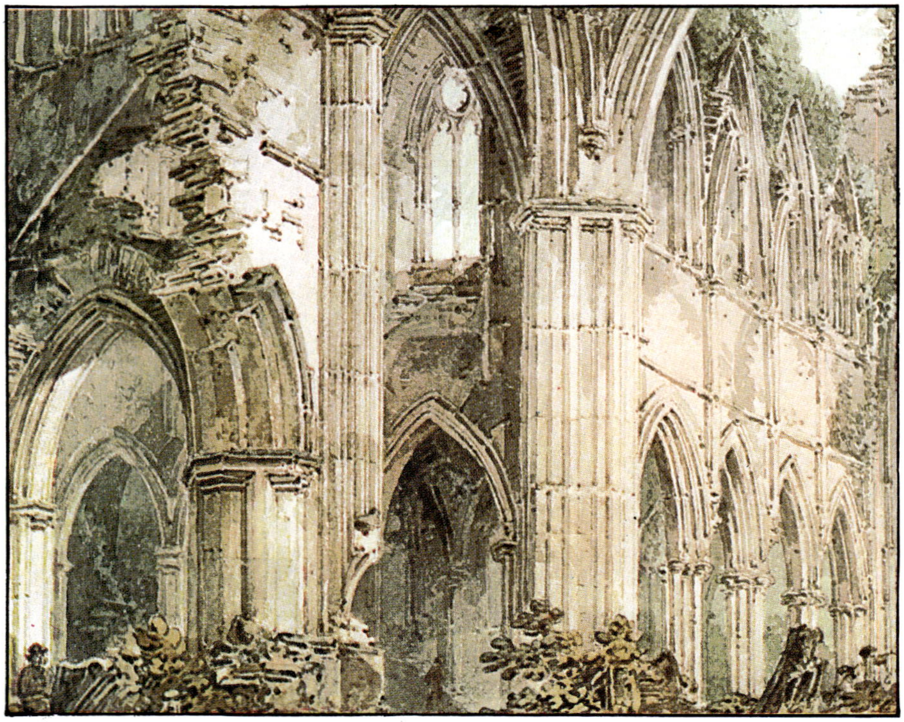

Turner war in jedem Zweig der Malerei zu Hause. Die komplizierten Details eines Gebäudes gelangen ihm genauso gut wie atmosphärische Landschaftsbilder. Dieser Ausschnitt seiner Studie von Tintern Abbey *zeigt sowohl die Präzision eines topographischen Zeichners als auch die Sensibilität des Malers für Stimmung, Tonwerte und Farben.*

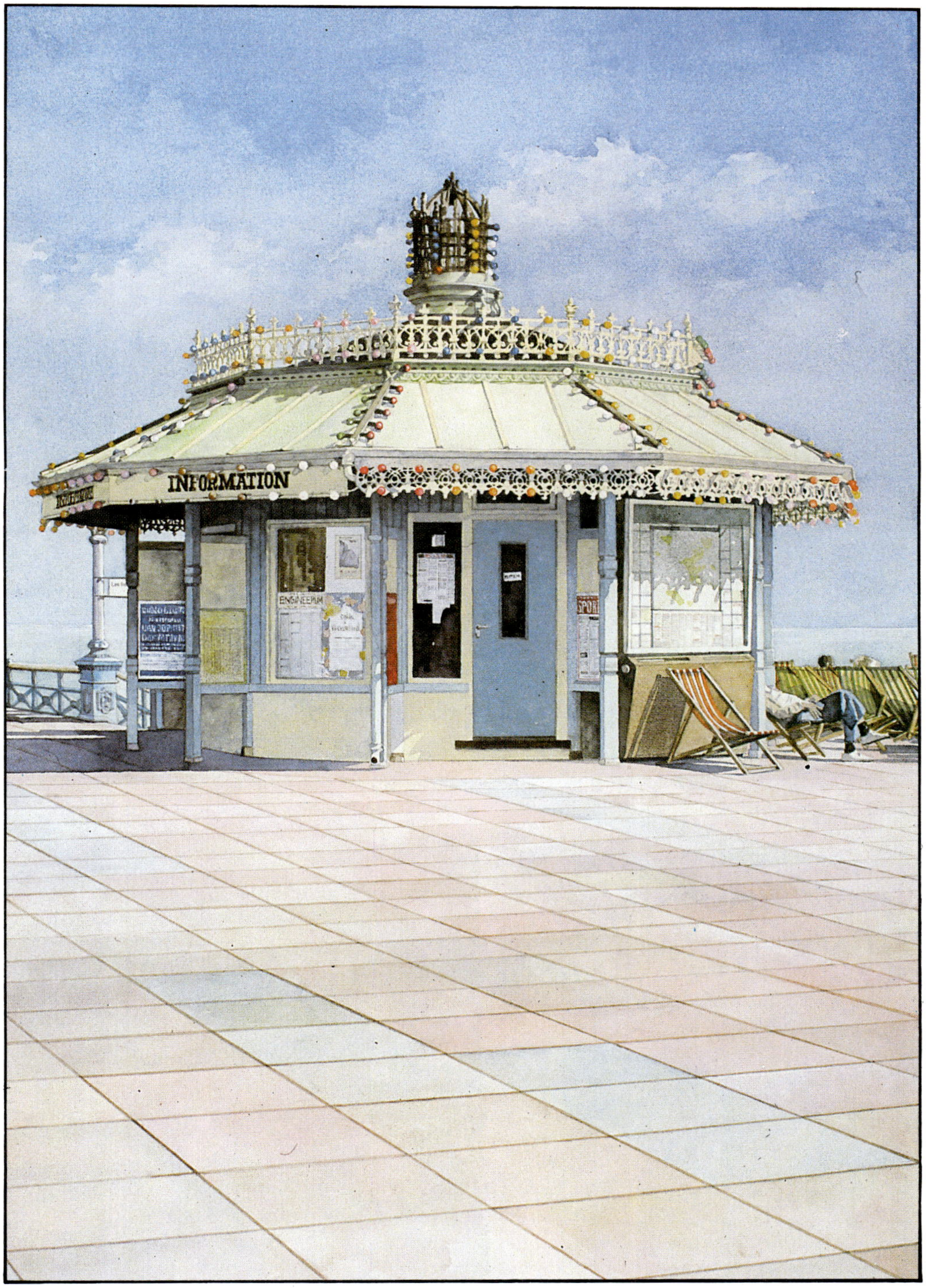

Seepavillon *von Moira Clinch ist ein gutes Beispiel für eine fein ausgearbeitete Architekturstudie, der trotzdem keineswegs die Frische und Leichtigkeit einer spontanen Skizze fehlt. Licht und Schatten sind klug verteilt. Die klaren, frischen und hellen Farben des regelmäßigen Pflasters bilden einen guten Kontrast zu den dunkleren Blautönen des Himmels und des Gebäudes. Der Pavillon selbst ist detailliert wiedergegeben, und trotzdem wirkt er an keiner Stelle überladen.*

Haben Sie erst zu malen begonnen, können Sie viel freier arbeiten und Details abändern, um die Komposition zu verbessern. Architektur verlangt ein systematischeres Arbeiten als eine Landschaft. Die Konturen sollten klar und deutlich sein. Lassen Sie also jede Lavierung trocknen, bevor Sie weiterarbeiten. Um alle Partien auszufüllen, können Sie die Unterlage entsprechend drehen. Sind die ersten Lavierungen aufgetragen, lassen sich die Oberflächenstrukturen von Mauerwerk oder Steinen mit einer der in Kapitel drei beschriebenen Techniken und präzise Details mit einem feinen Pinsel einarbeiten. Letzte Akzente werden häufig mit Bleistift oder Feder und Tinte gesetzt, um dem Bild eine klare Definition zu geben. Gehen Sie aber vorsichtig damit um, denn eine dicke schwarze Linie kann ein zartes Bild leicht zerstören.

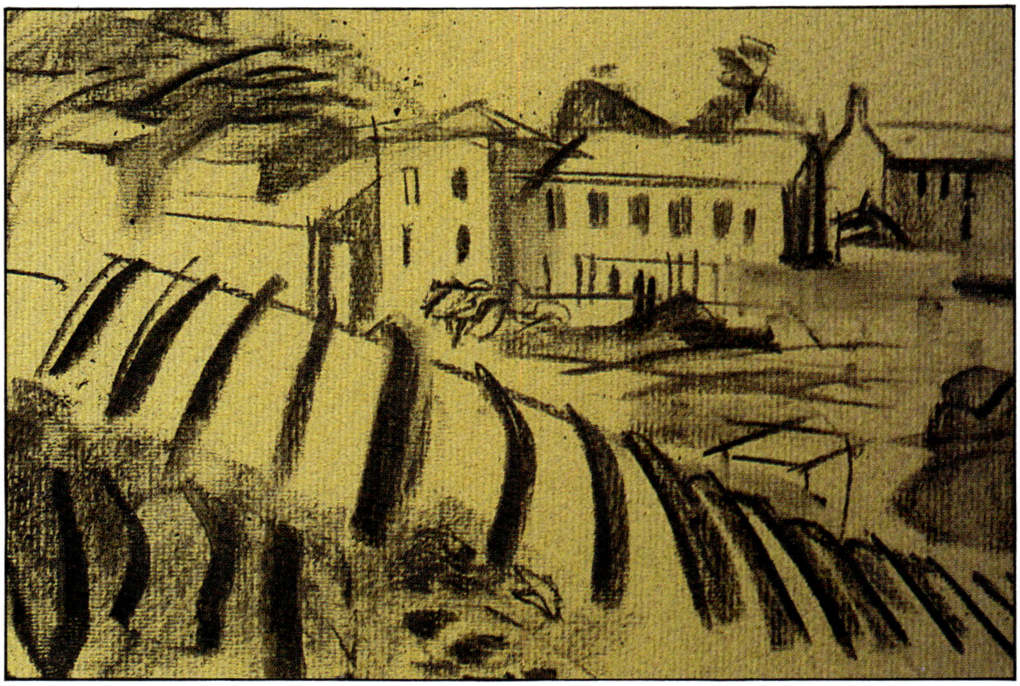

1. Wenn man vor Ort malt, fertigt man am besten zuerst einige Vorstudien an, um seine Vorstellungen zu ordnen. Die wichtigsten Landschaftselemente müssen ausgewählt werden. Widerstehen Sie der Versuchung, alles abzumalen, was zu sehen ist.

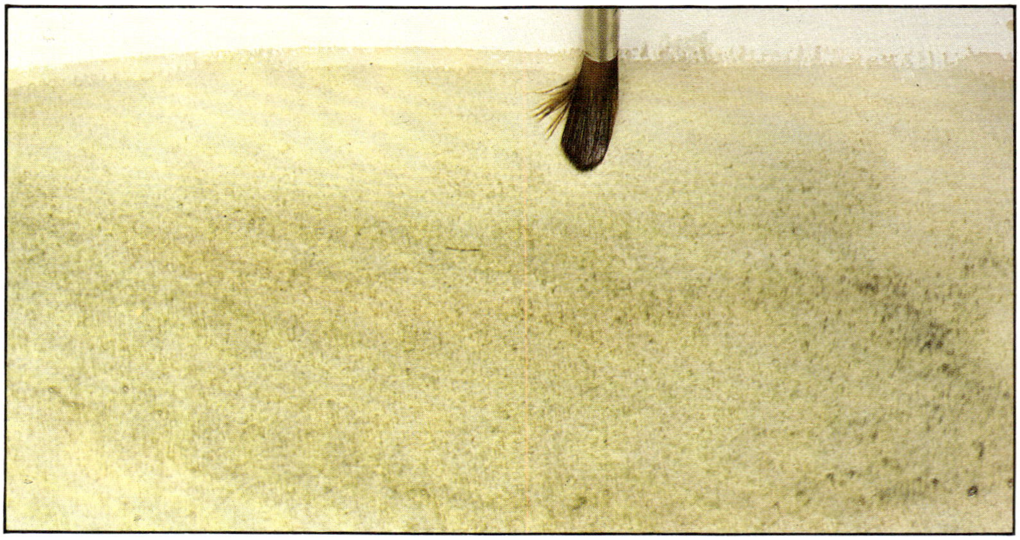

2. Zuerst lavierte der Künstler den Vordergrund in einem neutralen Ton, einer Mischung aus Umbra natur, Preußischblau und Permanentgelb. Dann legte er eine zweite Lavierung im gleichen Ton darüber, um feine Hell-Dunkel-Abstufungen und Struktur in die Partie zu bekommen.

WEINBERG IN ITALIEN

Dieses Bild ist eher eine Landschafts- als eine Architekturstudie. Die Gebäude sind nur eine von mehreren Formen in der Landschaft und nicht das Hauptmotiv. Sie sind recht skizzenhaft behandelt; ihr Reiz liegt in den Lichtreflexionen der Wandflächen und dem Farbkontrast zwischen den roten Dächern und dem Grün des Blattwerks. Obwohl die Häuser nicht sehr detailliert ausgeführt sind, bestimmen sie doch einen großen Teil des Bildinhalts, und das Bild ist auf sie fokussiert. In Perspektive und Proportion sind sie stimmig genug ausgearbeitet, um stabil und überzeugend zu wirken.

Das Bild wurde vor Ort gemalt, der Künstler fertigte jedoch zuerst eine Kohlezeichnung an, um sich das Motiv klarzumachen und zu verstehen, wie es am besten umzusetzen wäre. Er plazierte die Häusergruppe etwas höher als auf der Skizze, so daß der Himmel fast verschwand, und verstärkte die großzügige Linienführung des Weinbergs im Vordergrund, um den Blick ins Bild hinein-, auf die Häuser zuzuführen. Das Bild ist ein gutes Beispiel dafür, wie ein Künstler Elemente vernachlässigen, betonen oder abändern kann, um eine interessante und lebendige Komposition zu schaffen. Der bewegte Hintergrund mit den verschiedenen Farben und Formen von Wänden, Dächern und Blattwerk wird von den kräftigen, regelmäßigen und geradlinigen Strukturen im Vordergrund kontrastiert und verleiht dem Bild damit insgesamt eine frische Dynamik. Auch Komplementärfarben sind beispielhaft eingesetzt: Das Rot der Dächer bildet ein lebhaftes Zusammenspiel mit dem grünen Blattwerk.

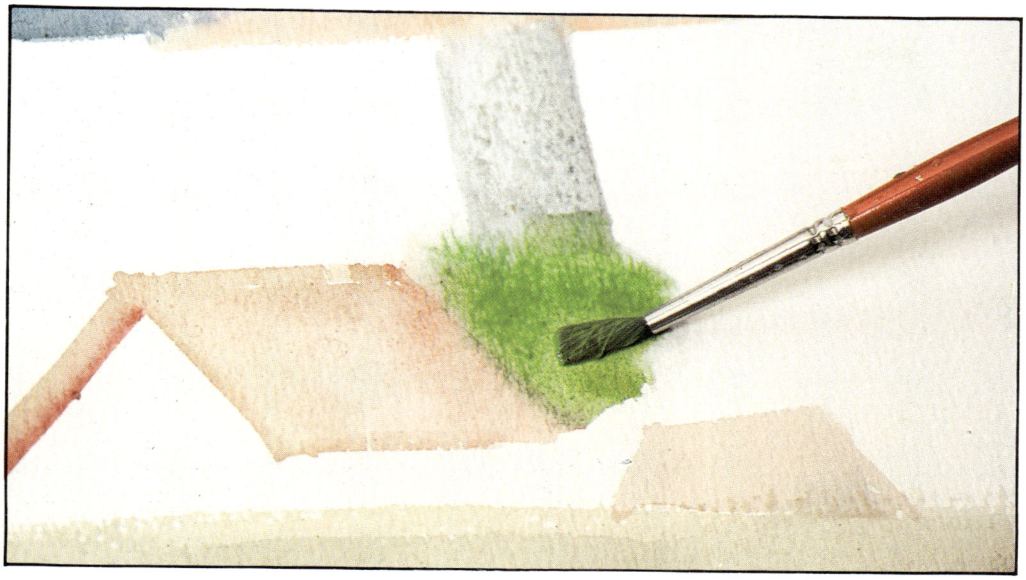

3. Nachdem der Künstler großflächige, aber genau plazierte Lavierungen für die Dächer und die Häuserwände im Schatten aufgelegt hat, fügt er eine Partie in locker aufgetragenem Hellgrün als Komplementärfarbe ein und legt sich damit auf eine bestimmte Tonigkeit fest.

LAVIEREN UM EINE UNREGELMÄSSIGE FORM HERUM

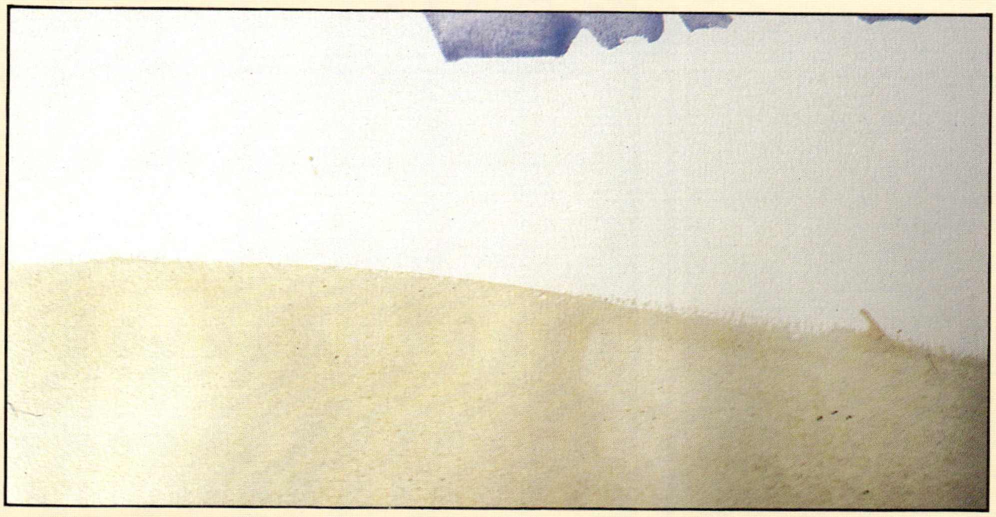

4. Hier mußte die Lavierung um eine komplizierte Form, die Dächer rechts im Bild, herumgeführt werden. Der Künstler befeuchtete dazu nur die Fläche für den Farbauftrag und setzte die Farbe hinein.

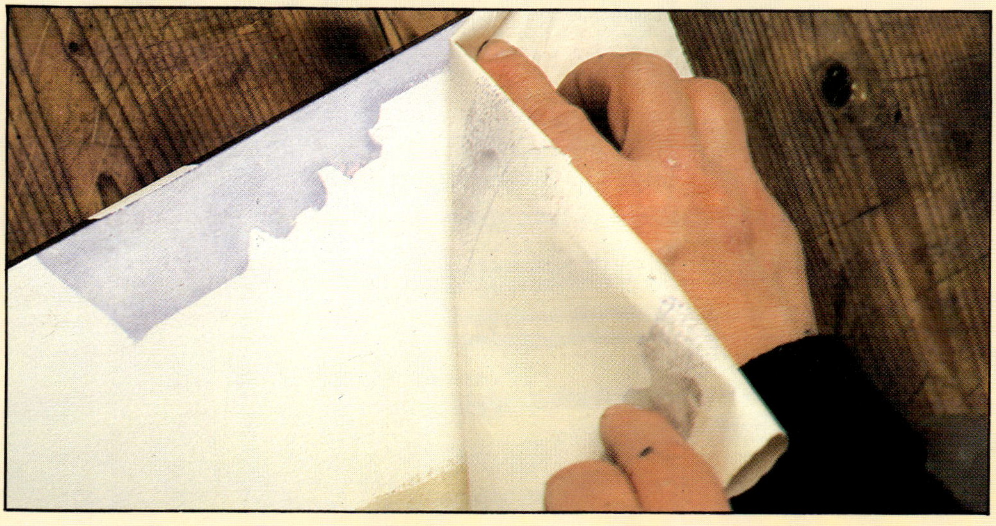

5. Dann tupfte er die Partie mit Haushaltspapier ab, um überschüssige Farbe aufzunehmen, den Ton aufzuhellen und eine ungleichmäßige Oberfläche zu gestalten

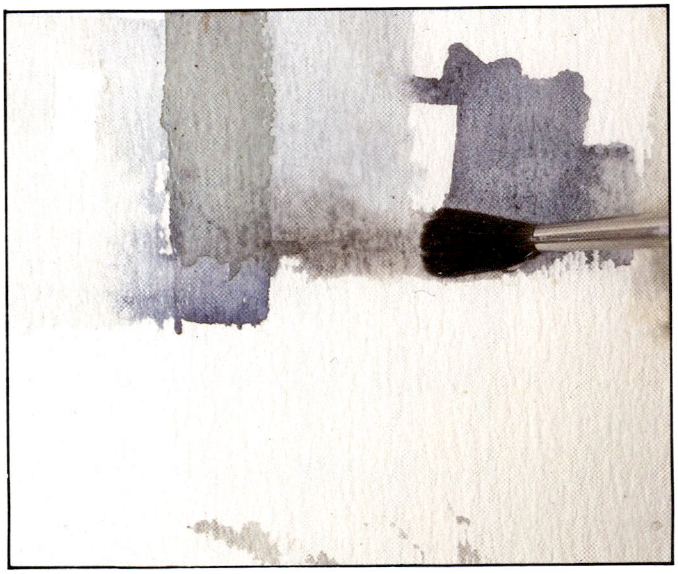

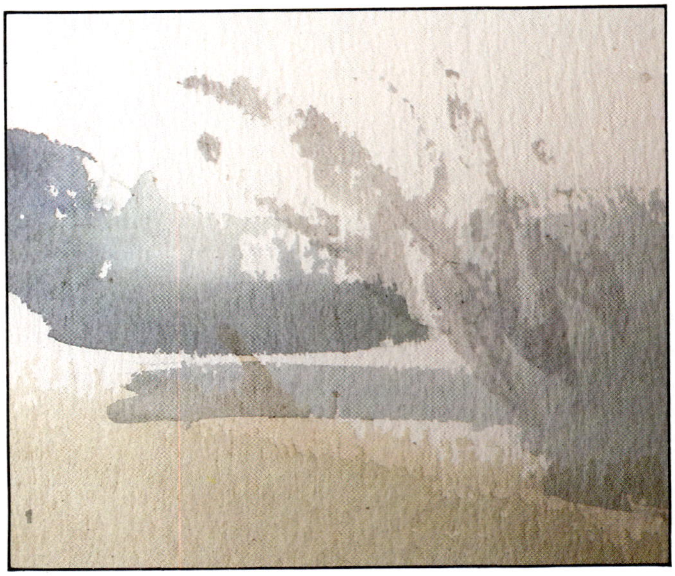

6. Hier werden die Gebäudeschatten definiert. Die Farben dürfen dabei auf dem Blatt ineinanderlaufen, denn das erzeugt weiche Übergänge.

7. Der Künstler vermalte Preußischblau und Paynesgrau, um starke Hell-Dunkel-Kontraste zu erhalten.

8

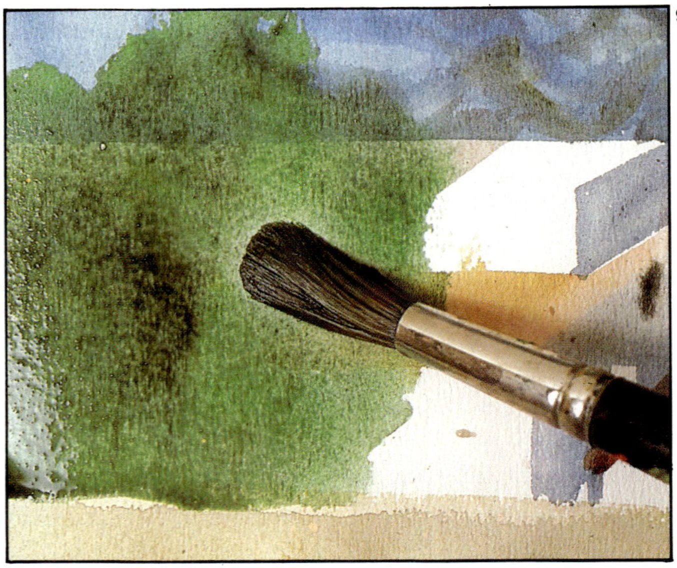

9

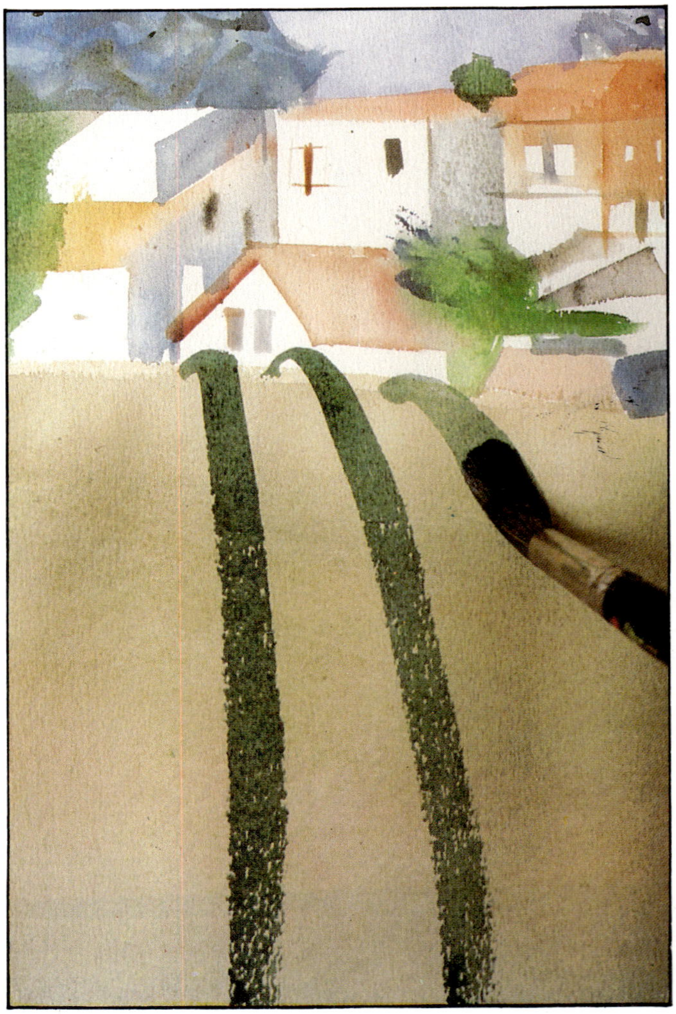

8. Die ganze Zeit über wurde die Farbe recht flüssig gehalten; die Papieroberfläche selbst spielt für die Gesamtwirkung eine wichtige Rolle. Hier wird mit einem großen, weichen Pinsel Dunkelgrün auf das Hellrot der Dächer und das Blau des Himmels aufgetragen. Die Farben blenden weich ineinander.

9. Kräftige Pinselstriche bilden die Reihen der Rebstöcke. Dunklere Stellen hier und da deuten Schatten an, ohne sie genau zu definieren. Die starken Hell-Dunkel-Kontraste schieben den Vordergrund auf die Mitte der Bildfläche.

10
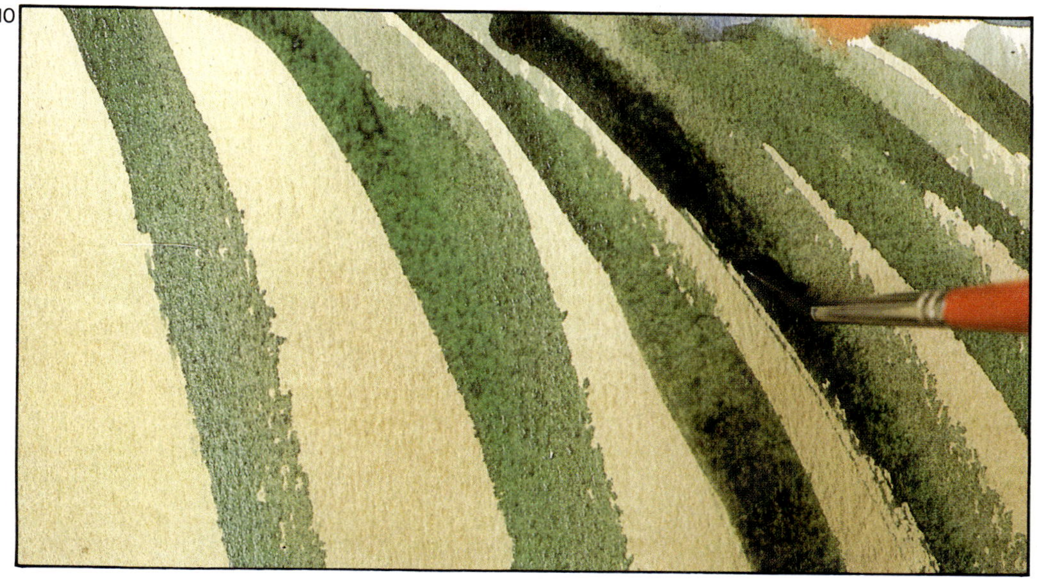

10. Die Weinstöcke werden mit Grüner Erde und Paynesgrau verstärkt. Schatten sind nicht bloß dunklere Schattierungen desselben Farbtons, sondern haben eigene Farben.

DAS MATERIAL

- Bildträger: fertig aufgezogenes, kaltgepreßtes Aquarellpapier, 30 x 40 cm.
- Pinsel: Rotmarderpinsel Nr. 4, 11.
- Farben: Umbra natur und gebrannt, Paynesgrau, Grüne Erde, Hookersgrün, Lichter Ocker, Permanentgelb, Preußischblau, Kadmiumrot.

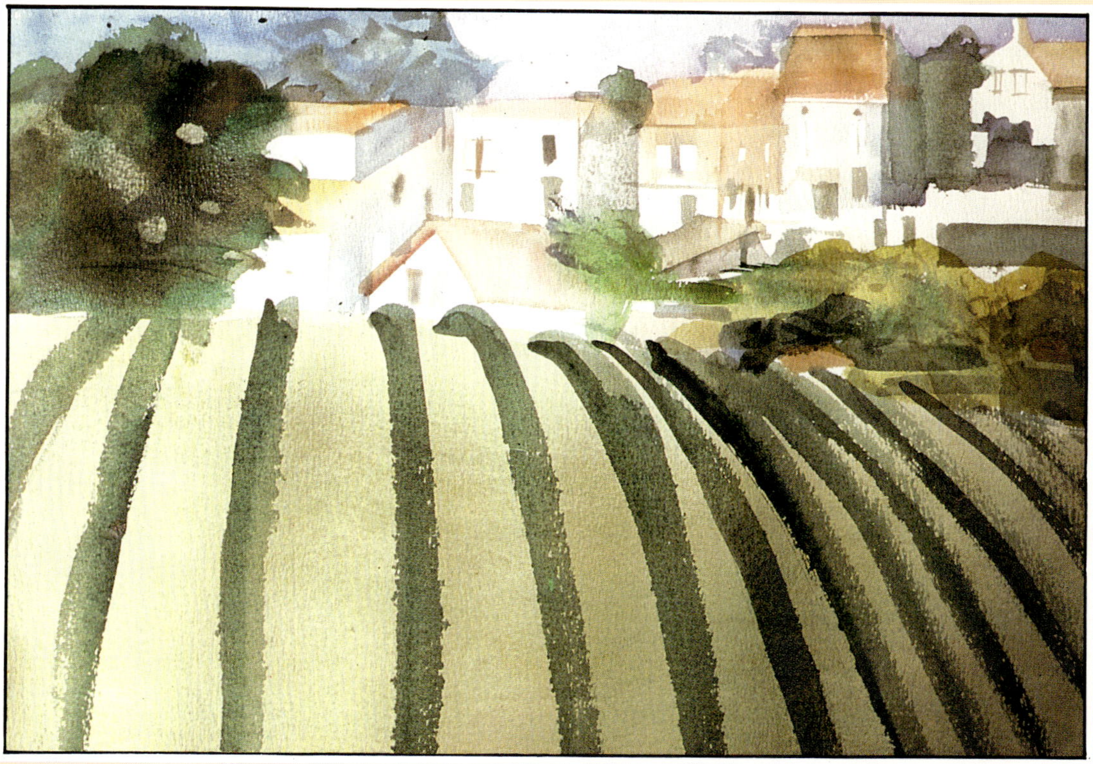

KIRCHE IN FRANKREICH

Gebäude stellen den Künstler und besonders den Aquarellisten vor ganz spezifische Probleme und erfordern einen präzisen und systematischen Ansatz. In diesem Bild ist die Kirche das Zentralmotiv und nicht nur eine Form in der Landschaft; deshalb muß ihre Perspektive überzeugen, die Linienführung klar und deutlich sein und die Struktur und Beschaffenheit des Mauerwerks mit zum Ausdruck kommen.

Der Künstler ging sehr planmäßig vor. In einer sorgfältigen Umrißzeichnung mit spitzem Bleistift und Lineal legte er die wichtigsten Partien fest, um die erste Lavierung sicher plazieren zu können. Dann legte er zwei flächige Lavierungen an: die erste über die Himmelspartie, die zweite, sehr helle über das Gebäude selbst. Als nächstes überlegte er, wie die Mauerstruktur am besten herauszuarbeiten war, und entschied sich für Rubbelkrepp, das mit etwas ungleichmäßigen Pinselstrichen aufgetragen wurde. Nach dem Trocknen lavierte er mit braungrüner Farbe darüber und entfernte die Maskierung. Um die Pinselstriche herum blieben farbige Linien zurück. Später wurde die Steinstruktur durch verspritzte Farbe intensiviert, Details wie Zifferblatt und Zeiger wurden mit spitzem Bleistiftstrich klar konturiert. Die scharf abgegrenzten Licht- und Schattenpartien verleihen dem Bild eine angenehme Frische. Die Schattenpartien bilden klare Blöcke; das Bild zeigt deutliche Farbkontraste, z. B. in dem kleinen runden Baum vor der Kirche. Der Künstler schränkte auch die Anzahl der Details ein, das Bild hätte sonst verspielt und unordentlich gewirkt. Der Himmel bietet zwar genug Abwechslung, um nicht langweilig zu wirken, zeigt jedoch auch keine deutlichen Wolkenformen. Eine schlichte flächige Lavierung beschreibt das Ziegeldach.

1
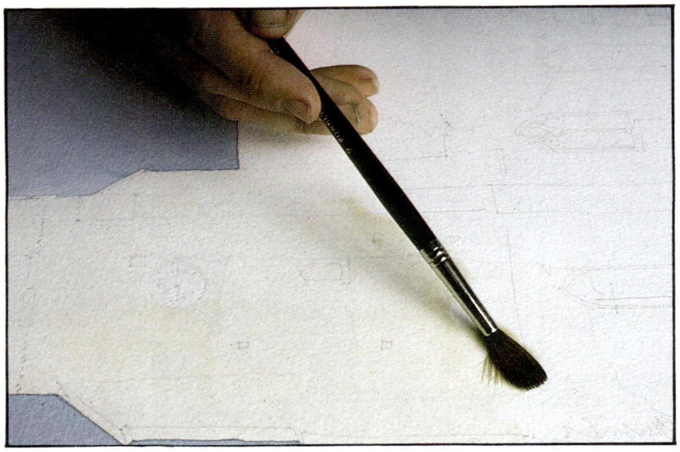

2
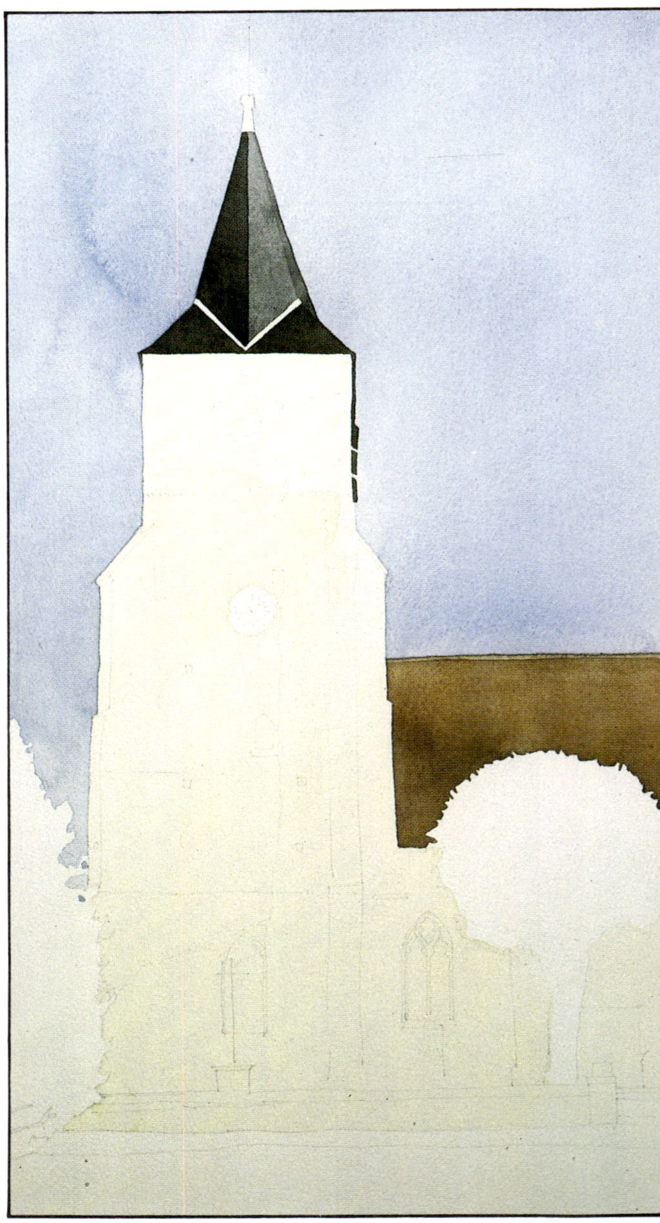

1 *und* **2:** *In die genaue Umrißzeichnung wurden eine fast flächige Lavierung über die Himmelspartie und eine hellere über das Gebäude gemalt: Bestimmung des mittleren Tonwerts, Orientierung für den Tonwert des Kirchturms.*

3
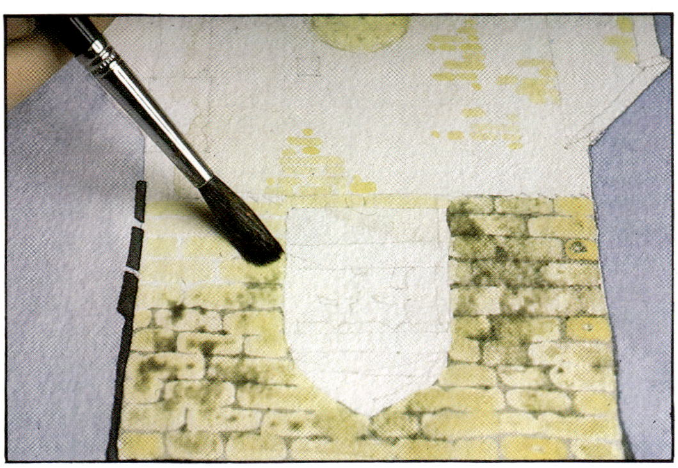

3: *Nach dem Trocknen: Abdeckung der Steinpartien mit Maskierflüssigkeit. Nach dem Trocknen Überlavierung der gesamten Turmpartie mit bräunlicher Farbe, die zwischen den Pinselstrichen vom Papier aufgesogen wurde.*

4 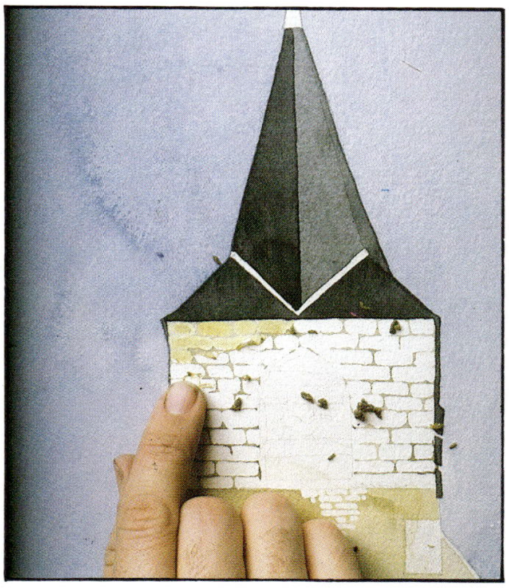

5 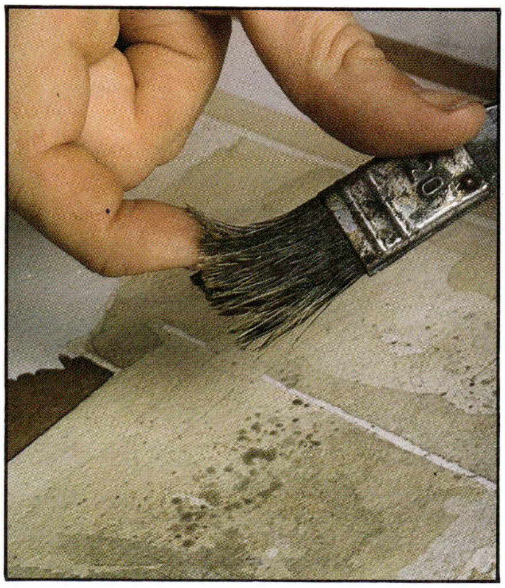

4: *Hier wird die Maskierflüssigkeit mit dem Finger abgerubbelt. Die unregelmäßigen Linien der dunklen Farbe bleiben zurück und suggerieren das Mauerwerk. Diese Methode ist effektiver, als die Linien einzumalen, und sieht auch viel natürlicher aus, weil die Linien etwas unregelmäßig werden.*

5: *Farbe wird verspritzt, um die Steinstruktur weiter herauszuarbeiten. Manchmal muß man dabei die umliegenden Partien abdecken, damit sie keine Farbe abbekommen. Dieser Künstler arbeitet jedoch häufig mit der Spritztechnik und traut sich die Kontrolle der Farbe zu.*

6 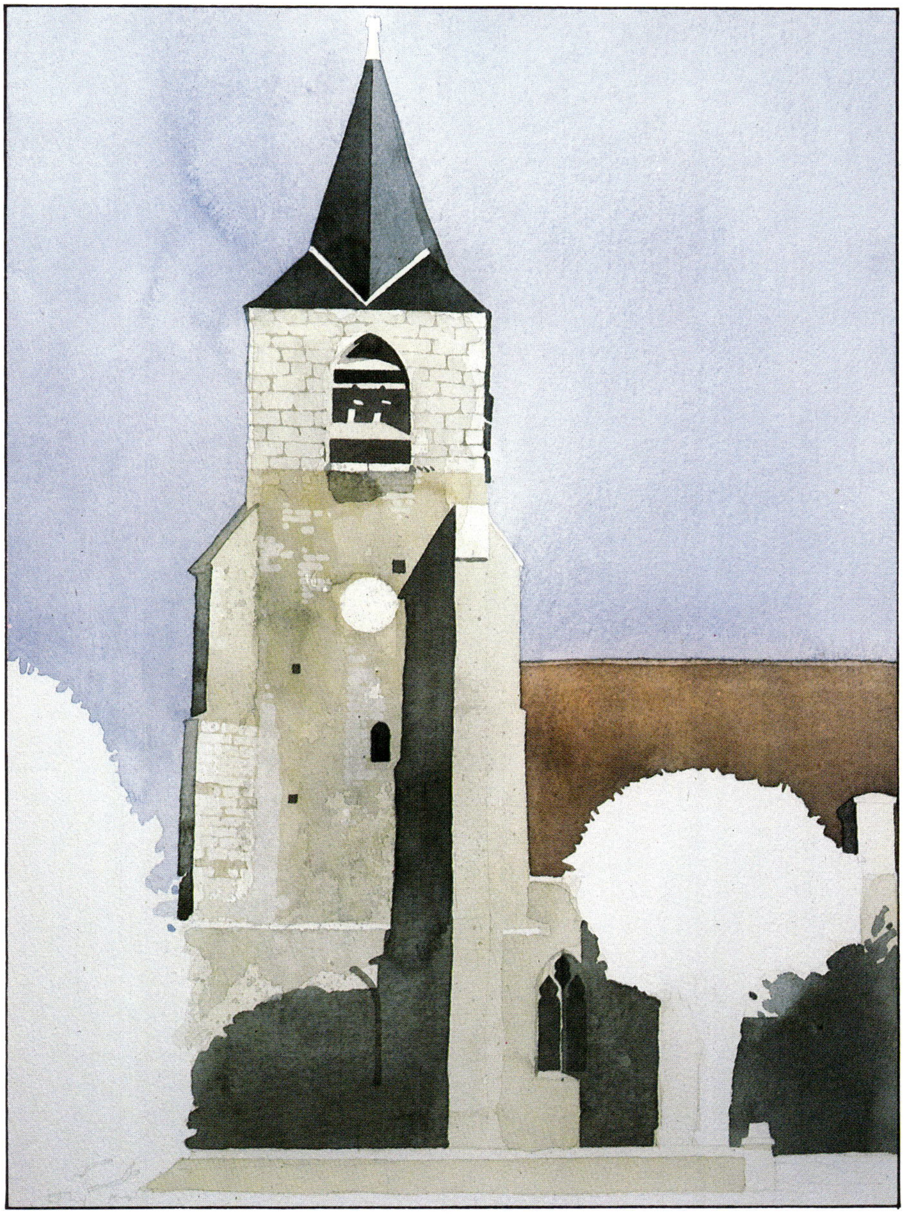

6: *Jetzt fehlen nur noch die dunklen Bäume und das Gras im Vordergrund. Der Künstler hat dieses Bild Stück für Stück aufgebaut. Um die Formen klarer hervortreten zu lassen, mußte er ein Überlappen der Farben vermeiden. Von diesem Vorgehen kann man Anfängern nur abraten, denn es ist schwierig, die Tonwerte und Farbtöne ohne ihr farbliches Umfeld richtig einzuschätzen.*

7
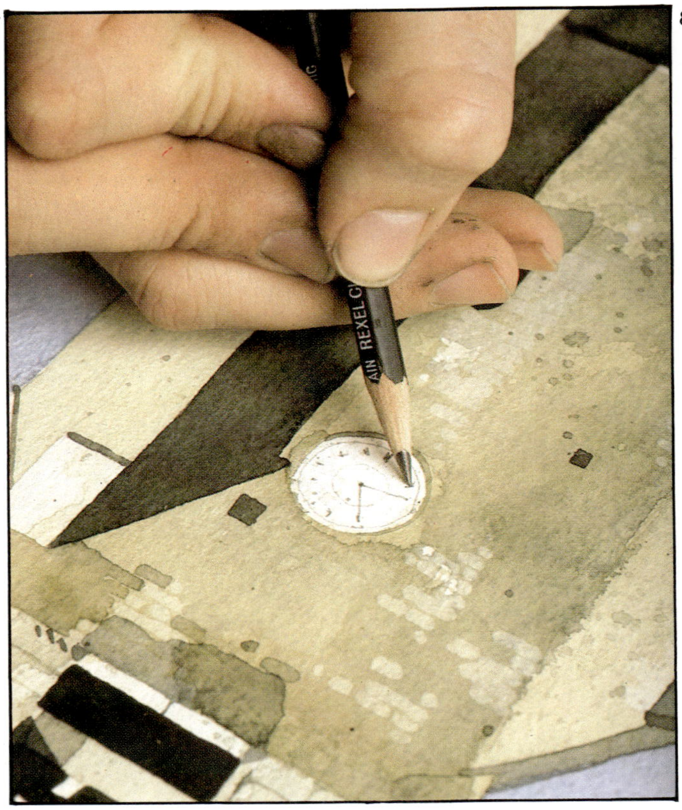

8
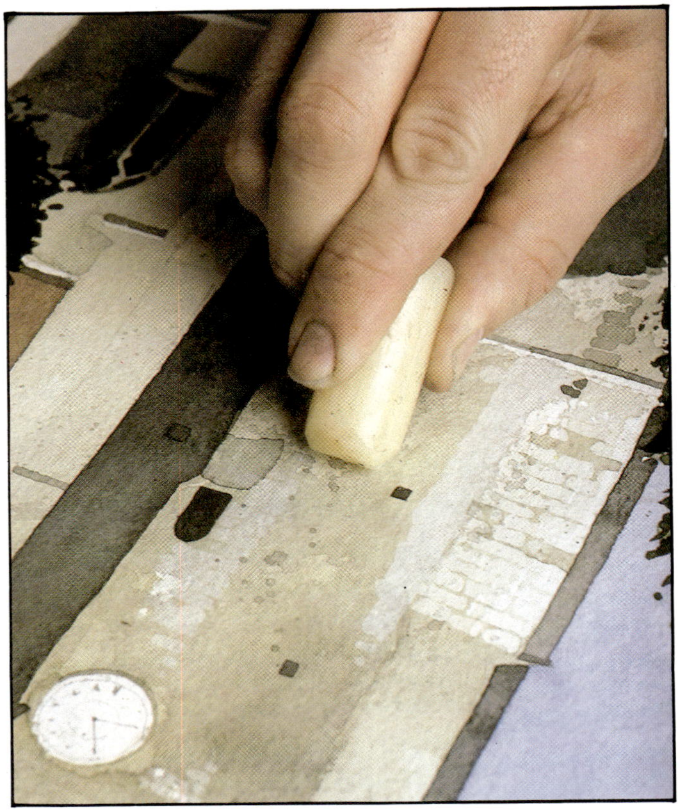

7: *Hier werden gerade Zifferblatt und Zeiger der Turmuhr mit einem spitzen Bleistift auf die Untergrundlavierung gezeichnet.*

8: *Kerzen und Wachsmalstifte zum Strukturieren können wie Rubbelkrepp verwendet werden. Die Wachsschicht wird dann jedoch vor der letzten Lavierung aufgetragen.*

9
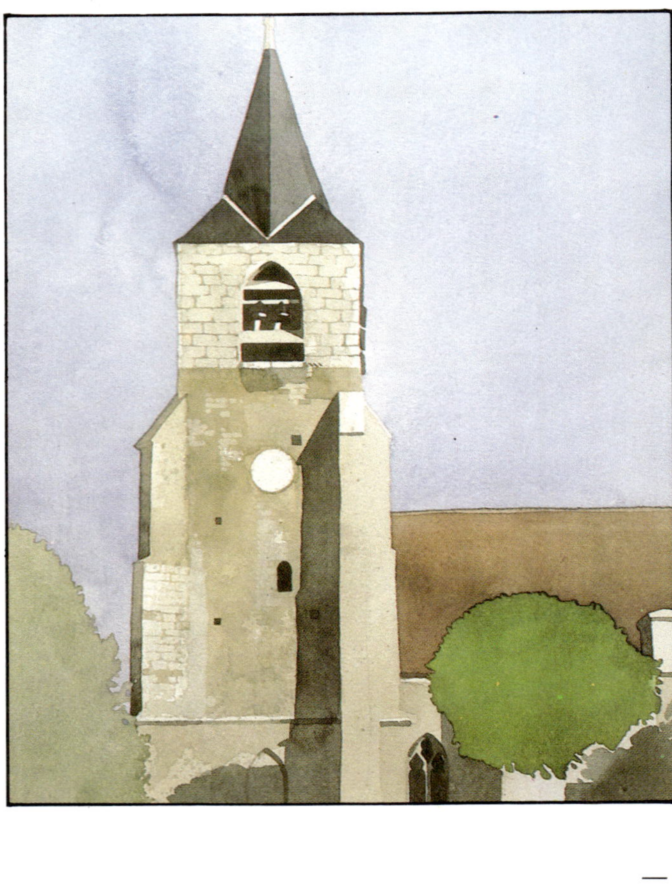

10
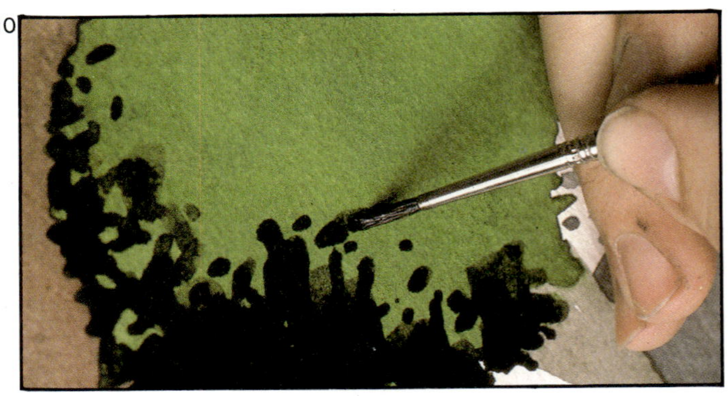

9: *Mittlere Töne für das Gras bilden den Gegenpart zu dem Rotbraun des Ziegeldachs.*

10: *Die Schattenseite des Baumes wird mit einem feinen Pinsel und sehr dicker, dunkelgrüner Farbe bearbeitet.*

11: *Der Baum links wird nachgedunkelt, der gerade, dunkle Schatten im Vordergrund gemalt. Am Fuß der Kirche wurden noch zwei kleine Bäume eingefügt.*

DAS MATERIAL

- Bildträger: aufgezogenes Bockingford-Papier 200 lb.
- Pinsel: Rotmarderpinsel Nr. 2, 7, 9; 2,5 cm breiter Borstenpinsel für Spritztechnik.
- Farben: Kobaltblau, Saftgrün, Lichter Ocker, Umbra natur, brauner Krapplack, Paynesgrau, Elfenbeinschwarz.
- Weiteres: Rubbelkrepp, Kerze, Wasser mit Gummiarabikumzusatz.

11

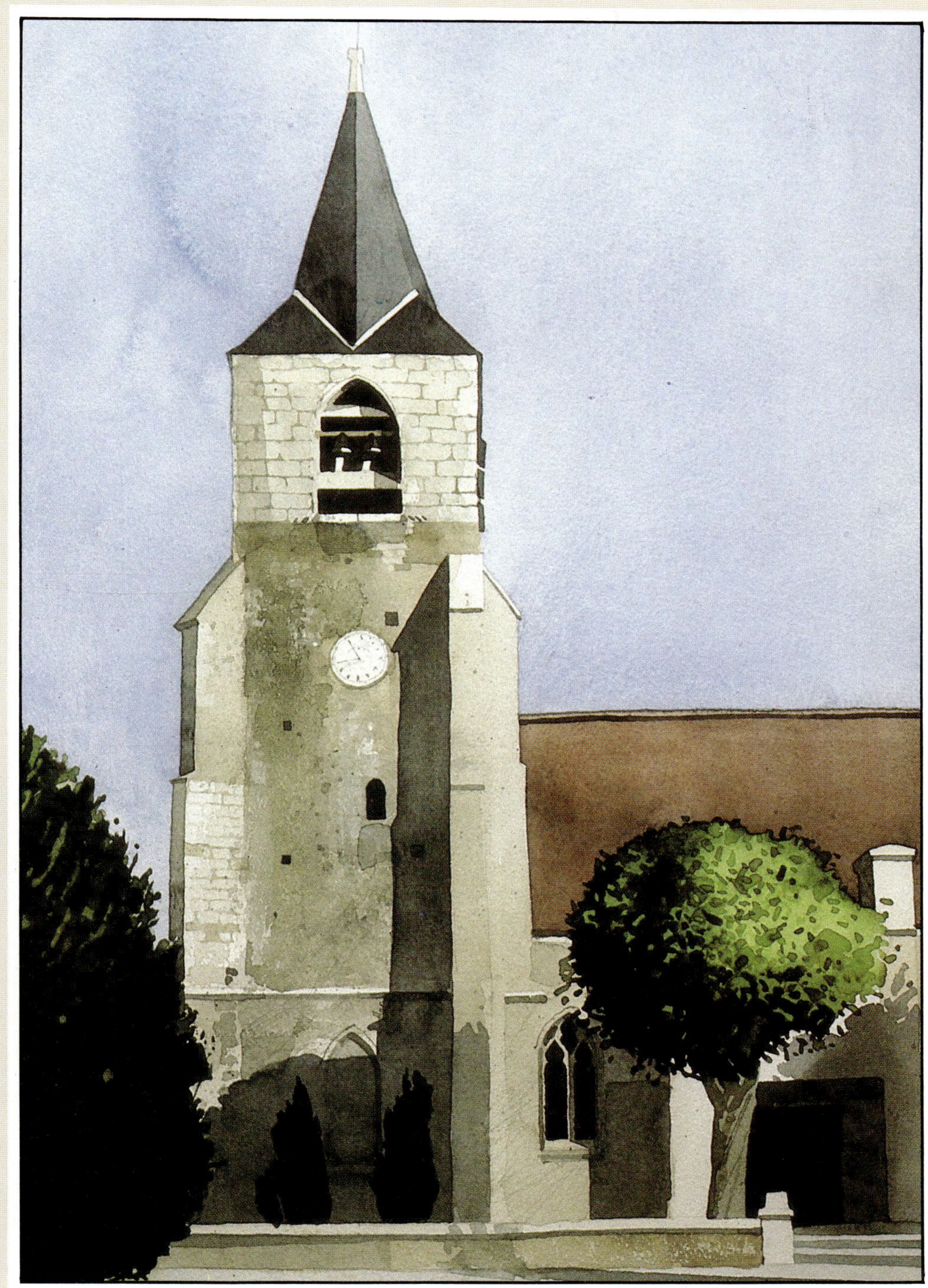

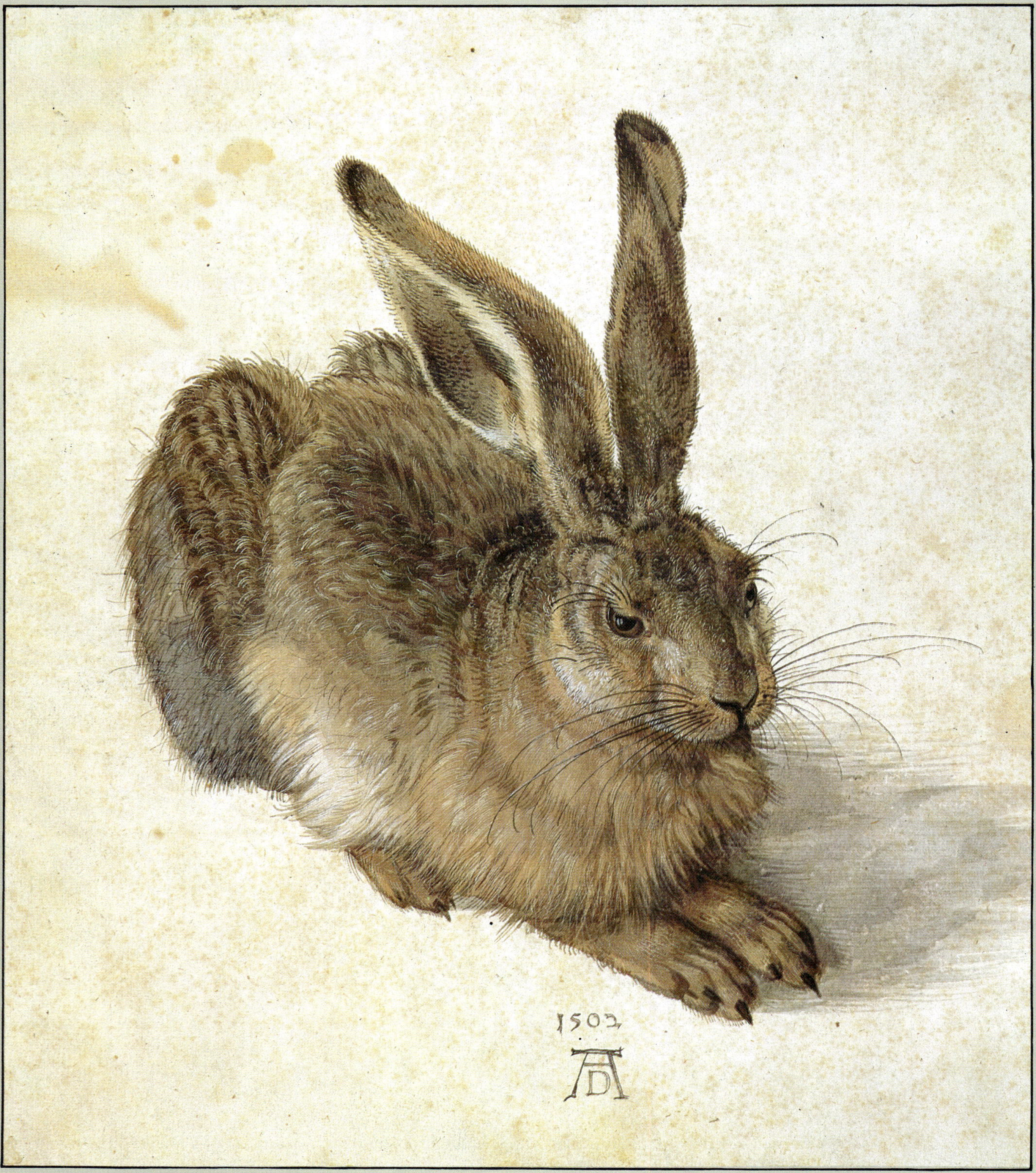
1502
AD

Kapitel sieben

Naturstudien

Dürers genaue, naturgetreue Zeichnungen und Aquarelle der Tier- und Pflanzenwelt sind vielleicht die besten Naturdarstellungen der Kunstgeschichte. Junger Hase *wurde vermutlich zu Anfang aus großflächigen Lavierungen transparenter Farbschichten aufgebaut, um die Grundformen festzulegen. Die Details wurden später in deckenden Farben mit winzigen Pinselstrichen herausgearbeitet. Jedes einzelne Haar ist genau definiert; die Abbildung wirkt unglaublich lebendig und lebensecht.*

Im 16. Jahrhundert wurde die Aquarellfarbe das bevorzugte Medium für botanische Illustrationen, die mit dem wachsenden Interesse an der Beschreibung und Katalogisierung der Tier- und Pflanzenwelt sehr gefragt waren. Wie schon bei der Architektur bewies das Medium auch hier seine besondere Eignung für die erforderliche detaillierte und sensible Darstellung dieser Motive.

TIER- UND PFLANZENSTUDIEN

Anfang des 16. Jahrhunderts probierte Albrecht Dürer erstmals eine Mischung aus Aquarellfarbe und Körperfarbe an botanischen Motiven aus. Arbeiten wie *Das große Rasenstück* und *Junger Hase,* naturgetreue Abbildungen, begründeten eine Tradition der Tier- und Pflanzendarstellung, die sich bis heute fortsetzt.

Im 18. und 19 Jahrhundert legten Maler und Illustratoren naturhistorischer Motive ihren Stichen häufig Aquarelle zugrunde. Einige Aquarellisten, namentlich der berühmte französische Blumenmaler Pierre-Joseph Redouté (1759–1840), fertigten selbst meisterhafte Stiche an, und ihre Technik nahm wiederum Einfluß auf die Malerei. In den USA erreichte das naturhistorische Aquarell mit den wunderbaren Vogelbildern von John James Audubon (1785–1851) einen Höhepunkt. Durch die handkolorierten Stiche, die nach seinen Motiven entstanden, wurden seine Bilder einem großen Publikum bekannt. Heute gelten diese Bilder eher als Kunst denn als Illustration (die Grenze ist fließend) und erzielen schwindelerregende Preise.

Noch heute wird das Aquarell häufig zu botanischen und naturhistorischen Illustrationen herangezogen, ist aber auch ein eigenes Medium der Naturdarstellung geworden. Bevorzugtes Motiv sind Blumen, die mit größerer künstlerischer Freiheit in ihrer natürlichen Umgebung oder als Stilleben im Atelier gemalt werden.

Das Seerosenbild auf Seite 84 beweist die besondere Eignung des Mediums für eine lebendige, spontane Darstellung: Die Blüten scheinen sich direkt vor den Augen des Betrachters zu öffnen.

PRAKTISCHE TIPS

Blumen und Pflanzen sind immer reizvolle Motive und bereiten keine Probleme außer dem bereits bekannten: dem Anfertigen einer stimmigen Zeichnung. Meistens wird irgendwo ein Blumenstrauß gekauft und dann zu Hause gemalt, aber selten kommt jemand auf die Idee, Blumen in ihrer natürlichen Umgebung zu malen. Dagegen ist auch nichts einzuwenden. Viele wunderbare Blumen- und Pflanzenbilder entstanden im Atelier. Zeichnen und Malen vor Ort bieten jedoch die beste Gelegenheit zu Naturstudien, und die Pflanzen wirken in ihrer natürlichen Umgebung ungezwungener.

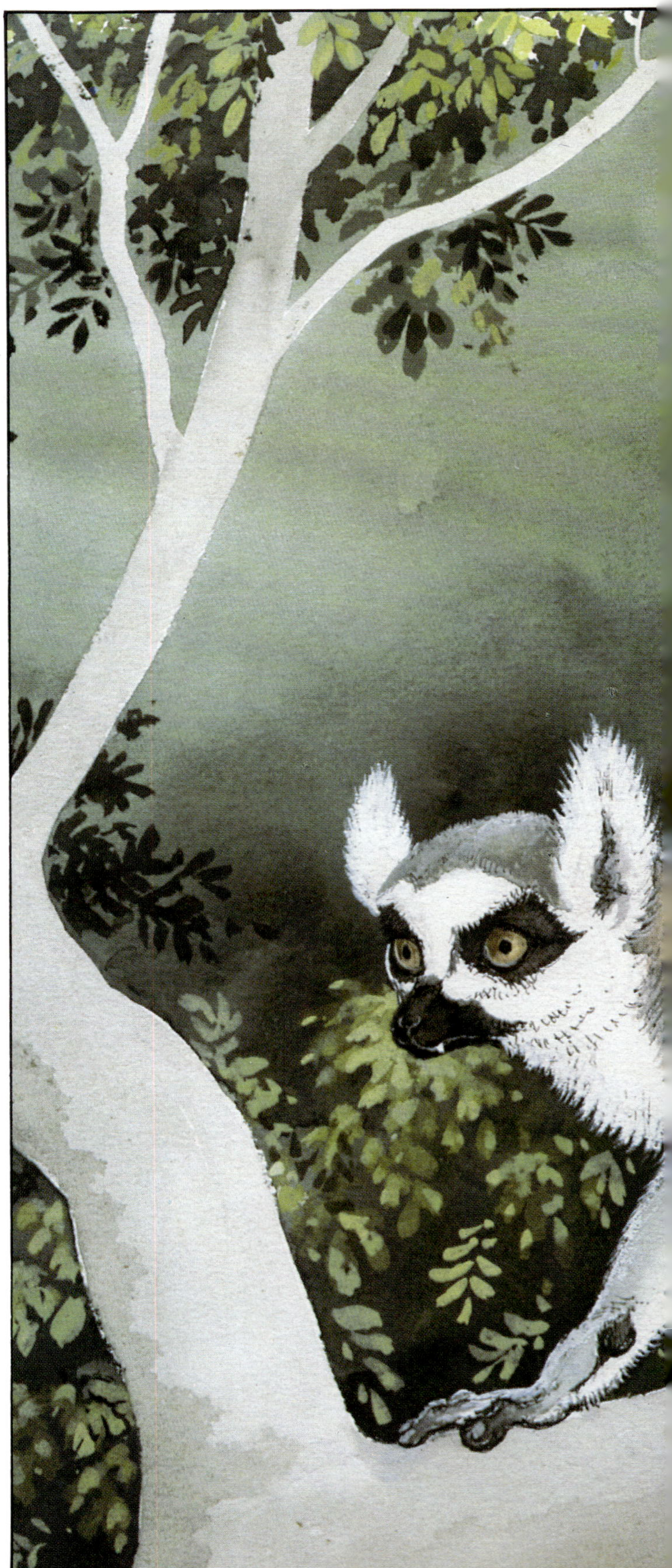

Sally Michel, Gabelstreifiger Katzenmaki. *Die Arbeiten dieser Künstlerin sind sehr lebensnah. Sie malt in Aquarellfarben und Pastellkreide, arbeitet stets nach dem lebenden Objekt, manchmal jedoch helfen ihr Fotos, um eine bestimmte Körperhaltung zu dokumentieren.*

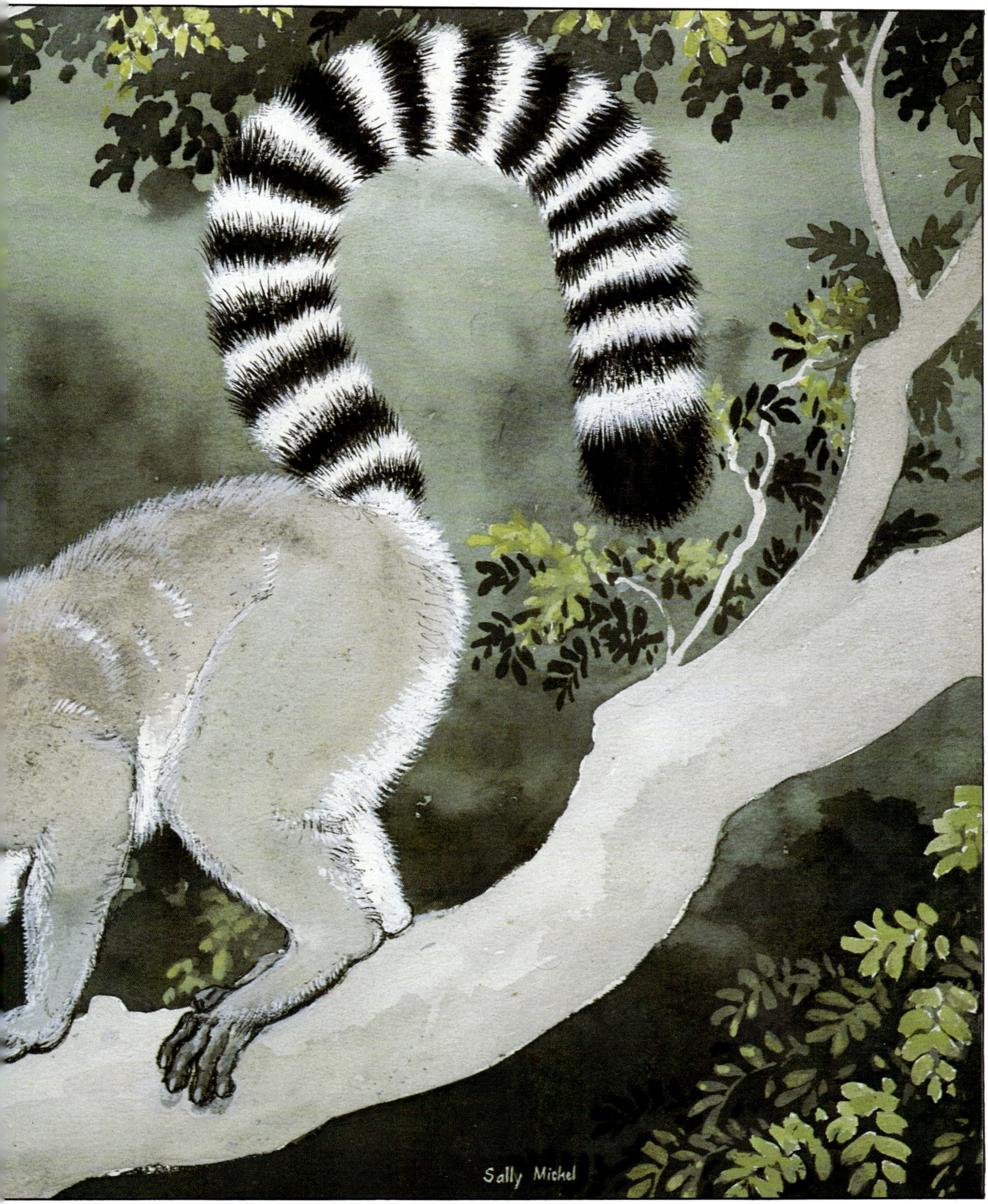
Sally Michel

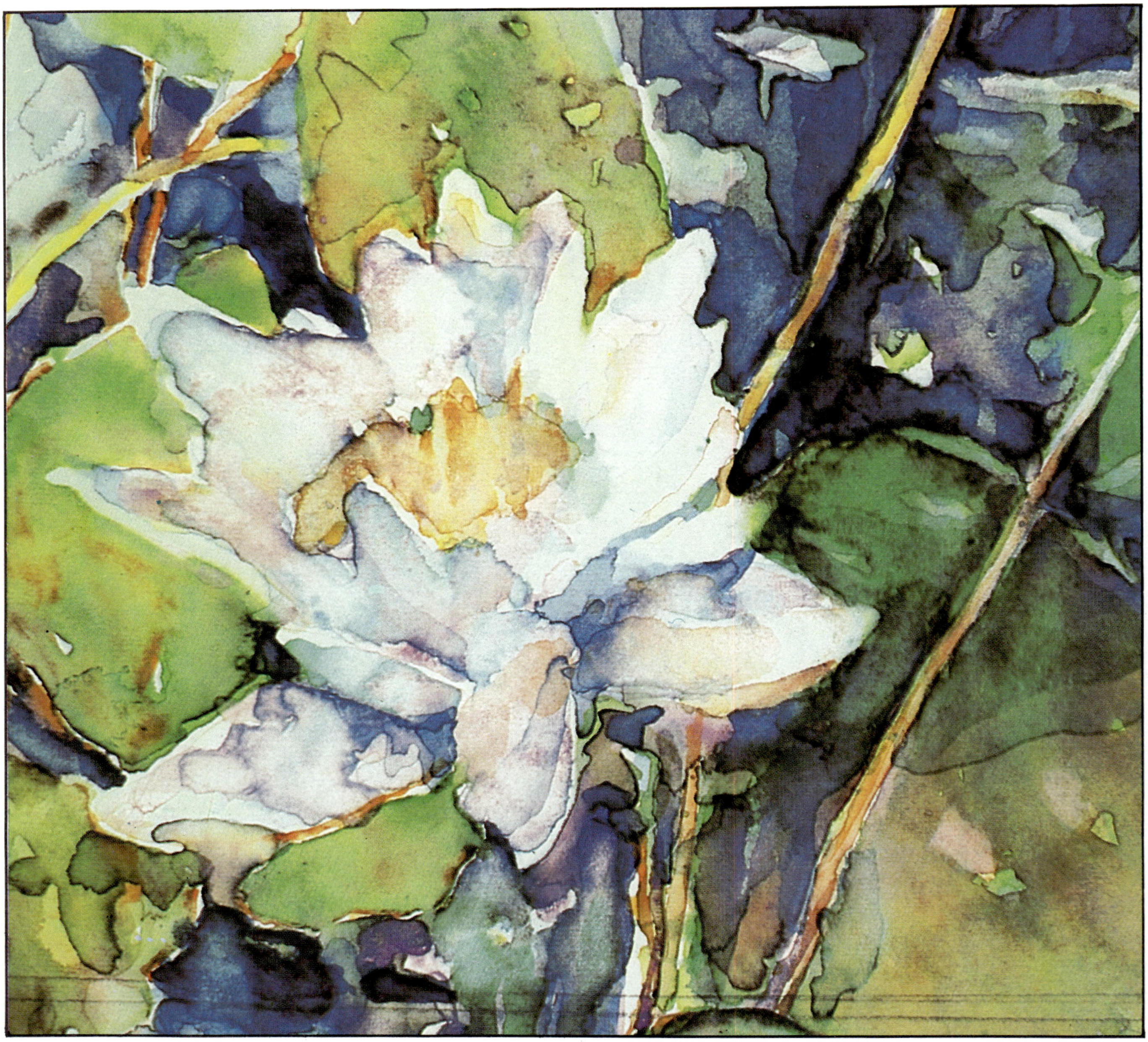

Diese Seerosenstudie von Marc Winter wurde überwiegend naß-in-naß vor Ort gemalt. Der Künstler ließ einige Farben zufällig leicht ineinanderfließen, hier harte Ränder, dort weiche Übergänge entstehen und brachte damit sehr wirkungsvoll den Charakter der weich auf der Wasseroberfläche schwimmenden Blätter und der Blüte zum Ausdruck.

Tiere und Vögel stellen den potentiellen Naturmaler vor ernstere Schwierigkeiten. Sie sitzen einfach nicht still. Für die meisten Wildtiermaler bleiben Tiere eine lebenslange Leidenschaft, oft haben sie ihr Motiv vorher ausgiebig in Büchern und Museen studiert, bevor sie es in der Natur beobachten und skizzieren. Ein Haustier bleibt schon eher einmal so lange sitzen, bis die Skizze fertig ist – besonders ein sattes. Fotos können ohne weiteres zusammen mit den Skizzen als Grundlage dienen. Wer sich für ein Tiermotiv entscheidet, sollte das Tier sowohl in Bewegung wie beim Ruhen oft und genau beobachten. Wenn Sie genau zu wissen glauben, wie Ihr Hund oder Ihre Katze aussieht, dann versuchen Sie doch einmal, das Tier aus dem Gedächtnis zu zeichnen – Sie werden bald an die Grenzen Ihres Wissens stoßen.

TROPISCHE FISCHE

Tiere halten selten lange genug still, um in Ruhe beobachtet und studiert werden zu können, aber Fische im Aquarium fordern zu Betrachtung und Bewunderung geradezu heraus. Denn obwohl sie ständig in Bewegung sind, können sie sich nicht weit entfernen. Viele Tiermaler widmen sich ihr Leben lang interessiert einer bestimmten Gattung. Diese Künstlerin hat sich intensiv mit Fischen beschäftigt und über die Jahre viele Zeichnungen angefertigt.
Das Bild basiert auf Zeichnungen und Beobachtungen der Anatomie und Farbe der Fische. Es kombiniert die Naß-in-Naß-Technik, bei der eine neue Farbe in die noch feuchte Lavierung gesetzt wird, mit der Naß-auf-Trocken-Technik, die neue Lavierungen so über bereits trockene legt, daß sie einander stellenweise überlappen. Die auf diese Weise erzeugten harten und weichen Ränder vermitteln den Eindruck von Wellen, die hier ein wichtiges Bildelement sind. Die Hintergrundlavierungen mußten besonders vorsichtig und genau aufgetragen werden, um die klaren Konturen der Fischkörper und Flossen nicht zu zerstören. Dem Farbauftrag liegt eine sorgfältige Zeichnung zugrunde.
Statt nur blaß und zart, wie viele meinen, können die Farben beliebig kräftig ausfallen, wenn sie weniger verdünnt werden. An einigen Stellen wurde die Farbe fast unverdünnt aufgetragen, um kräftig hervorzuleuchten. Die Künstlerin hat auch sehr effektvoll mit Komplementärfarben gearbeitet: Das leuchtende Orange der Fische wird durch den grünbraunen Hintergrund noch hervorgehoben.

2

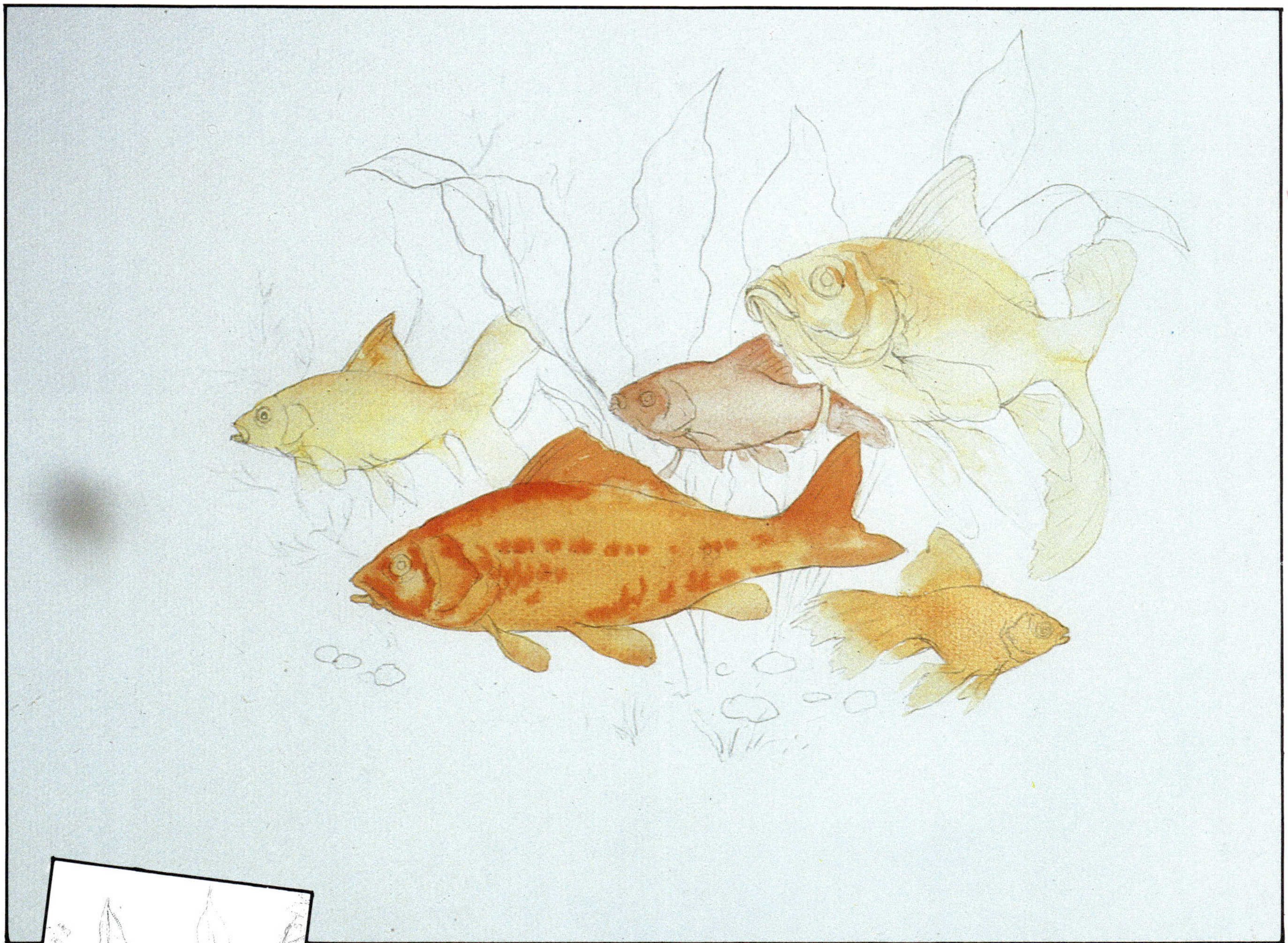

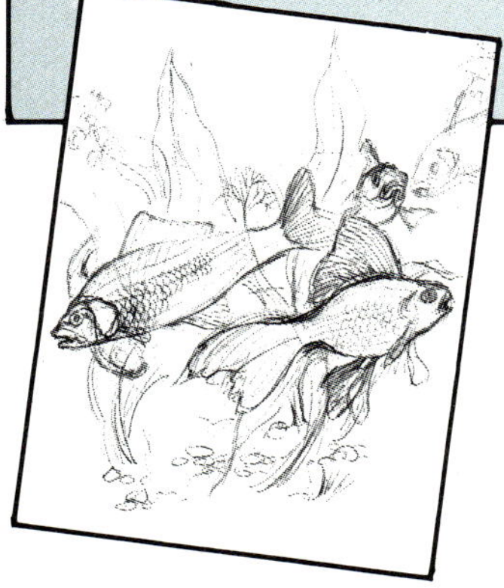

1: Hier sehen Sie eine der vielen Vorstudien für das Bild.

2: Die Künstlerin zeichnete das Motiv mit spitzem Bleistift auf das aufgezogene Blatt und malte dann in Kadmiumorange und hellem Kadmiumgelb die Formen der Fische ein. Die Variationen in Farbintensität und Tonwert zeigen die hellen und dunklen Partien der Fischkörper und die Verschiedenheit der einzelnen Fische. Größere Schattierungen wurden weich in die noch feuchte Farbe der ersten Lavierung eingelassen.

3: *Die aus Schwarz und Zitronengelb gemischte Hintergrundfarbe wirkt wärmer als eine Mischung aus Blau und Gelb. Die Lavierung wurde ganz besonders vorsichtig um die Fischkörper und Flossen herumgelegt, damit ihre sauberen, klaren Konturen erhalten blieben, die für die Bildwirkung eine große Rolle spielen.*

3

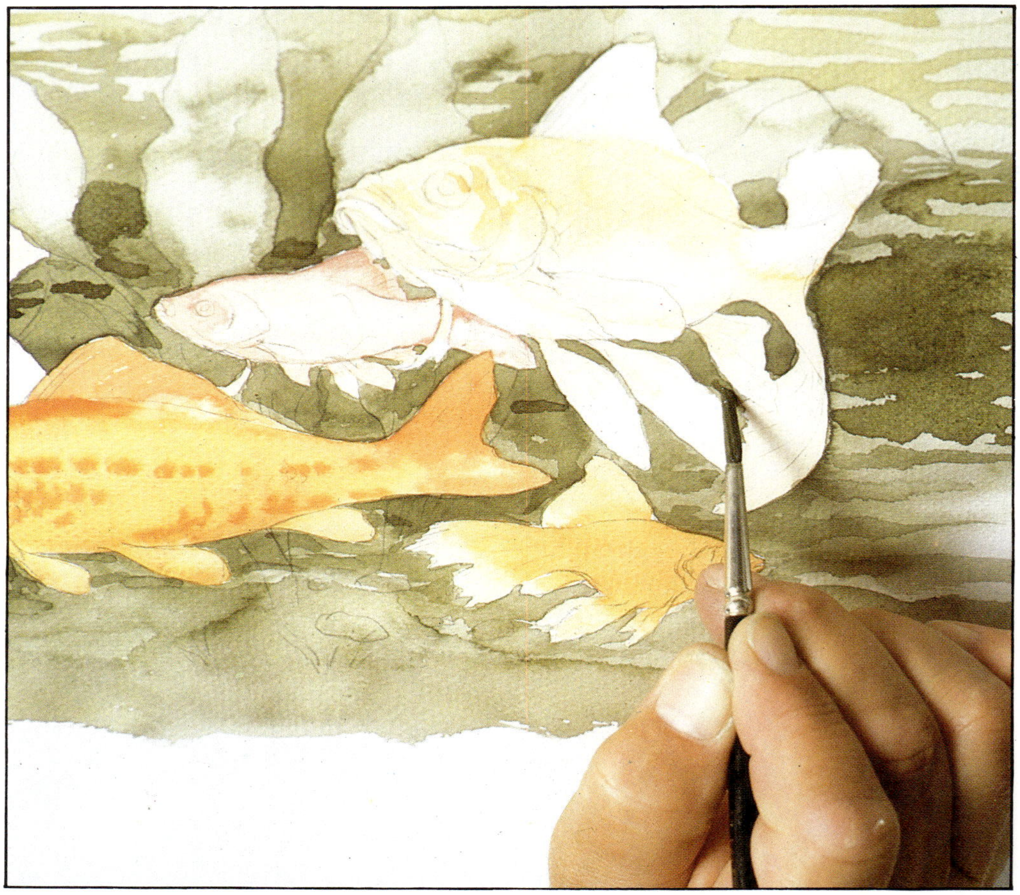

4: *Der großflächige Hintergrund wurde gezielt unregelmäßig laviert, um die wellenförmige Bewegtheit des Wasser anzudeuten. Nach dem Trocknen kamen weitere Farbschichten hinzu. Das Wasser wurde um die Fische herum abgedunkelt und nach oben hin durch eine Erhöhung der Gelbanteile in der Farbmischung aufgehellt.*

4

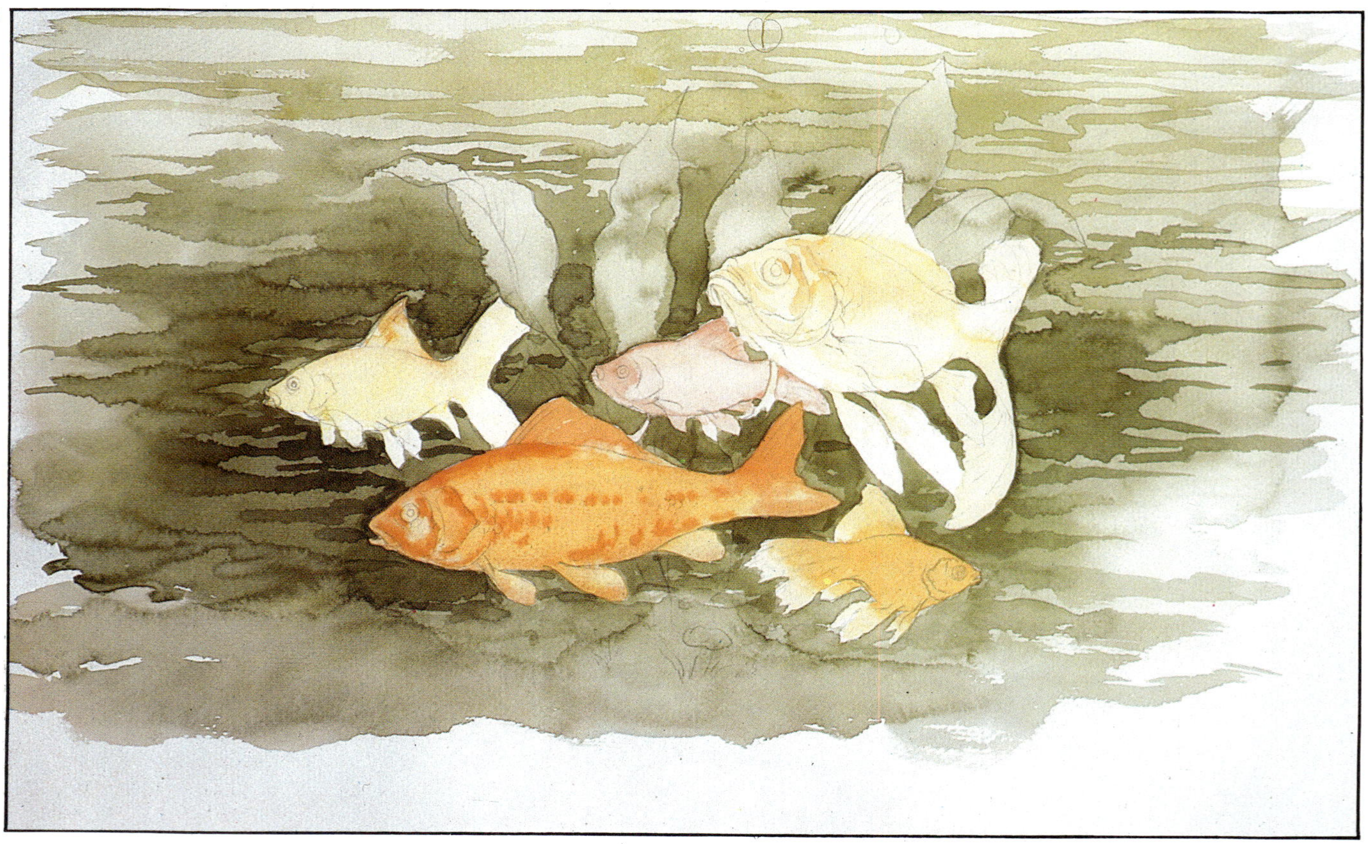

5: Mit feinem Pinsel trägt die Künstlerin ein intensives, kaum verdünntes Zitronengelb für die Blätter auf, das die helle Lavierung darunter zwar abdeckt, aber durch sie eine leichte Farbveränderung erfährt.

5

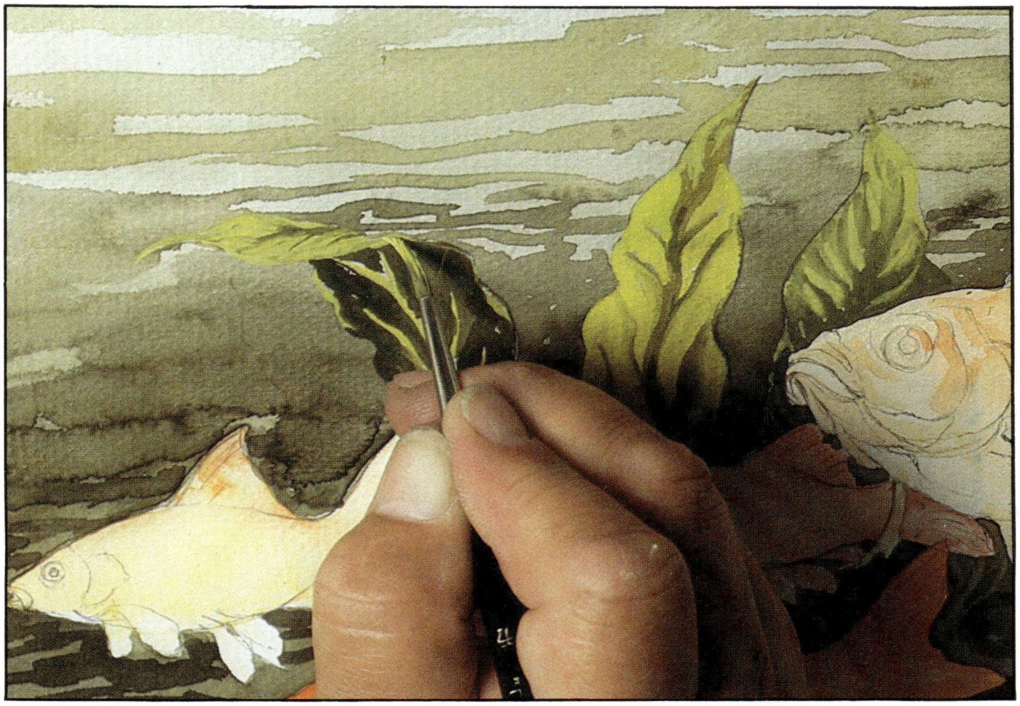

6: Mit einem sehr feinen Rotmarderpinsel werden die Schuppen definiert und hier und da weiße Akzente gesetzt. Wenn Sie Details in der Bildmitte ausarbeiten, sollte die untere Bildpartie trocken sein, damit nichts verschmiert.

6

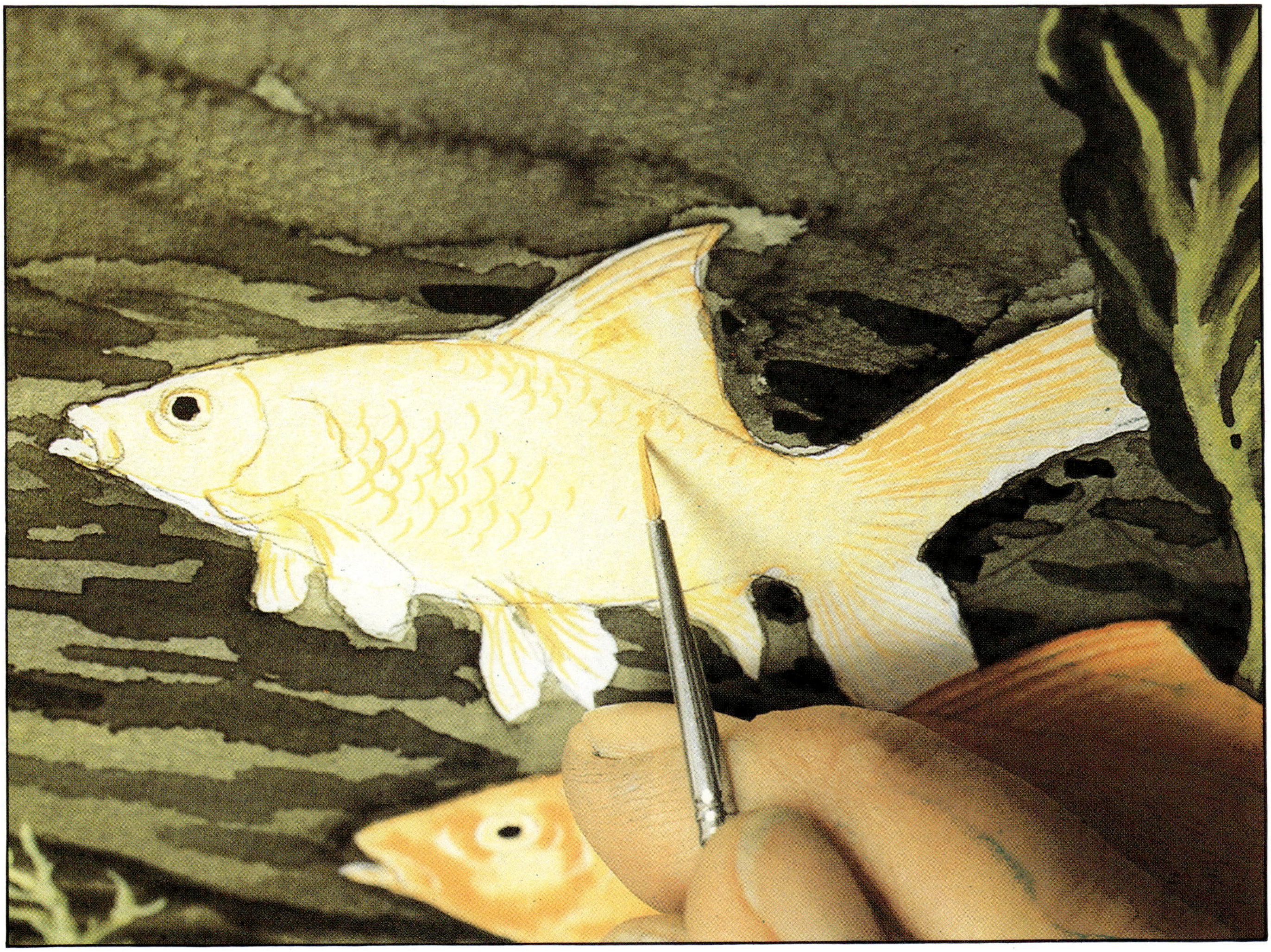

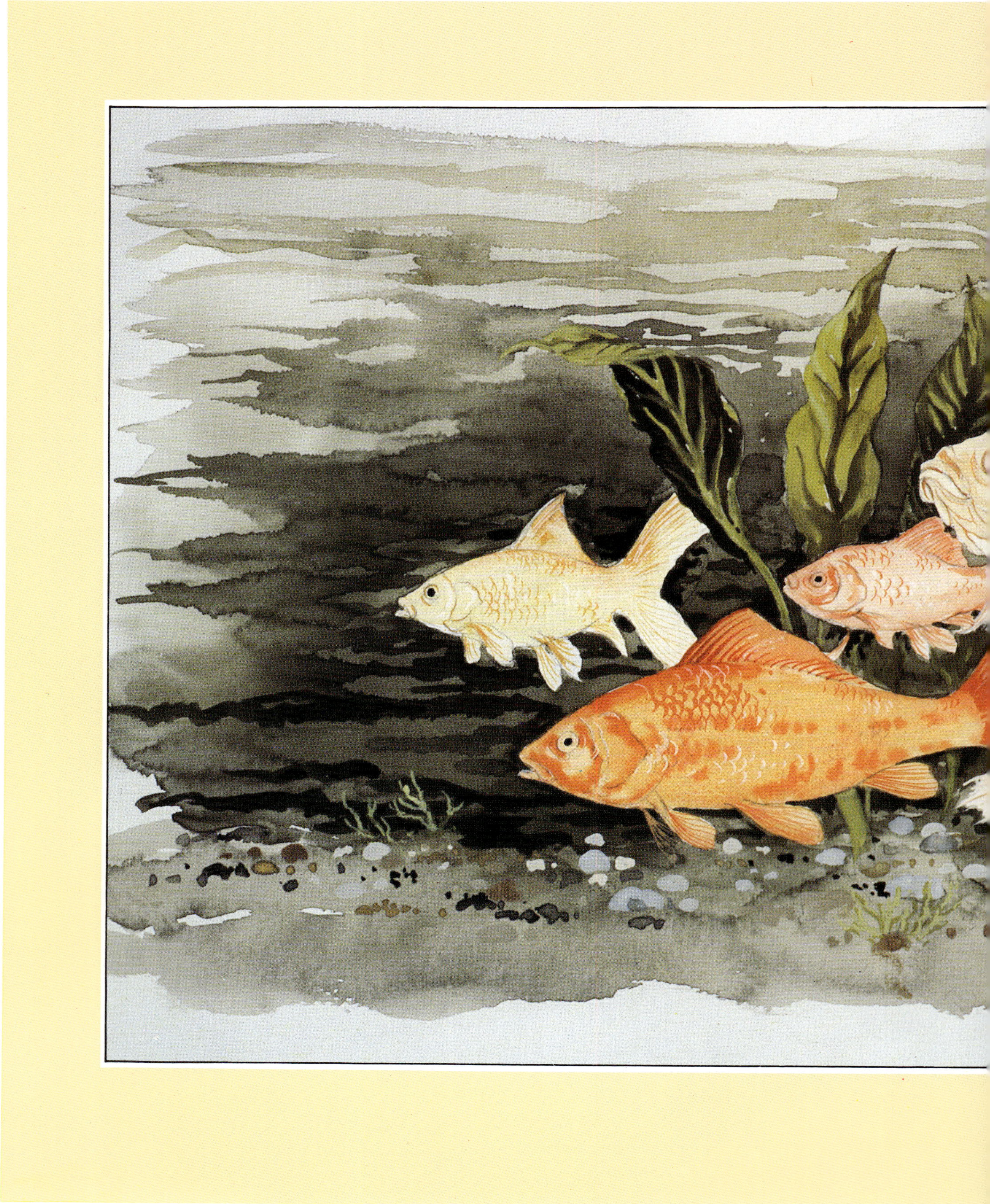

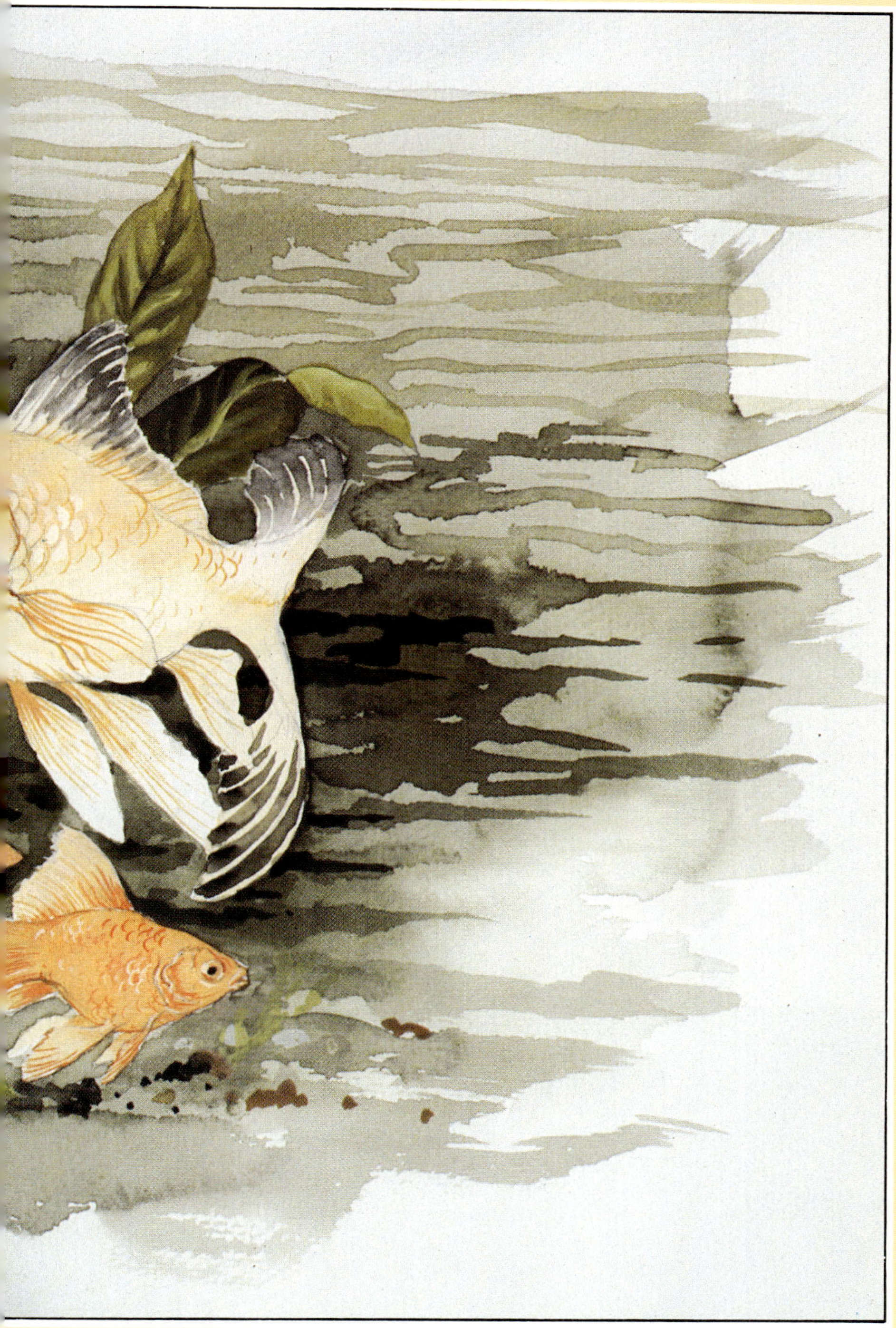

7: *Letzte Eingriffe betonen die Flossen und Schwänze und strukturieren den Vordergrund, der bisher nur Wasser zeigte. Für die Grau- und Ockertöne der Kiesel wurde der Aquarellfarbe Deckweiß beigemischt. Deckfarbe sollte immer sparsam und erst ganz zuletzt vermalt werden, eignet sich aber wirklich gut für letzte Akzente.*

DAS MATERIAL

- Bildträger: fertig aufgezogenes, kaltgepreßtes Aquarellpapier, 35 x 50 cm.
- Pinsel: Rotmarderpinsel Nr. 00, 3, 5, 7.
- Farben: Kadmiumrot, Kadmiumorange, helles Kadmiumgelb, Zitronengelb, Lichter Ocker, Saftgrün, Paynesgrau, Schwarz mit etwas Deckweiß.

FASAN

Das Bild ist Vogelstudie und Stilleben zugleich, denn es entstand im Atelier nach einem ausgestopften Fasan, ausgeliehen von einem Antiquitätenhändler. Künstler mit einem besonderen Interesse für freilebende Tiere können die Natur sowohl »aus zweiter Hand« wie auch direkt am lebenden Objekt studieren. Naturhistorische Bücher und Museen bieten die Möglichkeit, sich umfassend zu informieren.

Ein ausgestopfter Vogel stellt den Künstler vor andere Herausforderungen als ein lebender. Bei einem lebenden Tier hätte die erste Überlegung wohl dem Ausdruck der Bewegung gegolten, und ein natürlicher Hintergrund aus Bäumen und Felsen hätte einen Teil der Komposition gebildet. So aber beschloß der Künstler, das Motiv sehr formal zu behandeln und als unbewegtes Stilleben aufzubauen, aber seine Begeisterung für das Tier kommt recht deutlich in den leuchtenden Farben und den sorgfältig gemalten Details zum Ausdruck.

In einer recht freihändigen und flüssigen Malweise baute er die Form rasch aus locker aufgetragenen Lavierungen, stellenweise naß-in-naß, auf. Der Hintergrund illustriert einen interessanten Einsatz der Aquarellfarbe: Mit einer einzigen Farbe wurde ein großes Spektrum von Hell-Dunkel-Kontrasten erzeugt. Das erhöht die Dramatik des Bildes, macht es interessanter und stellt zugleich einen Bezug zu der Federstruktur des Fasans her.

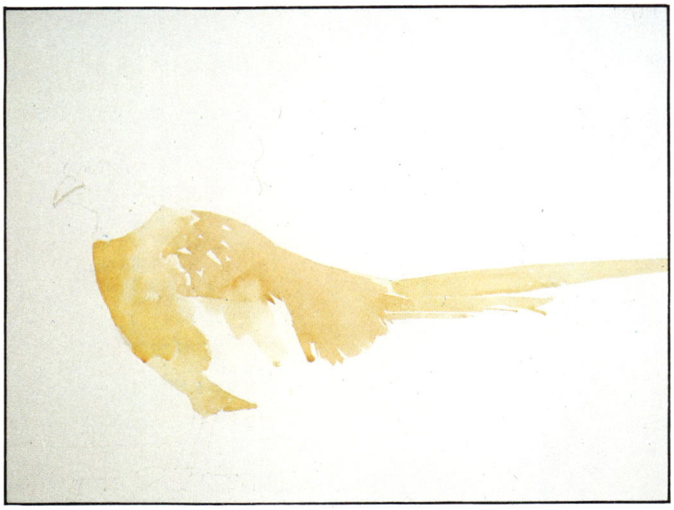

1. Mit sehr hartem Bleistift (F) wurden Kontur und Größe des Vogels in ihrem Verhältnis zu Hintergrund und Tischfläche definiert. Die Komposition spielt bei diesem Motiv eine besondere Rolle, denn die Bildwirkung hängt von der richtigen Plazierung des zentralen Bildgegenstands ab. Der Schwanz des Vogels geht über die Bildfläche hinaus und wirkt dadurch länger. Die erste Lavierung wurde auf Körper- und Schwanzpartie aufgetragen.

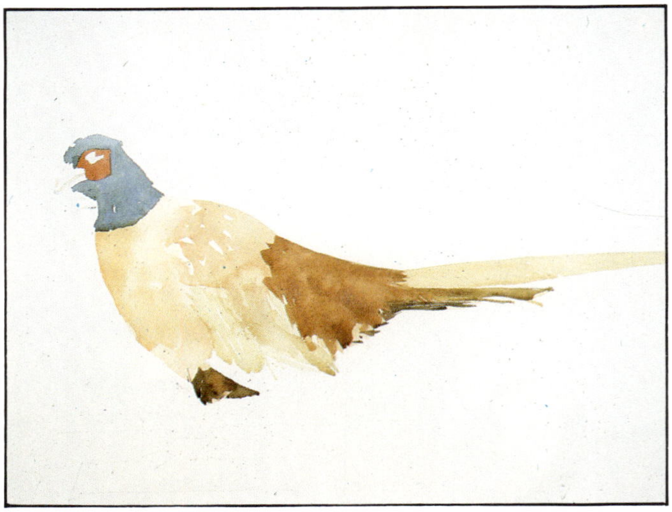

2. Nachdem die erste Lavierung, gemischt aus Umbra natur und Chromorange, trocken war, wurde eine zweite, dunklere derselben Farbmischung darübergelegt und der Kopf- und Halspartie Blau und Rot beigefügt.

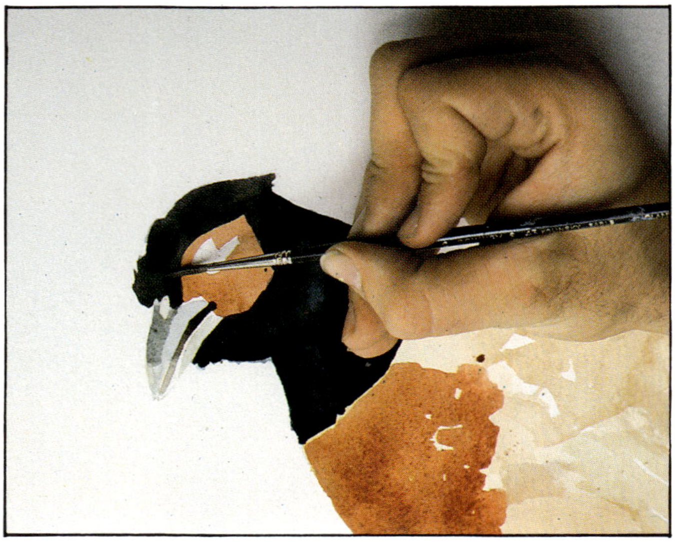

3. Dasselbe Rot, Alizarinkrapplack, wurde auch auf der Brustpartie vermalt. Die Federn am Kopf wurden in einer Mischung aus Schwarz, Chromoxidgrün und Ultramarinblau mit feinem Pinsel ausgearbeitet. Der blaue Untergrund blieb stellenweise sichtbar.

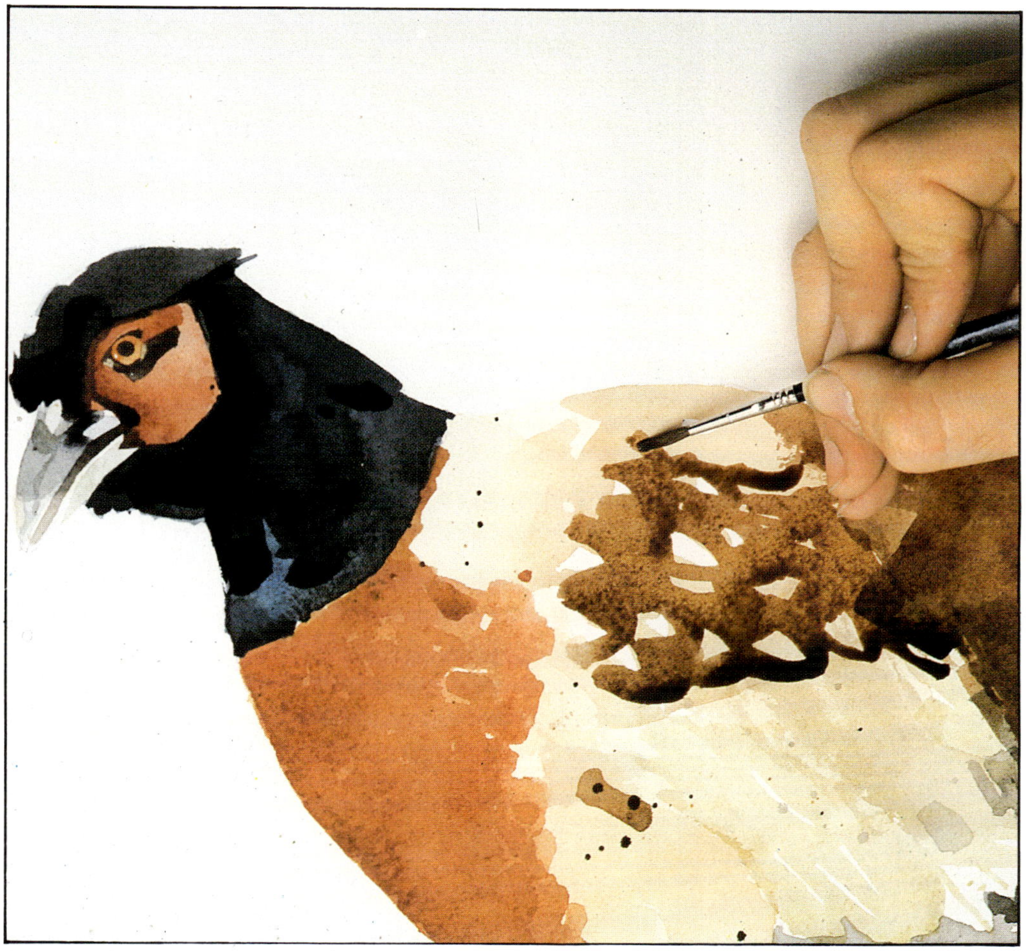

4. Einige Künstler bearbeiten die gesamte Bildfläche gleichzeitig. Hier entstand erst der Vogel und dann der Hintergrund. Damit das Bild nicht verkrampft und überladen wirkt, werden die Federn flüssig und locker eingemalt.

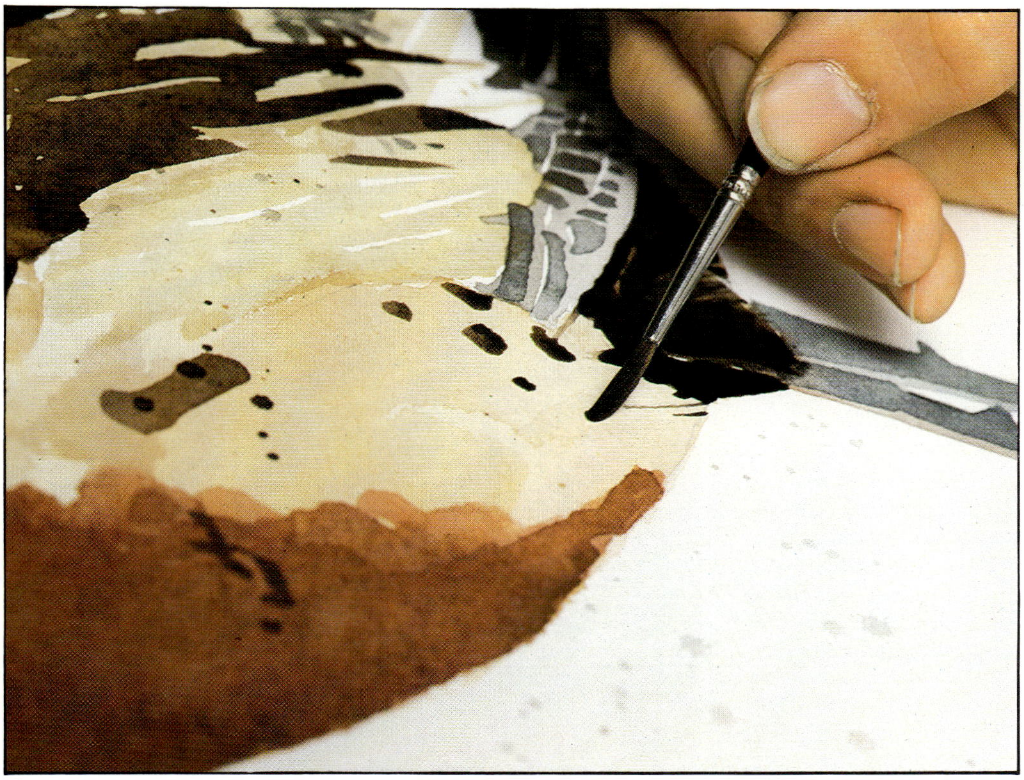

5. Der Ausschnitt zeigt die Vielfältigkeit und den Abwechslungsreichtum der Farben und der Pinselführung. In der roten Partie überlappt ein dunklerer Farbton einen helleren und erzeugt damit Ränder, die wie Federn wirken. Beachten Sie die feinen weißen Linien, die in der Untergrundlavierung ausgespart wurden, um die Schwingenfedern zu beschreiben.

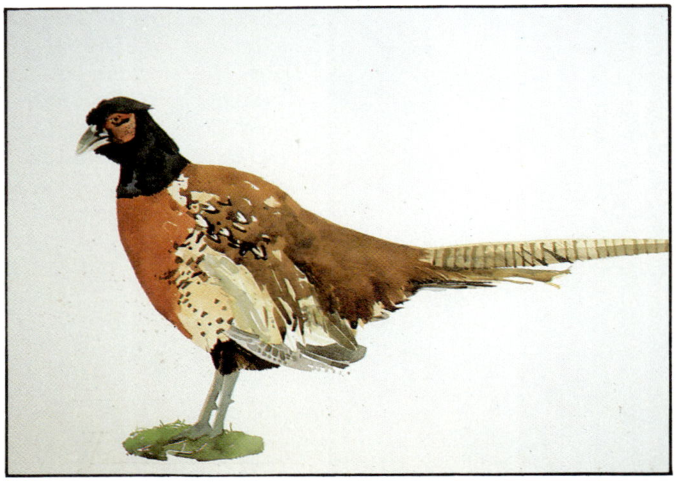

6. Der Vogel ist jetzt fertig. Aufgebaut aus vielen Farbschichten, wirkt er nun so prachtvoll wie vom Künstler beabsichtigt. Wenn man mehrere Farbschichten übereinanderlegt, muß man genau wissen, wann man aufhören muß. Ist zuviel Farbe auf dem Papier, wirkt das Bild leblos. Ohne Übung läßt sich schwer einschätzen, wie farbintensiv die einzelnen Lavierungen sein dürfen, denn Aquarellfarben wirken naß viel dunkler als trocken.

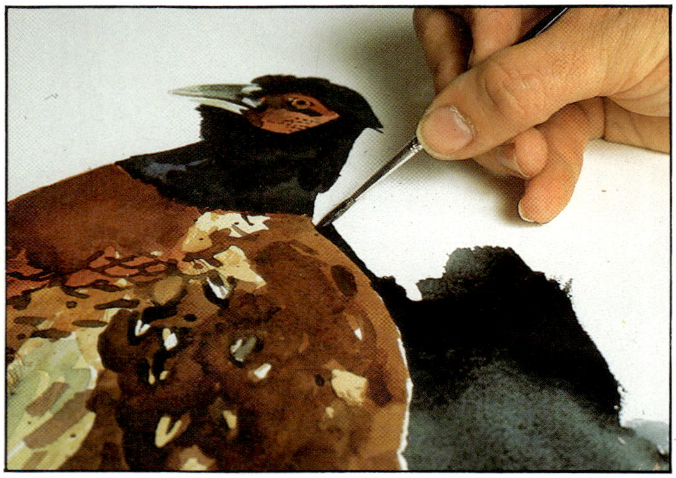

7. Jetzt wird der Hintergrund in konzentriertem Paynesgrau eingearbeitet und sorgsam um den Vogelkörper herumgelegt. Dabei muß man das Zeichenbrett häufiger in die passende Richtung kippen.

DAS MATERIAL

- Bildträger: Bockingford-Aquarellpapier, 55 x 75 cm.
- Pinsel: Rotmarderpinsel Nr. 2, 12, Rundpinsel aus Synthetikfaser Nr. 7.
- Farben: Chromorange, Alizarinkrapplack, Siena gebrannt, Umbra natur, Ultramarinblau, Chromoxidgrün, Paynesgrau, Schwarz.

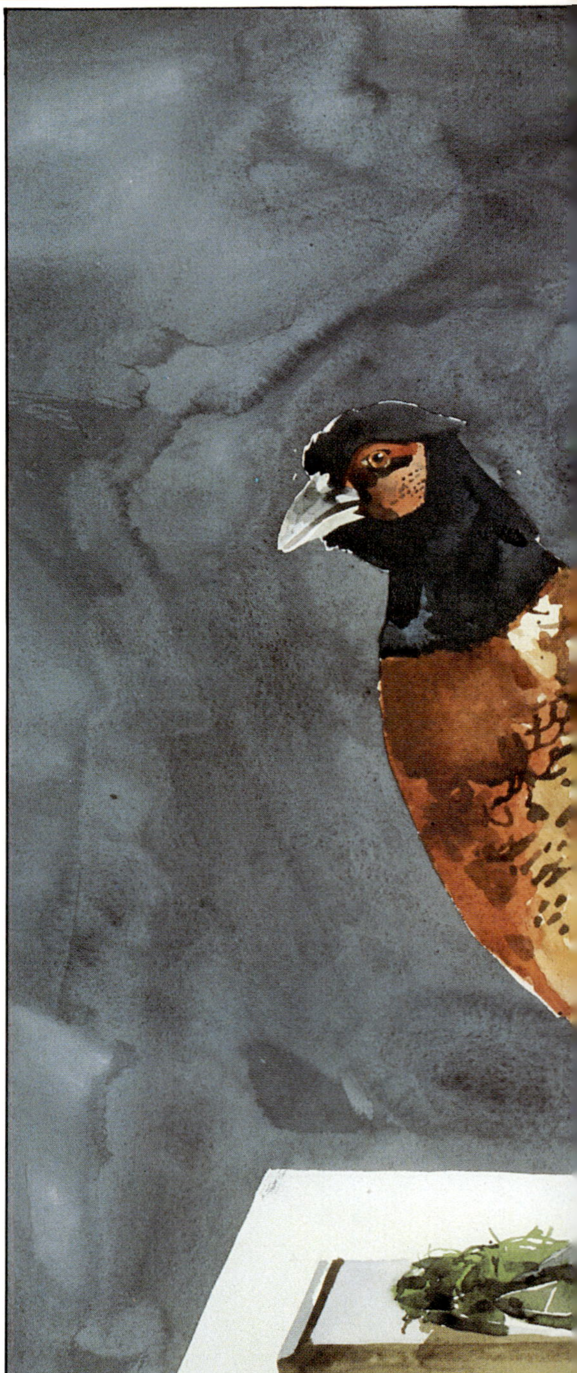

8. Die Schattierungen des Hintergrundes lassen den Vogel plastisch hervortreten. Eine ausgesparte feine weiße Linie hebt den dunklen Kopf deutlich von dem fast ebenso dunklen Hintergrund ab. Sorgfältig ausbalanciert, bildet die dezentrale weiße Partie der Tischfläche das Gegengewicht zu der langen, fast waagerechten Schwanzpartie.

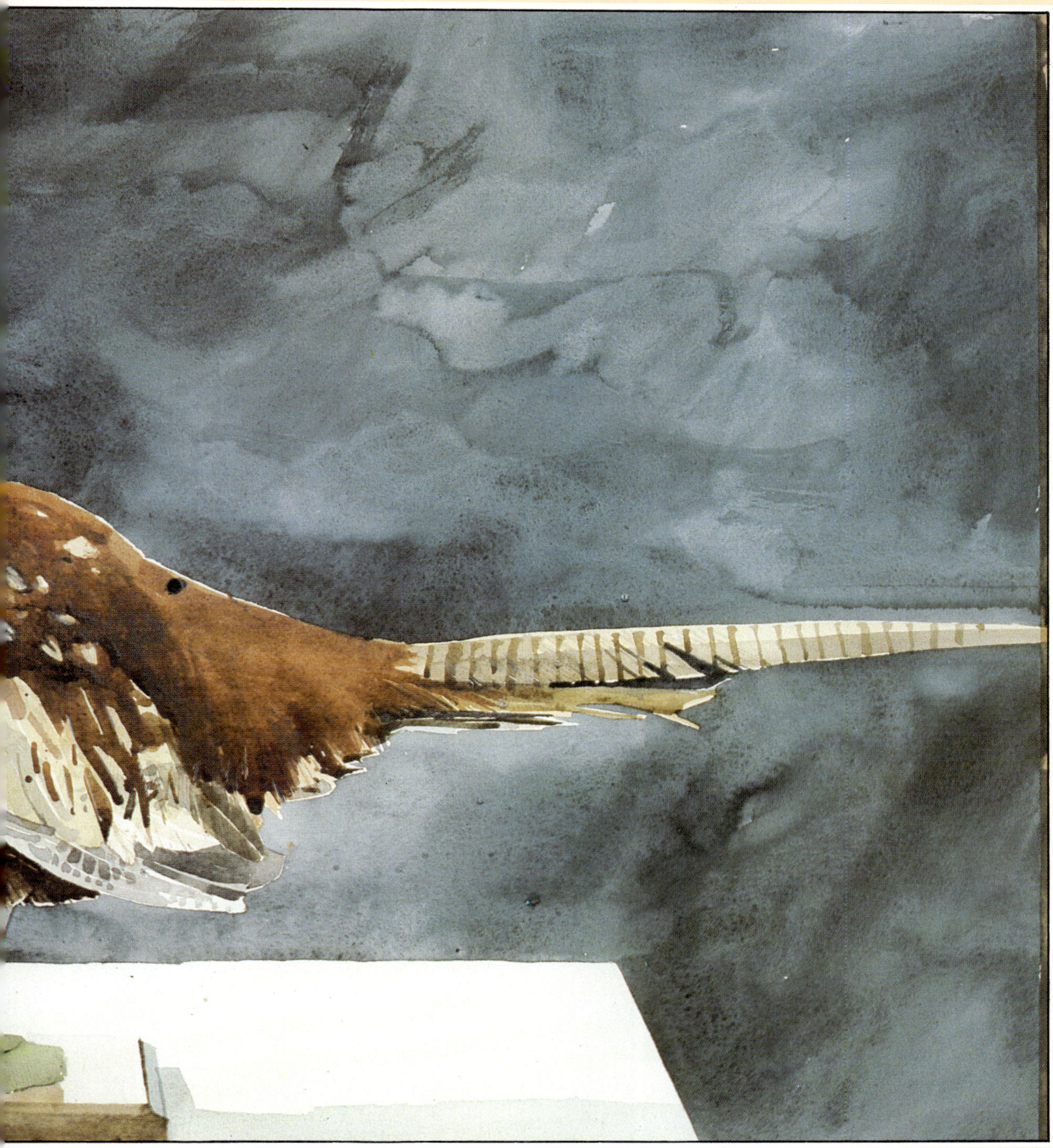

GERANIEN

Dieses Bild demonstriert sehr gut, daß Aquarellfarbe, in den richtigen Händen, genau das passende Medium zur Abbildung der üppigen Farben und der kräftigen, doch komplexen Formen der Blüten und Blätter ist. Den Ausgangspunkt bildete eine einzelne Blüte in einem Pflanzentrog, aber der Künstler verwandelte das eher unscheinbare Motiv eines Fotos in ein hochdramatisches Bild mit stark abstrakten Zügen. Der Hintergrund reduziert sich auf eine dunkle, neutrale Farbpartie, vor der sich die Blattformen in kühnem Kontrast abheben. Der einfarbige Hintergrund wird durch wechselnde Hell-Dunkel-Kontraste belebt, die durch eine ungleichmäßige Mischung von Wasser und Farbe entstanden (teilweise bildeten sich dabei Kleckse). Ferner wurde die Farbe mit einer harten Haushaltsbürste gestaltet.
Ohne eine Vorzeichnung, aber mit einer stets deutlichen Vorstellung von der Komposition ging der Künstler ans Werk. Die Plazierung der Blumen gegen den Hintergrund ist für einen großen Teil der Bildwirkung verantwortlich. Der Rahmen beschneidet die Blätter auf beiden Seiten etwas und stellt die Blüten und Blätter damit nach vorn auf die Ebene der Bildfläche. Der fast waagerechte, hellere Farbstreifen im Vordergrund, der den Pflanzentrog beschreibt, verstärkt diese Wirkung noch, indem er die Pflanze vorne im Bild »verwurzelt«. Ein Vergleich des fertigen Bildes mit dem vorletzten Stadium, in dem die Blume noch frei im Raum zu schweben scheint, ist wirklich aufschlußreich.

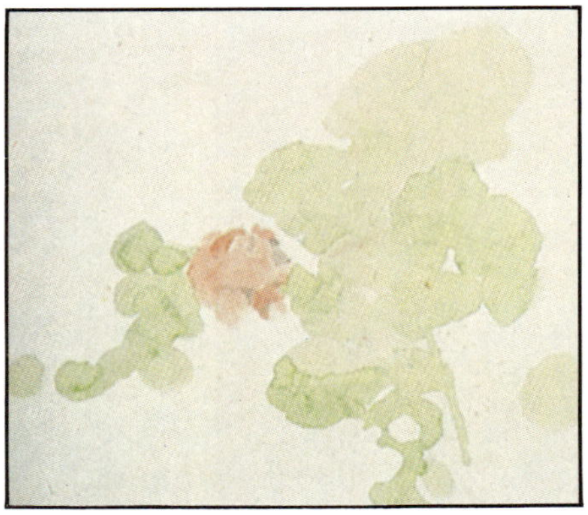

1. Die Farben wurden nach und nach vom sehr Hellen zum sehr Dunklen aufgebaut. Zuerst wurden die Blätter und Blüten in verdünntem Grün und Rot laviert.

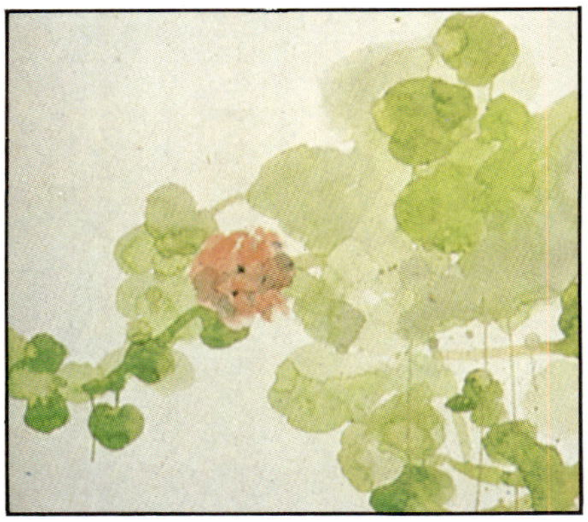

2. Die Blätter wurden hier und da nachgedunkelt, den Blüten wurde mit einem Rotmarderpinsel Nr. 2 etwas Coelinblau hinzugefügt.

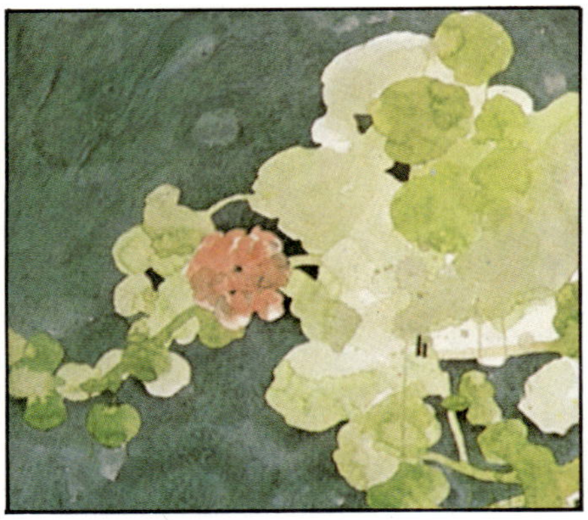

3. Nachdem die Blatt- und Blütenformen definiert waren, wurde der Hintergrund in sorgsam abgestimmten Tonwerten in einer Farbmischung aus Paynesgrau und Coelinblau gemalt. Die richtige Einschätzung einer dunklen Lavierung braucht Übung, weil die Aquarellfarben im Trockenzustand viel heller wirken.

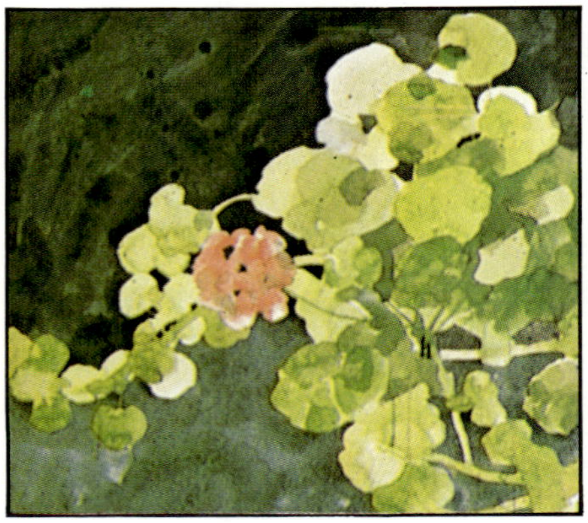

4. Einige Blätter wurden in einer Mischung aus den (auch im Hintergrund vermalten) Farben Paynesgrau und Kadmiumgrün weiter abgedunkelt. Ein Bild mit nur wenigen Farben (begrenzte Palette) hat einen besseren Zusammenhalt.

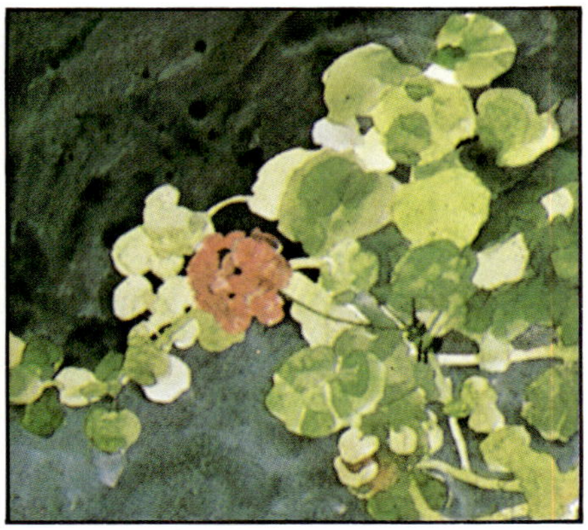

5. Auch hier wurde (diesmal unverdünntes) Paynesgrau verwendet, um die feinen Stengel und Blattadern zu definieren. Für diese sensiblen Linien verwendete der Künstler einen feinen Rotmarderpinsel Nr. 2.

SPEZIALTECHNIK

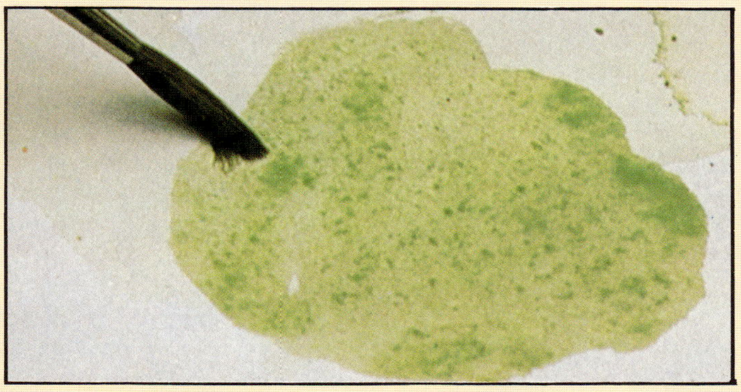

Die Grundform des Blattes wurde mit einer sehr nassen Lavierung bestimmt. Dann wurden auf der noch feuchten Farbfläche dünne Streifen für die Stiele ausgezogen.

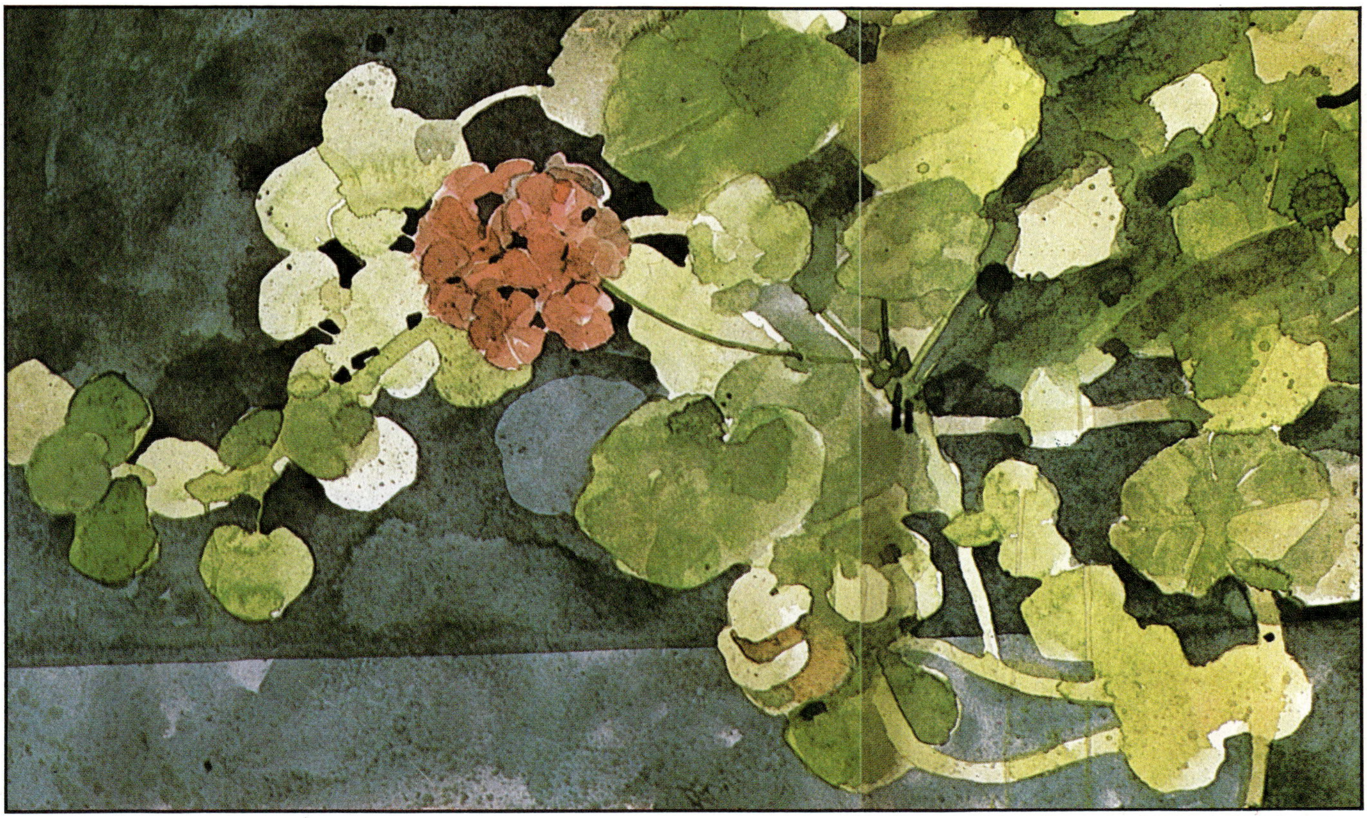

6. Die roten Blüten sollten möglichst lebhaft wirken. Ihre Farbtiefe wurde aus Schichten von dunklerem über hellerem Zinnoberrot aufgebaut, dem etwas Blau beigemischt war. Beachten Sie die unterschiedlichen Farbintensitäten der Blüten und die feinen, ausgesparten helleren Linien, die die Blütenblätter definieren.

DAS MATERIAL

- Bildträger: fertig aufgezogenes, kaltgepreßtes Aquarellpapier, 45 x 57 cm.
- Pinsel: Rotmarderpinsel Nr. 2, 6, 10, kleiner Haushaltspinsel für den Hintergrund.
- Farben: Zinnoberrot, Lichter Ocker, Kadmiumgrün, Paynesgrau, Coelinblau, Schwarz.

GÄNSEBLÜMCHEN

Es gibt kein besseres Medium als Aquarellfarbe, um die leuchtenden Farben und zarten Details von Blüten und Blattwerk zu gestalten. Ein Bild wie dieses jedoch bereitet technische Probleme, denen mit traditionellen Methoden nicht leicht beizukommen ist. Da Aquarellfarbe immer vom Hellen zum Dunklen verarbeitet werden muß, werden weiße und helle Partien zu Beginn ausgespart und ummalt. Hier sind die weißen Formen kleiner und zarter als gewöhnlich; der Versuch, sie auszusparen, hätte ein verkrampftes, müde wirkendes Bild ergeben. Statt dessen maskierte der Künstler die Blütenköpfe mit Rubbelkrepp, legte Lavierungen von unterschiedlicher Intensität darüber und entfernte die Maskierung später, so daß das weiße Papier zum Vorschein kam.

Einige Aquarellisten lehnen Rubbelkrepp ab, weil es ihnen zu »mechanisch« ist, aber wie man an diesem Bild sehen kann, gibt es eigentlich keinen vernünftigen Grund gegen seine Verwendung. Es wird entweder mit dem Pinsel aufgetragen oder verspritzt. Da die Maskierflüssigkeit dickflüssig und zäh ist, kann man mit ihr keine wirklich feinen Linien ziehen. Die Stengel zeichnete der Künstler deshalb mit Ölpastellkreide ein. Sie fungiert ebenso als Maskierung wie das Rubbelkrepp. Die Ölkreide stößt Wasser ab, zieht feine Linien und bildet interessante Strukturen.

Wenn man Blumen im Freien malt, ist die schwierigste Entscheidung wohl: Was will ich zeigen und was nicht? Der Versuch, jede Blüte und jeden Grashalm einzeln zu malen und zugleich noch weite Teile des Hintergrundes und des Himmels, würde das Bild zu einem wüsten Durcheinander geraten lassen.

Ein Vergleich dieses Bildes mit dem Referenzfoto zeigt, wie der Künstler das Motiv vereinfachte, indem er die Fülle der Blüten auf ein eindrucksvolles Arrangement und den Hintergrund auf eine schlichte, zurücktretende Graspartie reduzierte. Er arbeitete ohne Vorzeichnung, um einen Eindruck von Spontaneität zu erzeugen; weniger erfahrenen Malern jedoch können ein oder zwei Vorstudien helfen, um ihre Komposition zu bestimmen.

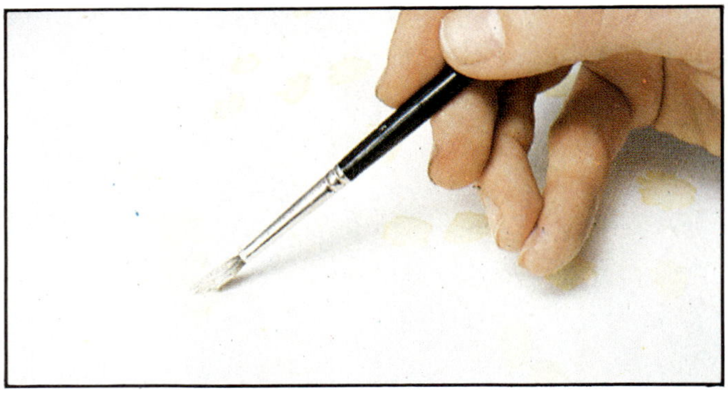

1. Ohne Vorzeichnung maskiert der Künstler die Blütenköpfe mit Maskierflüssigkeit. Da sie langsam trocknet, sollte sie möglichst gleich zu Beginn aufgetragen werden.

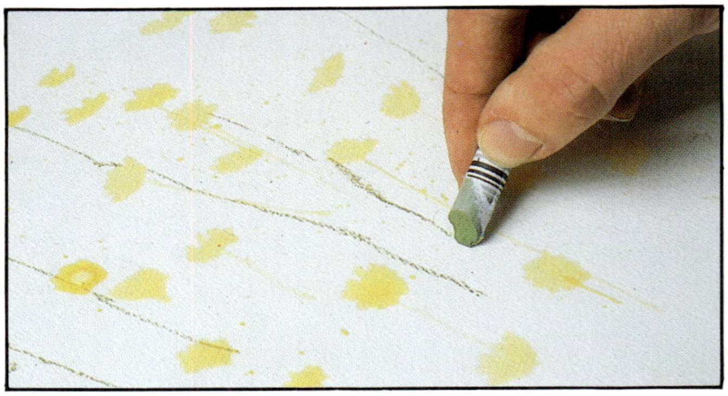

2. Mit Ölpastellkreide zeichnet der Künstler locker und frei die Stengel ein. Darüberlavierte Aquarellfarbe stößt die Kreide ab und läßt die klaren Linien zurück.

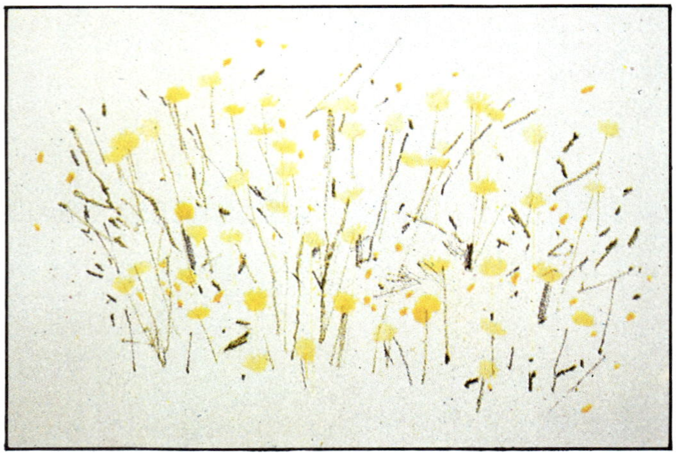

3. Vor dem Farbauftrag legte der Künstler den Bildaufbau mit Maskierflüssigkeit und Ölpastellkreide fest.

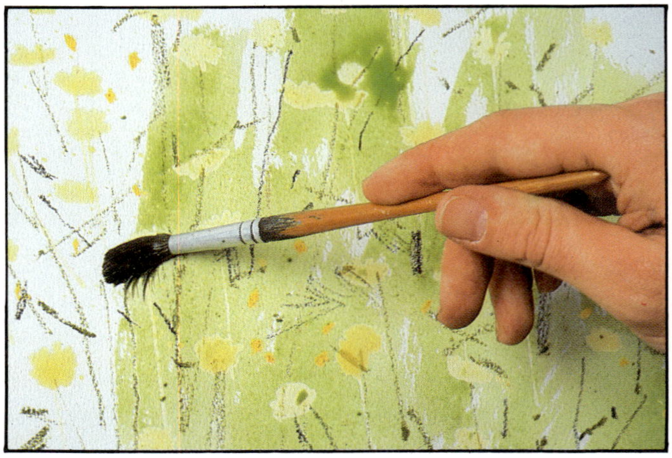

4. Dann legt er eine ungleichmäßige Lavierung in Saftgrün und Gelb über das gesamte Blatt. Mit einem Rotmarderpinsel Nr. 6 beschreibt er windbewegtes Gras und Blätter.

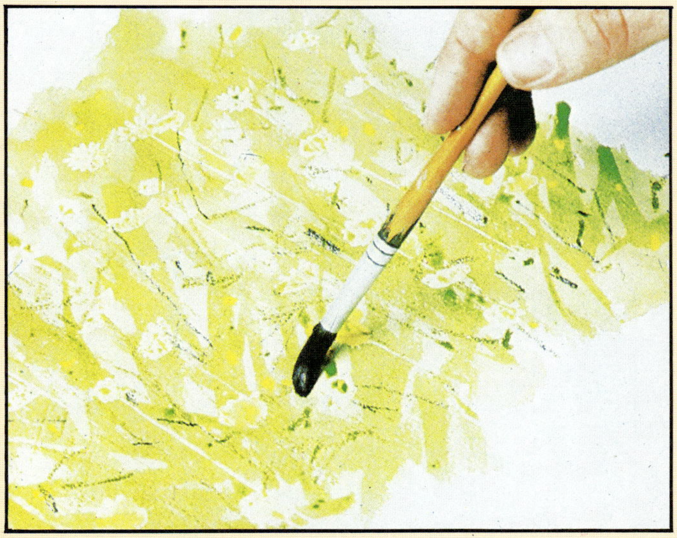

STRUKTUREN BILDEN

Kräftige Pinselstriche beleben die grüne Lavierung. Der verwendete Farbton ist derselbe wie bei der Lavierung; die Wirkung beruht allein auf der von den Pinselspuren erzeugten Struktur.

5. Nach der ersten Lavierung verstärkt der Künstler die Farbe hier und da mit einer dunklen Mischung aus Chromgrün und Schwarz. Etwas Gummiarabikum im Malwasser verleiht der Farbe einen extra Schimmer.

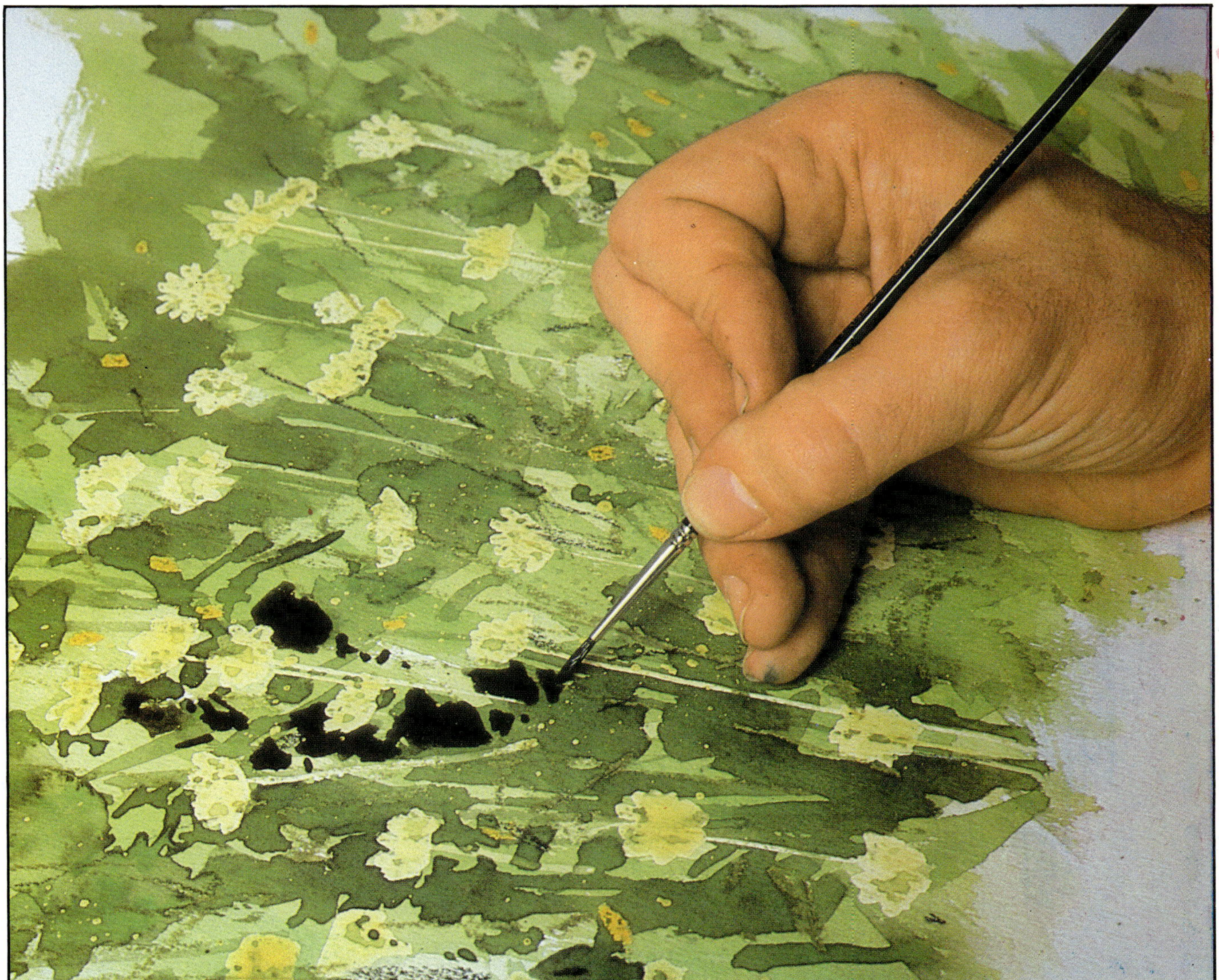

6

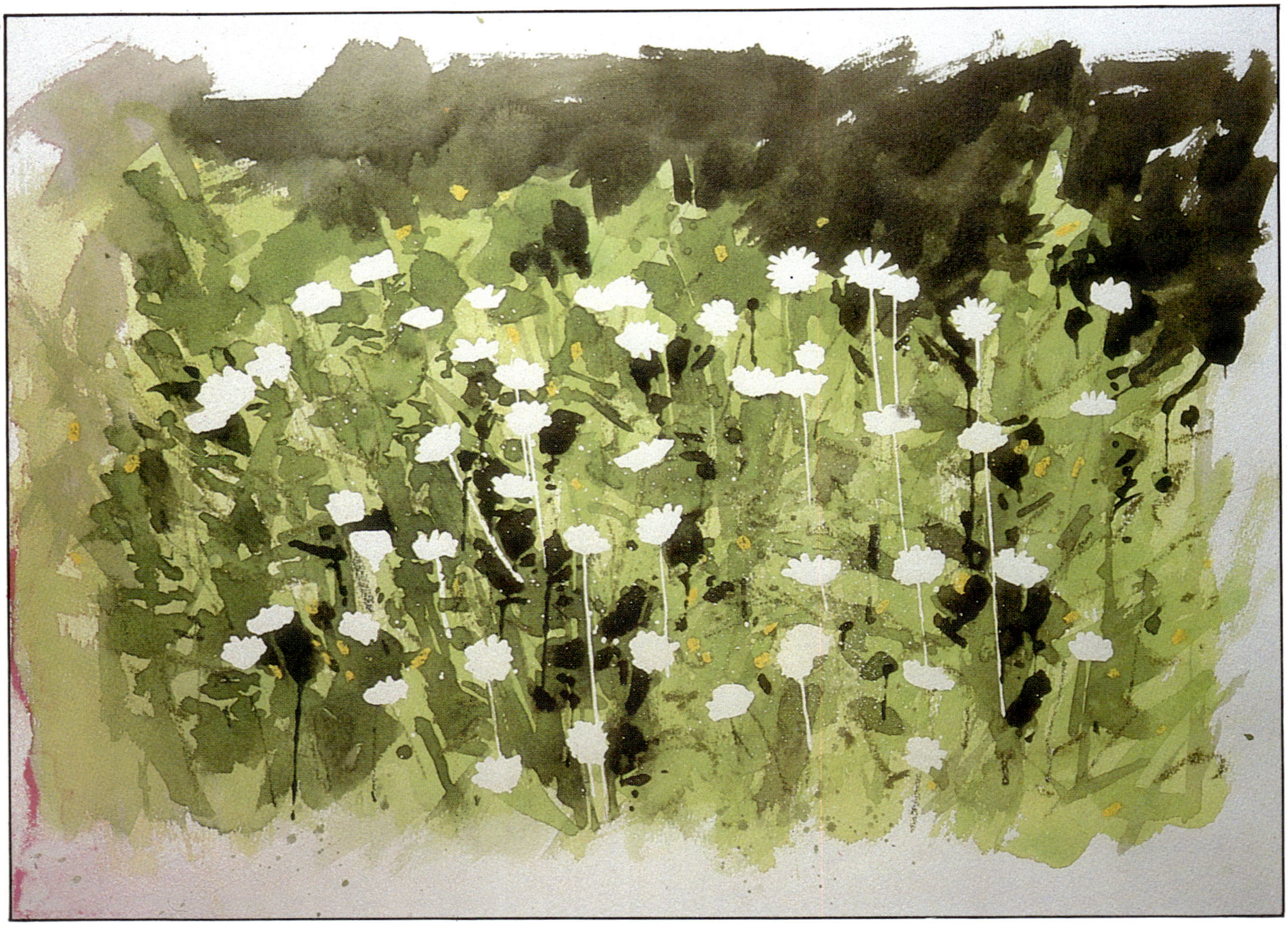

RUBBELKREPP ENTFERNEN

Vergewissern Sie sich, daß die Farbe wirklich trocken ist und keine weiteren Veränderungen oder Ergänzungen mehr vorzunehmen sind, bevor Sie die Maskierung vorsichtig mit dem Finger abrubbeln, wie der Künstler hier im Bild.

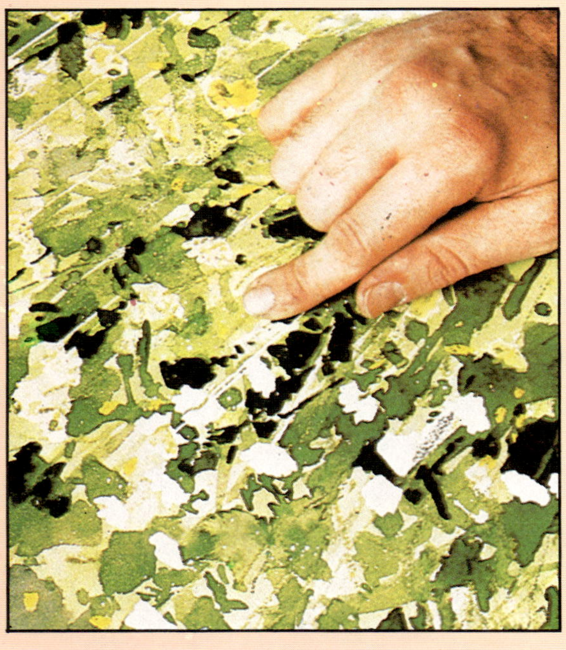

6. Die tieferen Schatten im Vordergrund sind eingemalt, der Hintergrund wurde abgedunkelt. Da das Bild noch eine stärkere Konturierung brauchte, wurden die dunkelgrünen Partien vorsichtig mit einem feinen Pinsel eingezeichnet.

7. Zuletzt erhielten die Blütenköpfe ihre kadmiumgelben Mittelpunkte.

DAS MATERIAL

- Bildträger: kaltgepreßtes Arches-Aquarellpapier, 30 x 45 cm.
- Pinsel: Rotmarderpinsel Nr. 4, 6; kleiner Haushaltspinsel für die Spritztechnik.
- Farben: Aquarellfarben: Saftgrün, Chromgrün, Kadmiumgelb, Schwarz. Ölpastellkreide: Olivgrün, Gelb.
- Weiteres: Malwasser mit Gummiarabikum, Rubbelkrepp.

7

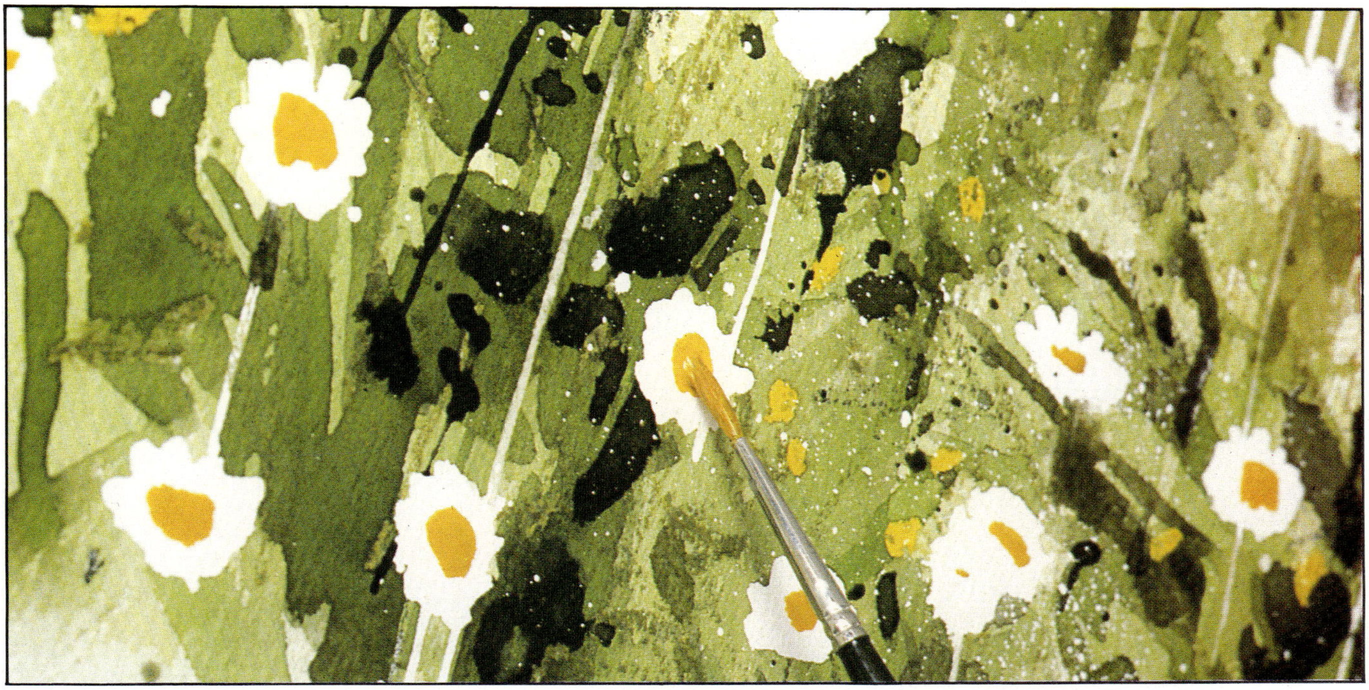

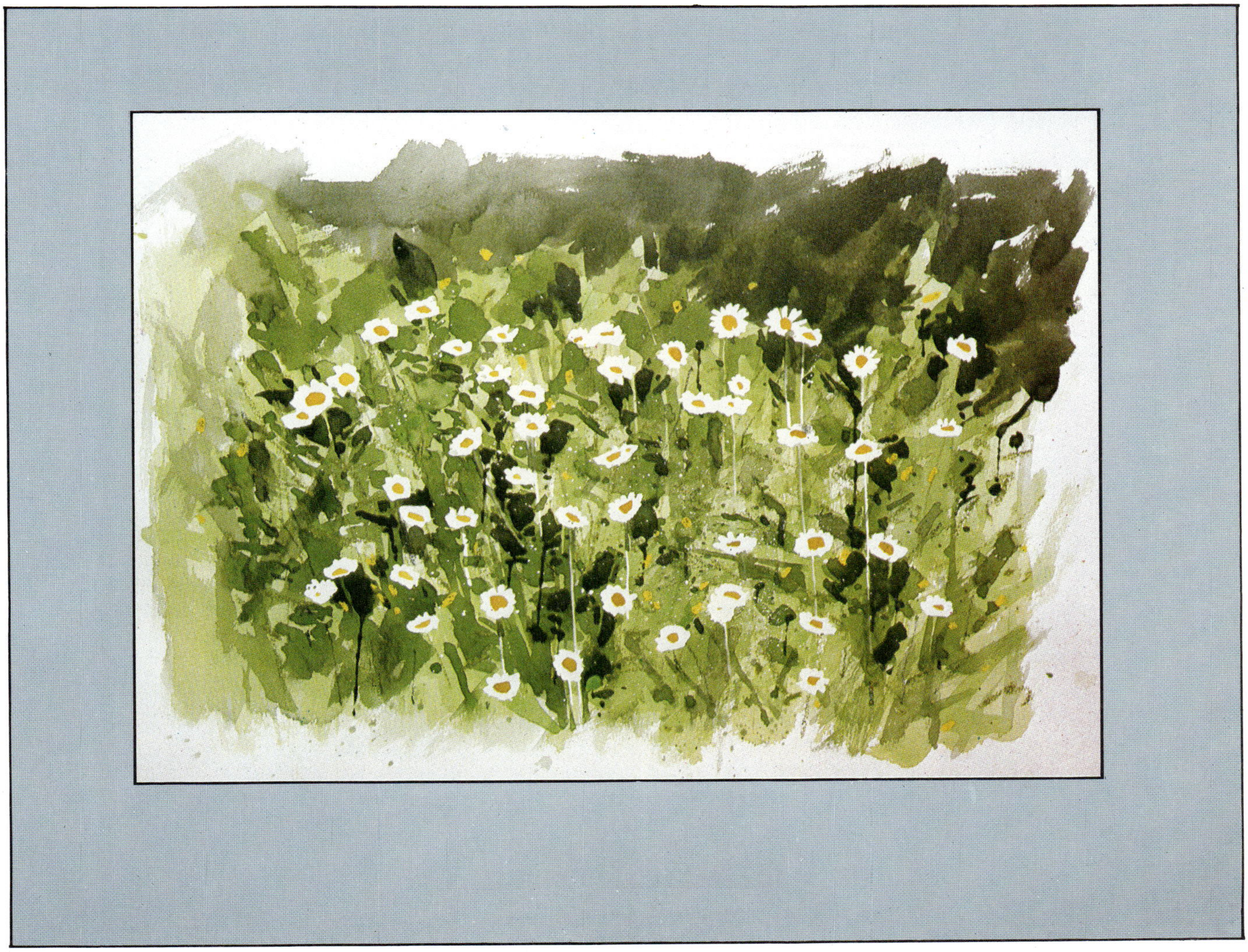

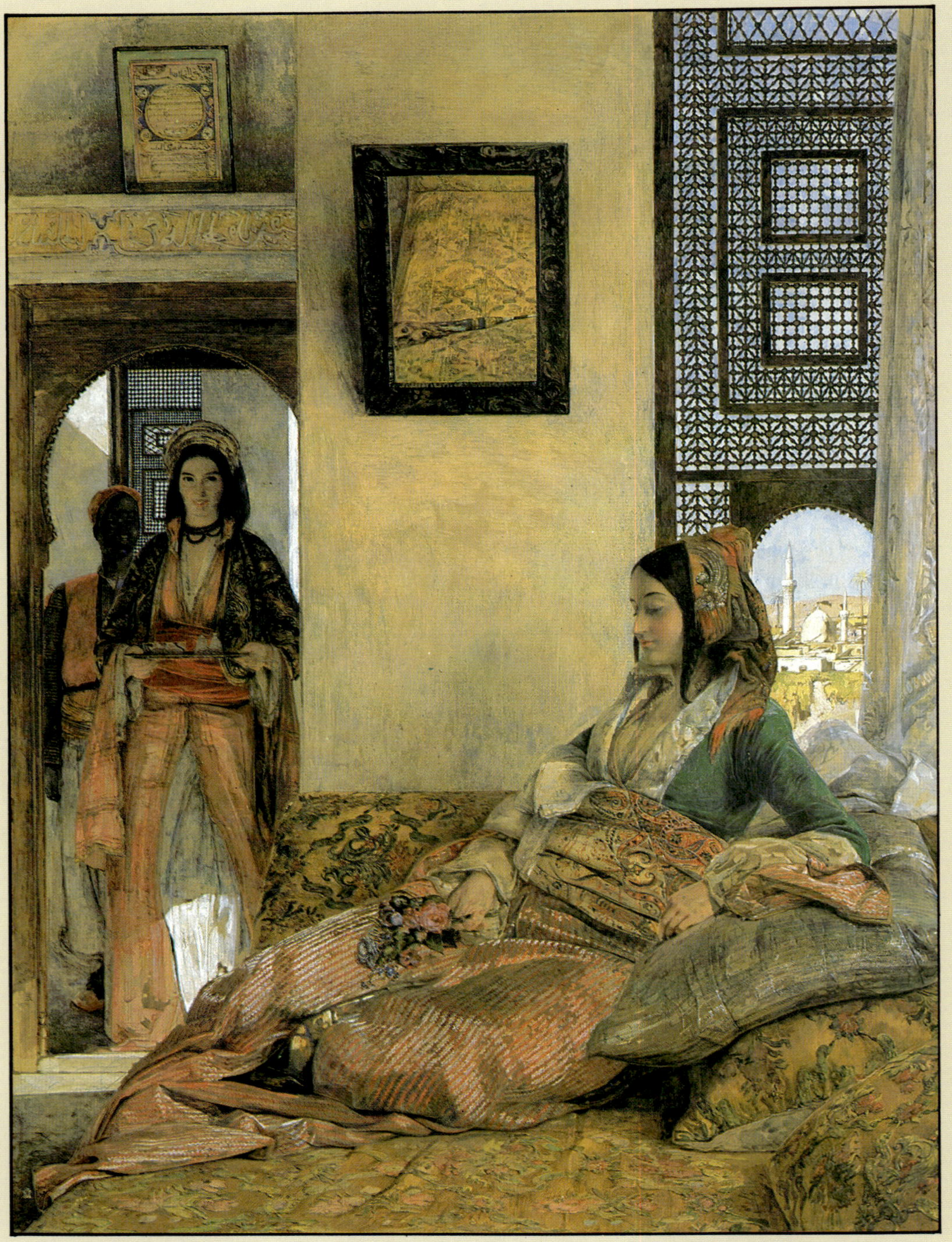

Kapitel acht

Portrait und Figurenbild

John Frederick Lewis (1805–76) bevorzugte fernöstliche Motive. Wie viele andere Maler des 19. Jahrhunderts unternahm er weite Reisen, um sich inspirieren zu lassen. Die kräftigen Farben und lebhaften Muster des Orients begeisterten ihn. Der Harem *zeigt, wie er sein Sujet in der atemberaubenden Aquarelltechnik seiner Epoche juwelenartig aufleuchten läßt.*

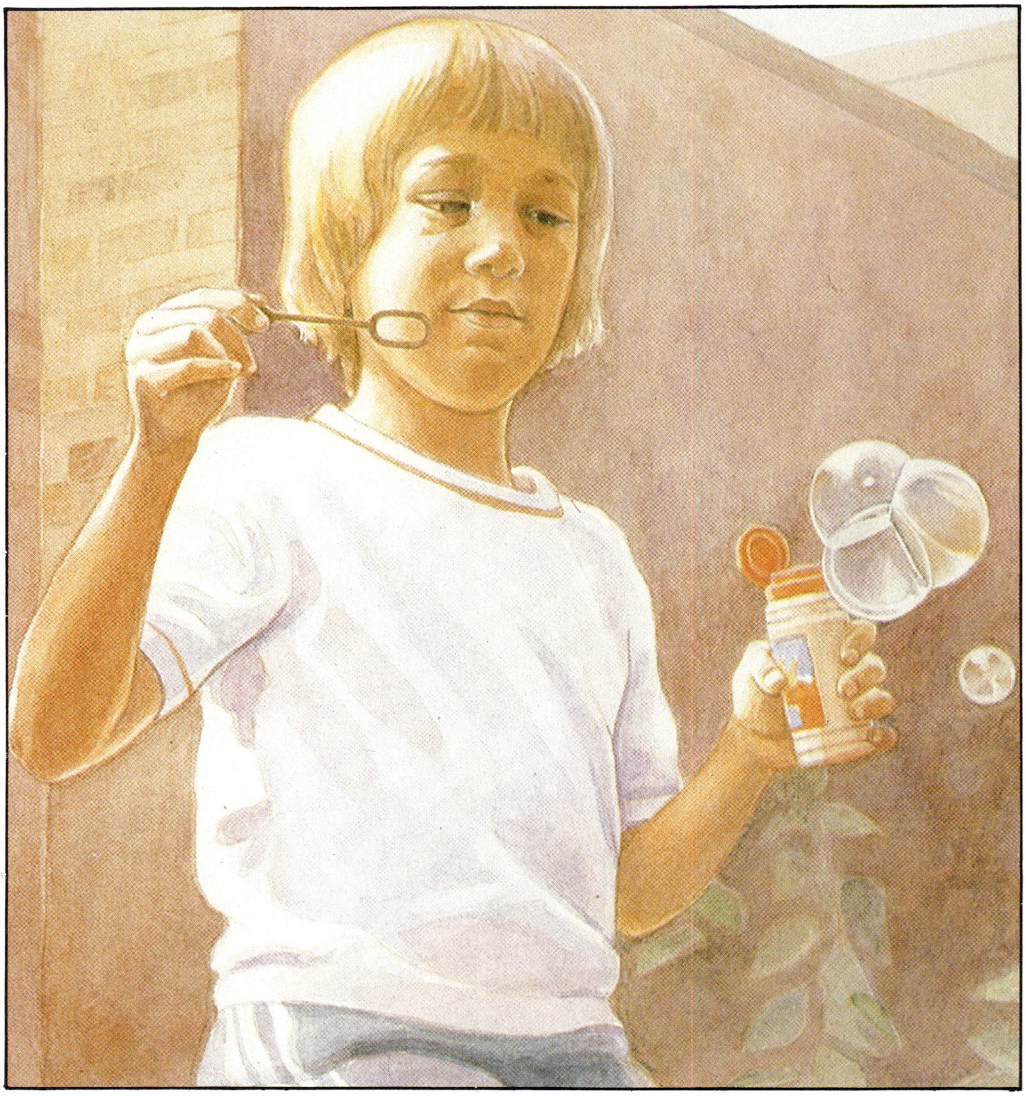

OBEN: Das Portait Seifenblasen *von Elaine Mills entstand nach einem Foto. Die Künstlerin wollte das Kind in Bewegung zeigen und nicht in einer steifen, unnatürlichen Pose. Mit Eisenoxidpapier übertrug sie eine vergrößerte Zeichnung des Fotos auf das Blatt. Das Bild wurde aus dünnen Farbschichten aufgebaut, die Farben durchgehend hell und klar gehalten. Zuletzt wurde das Gesicht mit einem Rotmarderpinsel Nr. 2 ausgearbeitet*

Immer mehr Maler erliegen dem Zauber der Aquarellfarbe und entdecken das Medium sogar für Portraits und Figurenbilder, die bisher als Domäne der Ölmalerei galten. Mit der weichen, transparenten Aquarellfarbe lassen sich lebendige Texturen wie Haut und Haar besonders überzeugend darstellen, sie verlangt jedoch auch ein besonders umsichtiges Arbeiten, sonst sieht das Bild am Ende trübe und matt aus. Insbesondere beim Portrait ist zudem eine präzise Zeichnung unumgänglich. Zeichnen Sie möglichst nach dem Modell, und setzen Sie niemals Farbe ins Bild, bevor die Zeichnung stimmt.

ALTE UND NEUE ANSÄTZE

Aquarellfarbe, allein oder in Kombination mit einer Federzeichnungen, wurde zwar immer schon für rasche Portrait- und Figurenstudien verwendet; das eigenständige Aquarellportrait jedoch hat keine Tradition, und bis in dieses Jahrhundert hinein blieb die Figurenmalerei allgemein der Ölfarbe vorbehalten. Das liegt nicht etwa in den Eigenschaften des Mediums selbst begründet. Früher lebten die Künstler von der

RECHTS: Edward Burra malt mit Aquarellfarben, weil seine Arthritis Malen in Öl verbietet. Seine Technik ist wirklich bemerkenswert. Seine Farben haben eine ungewöhnliche Tiefe und Leuchtkraft, und alle Details sind minutiös beschrieben, ohne jemals überladen zu wirken. Mit Harlem *(1934) wollte er die Stimmung und das Lebensgefühl seiner Umgebung einfangen, anschaulich umgesetzt in dem Kontrast zwischen dunklen und hellen Farben und harten und weichen Strukturen.*

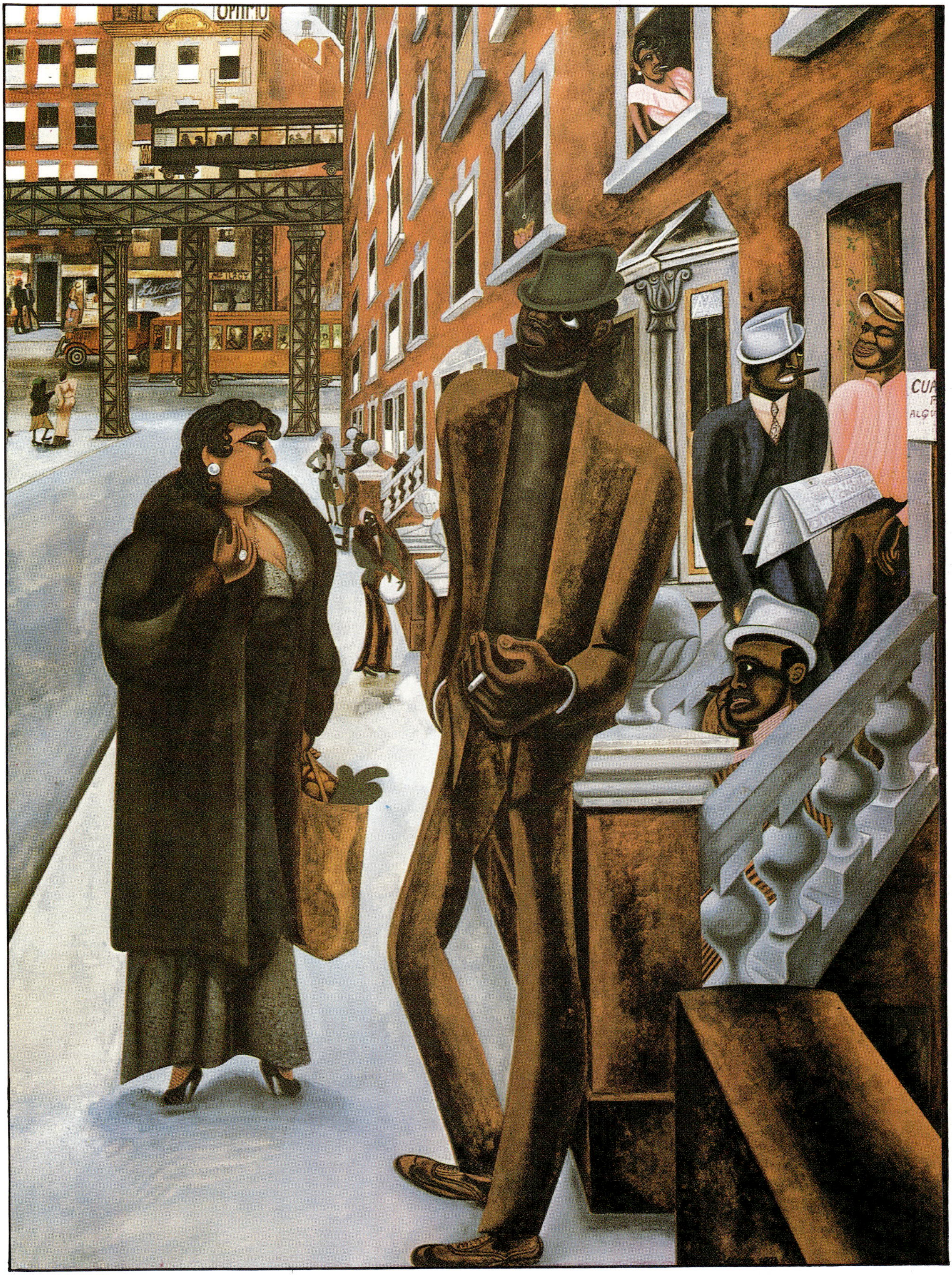

Portraitmalerei; selten wurden Portraits – wie heute – zum Vergnügen gemalt. Der Auftraggeber zahlte für sein Portrait oder ein Familienbild und wollte dafür ein großes, eindrucksvolles Gemälde an der Wand sehen, das die Zeit überdauern sollte. Aquarellfarben verblassen jedoch leicht, und das Papier ist anfällig für Stockflecken und Schimmel, auch wenn die Konservierungsmöglichkeiten heute besser und die Pigmente lichtechter sind. Zudem hatten Figurenbilder traditionell ein großes Format, und viele Künstler glaubten, das Sujet erfordere einen langsameren, planvolleren Aufbau, als ein Aquarell es erlaubt. Zeiten ändern sich. Heute sind skizzenhafte, impressionistische Figurendarstellungen, als Ganzkörperportrait oder als Akt, nicht nur akzeptiert, sondern erwünscht, denn sie geben Licht und Bewegung leichter wieder als detailliert ausgearbeitete Gemälde.

Im 19. Jahrhundert setzte sich die Figurenmalerei in Aquarellfarbe langsam durch, nicht zuletzt Dank des weitreichenden Einflusses der symbolischen und allegorischen Bilder von William Blake. Die Präraffaeliten (Nachahmer des vorraffaelischen Malstils) und Eward Burne-Jones (1833–98) erprobten neue Techniken wie das Verreiben trockener Farbe und das Auskratzen. Die Aquarelle von Burne-Jones sind kaum als solche zu identifizieren, sondern wirken eher wie mittelalterliche Buchillustrationen. Der ebenso wie Burne-Jones von den Präraffaeliten beeinflußte Frederick Lewis malte fernöstliche Szenen von juwelenartiger Leuchtkraft, wie z. B. das Bild *Der Harem* (Seite 100). Ein Vergleich zwischen *Der Harem* und *Mädchen im Lehnstuhl* zeigt überraschende Unterschiede in der Technik. Man glaubt kaum, daß es sich um dasselbe Medium handelt. Lewis verarbeitete die Aquarellfarbe fast wie Ölfarbe – wenige Lavierungen und viel feine Pinselarbeit –, trotzdem wirken seine Bilder nie müde, was bei einem vielfach überarbeiteten Aquarell leicht passieren kann. Heute wird die klassische, großflächige Lavierung bevorzugt, aber auch das Malen mit trockenem Pinsel und das Tüpfeln sind durchaus üblich. Einige Künstler kombinieren auch mehrere Techniken miteinander.

PRAKTISCHE TIPS

Fotos sind für die Portrait- und Figurenmalerei eine nützliche Hilfe, besonders bei einem bewegten Sujet. Das Bild *Seifenblasen* z. B. wurde fast ausschließlich nach einem Foto gemalt. Trotzdem sollte man auch hier möglichst »nach der Natur« malen, und da ein Aquarellbild nicht so lange dauert wie ein Ölportrait, lassen sich die Modelle auch leichter zu einer Sitzung überreden.

Die Darstellung von Menschen erfordert eine besonders gute Zeichnung, denn ein fehlplaziertes Auge oder schlecht gezeichnete Hände und Füße können die Bildharmonie völlig zerstören. Beginnen Sie nie mit dem Malen, bevor die Zeichnung stimmt, und prüfen Sie beim Zeichnen ständig die Proportionen und Abmessungen. Achten Sie dabei auf Zwischenräume wie z. B. hinter dem Kopf oder zwischen den Gliedmaßen. Das wird Ihnen helfen. Stemmt eine stehende Person z. B. eine Hand in die Hüfte, bildet das Dreieck zwischen Arm und Körper eine bestimmte Form. Verkürzungen wie z. B. bei einem auf der Lehne ruhenden Arm sind schwierig wiederzugeben, lassen sich aber meist über einen Bezugspunkt im Hintergrund einschätzten. Orientieren Sie sich beispielsweise an dem Schnittpunkt des Arms und einer Senkrechten der Hintergrundwand oder daran, daß die Hand auf einer Linie mit den Sesselbeinen liegt.

Bevor Sie mit dem Zeichnen beginnen, sollten Sie die Komposition und damit auch den Hintergrund und den Lichteinfall sorgfältig bestimmen. Die Schatten definieren die Gestalt, das Licht hat auch Einfluß auf die Stimmung. Vor einem Fenster wird das Motiv fast zu einer Silhouette in dunklen, verschmelzenden Farben; frontales Licht läßt es hart und flächig erscheinen; kommt das Licht hingegen von der Seite oder von oben, dramatisiert es das Motiv durch starke Hell-Dunkel-Kontraste.

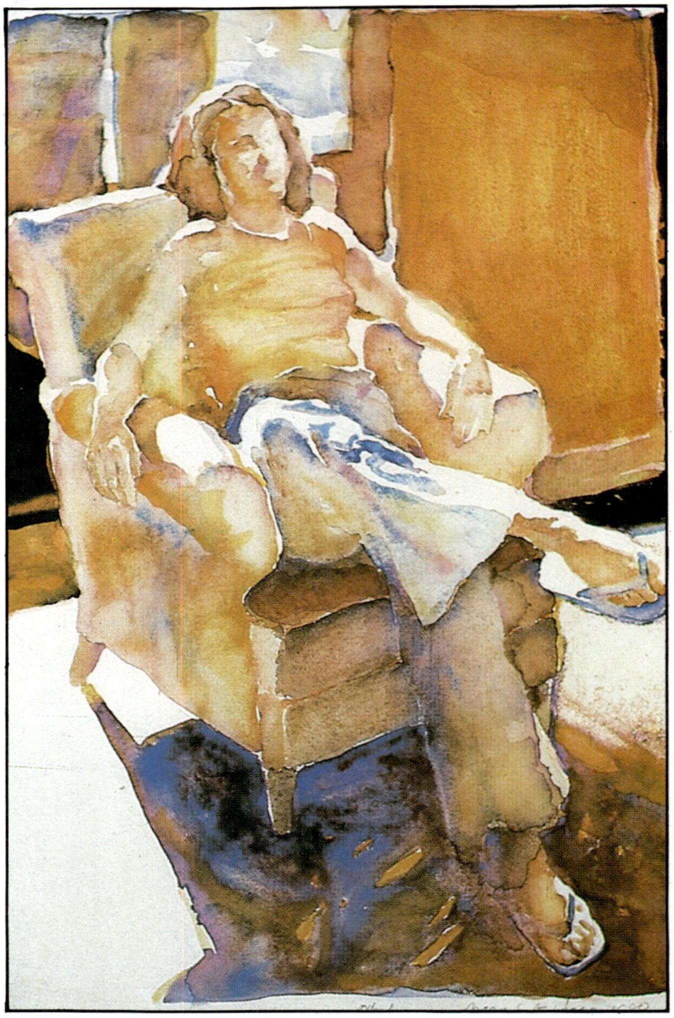

Technik und Atmosphäre dieses Bildes unterscheiden sich grundlegend von unserem vorangegangenen Beispiel. Interessiert an Licht- und Farbwirkungen und weniger an der Ähnlichkeit der Person, trug der Künstler die Farbe sehr flüssig und frei auf. Die zurückhaltende Detaillierung verstärkt noch die entspannte Stimmung der lichtüberfluteten Figur im Lehnstuhl.

PORTRAIT VOR GESTREIFTER DECKE

Das Bild ist ungewöhnlich groß für ein Aquarell. Der Kopf hat fast Originalgröße. Es ist ein sogenanntes »helltoniges« Bild, d. h., die Farben sind sanft und gedämpft und die Hell-Dunkel-Kontraste minimal. Einige Künstler arbeiten immer helltonig, andere lieber dunkeltonig, also mit dunklen, kräftigen Farben und starken Kontrasten, wieder andere erfreuen sich an beidem und entscheiden sich je nach Motiv und Intention. Die Künstlerin arbeitete direkt nach dem Modell und sorgte schon zu Beginn dafür, daß es bequem saß. Sie achtete auch darauf, daß die Positionen der Hände und Füße nach den Pausen ohne Schwierigkeiten exakt wieder eingenommen werden konnten. Da ein so zartes Bild eine präzise Zeichnung und eine besondere Kontrolle der Tonwerte und Farbvarianten erfordert, wollte die Künstlerin das Modell genau studieren können, ohne von Bewegungen oder Klagen über Unbequemlichkeit abgelenkt zu werden.

Zuerst zeichnete sie einen sehr feinen Umriß und legte die Komposition fest, damit die Lavierungen rasch und präzise plaziert werden konnten. Die hellen Farben und die Größe des Bildes machten tiefgreifende nachträgliche Eingriffe unmöglich. Bei einem Portrait ist die Zeichnung besonders wichtig, denn wenn die Proportionen nicht stimmen, Augen oder Mund schief sitzen, wird dem Bild nicht nur die Ähnlichkeit fehlen, sondern auch seine konstruktive Glaubwürdigkeit. Die Zeichnung sollte nicht zu detailliert sein – zu viele Bleistiftstriche stiften mehr Verwirrung als Klarheit –, aber klar und deutlich genug, um der Malerei als Grundlage zu dienen. Beim Arbeiten mit einem Modell sollten Sie also dafür sorgen, daß Sie beide genug Zeit haben.

1
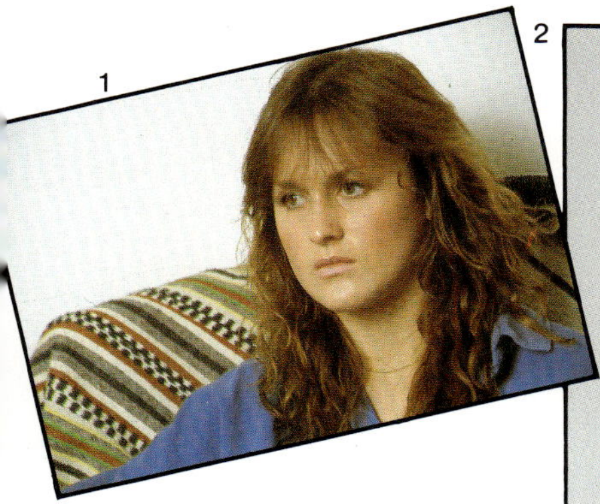

2
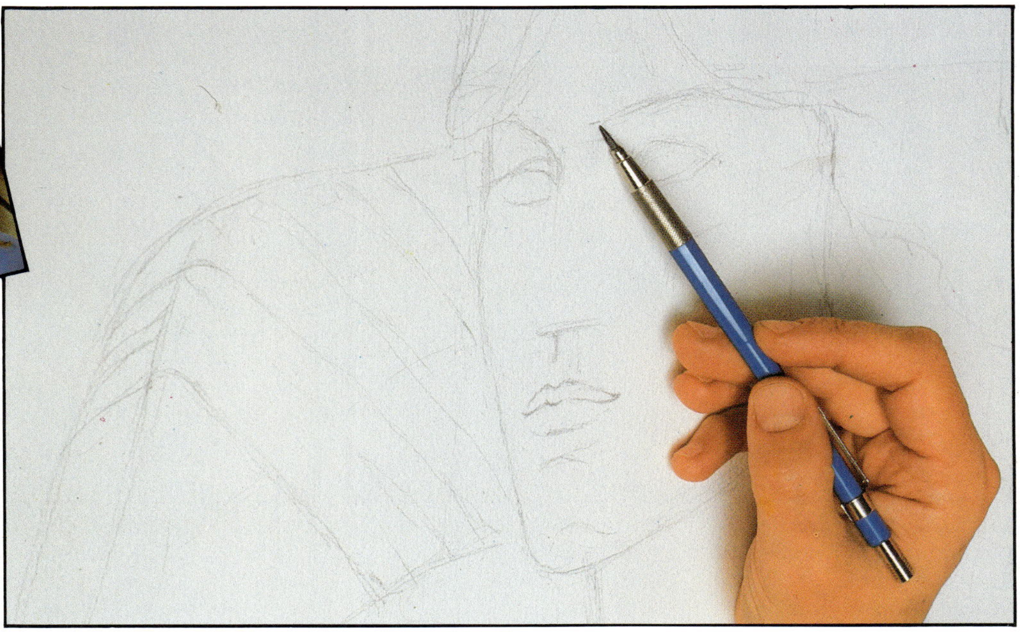

3
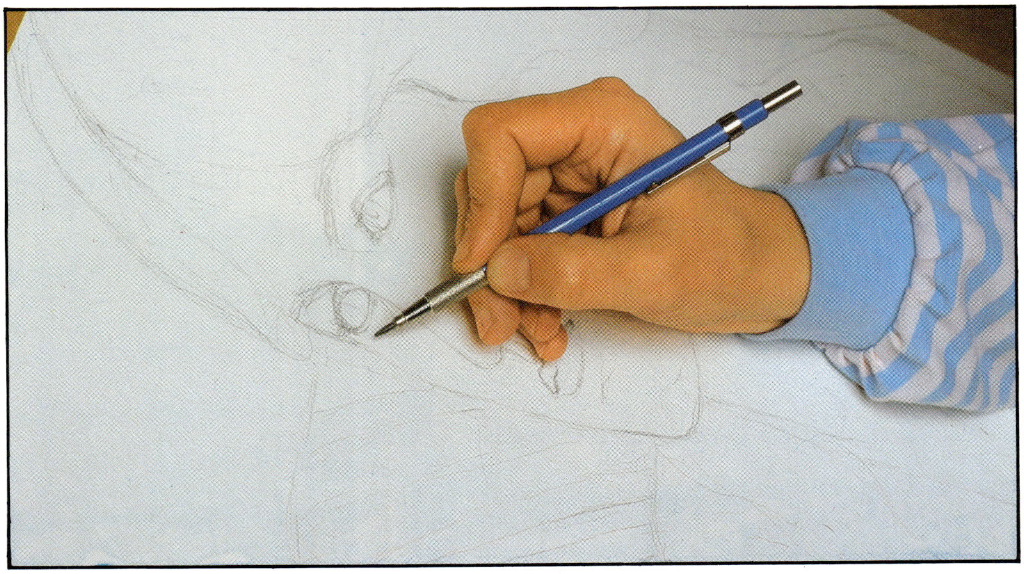

1: *Das Foto zeigt den Unterschied zwischen den gegebenen Farben und der Farbpalette der Künstlerin. Selbst die stark gemusterte Decke, ein wichtiger Bildbestandteil, wurde viel heller und gedämpfter dargestellt.*

2: *Die Zeichnung wurde mit einem Fallminenstift angefertigt. Die Minen lassen sich je nach Bedarf austauschen. Alle überflüssigen Linien wurden mit einem weichen Radiergummi vorsichtig entfernt. Das hier verwendete Bockingford-Papier wird durch Radieren leicht verdorben.*

3: *Die Partie um Augen und Brauen ist am schwierigsten zu zeichnen, und die Künstlerin achtete besonders darauf, wie die Augen in den Höhlen liegen. Bleistiftlinien können ausradiert werden, wenn das Bild fast fertig und trocken ist, oder auch in das Bild integriert werden.*

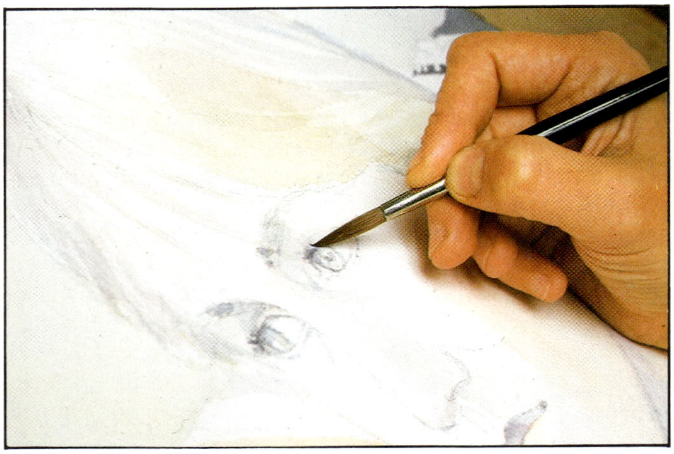

4. In die fertige Zeichnung malt die Künstlerin mit dem Pinsel den Schatten unter den Wimpern. Die Augen bilden das Bildzentrum eines Portraits und verlangen besondere Sorgfalt.

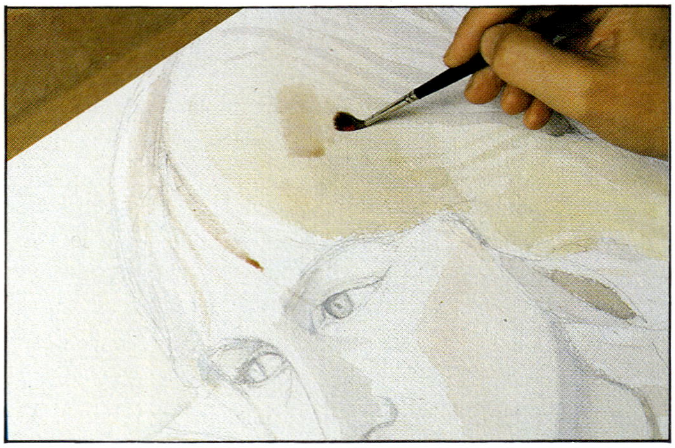

5. Als nächstes wurde der Hintergrund mit einer hellen Lavierung grundiert, um das störende Weiß abzutönen. Mit einem Rotmarderpinsel Nr. 2 arbeitet die Künstlerin hier und da an verschiedenen Bildpartien.

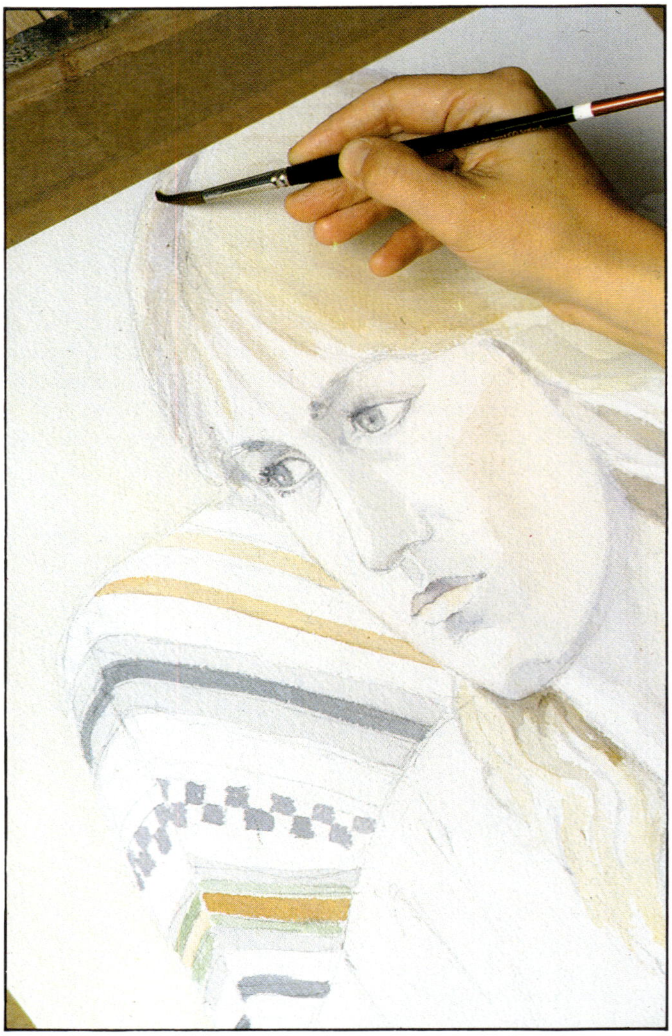

7. Mit einem Rotmarderpinsel Nr. 2 arbeitet die Künstlerin in einer Mischung aus Violett, Paynesgrau und Indischrot die dunkelste Haarpartie in das bisher in Lichtem Ocker und etwas Indischrot gemalte Haar ein.

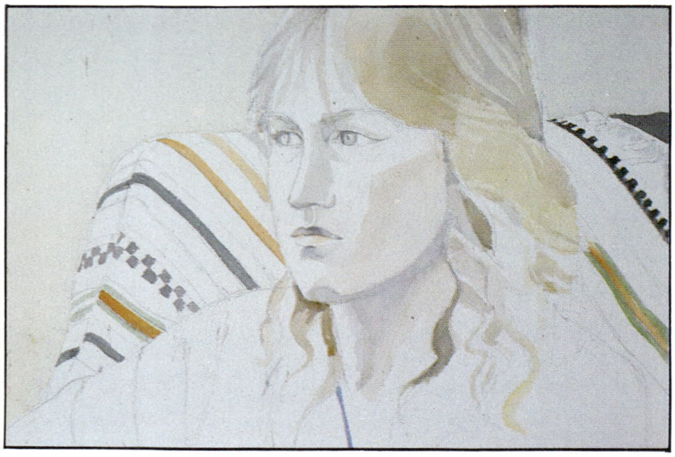

6. Die Streifen der Decke wurden farblich verstärkt, denn die Decke ist ein wichtiger Bildbestandteil, ihre Farben bestimmen die Tonigkeit des Gesichts und der Haare.

8. Nun war das Blatt zwar völlig bedeckt, aber das Bild wirkte irgendwie schwach und substanzlos, die Hauttöne zu blaß und zu kalt. Die Künstlerin intensivierte alle Farben, gab der Haut einen wärmeren Ton und dem Gesicht mehr Stabilität. Zuletzt wurde das Muster der Decke eingefügt und das Haar so auskonturiert, daß es deutlich gewellt, aber nicht zu kleinteilig wirkt.

DAS MATERIAL

- Bildträger: aufgezogenes Bockingford-Papier, 45 x 40 cm.
- Pinsel und anderes: Rotmarderpinsel Nr. 2, 6; Bleistift, Radiergummi.
- Farben: Indischrot, Lichter Ocker, Violett, Paynesgrau, Kobaltblau, Ultramarinblau, Alizarinkrapplack, Kadmiumrot, Saftgrün.

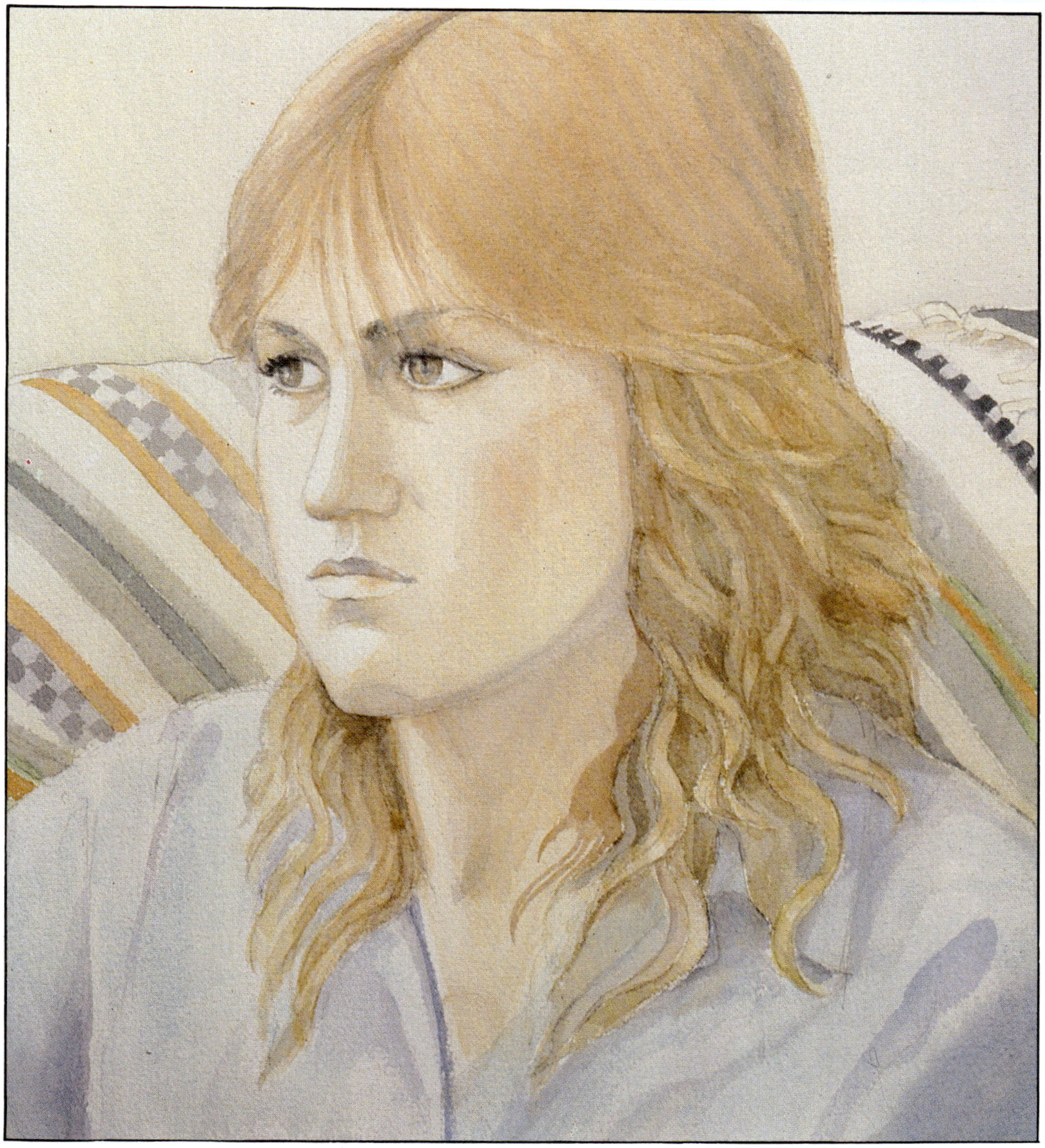

PAUL

Im Unterschied zu dem vorigen Portrait zeigt diese sensible Studie einen eher zeichnerischen Ansatz. Die Aufmerksamkeit der Künstlerin gilt mehr den Linien als den Farben, und die Mischtechnik aus Zeichnen und Malen schien ihr am besten geeignet, den Charakter des Modells, seine hageren, adlerhaften Züge, angemessen wiederzugeben.
Sie arbeitete mit einem Gänsekiel (ein Werkzeug, das auch Rembrandt bevorzugte), ihr Medium war jedoch verdünnte Aquarellfarbe und nicht die traditionelle Tinte. Ein Federkiel erlaubt größere Spontaneität als eine Metallfeder, denn mit einer einfachen Drehung des Kiels lassen sich verschieden starke Striche erzeugen. Mit dieser Strichführung, kombiniert mit verschiedenen Farbstärken und Farbtönen, erzeugte die Künstlerin verschiedenartige, kontrastierende Linien – einige stark und weich, andere kurz und kräftig, wieder andere zart und straff. Zum Lavieren und um die Linien stellenweise mit klarem Wasser aufzulösen, benutzte sie einen chinesischen Pinsel. Die Aquarellfarbe läßt dem Künstler viel Freiheit zur Veränderung und Abwandlung der Linien.

1: *Die Künstlerin entschied sich für eine schlichte Frontalansicht, weil sie die Linien und Konturen des Gesichts besonders interessierten. Da das Bild selbst eine Zeichnung werden sollte, die im Verlauf der Arbeit korrigiert werden konnte, erübrigte sich das Vorzeichnen mit Bleistift.*

1

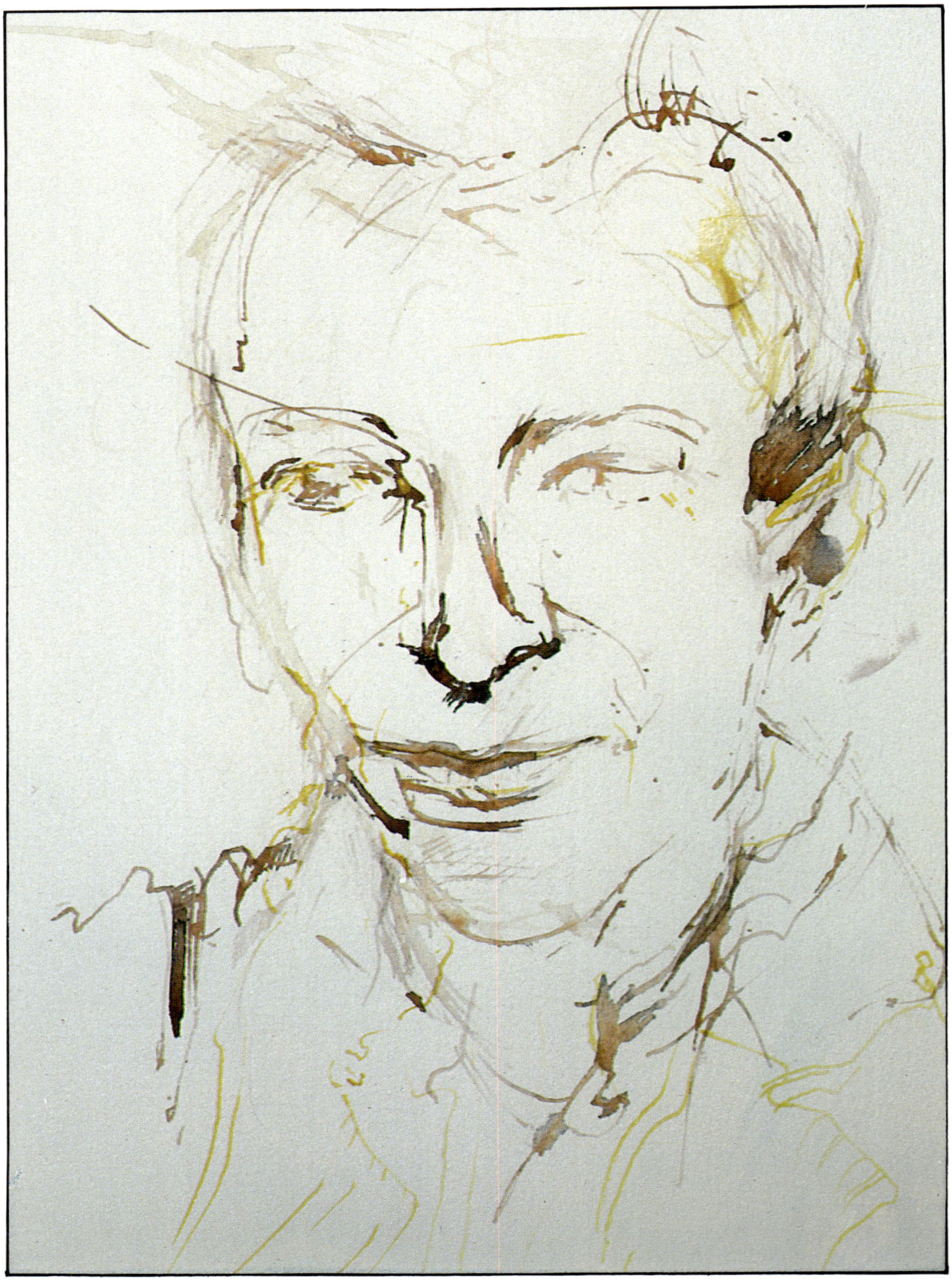

2

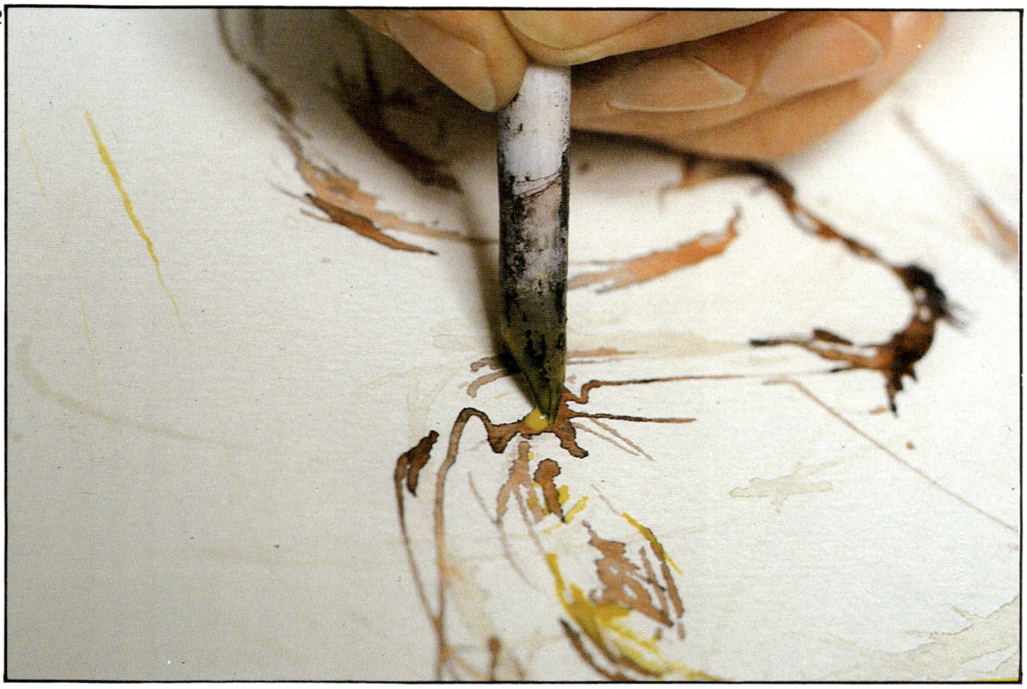

2: Beim Zeichnen mit dem Federkiel variiert die Künstlerin die Farbintensität. Sie arbeitete mit drei Farbmischungen: Siena natur-Kobaltblau, Preußischblau-Kadmiumrot, Lichter Ocker-Kadmiumgelb.

3: Die Künstlerin war nicht zufrieden mit der Kontur des Wangenknochens, also löste sie die Linie mit einem wassergetränkten Pinsel wieder auf, um sie neu zu zeichnen.

4: Kleine Farbpartien wurden ohne genaue Plazierung mit einem chinesischen Pinsel auf dem Blatt verteilt. Spontan aufgetragen, sollten sie sich in einer Gesamtwirkung zusammenfinden.

3

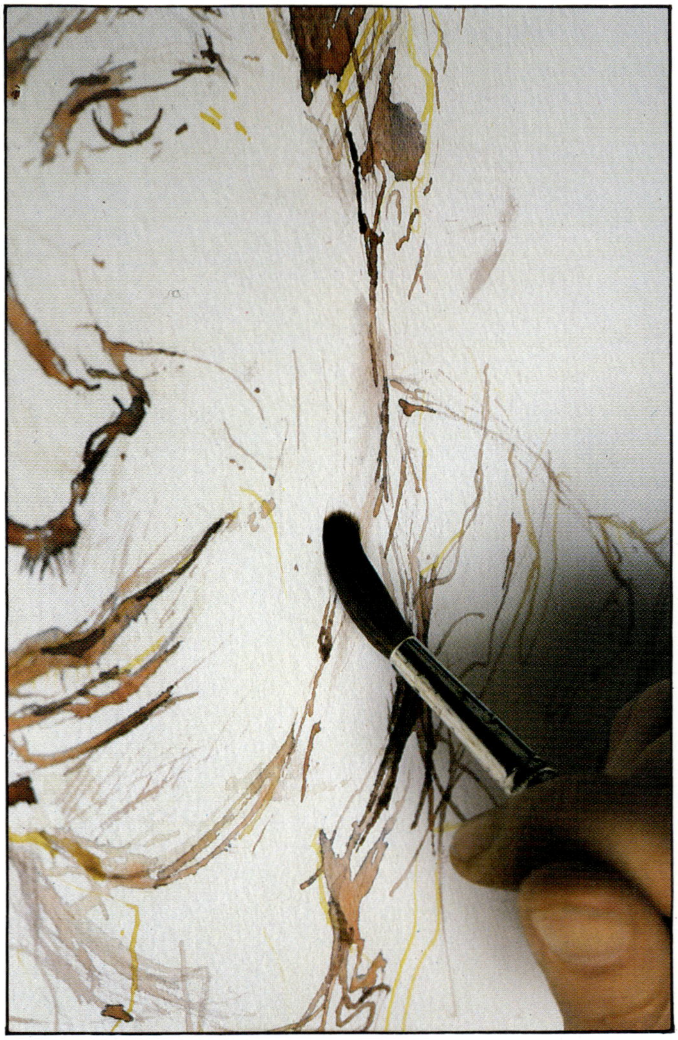

4

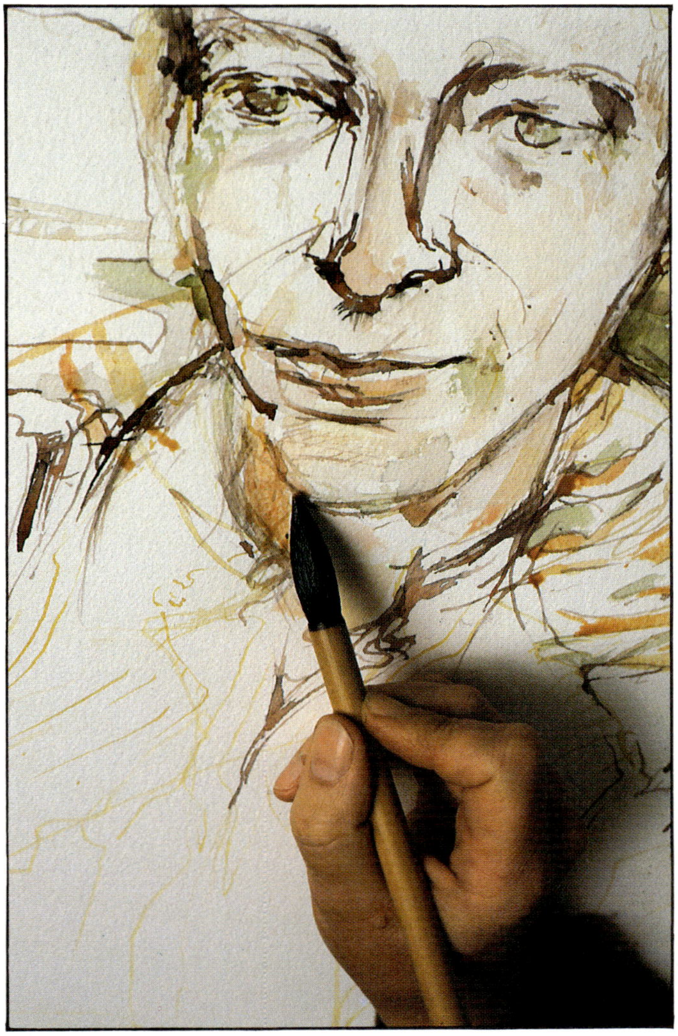

5
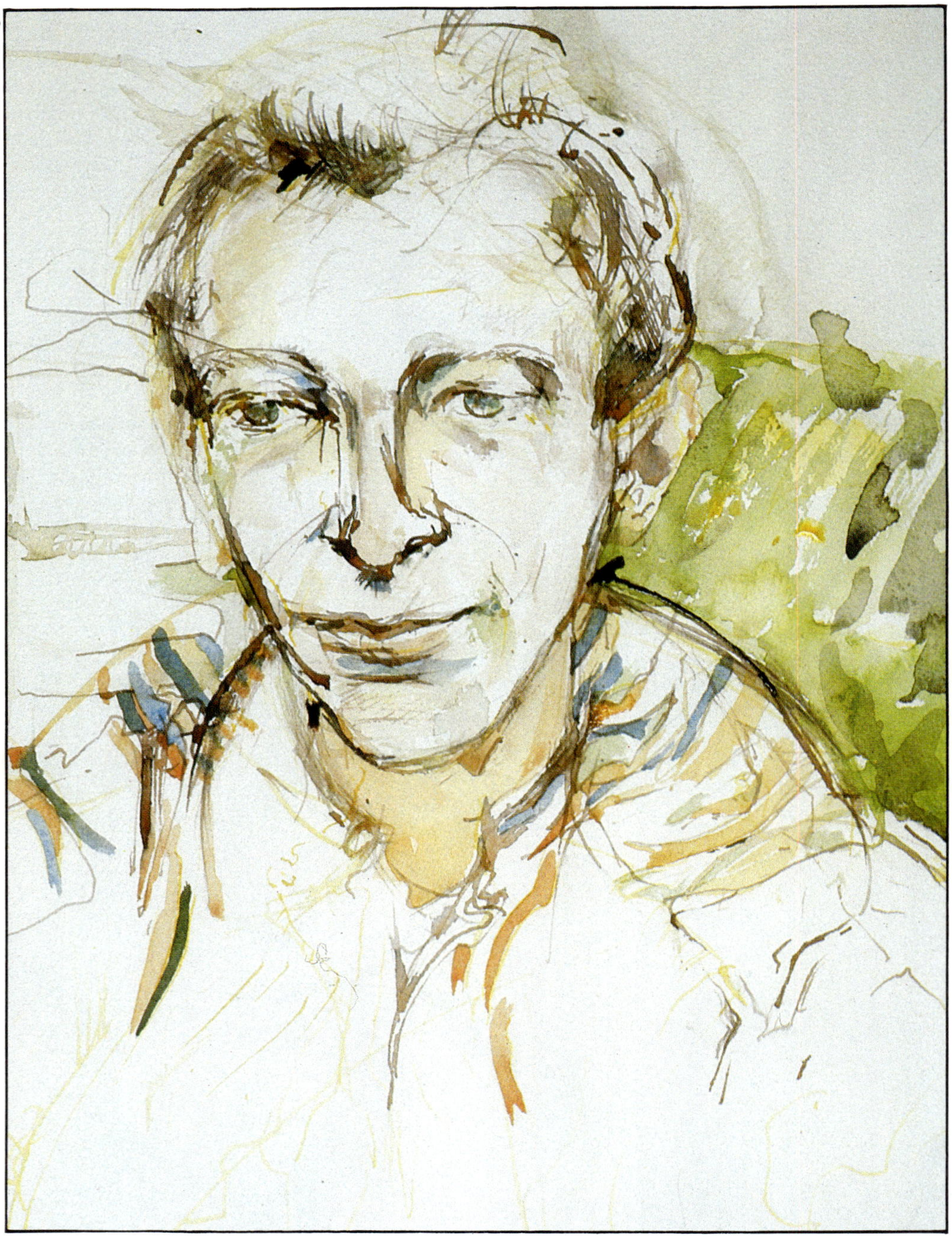

6
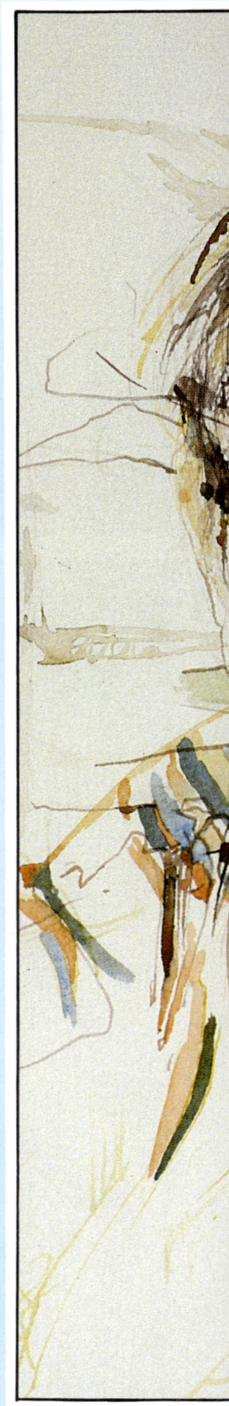

5: Die Künstlerin arbeitete kaum mit der traditionellen flächigen Lavierung. Statt dessen integrierte sie die Pinselspuren in ihr Bild. Der Hintergrund wurde mit zwei verschiedenen Pinseln aufgebracht, einem Rotmarderpinsel Nr. 9 und einem chinesischen Pinsel.

6: Als alle Linien festlagen und die Künstlerin mit ihrer Zeichnung zufrieden war, legte sie eine lockere Lavierung über Gesicht- und Halspartie, um die Form hervorzuheben und der Haut einen warmen Ton zu verleihen.

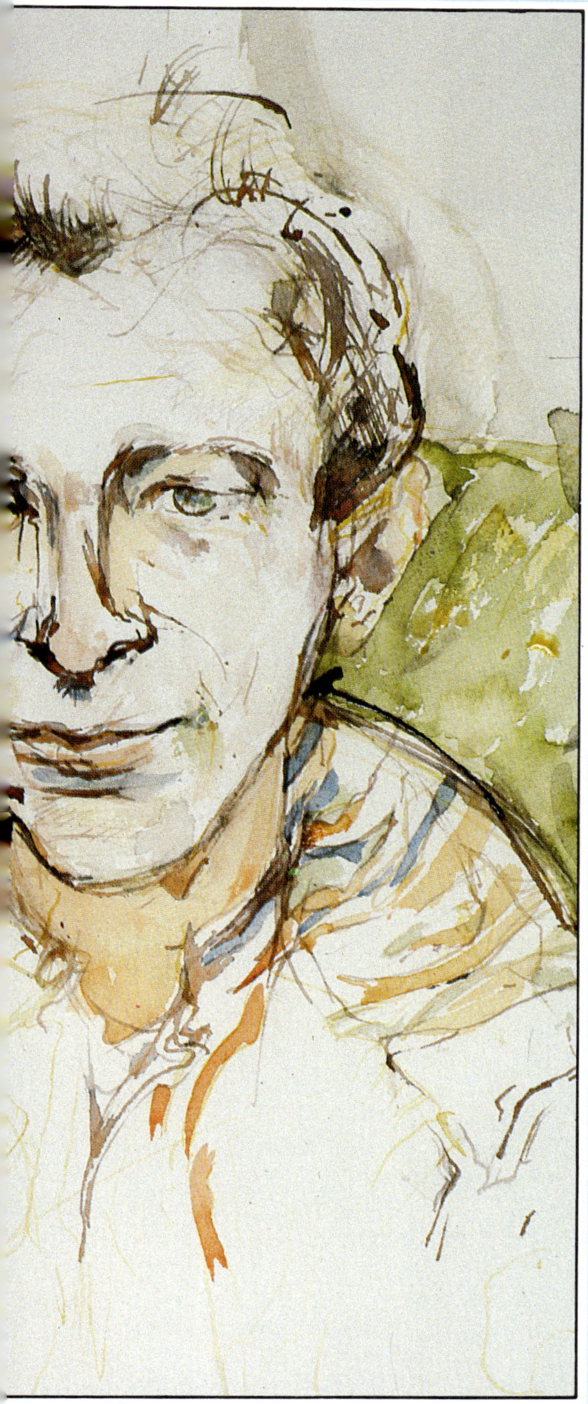

CHINESISCHE PINSEL

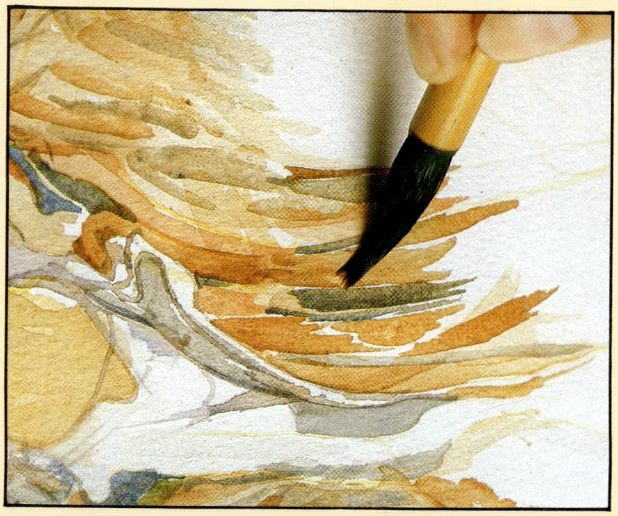

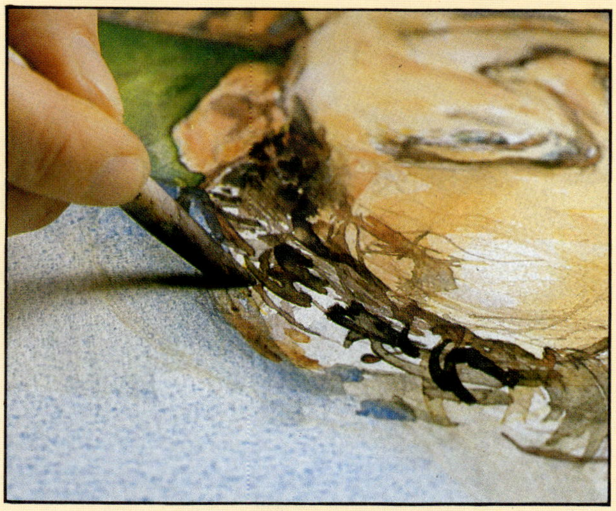

Bei diesem Bild waren die Farben zwar nicht das Entscheidende, wurden jedoch trotzdem ebenso großzügig wie sensibel eingesetzt. Hier fügt die Künstlerin mit einem chinesischen Pinsel kleine, kräftige Farbpartien in die Kleidung und dunkle Töne in das Haar ein.

DAS MATERIAL

- Bildträger: kaltgepreßtes Langton Aquarellpapier, 30 x 25 cm.
- Pinsel und anderes: runder Rotmarderpinsel Nr. 9, chinesischer Pinsel, Gänsefederkiel.
- Farben: Siena natur, Kobaltblau, Preußischblau, Kadmiumrot, Kadmiumgelb, Lichter Ocker.

1
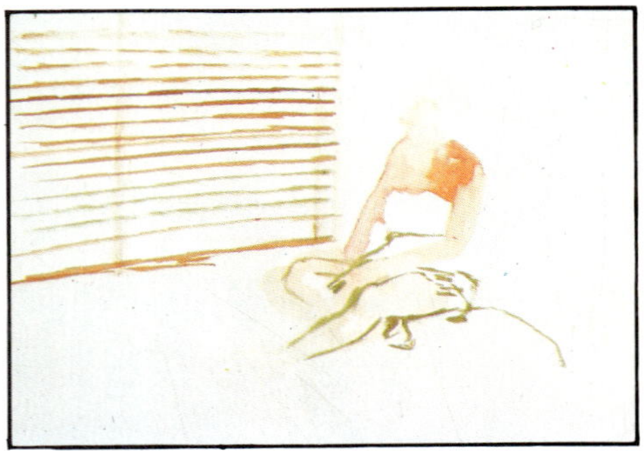

2
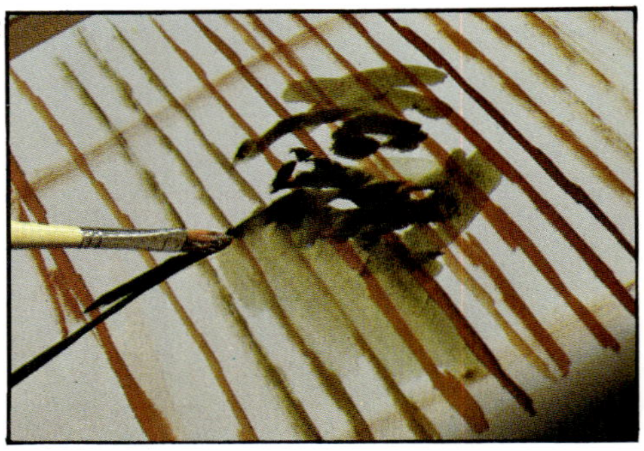

1: *Der Künstler arrangierte sein Modell in einer Komposition. Da er bereits wußte, wie die Hauptelemente seiner Komposition plaziert werden sollten, verzichtete er auf eine Bleistiftzeichnung. Statt dessen wurden die wichtigsten Konturen und Formen mit stark verdünnter Aquarellfarbe skizziert.*

2: *Sehr frei malte er den nur durch die Jalousie hindurch sichtbaren Baum über die orangebraunen Jalousielamellen, so daß ihre dunkleren Linien durch die grüne Lavierung hindurchschimmern. Es wirkt wie ein Lichtflimmern auf der weichen, unregelmäßigen Baumform.*

3
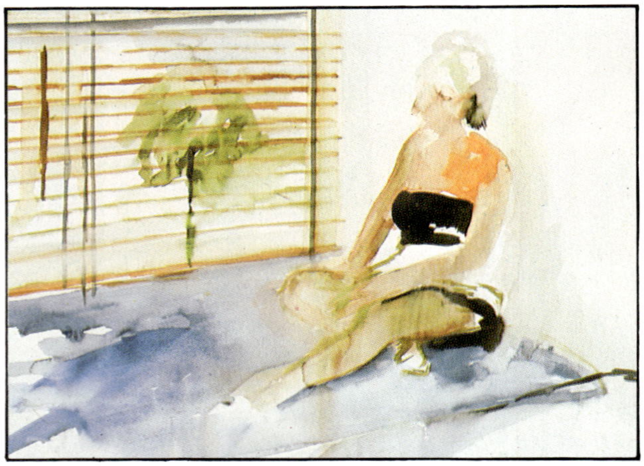

3: *Dann wurde eine graublaue Lavierung auf die obere Fensterpartie gelegt; die untere wurde weiß belassen, so daß das Licht durch sie hindurch einzufallen scheint. Der Körper wurde in kräftigem Kadmiumorange gemalt, das von dem Kadmiumrot des Hemdes und dem Blau des Bettes ausbalanciert wird.*

6
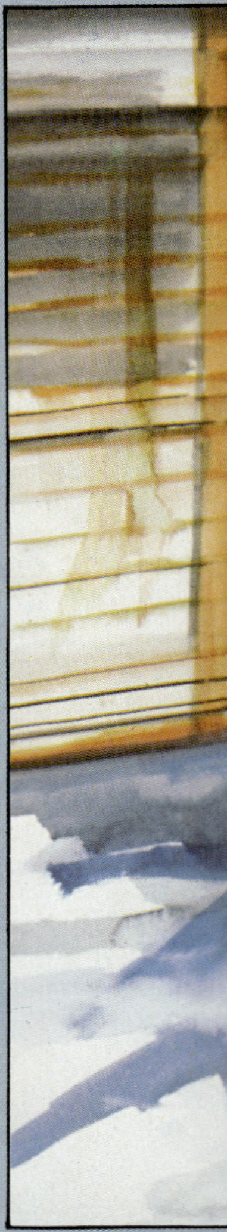

4
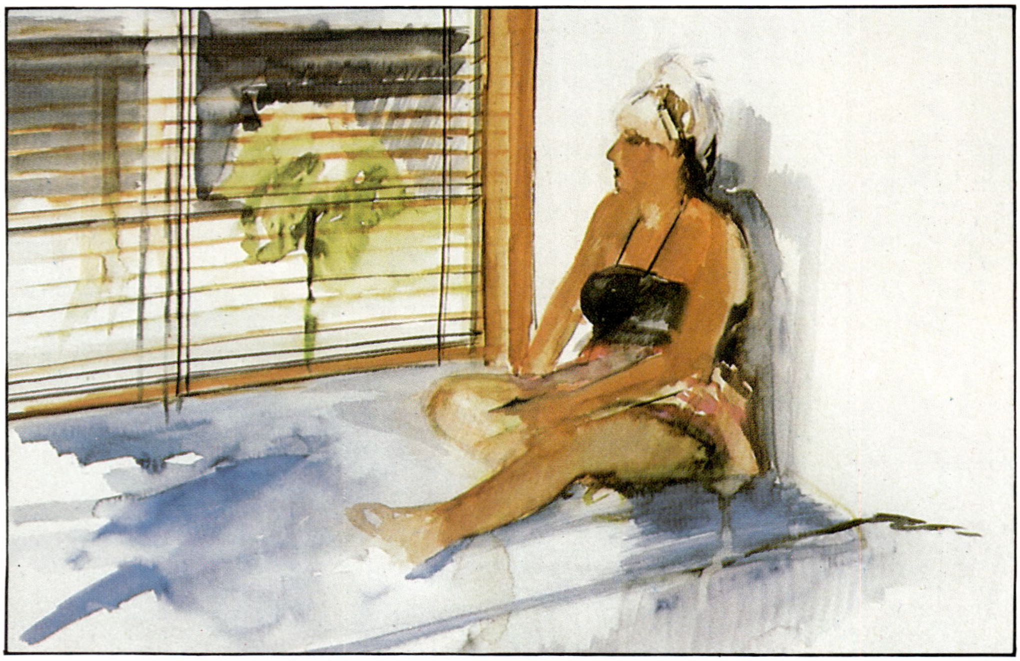

4: *Gleichzeitig auf der gesamten Bildoberfläche arbeitend, modellierte der Künstler das ausgestreckte Bein und konturierte Gesicht und Hals. Die dunkleren Hauttöne enthalten einen kräftigen Anteil Siena natur als Antwort auf das Orangebraun in Jalousie und Fensterrahmen.*

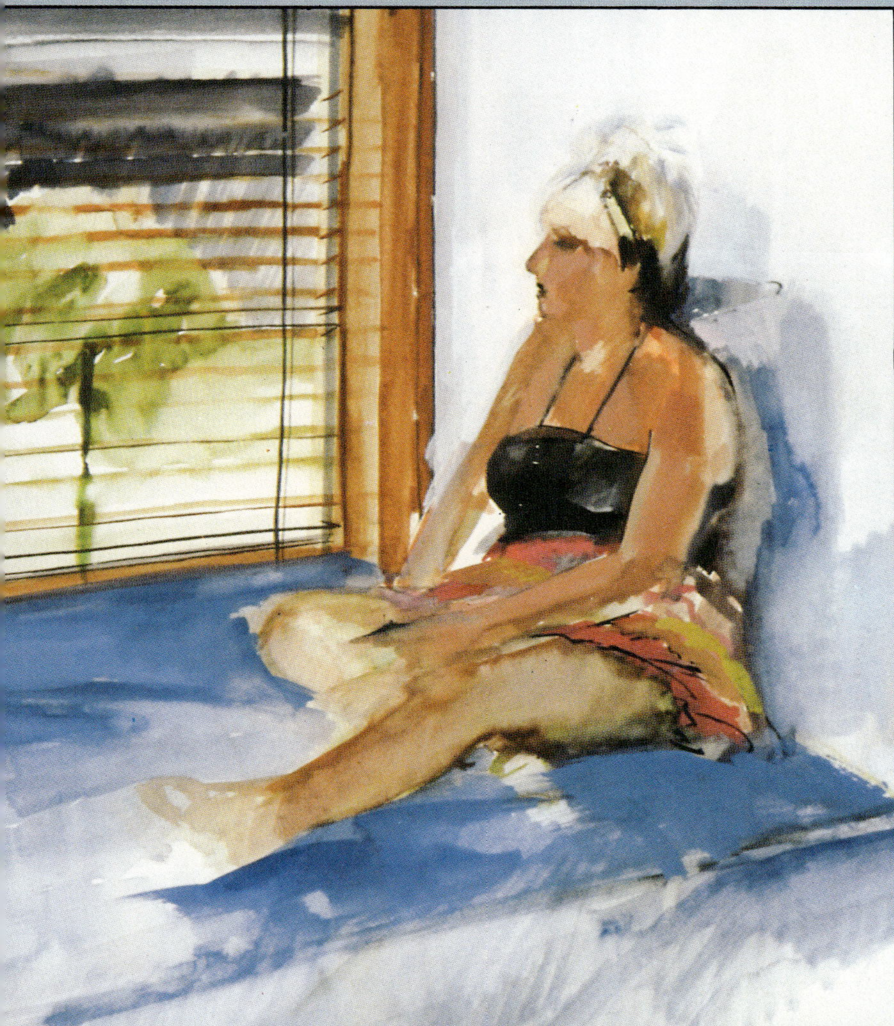

5

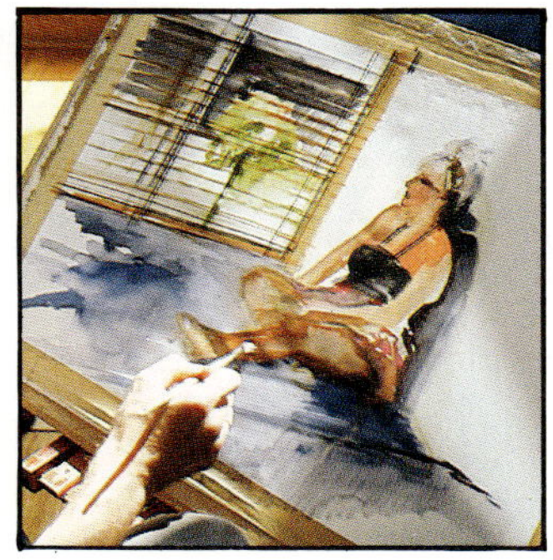

5: *Das Bild wurde fast ausschließlich mit Aquarellfarbe gemalt, kleine Glanzlichter auf Bein und Gesicht wurden jedoch mit weißer Gouachefarbe aufgesetzt.*

6: *Zuletzt wurde ein tiefrosa Hautton über die Körperpartie gelegt und die Bettpartie durch eine Lavierung mit blauer Gouachefarbe und etwas Weiß betont.*

DAS MATERIAL

- Bildträger: fertig aufgezogenes, feinkörniges Arches Aquarellpapier, 46 x 71 cm.
- Pinsel: mehrere Rotmarderpinsel, kleiner Borstenpinsel.
- Farben: Zitronengelb, Kadmiumgelb, Kadmiumorange, Kadmiumrot, Alizarinkrapplack, Siena natur, Saftgrün, Kobaltblau, Paynesgrau, kobaltblaue und weiße Gouachefarbe.

MÄDCHEN AM FENSTER MIT JALOUSIE

Hier erscheint die Figur im Kontext des Interieurs; der Künstler legte seinen Schwerpunkt auf die Lichteffekte. Die Aquarellfarbe wurde in lockeren, dünnen Schichten aufgetragen. Große Partien des Blattes blieben weiß, Details wurden nur minimal ausgearbeitet; so entsteht der Eindruck eines großen Raumes mit gedämpftem Licht. Überwiegend wurde reine Aquarellfarbe vermalt, zuletzt setzte der Künstler jedoch auch Gouachefarbe ein, z. B. bei dem blauen Bett und den kleineren Glanzlichtern auf Gesicht und Körper. Gouachefarben mit ihrer matten, ausdruckslosen Oberfläche können den Charakter eines Aquarells zerstören, hier aber wurden sie gekonnt eingefügt, ohne das Bild zu beeinträchtigen.

Die Komposition mit ihrem sorgfältigen Arrangement von Licht- und Schattenpartien ist gut ausgewogen. Die strengen Diagonalen der Jalousie kontrastieren mit der sanften Kontur des Modells, das als Silhouette vor der weißen Wand sitzt. Das Bild gewinnt seine Spannung aus der Beziehung zwischen der Figur und dem Fenster, die beide von dem kräftigen Blau des Bettes zusammengehalten werden, das wiederum in den Kissen und Schatten hinter der Figur wiederaufgenommen wird.

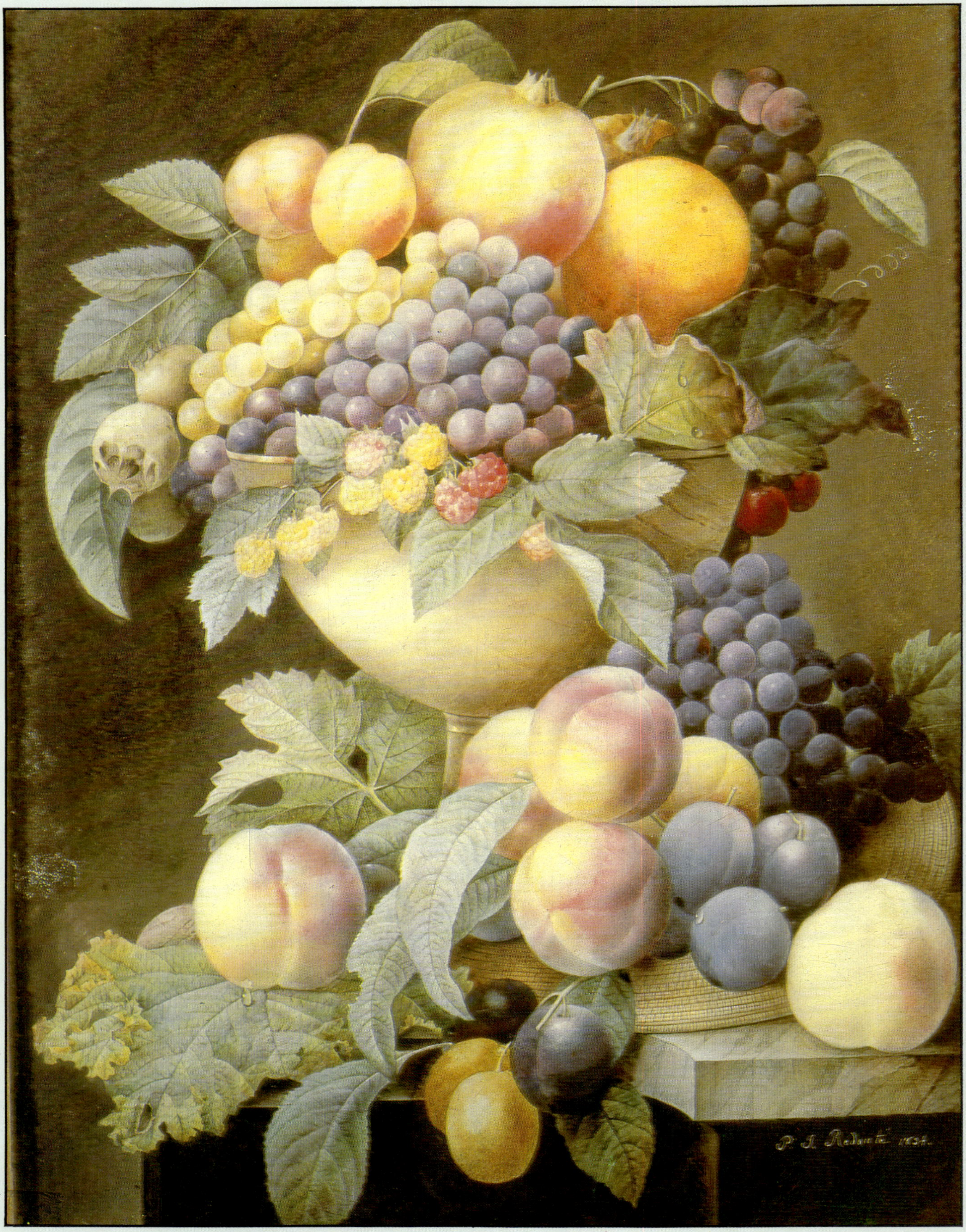
P. J. Redouté 1834.

Kapitel neun

Stilleben

Pierre-Joseph Redouté (1759–1840), Hofmaler von Marie Antoinette und später von Kaiserin Josephine, hat hauptsächlich Blumen gemalt. Wir alle kennen Drucke seiner detaillierten Blumenstudien. Er hinterließ nicht viele Aquarelle und Zeichnungen mit anderen Motiven, aber sie sind von gleicher Qualität. Dieses Stilleben von 1834, ein Spätwerk, illustriert seine wunderbar frische, sichere Aquarelltechnik.

Wie schon der Name sagt, bedeutet Stilleben eine Komposition von bewegungslosen (und auch bewegungsunfähigen) Objekten, meistens auf einem Tisch angeordnet.
Als Sujet wählt man aus, was einem gefällt, aber traditionell sind die zu einem Stilleben gruppierten Objekte doch in gewisser Weise inhaltlich aufeinander bezogen: eine Blumenvase und Früchte, verschiedene Gemüsearten und Kochtöpfe oder Küchengerät, manchmal Fisch, Wild oder Geflügel und ein Glas Wein oder etwa ein Bund Petersilie. Auch von sehr schlichten Gegenständen kann man gute Bilder malen. Vincent van Gogh (1853–90) schuf ein wunderbares, bewegendes Stilleben mit nichts als einem Stapel Bücher auf einem Tisch.
Die meisten Künstler haben zu irgendeinem Zeitpunkt Stilleben gemalt, einige, allen voran Jan Vermeer (1632–75), haben sie in ihre Figurenbilder integriert. Im 17. Jahrhundert begeisterte sich eine Gruppe holländischer Maler so sehr für das Stilleben, daß alle anderen Motive nicht mehr für sie existierten. Sie wetteiferten miteinander in immer üppigeren Darstellungen von Tischflächen voll erlesener Speisen, kostbarem Porzellan und goldenen Kelchen. Häufig sind zwischen dem Blattwerk winzige Insekten zu sehen; Blut tropft aus dem Maul frisch geschlachteter Hasen und Kaninchen; auf den Weintrauben glänzen winzige Tautropfen, und jedes einzelne Detail ist mit atemberaubender Kunstfertigkeit ausgeführt.
Da der Künstler bei einem Stilleben vollkommene Kontrolle über das Sujet hat – sowohl über das Arrangement als auch über die Beleuchtung –, bietet dieses Genre ihm die Gelegenheit, Ideen zu erproben und mit Farbe und Komposition zu experimentieren. Paul Cézanne (1839–1906), der Großmeister des Stillebens, konnte sich beim Stilleben auf grundsätzliche Fragen wie Form und Raum wie auch auf das Paradoxon der Übersetzung einer dreidimensionalen Welt auf eine zweidimensionale Oberfläche konzentrieren.
Da man über ein Stilleben frei verfügt, kann man sich für die Komposition und die Zeichnung soviel Zeit nehmen, wie man möchte, und in aller Ruhe Maltechniken ausprobieren oder sich an neue heranwagen, wenn man sich dazu inspiriert fühlt.
Eigenartigerweise wurde das Aquarell in der Vergangenheit selten für Stilleben genutzt – eine Ausnahme bilden die Blumenbilder –, aber inzwischen wird es für dieses Genre bevorzugt.

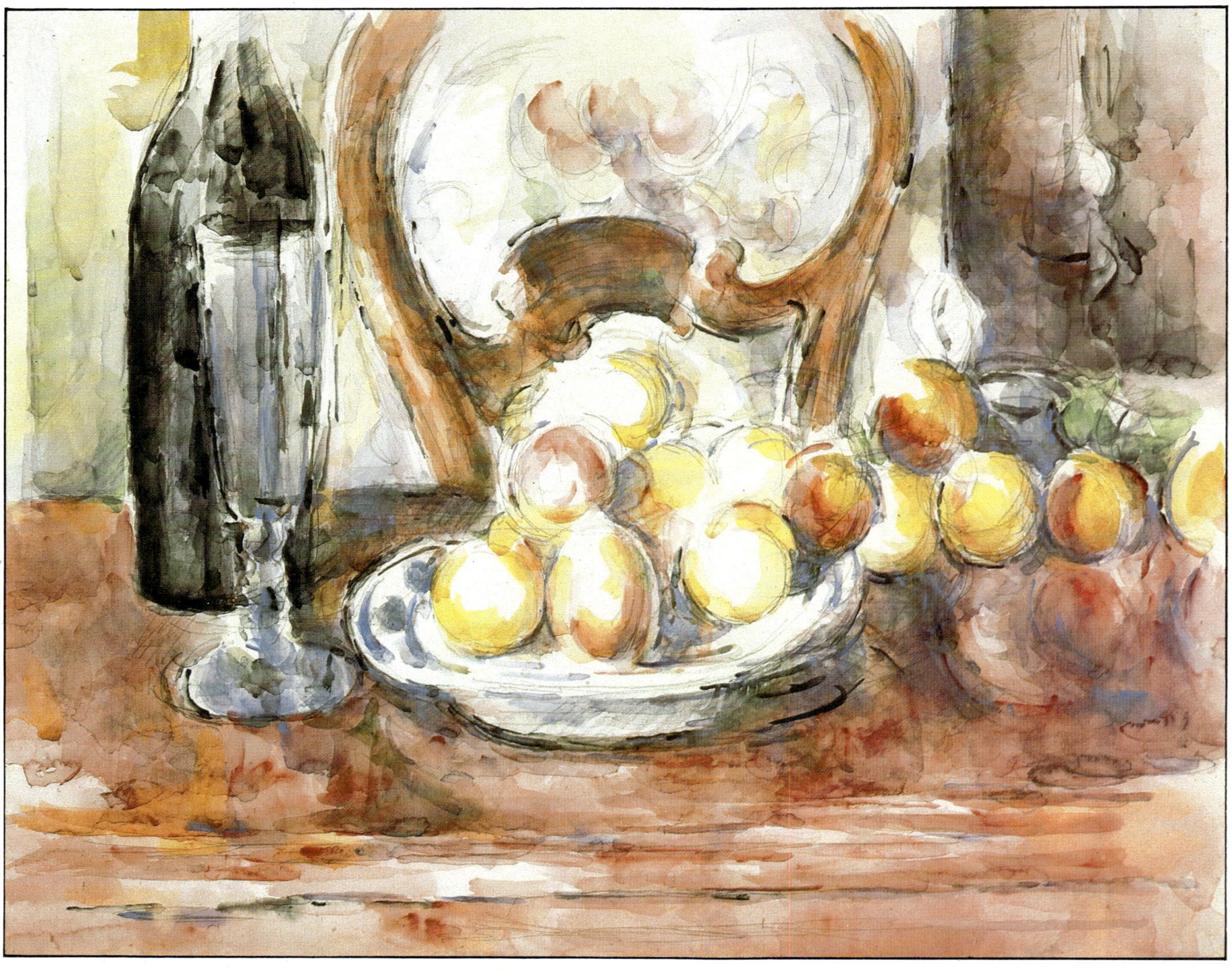

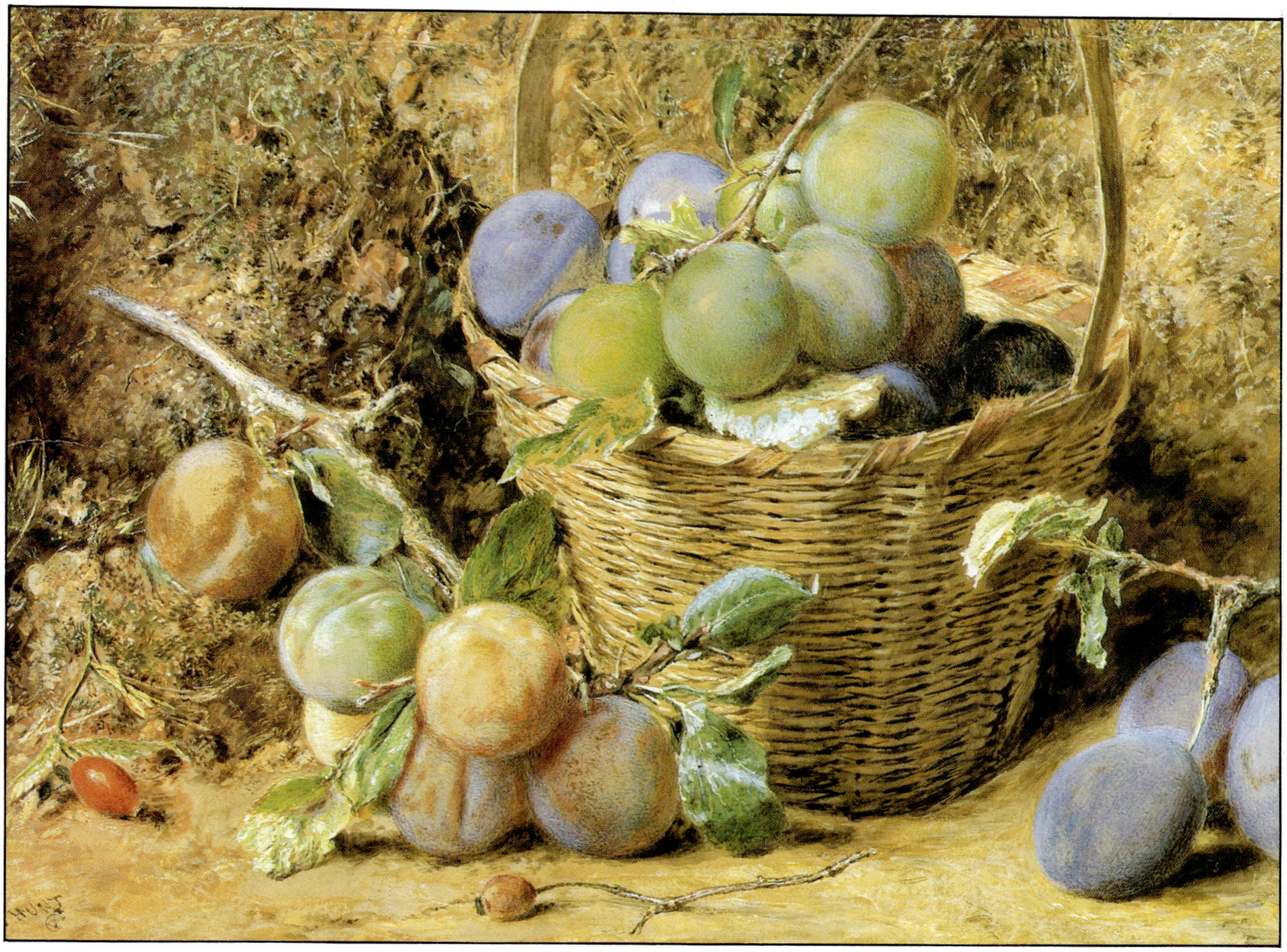

EIN STILLEBEN ARRANGIEREN

Haben Sie die Gegenstände für Ihr Stilleben arrangiert, dürfte das Malen keine nennenswerten Probleme mehr bereiten. Die eigentliche Herausforderung liegt im Arrangement selbst, und das braucht seine Zeit: Eine beliebige Ansammlung von Dingen auf einem Tisch ergibt kein gutes Bild. Entscheiden Sie sich zu Anfang am besten für eine schlichte Komposition. Je zahlreicher die Objekte, desto schwieriger das harmonische Arrangement. Achten Sie auch auf einen inhaltlichen Bezug der Objekte zueinander, denn gar zu verschiedenartige Dinge passen nicht gut zusammen.

Wählen Sie etwas aus, das Ihnen gefällt, etwa eine Schale mit Früchten auf einer gemusterten Tischdecke oder eine Topfblume, und arrangieren Sie es immer wieder neu, bis Sie sicher sind, Formen und Farben gut ausbalanciert zu haben. Hilfreich ist, wenn man eine Auswahl dekorativer Stoffe und Tischdecken zur Hand hat, da sie ein Arrangement abrunden können. Viele Künstler machen kleine Skizzen oder Schaubilder, um herauszufinden, ob im Hintergrund z. B. eine senkrechte Linie oder im Vordergrund ein Tisch als Diagonale benötigt werden. Entspricht die Anordnung schließlich Ihren Vorstellungen, beurteilen Sie mit Hilfe eines Motivsuchers, wie die Gegenstände den ihnen zugedachten Raum ausfüllen.

LINKS: *Cézanne erforschte am Stilleben die Beziehung zwischen Form und Raum. Er malte überwiegend in Öl, aber sein* Stilleben mit Stuhl, Flasche und Äpfeln *beweist sein Gespür für Aquarellfarbe.*

OBEN: *William Henry Hunt schuf bezaubernde Portraits und Genrebilder. Um Farben und Strukturen genau wiederzugeben, malte er mit recht trockener Farbe.* Pflaumen *ist als Arrangement im Freien ein ungewöhnliches Stilleben, entstand aber sicherlich nach Skizzen im Atelier.*

Sie sollten Ihre Komposition dabei aus verschiedenen Blickwinkeln betrachten, um verschiedene Möglichkeiten zu erwägen. Oft stellt man dabei fest, daß die Komposition gewinnt, wenn eines der Objekte über die Bildgrenze hinausragt.

Das Licht spielt eine wichtige Rolle. Es definiert Formen, verstärkt Farben und wirft Schatten, die einen wichtigen Bestandteil der Komposition darstellen. Falls Sie bei natürlichem Licht arbeiten, verändert es sich natürlich im Laufe des Tages (außer es kommt von Norden). Das ist jedoch nebensächlich, wenn Sie die Schattenpartien gleich zu Anfang festgelegt haben und nicht versuchen, sie zu ändern. Kunstlicht ist zwar besser geeignet, läßt Blüten und Früchte jedoch schneller welken. Entscheiden Sie selbst, welches das kleinere Übel ist.

ALPENVEILCHEN

Blumenarrangements gehören zu den beliebtesten Motiven beim Stilleben. Gelegentlich werden sie als eigenes Genre der Malerei angesehen. Rein praktisch betrachtet, sind sie jedoch ein Typus des Stillebens, mit dem sie alle gestalterischen Probleme, aber auch den großen Vorzug des unbewegten Objekts teilen.

Jede Gruppe von Dingen, die ein Malmotiv bilden soll, wirft die Frage des Arrangements auf und damit die Frage nach der Komposition selbst. Blumen in einer Vase z. B. bilden selten eine Form, die gut in ein Rechteck paßt, deshalb müssen gelegentlich andere Elemente wie Teller, Früchte oder Hintergrunddraperien hinzugefügt werden. Diese Komposition hier ist einfach, aber wirkungsvoll: Die Tischplatte mit dem karierten Tuch gibt dem Vordergrund genug Gewicht, um die Balance zu den Blüten vor ihrem farbigen Hintergrund zu halten. Der Tisch unterstützt den Eindruck von Stabilität, und seine unterbrochenen Diagonalen bilden einen guten Kontrast zu den geschwungenen Pflanzenformen. Das Tischtuch wurde interessanterweise erst nachträglich eingemalt, als Blumen und Topf schon fertig waren; ohne das Tuch hätte das Bild einen ganz anderen Charakter bekommen. Beim Arrangement eines Stillebens sind ein paar Skizzen hilfreich. Veränderungen sind nicht immer so leicht anzubringen wie in diesem Beispiel.

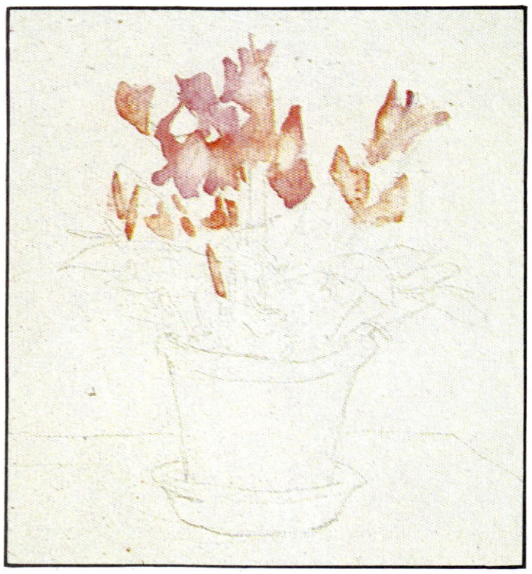

1. Blume und Topf wurden sorgfältig vorgezeichnet. Dann wurden die Blüten in Kadmiumrot und Purpur gemalt. Besondere Aufmerksamkeit galt dabei den Zwischenräumen, die vor dem Hintergrund zwischen den Blüten entstehen.

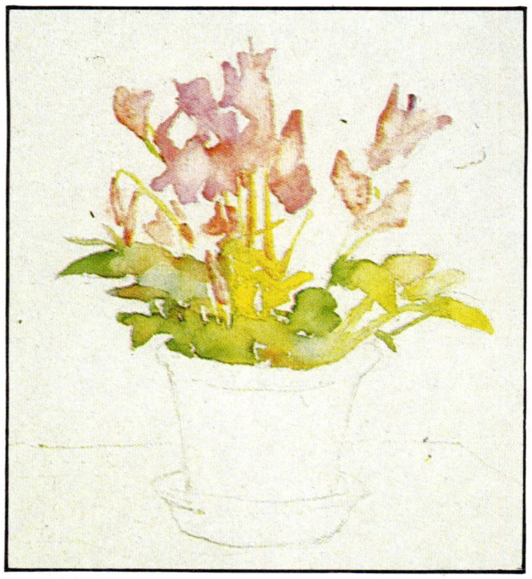

2. Mittlere und helle Farbtöne der Blätter im Mittelgrund wurden locker aufgetragen, Formen nur an den Seiten deutlich definiert. Smaragdgrün, Saftgrün, Paynesgrau, Siena natur wurden naß aufgetragen, vermischten sich auf dem Papier.

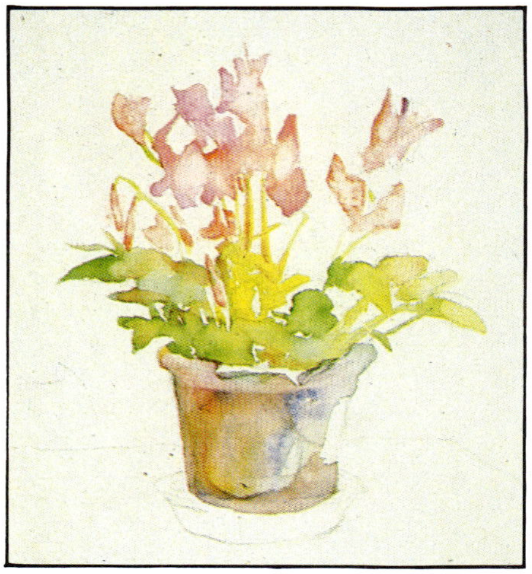

3. Die Blätter und Blüten wurden hier und da nachgedunkelt und dann eine erste Lavierung für den Topf angelegt. Auch hier wurde die Farbe naß aufgetragen und auf dem Papier gemischt, bis der Künstler mit dem Ergebnis zufrieden war.

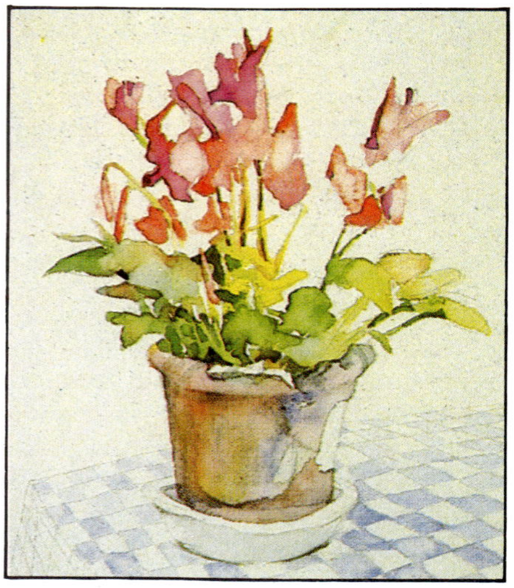

4. Die Unterseite der Schüssel wurde in sehr hellem Blau laviert, ihr Rand wurde weiß gelassen, um sich gegen die Karos abzuheben.

FREIHEIT UND LICHT

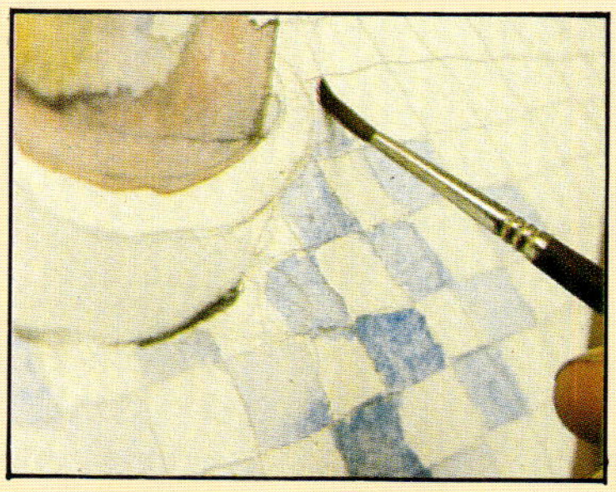

5. Die blauen Karos wurden sorgfältig mit der Spitze eines Rotmarderpinsels und nach der Perspektive gemalt, aber nicht in übermäßig geraden oder regelmäßigen Linien.

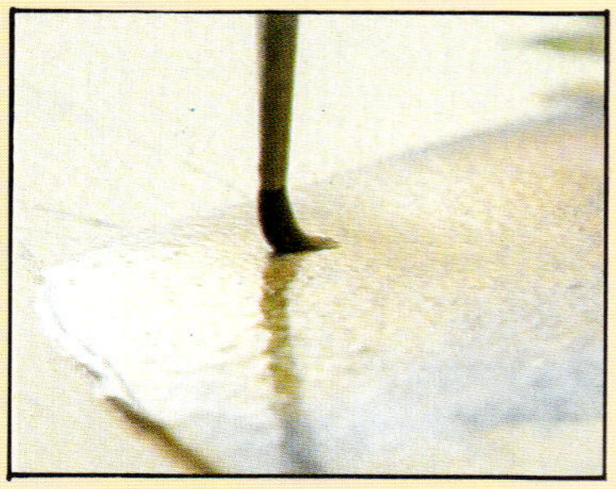

6. Der Topf wurde naß-in-naß gemalt. Das ergab lebhafte Licht- und Schatteneffekte. Zu nasse oder verlaufene Farbe kann mit einem Schwamm oder Papiertuch aufgenommen werden.

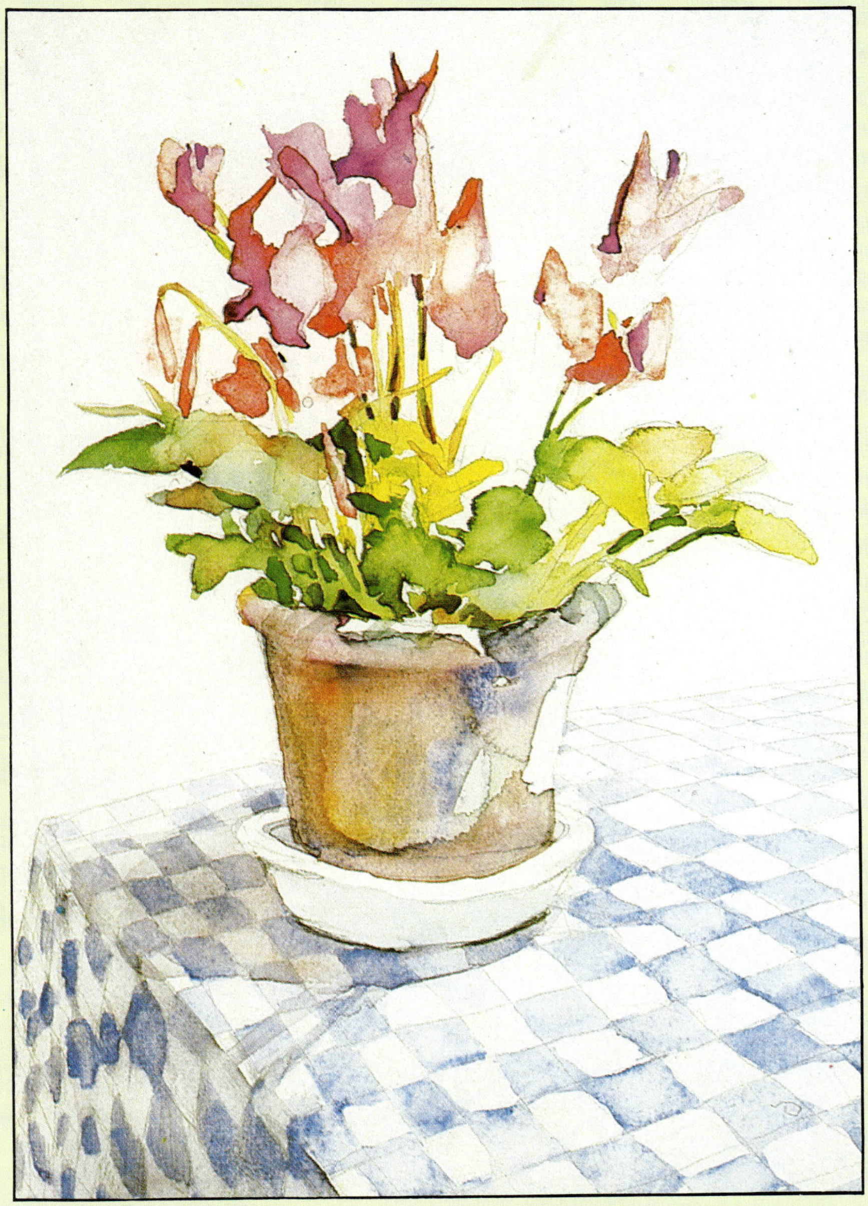

DAS MATERIAL

- Bildträger: kaltgepreßtes Aquarellpapier, 30 x 40 cm.
- Pinsel: Rotmarderpinsel Nr. 3, 7.
- Farben: Kadmiumrot, Alizarinkrapplack, Siena natur, Purpur, Smaragdgrün, Saftgrün, Zitronengelb, Ultramarinblau, Kobaltblau, Paynesgrau.

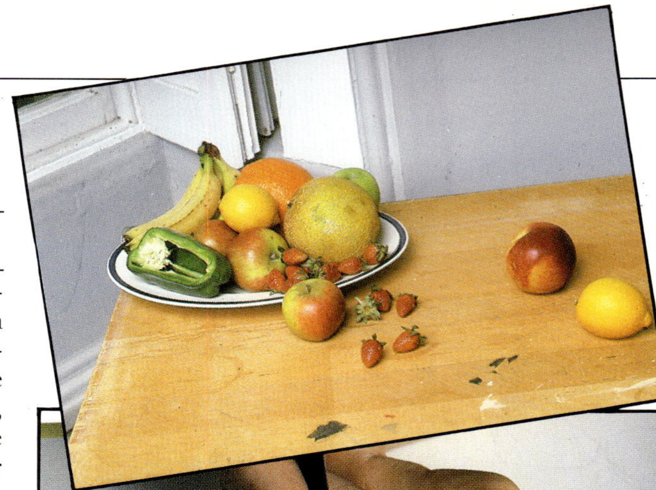

STILLEBEN MIT FRÜCHTEN

Der Künstler arbeitete mit verschiedenen Techniken, um diesem Arrangement aus leuchtenden Früchten und Gemüsen sein lebendiges Aussehen zu verleihen. Sein Ansatz war etwas ungewöhnlich, denn er trug zuerst die Grundfarben der Früchte auf und malte Tisch und Hintergrund erst später ein, anstatt, wie sonst üblich, das ganze Bild gleichzeitig zu bearbeiten. Wie man sieht, kann diese Methode sehr effektiv sein, setzt aber eine sichere Einschätzung der Tonwerte und Farbtöne sowie eine deutliche Vorstellung vom fertigen Bild voraus.

Ein Aquarell mit so kleinen, zarten Formen erfordert einige Planung, denn zu viele Farbschichten und Überlappungen führen zu einem matten, spannungslosen Bild ohne jeden Glanz. Um das zu vermeiden, mischte der Künstler der Aquarellfarbe weiße Gouachefarbe bei, weil sie besser deckt und die Farben trotzdem nicht trübe werden.

Nachdem die Farben der Früchte festgelegt waren, kam der warme Ocker der Tischfläche hinzu. Die Farbe wurde rund um die Formen herumgemalt, allerdings recht freihändig und locker, ohne sich um gelegentliche Überschneidungen zu kümmern. Zur Gestaltung der Holzstruktur wurde deckende Farbe mit einem harten Pinsel verspritzt, der dann fast trocken über die Fläche gezogen wurde, um die Maserung zu beschreiben. Die Früchte wurden weiter aufgebaut, ihre Farben und Formen verstärkt und dann der fast schwarze Hintergrund eingemalt, vor dem sie noch intensiver hervorleuchten. Die Hintergrunddiagonale balanciert die Komposition aus und hält alle Bildelemente zusammen.

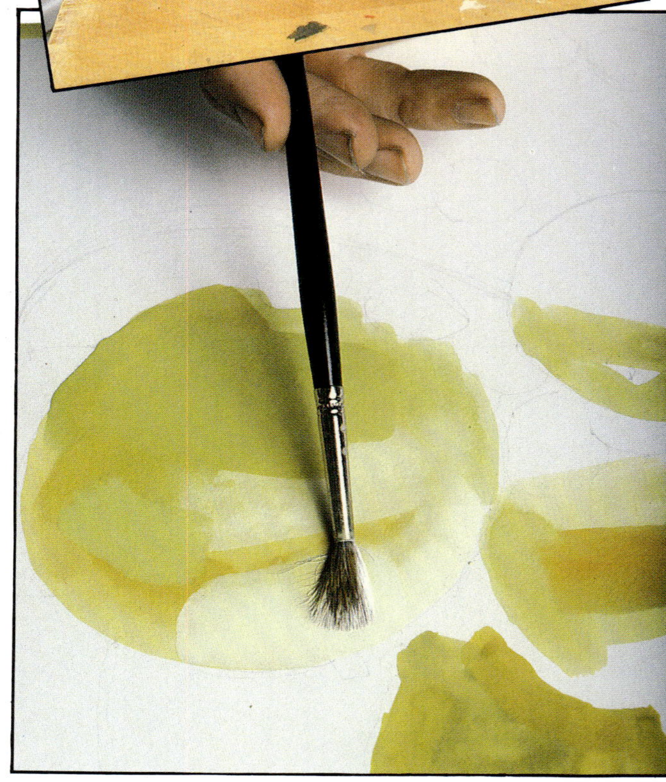

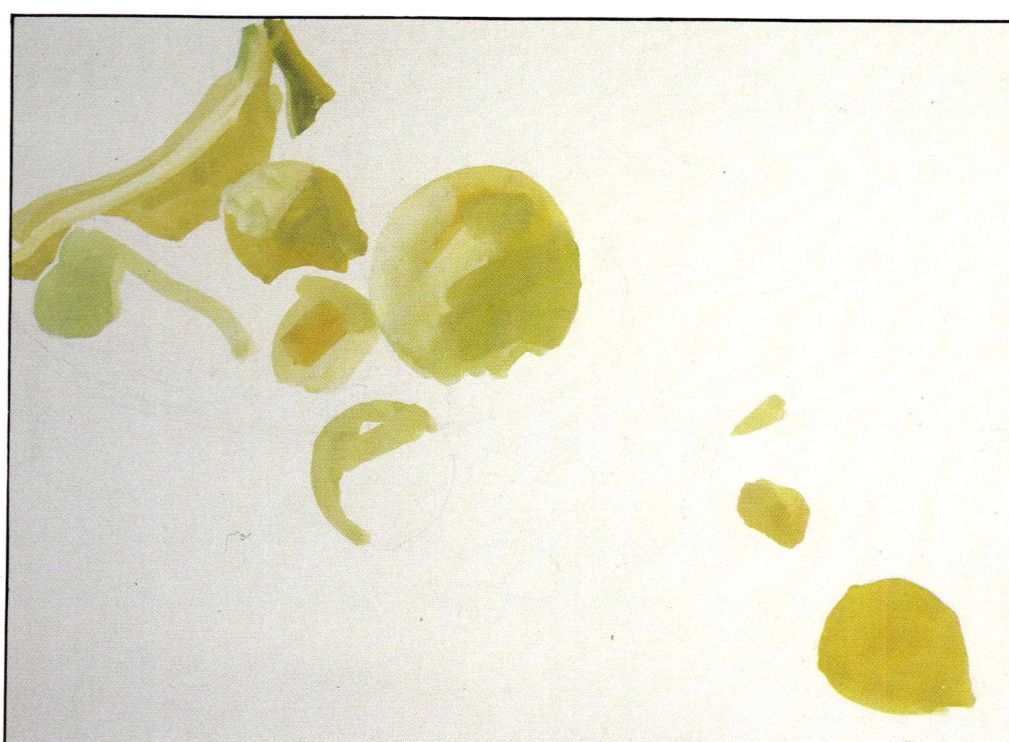

1. Zuerst malt der Künstler die Zitronen mit gemischten Aquarellfarben, denen etwas weiße Gouachefarbe beigemischt wurde.

2. Indem der Künstler alle gelben Partien zuerst malt, legt er zugleich die Grundzüge seiner Komposition fest. Das Muster der gelben Formen bildet zusammen mit eingestreuten dunkleren und lebhafteren Formen und Farben ein wichtiges Bildelement.

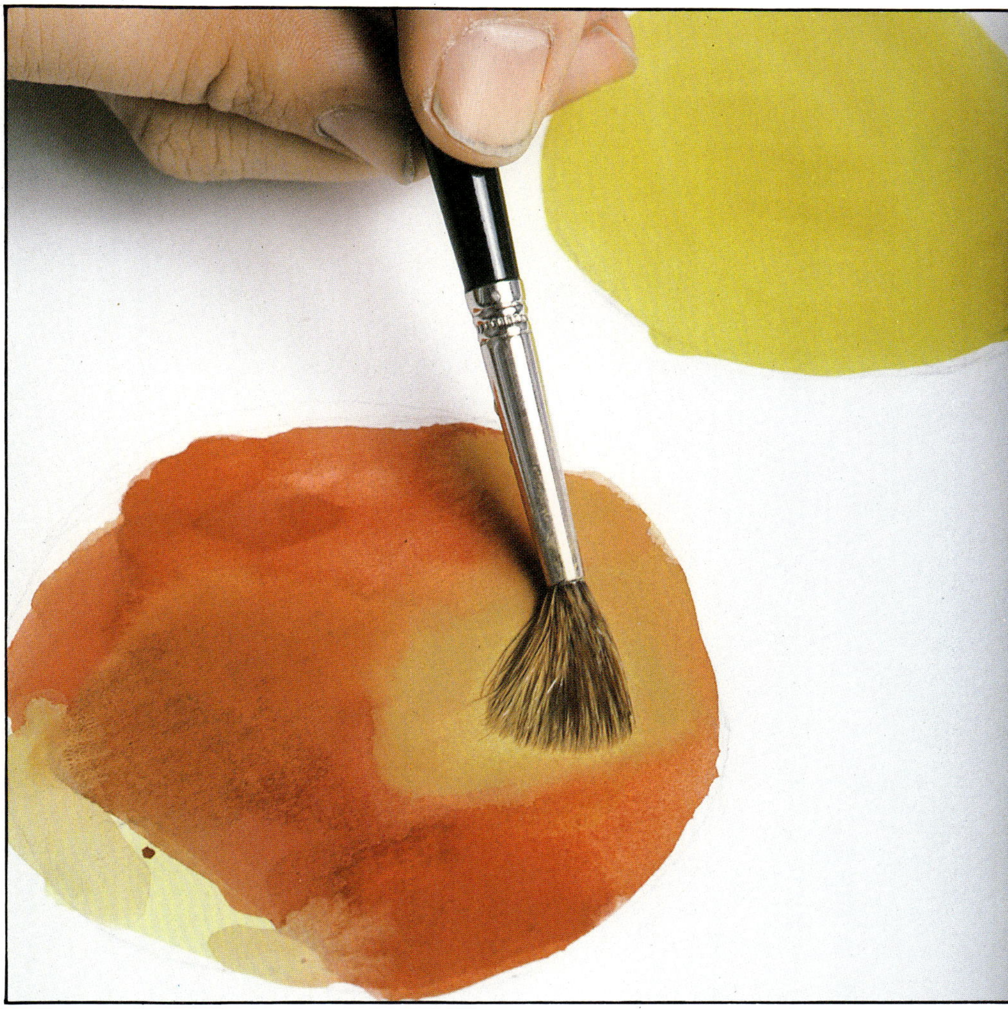

3. Hier baut der Künstler die Formen und Farben naß-in-naß auf. Da er halbdeckende Farbe vermalt, kann er ein helleres Gelb über ein dunkleres Orange legen.

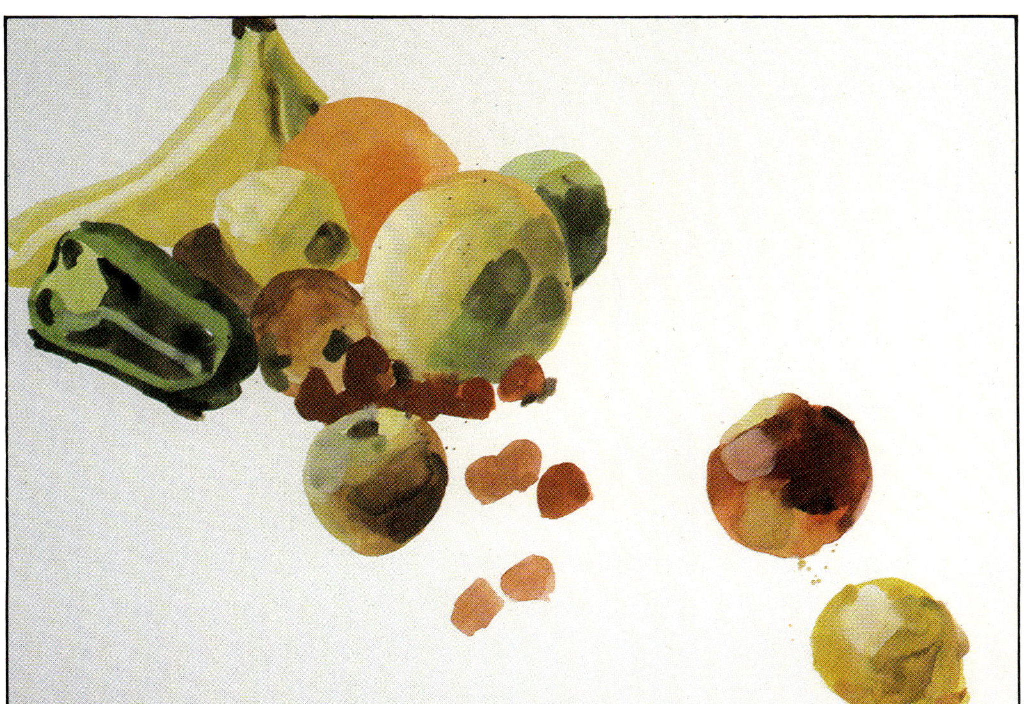

4. Jetzt sind die Früchte zwar farblich ausgearbeitet, so daß der Künstler Farbe und Tonwert der Tischfläche besser einschätzen kann, aber sie haben noch nicht ihre endgültige Form.

STRUKTURIEREN

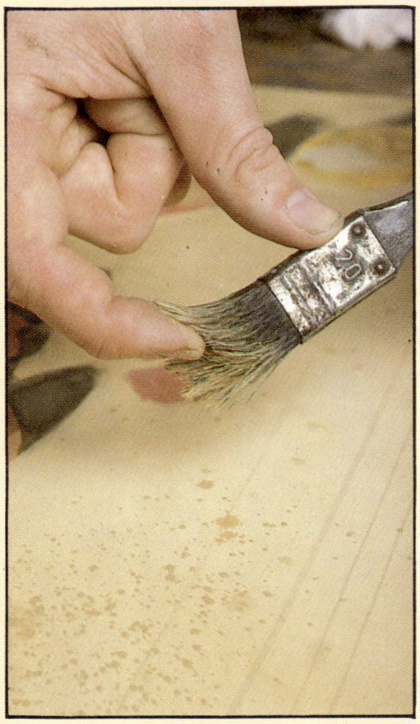

5. Nach Auftragen der Grundfarbe des Tisches gibt der Künstler ihr mit der Spritztechnik eine leicht strukturierte Oberfläche.

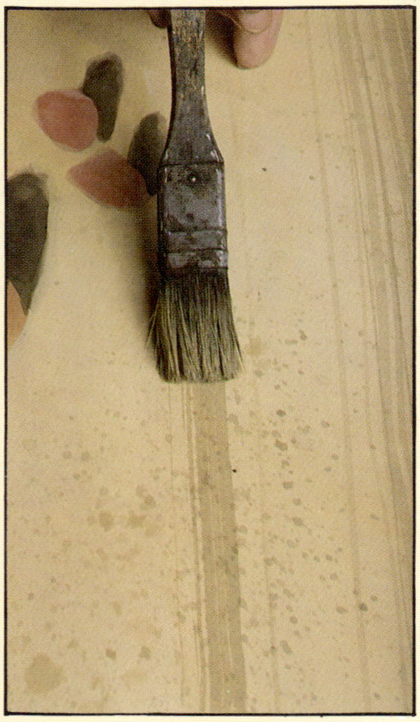

6. Dann zieht er einen harten, breiten Pinsel über die Oberfläche, um die Holzmaserung zu beschreiben.

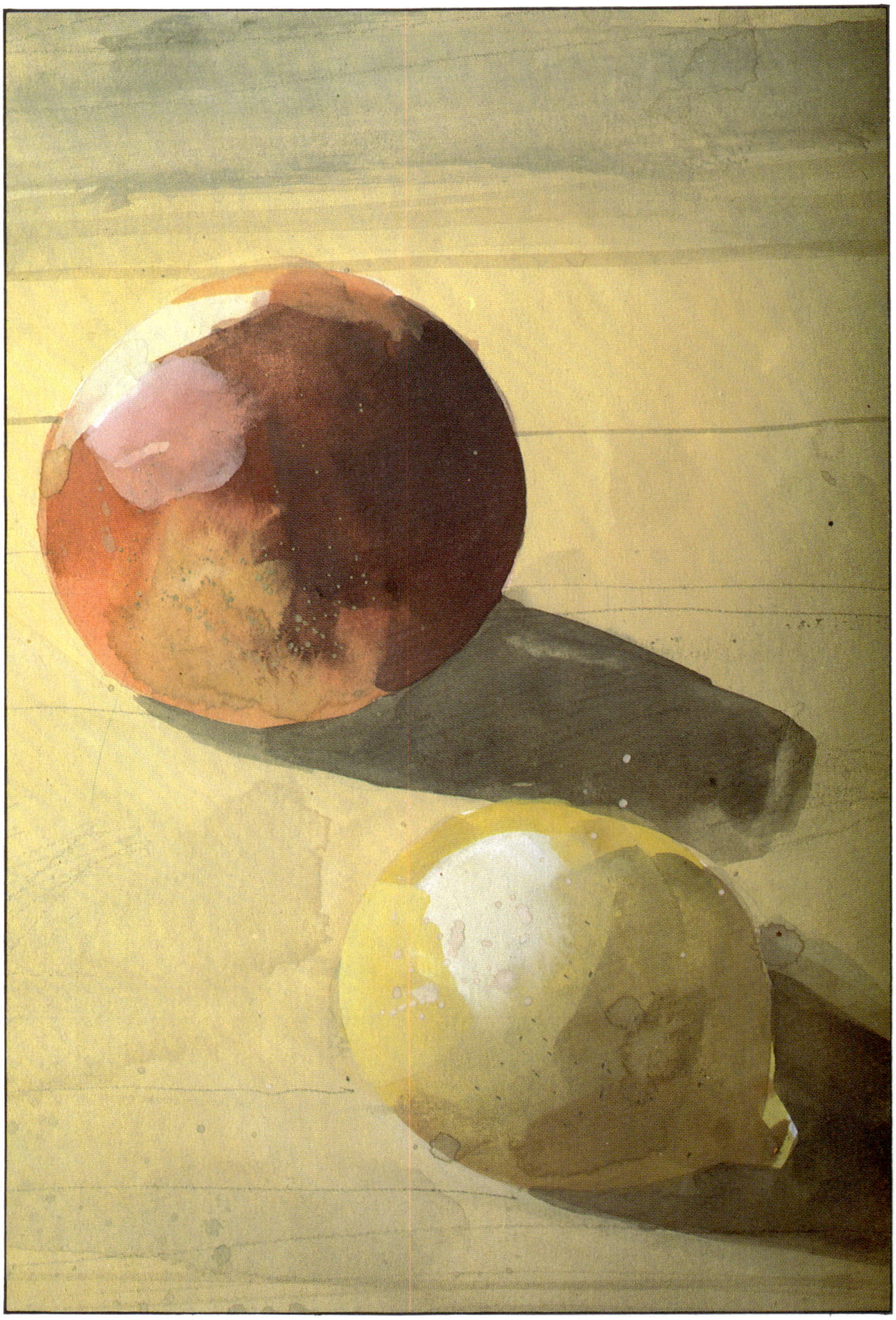

7. Der Ausschnitt zeigt, wie gut die Plastizität der Früchte mit recht großen und expressiven Farbpartien herausgearbeitet wurde. Die dunklen Schatten, die sie werfen, verankern sie auf der Tischfläche.

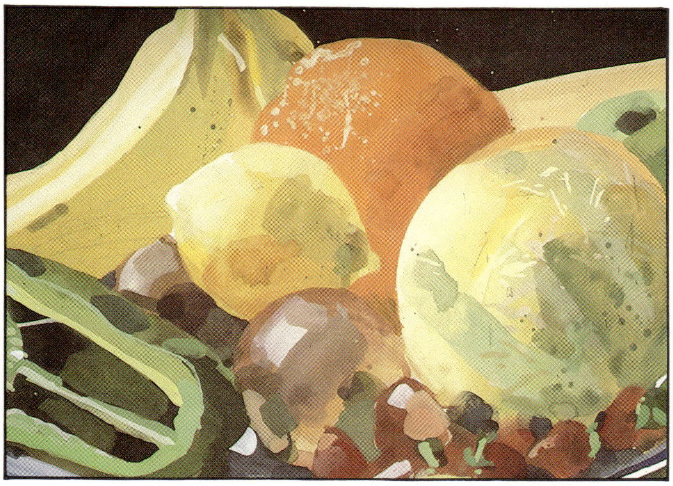

8. Vor dem schwarzen Hintergrund treten die klaren, kräftigen Farben der Früchte besonders leuchtend hervor. Für die strukturierten Glanzlichter auf der Orange wurde nasse weiße Deckfarbe mit einem Pinsel auf die dunkle Farbe getropft.

9. Die stark geneigte Diagonale der hinteren Tischkante ist für die Komposition wichtig. Sie ergänzt die von den Früchten gebildete Diagonale, die Obstschale rückt an den Scheitelpunkt eines Dreiecks.

DAS MATERIAL

- Bildträger: weißer Karton.
- Pinsel: Rotmarderpinsel Nr. 2, 7, 9; 2,5 cm breiter Borstenpinsel.
- Farben: Zitronengelb, Kadmiumgelb, Kadmiumrot, Alizarinkrapplack, Saftgrün, Kobaltblau, Umbra natur, Elfenbeinschwarz.

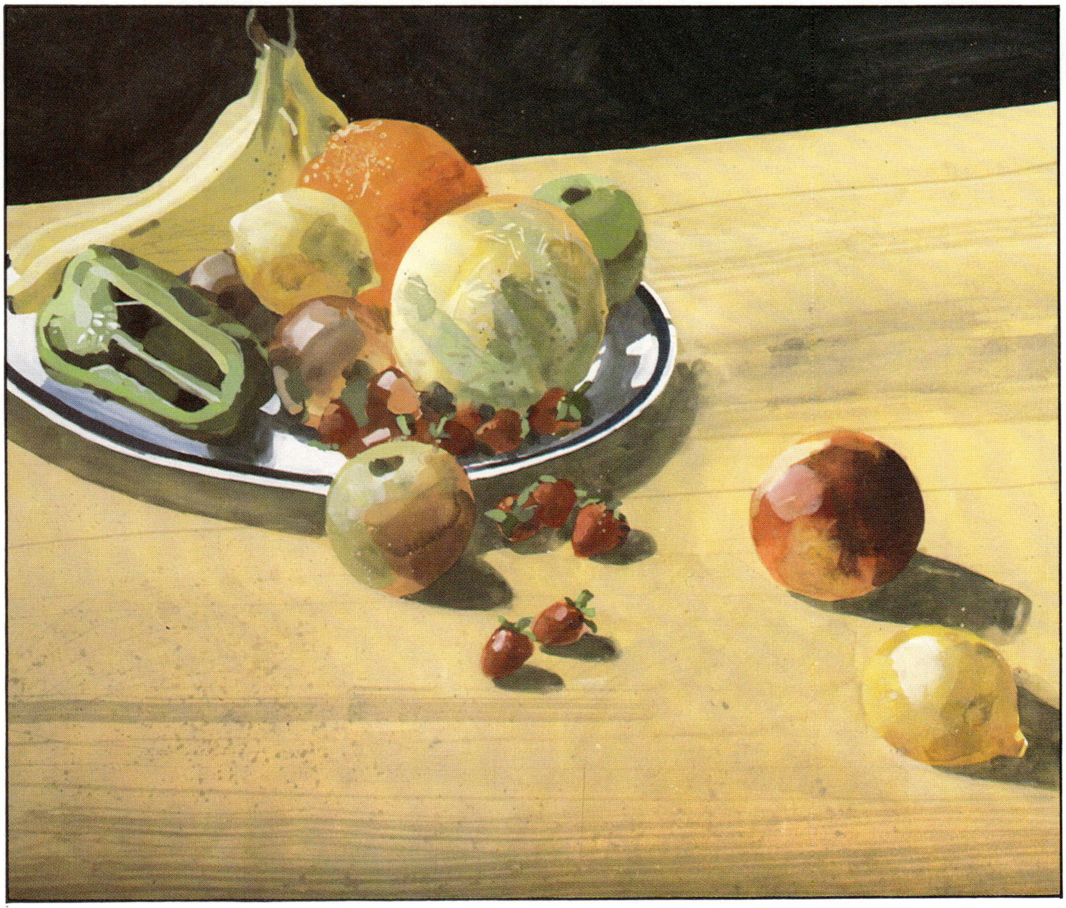

KAPITEL EINS

WARUM ÖLFARBEN?

In den letzten Jahrzehnten kam eine Fülle neuer Materialien für Künstler und Designer auf den Markt. Betritt man heute nichtsahnend ein Geschäft für Künstlerbedarf, ist man schnell irritiert und überfordert. Es gibt Farbstifte, Tinten, Wachsstifte und Pastellkreiden in allen Regenbogenfarben, Acrylfarben in Tuben und Töpfen, Aquarellfarben in Tuben, Näpfchen und Malkästen, Gouache- und Posterfarben und außerdem noch Spezialfarben für Stoffe und Keramik. Für jede erdenkliche Oberfläche gibt es heute irgendein Spezialmedium – und irgendwo in einer unauffälligen Ecke stehen auch die Ölfarben.

Warum sind sie also bei Künstlern wie Hobbymalern weiterhin so beliebt? Es gibt zwei gute Gründe. Erstens bietet Ölfarbe die meisten Verarbeitungsmöglichkeiten. Sie ist ein sehr flexibles Medium, das sich allen Stilen, Motiven und Formaten anpaßt. Zweitens macht sie es dem Anfänger leicht. Das heißt natürlich nicht, daß man gleich im ersten Anlauf Meisterwerke damit schaffen wird – das ist eher unwahrscheinlich. Ölfarbe kann jedoch überarbeitet werden. Man kann sie abkratzen, übermalen, aufbauen und wieder abkratzen und dabei lernen, ohne die Sorge, teures Material zu verschwenden. Diese Möglichkeit bieten andere Medien nicht. Acrylfarbe läßt sich nach dem Auftrag nicht mehr entfernen, und Aquarellfarbe – ein reizvolles, aber kompliziertes Medium – verliert schnell alle Frische und Transparenz, wenn sie überarbeitet wird. Ein vielfach übermaltes Ölbild ist zwar auch nicht gerade der Gipfel der Perfektion, verdient aber vielleicht trotzdem Anerkennung, und sei es nur wegen der Erfahrungen, die man beim Malen gesammelt hat.

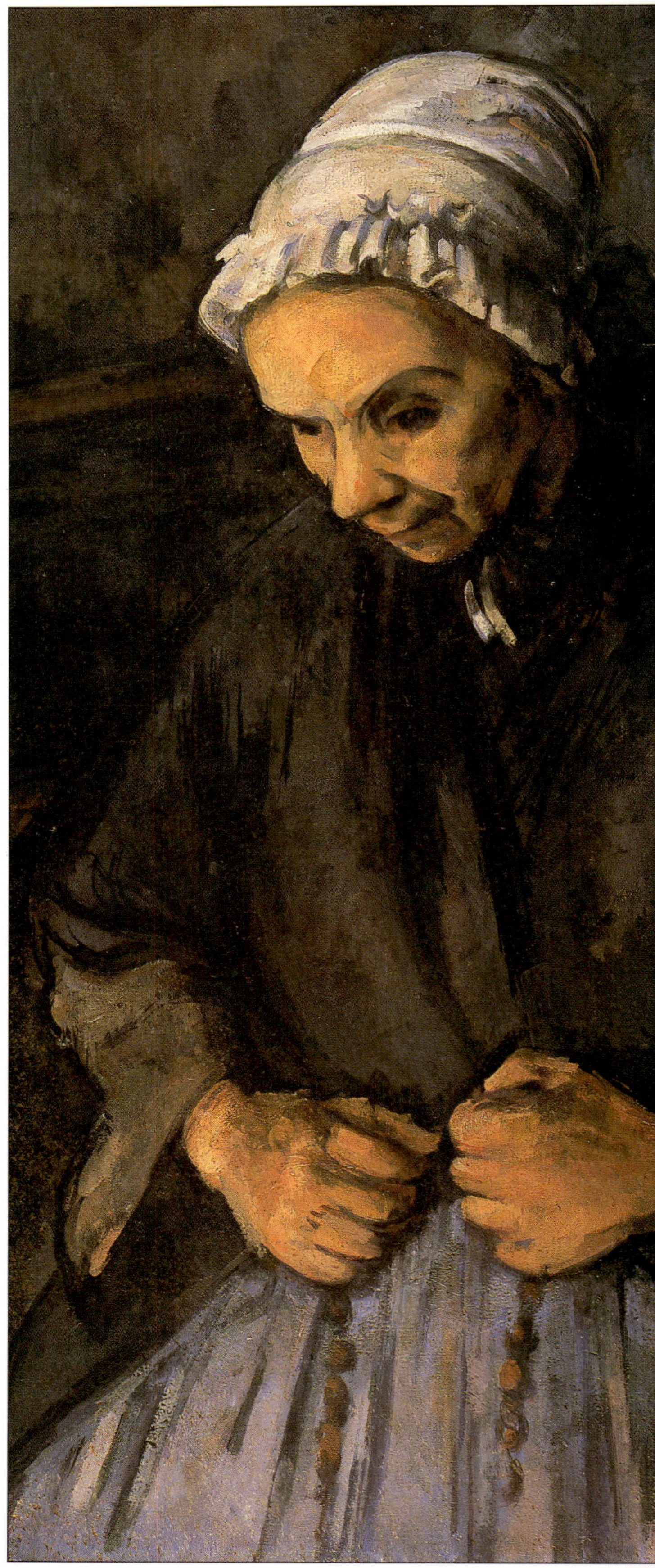

DIE GESCHICHTE DER ÖLFARBE

Ölfarbe gilt zwar immer als »traditionelles« Malmittel, ist jedoch aus kunsthistorischer Sicht ein recht junges Medium. Vor der Erfindung der Ölfarbe im 15. Jahrhundert malten die europäischen Künstler mit Temperafarben: Die Farbpigmente waren mit Eigelb gebunden. Die Farbe trocknete schnell und erforderte deshalb einen ebenso entschiedenen wie sorgfältigen Ansatz.

Der flämische Maler Jan van Eyck (ca. 1390–1441) experimentierte als erster mit einer Mischung aus reinen Pigmenten und Öl, nachdem eines seiner Temperabilder beim Trocknen in der Sonne rissig geworden war. Er entdeckte, daß die Ölfarben ohne Risse trockneten und sich außerdem in dünnen Schichten vermalen ließen, was den Farben eine nie gesehene Tiefe und Leuchtkraft verlieh.

Die frühen Ölmaler wie van Eyck trugen die Farbe mit feinen, kaum erkennbaren Pinselstrichen dünn auf. Erst die italienischen Maler des 15. und 16. Jahrhunderts, allen voran Giorgione (ca. 1477–1510) und Tizian (ca. 1488–1576), schöpften das Potential der Ölfarbe voll aus.

Tizian und nach ihm die großen holländischen Maler wie z. B. Rembrandt (1606–69) entwickelten ein Gefühl für die besonderen Eigenschaften der Ölfarbe. Beide Künstler kombinierten Lasuren (dünne, übereinandergelegte Farbschichten) mit einer pastosen Strichführung, die den Pinselstrich selbst in die Gestaltung einbezog, anstatt ihn wie bisher üblich zu verbergen. Rembrandts Spätwerk muß ein Publikum, das an

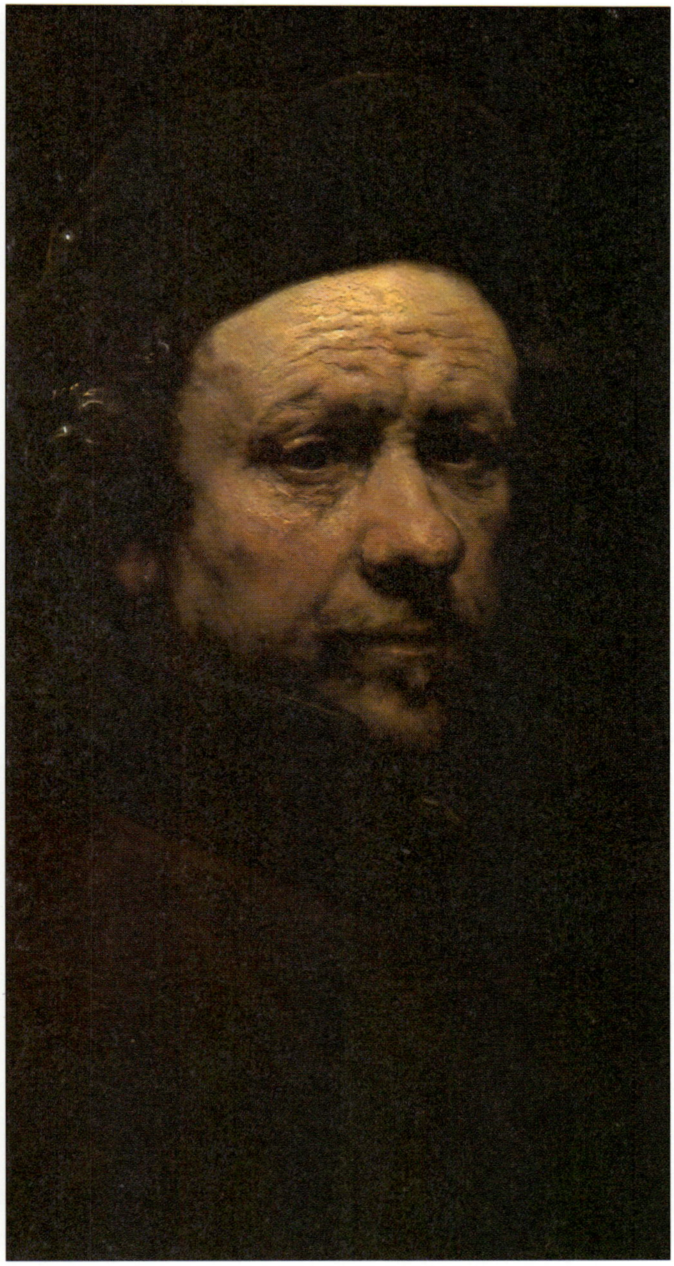

LINKS: *Rembrandt van Rijn (1606–69),* Selbstportrait. *Sein dynamischer Farbauftrag mit den pastosen, strukturierten Oberflächen schockierte seine Zeitgenossen. Die beliebten holländischen Gemälde seiner Zeit zeichneten sich durch ihren charakteristisch glatten Firnis ohne sichtbare Pinselspuren aus. In seinem Spätwerk schuf Rembrandt jedoch mit Farbauftrag und Pinselduktus bewegte Oberflächen und verarbeitete die Farbe fast plastisch.*

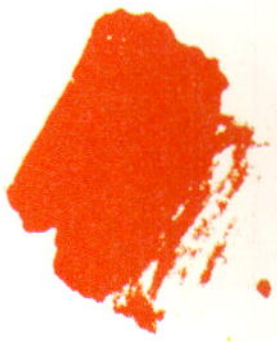

LINKS: *Paul Cézanne (1839–1906),* Alte Frau mit Rosenkranz. *Zu Cézannes Zeit hatte sich die Ölmalerei weitgehend von den Zwängen und Vorurteilen der Vergangenheit befreit. Die Pinselführung ist ein integraler Bestandteil dieser dramatischen Komposition, ebenso die gebrochenen Farbpartien. Das Gesicht wurde aus kühn gefügten Flächen gestaltet.*

RECHTS: *Jan van Eyck (aktiv 1422–41),* Mann mit Turban. *Van Eyck vermalte die Ölfarben auf die gleiche Weise wie Temperafarben. Er baute seine Bilder aus dünnen Farbschichten, sogenannten Lasuren, auf. Die Ölfarbe gewinnt mit dieser Technik allerdings eine Tiefe und Leuchtkraft, die sich mit Temperafarben nicht erzielen läßt.*

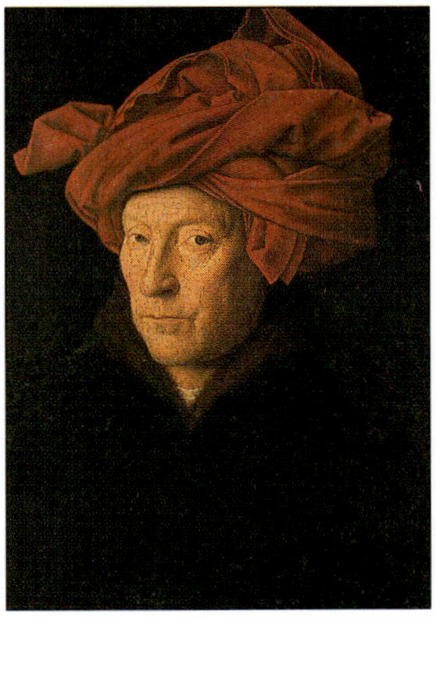

die seidigen Oberflächen zeitgenössischer holländischer Bilder gewöhnt war, schockiert haben – es hielt seine Bilder für unfertig.
Der englische Landschaftsmaler John Constable (1776–1837) und später, im 19. Jahrhundert, die französischen Impressionisten nahmen sich mit der Ölfarbe noch weit größere Freiheiten und nutzten sie für schnelle Skizzen, selbst im Freien. Zu Constables Zeit war die Kamera noch nicht erfunden, und die Künstler mußten als Referenzmaterial für ihre Bilder viele Skizzen anfertigen. Constables wunderbare Landschafts- und Himmelsstudien, oft rasch hingeworfen auf Papier und Pappe, waren nicht als fertige Kunstwerke gedacht, aber für uns sind sie viel interessanter als seine großformatigen, glatten Atelierbilder, gerade weil sie jene Spontaneität besitzen, die ein Landschaftsbild braucht.
Die von Constable inspirierten Impressionisten malten ihr bevorzugtes Sujet – das ständig wechselnde Licht in der Landschaft – mit kräftigen Tupfen und Strichen gebrochener Farben. Vincent van Gogh (1853–90), der kein Impressionist war, obwohl er ihnen manchmal zugerechnet wird, weil er etwa im gleichen Zeitraum malte, nutzte sowohl Farbe als auch Struktur, um seine Gefühle auszudrücken und Formen zu definieren. Er verarbeitete die Farbe fast plastisch. Meistens kennen wir seine Bilder nur von den zahlreichen Drucken und können uns kaum vorstellen, wie befremdlich, ja abstoßend seine kraftvollen, pastosen, wirbelnden Pinselstriche auf seine Zeitgenossen gewirkt haben müssen (van Gogh verkaufte zu Lebzeiten nur ein einziges Bild).

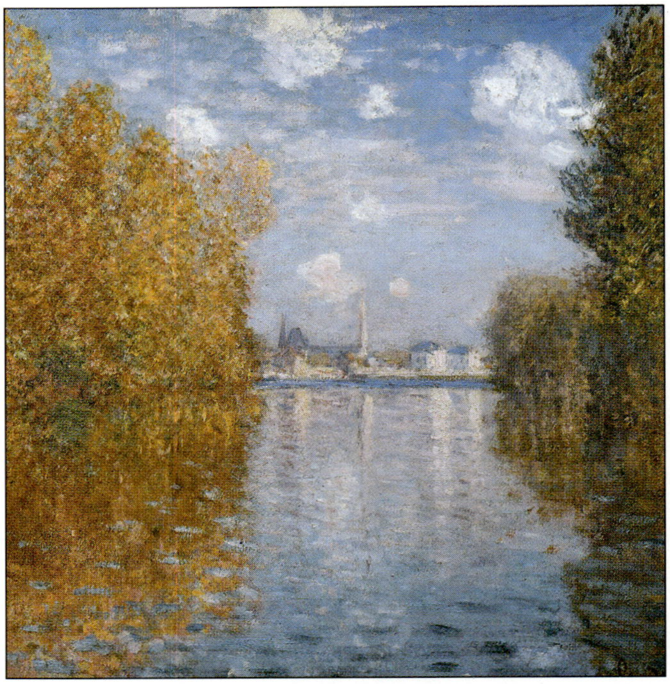

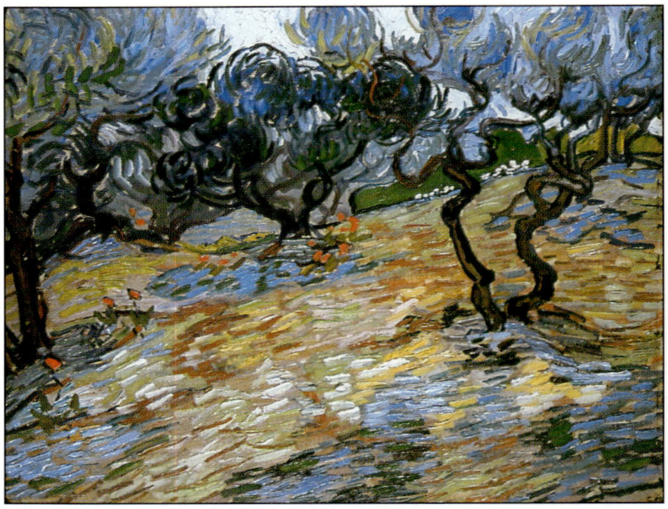

ÖLFARBE HEUTE

Die Vielfalt der überlieferten Malweisen hat uns von allen Vorurteilen gegenüber dem Medium befreit. Man kann die Ölfarbe vermalen, wie man möchte. Es gibt keine »richtige« oder »falsche« Technik. Ölfarbe wird heute so verschiedenartig verarbeitet, daß man manchmal gar nicht glauben kann, es dabei jeweils mit demselben Medium zu tun zu haben. Interessanterweise lebt das Malen mit Temperafarben gerade wieder auf, und einige Künstler verarbeiten Ölfarbe auf ähnliche Weise – sie tragen dünne, transparente Lasuren auf, damit die Farbe leuchtet und schimmert. Andere bringen die Farbe dick mit dem Malspachtel auf und verarbeiten sie reliefartig auf der Leinwand.
Die Industrie reagiert auf die verschiedenen Bedürfnisse mit der Entwicklung immer neuer Malmittel – Öle, Firnisse, Füllstoffe. Mit dem einen Medium können Sie zarte Lasuren aufbauen, mit dem anderen eine pastose, strukturierte Oberfläche gestalten.
Ölfarben können mit anderen Farbtypen und selbst mit anderen Medien gemeinsam verarbeitet werden, z. B. mit Ölpastellkreide für schnelle, dramatische Effekte; man kann mit Bleistift hineinzeichnen und sie sogar mit Sand mischen, um einzelne Partien zu strukturieren. Spezialtechniken werden in einem späteren Kapitel ausführlicher behandelt, zuvor aber sollen Sie einen Eindruck von den kreativen Möglichkeiten dieses aufregenden und flexiblen Mediums gewinnen.

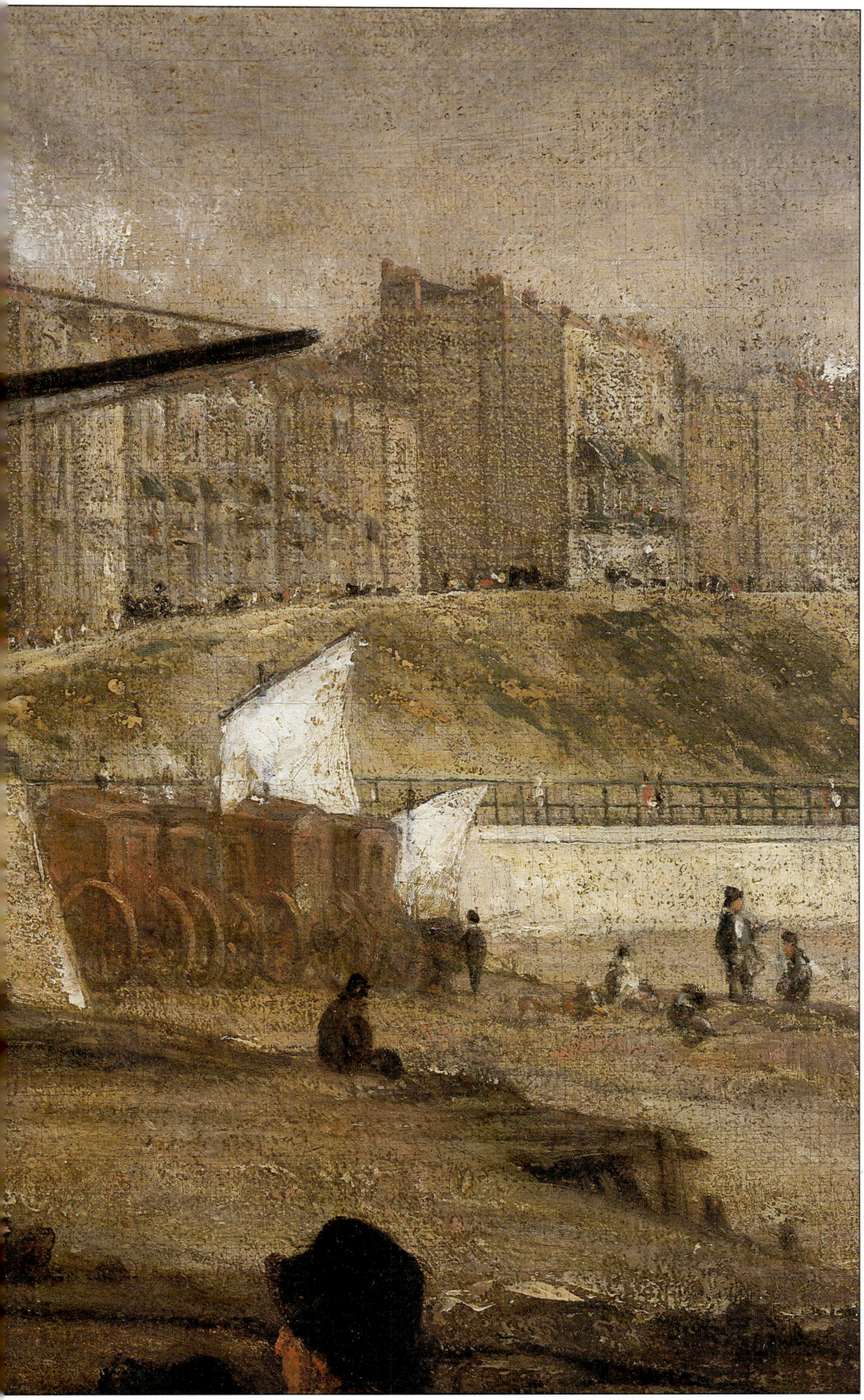

OBEN GANZ LINKS: *Claude Monet (1840–1926),* Herbst in Argenteuil. *Die französischen Impressionisten waren stark von Constables Landschaftsbildern beeinflußt, und insbesondere Monet war geradezu besessen von den Lichteffekten. Er malte viel im Freien und fertigte mehrere Versionen derselben Ansicht bei unterschiedlichen Lichtverhältnissen an. Um die wechselnde Bewegtheit einzufangen, die ihn faszinierte, baute er seine Farben pastos auf.*

GANZ LINKS: *Vincent van Gogh (1853–90),* Olivenbäume. *Gemessen an der akademischen Malerei ihrer Zeit setzten die Impressionisten die Farbe sehr frei und ein, aber van Gogh übertraf sie noch. Selbst Kunstliebhaber, die mit den neuen Stilen vertraut waren, reagierten schockiert und ratlos. Nie zuvor hatte jemand wie in diesem Bild gewagt, den Himmel oder das Blattwerk in pastosen Farbwirbeln oder den Erdboden in unterbrochenen Linien aus heller, unvermischter Farbe darzustellen.*

LINKS: *John Constable (1776–1837),* Zugbrücke in Brighton. *Constable gehörte zu den ersten Künstlern, die mit Ölfarbe skizzierten, und seine kleinen Studien, häufig auf Papier oder Karton, zeichnen sich durch eine viel größere Frische und Spontaneität aus als seine großen Tafelbilder aus dem Atelier. Diese kleine, höchstens 25 cm hohe Skizze beschreibt umfassend Licht und Farbe und hält zugleich alle wichtigen Einzelheiten der Szenerie fest.*

KAPITEL ZWEI

MATERIALIEN UND AUSSTATTUNG

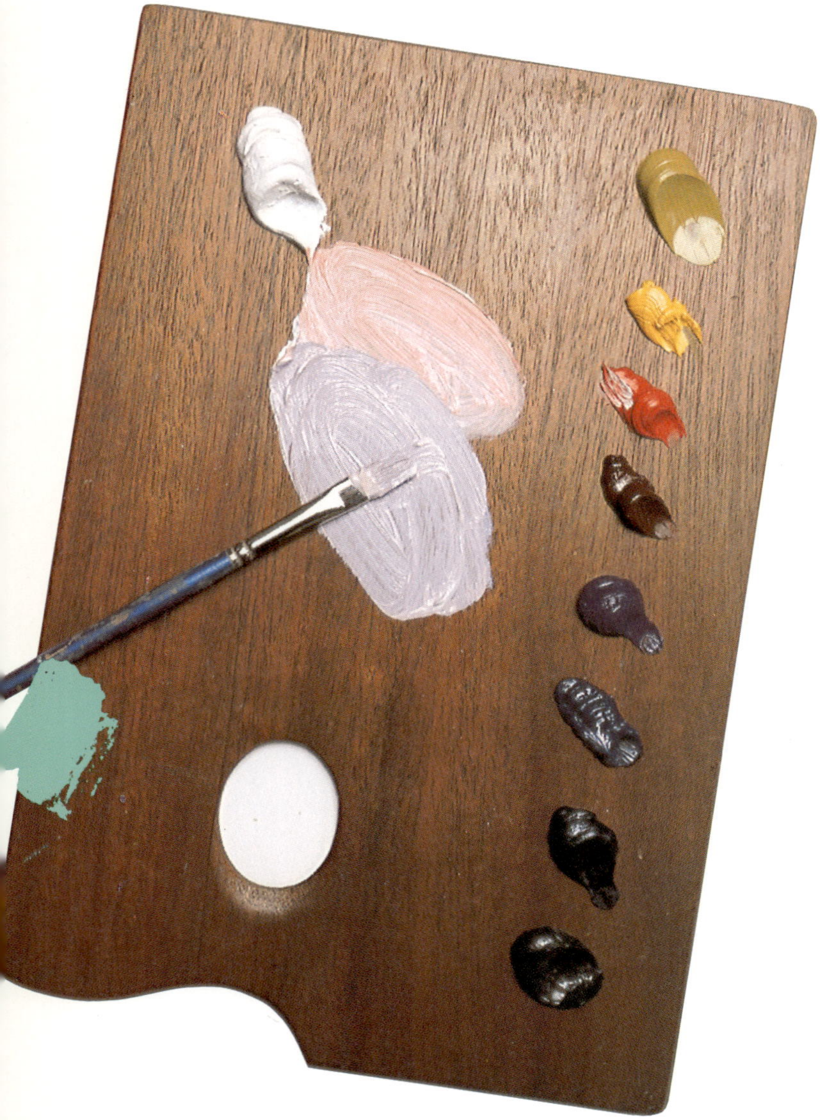

OBEN: *Vorschlag für eine »Anfängerpalette«. Von links nach rechts: Weiß (oben), Lichter Ocker, Kadmiumgelb, Kadmiumrot, Alizarinkrapplack, Kobaltviolett, Ultramarinblau, Preußischblau und Chromoxidgrün.*
Die Farbauswahl hängt stark von dem gewählten Sujet ab: Violett wird vielleicht gar nicht benötigt, statt der beiden Blautöne kann Kobaltblau verwendet werden, außerdem ein zusätzliches Grün oder ein anderes Gelb.
Hier enthalten die Farben unterschiedliche Beimischungen von Weiß.

Das Material für die Ölmalerei ist nicht billig. Überlegen Sie also genau, was Sie in ihrem »Einsteigerset« brauchen. Schaffen Sie zuerst nur das Nötigste an, und ergänzen Sie dann nach und nach Farben, Pinsel usw., wenn Sie übersehen können, was Ihnen wirklich noch fehlt. Wer sich auf Blumenbilder spezialisiert, braucht eine andere Farbpalette als jemand, der Seestücke malen will. Wer kleinformatig arbeitet, braucht andere Pinsel als jemand, der große Formate bevorzugt.

FARBEN

Ölfarben gibt es in zwei Kategorien: Künstlerfarben und Studienfarben. Letztere sind billiger, weil sie weniger reine Pigmente und mehr Füllstoffe und Streckmittel enthalten. Eben deshalb spart man hier am falschen Platz. Studienfarben sind nicht so farbintensiv wie die teureren Farben. Zum Üben sind sie allerdings ganz gut geeignet, und man kann sie auch zusammen mit den Künstlerfarben vermalen, indem man die Studienfarben z. B. für Brauntöne und andere gedämpfte Farben, die Künstlerfarben für die Rot-, Gelb- und Blauspektren verwendet. Nehmen Sie auf jeden Fall eine große Tube Weiß, denn davon braucht man mehr als von den anderen Farben.
Auch bei den Künstlerfarben gibt es große Preisunterschiede, die den Anfänger verwirren. Die Farben sind – je nach Hersteller etwas abweichend – meistens in Preisklassen von 1 bis 7 eingeteilt. Klasse 7 ist die teuerste. Die Preisunterschiede erklären sich aus den Kosten für das jeweilige Pigment. Heute gibt es jedoch so viele ausgezeichnete synthetische Pigmente, daß man die seltenen und deshalb teuren Farben wie z. B. Zinnoberrot nur in Ausnahmefällen braucht.
Im Prinzip lassen sich alle Farben aus den drei Grundfarben Rot, Gelb und Blau mischen. Feine Farbabstimmungen und interessante Schattierungen können auf diese Weise jedoch kaum erzielt werden, und außerdem gibt es ganz verschiedene Rot-, Gelb und Blautöne. Das Foto zeigt eine »Anfängerpalette«, die vielseitige Farbmischungen für verschiedenste Zwecke ermöglicht. Im allgemeinen braucht man eine warme und eine kalte Version der Primärfarben, ein Braun, ein Grün und vielleicht Violett oder Purpur und natürlich Weiß. Streng genommen sind Grüntöne nicht erforderlich, denn sie können aus Blau und Gelb gemischt werden, den richtigen Ton dabei zu treffen erfordert jedoch Zeit und Erfahrung. Warum sollte man aber für die Farbmischungen mehr Zeit ansetzen als nötig? Chromoxidgrün ist eine gute Wahl, denn es mischt sich problemlos mit anderen Farben. Weitere sinnvolle Ergänzungen sind im Rotspektrum Krapplack hell, im Gelbspektrum ein Zitronengelb z. B. Winsorgelb oder Kadmiumgelbzitron und im Blauspektrum Coelinblau und Antwerpischblau oder Kobaltblau, bei den Grüntönen Saftgrün und Chromgrün. Geeignete Braun- und Grautöne sind gebrannte Siena, gebrannte Umbra und Paynesgrau. Zinkweiß trocknet schnell und bricht nicht, enthält aber giftiges Blei, deshalb bevorzugen viele Künstler das ungiftige Titanweiß. Schwarz gilt häufig als verpönt, und viele Künstler verzichten darauf, weil es die Farben entkräftet. Aus Schwarz und Gelb läßt sich jedoch ein kräftiges Olivgrün mischen, das viele Landschaftsmaler benutzen.

MALMITTEL

Ölfarbe kann direkt aus der Tube oder mit zusätzlichen Mal- und Lösemitteln gemischt vermalt werden. Wenn Sie versuchen, unverdünnte Farbe auf eine kleine Partie aufzutragen, werden Sie verstehen, was solche Zusätze leisten. Die Farbe läßt sich ohne sie einfach schlecht vermalen.
Am beliebtesten ist die traditionelle Mischung aus Leinöl und Terpentinöl oder reinem Alkohol im Verhältnis 60 % Öl zu 40 % Lösemittel. Leinöl trocknet zu einem schimmernden Firnis, der nicht bricht – nehmen Sie aber auf jeden Fall gebleichtes oder kaltgepreßtes Leinöl, das nach dem Trocknen nicht gilbt. Gekochtes Leinöl enthält Verunreinigungen, die zum raschen Vergilben führen.
Leinöl trocknet langsam – vielleicht paßt das nicht zu Ihrem Arbeitsstil – und kann eine recht runzlige Oberfläche erzeugen. Die Trocknung läßt sich durch Zusatz von Sikkativen beschleunigen; im Fachhandel gibt es verschiedene Trocknungsbeschleuniger, die Alkydharz enthalten. Standöl erhält die Farbe glatt und geschmeidig.
Als Lösemittel wird meistens Terpentinöl verwendet, obwohl reiner Alkohol im Grunde genauso gut ist und weniger Kopfschmerzen und allergische Reaktionen verursacht, über die Künstler manchmal klagen. Reiner Alkohol ist auch geruchsneutraler und läßt sich ohne Qualitätseinbuße lagern.
Es gibt eine Vielzahl spezieller Malmittelmischungen. Leinöl eignet sich z. B. nicht für Lasuren (siehe S. 145), denn es tropft an der Leinwand hinunter, aber ein Trocknungsbeschleuniger kann Abhilfe schaffen. Eigens für die Impasto-Technik entwickelte Malbutter (siehe S. 145) verdickt die Farbe, so daß sie in dicken Schichten aufgetragen werden kann. Pinsel- oder Malspachtelspuren bleiben in der Paste deutlich sichtbar.

PINSEL UND MALSPACHTEL

Pinsel für die Ölmalerei gibt es in vielen Formen, Größen und Materialien. Gute Pinsel sind teurer, lohnen aber die Ausgabe, weil sie länger halten und formbeständiger sind. Anders als bei der Aquarellmalerei kommt man bei der Ölmalerei nicht mit einem oder zwei Pinseln aus. Man wäre ständig mit der Pinselreinigung beschäftigt. Ideal ist ein Pinsel pro Farbe, aber am Anfang sollten sechs Pinsel genügen.

Die Abbildung auf Seite 134 zeigt die Grundformen und Pinseltypen:

Der Flachpinsel hat lange, gerade geschnittene Borsten. Er nimmt viel Farbe auf. Flach aufgesetzt, eignet er sich für große Partien, seitlich geführt für feine Linien.

Der Flachpinsel in kurzer Form eignet sich gut für eine kräftig strukturierte Strichführung und ist ideal für den pastosen Farbauftrag und Impastoeffekte.

Der Rundpinsel ist langhaarig und läuft am Ende spitz zu. Wie der Flachpinsel ist er in der Strichführung sehr variabel, die Striche wirken jedoch weicher. Er eignet sich besonders für Hintergründe, Himmelspartien und Portraits.

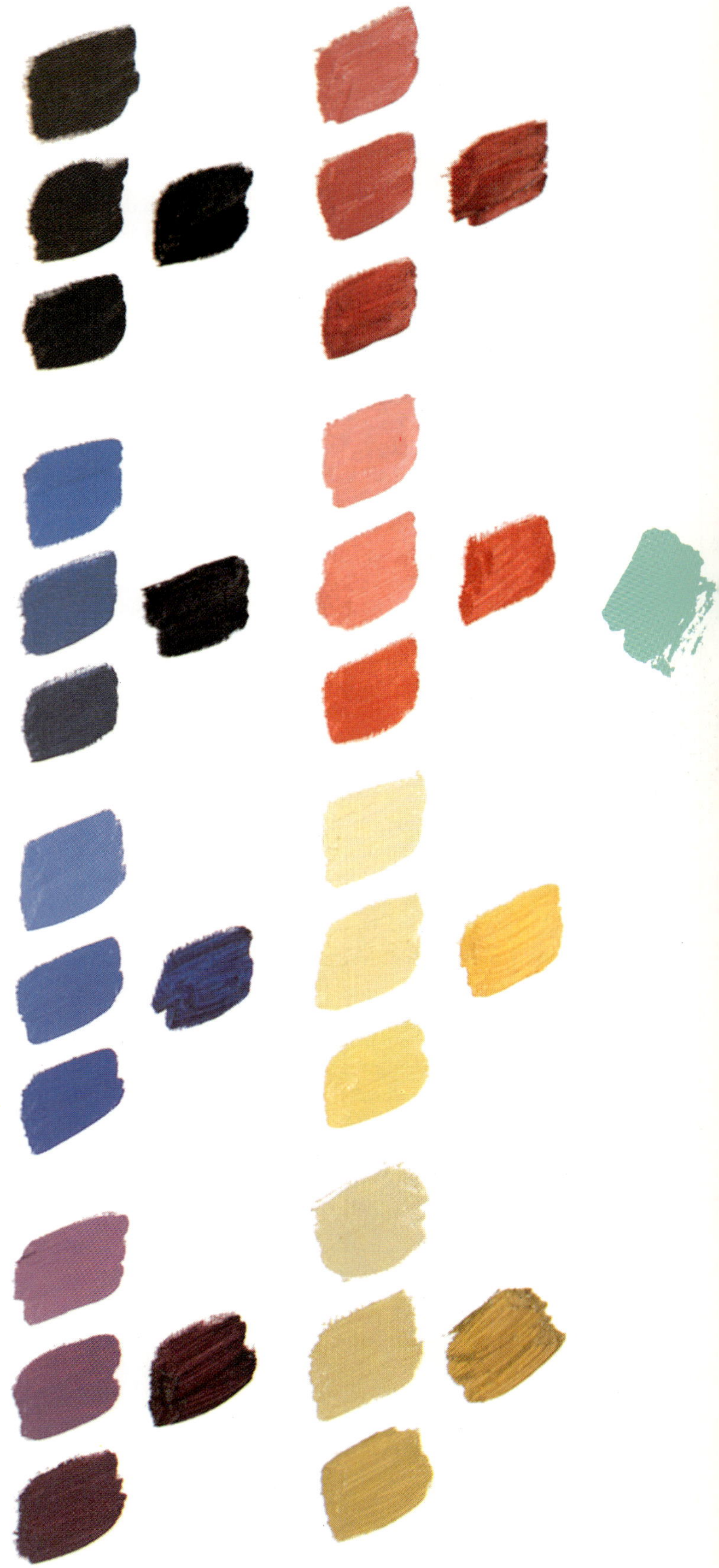

Der Quastenpinsel ist voller als ein Flachpinsel und hat einen abgerundeten Schnitt. Die Striche werden weich und laufen schmal aus.

Beginnen Sie am besten mit Rund- und Flachpinseln. Kurze Flachpinsel und Quasten können bei Bedarf später ergänzt werden.
Jeder Pinseltyp ist in bis zu zwölf Stärken erhältlich. Wählen Sie also eine zu Ihrem Stil und Format passende Stärke aus.
Traditionell bestehen die Ölmalpinsel aus Schweinsborsten oder Rotmarderhaar. Schweinsborsten sind hart und halten die Farbe gut fest, Rotmarderhaar erzeugt viel weichere und unauffälligere Striche. Rotmarderpinsel sind richtig teuer, aber inzwischen gibt es verschiedene Kunsthaarpinsel für die weichere Strichführung und auch Mischpinsel aus Marderhaar und Synthetikfasern. Je nach Technik werden Sie entweder mehrere weiche Pinsel brauchen oder gar keinen. Manche Künstler arbeiten ausschließlich mit weichen Nylonpinseln, andere nur mit Borstenpinseln. Die Beispiele auf den Seiten 162–241 werden Ihnen einen Eindruck davon vermitteln, welches Material zu welchem Stil paßt.
Mit Palettmessern aus biegsamem Stahl wird die Palette gereinigt und Farbe angemischt. Malspachtel dienen dem Farbauftrag. Anfangs braucht man sie wahrscheinlich nicht, es sei denn, man will damit experimentieren, aber ein Palettmesser gehört unbedingt zu Ihrer Grundausstattung.

PALETTEN

Paletten gibt es in verschiedenen Formen, Größen und Materialien, um den verschiedensten Bedürfnissen gerecht zu werden. Paletten mit einem Loch für den Daumen und Einbuchtungen für die Finger eignen sich zum Malen an der Staffelei. Die Palette liegt dabei auf dem Unterarm auf. Probieren Sie vor der Kaufentscheidung verschiedene Größen und Formen aus.
Neue Holzpaletten sollten mit Leinöl eingerieben werden, damit sie die Farbe nicht aufsaugen. Sie können sich auch aus jedem Material mit glatter Oberfläche selbst eine Palette nach Ihren Wünschen anfertigen. Ein alter weißer Porzellanteller oder eine Glasplatte, unterlegt mit neutralfarbigem Papier, erfüllen auch ihren Zweck. Einwegpaletten aus öldichter Pappe sind praktisch für die Arbeit im Freien, und man braucht sie nicht zu reinigen.

MALKOFFER

Theoretisch können Sie Ihre Farben, Pinsel und sonstigen Malutensilien in jeder alten Pappschachtel aufbewahren. Wollen Sie die Farben jedoch transportieren, empfiehlt sich die Investition in einen ordentlichen Malkoffer mit getrennten Fächern für Farben und Pinsel. Malkoffer sind meistens aus Holz, haben einen Tragegriff und eine Palette, die in den Deckel paßt.
Sie können auch improvisieren: Nehmen Sie eine Werkzeugkiste oder eine Anglertasche. Das spart Geld und Gewicht.

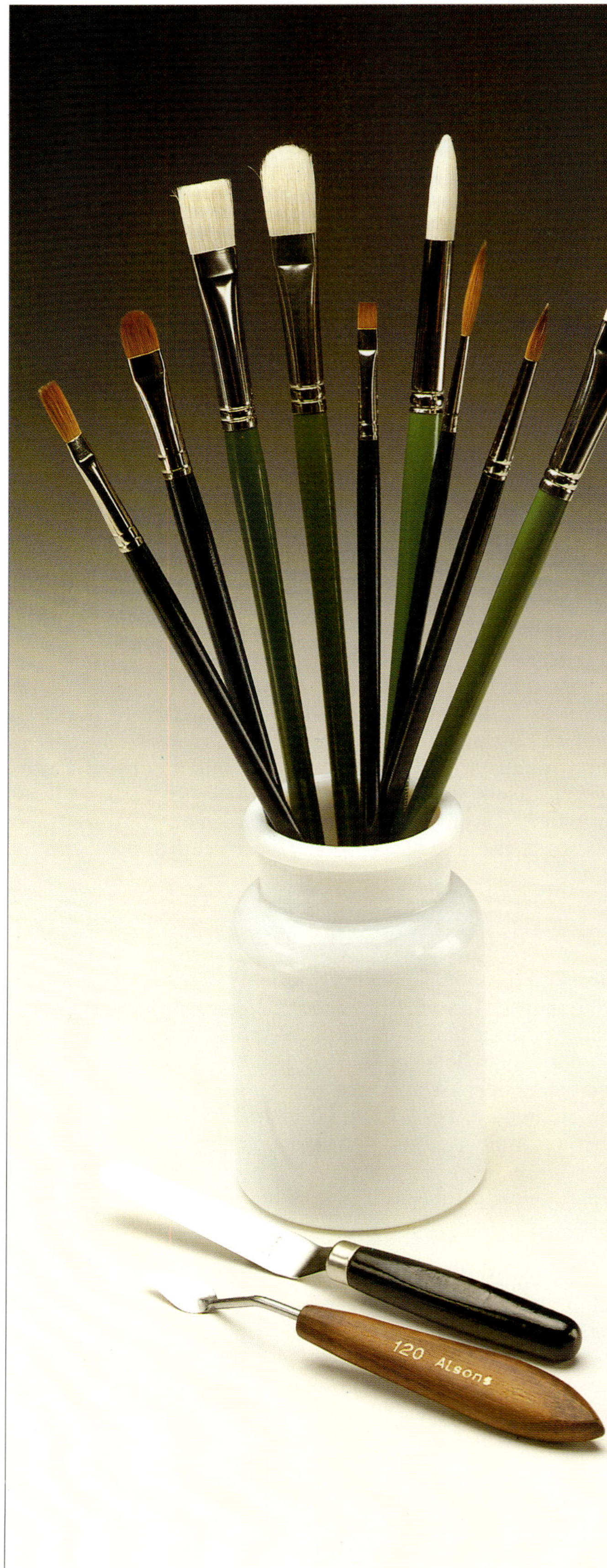

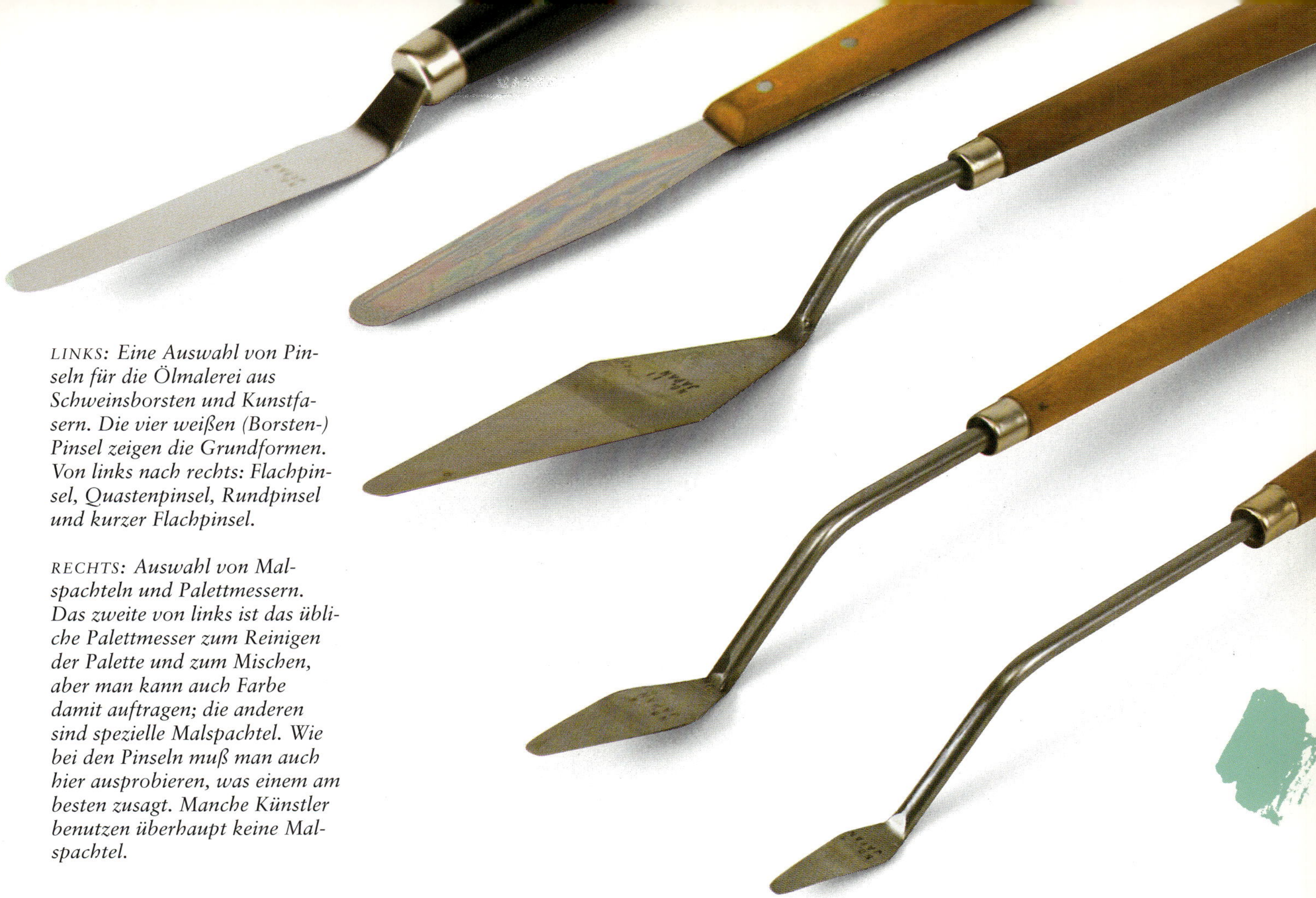

LINKS: Eine Auswahl von Pinseln für die Ölmalerei aus Schweinsborsten und Kunstfasern. Die vier weißen (Borsten-) Pinsel zeigen die Grundformen. Von links nach rechts: Flachpinsel, Quastenpinsel, Rundpinsel und kurzer Flachpinsel.

RECHTS: Auswahl von Malspachteln und Palettmessern. Das zweite von links ist das übliche Palettmesser zum Reinigen der Palette und zum Mischen, aber man kann auch Farbe damit auftragen; die anderen sind spezielle Malspachtel. Wie bei den Pinseln muß man auch hier ausprobieren, was einem am besten zusagt. Manche Künstler benutzen überhaupt keine Malspachtel.

SONSTIGE UTENSILIEN

Zu den unerläßlichen Utensilien gehören Behälter für Ihre Malmittel, die an der Palette befestigt werden können; Marmeladengläser oder Blechdosen mit reinem Alkohol zum Reinigen der Pinsel und natürlich etliche Tücher oder Küchenpapier (Malen mit Öl ist keine saubere Angelegenheit, und häufig muß irgendwo Farbe aufgewischt werden).

Gelegentlich ist ein Malstock von Nutzen, denn er stabilisiert die Hand, wenn man feine Linien und Details malt. Der traditionelle Malstock besteht aus einem Bambusstab mit Lederpolster an einem Ende. Das Polster wird auf eine trockene Partie aufgelegt, der Stock ragt über den Bildträger und stützt den Arm. Malstöcke gibt es im Fachhandel, aber ein Holz- oder Bambusstab zum Hochbinden von Pflanzen mit einem Polster aus altem Stoff erfüllt auch seinen Zweck. Ist die Farbe noch zu feucht, kann das Polster auch neben der Leinwand aufgelegt werden. Sehen Sie dazu das Beispiel auf Seite 183.

Wer viel im Freien malen will, braucht unbedingt ein Paar »Abstandhalter«. Damit lassen sich zwei feuchte Bilder unbeschädigt und bequem (mit Tragegriff) transportieren. Man braucht dazu allerdings immer zwei gleichgroße Bildträger, ob man sie nun bemalt oder nicht.

FIRNISSE

Bilder brauchen einen Firnis, der sie vor Staub schützt und die Farben auffrischt, die beim Trocknen heller werden. Mit dem Begriff Firnis verbinden viele das dunkelbraune, klebrige Aussehen viktorianischer Bilder, aber inzwischen gibt es mehrere Sorten klarer, synthetischer Firnisse, sowohl matte wie glänzende. Die meisten Firnisse können aber erst nach einem halben oder, wenn die Farbe dick aufgetragen ist, auch erst nach einem Jahr aufgelegt werden, denn so lange dauert es, bis die Farbe gut durchgetrocknet ist. Eine Ausnahme bilden die Zwischenfirnisse. Sie können bereits aufgetragen werden, wenn die Farbe oberflächlich trocken ist, also nach zwei bis vier Wochen. Partien, die während des Malens trübe und matt geworden sind, lassen sich damit auffrischen. Ein Zwischenfirnis läßt sich auch vorsichtig mit Terpentinöl wieder abreiben.

BILDTRÄGER

Der Begriff umfaßt alle Oberflächen, auf denen gemalt werden kann, sei es gespannte Leinwand, Karton, Papier, ja selbst Wandflächen. Der übliche Bildträger für die Ölmalerei ist eine Leinwand aus Baumwolle oder Leinen, die straff aufgespannt ist; aber auch viele andere Oberflächen sind geeignet, und alle haben ihren eigenen Reiz. Leinwand hat eine angenehme Oberfläche und nimmt die Farbe gut an; die von einigen bevorzugte grundierte Hartfaserplatte ist starr und glatter, und die Farbe haftet schlechter. Das kann ein Vorteil sein, wenn man mit verdünnter und deshalb schneller trocknender Farbe feine Details malt, ist jedoch ungeeignet für dicke Farbschichten, denn jede neue Schicht wird die darunterliegende anlösen. Experimentieren Sie mit verschiedenen Oberflächen, bis Sie das Richtige für sich gefunden haben. Außerdem verlangen verschiedene Motive gelegentlich auch nach unterschiedlichen Bildträgern. Die Beispiele auf den Seiten 162 bis 241 demonstrieren den Einsatz verschiedenster Bildträger und zeigen, wie die Künstler die Oberflächen für ihre gestalterischen Absichten genutzt haben.

LEINWÄNDE

Der Fachhandel bietet fertig gespannte, gebrauchsfertige Leinwände an, sie sind aber teuer. Es lohnt sich, sie selbst zu spannen und vorzugrundieren. Leinwand ohne Grundierung gibt es als Meterware, Keilrahmenleisten werden paarweise verkauft und könne in jeder Größe zusammengebaut werden. Die Abbildung zeigt ein Spektrum von sehr feiner bis sehr grober Leinwand. Grobes Gewebe eignet sich für großflächige, schwere Pinselarbeit, feines für detailliert ausgearbeitete Bilder. Leinen, zweifellos die angenehmste Oberfläche, ist teuer und für den ersten Versuch vielleicht nicht so geeignet. Die billigere Baumwolle wird völlig ausreichen. Segeltuch spannt sich besonders gut, weil es dichter gewebt ist.

DIE LEINWAND AUFSPANNEN

Das Aufspannen oder Aufziehen ist überhaupt nicht schwer und hilft Geld sparen. Sie brauchen zwei Paar Keilrahmenleisten, 12 mm lange Teppichnägel und einen Hammer (oder einen Tucker) und eine scharfe Schere.

Bauen Sie den Keilrahmen zusammen. Achten Sie darauf, daß er rechtwinklig ist. Überprüfen Sie dazu die beiden Diagonalen: Sie sollten gleich lang sein. Schneiden Sie die Leinwand zu: Sie muß rundum 4 cm breiter sein als der Rahmen. Legen Sie den Rahmen auf das Tuch, schlagen Sie es an einer Seite darüber, und befestigen Sie es in der Mitte einer Leiste. Dann ziehen Sie das Tuch auf der gegenüberliegenden Seite straff an und befestigen es ebenfalls in der Leistenmitte. Verfahren Sie ebenso mit den beiden übrigen Seiten, und befestigen Sie das Tuch dann jeweils von den Mittelpunkten nach außen in Abständen von ca. 2,5 cm. Schlagen Sie zuletzt die Ecken ein, und befestigen Sie sie übereinander. Dann treiben Sie die Keile so weit in die Rahmenecken, daß das Tuch gut straff ist. (Läßt die Spannung später nach, können sie tiefer gedrückt werden).

Eine kostengünstige Alternative zur Keilrahmenbespannung ist das Aufleimen der Leinwand auf eine Hartfaserplatte. Die Arbeit ist etwas schmierig und die Oberfläche später nicht so gut wie bei einer gespannten Leinwand, der unbestreitbare Vorteil ist jedoch, daß man die Platten besser lagern kann – keine unwichtige Überlegung, wenn man wenig Platz hat. Es gibt zwei geeignete Leimsorten: Tapezierleim aus dem Baustoffhandel und Lederleim aus dem Fachhandel für Künstlerbedarf. Letzterer ist besser und wird ohnehin zum Grundieren gebraucht (siehe unten), klebt aber etwas schlechter. Zellulose und andere Klebstoffe sollten nicht verwendet werden, denn sie reagieren später mit der Ölfarbe. Der Lederleim ist in Perlen oder Tafeln erhältlich. Mischen Sie ihn im Verhältnis 1 : 7 mit kaltem Wasser, und lassen Sie ihn dann aufs doppelte Volumen quellen. Erwärmen Sie den Leim dann langsam in einem alten(!) Kochtopf, bis er sich ganz aufgelöst hat. Ge-

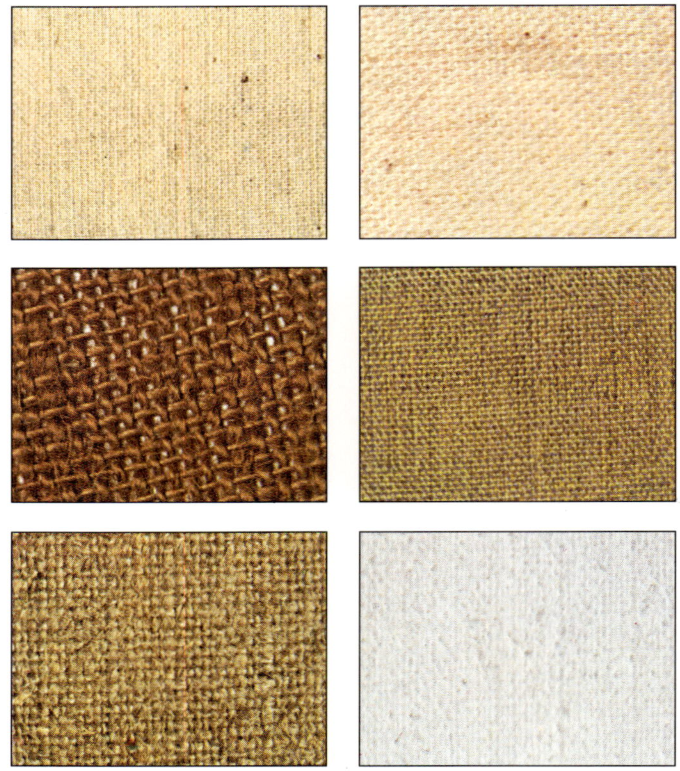

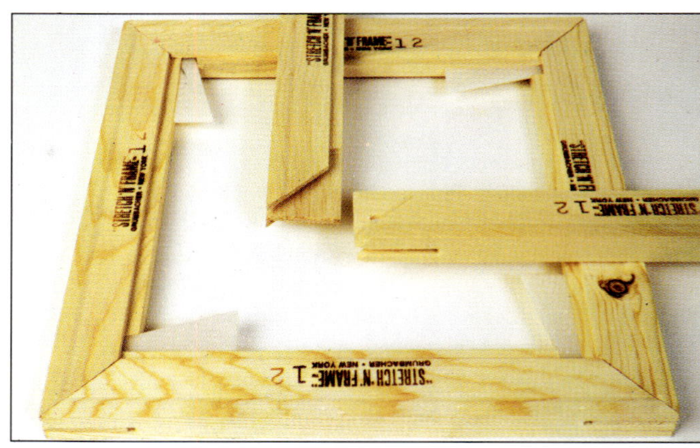

OBEN: *Keilrahmenleisten gibt es in verschiedenen Sorten und Größen. Sie werden paarweise verkauft und können dann in der gewünschten Größe zusammengebaut werden.*

GANZ OBEN: *Verschiedene Leinwände. Von links nach rechts, oben: Billige Baumwolle und gute, dem Leinen vergleichbare Baumwolle. Mitte: Sehr grobes Nessel, ungeeignet für Lasurtechnik oder feine Arbeiten, und Leinen. Unten: Eine andere Leinenwebart und ein für fast alle Arbeiten geeignetes vorgrundiertes Leinen aus dem Fachhandel.*

RECHTS: Drei Arten von Leinen. Meterware aus dem Fachhandel.

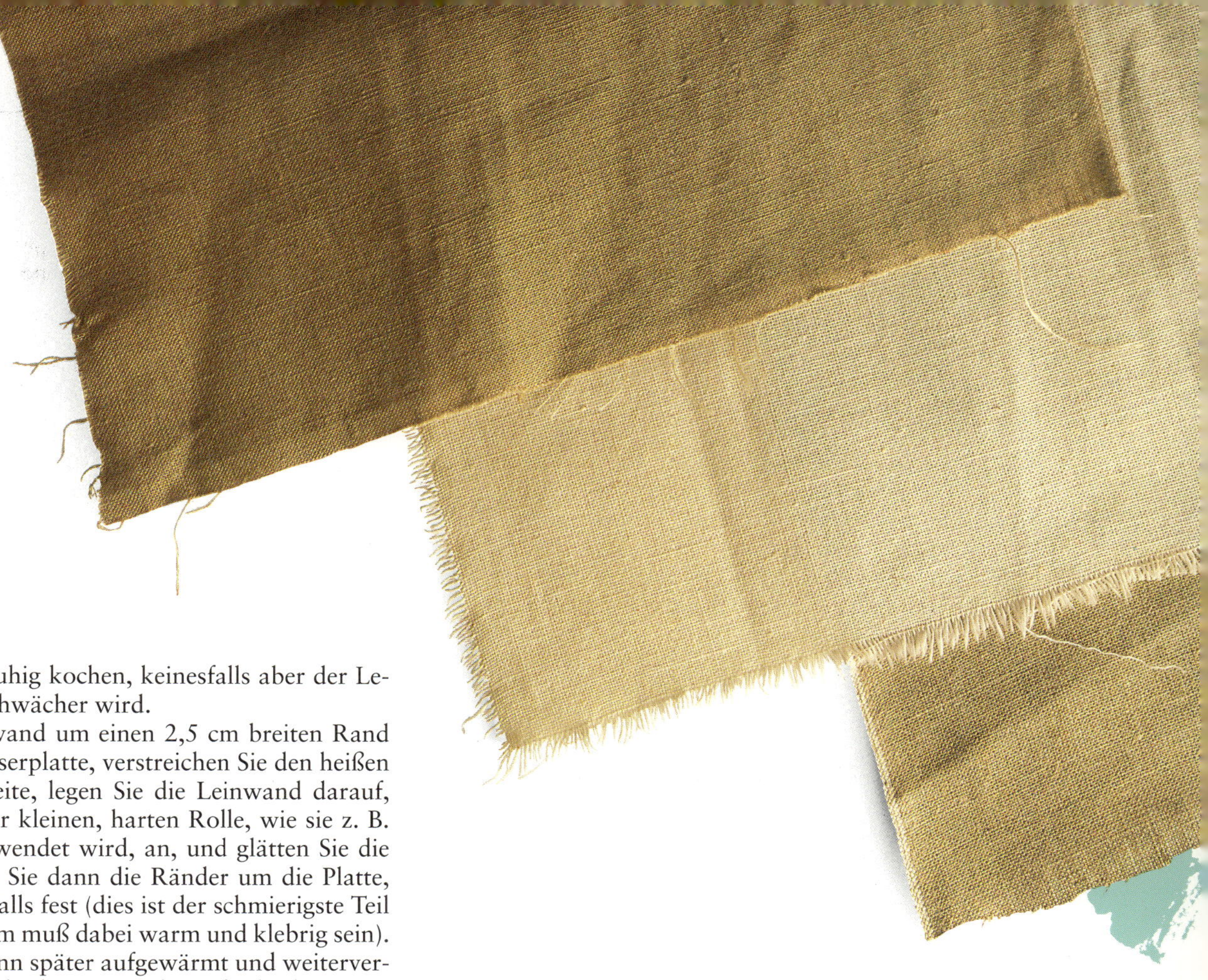

wöhnlicher Leim darf ruhig kochen, keinesfalls aber der Lederleim, weil er dann schwächer wird.
Schneiden Sie die Leinwand um einen 2,5 cm breiten Rand größer zu als die Hartfaserplatte, verstreichen Sie den heißen Leim auf der glatten Seite, legen Sie die Leinwand darauf, drücken Sie sie mit einer kleinen, harten Rolle, wie sie z. B. für den Linoldruck verwendet wird, an, und glätten Sie die Falten heraus. Schlagen Sie dann die Ränder um die Platte, und leimen Sie sie ebenfalls fest (dies ist der schmierigste Teil der Arbeit, denn der Leim muß dabei warm und klebrig sein). Überschüssiger Leim kann später aufgewärmt und weiterverwendet werden. Die Methode eignet sich gut für leichtere Gewebe – schweres Leinen wird nicht gleichmäßig haften –, auch für solche, die eigentlich nicht als Leinwand gehandelt werden wie z. B. Musselin oder Batist.

PLATTEN, PAPPEN UND PAPIERE

Hartfaserplatten sind kostengünstig, stabil, leicht und überall im Baustoff- und Holzhandel erhältlich, und man kann die glatte oder die rauhe Seite (allerdings nur mit dickem Farbauftrag) bemalen. Ihr Nachteil ist, daß sie sich verbiegen. Das gilt auch für die zuvor beschriebenen geleimten Bildträger. Beim Einrahmen der Arbeit kann die Platte aber dann von hinten mit Latten verstärkt und dadurch geglättet werden (leimt man die Platte von beiden Seiten, biegt sie sich etwas weniger durch). Bei einem großen Bild kann die rückwärtige Verstrebung auch zuerst angebracht werden. Kleben oder schrauben Sie zwei Hartholzlatten von hinten an (achten Sie auf die Länge der Schrauben, damit sie nicht vorne aus dem Bild hervorstehen).
Gebrauchsfertig vorbereitete Platten mit verschiedenen Oberflächen gibt es im Fachhandel. Die Qualität ist hier am Preis zu erkennen. Die billigeren haben eine recht grobe, fettige Oberfläche und biegen sich leicht durch, reichen aber für den ersten Malversuch aus.
Pappen und Papiere bieten zufriedenstellende Oberflächen für die Ölmalerei, solange sie grundiert sind (siehe unten). Sie eignen sich gut für kleine, rasche Skizzen, denn auf dem leicht absorbierenden Papier trocknet die Farbe ziemlich schnell. Achten Sie auf eine gute Papierqualität. Schweres Aquarellpapier oder dünnes Papier wellt sich beim Grundieren. Im Fachhandel gibt es Spezialblöcke für Ölskizzen. Einige kommen gut damit zurecht, andere finden die Oberfläche zu glatt und zu schlecht zu bearbeiten, vergleichbar den billigeren Malplatten.

LEIMEN UND GRUNDIEREN

Die übliche Grundierung für alle Bildträger besteht aus einer Schicht Lederleim (siehe oben), auf die nach dem Trocknen ein oder zwei Schichten Grundierung auf Ölbasis aufgetragen werden. Sie können dafür einen gewöhnlichen Grundanstrich verwenden oder besser eine spezielle Ölgrundierung aus dem Fachhandel. Ölgrundierungen brauchen jedoch einige Zeit zum Trocknen. Die Alternative ist eine schneller trocknende Farbemulsion oder die Acrylgrundierung, erhältlich unter der (falschen) Bezeichnung Gesso, die sich mit Ölfarbe verträgt. Die Acrylgrundierung wird direkt auf die Leinwand aufgetragen. Zwei Schichten genügen meistens. Die Leimschicht ist hier nicht erforderlich.
Die Grundierung bildet eine Trennschicht zwischen Leinwand und Farben. Einige zeitgenössische Künstler, u. a. der Engländer Francis Bacon (1910–92), malen wegen der Spezialeffekte ohne Grundierung, aber das sollte nicht zur Regel werden. Ölfarben greifen auf die Dauer Leinwände und andere Bildträger an, die Farbe trocknet aus und bröckelt ab, wenn der Untergrund alles Öl absorbiert hat.

STAFFELEIEN

Eine Staffelei ist unerläßlich. Ein kleines Format läßt sich vielleicht einmal an einen Tisch oder ein Regal anlehnen, aber Sie werden bald merken, wie unbefriedigend das ist. Ohne Staffelei können Sie die Höhe nicht einstellen – wenn Sie ein größeres Bild malen, sollten alle Partien leicht und bequem erreichbar sein – und die Arbeitsebene auch nicht verstellen, um Lichtreflexe zu vermeiden oder das beste Licht für die Arbeit einzufangen.

Der Handel bietet verschiedene Staffeleitypen an, angefangen von der großen, schweren Atelierstaffelei bis zur leichten und leicht transportablen Feldstaffelei. Ihre Wahl hängt davon ab, ob Sie eher drinnen oder eher draußen malen wollen, und richtet sich auch nach Ihren Formaten und Ihrem Stil. Wollen Sie häufig im Freien malen, brauchen Sie eine Feldstaffelei (für kleine Skizzen läßt sich der Bildträger auch an den offenen Deckel des Malkoffers anlehnen). Wollen Sie voraussichtlich überwiegend drinnen malen, entscheiden Sie sich ruhig für eine schwerere Atelierstaffelei. Sie läßt sich allerdings nicht einfach wegräumen. Vielleicht kommt eine tragbare Akademiestaffelei Ihren Wohnverhältnissen eher entgegen.

Es gibt drei Typen von Feldstaffeleien: Die Kombinationsstaffelei, die Holzstaffelei und die Aluminiumstaffelei. Die Kombinationsstaffelei ist Staffelei und Malkoffer in einem und läßt sich zum Tragen zusammenklappen. Früher war sie sehr teuer, aber inzwischen sind auch günstigere Modelle auf dem Markt, die beim Malen im Freien gute Dienste tun, weil alles in einem Stück transportiert werden kann.

Holzstaffeleien sind zwar preiswert, aber nicht zu empfehlen, denn die Gleitschienen zur Höheneinstellung verbiegen sich leicht. Dann gleiten sie entweder gar nicht mehr, oder sie lassen sich nicht mehr passend feststellen. Nichts ist lästiger als ein Kampf mit der Staffelei (häufig fällt sie dabei um), wenn Sie gerade rasch arbeiten wollen, weil sich das Licht ändert.

Eine Metallstaffelei hingegen verformt sich nicht. Sie läßt sich leicht einstellen, hält die Arbeit sicher an ihrem Platz und bietet außerdem den Vorteil, daß sie auch waagerecht justiert werden kann (vielleicht wollen Sie ja gelegentlich mit anderen Medien experimentieren). Falls Sie nicht gerade mit großen Formaten arbeiten, kommen Sie damit auch drinnen gut zurecht. Wird sie nicht gebraucht, verschwindet sie unauffällig in einer Ecke.

Der einzige Nachteil der Feldstaffeleien – mit Ausnahme der schwereren Kombinationsstaffelei – ist ihre mangelnde Standfestigkeit: Sie sind leicht zu tragen, aber auch eine leichte

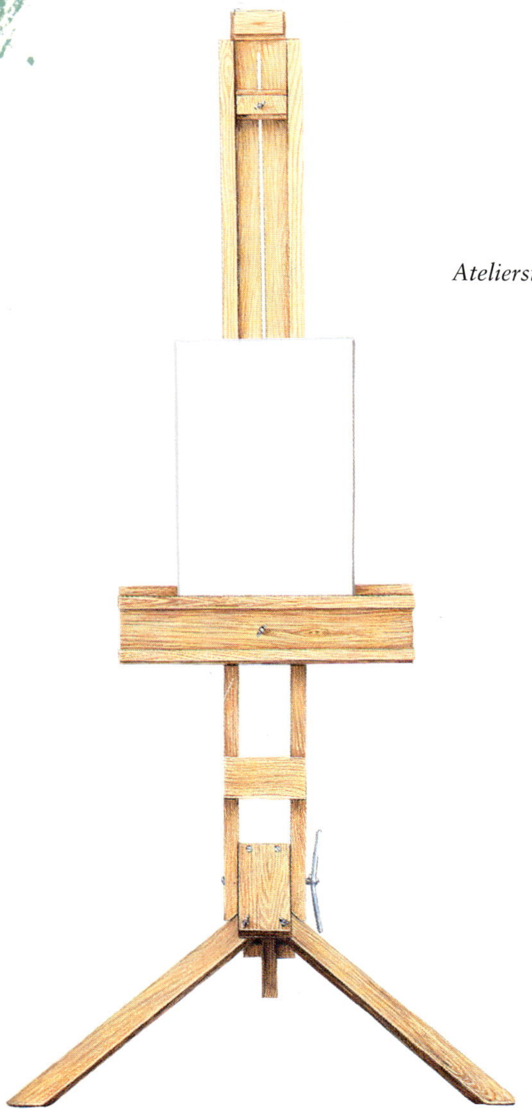

Atelierstaffelei

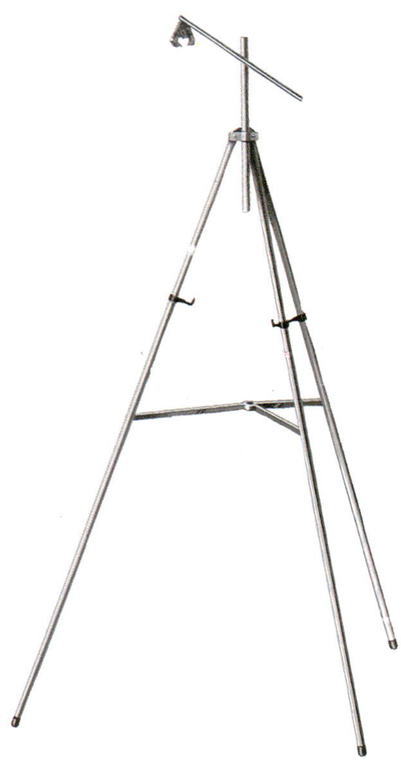

Feldstaffelei aus Aluminium

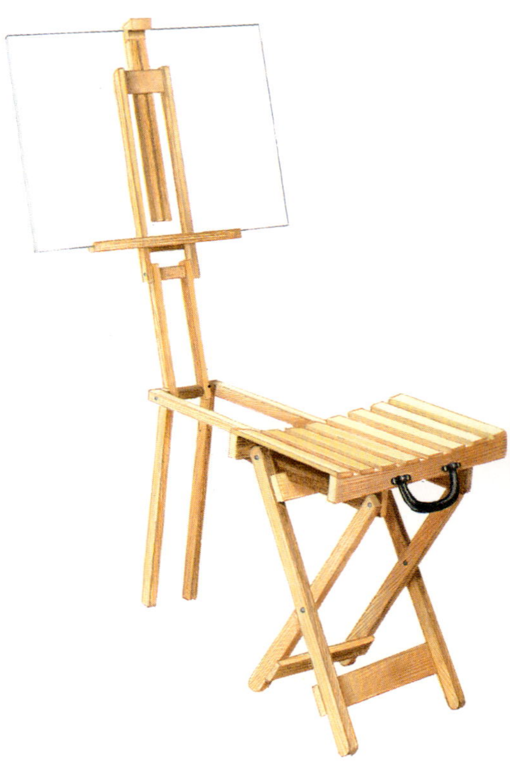

Tragbare Staffelei mit Sitzgelegenheit

Beute für Windstöße. Der Malgrund übernimmt dabei die Funktion des Segels. Einige Künstler verankern ihre Staffelei mit Zeltheringen oder hängen einen schweren Stein daran.

DER ARBEITSPLATZ

Wenigen Hobbymalern und längst nicht allen professionellen Künstlern wird das Glück eines Atelierplatzes zuteil. Die meisten müssen mit einem schlecht ausgestatteten Raum oder der Ecke eines auch anderweitig genutzten Zimmers vorlieb nehmen. Das sind jedoch keine unüberwindlichen Hindernisse. Es erfordert nur etwas Organisation.

Ölfarbe verteilt sich gern auf geheimnisvolle Weise im Raum. Sie klebt an den Händen und kurz darauf an allem, was Sie anfassen. Arbeiten Sie nur in einer Ecke, halten Sie sie sauber, wischen Sie Ihre Hände ab, laufen Sie nicht mit einem farbgesättigten Pinsel umher, und decken Sie den Arbeitstisch mit viel Zeitungspapier ab.

Die Lichtverhältnisse sind schon ein größeres Problem. Am besten malt man natürlich bei Tageslicht, aber Tageslicht ist unberechenbar und wechselhaft, abhängig von Witterung und Tageszeit. Günstig ist ein Nordfenster (in der südlichen Hemisphäre ein Südfenster), denn dort ist das Licht relativ konstant, viele Räume gehen jedoch nach Osten oder Westen, so daß die Sonne manchmal direkt auf die Arbeit scheint und die Farbe das Licht reflektiert, während es zu anderen Zeiten dunkel ist.

Achten Sie darauf, daß das Licht von hinten über Ihre linke Schulter auf die Arbeit fällt (wenn Sie Rechtshänder sind).

Gutes Licht ist besonders wichtig: Ein Bild, bei ungünstigem Licht entstanden und nun bei gutem Licht betrachtet, weist statt feiner Farb- und Tonwertabstimmungen plötzlich eine krause Mischung heller und matter Farben, die weiche, unaufdringliche Pinselführung erscheint nun ungeschickt und läßt jeden einzelnen Strich erkennen.

Künstliches Licht kann hier helfen. Es ist zwar nicht so gut wie Tageslicht von Norden, aber immerhin gleichmäßig. Am besten eignen sich sogenannte Tageslichtlampen. Es gibt sie als Deckenlicht, als Stehlampe für Tisch, Regal oder Fensterbank oder als Klemmleuchte. Plazieren Sie die Lampe so, daß das Licht von den Farben nicht reflektiert wird. Wenn Sie ein wenig experimentieren, werden Sie schon die beste Lösung für sich herausfinden.

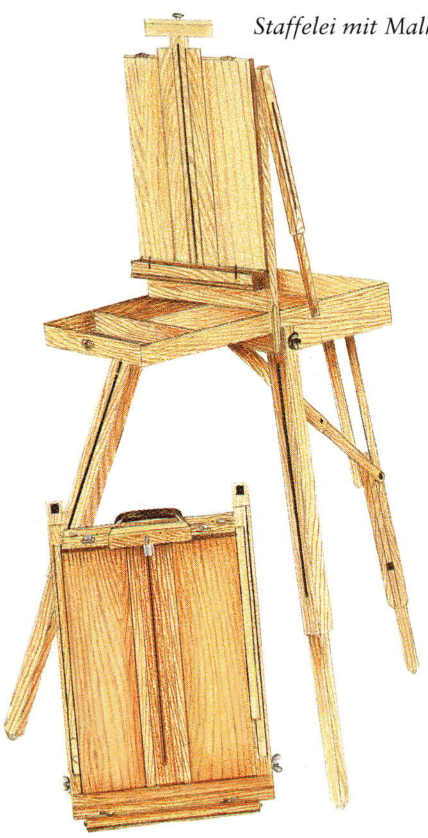

Staffelei mit Malkoffer

KAPITEL DREI

DIE TECHNIKEN DES MALENS

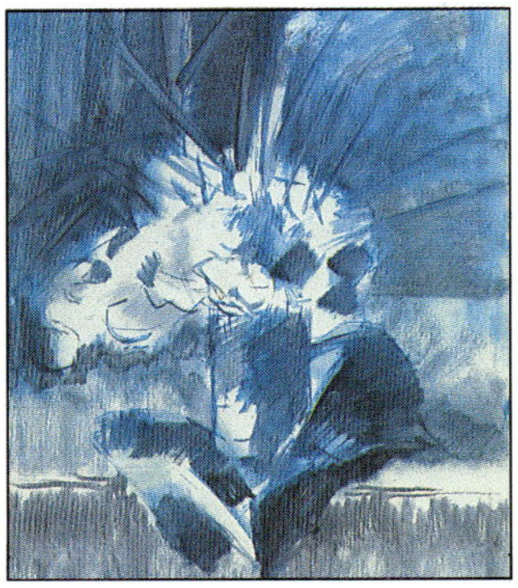

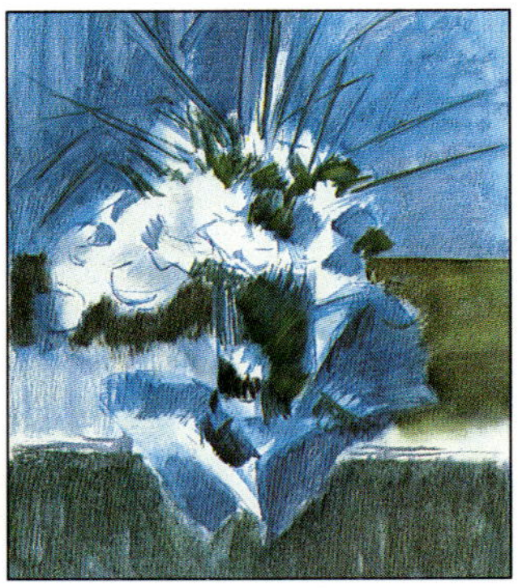

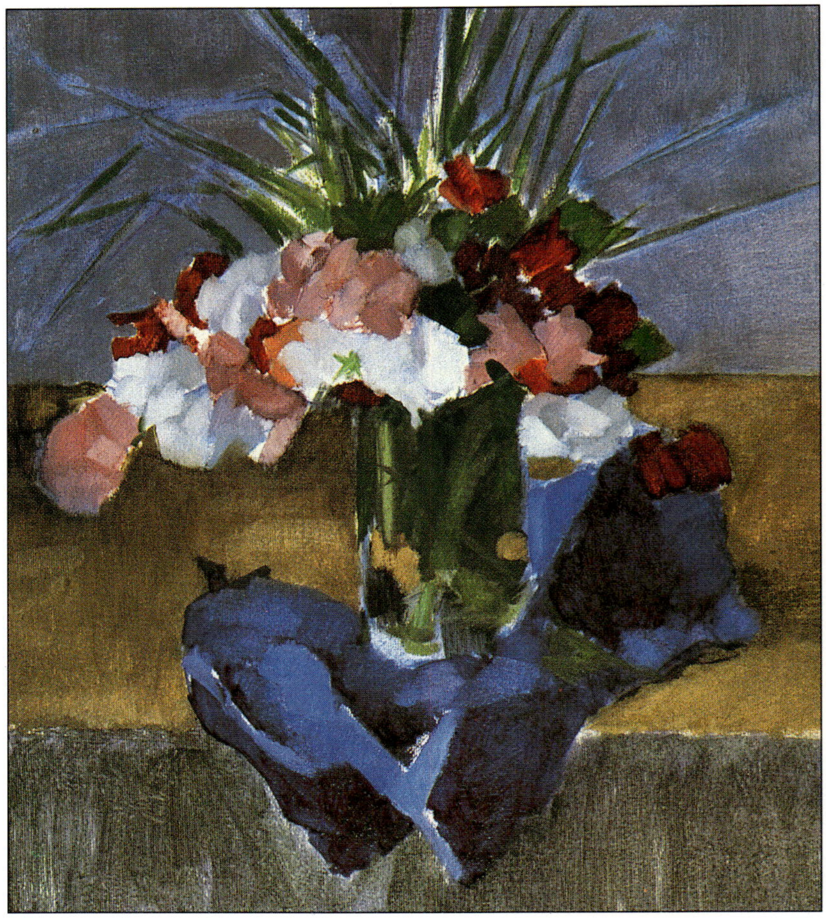

OBEN, GANZ OBEN und RECHTS: Das Bild wurde mit verdünntem Kobaltblau monochrom untertuscht – ungewöhnlich, aber sinnvoll, denn Blau durchzieht das ganze Bild. Blüten und Draperie wurden nach dem Prinzip »fett über mager« aufgebaut, Hintergrund und Blattwerk in dünnen Farbschichten belassen.

In der Ölmalerei gibt es heute zwar keine festen Regeln, es schadet jedoch nicht zu wissen, wie andere Künstler vorgegangen sind. Man gewinnt dabei einen guten Überblick über verschiedene Techniken, Farbpaletten und Kompositionen und kann dann mit diesen Anregungen experimentieren und seinen eigenen Stil entwickeln. Regeln dienen häufig der Abgrenzung: Eine Regel, die man kennt, kann man brechen oder abwandeln. Viele Künstler modifizierten z. B. die Gesetze der Perspektive. Obwohl Constable und die französischen Impressionisten mit den Regeln ihrer Zeit brachen und die Malerei von der bis dahin strengen Methode befreiten, waren sie mit der Theorie der Malerei eingehend vertraut.

GRUNDLEGENDE TECHNIKEN

Malt man ein schlichtes Motiv wie z. B. eine weite Landschaft mit viel Himmel, kommt man oft ohne Aufzeichnung oder Untertuschung aus. Es genügt, mit wenigen Strichen den Horizont festzulegen. Ein komplexes Motiv wie eine Figurenstudie oder eine Landschaft mit Figuren und Gebäuden muß jedoch meistens auf der Leinwand vorgezeichnet werden. Mit Hilfe der Zeichnung wird die Komposition ausgearbeitet, die Positionen der wichtigsten Bildelemente werden bestimmt und die hellen und dunklen Farbpartien ausbalanciert. Bei einem Portrait oder Figurenbild müssen die Beziehung von Figur und Hintergrund geklärt und die Körperproportionen richtig getroffen werden. Beginnen Sie ein anspruchsvolles Motiv mit einer ungenügenden Zeichnung, werden Sie beim Malen ständig etwas daran ändern müssen. Das verdirbt nicht nur die Freude am Malen, sondern auch das Bild. Sorgfalt am Anfang erlaubt später eine größere Spontaneität.

Aufzeichnen kann man mit Bleistift oder Kohle. Kohle ist eigentlich besser geeignet, denn damit kann man großzügiger und freier arbeiten. Damit keine losen Kohlepartikel die Farben eintrüben, wischen Sie leicht mit einem Tuch über die Leinwand, bevor Sie zu malen beginnen. Die Zeichnung bleibt trotzdem gut sichtbar.

Eine Untertuschung – eine Art Aufzeichnung mit dem Pinsel – wird entweder monochrom oder in verdünnten Farben der späteren Palette angelegt. In jedem Fall wird die Farbe stark mit Terpentinöl verdünnt. Eine leere Leinwand kann manchmal entmutigend wirken. Die Untertuschung bietet eine gute Ausgangsbasis, um darauf zuversichtlich weitere Farbschichten aufzubauen.

Die monochrome Untertuschung konzentriert sich auf die Verteilung der Licht- und Schattenpartien wie in unserem Beispiel. Die mehrfarbige Untertuschung sollte auf helle und kräftige Farben verzichten, denn die wollen Sie sicher später noch hinzufügen. Heute wird zum Untertuschen häufig Acrylfarbe verwendet, weil sie noch schneller trocknet als verdünnte Ölfarbe und man sofort weiterarbeiten kann.

Eine gute und sehr alte Grundregel der Ölmalerei lautet: Farbe wird immer »fett über mager« aufgetragen, d. h., die Farbe für die ersten Schichten wird stark mit Terpentinöl verdünnt und später dickflüssiger und ölhaltiger vermalt. Folgt man dieser Regel, vermindert sich das Risiko, daß die Farben beim Trocknen rissig werden. Wird hingegen »magere« Farbe über eine »fette« Farbschicht gelegt, trocknet die magere zuerst – wenn dann die fette darunter sich beim Trocknen zusammenzieht, wird die magere Deckschicht brüchig.

Nicht alle Bilder jedoch entstehen in mehreren Phasen und Schichten. Einige werden in einer einzigen Sitzung fast oder ganz ohne Aufzeichnung oder Untertuschung fertiggestellt. Dieses sogenannte Malen *alla prima* wird häufig bei Landschaftsbildern und raschen Portraitstudien eingesetzt, wenn der Künstler seine Eindrücke schnell, frei und spontan festhalten will. Dabei wird die Farbe dick aufgetragen, meistens gleich in ihrer endgültigen Anmutung. Wenn man Ölfarben auf diese Weise vermalt, vermischen sich die Farben, besonders wenn sie übereinandergelegt werden. Diese Art der *alla-prima*-Malerei heißt Naß-in-Naß-Technik und wurde ausgiebig von den Impressionisten, allen voran von Claude Monet (1840–1926) bei seiner Arbeit im Freien, ausgeschöpft. Wer noch nie mit Ölfarben gemalt hat, kann *alla prima* ein spontanes Gefühl für das Medium entwickeln. Zudem zwingt die Technik dazu, rasch zu malen, ohne jeden Pinselstrich übervorsichtig zu bedenken.

SPEZIALTECHNIKEN

Ölfarbe läßt sich auf verschiedenste Weise auftragen, um besondere Wirkungen zu erzielen. Manche Techniken ergeben sich fast unbewußt beim Malen, wenn man sie gerade braucht, andere muß man sorgfältig planen.

Das *Verreiben* der Farbe gehört zur ersten Kategorie. Halbdeckende Farbe wird ungleichmäßig auf einer trockenen oder halbtrockenen Farbschicht verrieben. Die untere Farbschicht scheint stellenweise durch, und es entsteht eine »gebrochene« Farbpartie mit strukturierter Oberfläche. Mit dieser Technik lassen sich sehr gut Himmelspartien, Felsen, Baumstämme, Stoffe usw. beschreiben. Die Farbe kann mit einem harten Pinsel, einem Tuch oder mit den Fingern verrieben werden und wird dabei verschliffen, verwischt oder getupft.

Unregelmäßig strukturierte Partien lassen sich auch dadurch erzeugen, daß man deckende Farbe flächig aufträgt, wartet, bis sie halb trocken ist, und sie dann mit einem nichtsaugenden Papier, z. B. der Seite einer Illustrierten, abtupft. Dabei

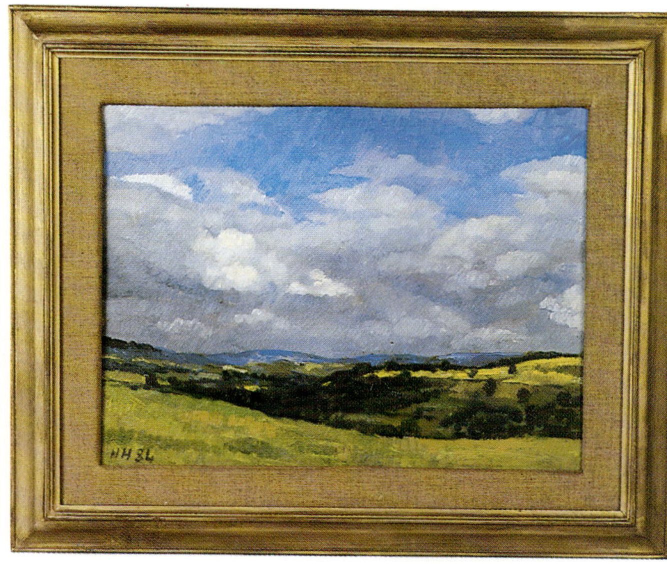

OBEN: *Dieses Kleinformat entstand* alla prima: *Die Farbe wurde dick vermalt und rasch aufgetragen. Es gab kaum nachträgliche Eingriffe.*

RECHTS: *Das Foto zeigt, wie Farbübergänge naß-in-naß ineinandergeblendet werden.*

OBEN: *Eine dünne, transparente rote Farbschicht wird über eine trockene, gelbe Schicht gelegt. Diese Lasurtechnik wirkt ganz anders als Schichten aus dickerer Farbe, denn der Untergrund reflektiert durch die Lasur hindurch und verstärkt den Glanz.*

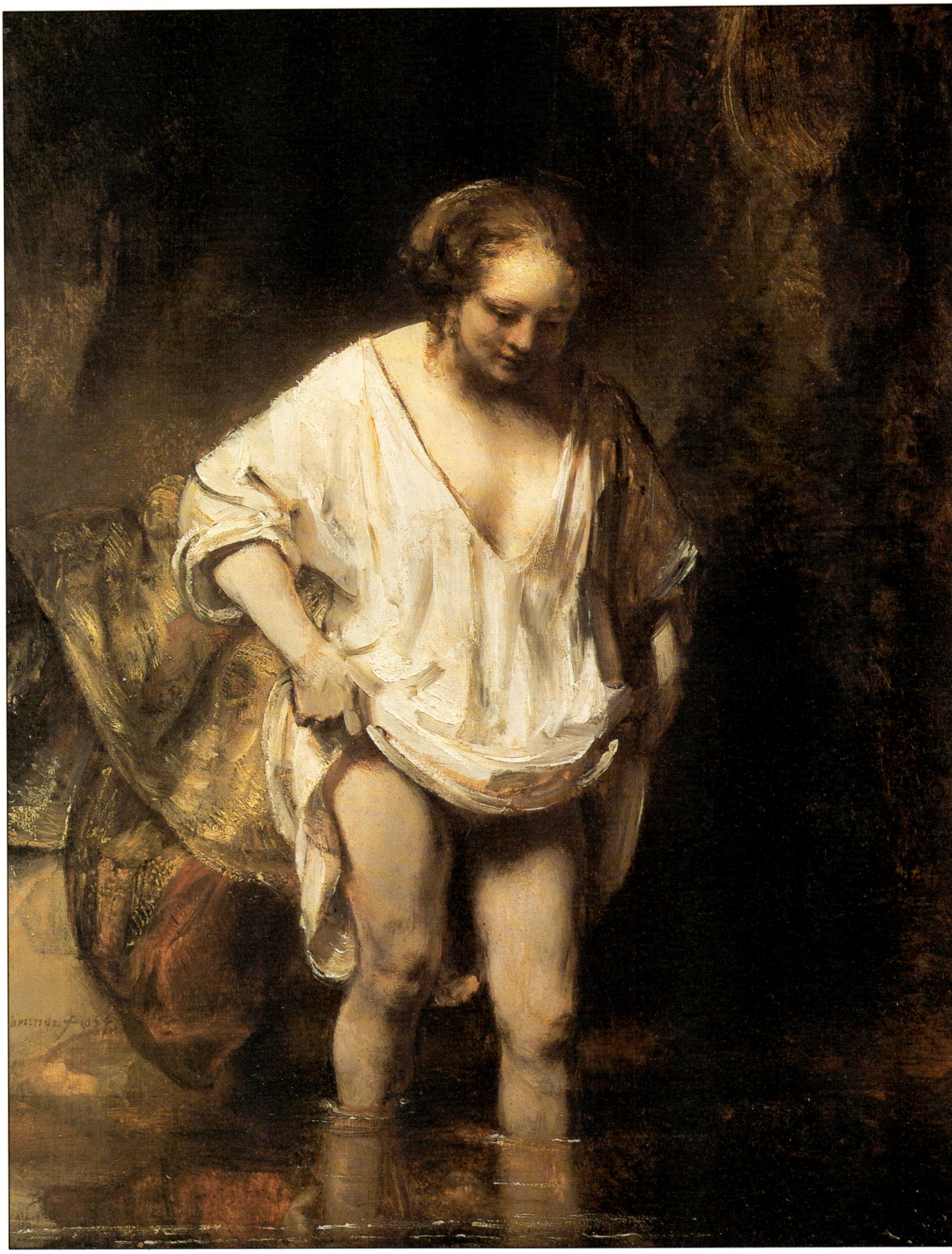

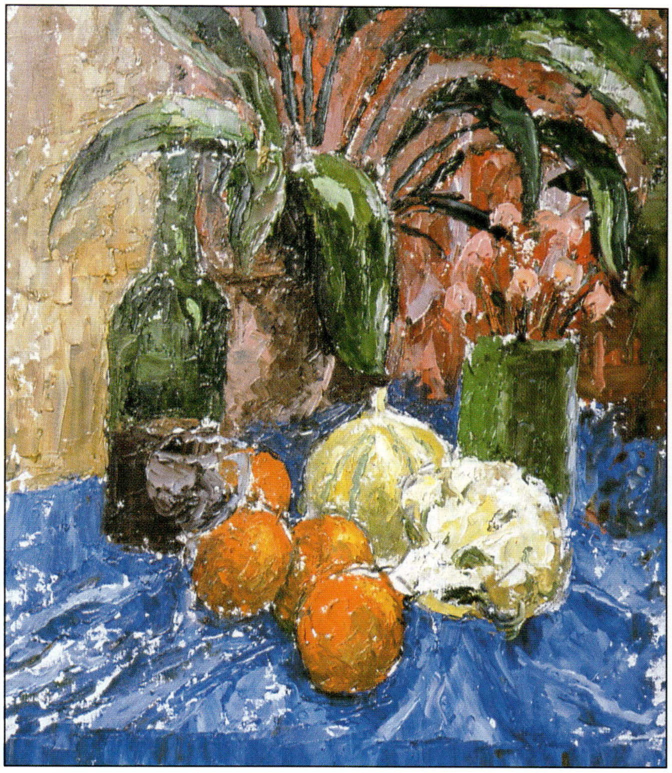

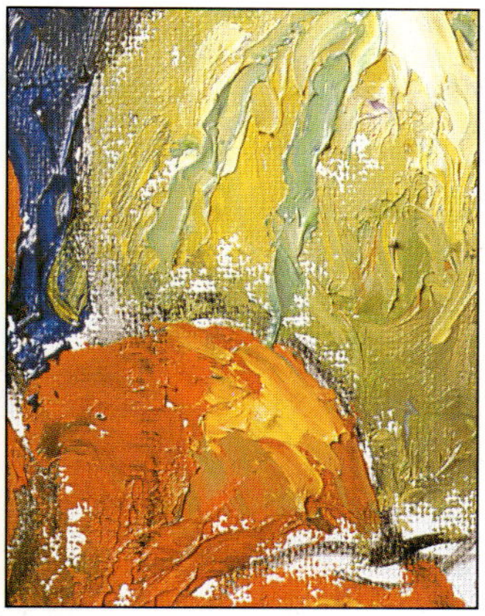

GANZ LINKS: *Die Farboberfläche ist ein wichtiger Bildbestandteil, denn die gebrochenen Farbpartien und die bewegten Strukturen der pastos aufgetragenen Farbe verstärken die Lebendigkeit des Motivs. Die Farbe wurde ausschließlich mit dem Malspachtel verarbeitet, und der Ausschnitt (links) zeigt deutlich, wie sehr sich die Wirkung von der traditionellen Pinselmalerei unterscheidet.*

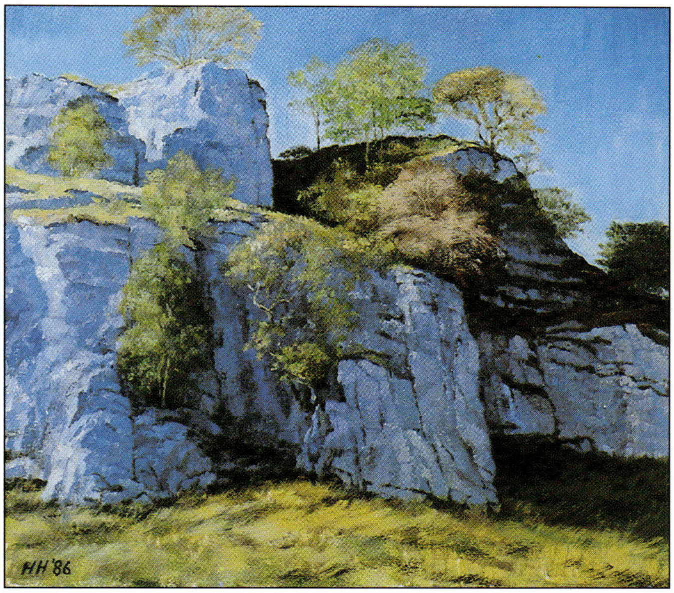

LINKS: *Hier hat Rembrandt sowohl mit Lasuren wie mit Impasto gearbeitet. Die feinen Lasuren der Haut der* Badenden Frau *kontrastieren mit dem kräftigen Strich und der pastosen Farbe des Gewandes.*

RECHTS: *Für die Strukturierung der Kreidefelsen wurde Farbe mit dem Pinsel auf dem trockenen Untergrund verrieben und stellenweise mit den Fingern bearbeitet. Der Vordergrund wurde mit recht trockener Farbe gemalt.*

wird die Farboberfläche strukturiert, es bilden sich kleine Tüpfel. Diese Technik heißt *Frottage.*

Eine weitere Methode der Strukturierung bietet das sogenannte *Impasto.* Die Farbe wird dick, häufig mit einem Malspachtel aufgetragen. Früher kombinierten Künstler wie Rembrandt den pastosen Farbauftrag mit feiner Pinselarbeit, um z. B. die kontrastierenden Texturen von Haut und Kleidung zu beschreiben. Heute sehen viele Künstler Impasto als eigene Technik an und bauen aus massiven Farbschichten eine reliefartige, kräftig strukturierte Oberfläche auf. Spezielle Malmittel, besonders die sogenannte Malbutter, geben der Farbe extra Körper, und manchmal wird sie sogar mit Sand gemischt, damit die Oberfläche rauh und körnig gerät.

Zeichnet oder kratzt man in eine feuchte Farbschicht hinein, so daß die darunterliegende Schicht einer anderen Farbe oder, wie in unserem Beispiel, die weiße Leinwand durchscheint, nennt man das *Sgraffito.* Mit jedem spitzen Werkzeug wie z. B. dem Pinselstiel oder einer Stricknadel lassen sich auf diese Weise interessante Effekte erzielen.

Eine Technik, die besonderer Planung bedarf, ist das *Lasieren.* Dünne, transparente Farbschichten werden über trockene Farbpartien gelegt. Schichten von Lasuren lassen sich zu Farbwirkungen aufbauen, die mit der Tiefe und dem Schimmer gut polierter Holzoberflächen vergleichbar sind – Lasieren dauert jedoch lange, weil die Farbschichten immer erst trocknen müssen. Viele der tiefen, leuchtenden Farben alter Meister, wie wir sie z. B. von Tizian kennen, wurden aus dünnen Lasuren leuchtender Farbe über einer Untermalung aufgebaut, und auch die Landschaftsbilder von J.W.M. Turner (1775–1851) erhalten ihre Leuchtkraft durch Lasuren über pastosen, hellen Farbschichten.

KOMPOSITION

Der Begriff »Komposition« klingt ein wenig beunruhigend – als handelte es sich etwa um eine intellektuelle Übung, die überdurchschnittliche Fähigkeiten verlangte. Seien Sie jedoch beruhigt: Es ist fast so, als wollten Sie ein Zimmer einrichten oder ein Foto machen. Auch wenn man ein Gemälde komponiert, wählt man Bildelemente aus und arrangiert sie immer wieder neu, bis man eine gute Lösung gefunden hat. Ein großes, komplexes Motiv mit vielen Figuren und Objekten erfordert natürlich einige Überlegung, sonst zeigt das Bild spä-

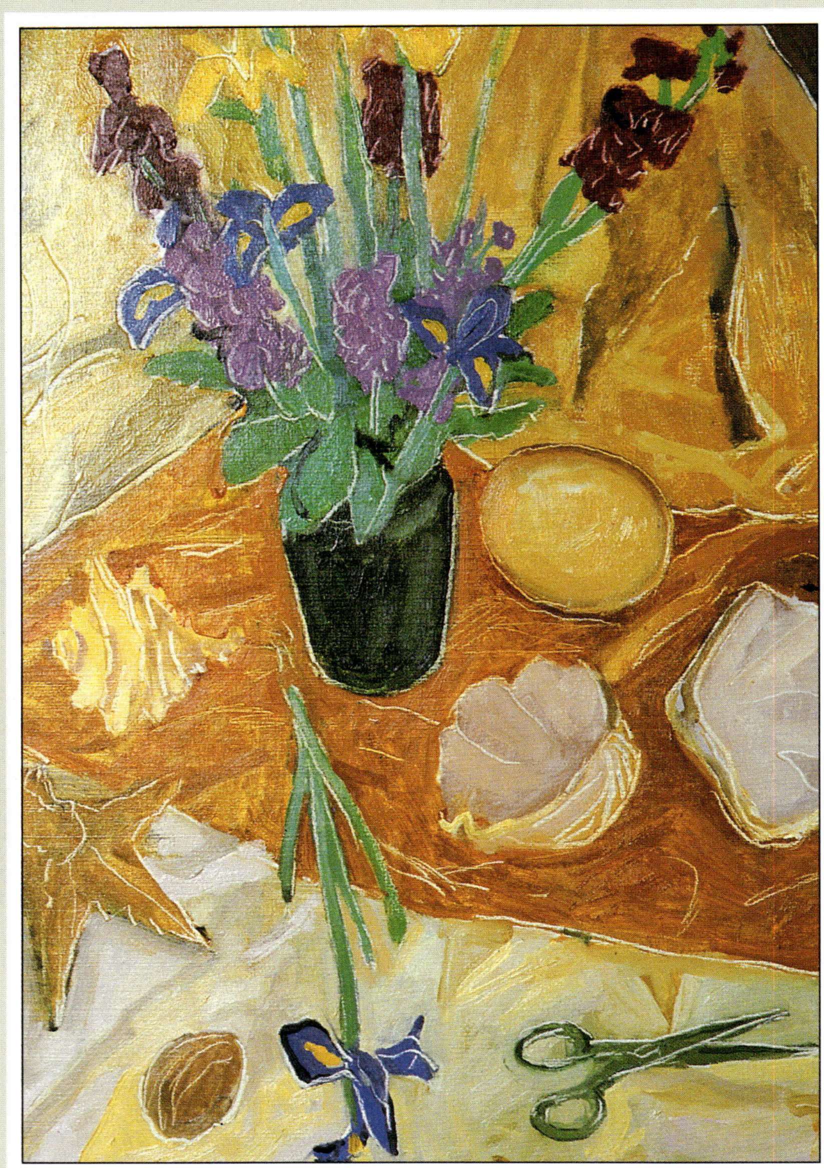

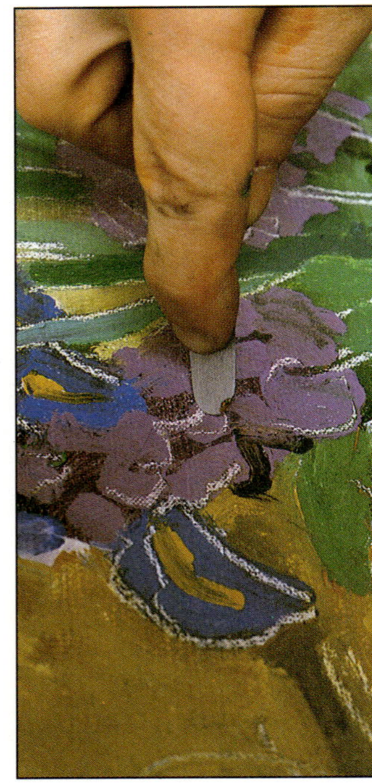

OBEN: Der Künstler kratzt mit einem Palettmesser in die Farbe, damit das Weiß des Malgrundes aufscheint. Besteht ein Bild aus vielen Farbschichten, kann man so verschiedene Farben freilegen.

LINKS: Die Sgraffito-Technik hat das Stilleben stärker konturiert und ihm Glanz verliehen.

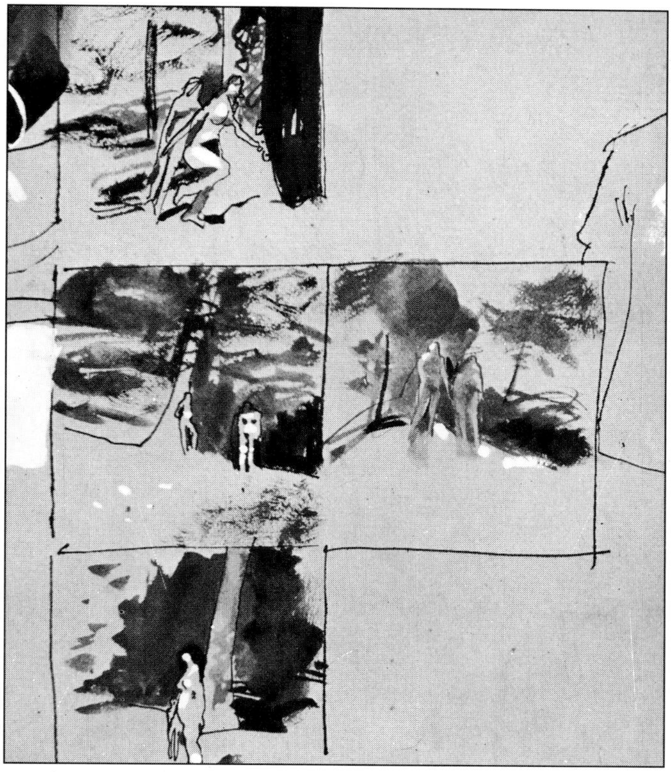

Die kleinen Skizzen weiblicher Figuren in verschiedenen Posen vor unterschiedlichen Hintergründen illustrieren, wie man eine Komposition ausarbeitet. Solche schnellen, leicht hingeworfenen Zeichnungen helfen beim Arrangement der Hauptelemente und der Licht- und Schattenpartien.

ter vielleicht an einigen Stellen zuviel, an anderen zuwenig Dynamik. Auch hier geht es weniger darum, bestimmte Regeln zu befolgen, als vielmehr um die Ausarbeitung eines harmonischen Gleichgewichts der verschiedenen Formen, ganz wie bei der Inneneinrichtung – niemand stellt alle Möbel auf eine Seite des Raumes und läßt ihn ansonsten leer.

In einer »guten« Komposition gibt es keine störenden Elemente, die Farben und Formen sind gut ausbalanciert, und das Bild fügt sich zwanglos als ein Ganzes in seine Bildgrenzen oder den Rahmen. Auch ein schlichtes Kopf-und-Schulter-Portrait ist komponiert, denn die Wahl des Bildausschnitts ist ein wichtiger Bestandteil jeder Komposition. Was wollen Sie zeigen und was nicht? Soll das Modell sitzen? Wenn ja, worauf? Sollen Stuhl oder Hände mit in die Komposition aufgenommen werden? Brauchen Sie im Hintergrund vielleicht ein Gegengewicht zu der Figur, etwa einen Teil des Fensterrahmens?

Vielleicht glauben Sie, daß bei einem Landschaftsbild die Komposition keine Rolle spiele, weil Sie ja malen, was Sie sehen, aber genau wie beim Fotografieren haben Sie damit bereits eine Perspektive gewählt – und damit beginnt die Komposition. Als nächstes werden Sie einige Formen im Vordergrund, z. B. einen Felsen oder einen Baum, hervorheben oder abändern wollen, damit es interessanter aussieht, oder eine Wegführung verändern, damit der Blick ins Bild hineingeführt wird.

Ein paar grundlegende Fehler sollte man vermeiden. Teilen Sie ein Landschaftsbild möglichst nicht in zwei gleichgroße Partien – Land und Himmel – ein, denn das wirkt langweilig. Linien wie Wege und Zäune sollten nicht direkt aus dem Bild hinausführen, es sei denn, eine andere Linie lenkt den Blick ins Bild zurück. Ein Stilleben oder Portrait sollte nicht senkrecht in der Mitte geteilt werden. Plazieren Sie ein Blumenarrangement nicht zu tief in den Bildraum, zu weit auf eine Seite oder zu klein in die Mitte vor einen großflächigen, formlosen Hintergrund.

Interieurs, Portraits, Stilleben und Blumenbilder können mit Hilfe von Hintergrundelementen ausbalanciert werden. Der Teil eines Möbelstücks hinter einer sitzenden Figur oder eine dezent gemusterte Tapete z. B. können Formen oder Farben des Hauptmotivs wiederaufgreifen oder kontrastieren. In einem Landschaftsbild bildet der Himmel einen wichtigen Bestandteil der Komposition und sollte deshalb genauso sorgfältig behandelt werden wie alle übrigen Bildelemente.

Selbst wenn Sie rasch arbeiten, ist es sinnvoll, vor dem Malen einige Skizzen anzufertigen. Einige grobe Linien genügen, um die Hauptelemente zu gruppieren. Skizzen helfen auch beim Arrangement der Hell-Dunkel-Werte in der Komposition.

Malt man Landschaften vor Ort, leistet ein Motivsucher ähnliche Dienste. Angesichts einer weiten Landschaft ist es sehr schwer, einen Ausschnitt festzulegen und zu erkennen, was wirklich auf die Leinwand paßt. Wer schon einmal fotografiert hat, kennt das Problem: Man richtet die Kamera auf eine großartige Aussicht und sieht dann nur einen recht eintönigen, ausdruckslosen Ausschnitt. Ein Motivsucher ist einfach ein Stück Pappe mit einem rechteckigen Fenster – ein gute Größe ist 11,5 x 15, 25 cm –, das, auf Armeslänge vorgehalten, einen Ausschnitt des Motivs zeigt. Haben Sie dann eine bestimmte, besonders interessante Partie der Landschaft gefunden, können Sie entscheiden, wie Sie an die Umsetzung herangehen und was Sie verändern wollen, damit es eine interessante, ausgewogene Komposition wird.

Malt man im Atelier, ist eine Polaroid-Kamera hilfreich. Das Motiv kann aus verschiedenen Perspektiven mit verschiedenen Hintergründen aufgenommen werden. Dabei klärt sich meistens der günstigste Ansatz für das Bild. Auch die Harmonie der Farbtöne und Tonwerte läßt sich mit Fotos ausarbeiten.

FARBE UND LICHT

Farbe ist ein umfangreiches Thema. Ganze Bücher wurden darüber geschrieben. Solche theoretischen Ansätze sprengen jedoch den Rahmen dieses Textes und wären für den Anfänger zudem eher eine Hürde als eine Hilfe. Einige Grundbegriffe und Grundsätze der Farbtheorie sollen aber erklärt

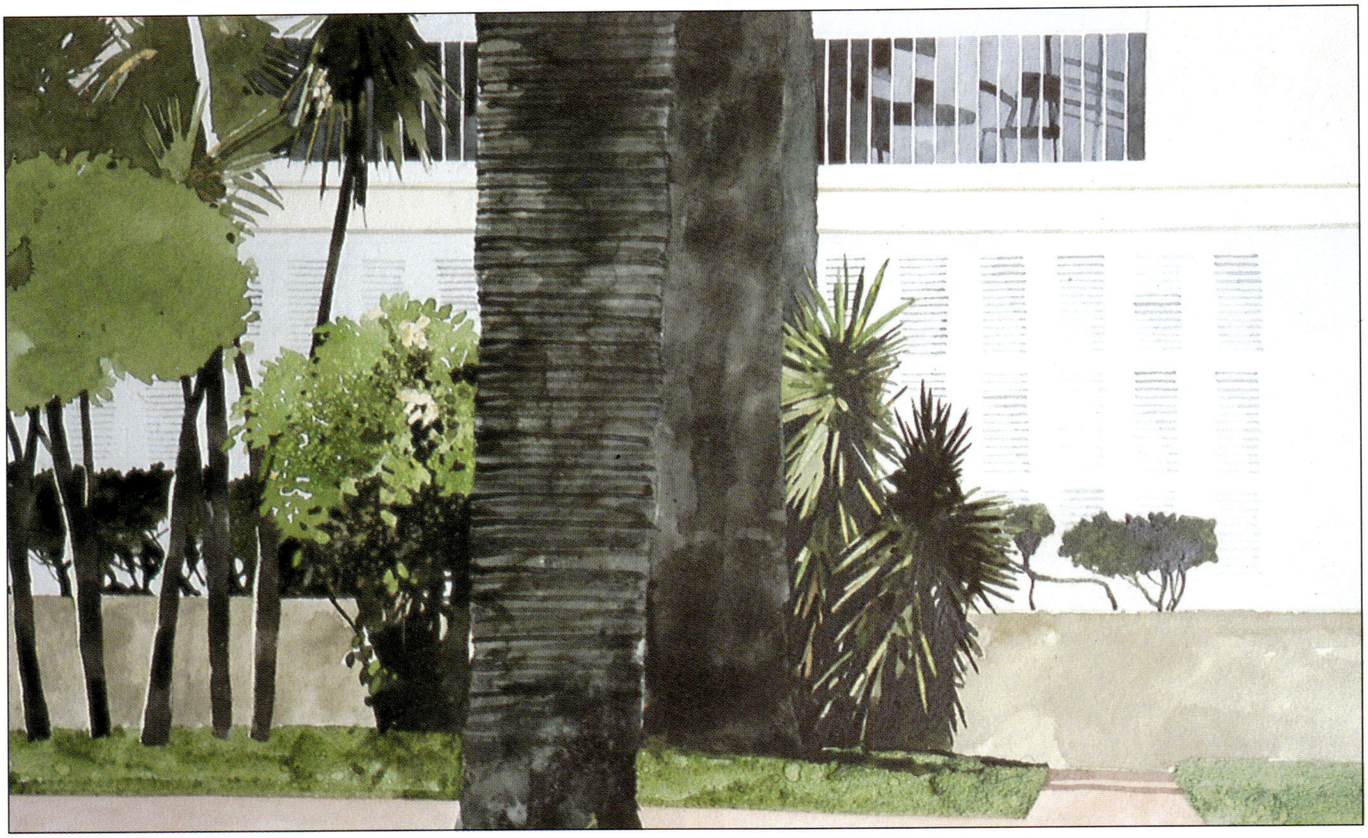

OBEN: *Meistens versucht man bei einem solchen Sujet, alles ins Bild zu bekommen, aber hier hat der Künstler die Bäume im Vordergrund »den Rahmen sprengen« lassen. Das wirkt kraftvoller und interessanter.*

werden, damit Sie besser verstehen, wie die Wahrnehmung auch Ihrer eigenen Bilder funktioniert.

Ein Farbton hat zwei Hauptkomponenten, den Tonwert oder Hell-Dunkel-Wert und die Farbintensität oder Farbstärke. Betrachten Sie das Schwarzweißfoto einer Landschaft, die sich fast ausschließlich im Grünspektrum bewegt, so werden Sie feststellen, daß einige Partien dunkler wirken als andere – das Grün hat verschiedene Tonwerte. In der Landschaft selbst werden einige Grüntöne kräftiger und lebhafter – mit anderen Worten intensiver – wirken als andere.

Farben, die einander im Farbtonkreis gegenüberliegen, wie Rot und Grün, Gelb und Violett, werden *Komplementärfarben* genannt. Man kann sie ganz bewußt so einsetzten, daß sie sich gegenseitig verstärken. Eine kleine Partie in kräftigem Rot kann z. B. eine große Partie Grün beleben und intensivieren. Die Op Art der 60er Jahre nutzte das Phänomen sehr systematisch: Durch die Kontrastierung von Komplementärfarben mit gleichem Tonwert und gleicher Intensität erzeugte sie immer neue »Wechselbilder«.

Farben sind entweder »warm« oder »kalt«. Warme Farben treten in den Bildvordergrund hervor, kalte weichen in die Tiefe des Bildes zurück. Warme Farben sind Rot-, Gelb-, Orangetöne und helles Gelbgrün, kalte Farben sind Blautöne und Farben mit Blauanteil wie Blaugrün. Allerdings sind einige Blautöne wärmer als andere, einige Rottöne kälter: ein warmes Ultramarin- oder Coelinblau neben einem kalten Preußisch- oder Antwerpischblau, ein kalter Alizarinkrapplack neben warmem Kadmiumrot.

Dieses »Hervortreten« bzw. »Zurückweichen« der warmen

RECHTS: *Der Kontrast zwischen den dunklen und hellen Stämmen wurde durch das Vermalen verdünnter Farbe betont. Das massive Blattwerk der immergrünen Bäume lenkt die Aufmerksamkeit auf die schlanken Stämme im Vordergrund und bildet ein Gegengewicht.*

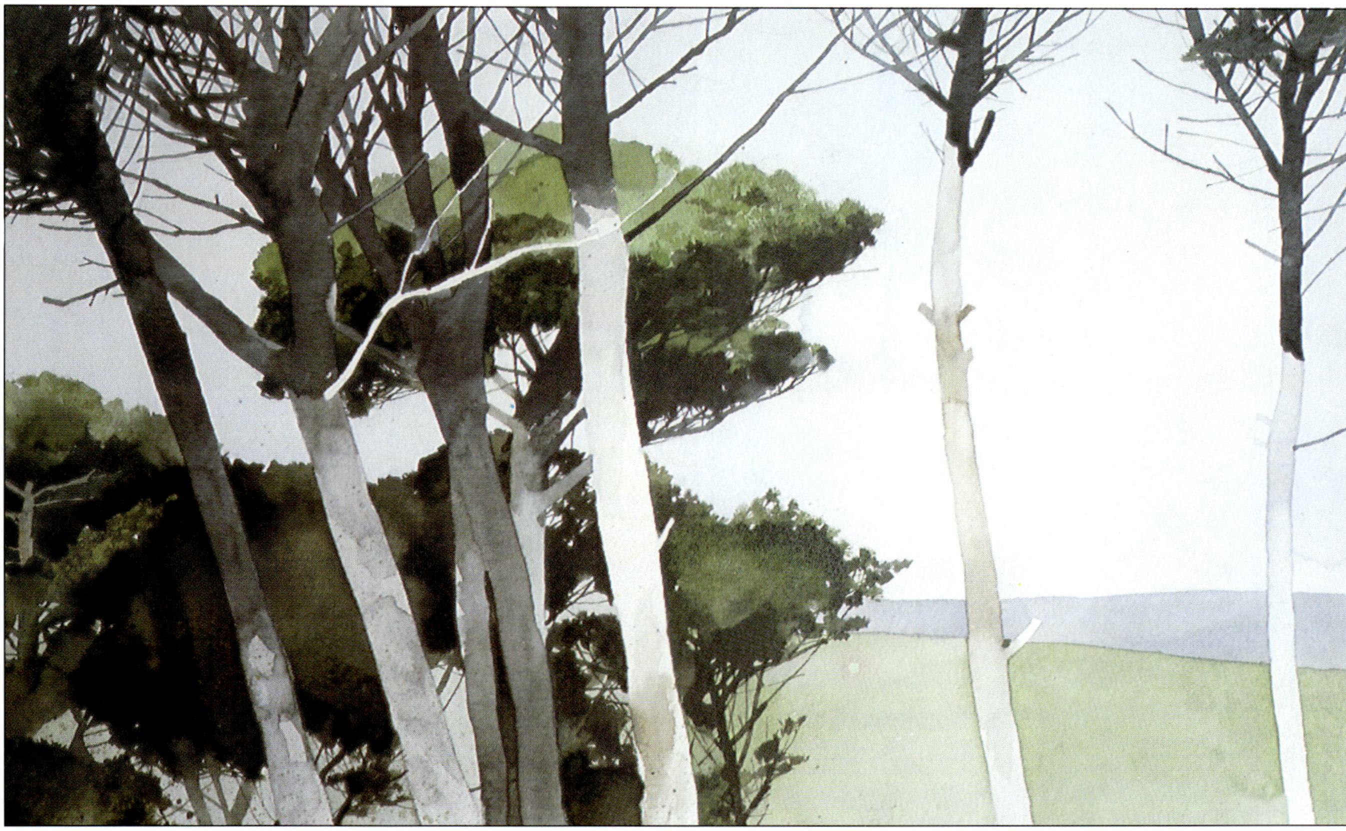

und kalten Farben kann dazu eingesetzt werden, einem Bild Räumlichkeit und Tiefe zu geben. Malen Sie z. B. in einem Portrait die vorspringenden Gesichtspartien wie Nase, Kinn und Wangenknochen in warmen Farben und die zurückweichenden Partien und die Schatten in kalten Farben. Nutzen Sie in einem Landschaftsbild warme Farben im Vordergrund und kalte, bläuliche Töne im Hintergrund, um räumliche Tiefe zu erzeugen (siehe unten).

Ohne Licht gibt es keine Farben; der Einfallswinkel, die Intensität und die Atmosphäre des Lichts verändern diese ständig. Für den Impressionisten Claude Monet wurde das fast zur Obsession: Er malte viele Studien desselben Motivs – eine Gruppe von Heuhaufen – zu verschiedenen Tageszeiten, um diese Veränderungen zu verstehen und zu analysieren. Sie können die Farbveränderungen leicht selbst beobachten. Sehen Sie einfach aus dem Fenster oder auf eine Ecke im Garten – einmal an einem wolkigen Morgen, dann im Licht der untergehenden Sonne. Am Abend erscheint alles in einem goldenen Ton, und eine im Morgenlicht unscheinbare braune Mauer erstrahlt nun vielleicht in leuchtendem Orange oder Rosa.

Der Einfallswinkel des Lichts definiert die Formen und bestimmt die Farben eines Bildes, egal ob es sich dabei um eine Landschaft, ein Stilleben oder ein Portrait handelt. Für Landschaftsmaler und -fotografen ist die Mittagssonne ein Gegner, denn sie wirft tiefe Schatten und entzieht der Landschaft Farbe und Kontur. Auch ein von oben beleuchtetes Stilleben kann flach, matt und leblos wirken, während ein Seitenlicht es plötzlich mit spannenden Schattenpartien in Purpur oder Grün und kräftigen Glanzlichtern zum Leben erweckt.

LUFT- UND FARBPERSPEKTIVE

Der gezielte Einsatz von Farbtönen und Tonwerten kann einem Bild Räumlichkeit und Tiefe geben. Das ist besonders für die Landschaftsmalerei von Bedeutung. Schauen Sie in eine weite Landschaft mit z. B. Feldern und Bäumen im Vordergrund, Hügeln und Bergen in der Ferne, so werden Sie bemerken, daß die Farben mit zunehmender Entfernung blasser und blauer und Einzelheiten undeutlich werden. Objekte im Vordergrund zeigen kräftigere Farben sowie deutliche Kontraste zwischen den Farben und Hell-Dunkel-Werten, die zum Mittelgrund hin abnehmen und im Hintergrund ganz verschwinden, so daß die Hügel und Berge als flächige, blaßblaue Partien erscheinen. Die gekonnte Umsetzung der Luft- und Farbperspektive braucht etwas Übung. Wenn Sie die entfernten Hügel versehentlich in einem warmen Blau malen, werden diese sofort nach vorn rücken. Wenn Sie im Bildhintergrund eine helle Farbe mit einer viel dunkleren kontrastieren, wird es Ihnen ähnlich ergehen: Ist der Kontrast zwischen den Tonwerten stärker als in Wirklichkeit, beginnt der Hintergrund mit dem Vordergrund zu konkurrieren.

Man kann sich die Luft- und Farbperspektive zunutze machen oder sie ignorieren. Vielleicht wollen Sie Ihre Farbfelder zuweilen lieber flächig arrangieren oder mit kräftigen Farben malen.

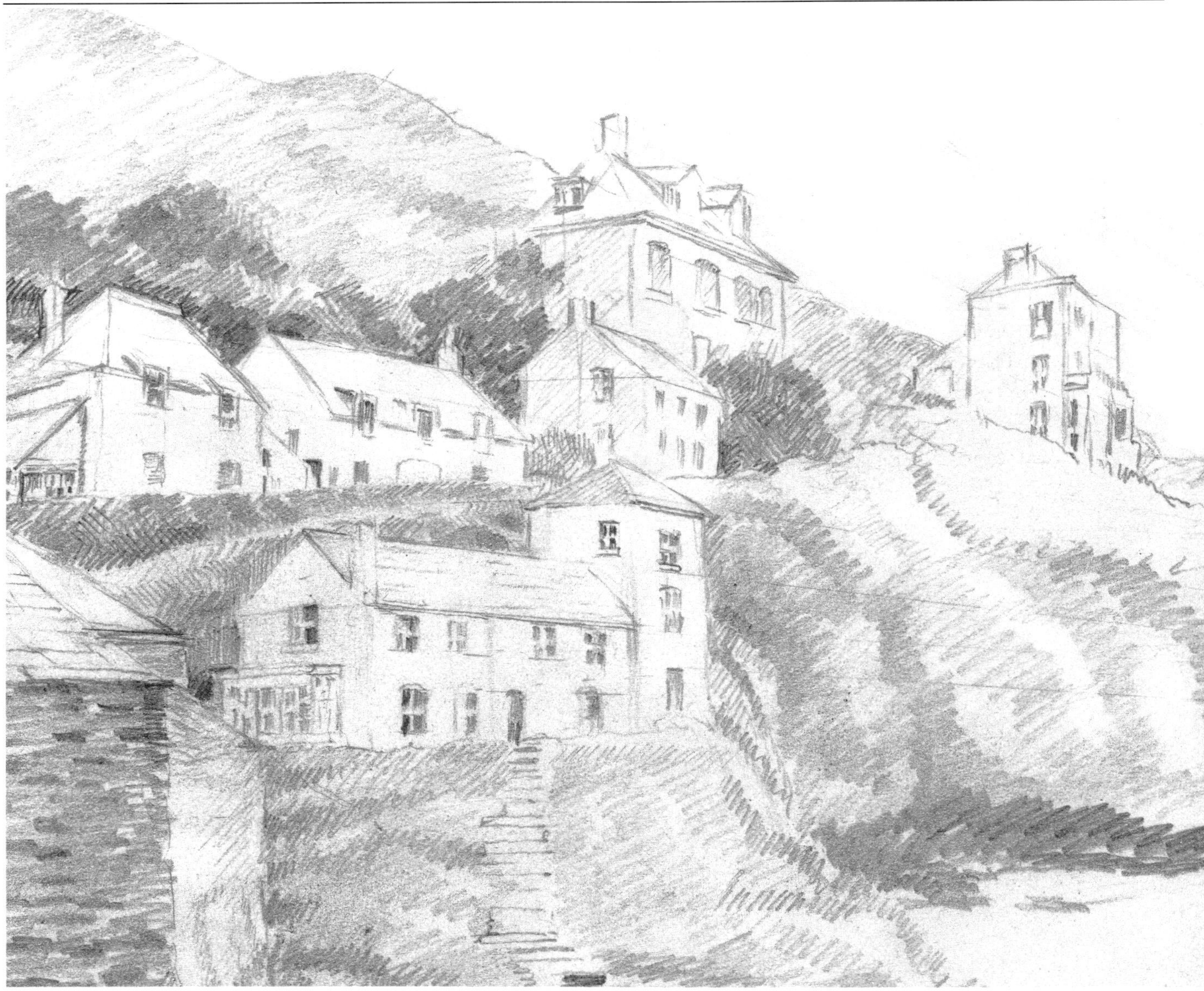

LINEARPERSPEKTIVE

Ebenso wie die Farbtheorie ist auch die Linearperspektive eine Wissenschaft für sich. Die Gesetze der Perspektive wurden erstmals in der Renaissance zu einer Systematik zusammengefaßt, die Künstler konkurrierten mit immer komplexeren perspektivischen Zeichnungen. Paolo Uccello (ca. 1397–1475) zeichnete z. B. einen Kelch, den er atemberaubend kompliziert aus mehreren hintereinandergestaffelten Ebenen aufbaute. Falls Sie nicht gerade ein besonderes Interesse an Architekturstudien haben – etwa an detaillierten Zeichnungen von Kircheninnenräumen –, werden Sie wahrscheinlich mit den Grundregeln der Perspektive auskommen. Sie werden Ihnen helfen, ein Gebäude stabil wirken zu lassen oder deutlich zu machen, daß die Gebäude von oben zu sehen sind.
Theoretisch erhalten Sie eine perspektivisch stimmige Arbeit, wenn Sie ganz einfach das zeichnen, was zu sehen ist; einige Lehrer halten es daher für unsinnig, Anfänger mit den Gesetzen der Perspektive zu belasten und sie damit zu verwirren. Daran ist etwas Wahres. Verwendet man gar zu viel Aufmerksamkeit auf exakte Winkel und Parallelen, wird ein eigentlich frisches, spontanes Bild zwar korrekt, aber langweilig. Nur wenige Hobbykünstler verfügen jedoch über die beneidenswerte Gabe, das, was ihnen unmittelbar vor Augen steht, einigermaßen sicher zu zeichnen oder zu malen. Eine Kenntnis der perspektivischen Grundlagen kann da eher befreiend wirken, solange man nicht zu kleinlich damit umgeht. Als erstes lernt man in der Schule, daß Parallelen im Hintergrund in einem Fluchtpunkt auf dem Horizont zusammenlaufen. Das ist zwar leicht zu behalten, aber schwer umzusetzen. Schon ein einzelnes Gebäude zeigt mehrere Ebenen bzw. Parallelen, und eine Gebäudegruppe, wie z. B. ein Bauernhaus mit Scheunen und Stallungen, weist entsprechend viele davon auf; zudem stehen die Häuser häufig noch in beliebigen Winkeln zueinander. Wo also befindet sich der Horizont, auf dem die Parallelen zusammenlaufen, und wie findet man ihn? Das hängt ganz vom gewählten Blickpunkt ab. Der Horizont liegt immer auf der eigenen Sichthöhe. Steht man oben auf einer Klippe oder einem Hügel und sieht hinab, liegt er hoch: Man sieht viel Land und wenig Himmel; die Häuser werden von oben gesehen, und die Parallelen laufen zum Horizont hoch auseinander. Sitzt man z. B. auf dem Boden, liegt der Horizont entsprechend niedrig: Man sieht viel Himmel und wenig Land; die Häuser liegen dann über dem Horizont, und die

UNTEN: Eine solche Szenerie mit Häusern auf verschiedenen Ebenen setzt Kenntnisse der Perspektivgesetze voraus. Skizziert man im Freien, sollte als Bezug für die Winkel der Horizont markiert werden. Das Auge allein ist da recht unzuverlässig.

RECHTS: Ein-, Zwei- und Dreipunktperspektive. Zuerst sieht man nur zwei Flächen, deshalb haben die Parallelen denselben Fluchtpunkt. Sieht man drei Flächen, hat man zwei Fluchtpunkte. Sieht man von oberhalb oder unterhalb des Horizontes auf denselben Würfel, laufen die Seiten in einem dritten Fluchtpunkt zusammen.

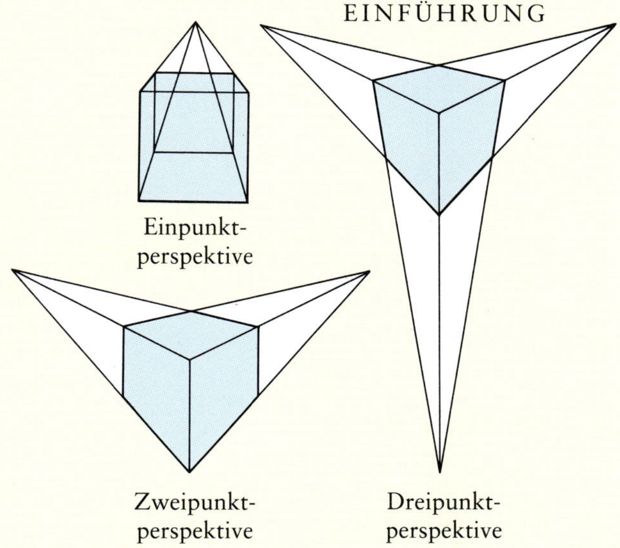

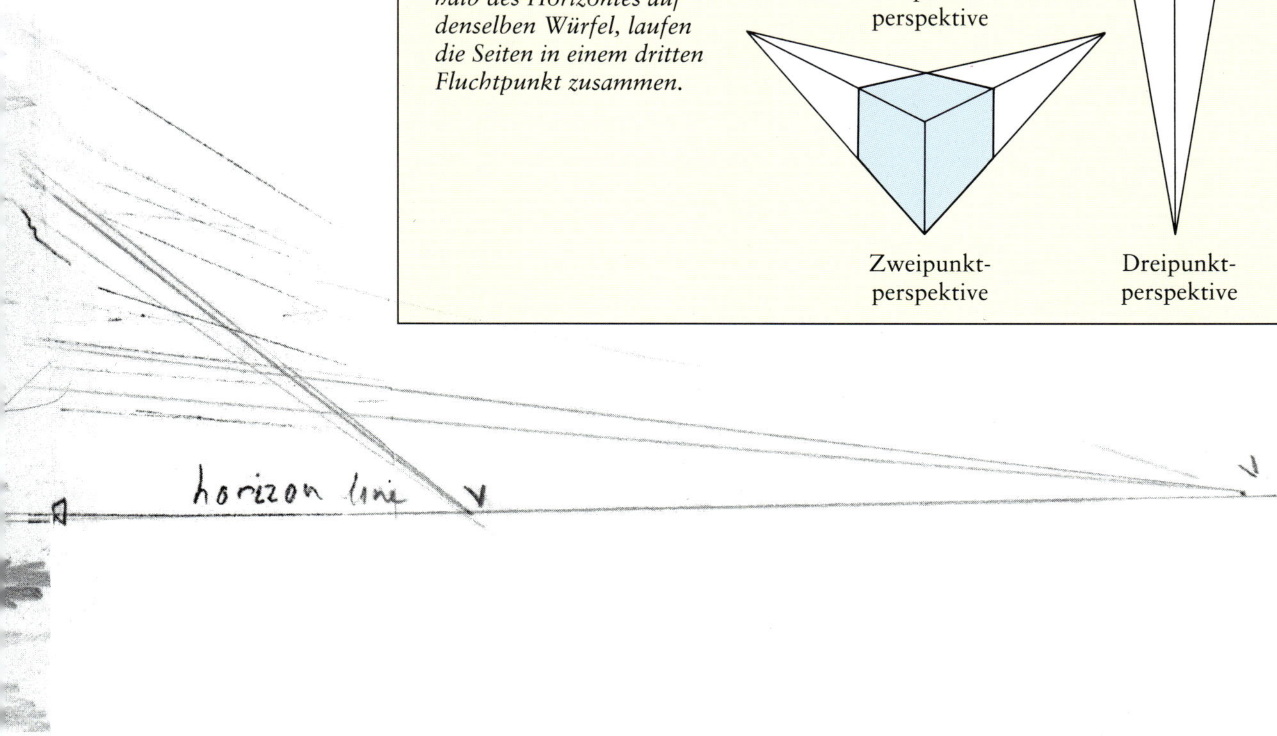

Parallelen laufen zum Horizont hinab zusammen. Parallelen, die auf gleicher Höhe mit dem Horizont gerade in den Raum hineinlaufen, treffen innerhalb der Bildfläche in einem Fluchtpunkt zusammen, aber alle anderen Flächen und Winkel, die sich daran anlagern, haben ihren Fluchtpunkt außerhalb der Bildfläche. Wenn Sie im Freien malen, hilft Ihnen der bereits erwähnte Motivsucher bei der Feststellung, wohin die verschiedenen Linien laufen. Auch ein kleines Lineal kann beispielsweise auf einer Linie mit einem Dachfirst vors Auge gehalten werden.

Viele Künstler übertreiben die Gesetze der Perspektive oder beachten sie gar nicht und erzielen damit ihre besonderen Effekte. Sie wählen z. B. eine imaginäre Vogelperspektive zu ihrem Motiv. Der Horizont liegt dann so hoch, daß der Himmel gar nicht ins Bild kommt. Andere lösen das Motiv in flächige Farbfelder auf und lassen die Perspektive außer acht.

KAPITEL VIER

VORBEREITERUNG UND MALPROZESS

Ganz gleich ob Sie noch nie gemalt haben oder einfach nur einmal ein neues Medium ausprobieren wollen – aller Anfang ist schwer. Falls Sie einen Malkurs besuchen werden, sind Sie vielleicht etwas entspannter, weil Ihnen ein Lehrer zur Seite stehen wird, um über die ersten Schwierigkeiten hinwegzuhelfen. Malen Sie aber zu Hause, haben Sie eine Menge Entscheidungen zu treffen. Was wollen Sie malen? Welches Format wählen Sie? Wie sollen Sie beginnen? In diesem Kapitel finden Sie ein paar Anregungen und Hilfestellungen, die Ihr Selbstvertrauen stützen und Ihre Freude am Malen fördern wollen.

DIE WAHL DES MOTIVS

So wie es eine »richtige« Art zu malen gibt, gibt es auch »richtige« Motive, mag manch einer denken. Glauben Sie das nicht. Wie Sie gesehen haben, gibt es keine »richtigere« Art, mit Ölfarbe zu malen, und es gibt auch keine Motive, die besser geeignet wären als andere, um ein gutes Bild zu malen. Aktbilder, Stilleben, Blumen- und Landschaftsbilder sind zwar Genres mit langer Tradition, viele Künstler haben jedoch von einer Zimmerecke, einer Wand mit wenigen Blumen davor oder einem einzelnen Baum wunderbare Bilder gemalt. Vincent van Gogh malte bewegende, ausdrucksvolle Stilleben von einem schlichten Paar Bauernschuhen und Büchern auf einem Tisch.

Bevor es die holländischen Künstler im 17. Jahrhundert »entdeckten«, gab es das Stilleben als eigenes Genre noch gar nicht. Auch die Landschaft war bis zum Ende des 18., Beginn des 19. Jahrhunderts kein eigenständiges Sujet und diente lediglich als Hintergrund für Figurenbilder. Früher diktierten die Auftraggeber die Motivwahl, heute können wir selbst entscheiden.

Natürlich sind einige Motive schwieriger zu malen als andere, vor allem wenn man sich an etwas heranbegibt, womit man noch keine Erfahrungen gemacht hat. Portraits sind besonders heikel, denn dabei gibt es sehr viel zu beachten: Wie gibt man die Hautfarbe wieder, die Textur von Haar und Kleidung, die Schattenpartien im Gesicht und vor allem – die Ähnlichkeit? Für erste Erfahrungen mit Portraits beginnen Sie am besten mit einem Selbstportrait. Dabei haben Sie die beste Kontrolle über Ihr Modell und können sich genug Zeit nehmen. Außerdem kennen Sie Ihr eigenes Gesicht bereits ganz gut.

Je nach Ihren Vorlieben bieten Stilleben, Blumen- oder Landschaftsbilder einen guten Einstieg. Objekte für ein Stilleben finden sich in jeder Wohnung und in jedem Blumen- und Gemüseladen. Sie können die Bildelemente selbst wählen und arrangieren, das Licht bestimmen und in aller Ruhe arbeiten. Wollen Sie mit einem Landschaftsbild anfangen und das Wetter ist schlecht, oder fühlen Sie sich zu befangen, um im Freien zu malen, beginnen Sie am besten mit einer fotografischen Vorlage (aber kopieren Sie sie nicht) oder malen eine Fensteraussicht.

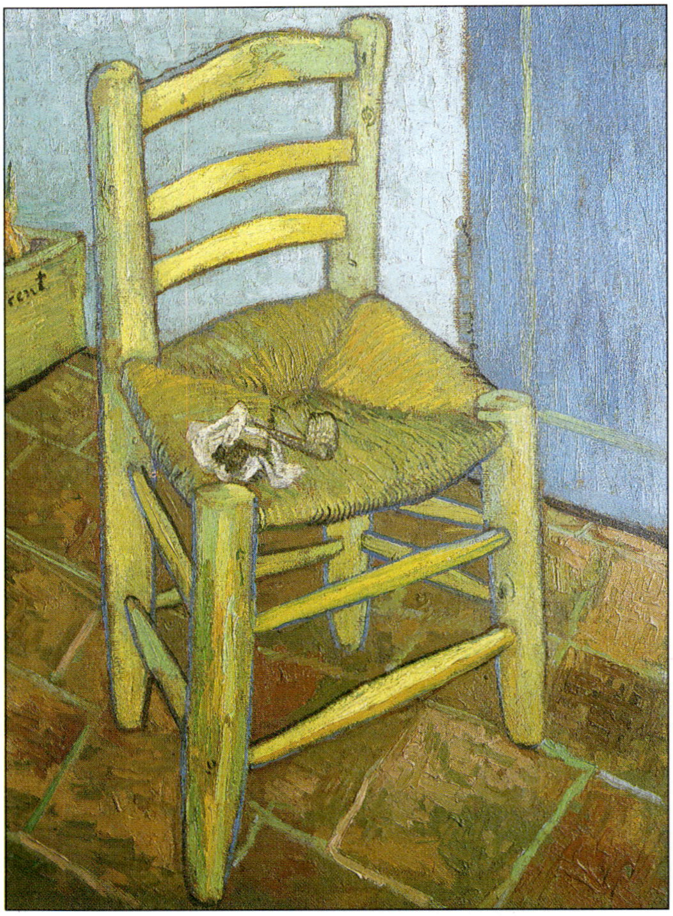

OBEN *und* RECHTS: *Die holländischen Meister des 17. Jahrhunderts haben sich als erste für das häusliche Interieur begeistert. Die beiden Gemälde,* Gelber Stuhl *von van Gogh und* Ecke im Zimmer des Künstlers in Paris *von Gwen John behandeln Farbtöne und Malfarbe zwar völlig unterschiedlich, teilen mit den holländischen Gemälden jedoch die ruhige Stimmung.*

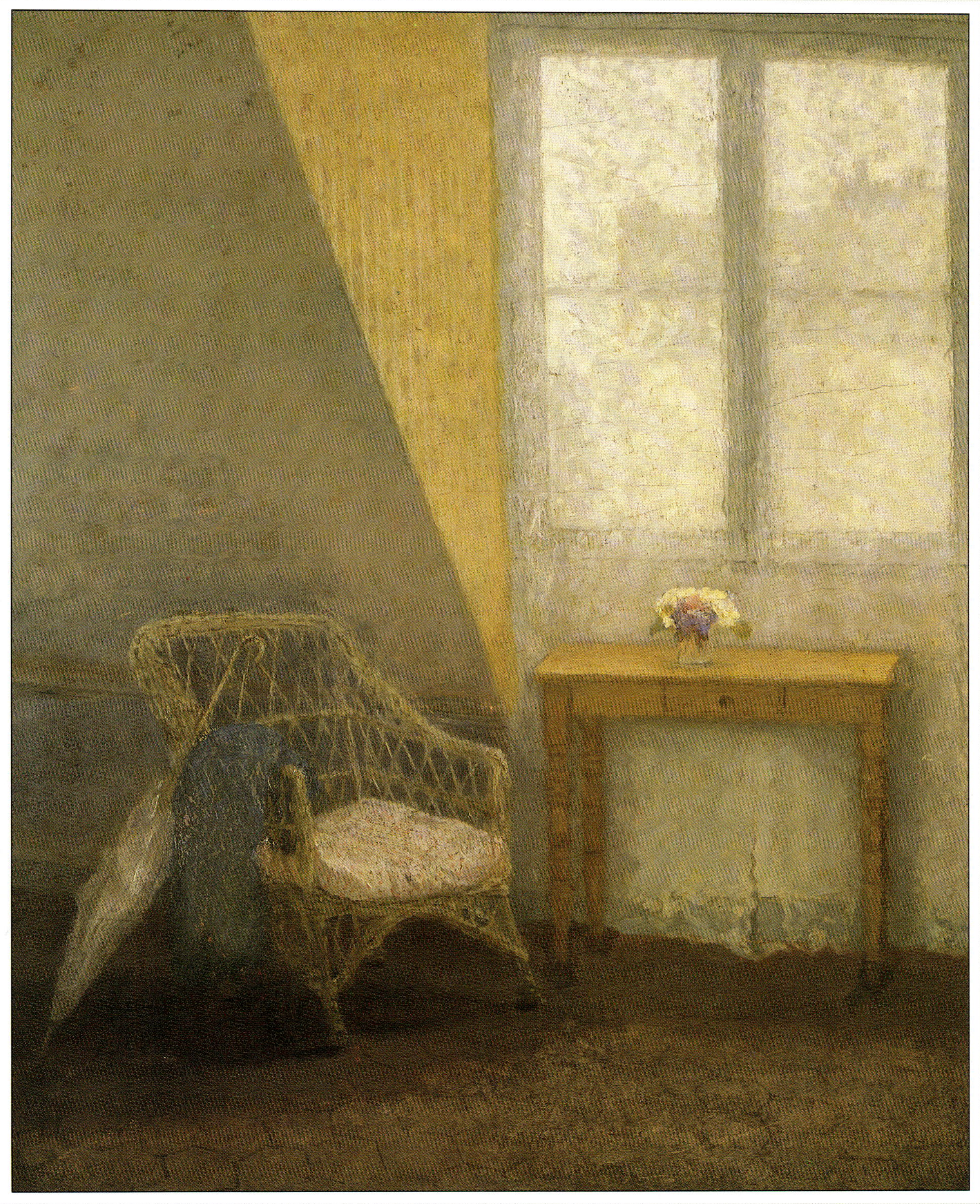

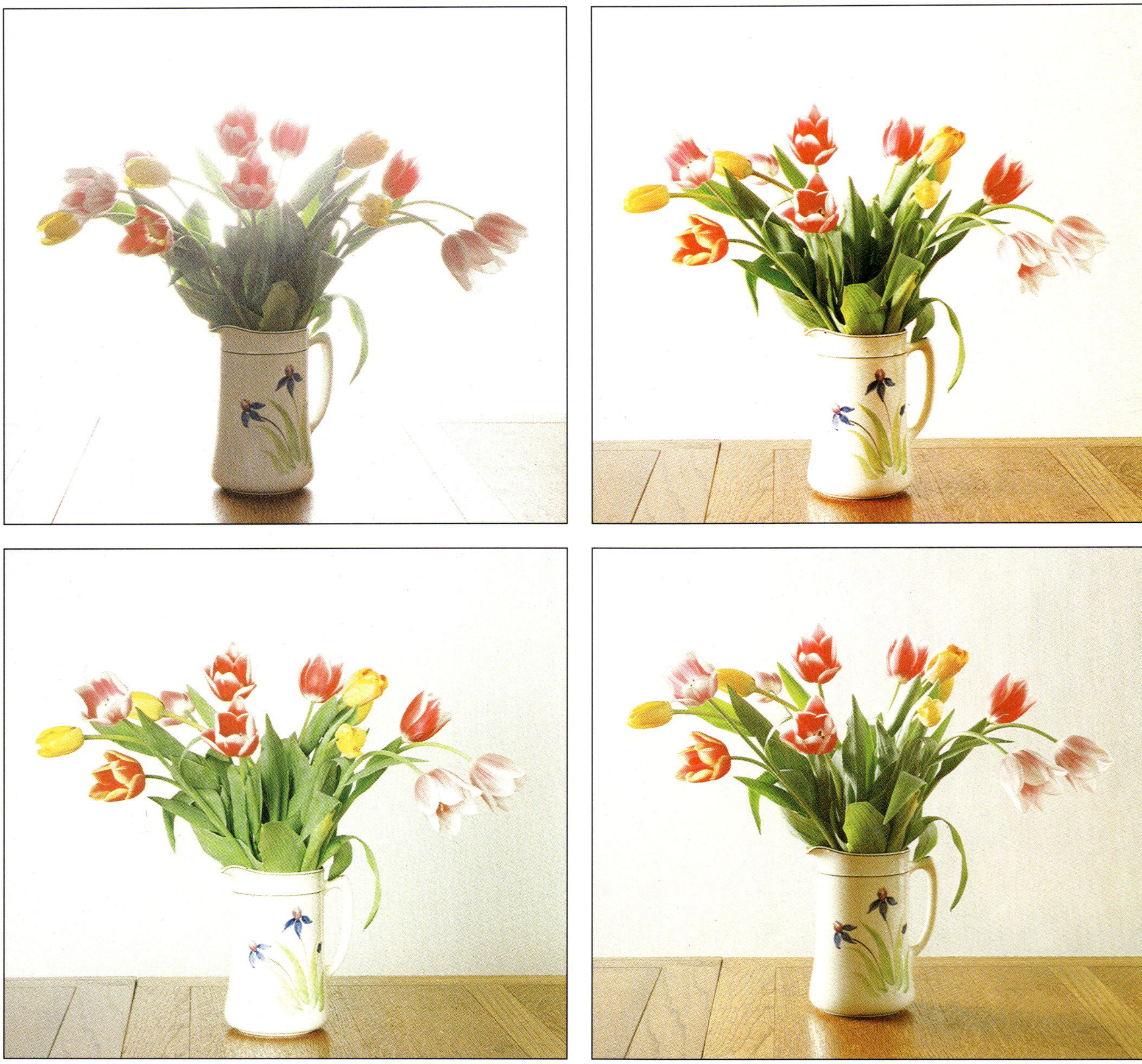

Die Beleuchtung spielt eine wichtige Rolle beim Arrangement eines Stillebens oder Portraits, denn sie kann das Sujet dramatisch verändern. Licht von hinten (ganz oben links) kann bei Blumen sehr wirkungsvoll sein, denn dann scheint es durch die Blütenblätter und läßt sie leuchten, während Blattwerk und Vase im Vordergrund dunkel wirken. Frontalbeleuchtung (oben links) läßt fast alle Motive flach und langweilig aussehen. Seitenlicht oder schräger Lichteinfall (ganz oben und oben rechts) geben eine klare Definition der Formen.

DAS BILDFORMAT

Es klingt trivial, aber Form und Größe des Bildes bestimmen die Komposition und den Bildaufbau mit. Ein Landschaftspanorama verlangt vielleicht nach einem breiten Querformat, um einen Eindruck von der Weite zu vermitteln und eine friedliche, ruhige Stimmung zu erzeugen. Ein einzelner Baum braucht eher ein schmales Hochformat, ein Stilleben mit vielen Objekten am besten ein quadratisches Format.
Die Bildgröße ist eine sehr persönliche Entscheidung. Einige Künstler malen auf riesigen Leinwänden, die in den wenigsten Wohnzimmern Platz fänden, andere bevorzugen kleine, fein detaillierte Bilder von der Größe eines Fotos. Für das Malen zu Hause werden Sie kaum ein Großformat wählen, aber beginnen Sie auch nicht zu klein. Für den Anfang ist 51 x 40,6 cm ein gutes Format, eine handelsübliche Standardgröße für Pappen und Leinwände.
Mit dem Malen verhält es sich ähnlich wie mit der Handschrift: Wer eine große Schrift hat, fühlt sich beengt, wenn er klein schreiben muß – wenn Ihr Bildträger kleiner ist als Ihre »natürliche Bildgröße«, werden Sie das bald merken. Das Bild wird wie von selbst die engen Grenzen sprengen. Bis Sie eine passende Bildgröße für sich gefunden haben, arbeiten Sie am besten auf billigeren Malgründen wie grundiertem Papier oder Karton, Ölskizzenblock oder Leinen-Malpappe. Hartfaserplatten sind für den Anfang nicht zu empfehlen, denn sie haben eine glatte Oberfläche, auf der die Farbe leicht verschmiert und schwer zu bearbeiten ist.

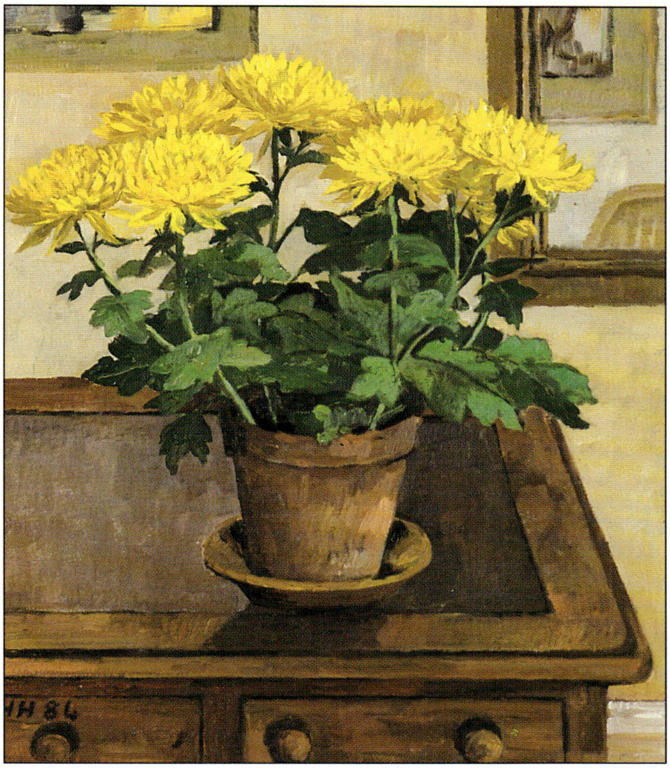

OBEN: *Stilleben und Blumenarrangements kommen zwar ohne viele Einzelheiten aus, man sollte bei der Komposition aber darauf achten, daß Vorder- und Hintergrund nicht formlos und öde wirken. Kleine Skizzen und Fotos sind beim Arrangieren eine gute Hilfe.*

ENTTÄUSCHUNGEN VORBEUGEN

Ein gleich zu Beginn mißlungenes Bild entmutigt. Hier nun einige Anregungen, die dem vorbeugen und auf die üblichen Schwierigkeiten eingehen.

GETÖNTER UNTERGRUND

Eine strahlend weiße Leinwand kann abschreckend wirken. Wichtiger ist jedoch, daß sie auch »lügt«, denn Tonwerte und Farbtöne lassen sich auf weißem Untergrund schwer einschätzen. Reines Weiß kommt in der Natur kaum vor und wird außerdem wie jede andere Farbe durch Licht und Schatten verändert. Auch existiert keine Farbe »an sich«, sondern ist in ihrer Wirkung von den Farben in ihrer Umgebung abhängig. Wenn Sie also ein Blumenbild mit kräftigen Strichen in reinem Kadmiumrot auf weißer Leinwand beginnen, wird die Farbe kaum stimmen, denn das Rot Ihrer Blumen erhält seine Qualität aus dem Zusammenspiel mit den Hintergrundfarben, die vielleicht neutral oder dunkel sind.
Viele Künstler tönen ihre Leinwand zunächst in einer neutralen Farbe, häufig in einem warmen Braun oder Grau: Das Pigment kann entweder gleich in die Grundierung gemischt werden, oder man laviert die Leinwand mit einer stark mit Terpentinöl verdünnten Ölfarbe, z. B. in Umbra natur. Auch Acrylfarbe ist geeignet, denn sie trocknet am schnellsten. Sie können eigens zu diesem Zweck eine einzelne Tube anschaffen. Beachten Sie aber, daß Acrylfarbe nie über Ölfarbe vermalt werden sollte. Umgekehrt gibt es keine Probleme.

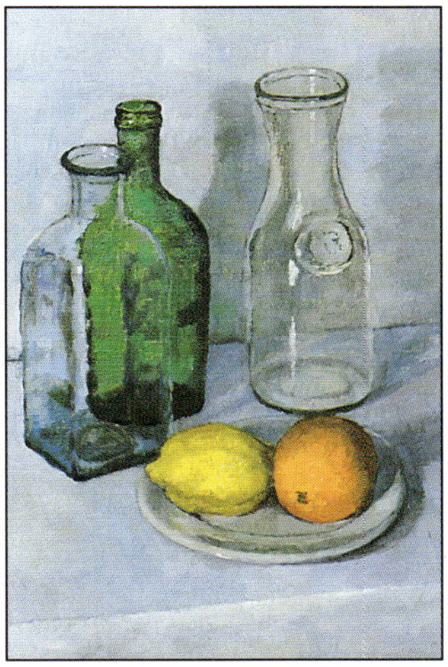

OBEN: *Das Sujet für dieses schlichte Stilleben fand der Künstler in seiner Flaschensammlung. Die Früchte gleichen die Farben und die Stofflichkeit des Glases aus. Natürliches Licht fiel von der Seite durch ein Fenster, und die Objekte wurden so gruppiert, daß sie interessante Schatten werfen.*

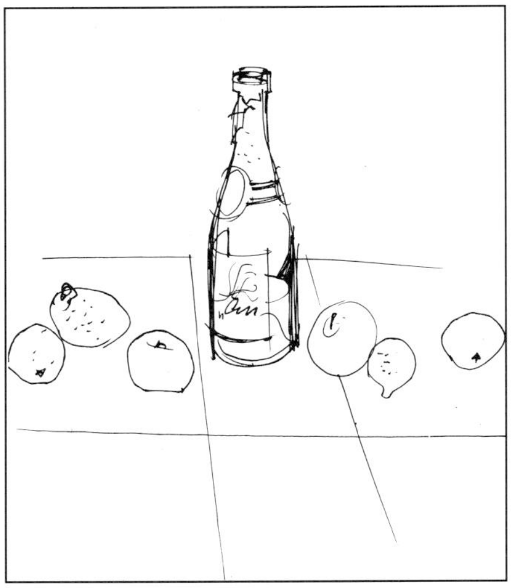

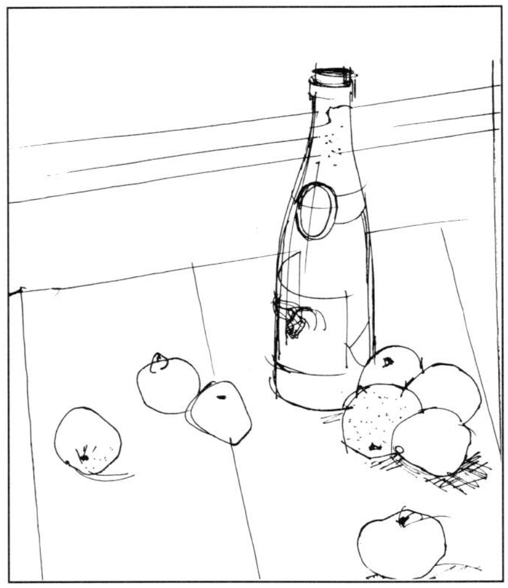

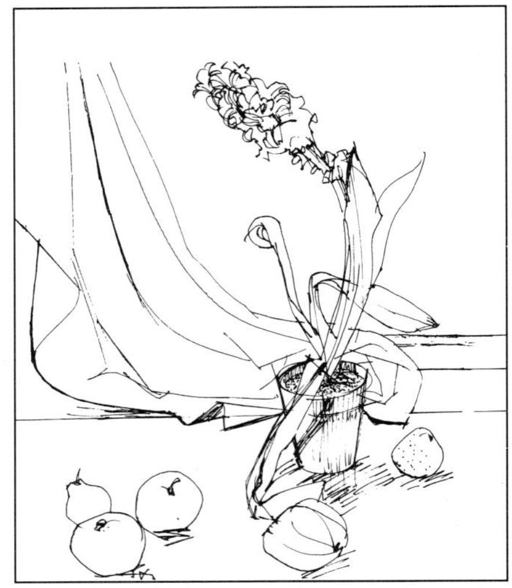

OBEN: *Die Zeichnungen zeigen verschiedene Stilleben-Arrangements. Ein symmetrisches Arrangement (links) wirkt recht monoton. Die abwechslungsreichere Anordnung mit der vom Betrachterauge wegstrebenden Tischfläche (Mitte) ist schon interessanter. Die Gruppierung mit Blüte, Früchten und Draperie (rechts) überzeugt durch kontrastive Konturen und den bewegten Hintergrund.*

VORBEREITUNG

Beginnen Sie immer mit einer stimmigen Aufzeichnung oder Untertuschung (siehe S. 142), damit sich die wichtigsten Bildelemente am vorgesehenen Platz befinden. Selbst ein so schlichtes Motiv wie eine Schale mit Früchten kann mißlingen, wenn die Größenverhältnisse von Schale und Früchten oder Schale und Tischfläche nicht stimmen. Ungeduld zahlt sich hier nicht aus, eine gründliche Vorbereitung ist das beste Mittel gegen spätere Enttäuschungen.

IN BEWEGUNG BLEIBEN

Konzentrieren Sie sich nicht zu sehr auf die Einzelheiten einer bestimmten Bildpartie. Das Bild verliert dabei leicht seinen Zusammenhalt, besonders wenn Sie zwischendurch erschöpft abbrechen. Es ist günstiger, auf der gesamten Bildfläche gleichzeitig zu arbeiten. Dabei bekommt man ein besseres Gefühl dafür, wie die Farben, Tonwerte und Oberflächen der einzelnen Partien zueinander in Beziehung stehen.

Der englische Maler Stanley Spencer (1891–1959) ist allerdings mit Erfolg genau umgekehrt vorgegangen. Zuerst fertigte er eine sehr genaue Bleistiftzeichnung an und malte die Partien dann nacheinander aus. Der unerfahrene Maler wird jedoch selten eine so deutliche Vorstellung vom fertigen Bild haben, wie sie für diesen Ansatz nötig ist.

Ölfarbe läßt sich am besten vom Dunklen zum Hellen aufbauen, denn Weiß deckt am stärksten. Halten Sie sich also in den Frühphasen an die dunklen und mittleren Töne, und arbeiten Sie sich dann langsam zu den hellen und kräftigen Farben vor. Vergessen Sie nicht, daß der Hintergrund immer ein wichtiger Bildbestandteil ist. Selbst auf einer schlichten weißen Wand gibt es Farbnuancen, und auch ein vollkommen flächiger Hintergrund kann sich als Form in die Gesamtkomposition einfügen. Verlieren Sie sich nicht zu früh in Einzelheiten. Feine Linien wie z. B. Stengel oder Gesichtsfältchen bearbeitet man am besten ganz zuletzt.

KORREKTUREN

Selbst einem Profi gelingt nicht jedes Bild auf Anhieb. Ein großer Vorteil der Ölfarbe besteht darin, daß sie leicht zu überarbeiten ist. Stellen Sie fest, daß Ihre Zeichnung nicht stimmt und Sie eine Form oder Farbe nicht getroffen haben, übermalen Sie die Partie nicht, sondern kratzen Sie sie lieber mit dem Palettmesser ab und malen sie dann neu. Sie können auch das ganze Bild abkratzen und ganz von vorn anfangen. Das kann befriedigender sein, als jede einzelne Partie zu ändern, um dann festzustellen, daß irgend etwas immer noch nicht stimmt. Ist Ihr Malgrund so mit Farbe überladen, daß Sie bei jedem neuen Farbauftrag die Farbe darunter mit anlösen und aufrühren, ist eine nach ihrem Erfinder, dem Kunstlehrer Henry Tonks, als *Tonking* benannte Technik hilfreich: Ein Blatt saugfähiges Papier, z. B. Zeitungspapier, wird über das Bild gelegt, leicht gerieben und dann abgenommen. Das hebt die obere Farbschicht ab, und zurück bleibt so etwas wie eine farbige Untertuschung.

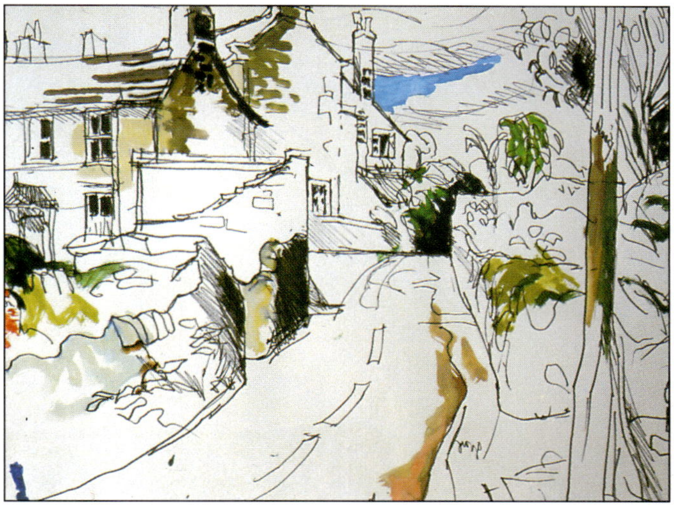

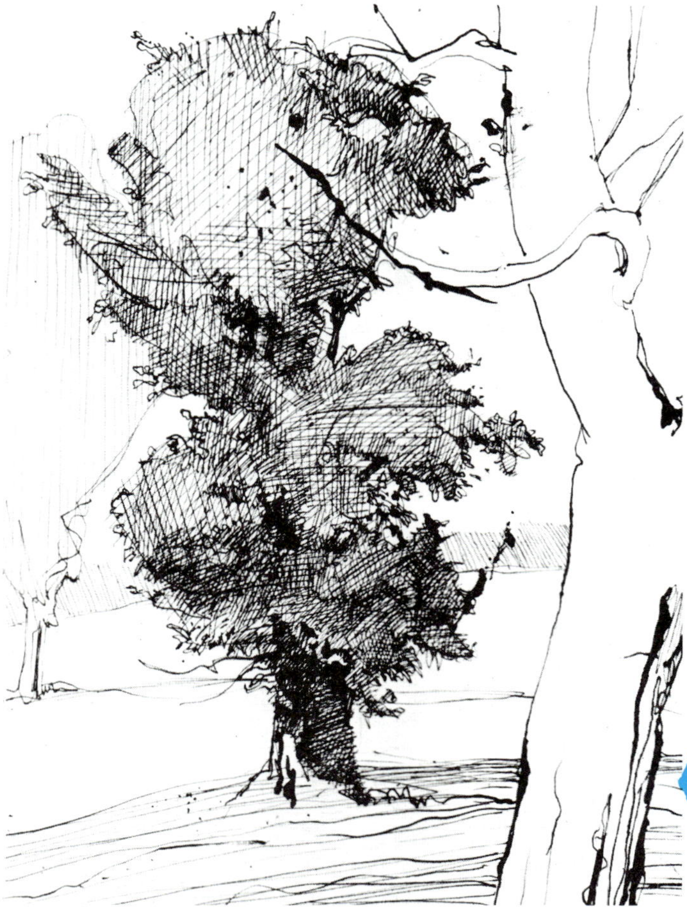

Die Skizzen verschiedener Künstler unterscheiden sich je nach persönlichem Stil und jeweiliger Absicht. Einige fertigen genaue Zeichnungen mit Feder und Tinte oder auch mit Feder und Lavierung an, andere zeichnen grobe Bleistiftskizzen mit schriftlichen Notizen über die Farben, wieder andere skizzieren mit Ölfarbe, die sich gut eignet, weil sie so schnell aufgetragen werden kann.

REFERENZMATERIALIEN

Malen hat viel mit Beobachten zu tun – ein guter Maler betrachtet alles, was ihm begegnet, unter dem Gesichtspunkt, wie er es in ein Bild übersetzen könnte. Dieser analytische Blick ist eine Frage der Gewohnheit und der Übung. Je größer Ihr Interesse an der Malerei wird, desto genauer werden Sie beobachten und auch sehen. Nur wenige von uns haben jedoch ein fotografisches Gedächtnis. Deshalb arbeiten Künstler mit Referenzmaterialien, meistens in Form von Skizzen. Kunststudenten werden dazu angehalten, stets ein Skizzenbuch mitzuführen. Auch mit Hilfe kleiner, grober Bleistiftskizzen, manchmal ergänzt mit Notizen über das Licht und die Farben, läßt sich ein vollständiges Landschaftsbild entwikkeln. Gelegentlich werden auch verschiedene Bildpartien extra skizziert. Für eine Ansicht von Booten im Hafen z. B. braucht man vielleicht eine grobe Gesamtskizze und außerdem genaue Zeichnungen einzelner Boote.

Das Anlegen eines Skizzenbuches ist sicher eine gute Idee und auf jeden Fall eine gute Übung. Man braucht allerdings einiges Geschick, um in die Skizzen alle Informationen aufzunehmen, die man später braucht, und auch einige Übung, um herauszufinden, was man überhaupt skizzieren will. Heute wird als Alternative oder als Ergänzung zur Skizze oft mit Fotos gearbeitet; viele Künstler benutzen sogar Postkarten, um sich an ein Sujet oder an Einzelheiten zu erinnern. Mit Fotos lassen sich besonders gut flüchtige Eindrücke wie Lichtreflexe auf dem Wasser oder der dramatisch purpurgraue Himmel vor einem Sturm festhalten. Auch in der Portraitmalerei sind Fotos sehr nützlich – verfügen doch die meisten Modelle häufig weder über die Zeit noch die Geduld, so lange stillzusitzen, bis man fertig ist.

Trotzdem sollten Fotos nur als Hilfsmittel und nicht als Vorlage benutzt werden. Exakt vom Foto abgemalte Landschaften oder Personen wirken häufig weder interessant noch lebendig, weil die Kraft des ursprünglichen Eindrucks verlorengegangen ist. Wollen Sie dennoch eine Landschaft nach Fotos malen, verwenden Sie am besten mehrere und kombinieren die Elemente. Fertigen Sie dann eine grobe Skizze an, und malen Sie anschließend lieber nach der Skizze als nach den Fotos. Bei Portraits dienen Fotos meistens der Ausarbeitung des Bildes, das man in Sitzungen mit dem Modell angefertigt hat. Fotos helfen bei Details wie Händen und Kleidung. Zur Abrundung kann dann eine abschließende Sitzung mit dem Modell erfolgen.

KAPITEL FÜNF

AUSSEN MOTIVE

Alle Bilder auf den folgenden Seiten lassen sich unter den Oberbegriff Landschaftsbilder zusammenfassen, auch wenn sie sehr unterschiedlich ausfallen. Als Landschaftsmotiv gilt nahezu alles außerhalb des Hauses. Die Motive müssen natürlich nicht im Freien gemalt werden – die meisten guten Landschaftsbilder entstehen im Atelier –, aber irgendwann, bei der Inspiration oder während der Bildentwicklung, ist eine genaue Beobachtung der Außenwelt unerläßlich. Motive im Freien stellen den Maler vor ganz andere Herausforderungen und Schwierigkeiten als Stilleben oder Portraits. Der Landschaftsmaler kann sein Arrangement nicht selbst zusammenstellen oder die Lichtverhältnisse bestimmen. Er muß sich für eine vorgegebene Szenerie entscheiden und dann überlegen, was er davon zeigen möchte: das auf die Szenerie fallende Licht, ständig wechselnde Formen und Farben von Wolken oder Formen und flächige Arrangements.

BAUERNHAUS IN DERBYSHIRE

Dieses Bild entstand nach einer von mehreren vor Ort angefertigten Skizzen. Wie Sie sehen können, ist die Skizze recht grob gehalten, enthält jedoch alle notwendigen Informationen, denn auch das Motiv ist relativ schlicht und wurde nicht sehr detailliert ausgeführt. Wenn man nicht nur zum Vergnügen, sondern im Hinblick auf ein bestimmtes Bild skizziert, braucht man bereits eine bestimmte Vorstellung davon, wie das fertige Bild aussehen soll. Andernfalls stellt man später fest, daß man sich die falschen »Notizen« gemacht hat. Hätte der Künstler die Gebäude z. B. ausführlicher behandeln wollen, wären mehrere Skizzen mit Einzelansichten nötig gewesen.

Im Gemälde ist die Komposition etwas verändert: Der Weg wurde mehr zur Mitte gerückt; der Torpfosten wurde etwas vergrößert, um die Tiefenwirkung zu verstärken – so wirkt das Haus weiter entfernt. Die Komposition ist schlicht und wirkungsvoll. Der geschwungene Weg und der Zaun lenken den Blick auf die Gebäude, die das Bildzentrum bilden. Dieses kompositorische Mittel – den Blick über eine geschwungene Linie auf ein Zentralmotiv zu führen – wird in der Landschaftsmalerei häufig eingesetzt. Der Bildhorizont liegt recht hoch. Der Himmel wird von den zu beiden Seiten der Gebäude hin absteigenden Konturen der Bäume zu einem groben Dreieck aufgebrochen und nimmt in den Wolkenformen die Kontur der Bäume rechts im Bild wieder auf.

Das Bild wurde recht schnell gemalt, fast so, als sei es vor Ort entstanden. Der Bildträger, eine Hartfaserplatte, wurde mit verdünnter Acrylfarbe in Lichtem Ocker getönt. Diese Tönung scheint an einigen Stellen durch und gibt dem Bild einen warmen Glanz. Auf einem weißen Untergrund wäre das nicht möglich gewesen, denn durchscheinendes Weiß hätte irritiert und die farbliche Ausgewogenheit zerstört. Hier wurde Lichter Ocker gewählt, weil das Bild in Nuancen von Gelb und warmem Grün geplant war. Für ein anderes Motiv, ein kaltes Seestück etwa, hätte sich eine blaue oder graue Tönung geeignet.

Zuerst wurden die Grundzüge der Komposition mit Kohle aufgezeichnet, dann die wichtigsten Partien locker mit verdünnter Farbe aufgewischt. Die Farbe wurde zunehmend dicker vermalt und die ganze Bildfläche gleichzeitig bearbeitet. Die einzelnen, unverbundenen Partien von Himmel, Vordergrund, Mittelgrund usw. schlossen sich dadurch bald zu einer erkennbaren Einheit zusammen. Die Häuser malte der Künstler mit lediglich grob auf der Palette gemischten Farben, so daß jeder Strich mehrere Farbtöne zeigt (Gebäude können flach und unwirklich erscheinen, wenn sie zu gleichmäßig gemalt sind). Bei den Baumpartien wurde nasse Farbe über anderen noch nassen Schichten vermalt (Naß-in-Naß-Technik), so entstanden Farbmodulationen und blattartige Strukturen. Die Palette war recht begrenzt: drei Grüntöne, drei Gelbbrauntöne, ein Blau sowie Schwarz und Weiß. Manche Künstler lehnen Schwarz ab, aber gerade für die Landschaftsmalerei eignet es sich, da es mit Gelb gut zu besonders intensiven Grüntönen gemischt werden kann.

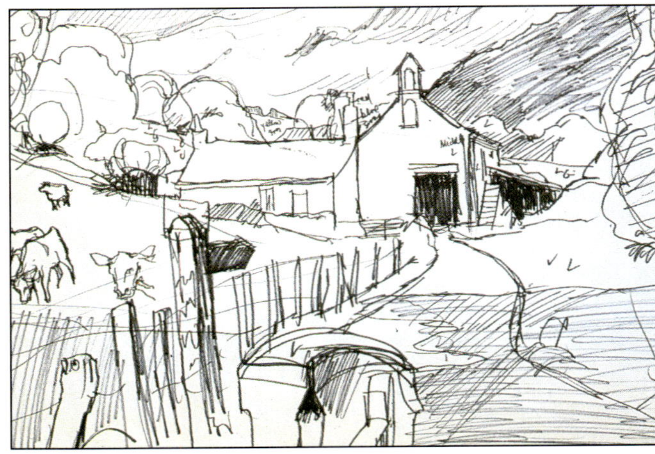

1

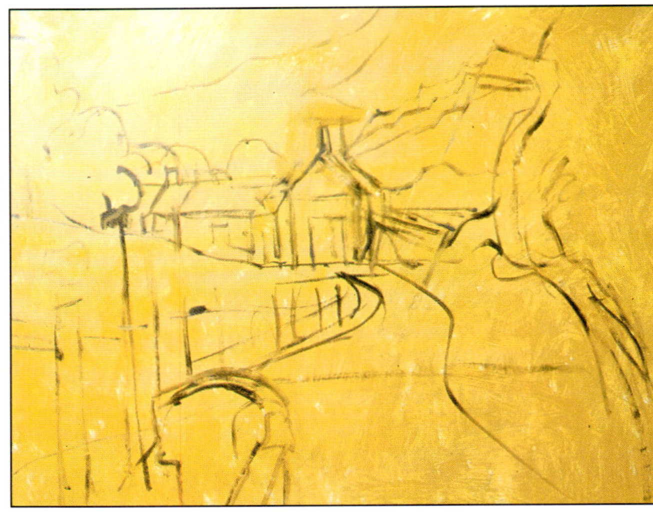

2

1: *Die Grundzüge der Komposition wurden mit Kohle aufgezeichnet. Auch eine Bleistift- oder Pinselzeichnung (mit verdünnter Farbe) wäre möglich gewesen, aber Bleistift mischt sich leicht in die Farbe und trübt sie, eine Pinselzeichnung wiederum muß vor dem ersten Farbauftrag eine Weile trocknen. Kohle kann man mit einem Fixativ besprühen oder lose Partikel mit einem Tuch leicht abstreifen.*

2 *und* **3:** *Die wichtigsten Farbpartien wurden rasch mit einem Flachpinsel mittlerer Stärke in verdünnter Farbe aufgewischt. Diese Pinselform sollte nicht zum Verreiben von Farbe verwendet werden – ein Rundpinsel ist da besser geeignet –, sondern eher für eine weiche Strichführung.*

4: *Auf der gesamten Bildfläche wurde Farbe locker aufgetragen, und das Bild trat allmählich als Einheit hervor. Die Farbfelder wurden später im Verlauf der Arbeit leicht moduliert und stärker definiert; die Grundverteilung der Licht- und Schattenpartien aber wurde in diesem Stadium bereits festgelegt.*

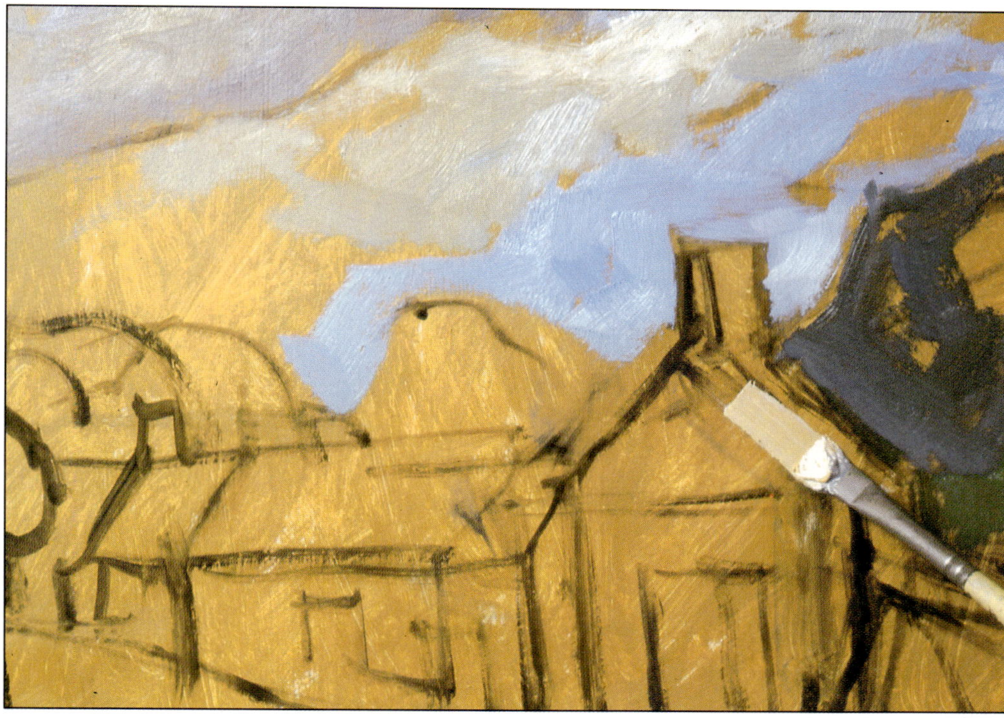

3

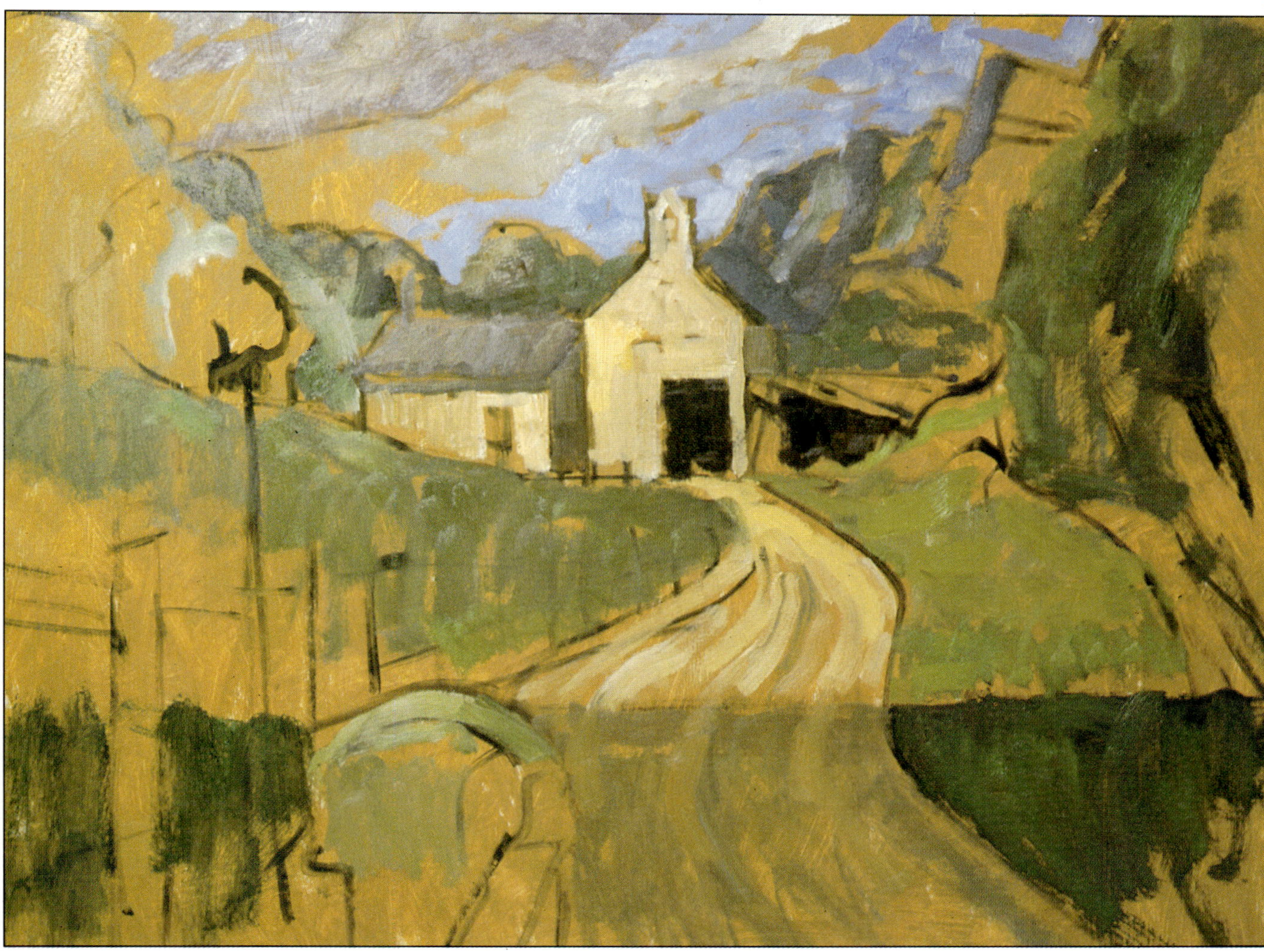

4

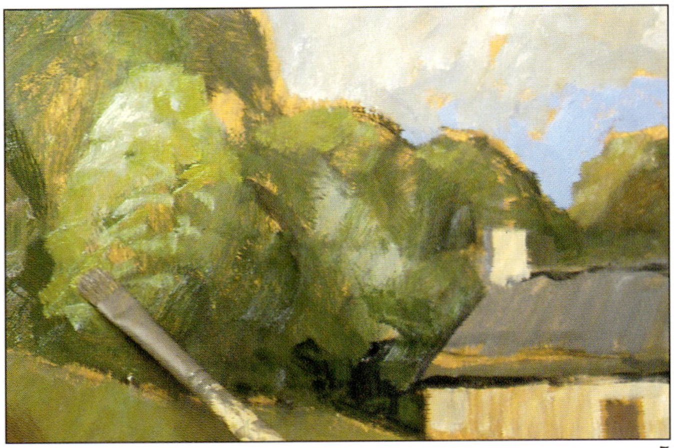

5

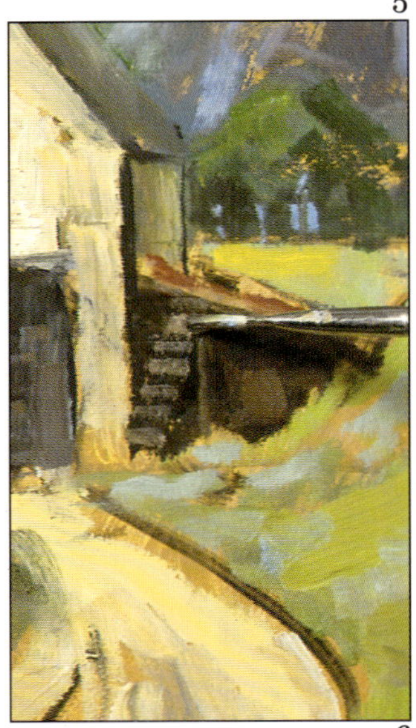

6

5 und 6: Mit fortschreitender Bildentwicklung wurde die Farbe pastoser verarbeitet. Zuletzt wurde die Treppe neben dem Haus mit einem kleinen Pinsel und dicker Farbe eingefügt. Auch der Zaun und der Torpfosten wurden erst am Ende hineingemalt. Diese Details geben dem Bild feste Akzente. Beachten Sie, wie die gelbliche Untertuschung durch die locker aufgetragene Farbe hinter der Hauspartie durchschimmert und den goldenen Ton des Weges wiederaufnimmt. Das gibt dem Bild einen stimmigen Zusammenhalt.

DAS MATERIAL

- Bildträger: Hartfaserplatte mit Acrylgrundierung, 60,7 x 91,4 cm; Untertuschung mit Acrylfarbe in Lichtem Ocker.
- Pinsel: Flachpinsel und Flachpinsel in kurzer Form Nr. 5, 7 und 10.
- Farben: Elfenbeinschwarz, Titanweiß, Permanentgrün, Saftgrün, Chromgrün, Lichter Ocker, Siena natur, Siena gebrannt und Ultramarinblau.

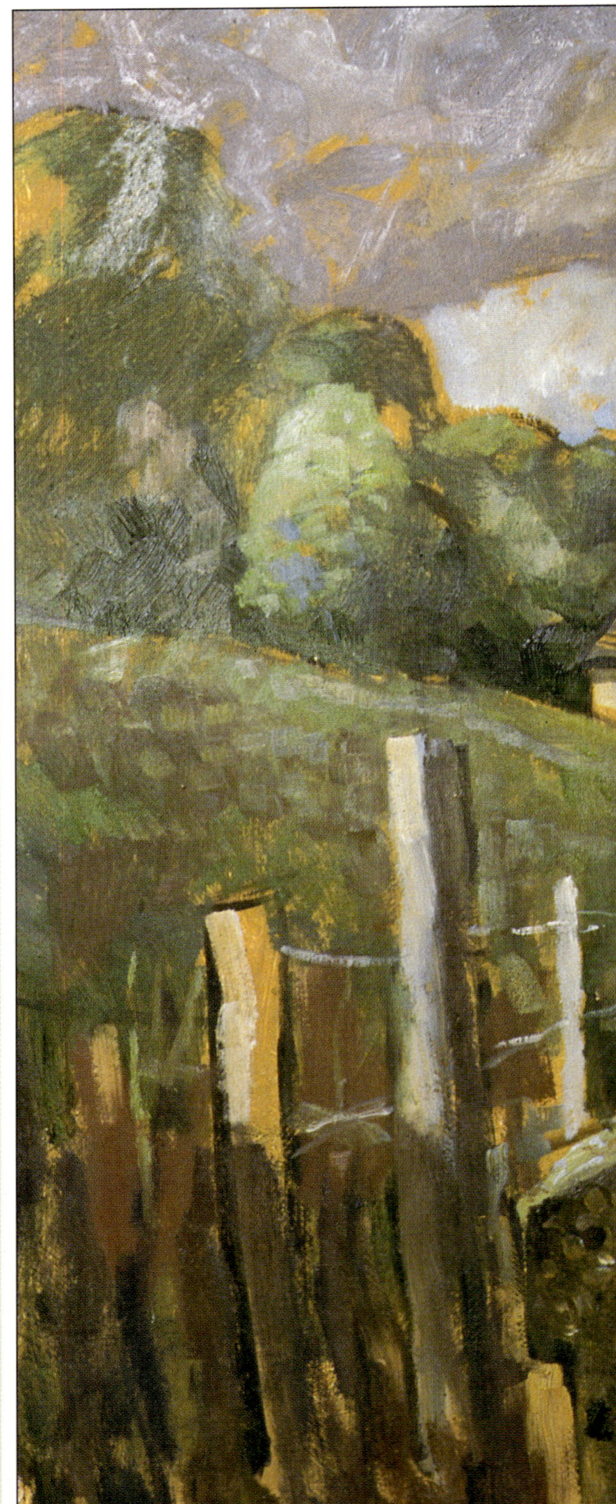

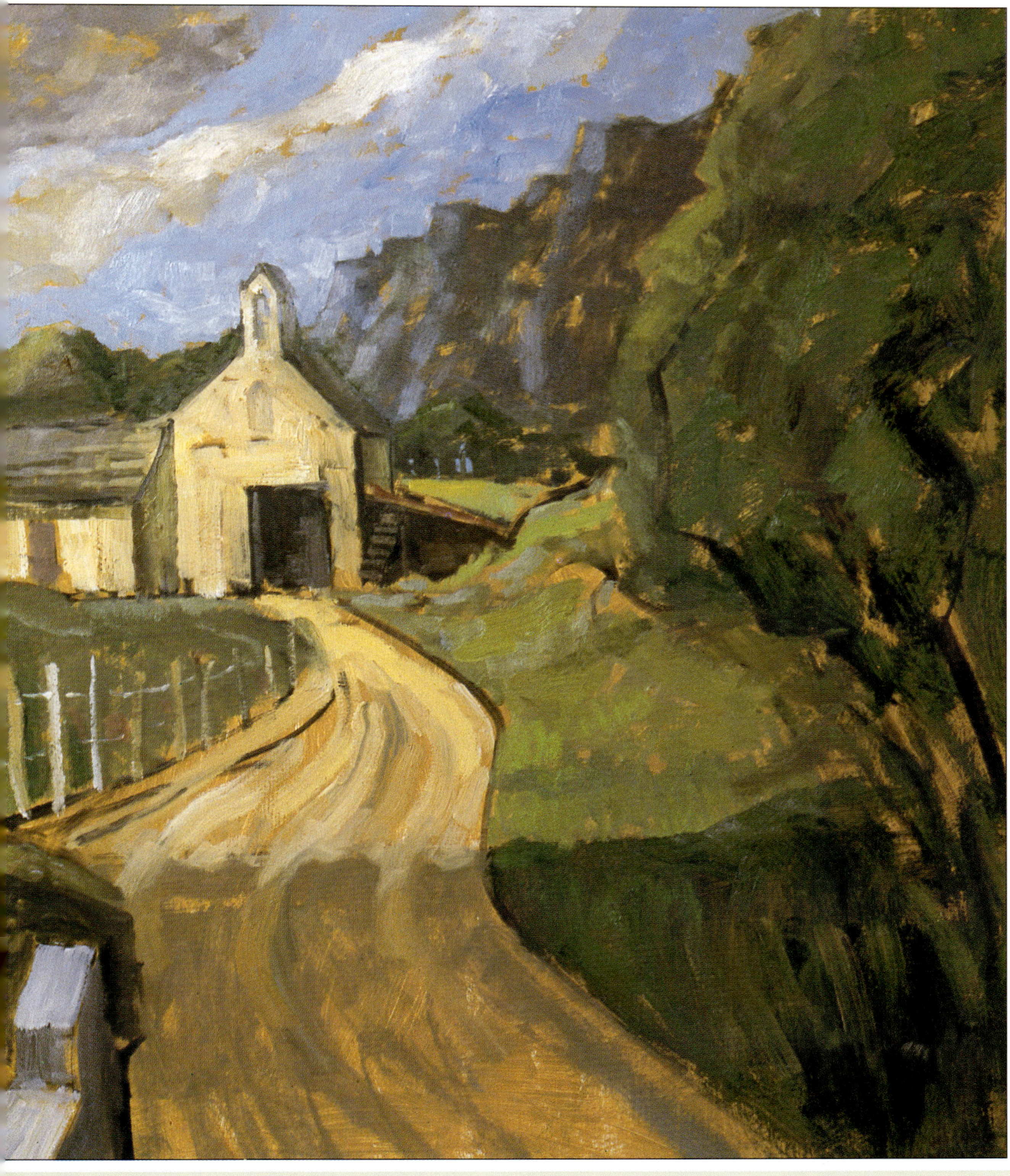

LANDZUNGE

Hier wurde die Ölfarbe auf eine Weise vermalt, die wir meistens mit Aquarellen verbinden – in sehr dünnen Lavierungen. Der Künstler verdünnte die Farbe so stark, daß sie tatsächlich transparent war, und ließ jede Farbschicht trocknen, bevor er die nächste auftrug. Da dies sehr lange dauern kann, insbesondere wenn die Ölfarbe mit Leinöl gebunden ist, wurde eine Mischung aus Terpentinöl und dem trocknungsbeschleunigenden alkydhaltigen Liquin verwendet, das auch die Pigmente gut bindet. Mit Terpentinöl allein wäre die Farbe einfach an der Leinwand heruntergelaufen.

Wenn Sie einen Blick auf das Foto werfen, verstehen Sie vielleicht, warum der Maler sich für diese Technik entschied. Es ist ein Motiv mit vielen Geraden und Winkeln. Die Baumgruppe hebt sich klar gegen den Himmel ab, und die deutlichen Strukturlinien der Klippe laufen unten zusammen. Bei herkömmlichem dickerem Vermalen der Farbe wäre ein Eindruck von Weichheit entstanden.

Dieser Umgang mit der Ölfarbe erfordert einen entschiedenen Ansatz – auch in dieser Hinsicht der Aquarellmalerei nahestehend –, und so wurde zuerst eine sorgfältige Bleistiftzeichnung unterlegt. Die Palette ist absichtlich dunkel gehalten und umfaßt überhaupt nur sechs Farben. Trotzdem wirken die Farben weder abwechslungsarm noch schmutzig, im Gegenteil, das blaue Meer kontrastiert sehr gut mit den Grün- und Grautönen. Der Himmel, der auf dem Foto deutlich zwei verschiedene Tonwerte zeigt, wurde fast flächig gestaltet, um den Blick nicht vom Wesentlichen – der Klippe – abzulenken. Eine solche Auswahl der Bildelemente spielt bei der Landschaftsmalerei eine wichtige Rolle.

Der Bildträger hat ein schmales Hochformat, das gut zu der vertikalen Kraft des Sujets paßt. An einigen Stellen scheint die Leinen-Malpappe durch. Die Farboberfläche wurde zusätzlich strukturiert: Mit dem Bleistift wurde auf die Farbe gezeichnet, um die Klippenstruktur zu betonen, Farbe wurde mit dem Skalpell ausgekratzt, und dünne Farbe wurde verspritzt, um den Kiesstrand zu beschreiben.

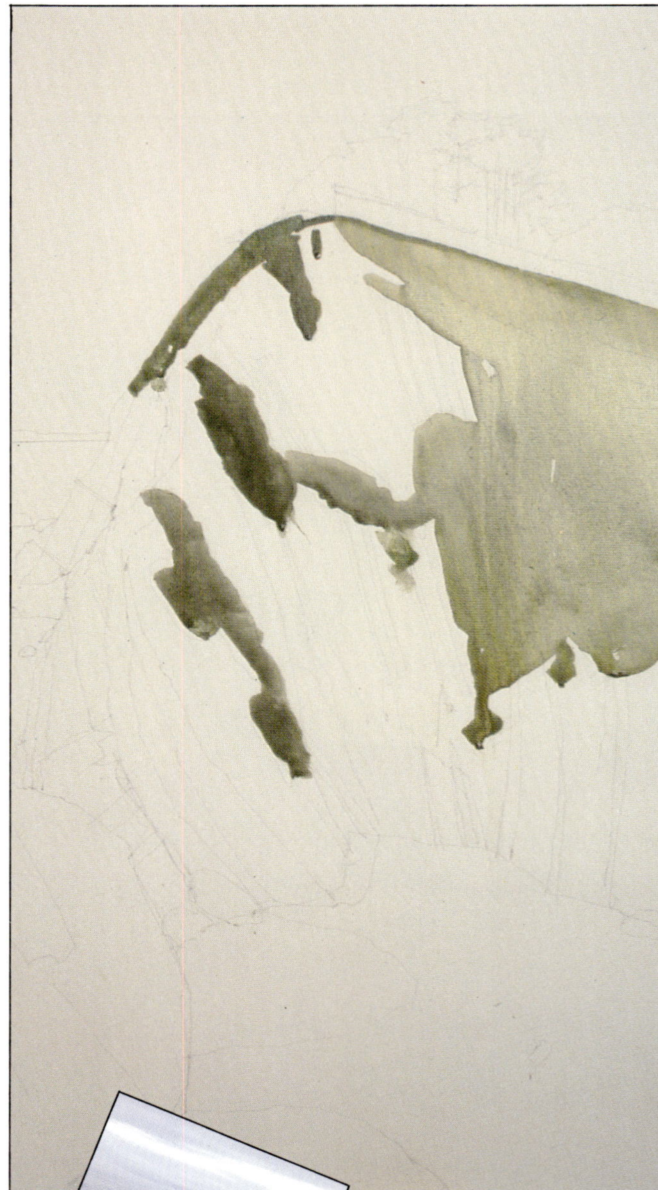

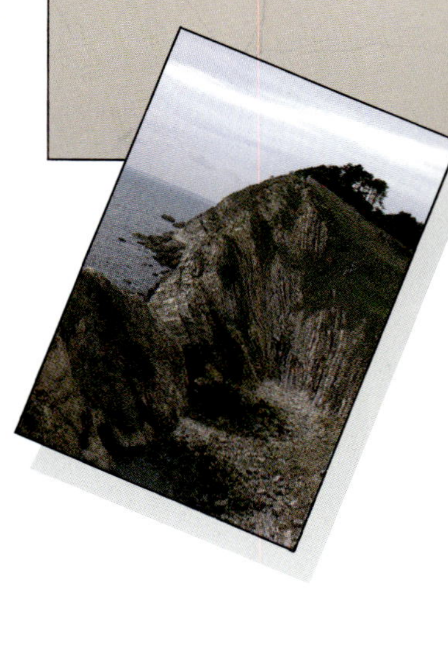

1

1: *Mit spitzem Bleistift (3B) wurde detailliert und genau aufgezeichnet, dann die erste verdünnte Lavierung in Olivgrün vorsichtig auf die obere Klippenpartie aufgetragen.*

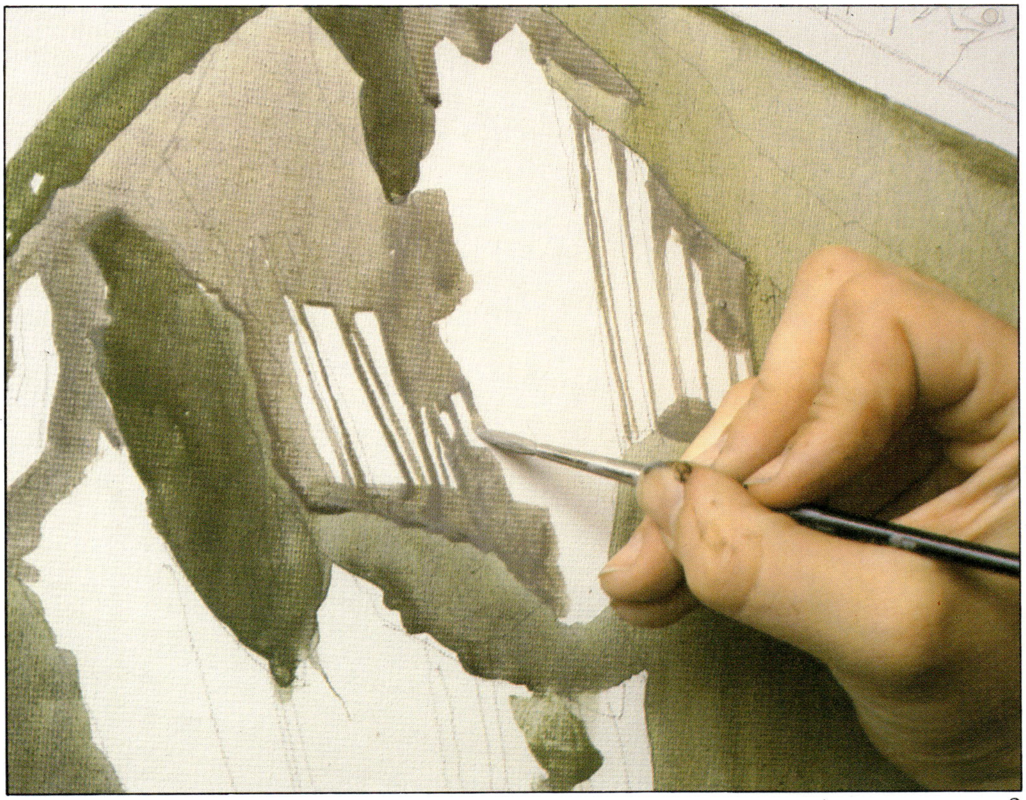

2

2: Mit einem feinen, weichen Pinsel wurde weitere verdünnte Farbe vermalt; kleine Partien blieben weiß ausgespart. Die Linien wurden sehr sorgfältig gemalt, denn bei dieser Technik kann man nachträglich nichts verändern. Die Bleistiftlinien der Zeichnung scheinen durch die dünne Farbe hindurch, was in diesem Fall zusätzlich effektvoll ist.

4: Mit demselben Bleistift (3B) wurde hier in die Farbe gezeichnet, um die Risse im Gestein der Klippe zu gestalten. Da die Farbschicht so dünn ist, sind die Bleistiftstriche gut zu sehen, in dickerer Farbe würden sie eher wirken wie mit dem Messer ausgekratzt.

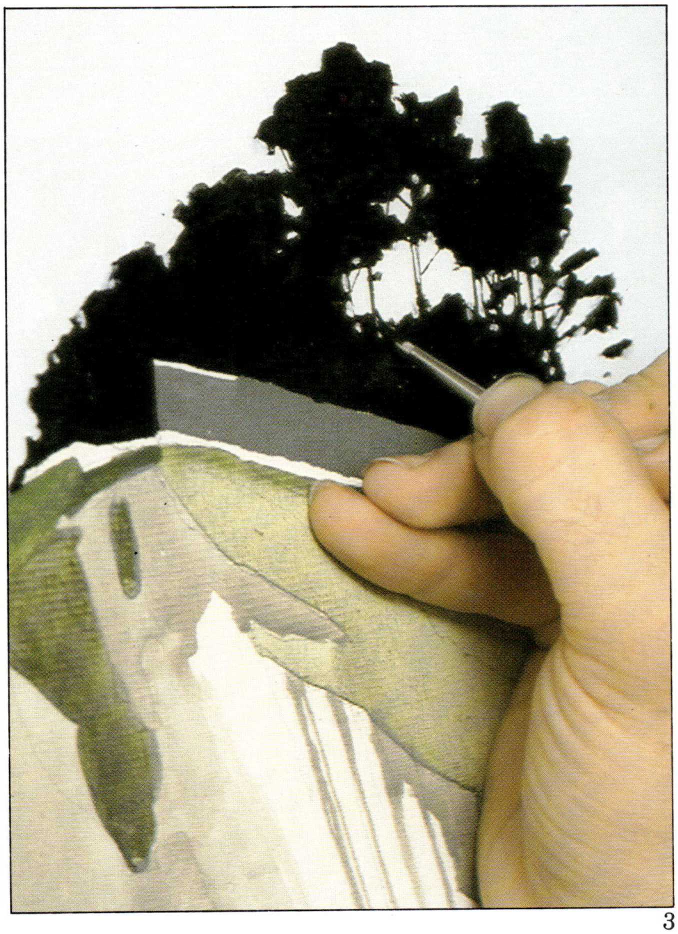

3

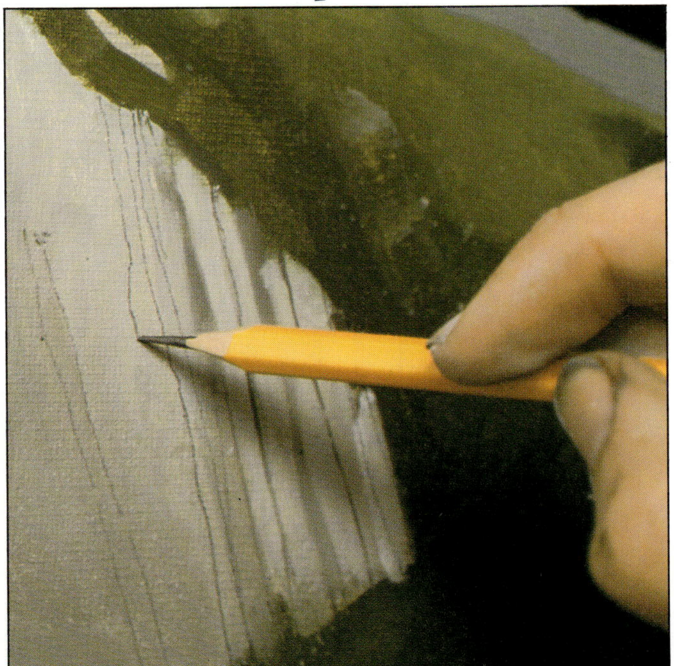

4

3: Die Bäume und die Wand darunter wurden mit einem Rotmarderpinsel fast flächig eingemalt. Bei dieser Feinarbeit konnte der Maler seine Hand auf dem Bild abstützen, denn die Partie war bereits trocken.

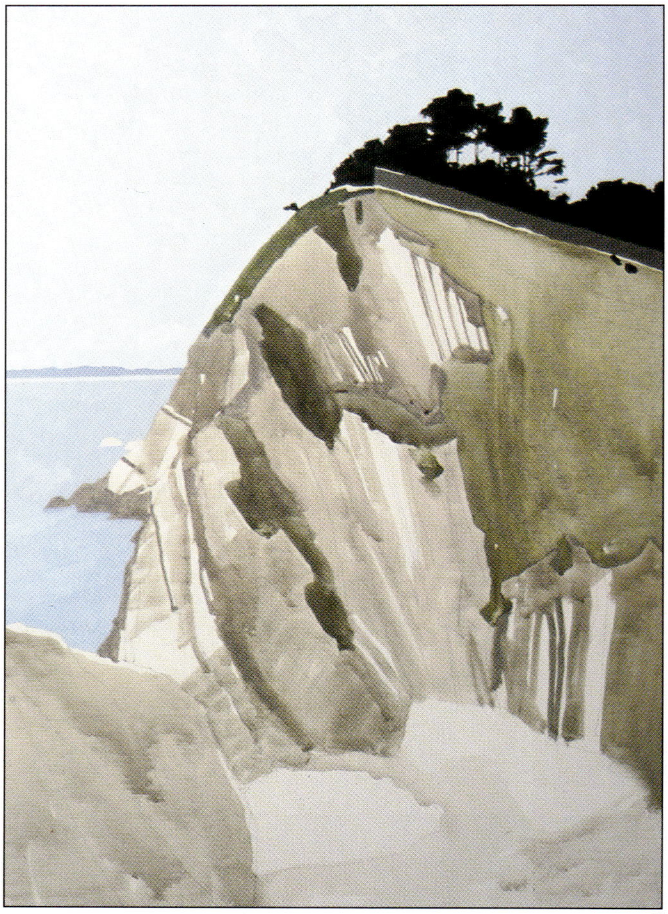
5

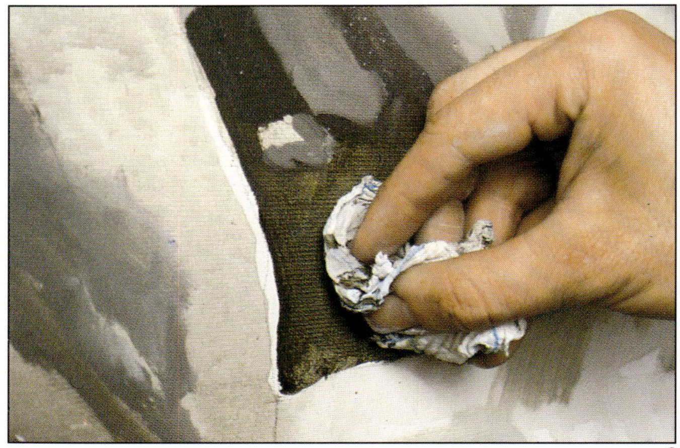
6

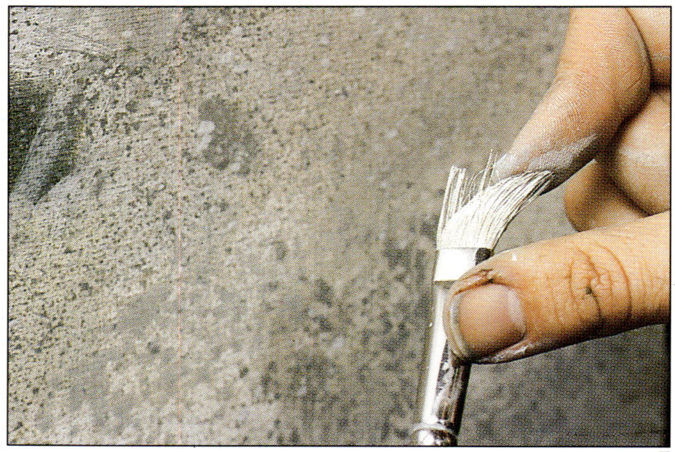
7

DAS MATERIAL

- Bildträger: feinkörnige, vorgrundierte Leinen-Malpappe, 76,2 x 50,8 cm.
- Pinsel: Rotmarderpinsel Nr. 6, weicher Synthetikpinsel Nr. 6, flache Borstenpinsel Nr. 4 und 7.
- Farben: Titanweiß, Elfenbeinschwarz, Kobaltblau, Paynesgrau und Lichter Ocker, gebunden mit Terpentinöl und Liquin.

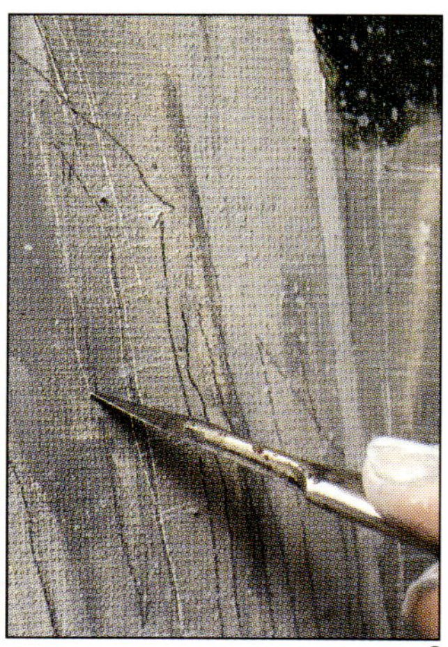
8

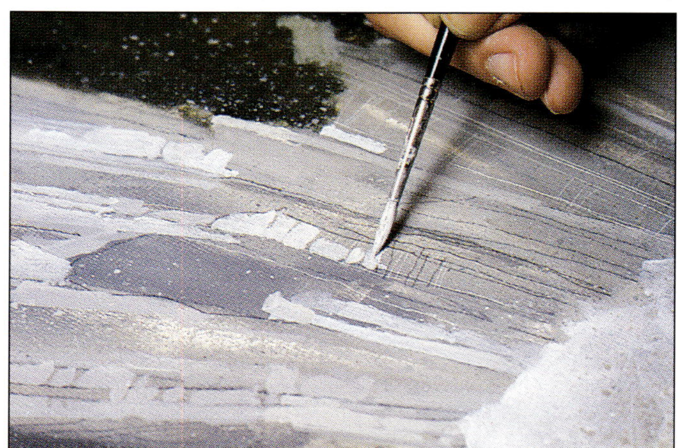
9

5: *Jetzt ist der gesamte Malgrund bedeckt, aber einige weiße Partien wurden für später ausgespart. Die einzelnen Farbfelder sind klar voneinander abgesetzt. Es gibt noch keine Übergänge.*

6: *Nasse Farbe wurde in die dunkle Partie unter der Klippe gesetzt. Die Struktur wird mit einem zerknüllten Papiertuch erzeugt.*

7: *Um den Kieselstrand zu beschreiben, wird verdünnte Farbe mit einem Borstenpinsel verspritzt.*

8: *Mit dem Skalpell ausgekratzte Linien lassen den weißen Untergrund durchscheinen (Sgraffito-Technik).*

9: *Mit pastoser Farbe in einer Mischung aus Weiß und Paynesgrau werden Glanzlichter gesetzt, die Farbe dann mit dem Finger verteilt.*

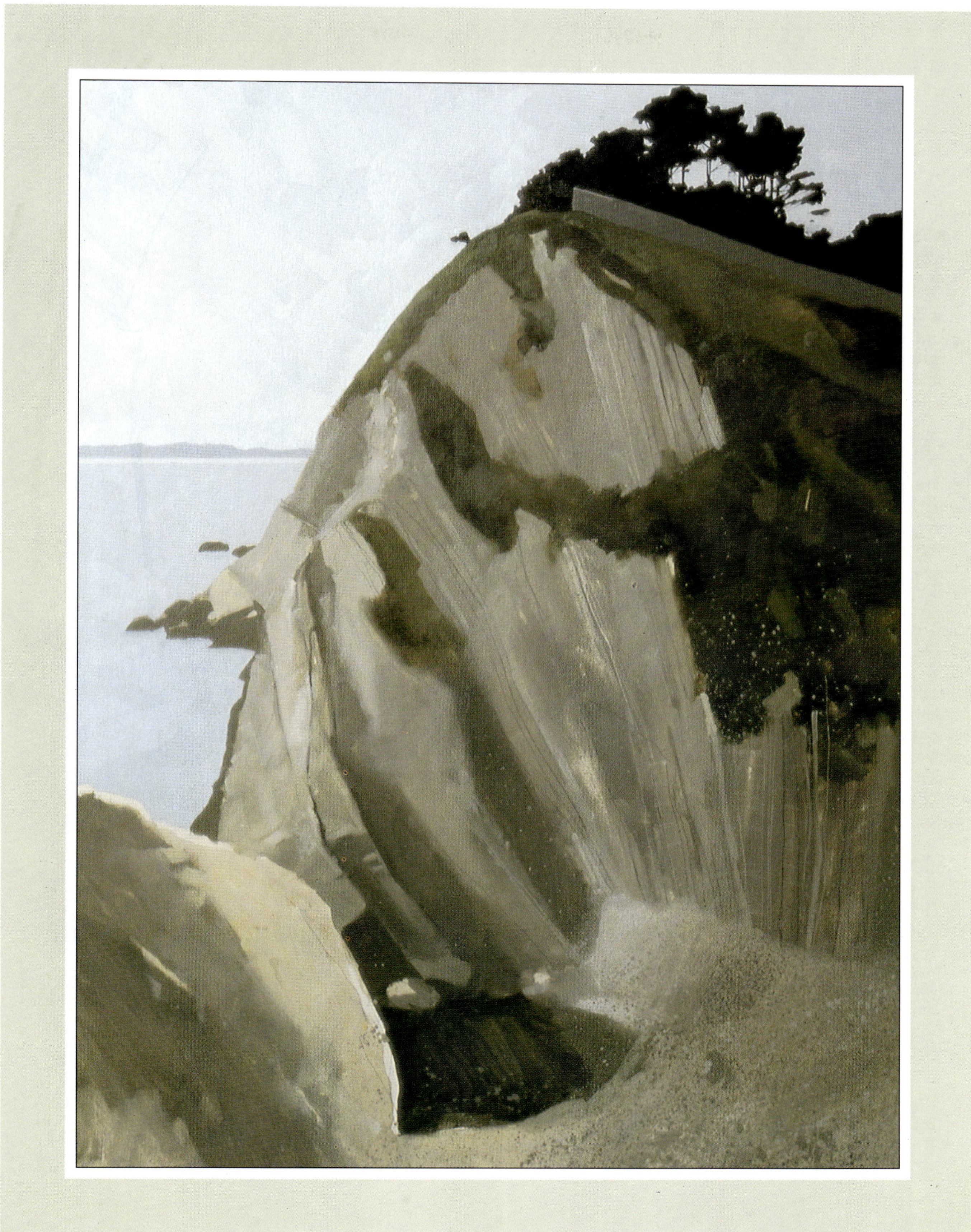

IM GARTEN

Dieses Motiv, die Ecke eines Gartens in der Stadt, fällt zwar auch unter den Begriff Landschaftsmotiv, ist aber eher schon ein »Stilleben im Freien«. Es beweist einmal mehr, daß Motive fast überall gefunden werden können. Mehrere Personen in demselben Garten auf Bildmotivsuche werden sich höchstwahrscheinlich für ganz verschiedene Ansichten entscheiden, je nachdem, was sie besonders interessiert und gerade ihre Aufmerksamkeit erregt. Hier wählte der Künstler ein Sujet, das buchstäblich direkt zu seinen Füßen lag. Farben und Muster der Steinplatten, die Konturen von Blumentopf und Pflock und die Struktur des Blattwerks erweckten sein Interesse.

Das Bild entstand im Freien unter ungünstigen Bedingungen – das Wetter, also auch das Licht, war wechselhaft, und die Arbeit mußte unter dem Regenschirm beendet werden. Ein Vergleich des Fotos mit dem fertigen Bild zeigt zweierlei. Erstens: Das Foto nimmt Farben und Formen die Tiefe. Zweitens: Der Künstler hat verschiedene Eingriffe und Veränderungen vorgenommen, um eine gute Komposition zu gestalten. Das Blattwerk im Hintergrund wurde lediglich mit wenigen Pinselstrichen angedeutet (größere Präzision hätte vom Vordergrund abgelenkt). Die Farben der Steinplatten wurden abgewandelt und aufgehellt, um das Blattwerk im Vordergrund hervorzuheben. Die Ausrichtung des Pflocks wurde so verändert, daß er den Topf nicht in zwei Hälften schneidet und die Linienführung der Plattenfugen nicht stört.

Das wechselhafte Wetter erforderte rasches Arbeiten, und so wurde die Komposition schnell mit verdünnter Farbe festgelegt. Die dazu unerläßliche deutliche Vorstellung vom fertigen Bild ist das Ergebnis jahrelanger Übung und Erfahrung, aber selbst professionelle Künstler ändern zuweilen ihre Meinung, und so wurden im Laufe der Arbeit einige Veränderungen vorgenommen. Im ersten Ausschnitt sehen Sie, daß der Pflock genau parallel zu der Plattenfuge rechts verläuft und den Blick aus dem Bild hinausführt, was man immer vermeiden sollte. Der Künstler beschloß also, ihn stärker zur anderen Seite zu neigen. Anschließend baute er über der verdünnten Farbe stärkere Farbschichten auf – an einer Stelle verschmierte er sie sogar mit dem Finger. Das fertige Bild weist eine stark strukturierte Farboberfläche auf. Besonders im Vordergrund weisen die Pinselstriche in alle Richtungen, um die einzelnen Blätter zu beschreiben.

Die Farboberfläche ist für die Gesamtwirkung eines Bildes wichtiger, als man vielleicht annimmt. Selbst wenn Farbzusammenstellung, Zeichnung und Komposition gut sind, kann eine unangenehm schmierige oder aufgerührte Farboberfläche so sehr ablenken, daß diese Qualitäten gar nicht wahrgenommen werden.

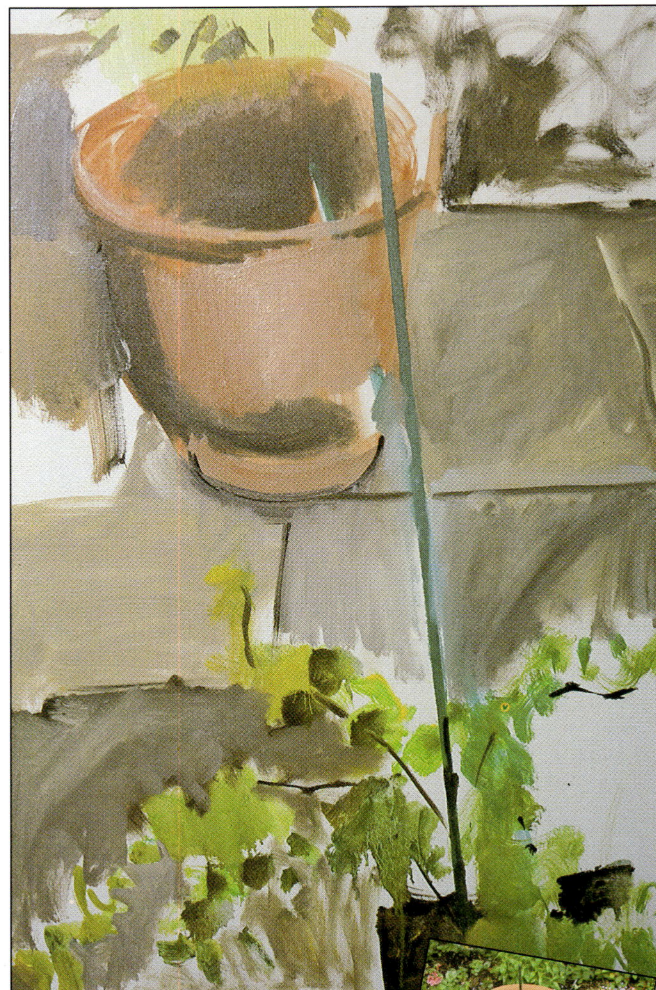

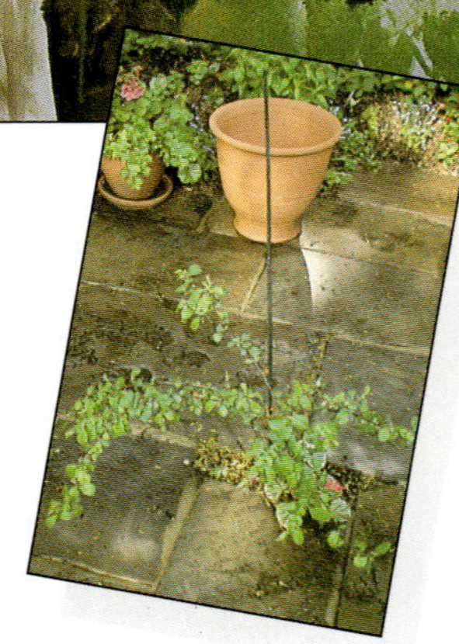

1

1: *Da die Zeit knapp war, fertigte der Künstler keine Aufzeichnung an, sondern wischte die wichtigsten Partien rasch mit verdünnter Farbe auf. Bald zeigte sich, das die Neigung des Pflocks verändert werden mußte. Das bei der Malerei sehr nützliches Hilfsmittel Maskierband kam dabei zum Einsatz: Die neue Partie für den Pflock wurde mit zwei parallelen Streifen Maskierband definiert und gleich mit Farbe ausgefüllt. Das Band wurde abgezogen, und zurück blieb die klar konturierte Linie.*

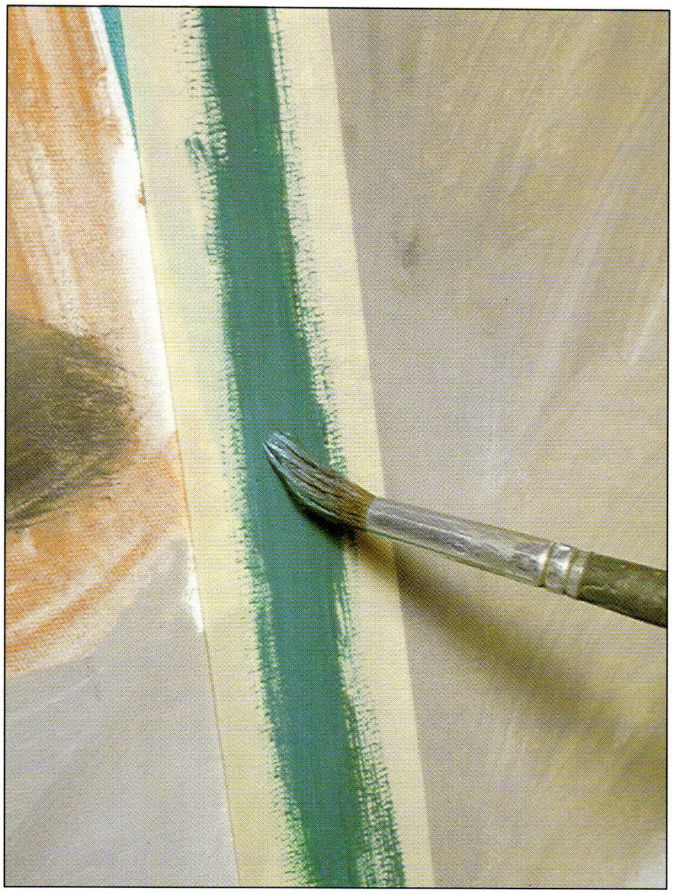

2

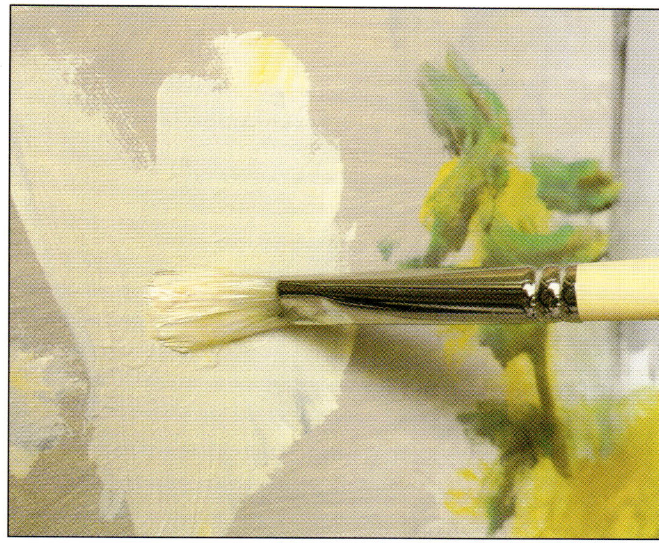

3

2: *Über der fertigen Untertuschung wird das Bild mit dickerer Farbe aufgebaut, weitere Farbtöne kommen hinzu.*

3: *Auf die Partie einer Steinplatte wird eine pastose Mischung aus Gelb und Weiß über eine Unterschicht aus Rosabraun aufgetragen. Andere Platten wurden in Blauschattierungen und weichem Grau gemalt.*

4: *Der Topfrand wird mit pastoser Farbe definiert.*

5: *Das Blattwerk wird aus Partien verriebener Farbe und kräftigen Pinselstrichen in Gelbgrün aufgebaut.*

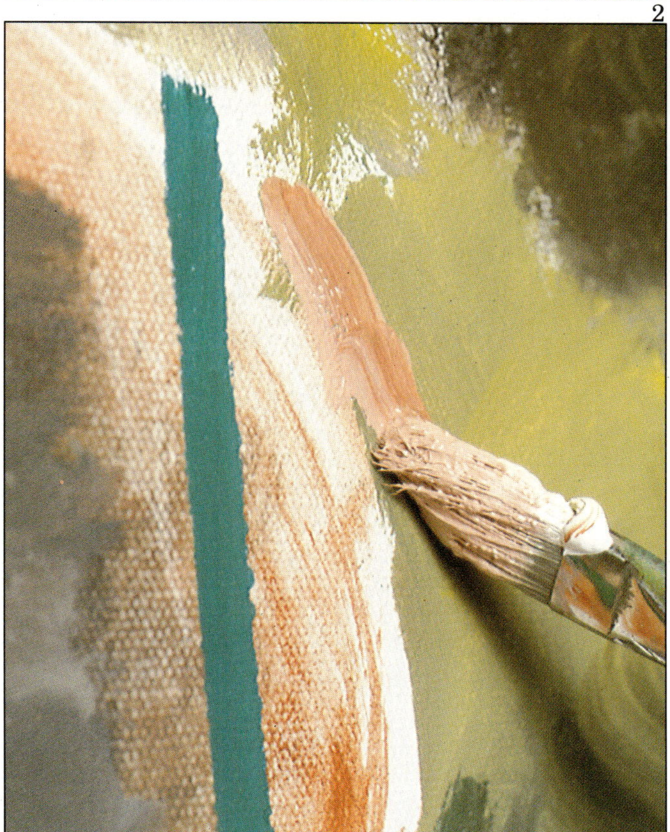

4

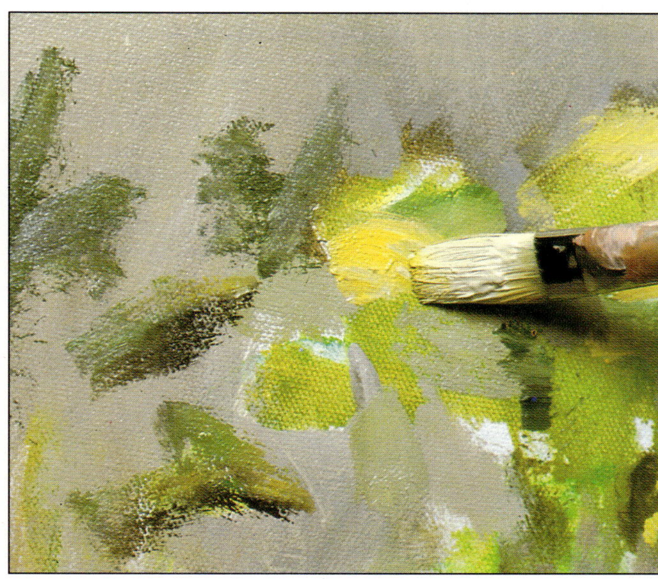

5

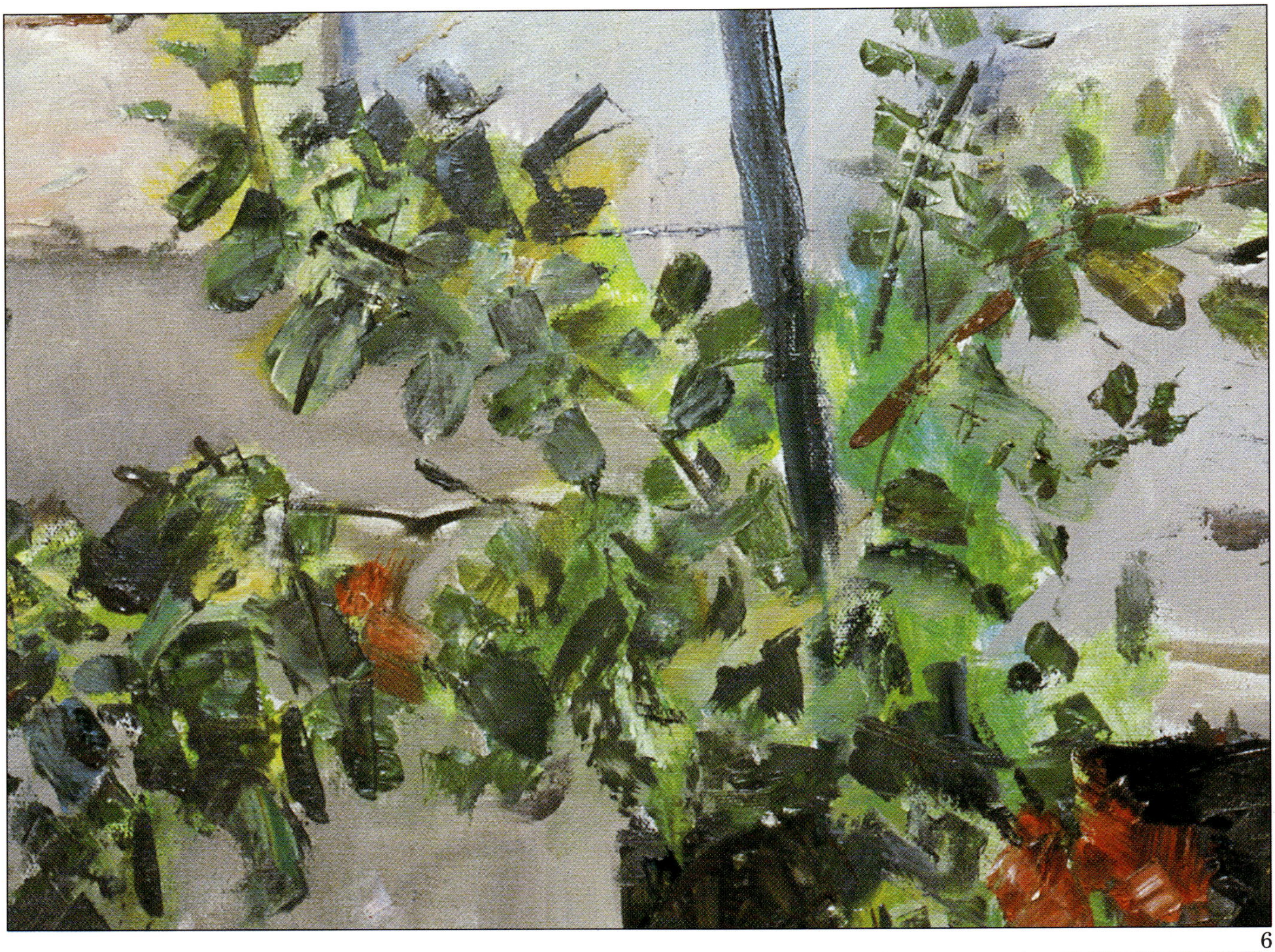

6

DAS MATERIAL

- Bildträger: gebrauchsfertig grundierte Leinwand, 76,2 x 50,8 cm.
- Pinsel: flache Schweinsborstenpinsel Nr. 5 und 12, weicher Synthetikpinsel Nr. 12.
- Farben: Titanweiß, Paynesgrau, Umbra gebrannt, Umbra natur, Kobaltblau, Kadmiumrot, Neapelgelb, Saftgrün, Chromgrün, Chromoxidgrün, Chromoxidgrün stumpf.

6: *Der Ausschnitt des Blattwerks im Vordergrund illustriert, wie man mit Farbe und Pinselstrich strukturierte Formen aufbauen kann. Kurze, geschwungene Striche, mit dicker Farbe über eine feuchte Farbschicht gesetzt, beschreiben die Blätter. So gerät der Farbauftrag nicht flächig, sondern wird von der unteren Schicht abgewandelt. Nur wenige Blätter sind deutlich definiert; an einigen Stellen blieb der Farbauftrag locker. Das wirkt lebhafter und spontaner.*

7: *Mit dem Finger verteilt der Künstler die Farbe für die Glanzlichter.*

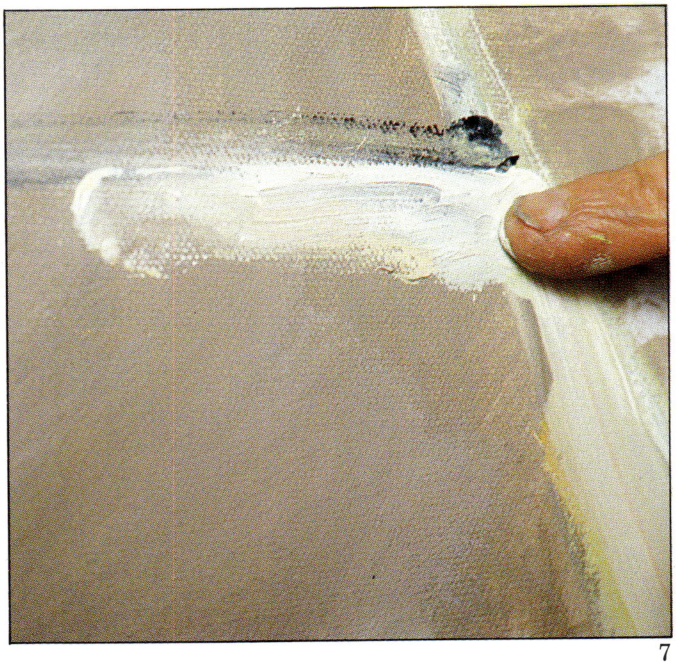

7

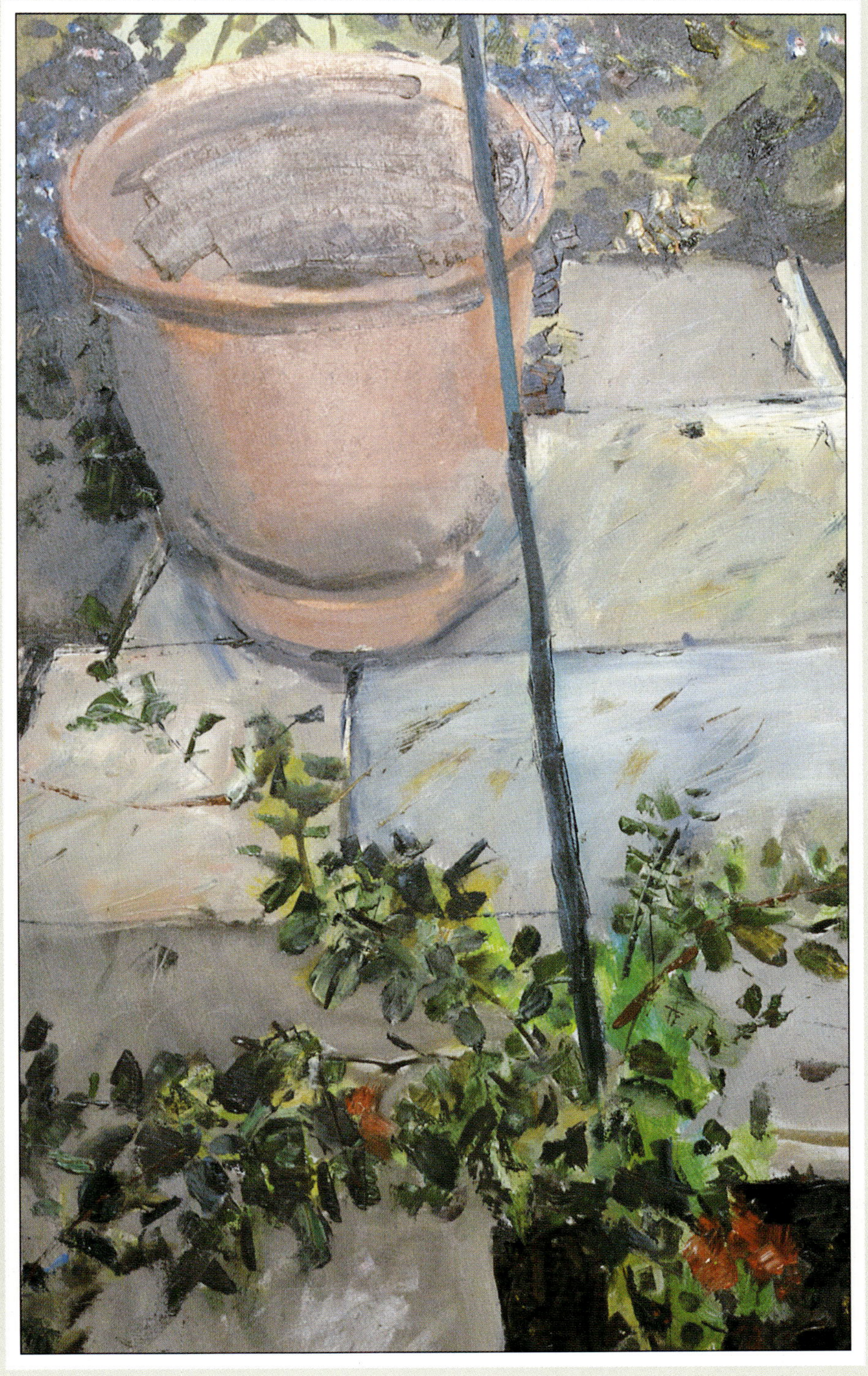

VOR KRETAS KÜSTE

Die Farbe wurde pastos auf eine sehr grobe Leinwand aufgetragen (beachten Sie das Gegenbeispiel auf S. 169). Grobe Leinwand ist zu instabil, um auf einen Rahmen aufgezogen zu werden, deshalb wurde sie auf eine Hartfaserplatte geleimt.
Die Anregung für das Bild lieferten einige Urlaubsfotos auf Kreta bei stürmischem Herbstwetter. Der Künstler wollte eine Hafenansicht im späten Abendlicht bei stürmischer See gestalten; seine Art des Farbauftrags verleiht dem Sujet eine solche Dramatik und Unmittelbarkeit, daß man glauben könnte, das Bild sei direkt vor Ort entstanden. Das Referenzfoto wirkt verhältnismäßig uninteressant, aber der Künstler griff bei der Zusammenstellung der Farbpalette und der Komposition auf seine Erinnerung zurück.
Die Komposition ist schlicht, beinahe streng. Meer, Vordergrund und Hintergrund sind als keilförmige Partien angelegt, aufgelockert durch die unregelmäßige, horizontale Strichführung. Die lediglich angedeuteten, flächig und großzügig ausgeführten Gebäudeformen sorgen für Spannung, ohne vom Bildzentrum, dem im Abendlicht glitzernden Meer, abzulenken.
Grobes Leinen absorbiert viel Farbe, sie mußte also dick aufgetragen werden, um zu decken. Trotzdem deckt sie noch ungleichmäßig, liegt an einigen Stellen auf und sinkt an anderen ins Gewebe ein. Dieser Effekt wurde hier zur Strukturierung einer interessanten, lebendigen Farboberfläche genutzt. Der Künstler setzte auch Spezialtechniken ein. Bei der Gestaltung der Meerpartie drückte er weiße Farbe direkt aus der Tube auf die Leinwand und trug mit gelber Ölpastellkreide tupfenartige Partien auf eine blaue Farbschicht auf. Die Häuser wurden mit Bleistift auf der trockenen Farbe konturiert, und im Vordergrund wurde Farbe mit einem Tuch verwischt. Das Bild ist ein gutes Beispiel dafür, wie verschiedene Techniken und Medien wirkungsvoll miteinander kombiniert werden können. Manche haben Mischtechniken gegenüber Vorbehalte und halten sie für unseriös, aber es wäre ein Fehler, sich vom Inhalt seines Malkoffers einschränken zu lassen. Wenn Sie Farbe mit Sand mischen und mit den Fingern auftragen wollen, und die Wirkung scheint passend, dann tun Sie es ruhig.

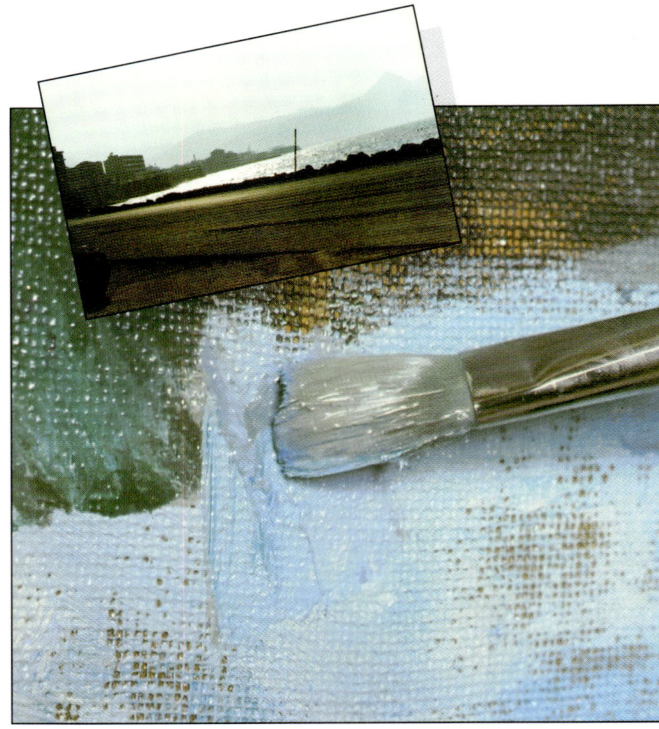

1

1: *Mit einem farbgesättigten Pinsel wird Farbe dick aufgetragen und in das Gewebe gerieben. Die Farbmischung besteht aus Weiß und Coelinblau und wird von dem hier und da durchscheinenden warmen Untergrundton intensiviert. Ein weißer Untergrund hätte das Blau zurückgenommen.*

2: *In diesem Stadium, noch ohne die Hügel im Hintergrund, ist die kompositorische Grundfigur – ineinandergeschobene Keilformen – deutlich zu erkennen. Das Meer wurde in groben Zügen eingemalt, ein ähnlicher Farbton in der Himmelspartie wiederaufgenommen*

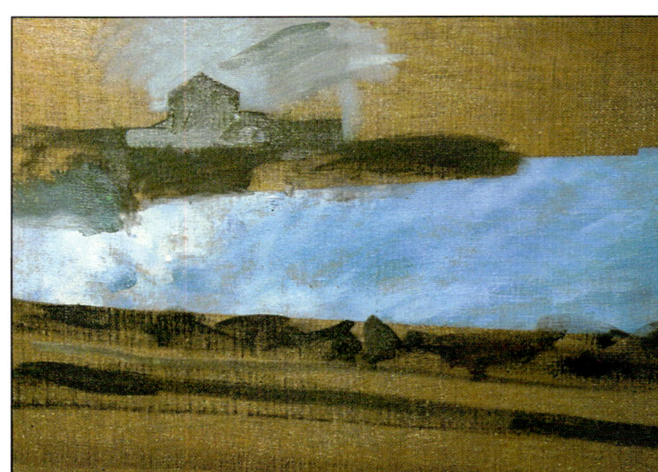

2

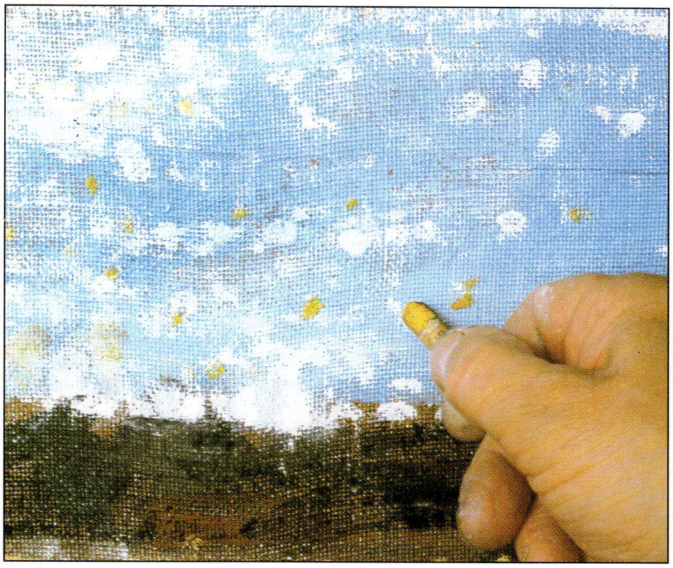

3

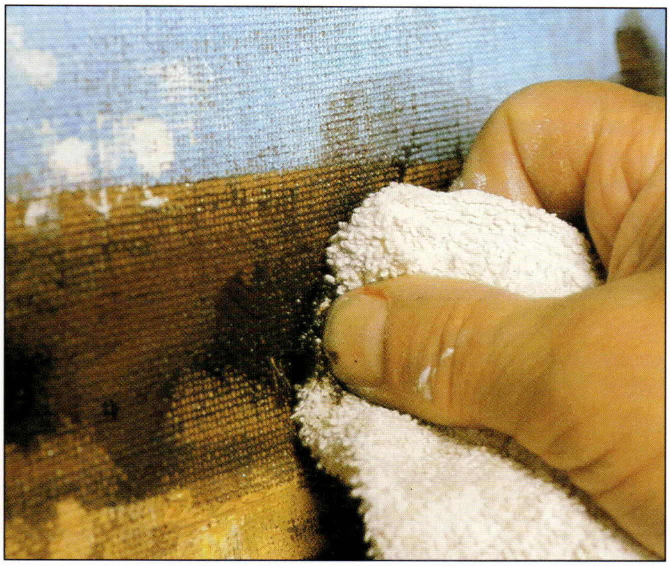

4

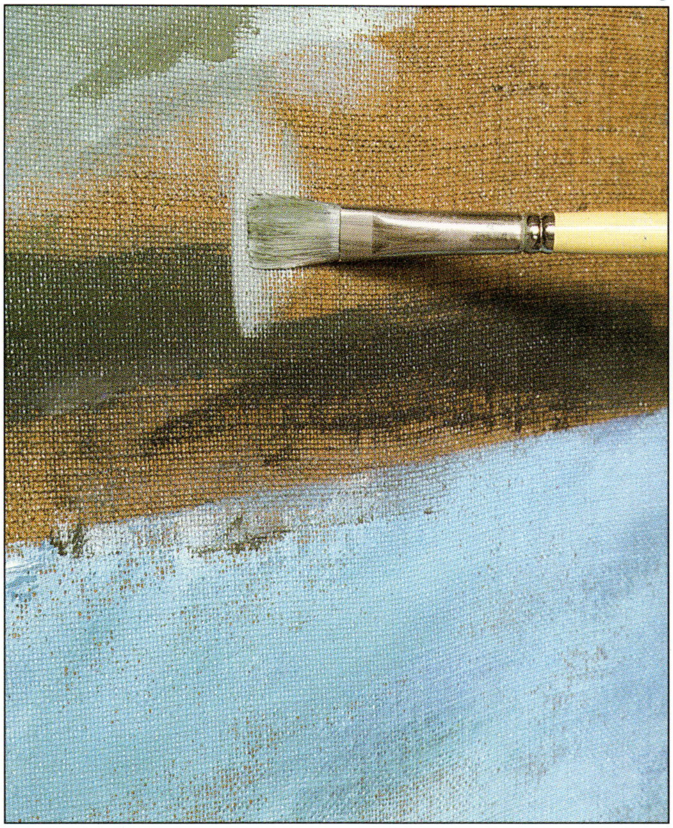

5

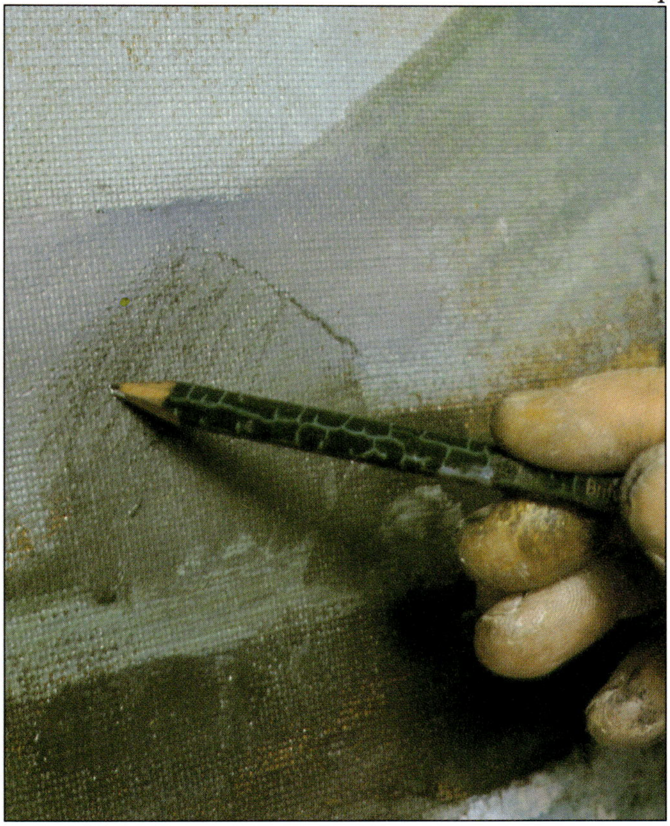

6

3: *Gelbe Ölpastellkreide wird auf die blaue Meerpartie aufgesetzt. Da Blau und Gelb Komplementärfarben sind, wird das Blau betont. Auch der goldene, durchscheinende Untergrund hebt das Blau hervor.*

4: *Im Vordergrund wird eine Mischung aus Schwarz und Umbra natur großzügig mit einem Lappen aufgetragen. Auch hier scheint stellenweise der goldene Untergrund durch und modifiziert die dunklere Farbschicht.*

5: *Damit die Untergrundfarbe durchscheint, trägt der Künstler das Blau für den Himmel sehr dünn auf.*

6: *Mit Bleistift werden die etwas unförmigen Gebäude nachdefiniert. Der Bleistift dunkelt die Farbe genauso ab wie eine dunkle Lasur.*

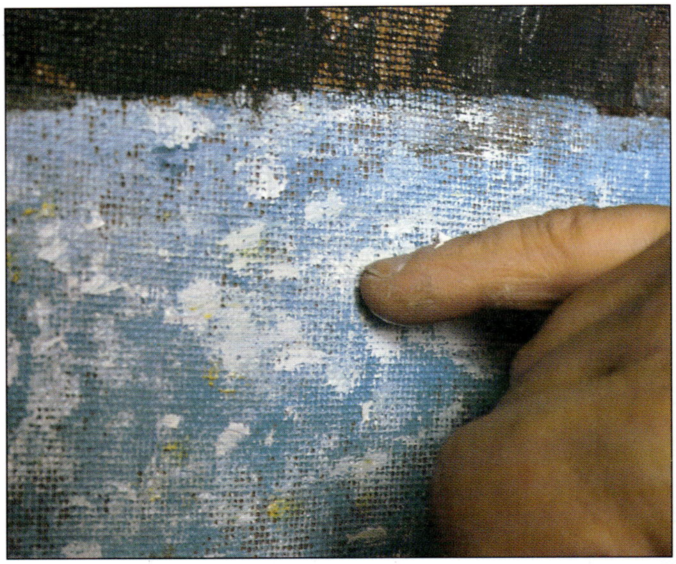

7

DAS MATERIAL

- Bildträger: Hartfaserplatte mit aufgeleimter grober Leinwand ohne Grundierung.
- Pinsel und anderes: Flachpinsel Nr. 12; Farbauftrag auch mit Lappen; stellenweise gelbe Ölpastellkreide.
- Farben: Titanweiß, Elfenbeinschwarz, Coelinblau, Marsgelb, Neapelgelb, Siena gebrannt, Siena natur, Umbra natur und Ultramarinblau.

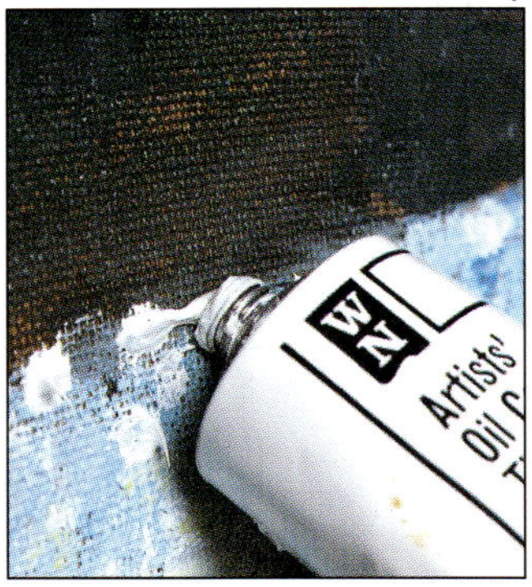

7: *Weiße Farbe wird direkt auf den Bildträger gedrückt und dann mit den Fingern verrieben, um sie in die angrenzenden Partien hineinzublenden. Wie sich der direkte Farbauftrag auf grober Leinwand auswirkt, sieht man deutlich auf dem fertigen Bild (gegenüber).*

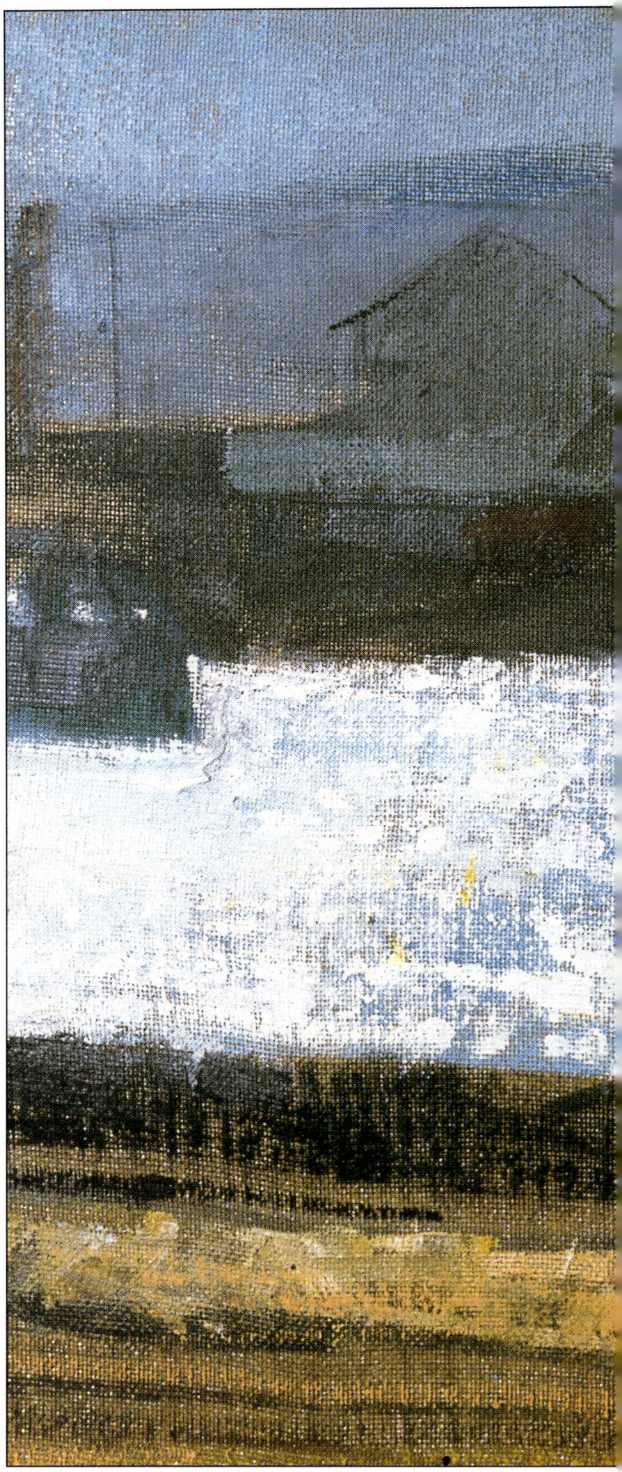

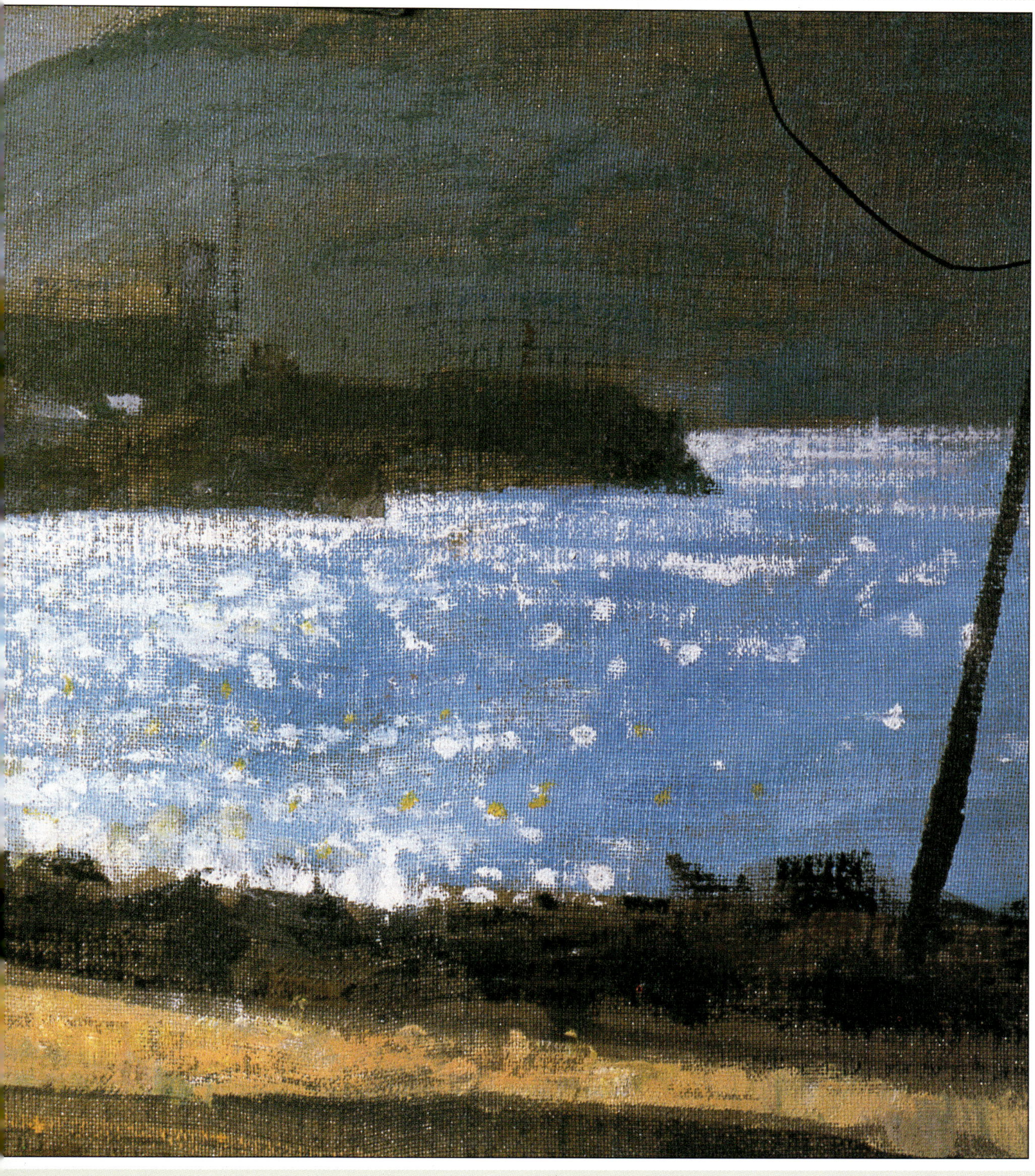

HERBSTNEBEL

An einem grauen Herbsttag direkt vor Ort gemalt, hat das Bild die ruhige, harmonische Stimmung der Landschaft und des Lichts eingefangen. Bei gedämpftem Licht verliert die Landschaft meistens etwas von ihrer Tiefe, weil die Sonne keine Schatten wirft und die dramatischen Hell-Dunkel-Kontraste fehlen. Weiter entfernte Objekte scheinen deshalb näher – an einem sonnigen Tag würde diese Landschaft ganz anders wirken. Ein grauer Himmel und weiches Licht können aber ein sanftes und doch leuchtendes Farbspektrum erzeugen, das hier voll ausgeschöpft wurde. Selbst der Hintergrund wurde in reinen, klaren Blautönen gemalt.

Vor Ort malend, glaubt man vielleicht, die Komposition vernachlässigen zu können – denn man malt ja »einfach nur das, was zu sehen ist«. Das ist ein Irrtum. Die Komposition ist immer wichtig. Sie werden feststellen, daß Sie automatisch anfangen, die Bildelemente zu komponieren, sobald Sie nur einen Strich auf die Leinwand setzen. Sie wählen Bildelemente aus, heben einige hervor, legen den Horizont fest usw. Hier ist die Komposition schlicht, aber wirkungsvoll. Sie wurde zu Beginn in Umrissen skizziert. Die Wegbiegung, die den Vordergrund in mehrere dreieckige Abschnitte unterteilt, führt den Blick auf die kräftige Horizontlinie am Fuß des hohen Baumes. Von dort an sind alle Hauptlinien Vertikalen – die Baumstämme, die in den Himmel aufragen. Alle Elemente der Komposition sind wichtig: Der über den Bildrand hinausragende Baum links hat in dem Baum rechts ein Gegengewicht; die am Fuße des Baumes rechts im Bild auslaufende Diagonale bricht die kräftigen Horizontalen des Bildes auf. Es ist sehr aufschlußreich, einmal einen Teil des Bildes abzudecken und zu sehen, wie sich die Gewichte verschieben. Decken Sie z. B. den Baum rechts mit der Hand ab, so werden Sie sehen, daß die Komposition ihr Gleichgewicht verliert und der Blick unsicher und richtungslos »umherirrt«.

Das Bild wurde zügig gemalt, Hauptpartien anfangs in Schattierungen von Ocker und Grau eingetragen, um die mittlere Tonigkeit festzulegen. Eine begrenzte Farbpalette reichte für dieses Motiv aus – ein Grün, ein Blau, ein helles Gelb, vier Braun- und Ockertöne und Weiß. Beim Arbeiten im Freien empfiehlt sich eine Beschränkung der Palette, da man sonst versucht ist, zu viele Farben zu benutzten, wobei ein Bild leicht seinen Zusammenhalt verliert.

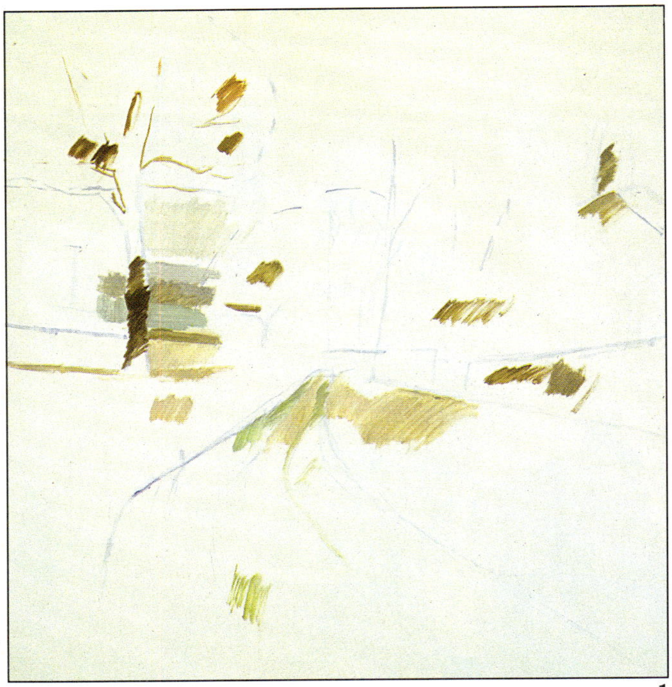

1

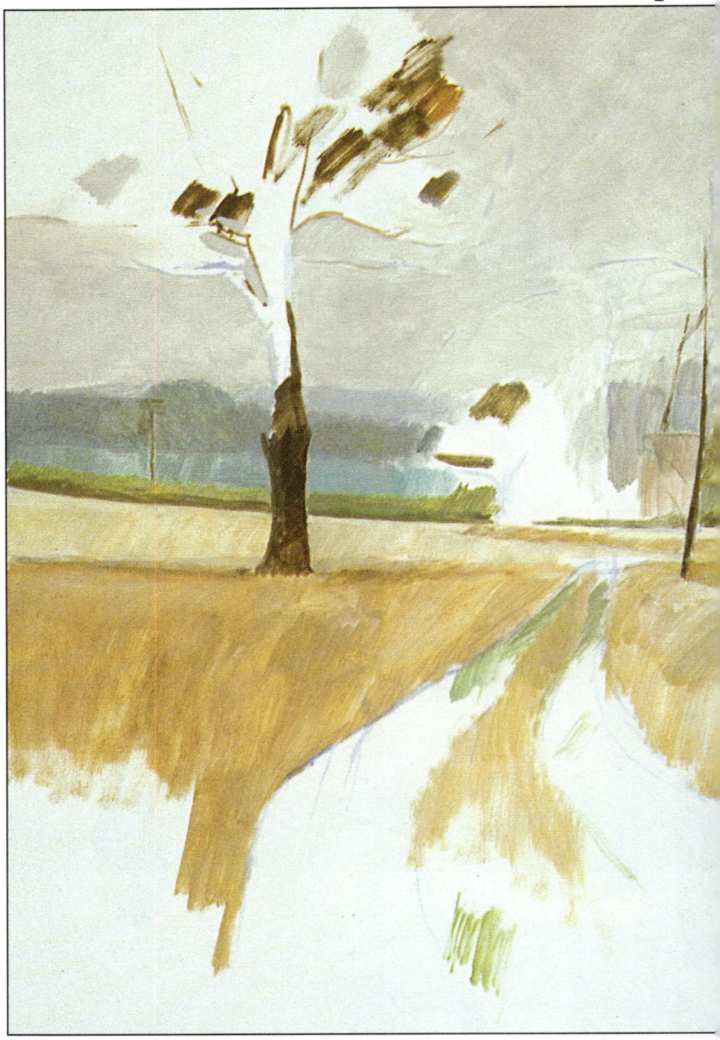

1: *In stark verdünntem Kobaltblau wurden mit einem feinen Rotmarderpinsel grob die Umrisse skizziert. Dieser Bildtyp benötigt keine präzise Aufzeichnung, nur die Hauptelemente der Komposition müssen festgelegt werden.*

2: *Da die Bildwirkung von dem Zusammenspiel großer Farbflächen abhängt, begann der Künstler sofort auf der gesamten Bildfläche mit dem Farbauftrag und bestimmte die Verteilung der kalten und warmen Töne, um die dunkleren und helleren Farben besser einschätzen zu können.*

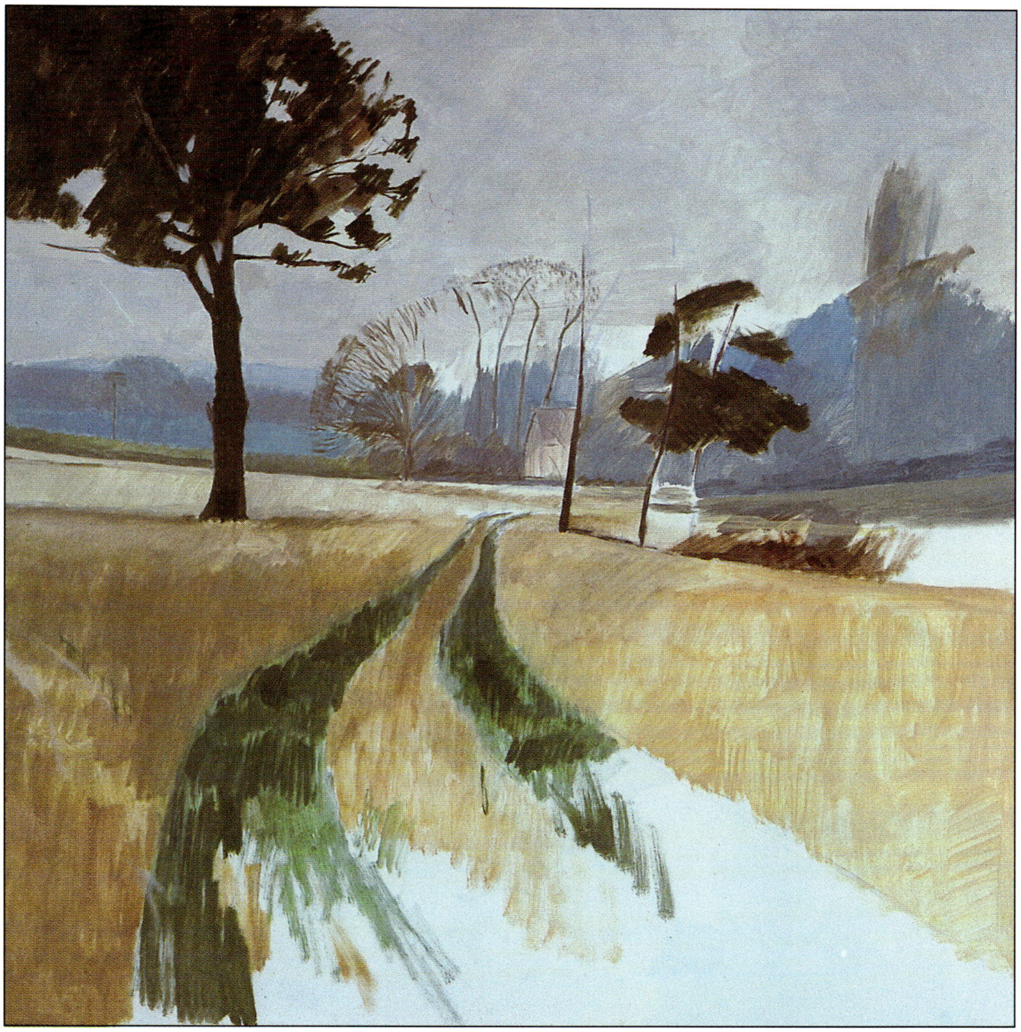

3

3: *Dann wurde die dunkle Masse der Bäume gemalt, gefolgt von dem recht kräftigen Grün des Weges.*

4: *Das Grün wurde sorgsam an die kräftigen Ockertöne im Vordergrund angeschlossen.*

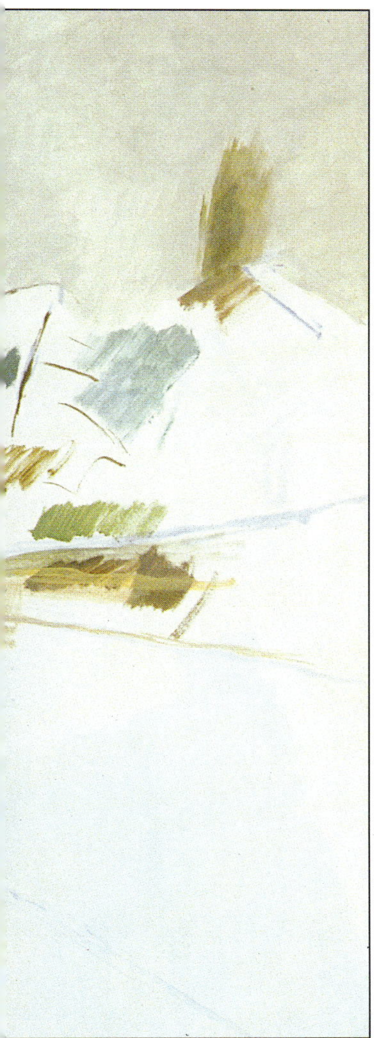

2

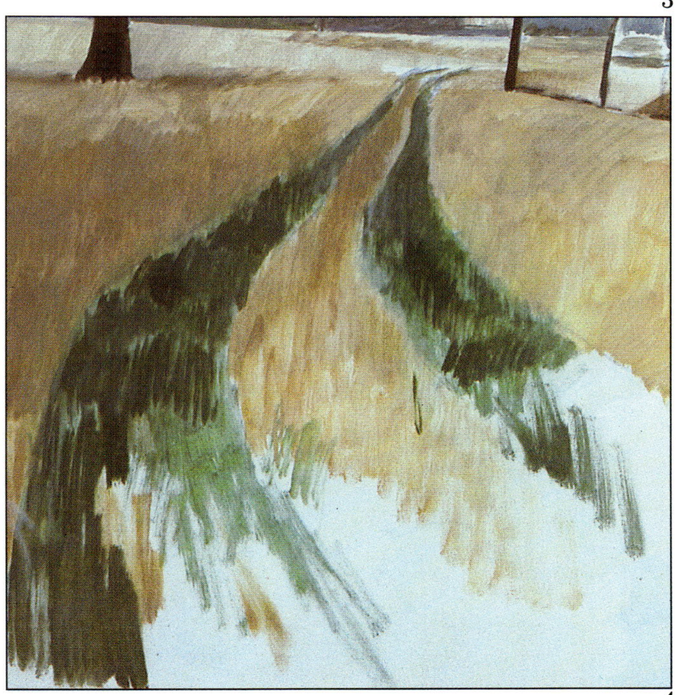

4

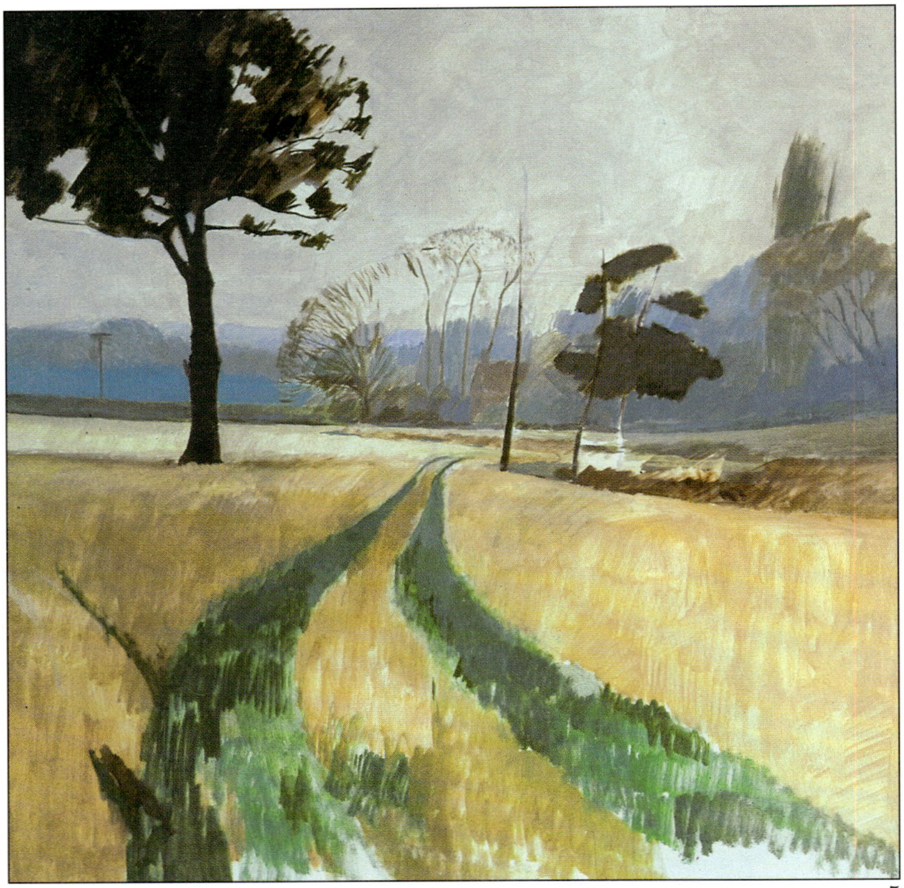

5

DAS MATERIAL

- Bildträger: feines Leinen grundiert mit Lederleim und Ölgrundierung, 76 x 76 cm.
- Pinsel: je ein Flach- und Rundpinsel Nr. 2 und 4, Rotmarderpinsel Nr. 4 für Aufzeichnung und Details.
- Farben: Titanweiß, Zitronengelb, Lichter Ocker, Siena gebrannt, Umbra natur, Alizarinkrapplack, Kobaltblau und Chromoxidgrün.

5: *Die abgeänderten und nun kälteren Farben der Hintergrundpartie lassen den Hintergrund weiter zurücktreten und verstärken so die Raumwirkung.*

RECHTS: *Zuletzt wurden die Feinheiten der entfernter stehenden Bäume mit einem feinen Rotmarderpinsel eingemalt und die Partie am Fuß des Baumes rechts im Bild nachgedunkelt und definiert.*

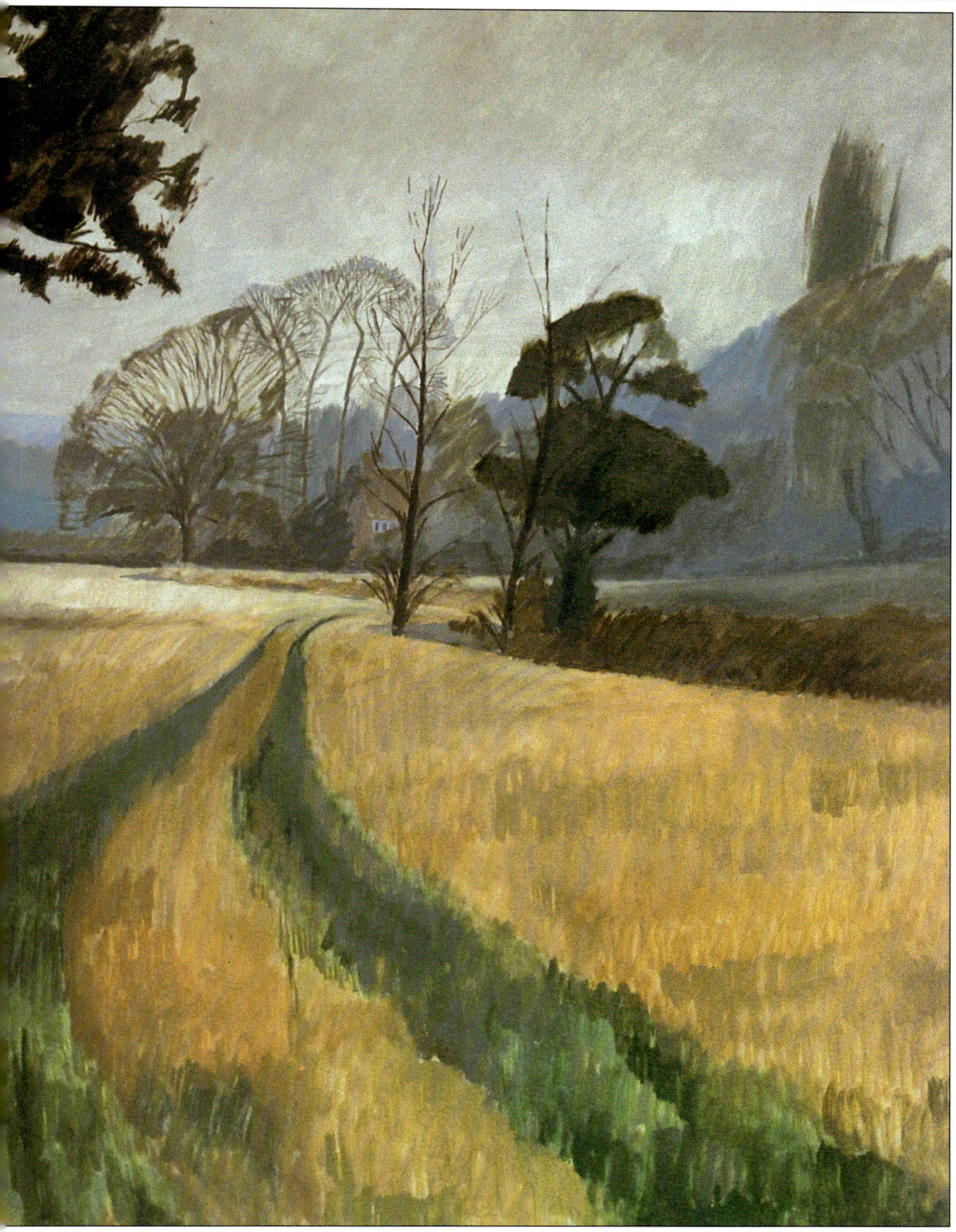

GRIECHISCHES DORF

Dieses Bild entstand nicht vor Ort, sondern ist das Ergebnis vieler Skizzen und Eindrücke, die der Maler auf mehreren Urlaubsreisen in einem griechischen Dorf sammelte, es gibt die sonnendurchglühte mediterrane Atmosphäre sehr gut wieder. Mehrere Zeichnungen, Farbproben und Fotos standen als Referenzmaterial zur Ausarbeitung des Farbspektrums und der Komposition zur Verfügung.

Das Bild zeigt eine Fensteraussicht, ein Sujet, das häufig zu interessanten Kompositionen führt, denn die erhöhte Perspektive umfaßt oft mehr Bildelemente als ein Blick auf Straßenhöhe. In diesem Fall bietet die Vogelperspektive auf die Dächer einen attraktiven Kontrast zu den schmaleren Rechtecken der Fenster und Türen. Die Geraden der Gebäude werden ausgeglichen und betont von den geschwungenen Konturen der Bäume, der überwucherten Mauern und des Gemüsebeetes im Vordergrund, die den Blick ins Bild hineinführen. Die strengen Diagonalen der beiden Treppen bringen Dynamik und Rhythmus in die Komposition, die trotz ihrer Vielfalt und Detailfülle nicht unübersichtlich wird – selbst die kleinen Figuren, die Stühle und Pflanzschalen auf dem Balkon fügen sich ein, ohne zu dominieren. Da der Künstler das strahlende Mittelmeerlicht einfangen wollte, das starke Hell-Dunkel-Kontraste erzeugt, war die Balance der Licht- und Schattenpartien besonders wichtig.

Das Bild wurde an einem Tag fertiggestellt. Die Farbe wurde anfangs recht dünnflüssig vermalt, später zu einer pastoseren, farbintensiveren Oberfläche aufgebaut (die klassische Methode der Ölmalerei: »fett über mager«). Die Strichführung ist ein integraler Bestandteil des Gemäldes und wurde hier und da zur Beschreibung bestimmter Stofflichkeiten und zur Andeutung von Formen eingesetzt, so z. B. beim Baum und dem Gemüsebeet im Vordergrund.

Als Bildträger diente feines Leinen, das sich besonders für Bilder mit feinen Details und klaren, geraden Linien eignet, die auf einem sehr groben Tuch nur schwer zu gestalten sind.

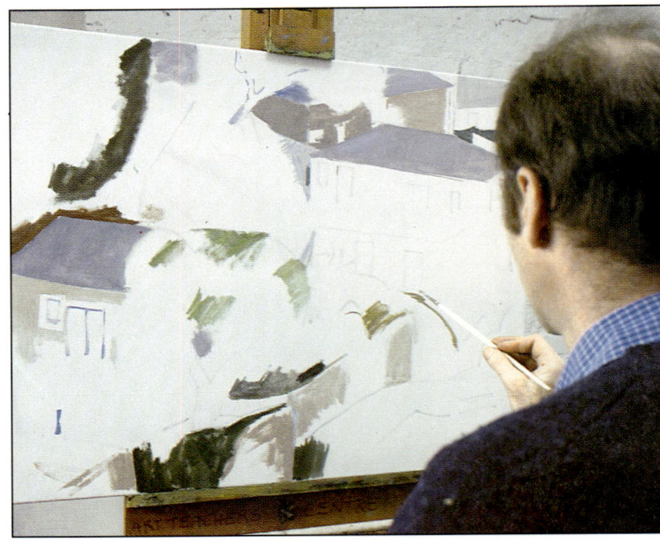

1

1: *Der Künstler zeichnete die Grundzüge seiner Komposition mit einem feinen Pinsel in stark mit Terpentinöl verdünntem Kobaltblau auf den Malgrund auf. Die Aufzeichnung war zwar nicht sehr detailliert, der Bildaufbau war aber vorher sorgfältig geplant – eine unerläßliche Voraussetzung bei einem so komplexen Motiv mit vielen kontrastierenden Formen und Tonwerten. Dann wischte der Künstler mit verdünnter Farbe die mittleren Farbtöne auf. Sie gaben den Mittelwert für die helleren und dunkleren Töne an. Ein anderer Maler hätte vielleicht mit einer monochromen Untertuschung oder einer Kohlezeichnung begonnen und zuerst die Licht- und Schattenpartien festgelegt*

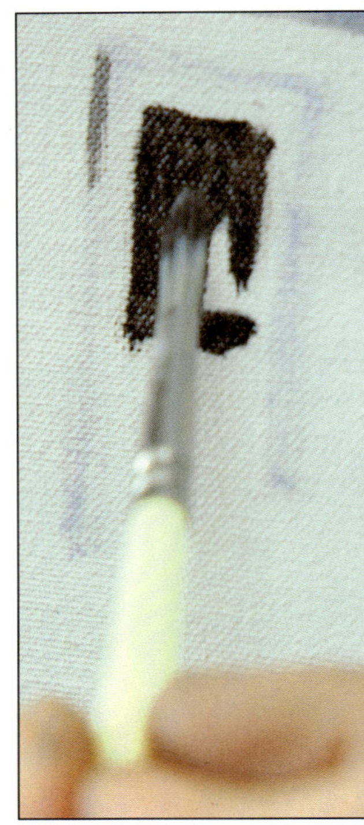

2

2: *Nachdem die mittlere Tonigkeit bestimmt und die Hauptlinien eingezeichnet waren, konnten die architektonischen Details mit dunkler Farbe eingetragen werden.*

5: *Dann wurden die Blattwerkpartien aufgebaut: in Chromoxidgrün und Umbra natur die dunklen und in Zitronengelb und Kobaltblau die hellen Töne.*

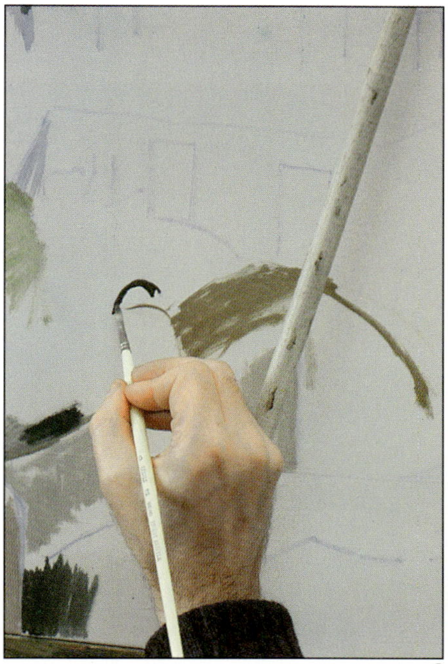

3

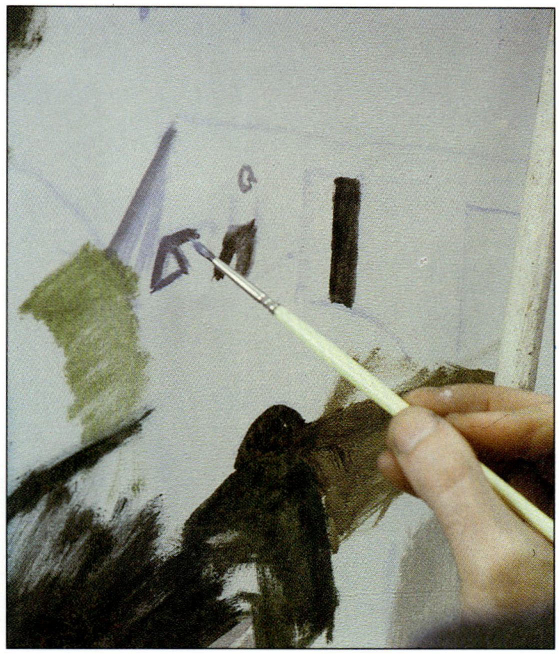

4

3: *Der Künstler stabilisiert seine Hand mit einem Malstock, um eine präzise Kurve zu malen. Die freie Hand hält den Malstock, dessen gepolstertes Ende auf einer trockenen Partie der Leinwand oder, falls die Farbe noch feucht ist, am Rand aufgelegt wird. Bei einem solchen Bild braucht man eine ruhige Hand – ein fehlplazierter Fensterrahmen oder eine krumme Dachlinie würden stören und die Bildharmonie verletzen.*

4: *Die Figuren wurden mit einem kleinen, runden Borstenpinsel gemalt. Sie sind deutlich artikuliert, aber nicht übertrieben sorgfältig ausgeführt.*

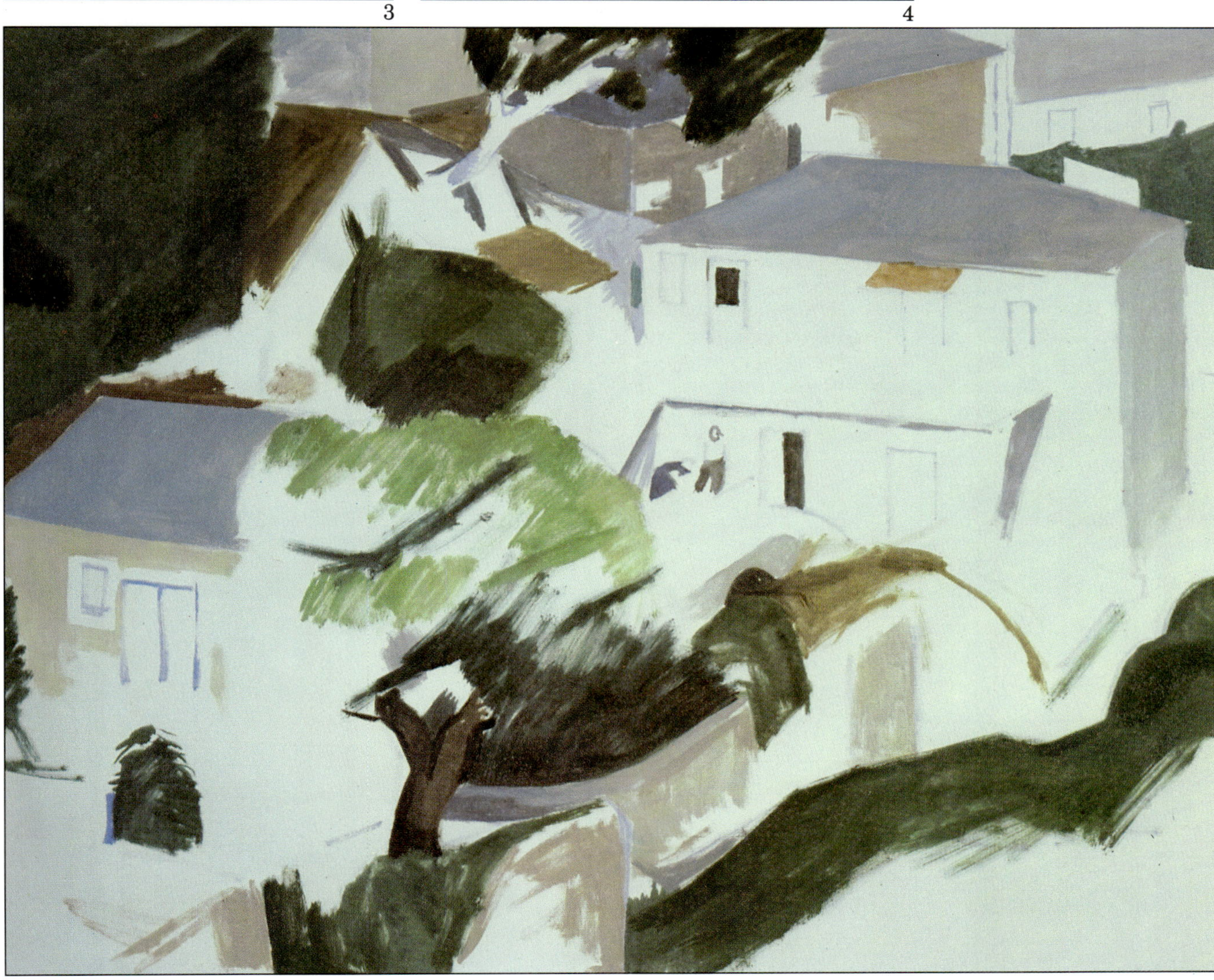

5

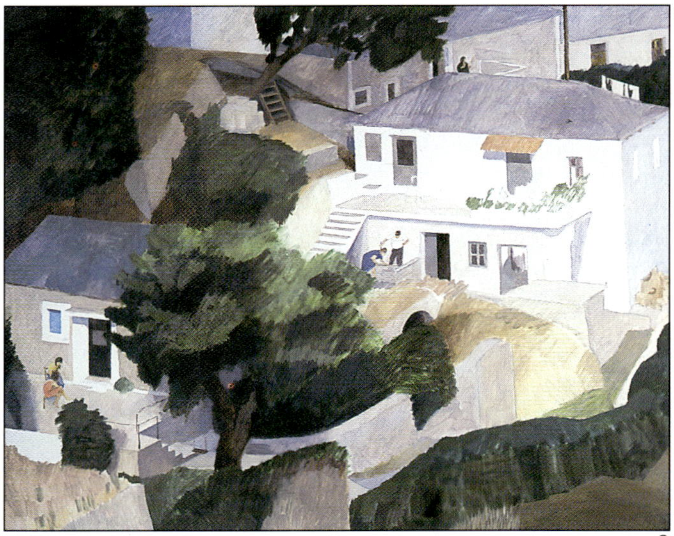

6

DAS MATERIAL

- Bildträger: gebrauchsfertig grundierte, feine Leinwand, 91 x 122 cm.
- Pinsel: runde Schweinsborstenpinsel Nr. 6–10, Rotmarderpinsel Nr. 4 für die Aufzeichnung.
- Farben: Titanweiß, Zitronengelb, Neapelgelb, Lichter Ocker, Siena gebrannt, Umbra natur, Kadmiumrot, Alizarinkrapplack, Kobaltblau, Ultramarinblau, Chromoxidgrün und Saftgrün.
  Malmittel: Leinöl und Terpentinöl.

6 und RECHTS: *In diesem Stadium sind die wichtigsten Tonwerte und Farbtöne festgelegt, und das Bild, das bisher aus einzelnen Elementen bestand, tritt nun als geschlossene Einheit hervor. Die eigentlich kalten Grautöne und Schattenpartien erhielten durch eine Beimischung von Alizarinkrapplack etwas Wärme. Die warmen Braun- und Gelbtöne wurden aus Weiß, Lichtem Ocker und Neapelgelb gemischt. Dann wurden die Farben ausmoduliert und einige Partien mit dickerer Farbe weiterentwickelt und akzentuiert. Auch die letzten Details wie die Stühle auf dem Balkon wurden erst jetzt eingemalt.*

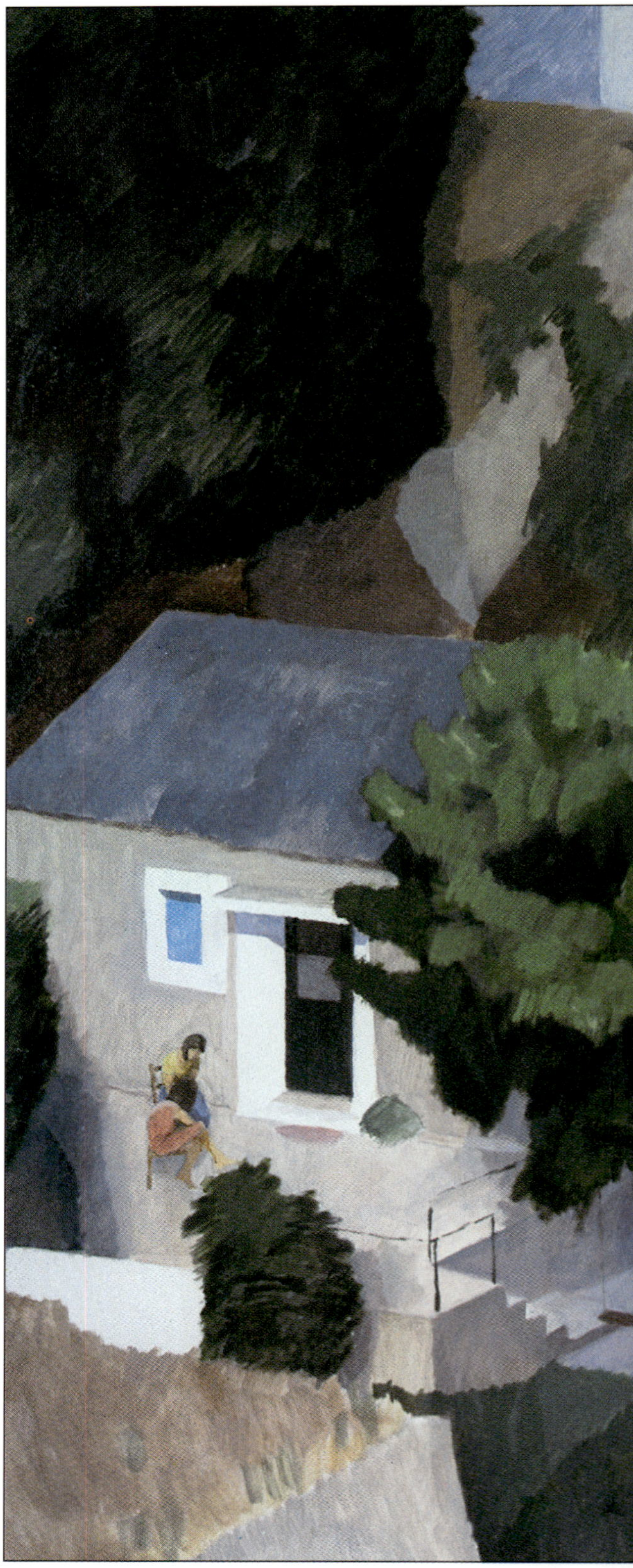

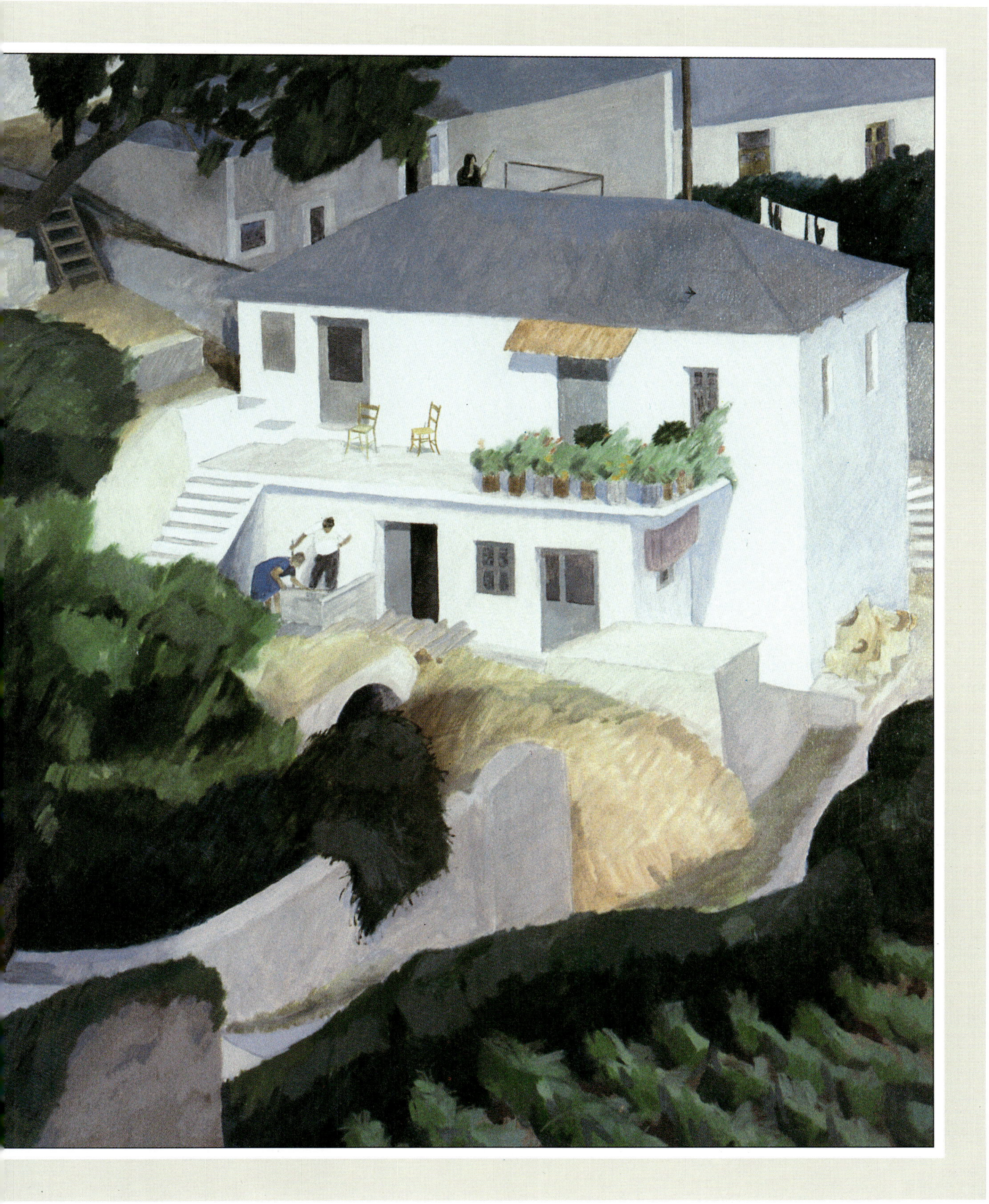

LANDSCHAFT MIT PALMEN

Ein Foto diente diesem Bild als Vorlage. Da alle Bildelemente großzügig, aber doch klar definiert sind, war es in diesem Fall ganz passend. Verglichen mit dem Bild, wirkt das Foto recht langweilig, denn der Künstler hat das Motiv sehr persönlich interpretiert und nach seiner eigenen Auffassung ausgestaltet. Sein Pinselduktus, der die stachelige Blattstruktur der Palme im Vordergrund und die hochgewinkelten Zypressenformen im Mittelgrund herausarbeitet, erzeugt eine ganz eigene Spannung und Dramatik.

Besonders überzeugend hat der Künstler die Prinzipien der Luft- und Farbperspektive umgesetzt (siehe S. 149), um dem Bild Räumlichkeit und Tiefe zu geben. Der Berg im Hintergrund wurde mit verdünnter Farbe in hellen Grauschattierungen gemalt, während der Vordergrund in einem dynamischen, kraftvollen Farbauftrag kräftige Hell-Dunkel-Kontraste zeigt. Als weiteres kompositorisches Mittel zur Erzeugung der Raumtiefe ließ der Künstler die dominanten Vertikalen, die Palmen, den oberen und unteren Bildrand durchstoßen. Dadurch treten sie weiter nach vorn, werden bis auf die Bildfläche vorgezogen, während die Zypressen deutlich weiter hinten in mittlerer Bilddistanz stehen.

Die Komposition hat sich zwar kaum von der Fotovorlage gelöst, weicht aber doch in entscheidender Hinsicht davon ab. Die auf dem Foto unvorteilhaft zentral plazierten Palmen wurden versetzt, die hohe Palme nach rechts verschoben und die Palme im Vordergrund nach links gerückt, so daß sie die Zypressen ausbalanciert. Der Baum ganz rechts kommt nur gerade so weit ins Bild, daß er nicht als amorphe Masse erscheint, sondern als Baum lesbar bleibt. Die Details im Mittelgrund wurden stark vereinfacht, das Blattwerk oben links im Bild wurde zu einer deutlichen Gesamtform zusammengefaßt. Bei dem Arbeiten nach Fotos sollte man sich immer die erforderliche kompositorische Freiheit nehmen, selbst wenn man das Foto im Hinblick auf ein bestimmtes Sujet aufgenommen hat.

Mit verschiedenen Techniken wurde eine abwechslungsreiche Farboberfläche geschaffen, ein wichtiger Gesichtspunkt bei jeder Bildgestaltung. Der Künstler verwendete verschiedene Pinsel zur Erzeugung unterschiedlicher Struktureffekte, zeichnete mit dem Pinselstiel in pastose Farbe und kratzte sie mit dem Messer aus *(Sgraffito)*. Um Blattwerk und Stamm der Palme im Vordergrund zu beschreiben, wurde die Farbe mit dem Malspachtel aufgetragen. Die Palette war auf nur sechs Farben plus Weiß beschränkt, eine ungewöhnlich kleine Auswahl, die trotzdem ein lebhaftes und abwechslungsreiches Farbspektrum entstehen ließ.

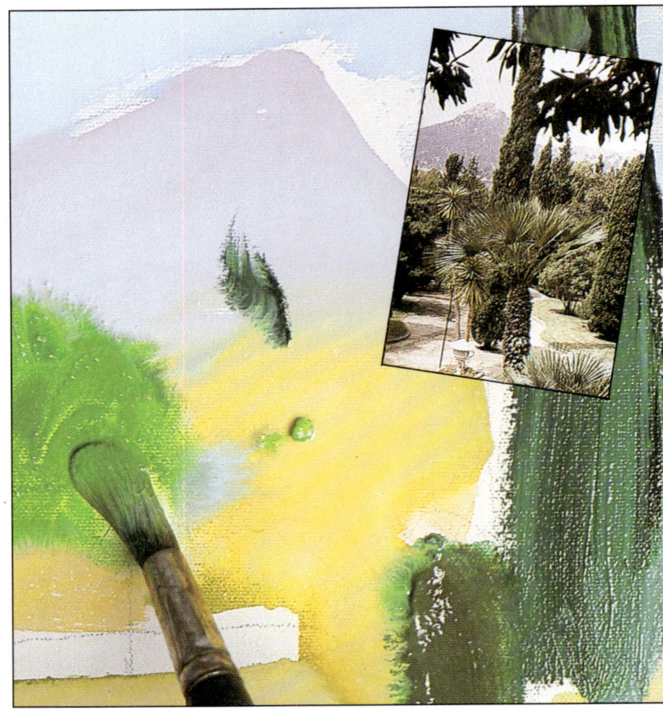

1

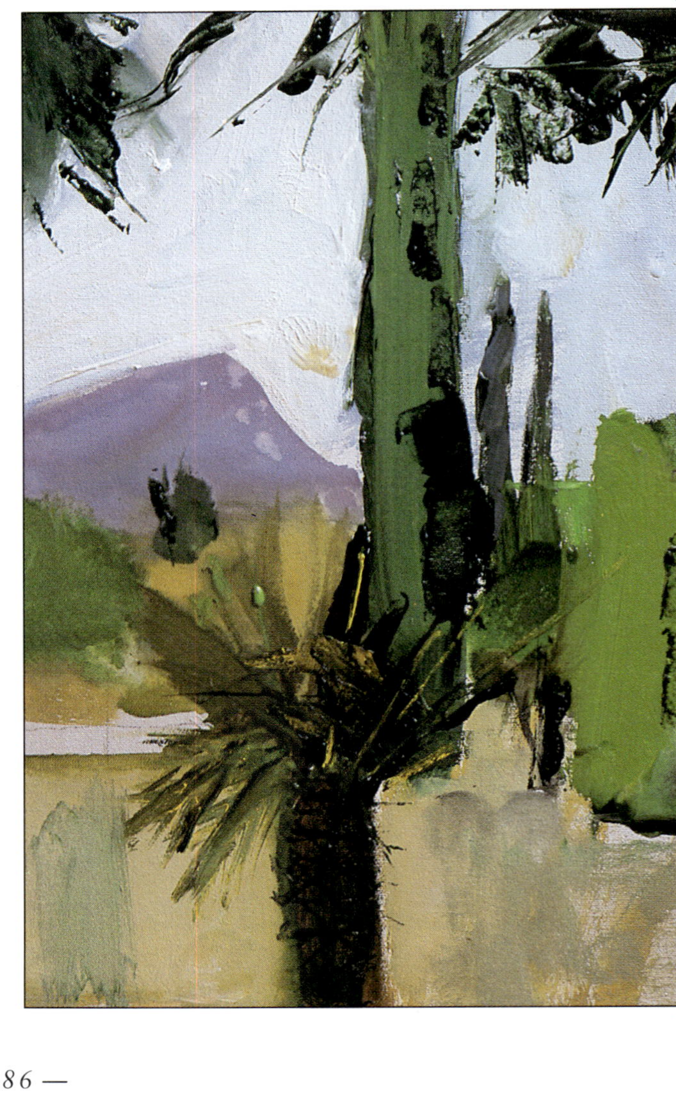

2

1: Zuerst wurde mit Bleistift auf der Leinwand grob vorskizziert, dann mit verdünnter Farbe die gesamte Bildfläche gleichzeitig bearbeitet. Da die Farbe mit Terpentinöl und nur wenig Leinöl gebunden war, konnten die Hauptformen rasch aufgewischt werden. Alle Hauptpartien ausgefüllt, die Leinwand ganz mit Farbe bedeckt, erscheinen die Formen zunächst als flächige Partien, und das Blattwerk am oberen rechten Bildrand fehlt noch ganz.

2: Nachdem die Himmelspartie fast trocken war, wurde die Farbe für das Blattwerk mit einem Malspachtel aufgetragen. Das sieht ganz anders aus als mit dem Pinsel gemalt, aber man braucht eine sichere Hand, um einen Malspachtel richtig einzusetzen.

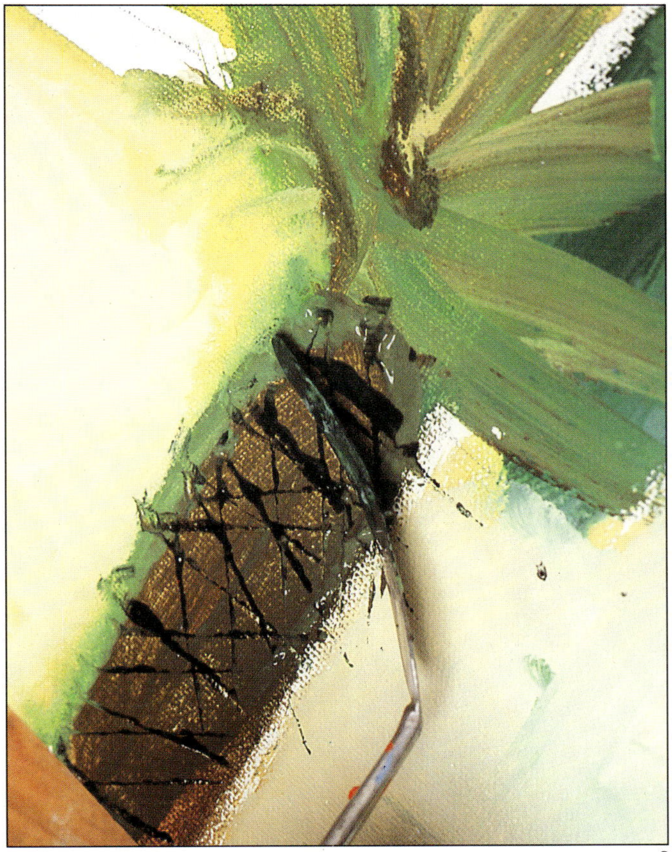

3

3: Mit der Seite des Malspachtels wird dicke Farbe so auf einer dünnen Farbschicht aufgetragen, daß sie die Struktur des Palmenstamms beschreibt. Derartige Techniken erhöhen die Spannung eines Bildes, setzen dramatische Akzente und schaffen dekorative Strukturen.

4: Um die stacheligen Palmwedel zu gestalten, wurde mit dem Pinselstiel in die zäh aufgetragene Farbe des hohen Palmenstamms hineingezeichnet.

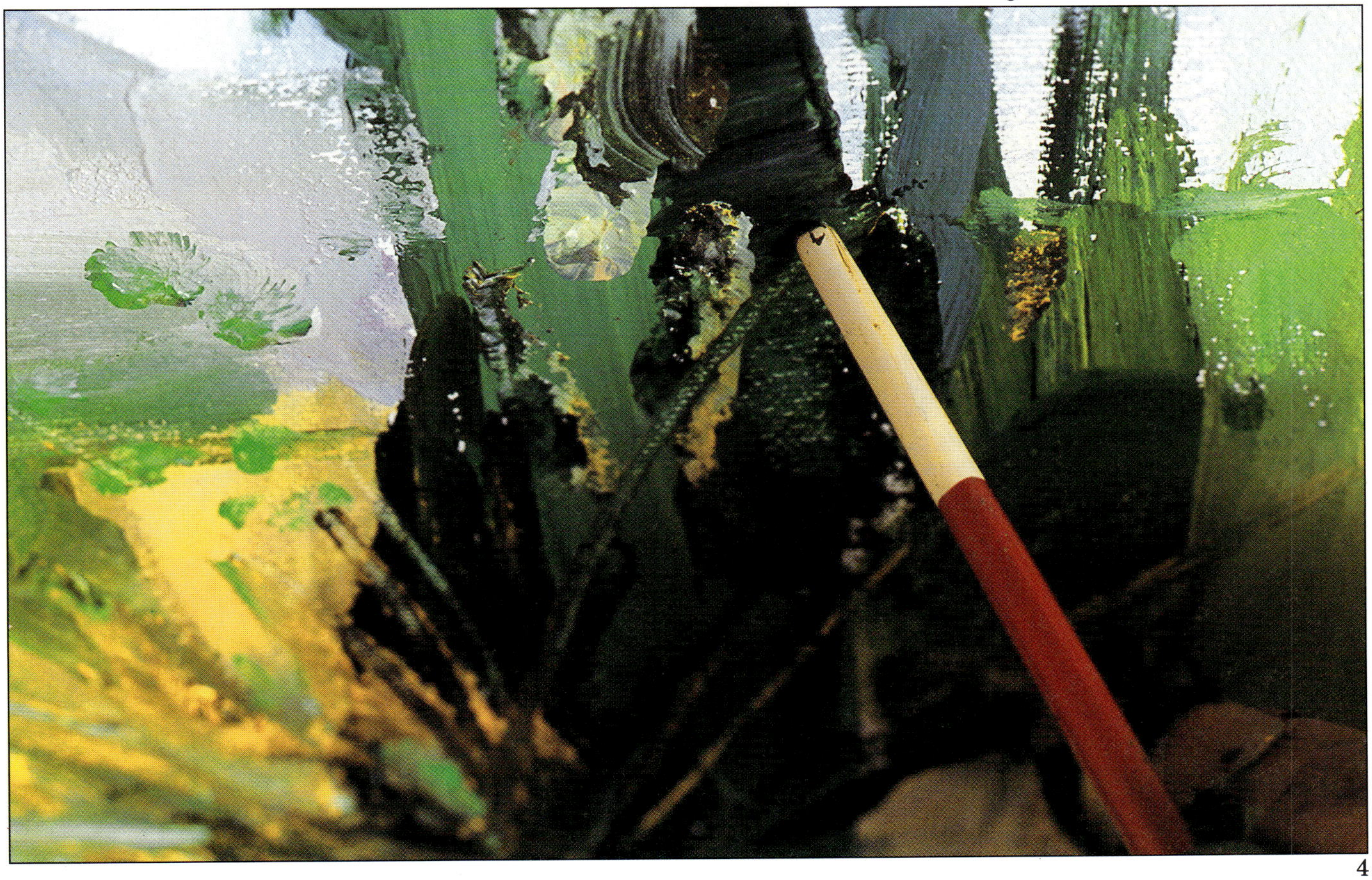

4

DAS MATERIAL

- Bildträger: gebrauchsfertig vorgrundierte Leinen-Malpappe, 76 x 61 cm.
- Pinsel: flache und runde Borstenpinsel Nr. 6–12, weiche Synthetikpinsel für Details, ein mittelstarker Malspachtel.
- Farben: Titanweiß, Elfenbeinschwarz, Lichter Ocker, Alizarinkrapplack, Umbra natur, Preußischblau, Hookersgrün. Malmedien: Leinöl und Terpentinöl.

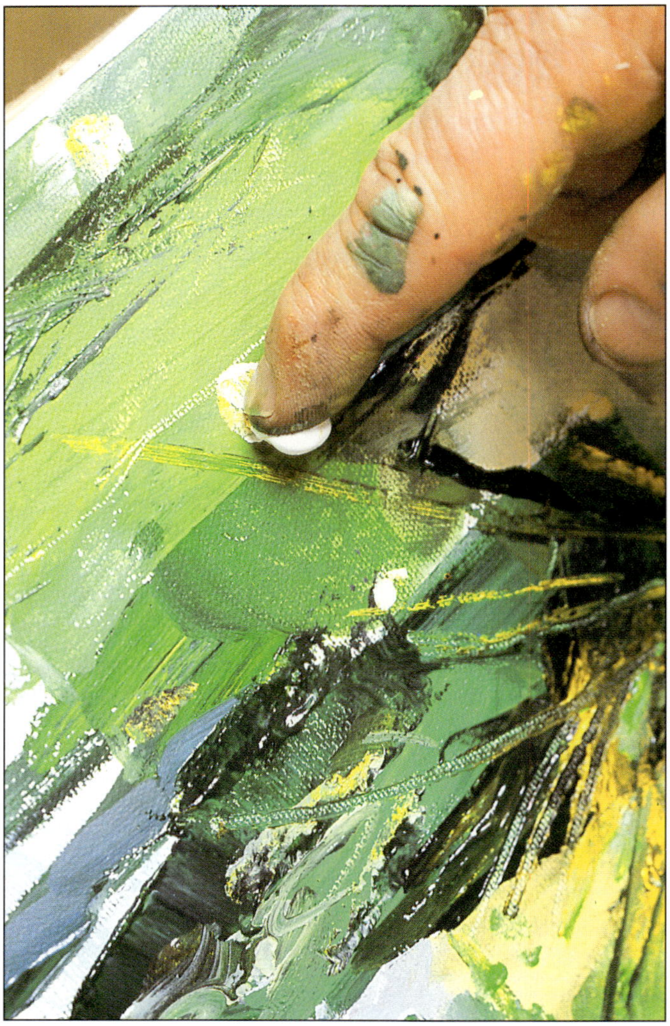

5

5: *Hier und da wurde die Farbe mit dem Finger oder einem kleinen Tuch verrieben, um weiche Übergänge zu schaffen. Mit einem weichen Pinsel wurde auf eine noch feuchte Farbschicht dicke Farbe aufgebracht (Naß-in-Naß-Technik), um das Blattwerk zu definieren. Die neue Farbschicht nimmt dabei etwas Farbe von der Schicht darunter auf, ein Effekt, der in solchen Bildern gern ausgenutzt wird.*

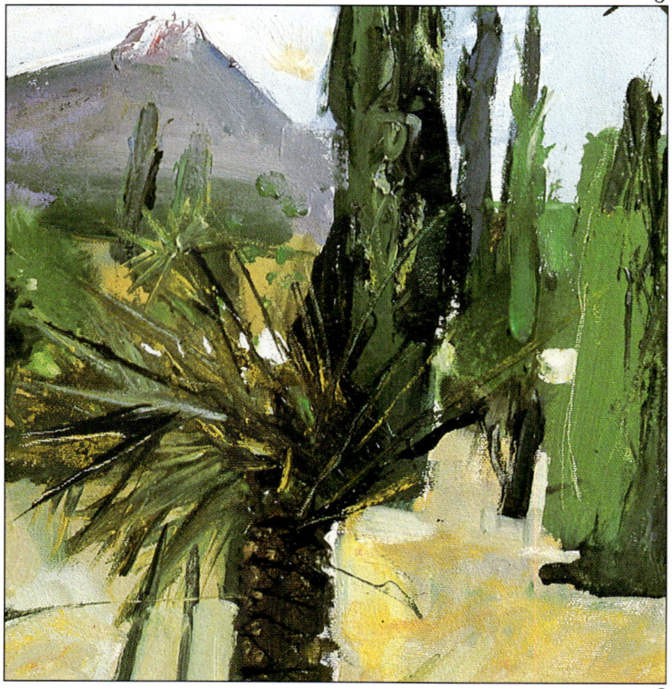

6

6: *Der hohe Stamm wurde weiter ausstrukturiert und der Berg in kalten, hellen Grautönen definiert, um die Raumwirkung zu erhöhen (kalte Farben treten in den Hintergrund, warme Farben treten hervor). Die Zypressen am Fuß des Berges wurden lediglich mit je einem Pinselstrich naß-in-naß eingemalt, so daß ihr Grün etwas von dem Grau darunter aufnahm.*

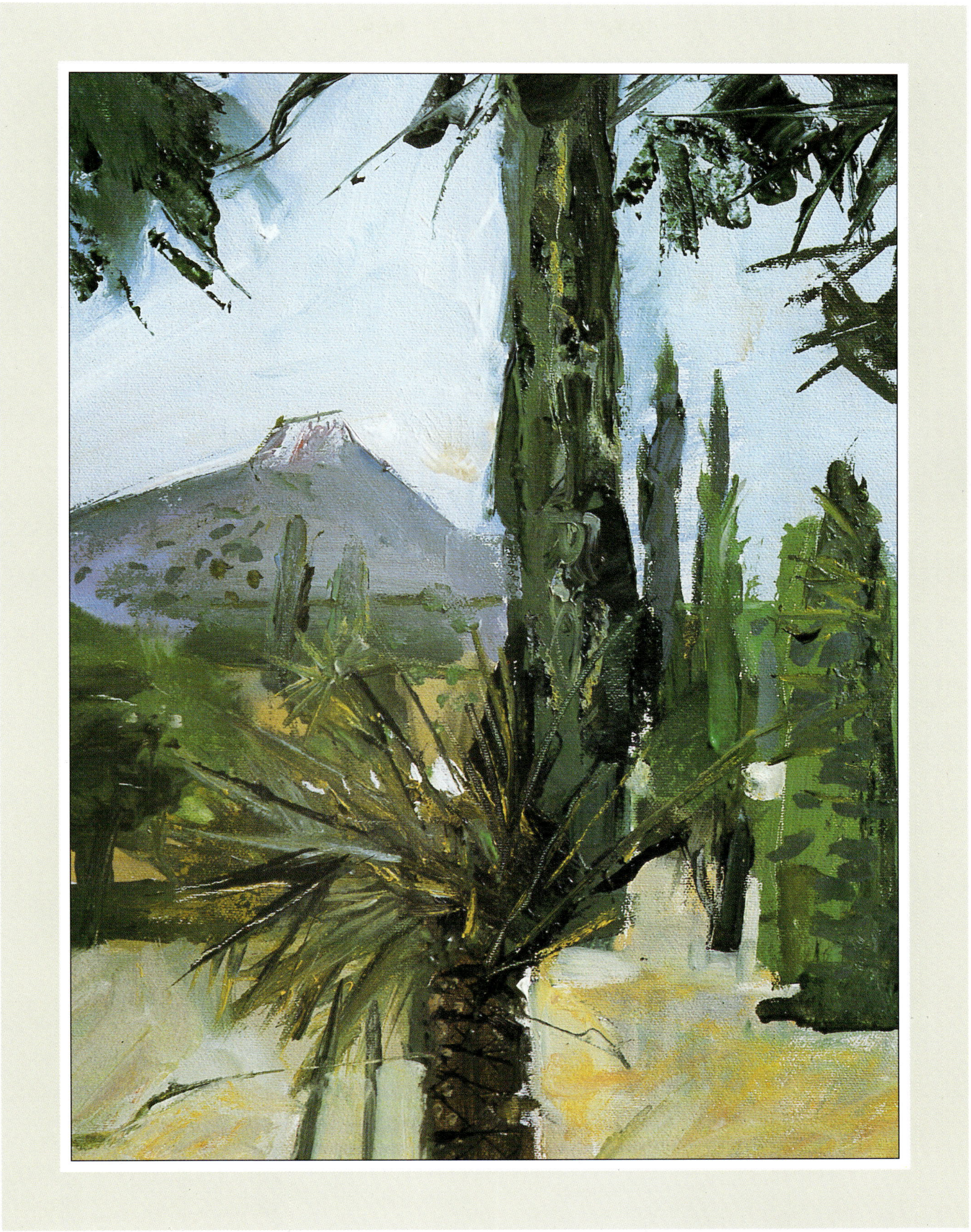

VERLASSENER PIER

Dieses anspruchsvolle Sujet erforderte eine besonders genaue Zeichnung. Mehrere präzise Studien in Feder und Tinte gingen dem Bild voraus. (Es begann zu regnen, bevor die abgebildete Studie fertig war – deshalb die Flecken.) Die wichtigsten Umrisse des Motivs – Geländer, Sitzgelegenheiten, Laternen und Gebäude – wurden dann mit Kohle auf den Malgrund gezeichnet. Beachten Sie die durchgezogene Diagonale auf der Höhe der Laternenschirme, eine Hilfslinie zur Bestimmung der Perspektive. Anschließend wurde die Zeichnung hier und da mit verdünnter schwarzer Farbe verdichtet und verstärkt, danach die wichtigsten Farbpartien in Grau, Grün und Lichtem Ocker eingesetzt. Anfangs wurde die Farbe dünn mit flachen Borstenpinseln vermalt, wobei der weiße Malgrund stellenweise durchschien. Im Verlauf der Arbeit wurde die Farbe allmählich dicker aufgetragen und schließlich zu einer ungemein kräftigen, gebrochenen Oberfläche aufgebaut.

Die Komposition wird bestimmt von dem Zusammenspiel der Diagonalen und Vertikalen: Entlang der aufsteigenden Diagonalen des Geländers wird der Blick auf die strenge Vertikale der äußeren Gebäudeecke geführt, hoch zu der korrespondierend absteigenden Diagonale des Dachüberstandes, die zurück in die Bildmitte weist. Die geschwungenen Linien der Bögen, Laternenpfähle und Banklehnen bilden das Gegengewicht zu den strengen Winkelformen.

Trotz begrenzten Farbspektrums haben die Farben lebendige, sprühende Leuchtkraft, die sich teils aus dem plastischen Farbauftrag, teils aus den Farbkontrasten ergibt. Das Gebäude rechts hätte z. B. schlicht als flächige, graue Partie behandelt werden können, tritt aber in intensiven Farbfeldern hervor. Relativ kräftige blaue und gelbe Partien akzentuieren den Bogen. Blau- und Gelbtöne scheinen ebenfalls an der Fassade wieder auf und stellen den Bezug zu den Grüntönen des Meeres und dem warmen Ocker des Piers her. Selbst die Laternenpfähle und Sitzlehnen zeigen warme, belebende Akzente in gedämpftem Gelb, die, etwas kräftiger, an der Außenseite des Geländers wiederaufgenommen werden und dort den Widerschein der Lichtreflexe auf dem Wasser repräsentieren.

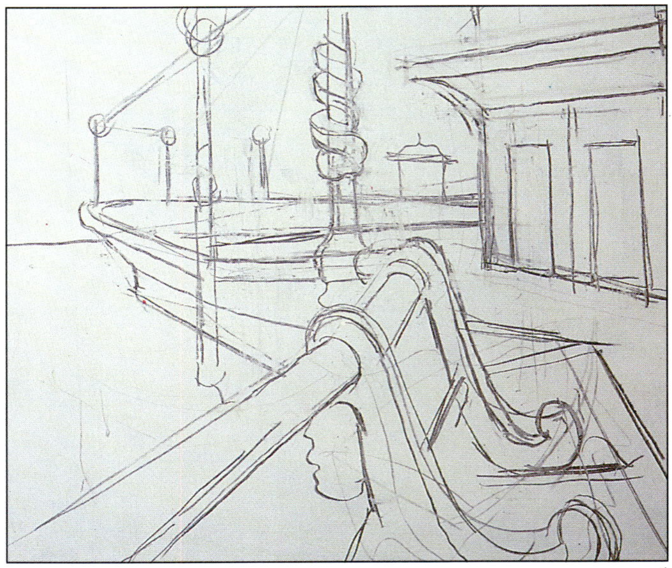
1

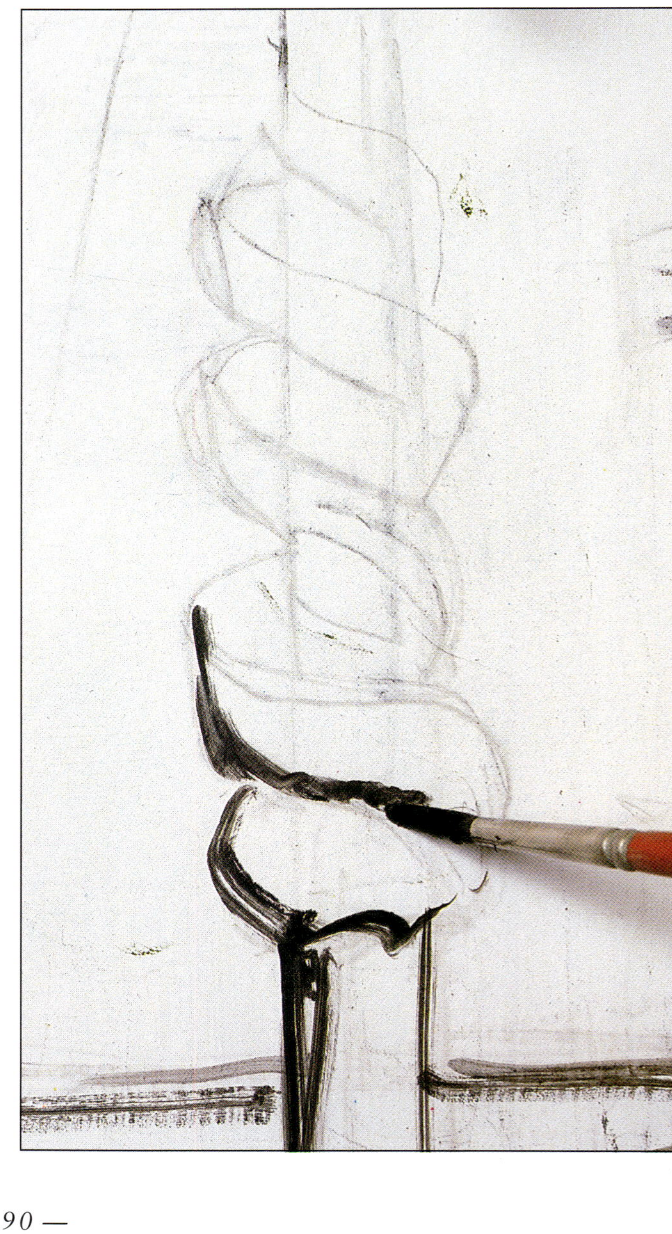
2

1: *Die Hauptlinien wurden mit Englischer Zeichenkohle auf den Malgrund gezeichnet, lose Partikel entfernt und die Linien dann in verdünntem Schwarz mit einem feinem Synthetikpinsel kräftiger nachgezogen.*

2: *Die Linien wurden so dünn übermalt, daß sie als integraler Bestandteil des fertigen Bildes sichtbar bleiben. Der Künstler arbeitete nach mehreren Skizzen, entwickelte das Motiv aber weiter, so daß keine von ihnen mit dem Bild identisch ist.*

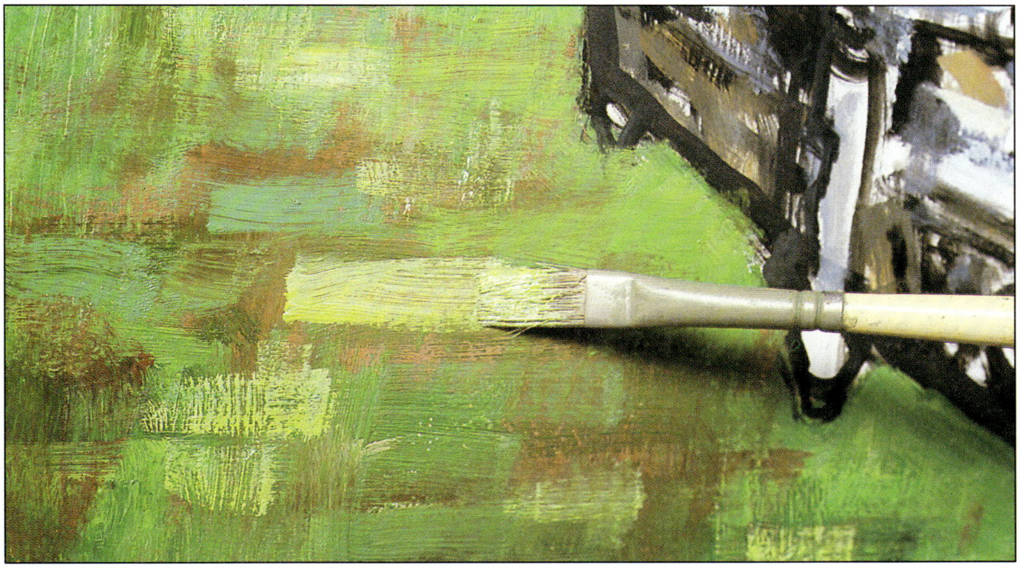

3

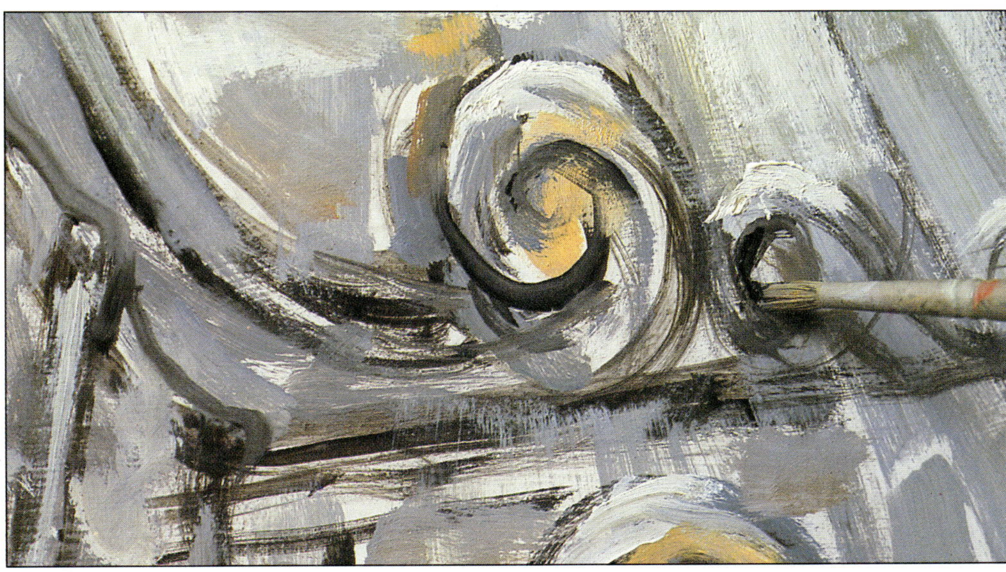

4

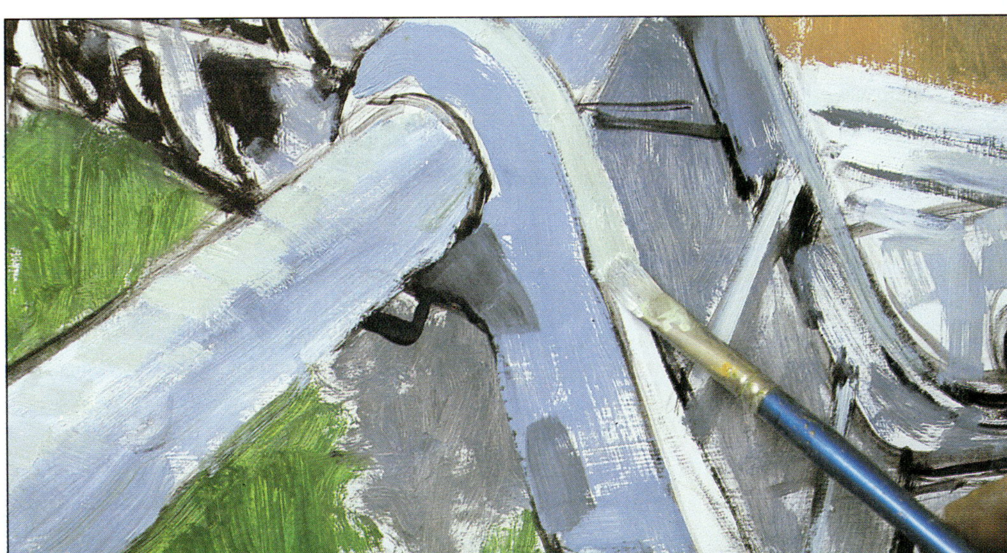

5

3 *und* **4:** *Das Meer wurde zuerst in flächigem Grün gemalt. Gebrochene Pinselstriche in Siena, Weiß und Rot verliehen ihm dann Wärme und Bewegtheit. Das Bild ist ausgesprochen perspektivisch angelegt; der Künstler nutzte das Geländer vor den großen Farbfeldern als optisches Mittel, um den Blick ins Bild hineinzuführen. Die entsprechend ausgerichtete Strichführung ist Teil der Komposition und verstärkt diese Wirkung.*

5: *Die Pinselführung folgt bei der Sitzgelegenheit der Form und akzentuiert sie, aber am Geländer laufen die Striche eher darum herum als daran entlang und beschreiben so zugleich die Oberflächenstruktur des alten Metalls.*

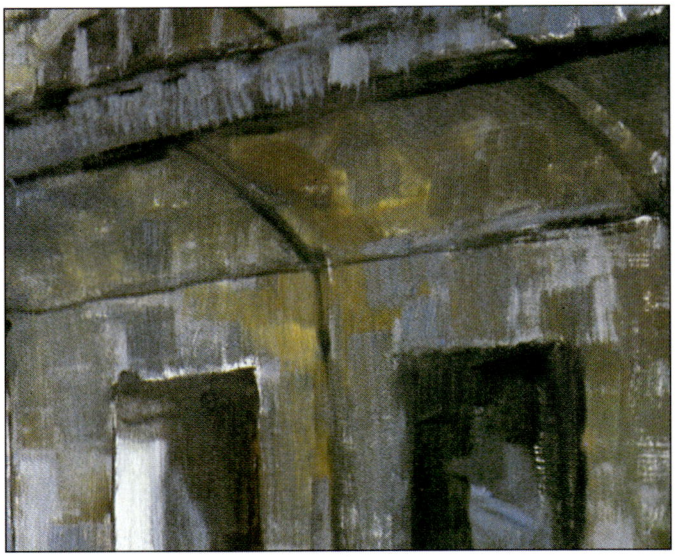

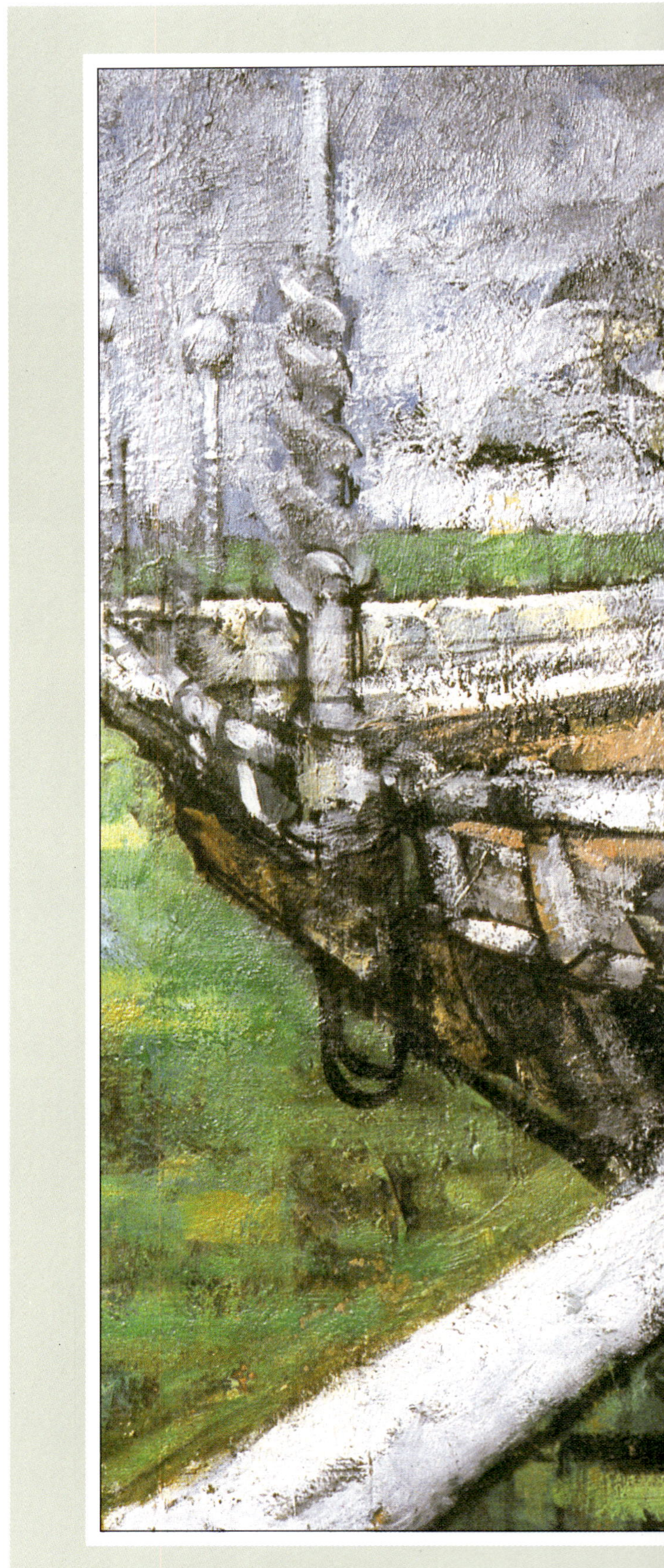

DAS MATERIAL

- Bildträger: glatte Seite einer Hartfaserplatte; vor dem Grundieren mit Sandpapier abgerieben; Sägemehl verblieb auf dem Bildträger; weiße Gessogrundierung; 60 x 75 cm.
- Pinsel: Dalon Synthetikpinsel Nr. 4–11; vom Künstler bevorzugt, weil härter als Nylonpinsel, mit feiner Spitze für Kleinarbeiten.
- Farben: Titanweiß, Lichter Ocker, Siena gebrannt, Ultramarinblau, Saftgrün, Kadmiumgrün und Lampenschwarz, das wärmer ist als Elfenbeinschwarz und sich mit Ultramarinblau zu intensiven, dunklen Tönen mischt.

6: *Die gerade, senkrechte Strichführung der Wandflächen betont die Vertikale. Die einzelnen Striche wurden nicht ineinandergearbeitet oder gemischt, damit die Farbfläche sauber und frisch blieb. Hier wurden zwar recht kräftige Farben vermalt, sie sind aber so umsichtig aufeinander bezogen, daß keine von ihnen hervorsticht oder besondere Aufmerksamkeit auf sich zieht. Das ist schwieriger, als es aussieht.*

RECHTS: *Zuletzt wurde das Gebäude weiter ausgearbeitet und dann eine gebrochene Struktur aus verriebener Farbe über das ganze Bild gelegt, die den Eindruck von altem, brüchigem Metall verstärkt.*

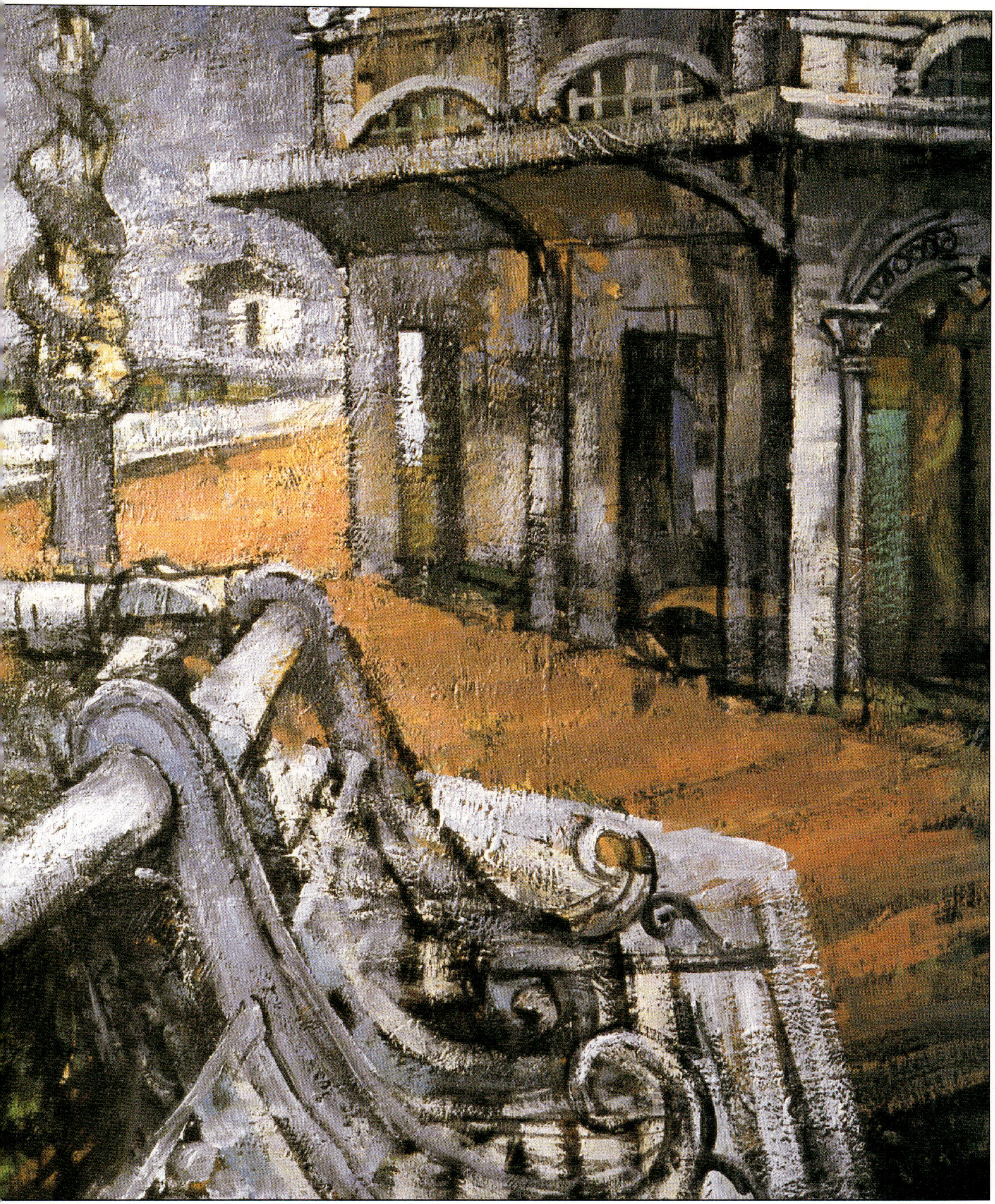

KAPITEL SECHS

INNEN MOTIVE

Alle folgenden Bilder – Figurenbilder, Potraits, Stilleben und Blumenbilder – haben etwas gemein: Der Künstler hat sie nach seinen eigenen Vorstellungen arrangiert und kontrollierte die Bedingungen. Bei einem Portrait kann man meist die Kleidung des Modells und auch den Hintergrund bestimmen. Bei einem Stilleben oder Blumenbild sucht man die Objekte aus.

Diese Freiheit ist insofern ein Vorteil, als man sich Zeit lassen kann. Sie ist jedoch ein Nachteil insofern, als jenes inspirierende Gefühl der Spannung, das häufig zu besonders interessanten Bildern führt, ausbleibt. Um diese Spannung künstlich zu erzeugen, kann man sich ein Zeitlimit setzen. So verhindert man auch, daß man sich zu sehr in übertriebenen Einzelheiten verliert. Lassen Sie sich für das Arrangement und die Beleuchtung eines Stillebens oder für die Vorstudien zu einem Portrait soviel Zeit, wie Sie mögen, aber nehmen Sie sich vor, das Bild in ein, zwei Sitzungen fertig zu malen.

PORTRAIT EINES BÄRTIGEN MANNES

In nur zwei Sitzungen entstand dieses frische, spontan wirkende Portrait. Für ein Portrait hat man oft weniger Zeit zur Verfügung, als man sich wünscht, denn nur wenige Modelle haben hinreichend Zeit oder Geduld, in einer bestimmten Pose zu verharren. Dieses Portrait orientierte sich hauptsächlich an einem Foto. Der Künstler hat das Foto allerdings nicht abgemalt, sondern entsprechend seinen eigenen Eindrücken vom Charakter des Modells und den dazu passenden Farben abgewandelt. Da er ohne sein Modell arbeitete, hätte er sich natürlich mehr Zeit nehmen können, aber er »simulierte« lieber die spontanen Arbeitsbedingungen, um zu vermeiden, daß das Bild überladen und müde wirkt. Das Setzen eines Zeitlimits sowohl bei Landschaftsbildern wie bei Portraits ist eine gute Methode, um sich daran zu gewöhnen, dem ersten Eindruck zu vertrauen, den man von einem Gesicht oder einer Szenerie hat, anstatt unsicher auf einem Foto nach genau den Konturen zu suchen, an die man sich zu erinnern glaubt.

Das Bild wurde mit einer Untertuschung in verdünnten neutralen Braun- und Blautönen begonnen. Anschließend wur-

Mit einem Pinsel Nr. 3 wurden nur wenige Linien und Umrisse in verdünnter Farbe aufgezeichnet.
1: *Partien in Gelb-, Blau- und warmen Rottönen kamen hinzu, die später weiter ausmoduliert und definiert wurden.*
2: *Von den Stirn-, Wangen- und Kinnpartien wurde Farbe mit einem Tuch abgewischt.*
3: *Dadurch wurden die Glanzlichtpartien aufgehellt. Mit dem Tuch wurde auch die grob aufgetragene Hintergrundfarbe verteilt und dabei überschüssige Farbe entfernt.*
4 und 5: *Auf Gesichts- und Haarpartien wurden Schatten und Glanzlichter aufgebaut. Dabei wurde die Farbe in kurzen, getüpfelten Strichen gemischt. Da auf einer kaum absorbierenden Hartfaserplatte gemalt wurde, war die Farbe in diesem Stadium nur mit Terpentinöl verdünnt, denn zusätzliches Öl hätte sie zu klebrig gemacht, und sie wäre zu langsam getrocknet.*
6: *Selbst so war die Farbe im sechsten Stadium noch zu dick und naß auf dem Malgrund, um weiter bearbeitet werden zu können. Die gesamte Oberfläche mußte mit Zeitungspapier abgetupft werden. Dabei wurde die überschüssige Farbe entfernt, es blieb aber dennoch ein erkennbares Bild zurück.*

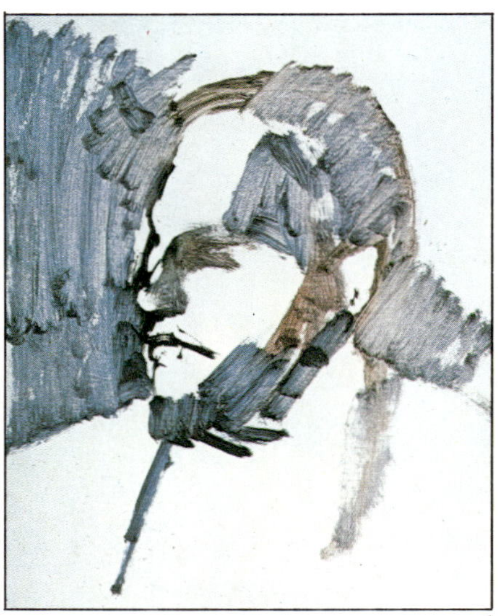

1

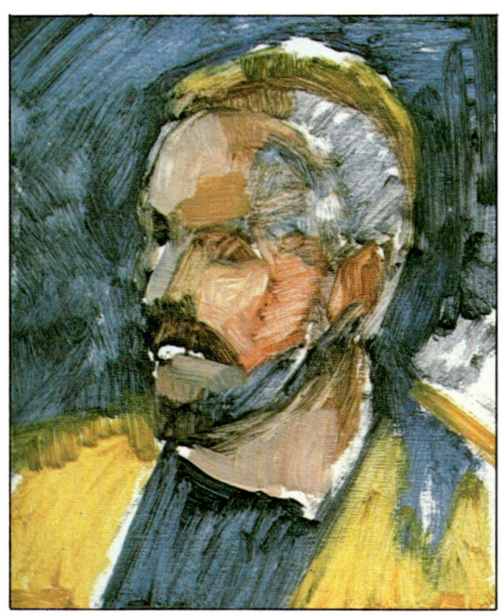

2

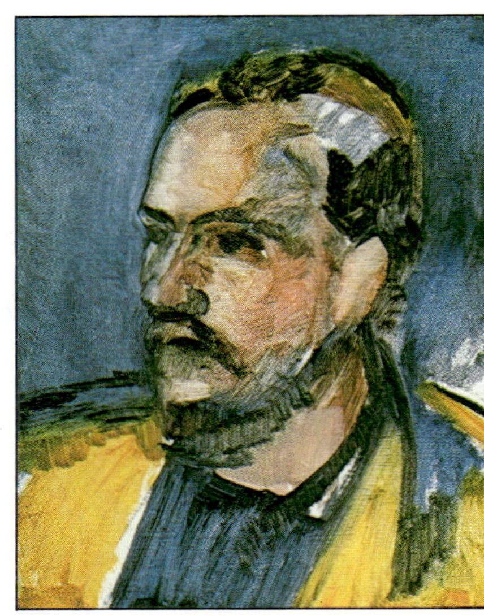

3

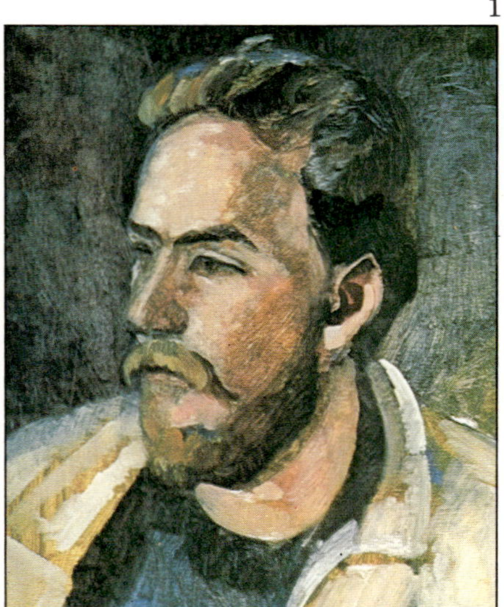

4

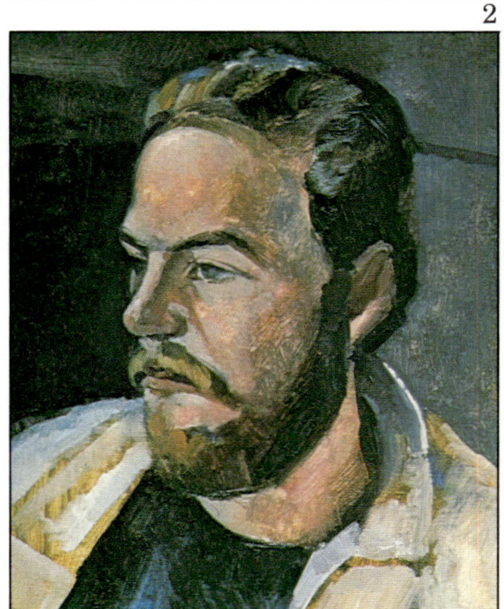

5

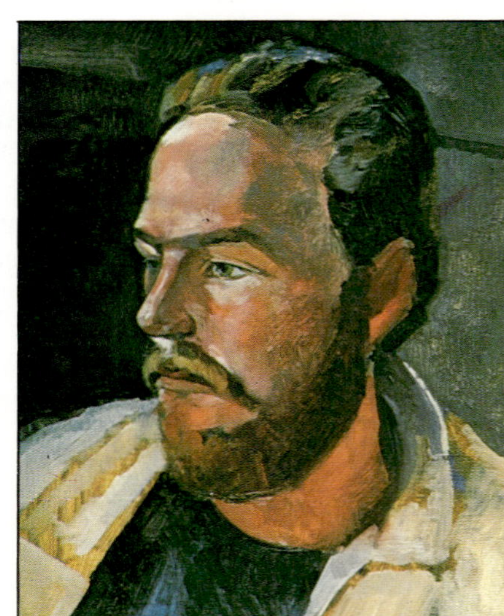

6

7: *Ein Stück Zeitungspapier wurde aufgelegt, leicht angedrückt und abgehoben, um überschüssige Farbe abzunehmen. Löschpapier oder Haushaltstuch eignen sich ebenfalls.*

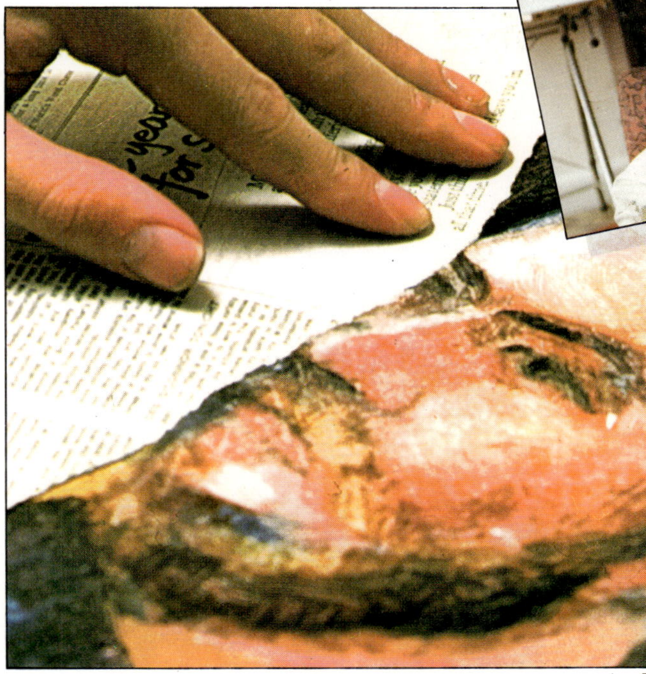

7

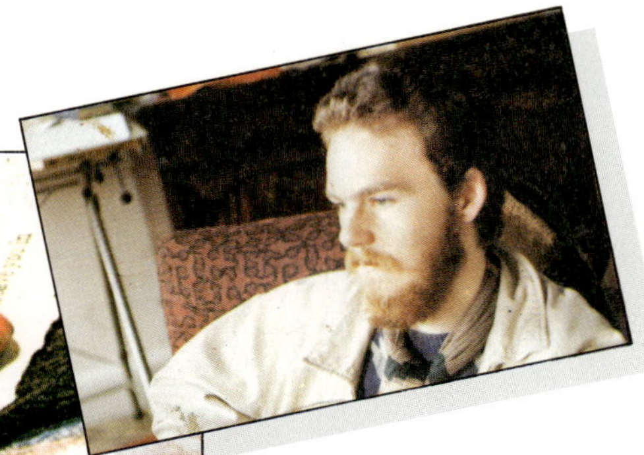

8: *Mit einem Tuch befreite der Künstler eine Gesichtspartie von überschüssiger Farbe.*

den die weiteren Farbschichten mit dickerer Farbe aufgebaut. Die Gesichtszüge blieben zu Anfang recht undeutlich und entwickelten sich erst allmählich aus den großangelegten Gesichtsflächen heraus. Der Schal kam nachträglich hinzu. Die gesamte Bildfläche wurde gleichzeitig bearbeitet, die Leinwand sehr schnell mit Farbe bedeckt, um das Verhältnis der Tonwerte und Farbtöne im Zusammenhang einschätzen, ausgleichen und gegebenenfalls abändern zu können. Als der Kopf fast fertig war, beschloß der Künstler, die Hintergrundfarben aufzuhellen. Das gab ihm zugleich Gelegenheit, die Profillinie zu korrigieren und neu festzulegen. Tonwerte und Farbtöne der Hautpartien wurden dem neuen Hintergrund angepaßt und die recht kräftigen Farben des Schals eingefügt, um einen Ausgleich zu schaffen. In der Ölmalerei ist beinahe jede Veränderung möglich, wobei es immer leichter ist, hell über dunkel zu arbeiten, weil Weiß die am stärksten deckende Farbe ist. Ein heller Hintergrund hätte sich vielleicht nicht so gut zu einem dunklen umarbeiten lassen.

Da das Bild rasch gemalt wurde, konnte die Farbe zwischendurch nicht trocknen, deshalb wurde die Oberfläche von Zeit zu Zeit leicht mit einem Tuch oder einem Stück Zeitungspapier abgetupft, um überschüssige Farbe aufzunehmen. Mit einem Tuch wurden auch die Farbe der Hintergrundpartien verteilt und Glanzlichter zu Beginn aufgehellt. Das ist besonders praktisch, wenn man auf einer nichtabsorbierenden Oberfläche wie einer Hartfaserplatte arbeitet, die leicht so mit Farbe überladen werden kann, daß sie von nachfolgenden Schichten aufgerührt und verschmiert wird.

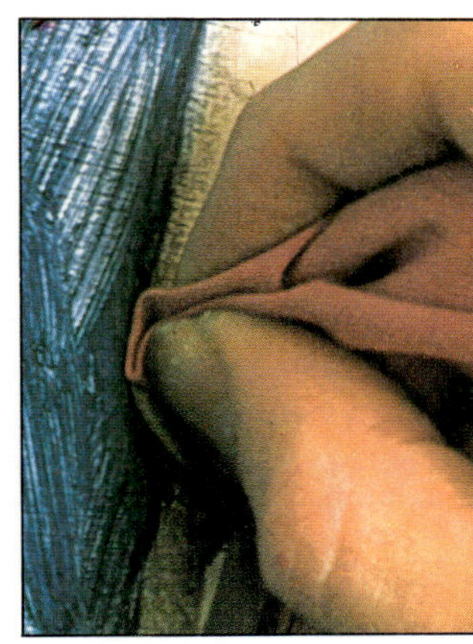

8

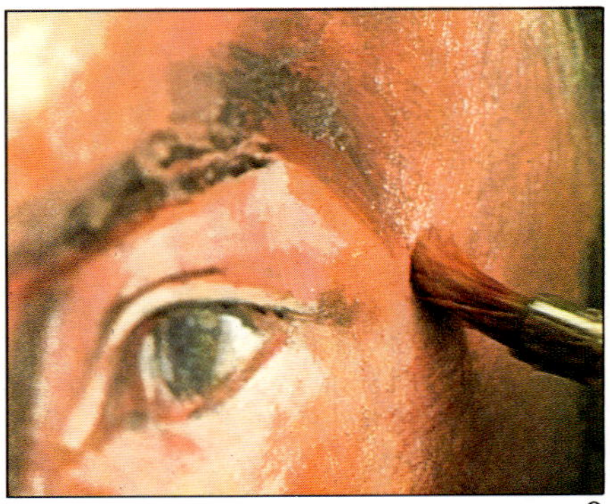

9

9 *und* **10:** *Mit einem kleinen Pinsel begann der Künstler die Einzelheiten der bis dahin undeutlichen Gesichtszüge auszuarbeiten.*

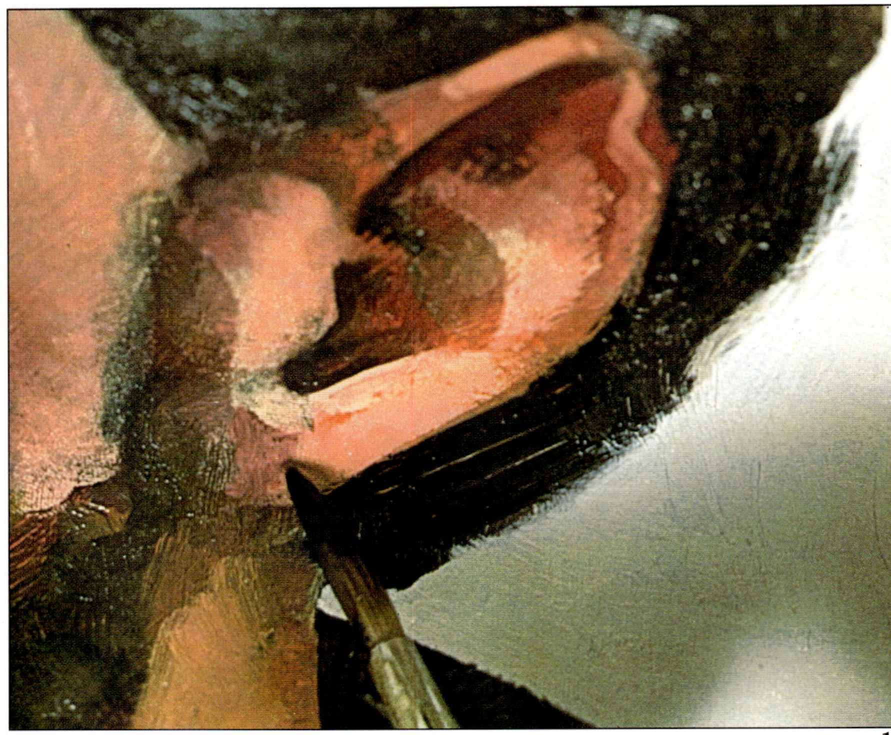

10

DAS MATERIAL

- Bildträger: grundierte Hartfaserplatte, 45 x 30 cm.
- Pinsel: Flachpinsel Nr. 3, runder Rotmarderpinsel Nr. 5 für Details.
- Farben: Titanweiß, Elfenbeinschwarz, Kadmiumgelb, Lichter Ocker, Van-Dyck-Braun, Kobaltblau, Ultramarinblau, Chromoxidgrün stumpf und Zinnoberrot.
  Malmittel: Leinöl, Terpentinöl.

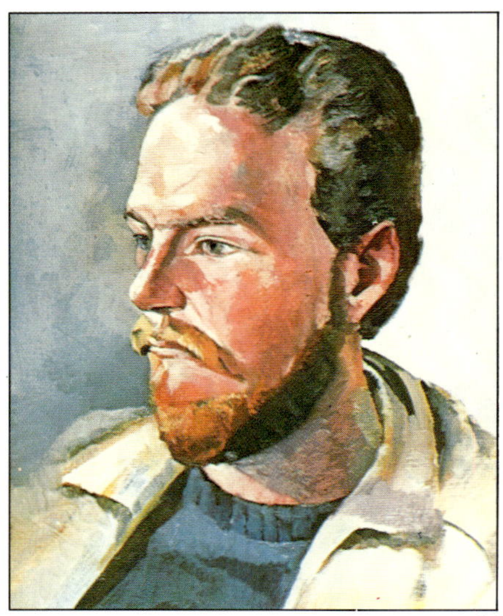

11

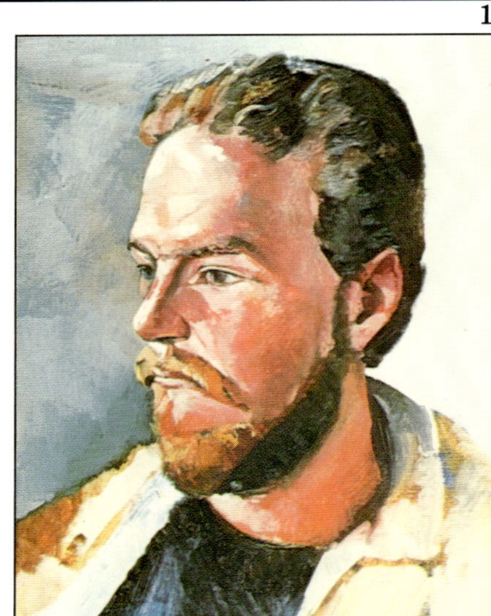

12

11 *und* **12:** *Als das Bild fast fertig war, erkannte der Künstler, daß es aufgehellt werden mußte. Er übermalte den Hintergrund und korrigierte bei dieser Gelegenheit gleich die Profillinie. Dann glich er die Farbtöne und Tonwerte der Haut entsprechend an und mischte dabei die Farbe mit leichten Strichen. Er veränderte die rechte Hintergrundseite nochmals so, daß sie nun die hellere war. Der im fertigen Bild zu sehende Schal war eigentlich nicht geplant, aber die aufgehellten Töne brauchten ein Gegengewicht, daher wurde er als letzter Akzent noch eingefügt. Dieses Portrait illustriert ausgezeichnet, wie man ein Ölbild immer wieder ändern kann, ohne daß es seine Qualität verliert.*

GEGENÜBER: *In einem Frühstadium wurde die Gesichtspartie rötlich überlasiert, damit sie einen warmen, schimmernden Hautton bekommt. Die Wirkung ist sowohl in dem Ausschnitt der Brauenpartie (9) als auch im fertigen Bild deutlich zu sehen.*

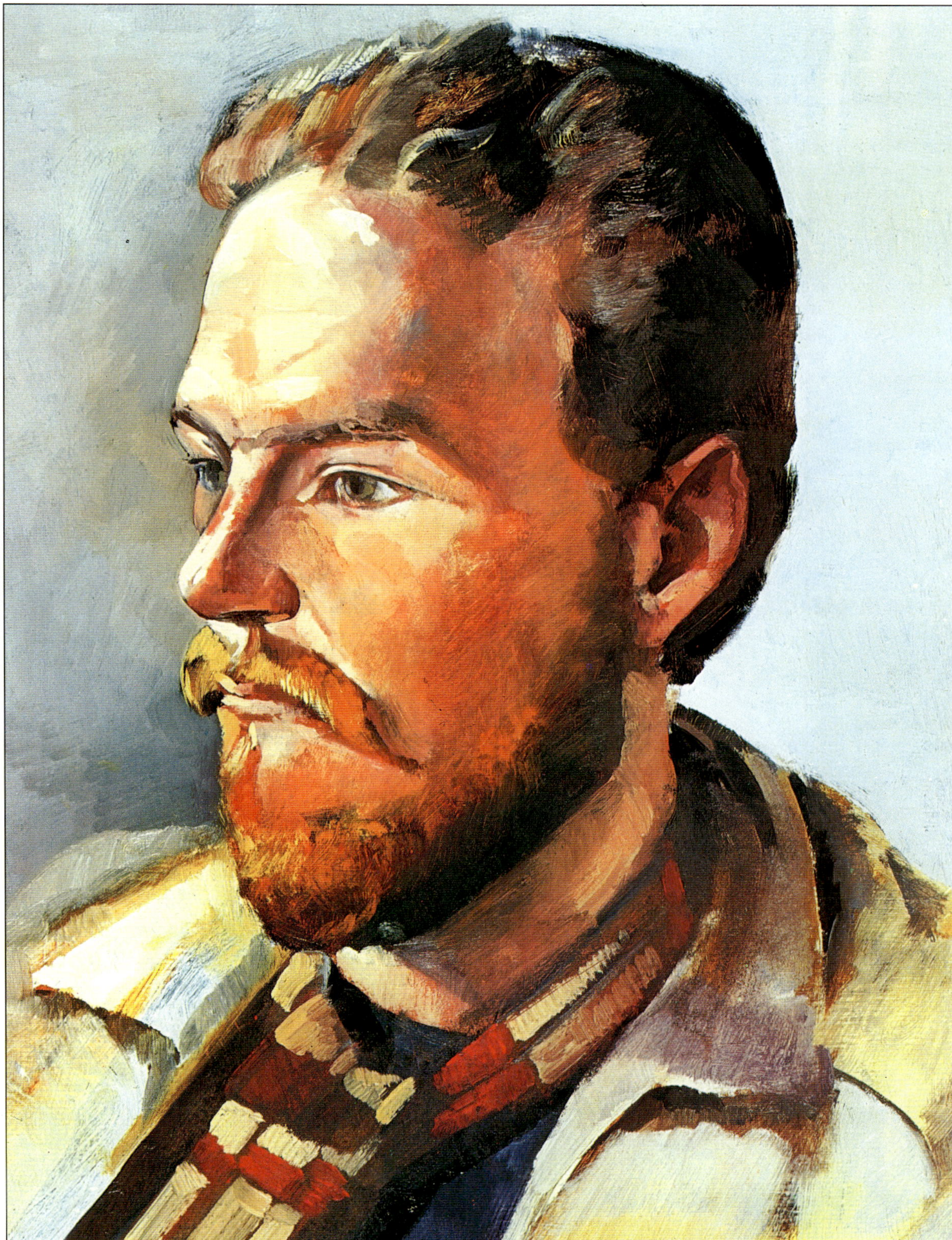

ANITA EN MINIATURE

Dies ist ein besonders interessantes Portrait, denn es handelt sich um ein sehr kleines Bild, kaum größer als die hier wiedergegebene Reproduktion, und trotzdem schwungvoll und frei, mit deutlich sichtbaren Pinselspuren gestaltet. Da die Künstlerin gewöhnlich auf großen Formaten arbeitet, bedeutete das ungewohnte Kleinformat für sie eine besondere Herausforderung, die sie offensichtlich gut gemeistert hat. Es kann wirklich irritieren, in einem ganz unvertrauten Format zu arbeiten, und manchmal führt es auch zu einem anderen Stil, in dem einem plötzlich jede Ausdruckssicherheit fehlt. In diesem Fall ist es der Künstlerin jedoch gelungen, auf das Kleinformat zu wechseln, ohne von ihrem farbenfrohen, dynamischen Stil abzuweichen.

Das Bild mußte rasch fertig werden, deshalb wurden die Farben auf einem Stück Pappe gemischt anstatt auf der Palette. Die Pappe absorbierte etwas von dem Öl, so daß die Farben schneller trockneten. Außerdem wurden sie mit Terpentinöl vermalt, das die Trocknung ebenfalls beschleunigt und den Farben die von der Künstlerin bevorzugte matte Oberfläche gibt. Anstatt der üblichen Borstenpinsel verwendete sie Rotmarderpinsel, um die Farbe sorgfältig in kleinen Partien auftragen zu können, die dann zart ineinandergeblendet wurden. Die Farben wurden erheblich aufgehellt und übertrieben. Der Hintergrund erscheint in klarem, hellem Blau, das Gesicht wurde aus einzelnen Partien reiner Farbe komponiert, die allerdings aufeinander bezogen sind. Ein solches Farbschema nennt man helltonig, im Gegensatz zu einer dunkeltonigen Gestaltung, die alle Farben abdunkelt. Manchmal entscheidet sich ein Künstler bei einem bestimmten Motiv bewußt für eine besonders helle oder dunkle Tonigkeit, meistens jedoch wird die Wahl eher unbewußt getroffen. Einige Künstler malen immer dunkeltonig, selbst bei einem farbenfrohen Sujet, andere hellen automatisch alle Farben auf. Die Helltonigkeit dieses Bildes war beabsichtigt. Die Wirkung wird noch dadurch verstärkt, daß ohne Untertuschung direkt auf den weißen Malgrund gemalt wurde. Das Weiß reflektiert durch die Farben hindurch und verleiht ihnen eine besondere Leuchtkraft und Transparenz.

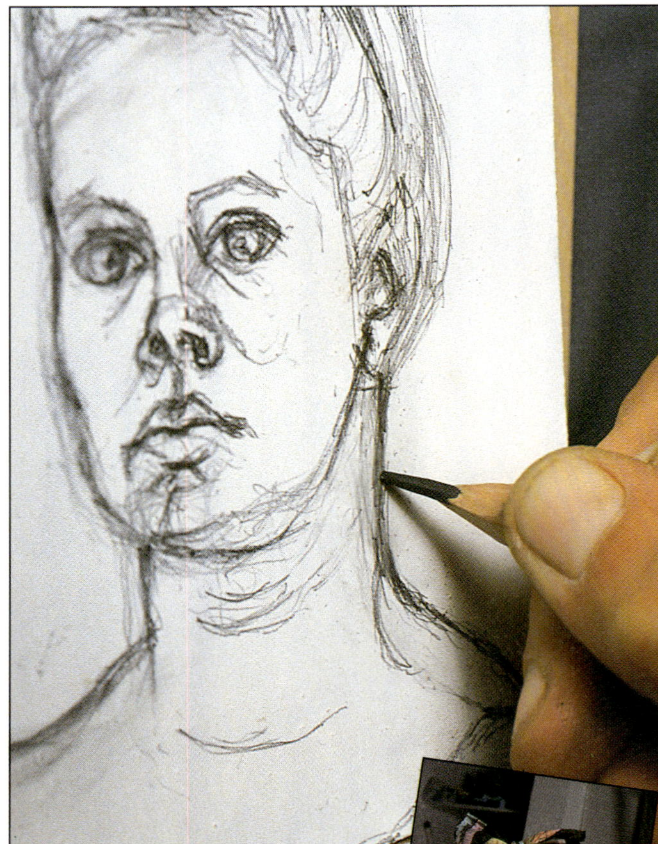

1

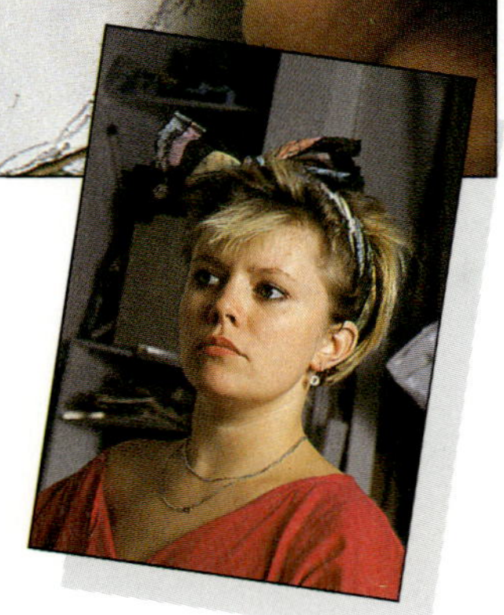

1: *Zuerst wurde sorgfältig mit Bleistift aufgezeichnet. Bei einem so kleinen Bild wären eine ungenaue Zeichnung oder eine ungeschickte Proportionierung von Kopf und Hintergrund besonders verhängnisvoll. Der Vergleich des Fotos mit dem fertigen Bild zeigt, daß die Partie der rosafarbenen Bluse auf zwei kleine Dreiecke reduziert wurde, die die hellen Töne von Haut und Lippen ausgleichen. Der Hintergrundbereich ist auf der linken Seite größer, um Gleichförmigkeit zu vermeiden. Selbst bei einem Kopfportrait sollten diese kompositorischen Maßnahmen gleich zu Beginn eingeplant werden.*

2: *Die recht kräftigen Bleistiftlinien wurden vor dem Farbauftrag mit einem Tuch abgewischt, um eine Trübung der Farben zu verhindern. Die ersten Hauttöne, gemischt aus vielen reinen Farben, wurden aufgetragen, und die Licht- und Schattenflächen begannen hervorzutreten. Beachten Sie, wie der kalte, helle Farbstreifen der Gesichtskontur – der im Foto sichtbare Lichtreflex – die ähnlichen Farbtöne des Hintergrundes und der Schattenpartien des Gesichts voneinander getrennt hält. Die blaue Partie wurde früh eingesetzt, um die Hauttöne auf die Hintergrundfarbe beziehen zu können; die Künstlerin setzte Farbtupfen auf die noch ungemalte Gesichtshälfte, um sich nicht vom Weiß der Leinwand irritieren zu lassen.*

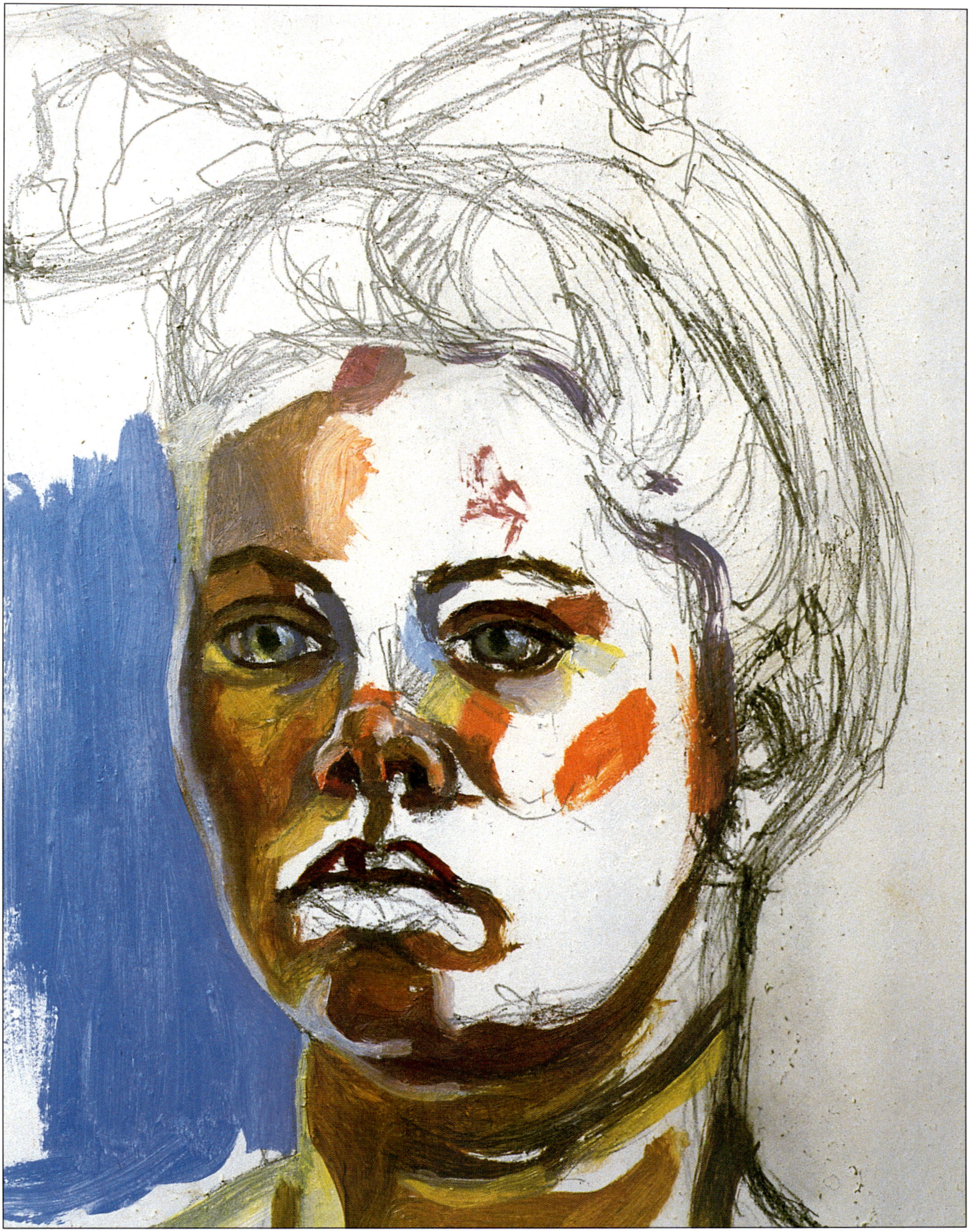

2

3 *und* **4:** *Die sehr hellen Hauttöne, hauptsächlich aus Lichtem Ocker und Weiß gemischt, werden bei der Halspartie direkt auf die Hintergrundfarbe aufgetragen. Die Farbe wurde so dick vermalt, daß sie das Blau überdeckte und die Halslinie klar definierte. Die hellrosa Partie um das Auge herum, aufgetragen mit einem kleinen Pinsel, nimmt ebenso wie die Schattenpartie unter dem Kinn das Hellrosa der Bluse wieder auf.*

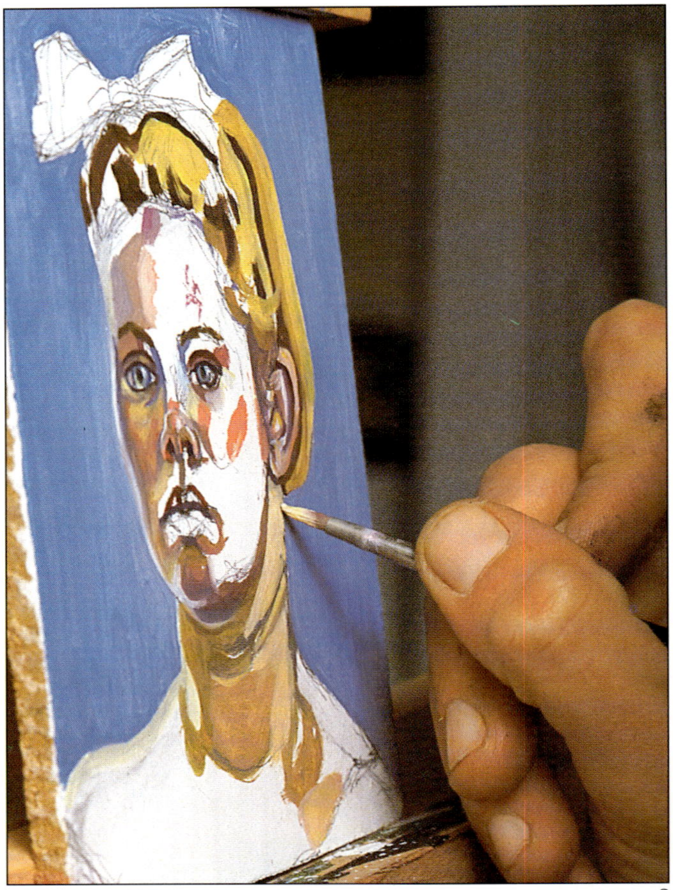

3

5: *Nun fehlten nur noch die Lippen, die Haarschleife und das Stirnhaar. Das übrige Haar wurde recht großzügig und ohne weitere Einzelheiten gestaltet.*

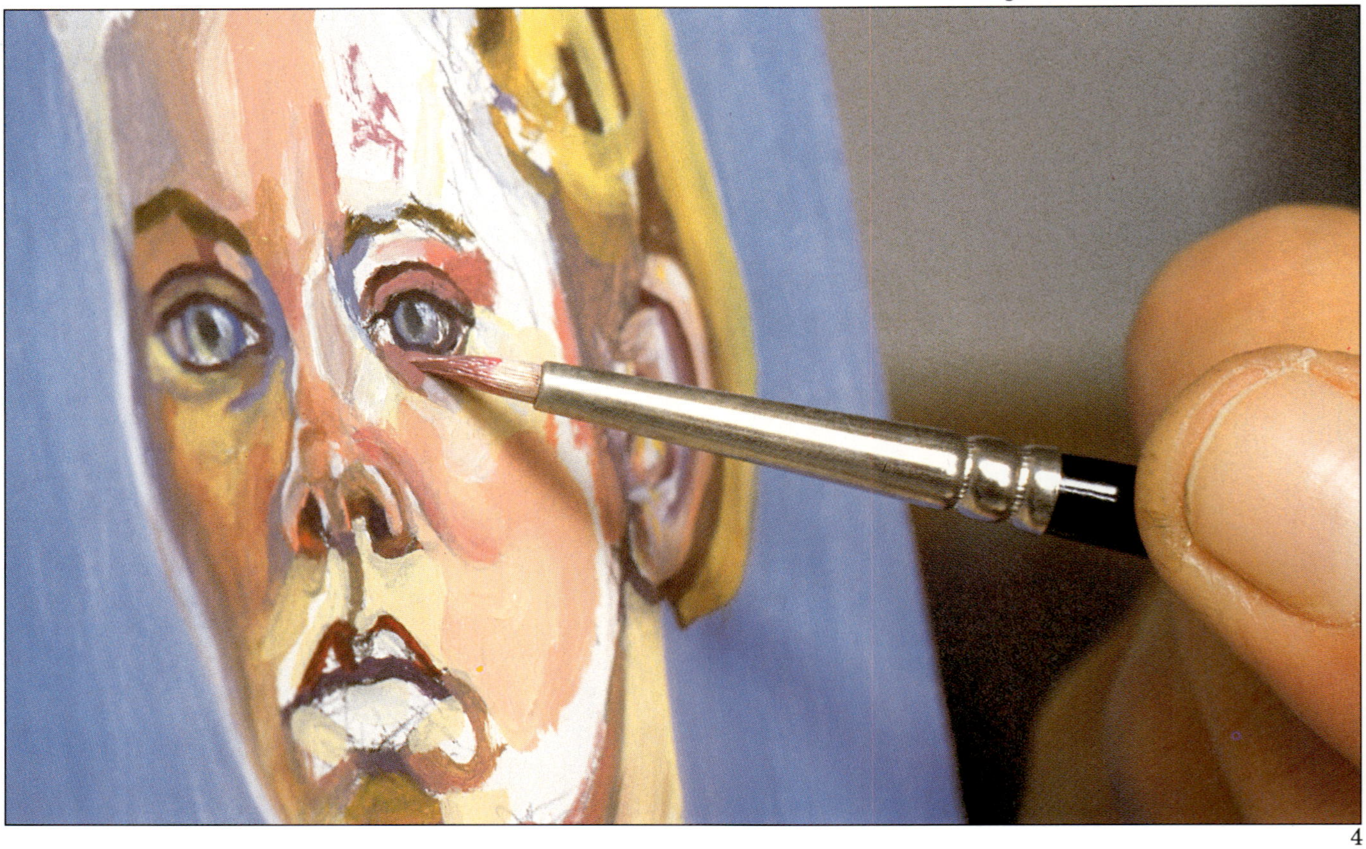

4

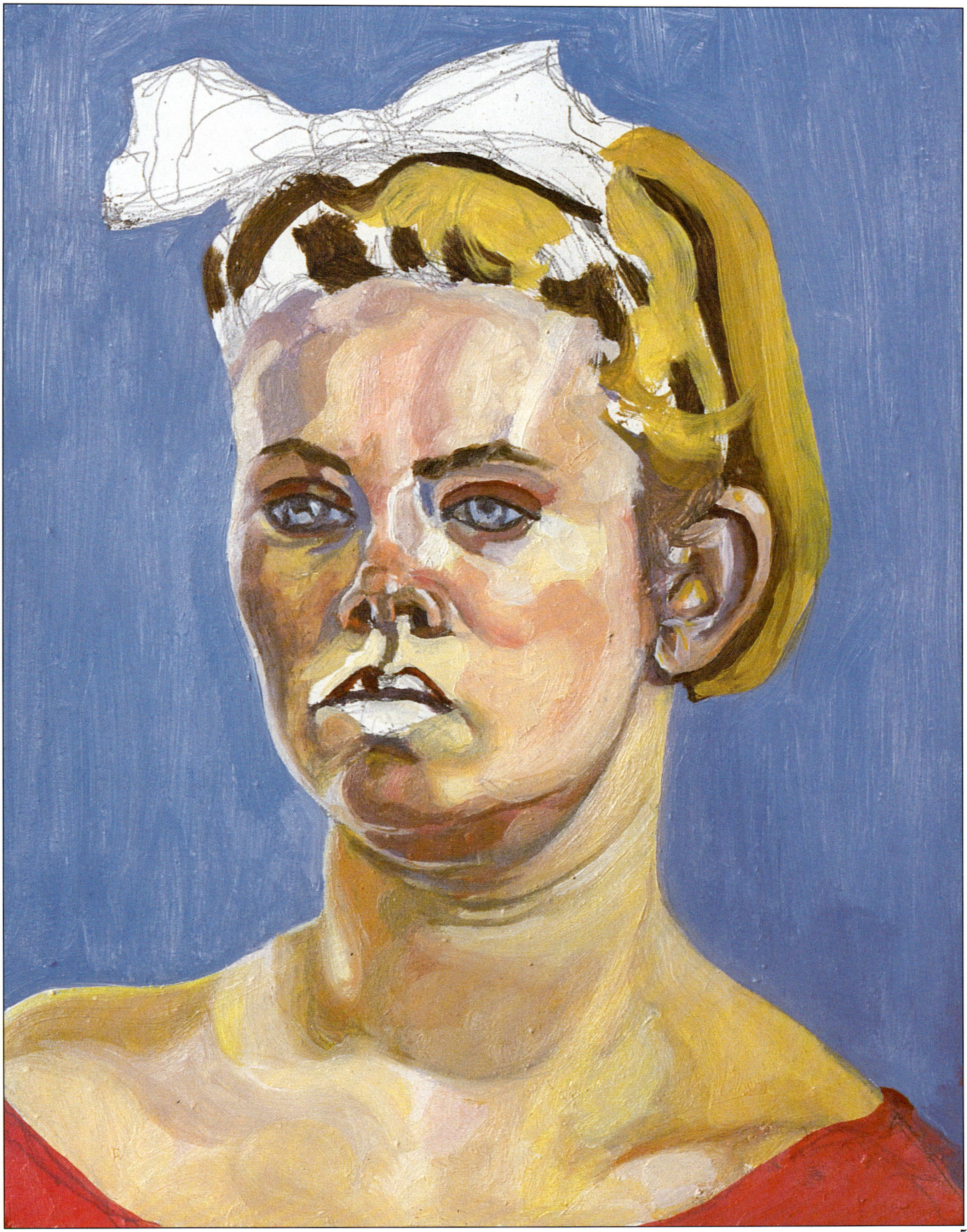

5

6: *Als nächstes wurden die Lippen gemalt, dann die gemusterte Haarschleife, deren Farben genau auf die Farben der Gesichtspartie abgestimmt sind. Bei einem so helltonigen Bild müssen die Farbbeziehungen gut durchdacht sein, sonst gibt es unangenehme Dissonanzen. Die Haarfarbe wurde dann abgewandelt, um die hellen Farben der Schleife hervorzuheben. Der Pony wurde mit freien, dynamischen Strichen definiert.*

GEGENÜBER: *Beachten Sie, wie die gemusterte Schleife und die roten Lippen das ganze Bild »anheben« – alle Farben wirken plötzlich strahlender, und das Bild erscheint insgesamt frischer.*

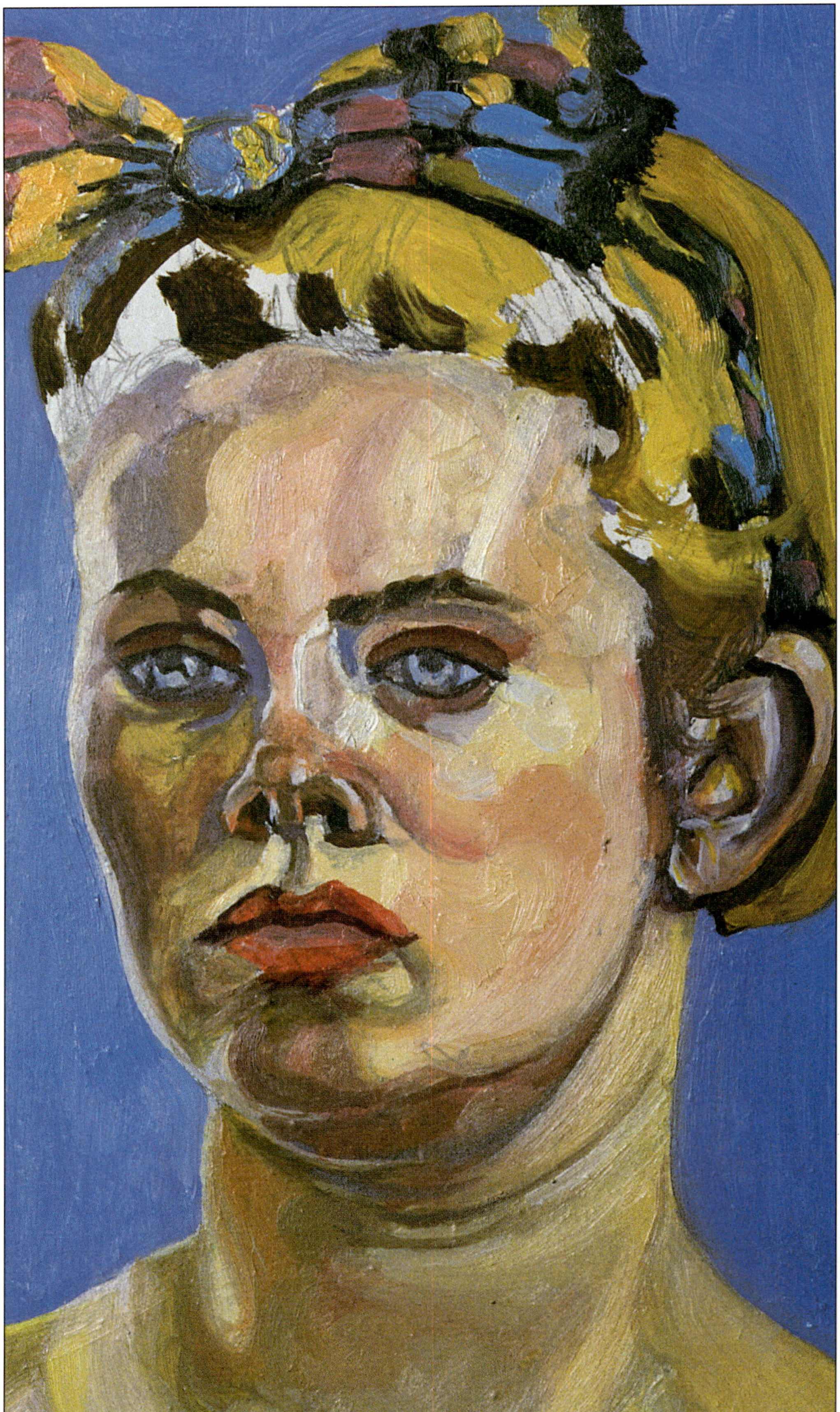

6

DAS MATERIAL

- Bildträger: grundierte Hartfaserplatte, ca. 15,5 x 12,5 cm.
- Pinsel: Rotmarderpinsel Nr. 2, 3, 5 und 8; die Farbe wurde nur mit Terpentinöl verdünnt.
- Farben: Titanweiß, Lichter Ocker, Neapelgelb, Kadmiumgelb, Kadmiumrot, Alizarinkrapplack, Rowneyrosa, Violett, Kobaltblau, Ultramarinblau, Coelinblau und Grüne Erde.

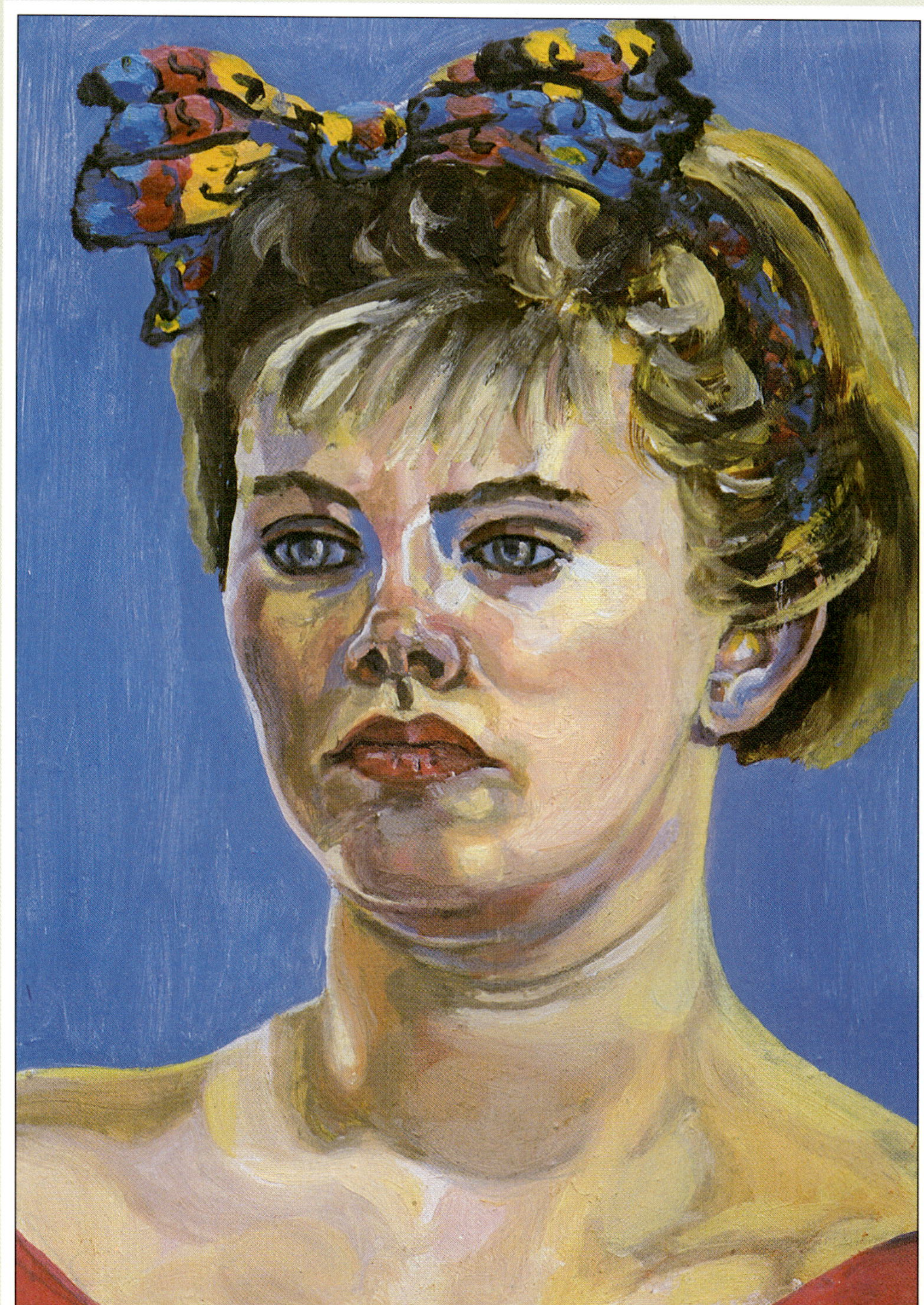

FRAUENPROFIL

Hier wurde mit einer völlig anderen Technik gearbeitet als bei den beiden vorangegangenen Portraits. In den Anfangsstadien erinnert es an ein Aquarell, da die Farbe so dünn aufgetragen wurde. Sie sind auch nicht so kräftig, denn der Schwerpunkt lag hier auf den Hell-Dunkel-Kontrasten.

Profilansichten sind eine besondere Herausforderung und werden relativ selten gemalt. Meistens wird eine Dreiviertelansicht gewählt, weil ein Profil leicht langweilig und grob wirkt und die Augenpartie, das Zentrum eines Portraits, sonst nicht zu sehen ist. Hier erhält die Komposition ihre Spannung durch die Wahl des Bildausschnitts: Der Kopf wurde so weit auf eine Seite des Bildes gerückt, daß er hinten und oben angeschnitten wird und die dynamisch geschwungene Kontur des Haares die strenge Vertikale des Bildrandes aufbricht. Der Künstler gab den Partien, die das Gesicht rahmen, ein eigenes Gewicht. Sie wurden flächig gemalt und haben einen fast ebenso großen Anteil an der Bildfläche wie das Gesicht, so daß man das Bild als zwei ineinandergreifende Teile sehen kann (deutlich zu erkennen, wenn man es auf den Kopf stellt). Solche flächigen Partien, auch »negativer Raum« genannt, können ein wichtiges Element des Bildaufbaus sein, denn der »negative« Raum kann dazu genutzt werden, das »positive« Bildobjekt auszugleichen.

Die Schattenpartien des Gesichts erhielten ihren Schimmer durch Lasieren, eine Technik, bei der die Farben aus dünnen, transparenten Schichten aufgebaut werden. Die Lasurtechnik ist langwierig, denn die Schichten müssen immer erst trocknen, bevor man weiterarbeiten kann, eignet sich aber besonders gut, um Haut zu malen. Die frühen Ölmaler wie z. B. Jan van Eyck bedienten sich häufig dieser Technik. Hier wurde die Farbe mit Leinöl und ganz wenig Terpentinöl verdünnt, Leinöl ist jedoch nicht das ideale Malmittel für Lasuren. Im Fachhandel gibt es dafür inzwischen ein Spezialmedium, das Alkyd enthält. Es trocknet schnell und bindet die Pigmente so gut, daß auch die dünnste Lasur dort haftet, wo man sie aufträgt, und nicht an der Leinwand herunterläuft, wie es bei Leinöl leicht geschieht.

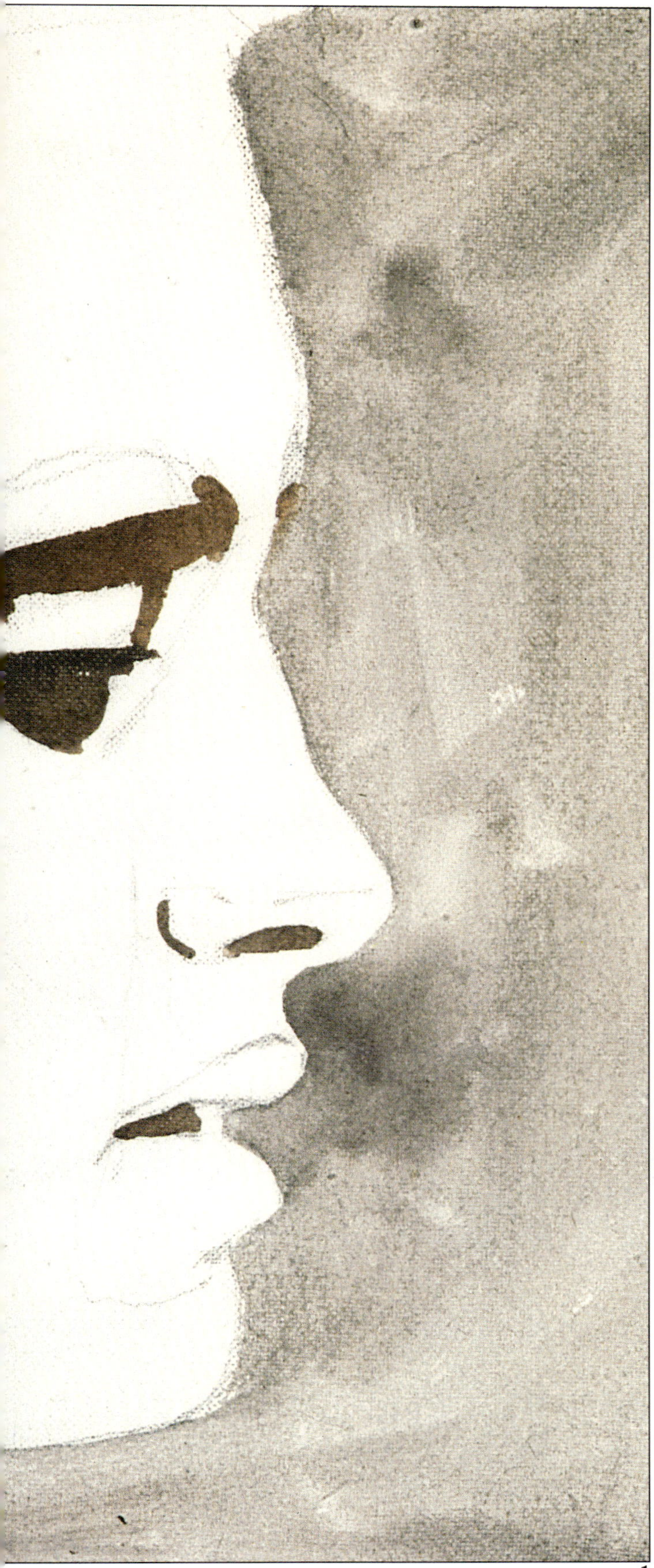
1

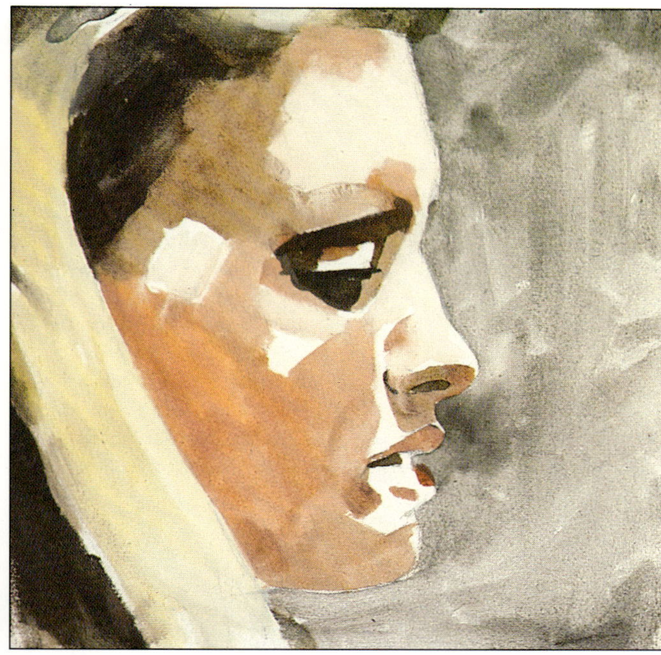
2

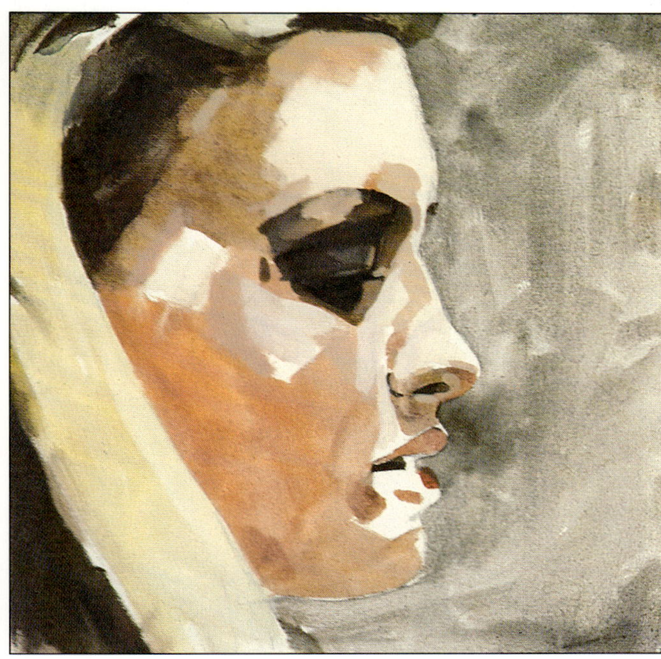
3

1: *Eine einfache, aber genaue Umrißzeichnung des Profils, die auch Glanzlichtpartien auf Wange, Nase und Kinn andeutete, wurde aufgezeichnet, dann mit einem flachen Borstenpinsel Nr. 4. eine helle, graue Lavierung auf den Hintergrund gewischt und eine Lavierung in gebrannter Umbra auf die Schattenpartie unter der Braue gelegt.*

2: *Es folgten die warmen Töne: eine Mischung aus Lichtem Ocker und Weiß für das Haar und eine aus gebrannter Umbra, Kadmiumrot und Titanweiß für das Gesicht.*

3: *Die Schatten um die Augen herum wurden mit einem kleineren Borstenpinsel Nr. 2 gemalt. Alle Farbfelder wurden sorgsam einzeln dargestellt.*

4: *Mit verdünnter Farbe wurden die Hauttöne aus sehr feinen Lasuren weiter aufgebaut. Der Malgrund reflektiert dann das Licht durch die Farbschichten hindurch, die Farben bekommen einen schimmernder Glanz, den ein deckendes Medium niemals erzielen würde. Lasuren können auch über Impastoschichten aufgetragen werden, um die Farben zu verändern. Rembrandt und Turner beispielsweise verfuhren so. Hier sind jedoch alle Schichten dünn: Im Ausschnitt sieht man deutlich die Leinwandstruktur durch die Farbe hindurch.*

GEGENÜBER: *Mit einem sehr feinen Pinsel wurden zuletzt noch Haarsträhnen in einer Mischung aus Titanweiß und Lichtem Ocker auf Stirn, Wange und Kinn gemalt. Beachten Sie, wie diese wenigen Linien das ganze Bild »anheben«, indem sie auf das feine Haar verweisen und die große Hintergrundpartie aufbrechen, ohne ihre geschlossene Form in Frage zu stellen.*

DAS MATERIAL

- Bildträger: kleine, feinkörnige vorgrundierte Leinen-Malpappe, 37,5 x 30 cm.
- Pinsel: flacher Borstenpinsel und kleiner Rotmarderpinsel für feine Linien.
- Farben: Titanweiß, Elfenbeinschwarz, Siena gebrannt, Umbra gebrannt, Lichter Ocker, Kadmiumrot mittel, Scharlachrot und Ultramarinblau. Medien: Leinöl und Terpentinöl, für die Lasuren mit höherem Leinölanteil gemischt.

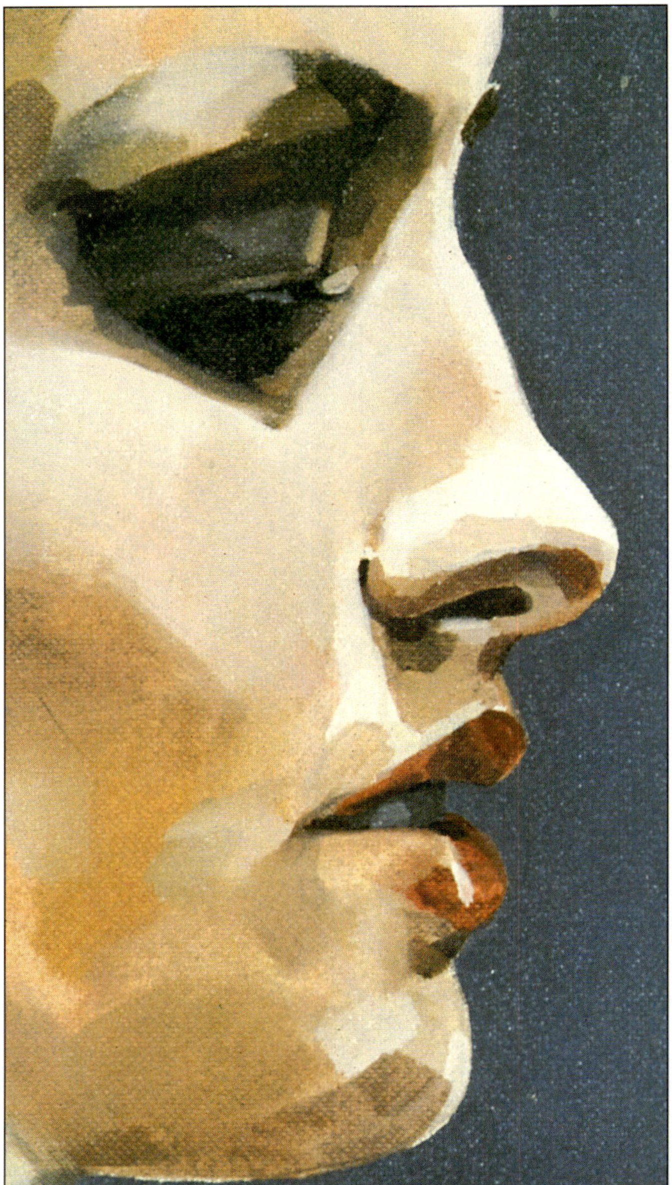

4

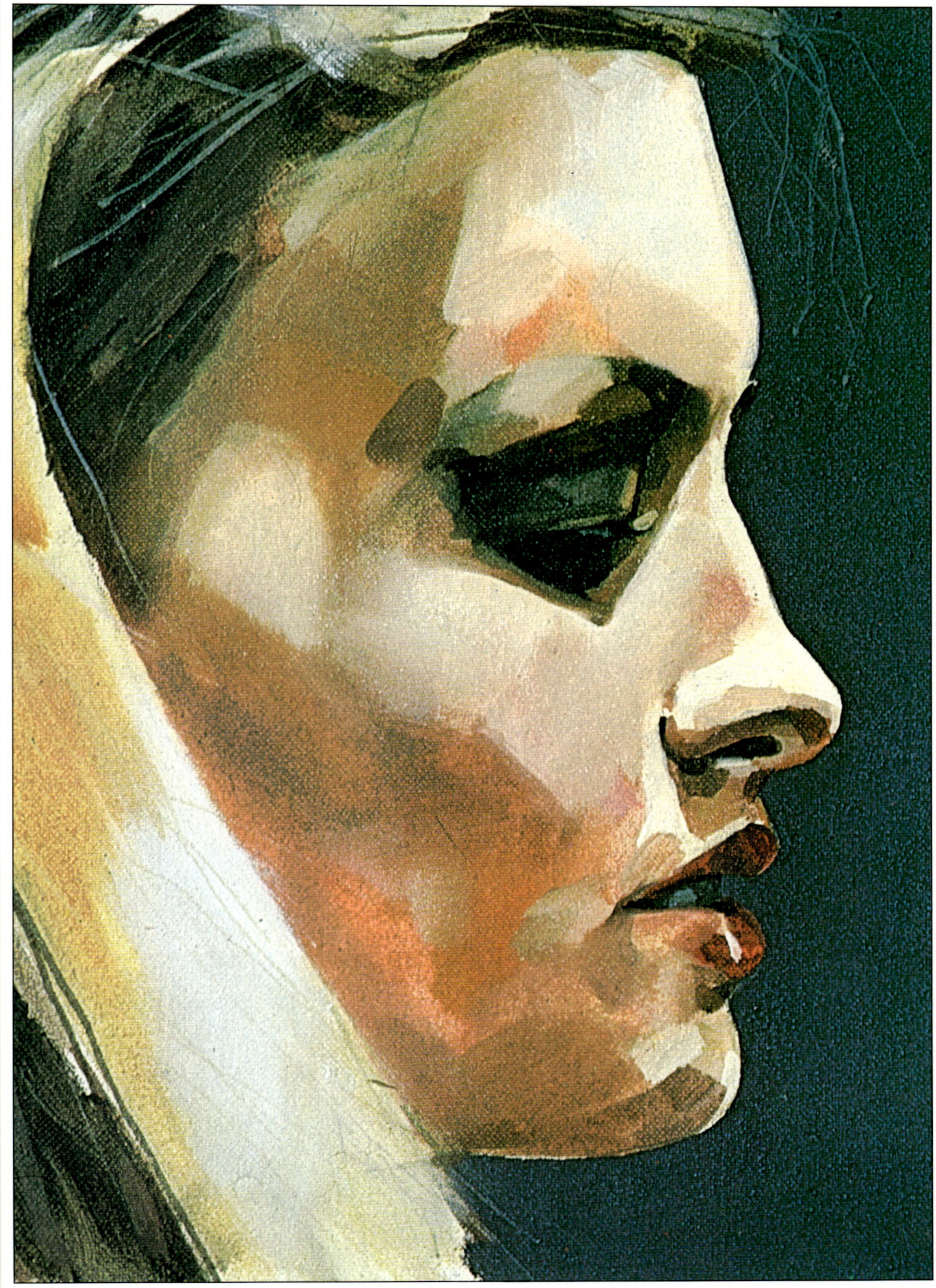

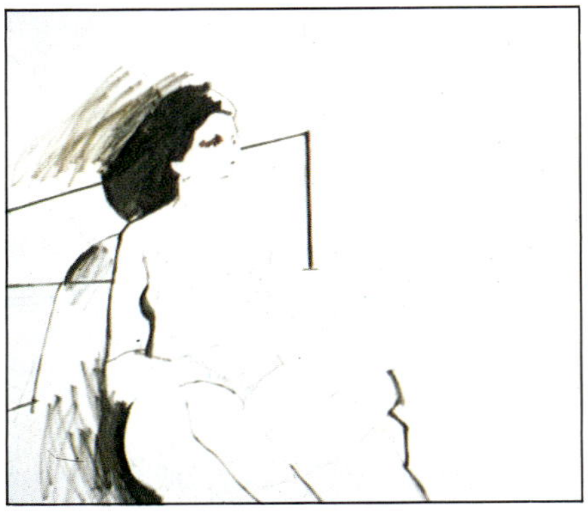
1

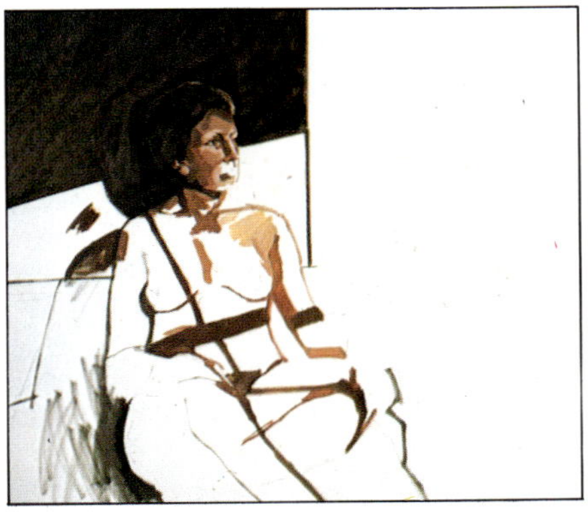
2

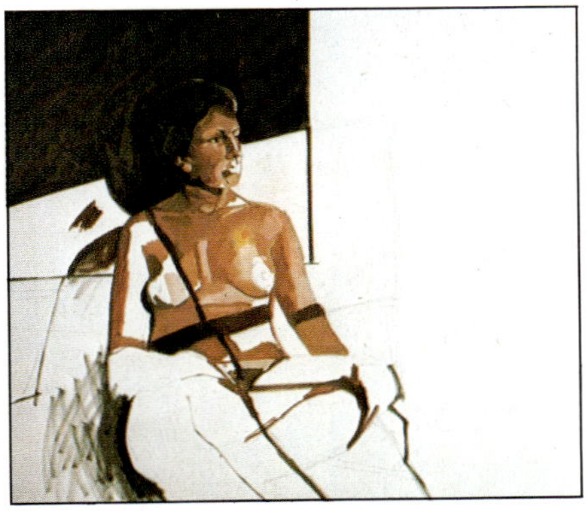
3

AKT IM SONNENLICHT

Wie ein Portrait stellt auch ein Figurenbild besondere Anforderungen. Vor allem muß die Zeichnung stimmen. Wenn man sich ein so komplexes Sujet vornimmt, sollte man sich vorher genau überlegen, wie man vorgehen will, denn das erleichtert die Arbeit ganz erheblich. Überlegen Sie zuerst, welcher Gesichtspunkt Sie an Ihrem Sujet besonders interessiert und wie die entsprechende Umsetzung aussehen kann. Einige Künstler möchten die Schönheit des menschlichen Körpers und die wunderbaren verschiedenen Haut- und Haartöne zeigen, andere achten mehr auf den flächigen Zusammenklang von Körperform und Hintergrund. Wieder andere beschäftigen sich weniger mit Farben und Formen, vielmehr wollen sie den spannungsvollen skulpturalen Aspekt des Körpers herausarbeiten, die dynamische Beziehung zwischen den verschiedenen Oberflächen und Raumformen. Wofür man sich dann entscheidet, hängt immer auch ein bißchen davon ab, wozu das Modell inspiriert. Einige Körper fordern geradezu von selbst dazu auf, die Schönheit der natürlichen Form zu behandeln, andere sind für den Maler auf subtilere Weise interessant.

Auch dieses Bild folgt einem bestimmten Ansatz. Der Künstler richtete sein Augenmerk nicht auf die Körperlichkeit und ihre Farben, sondern auf das Zusammenspiel der Körperformen und die Beziehung von Licht und Schatten. Es handelt sich zwar recht offensichtlich um ein Figurenbild, die Figur ist jedoch nur eines von mehreren Elementen der Komposition, wodurch das Bild eine abstrakte Note gewinnt. Den Schatten – dem Schatten der Figur auf dem Hintergrund und den Schatten der Fenstersprossen auf der Figur – wie auch den Formen im Hintergrund wurde sehr viel Bedeutung beigemessen. Ein anderer Künstler mit anderen Vorlieben hätte diese Elemente vielleicht geringer gewertet oder ganz ignoriert, die Schatten weicher gestaltet und den Hintergrund als Raum gemalt.

Gleich zu Anfang wurden die Umrisse der Figur sorgfältig mit Bleistift auf den Malgrund gezeichnet. Dem Anfänger ist ein solches Vorgehen nicht zu empfehlen, denn eine solche Zeichnung sieht zwar einfach aus, gelingt jedoch erst nach jahrelanger Übung und Beobachtung. Eine gute Aufzeichnung mit Bleistift, Kohle oder verdünnter Farbe ist jedoch bei einem komplizierten Motiv unerläßlich, denn sonst findet man sich mit endlosen Korrekturen beschäftigt, die die angestrebte Komposition zerstören können und die Oberfläche mit Farbe überladen.

Als nächstes wurden die dunkle Seite der Figur mit einem kleinen Pinsel in Schwarz weiterskizziert, danach die Schattenpartien des Körpers in gebranntem Siena gemalt und die Farbtöne der Haut darauf abgestimmt, bevor der rotbraune Hintergrund eingesetzt wurde. Der gelbe Sonnenfleck und die kleine Partie in kräftigem Rot im Vordergrund wurden später eingefügt. Alle Partien wurden einzeln nacheinander bearbeitet. Da der Künstler eine sehr genaue Vorstellung vom fertigen Bild hatte, war diese Methode erfolgreich; ein weniger erfahrener Maler hätte wahrscheinlich Schwierigkeiten gehabt, die Farbtöne und Tonwerte der Körperpartie vor einem rein weißen Hintergrund richtig einzuschätzen.

1: *Zuerst erfolgte eine sorgfältige Aufzeichnung mit einem spitzen Bleistift (HB), dann wurden die Schattenpartien und Konturen mit einem kleinen Pinsel in verdünntem Schwarz weiter verstärkt. Eine gute Aufzeichnung oder Untertuschung ist wichtig, um die Komposition richtig festzulegen. Man muß in diesem Stadium bereits wissen, wieviel von der Figur gezeigt werden soll, in welcher Proportion sie zum Hintergrund steht usw. Einige rasche Skizzen können das klären helfen, bevor man auf die Leinwand zeichnet. Mit Skizzen läßt sich die Komposition am besten ausarbeiten.*

2: *Da der Künstler besonders an dem Verhältnis der Licht- und Schattenpartien interessiert war, malte er die dunklen Partien zuerst, um die Tonigkeit des Bildes festzulegen. Die helleren und kräftigeren Partien ließ er zunächst noch weiß.*

3: *Die Schattenpartien des Körpers wurden in gebranntem Siena gemalt, bevor die Hautpartien eingemalt wurden; alle anderen Partien wurden dann darauf bezogen.*

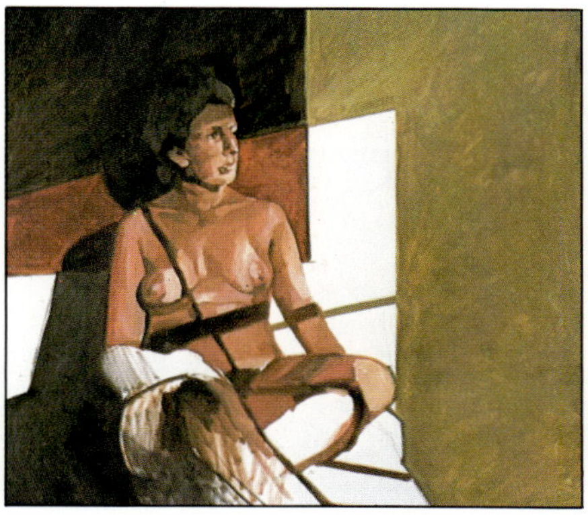
4

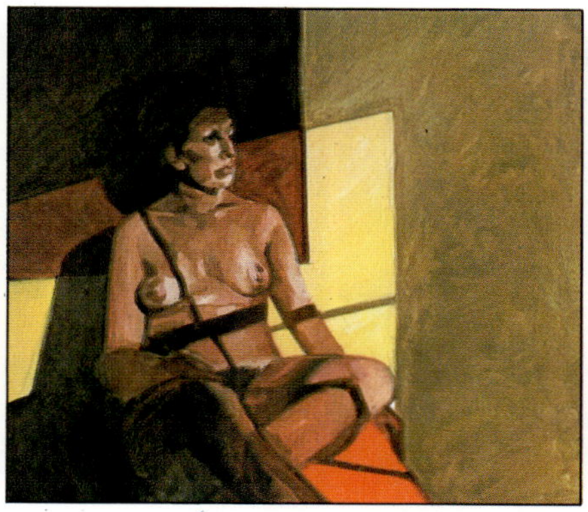
5

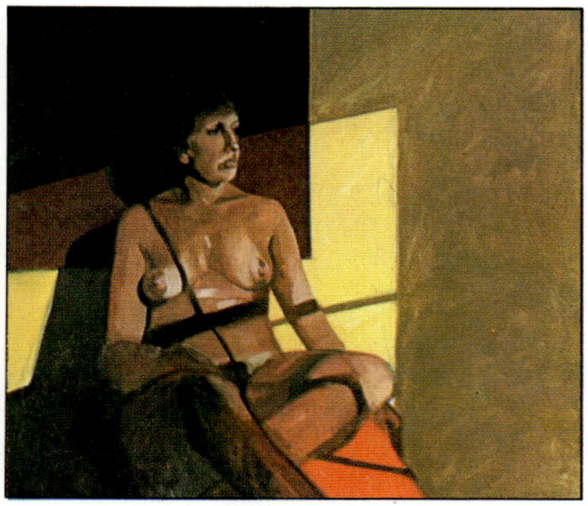
6

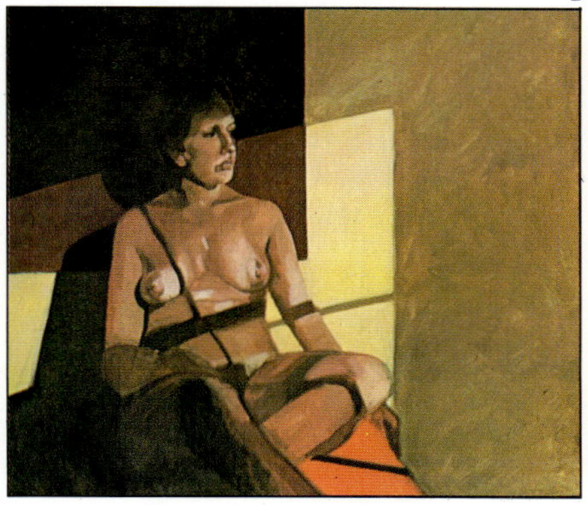
7

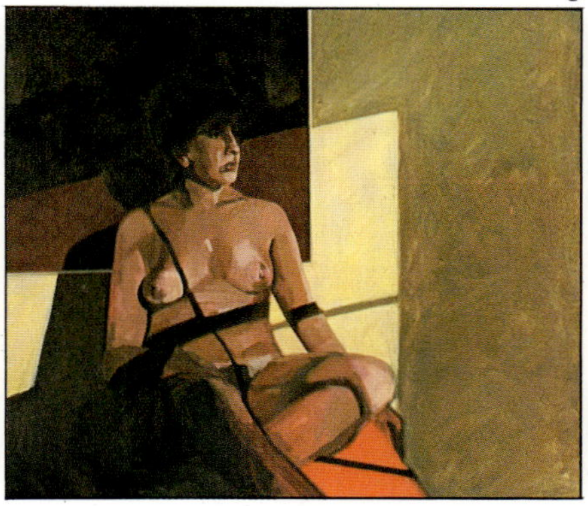
8

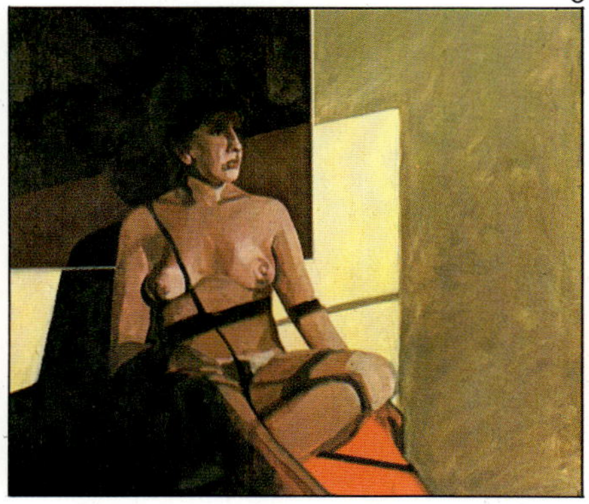
9

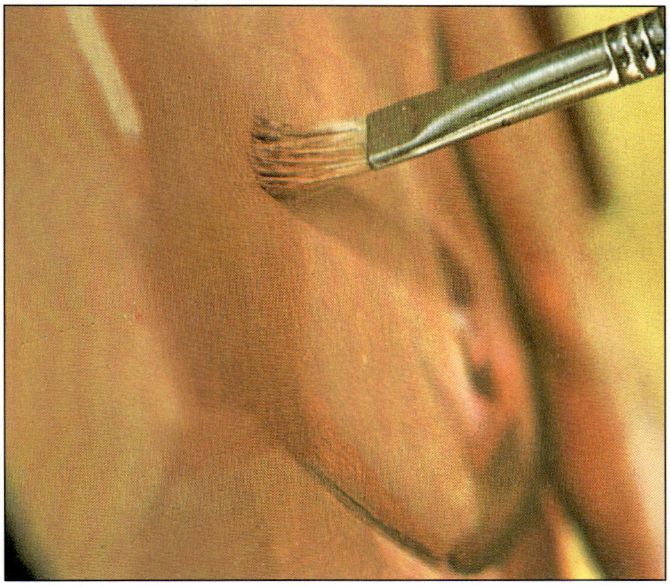
10

10 *und* **11:** *Mit einem mittelstarken Borstenpinsel wurden auf dem Torso die Übergänge zwischen den Schattenpartien und den helleren Farben ringsum geschaffen. Solche Farbübergänge brauchen Sorgfalt, sonst verlieren die Formen ihre Klarheit, lösen sich weich und rund auf, anstatt ihre Konturen zu halten.*

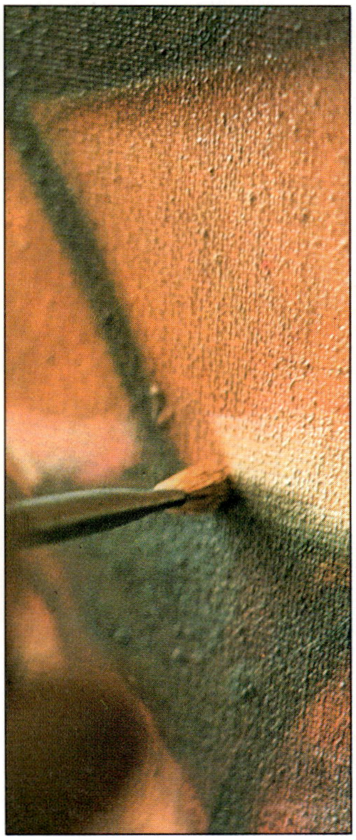
11

4: *Nachdem die meisten Hautpartien gemalt waren, wurde die rotbraune Partie hinter der Figur angelegt. Die Farbe greift die Hautfarbe in einem dunkleren Ton wieder auf. Der Hell-Dunkel-Kontrast mußte hier genau bestimmt werden, sonst hätte die Schulter alle Form verloren.*
5: *Der gelbe Fleck, der den Lichteinfall repräsentiert, wurde eingefügt und mit einer kleinen roten Partie im Vordergrund ausbalanciert.*
6: *Auf der oberen Körperhälfte wurden die Hauttöne verfeinert.*
7: *Über das rechte Bein wurde ein dunkelblauer Schatten gelegt.*
8: *Im Mittelbereich wurden die Töne aufgehellt.*
9: *Die dunklen Töne wurden mit Schwarz und Dunkelblau verstärkt.*

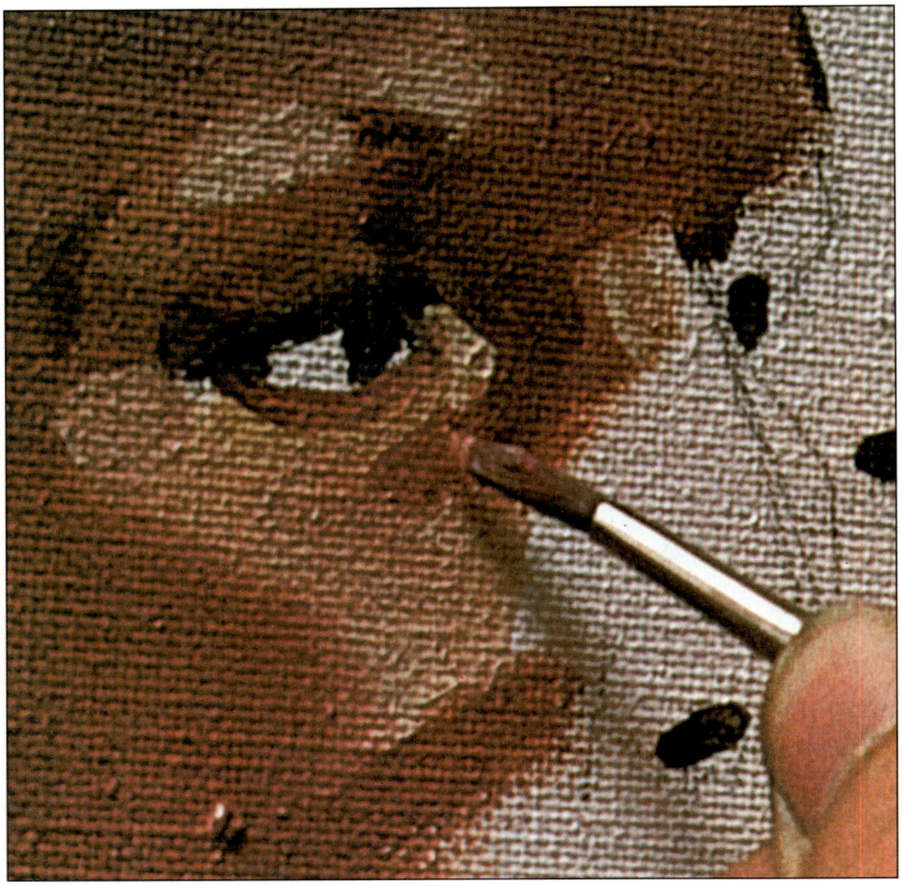

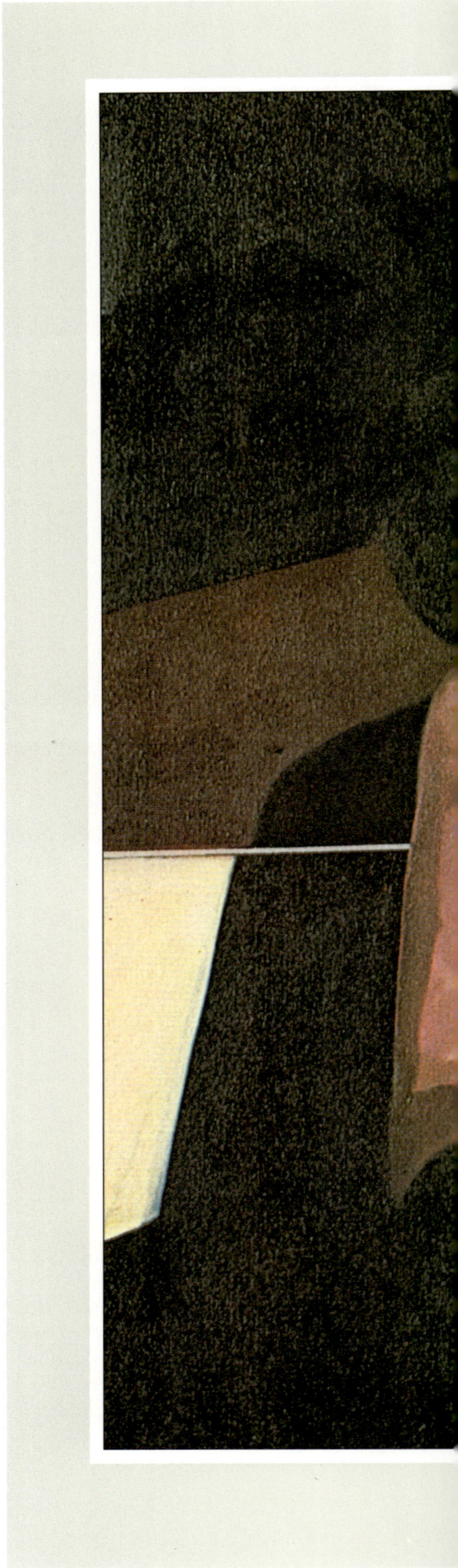

OBEN und RECHTS: Glanzlichtpartien und Details der Gesichtszüge wurden mit einem feinen Rotmarderpinsel gemalt. Zwischen die Schatten und Glanzlichter wurde ein mittlerer Ton gesetzt. Die Einzelheiten des Gesichts sollten in einem Figurenbild immer so lange offenbleiben, bis sicher ist, daß sich Zeichnung und Komposition nicht mehr ändern.

DAS MATERIAL

- Bildträger: aufgezogene, grundierte Segeltuchbaumwolle, 90 x 76 cm.
- Pinsel: zwei flache Borstenpinsel Nr. 6, ein runder Rotmarderpinsel Nr. 6 und ein 2,5 cm breiter Haushaltspinsel für die Hintergrundpartien.
- Farben: Elfenbeinschwarz, Titanweiß, Siena gebrannt, Siena natur, Umbra gebrannt, Umbra natur, Kadmiumgelb, Lichter Ocker, Ultramarinblau und Zinnoberrot.
  Malmittel: Terpentinöl.

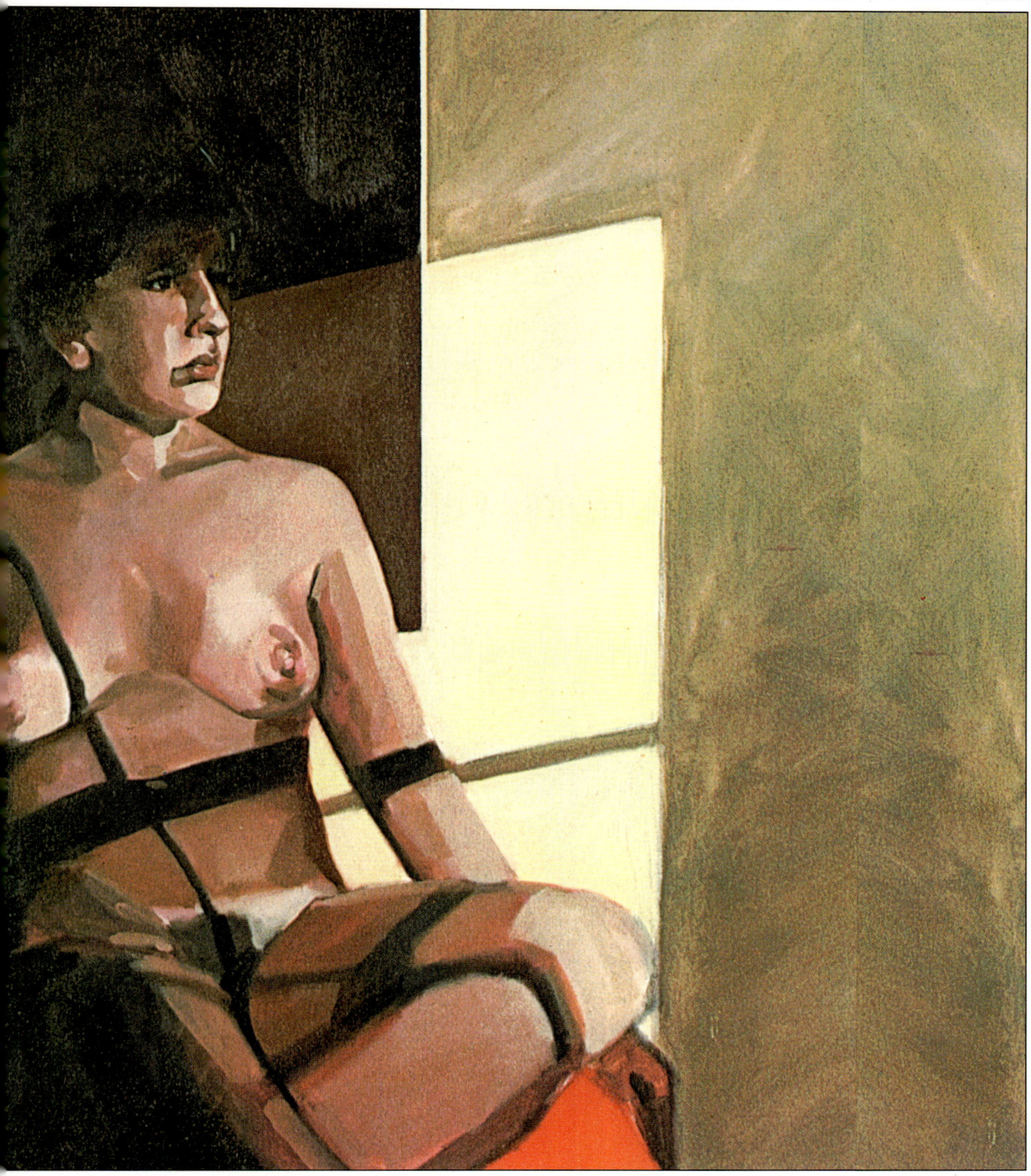

DIANA

Diese Figurenstudie, ein Ganzkörperportrait, wurde teils in Sitzungen mit dem Modell, teils nach einem Foto gemalt. In diesem Fall ist der Vergleich des Fotos mit dem fertigen Bild besonders aufschlußreich, denn der Künstler hat das Motiv stark vereinfacht, um sich auf das zu konzentrieren, was ihm besonders wichtig war – auf die Figur und die tief leuchtenden Blau-, Violett- und Orangebrauntöne. Ein anderer Künstler hätte das Sujet vielleicht ganz anders behandelt, etwa eine Fensteraussicht, das Muster auf der Bluse und die Details auf dem Schrank integriert und dadurch eine bewegtere Komposition geschaffen. Hier aber liegt alle Betonung auf der Figur, und die Hintergrundpartien sind skizzenhaft behandelt, um nicht mit dem Zentralmotiv zu konkurrieren.

In diesem Bild dominiert die Farbe, der Künstler begann nach einer minimalen Aufzeichnung sofort mit dem Farbauftrag in verdünnten Violett- und Kobaltblautönen. Nachdem das kräftige Violett der Bluse festgelegt war, wurde die gesamte Bildfläche mit verdünnter Farbe bedeckt, und diese Hintergrundfarbe erscheint nahezu unverändert im fertigen Bild. Die Figur wurde mit pastoserer Farbe aufgebaut und hier und da in *Sgraffito*-Technik (mit Messer oder Pinsel wird in die Farbe gekratzt oder gezeichnet) Farbe aus den Glanzlichtpartien entfernt, so daß der weiße Untergrund durchschien.

Die dem Motiv angemessene, schlichte Komposition plaziert die Figur in die Mitte, lockert aber die Symmetrie durch die ungleichen Formen zu beiden Seiten – Fenster und Schrank – wieder auf. Die Diagonalen – Fensterbank und Fußleisten sowie Ober- und Unterkante des Schrankes – strukturieren und beleben die Bildfläche. Sie alle weisen direkt auf die Figur, die Diagonalen des Schrankes führen zudem den Blick in das Bild hinein. So eingebunden, wirkt die zentrale Positionierung der Figur, die sonst nur allzu leicht zu einem flachen, spannungslosen Bild geführt hätte, nicht unangenehm. Das von der unteren Fensterecke, der oberen Schrankecke und den Lichtreflexen auf den Oberschenkeln gebildete Dreieck schafft räumliche Tiefe. Wäre der Hintergrund lediglich flächig mit der Fußleiste als Horizontale, würde das Bild monoton wirken.

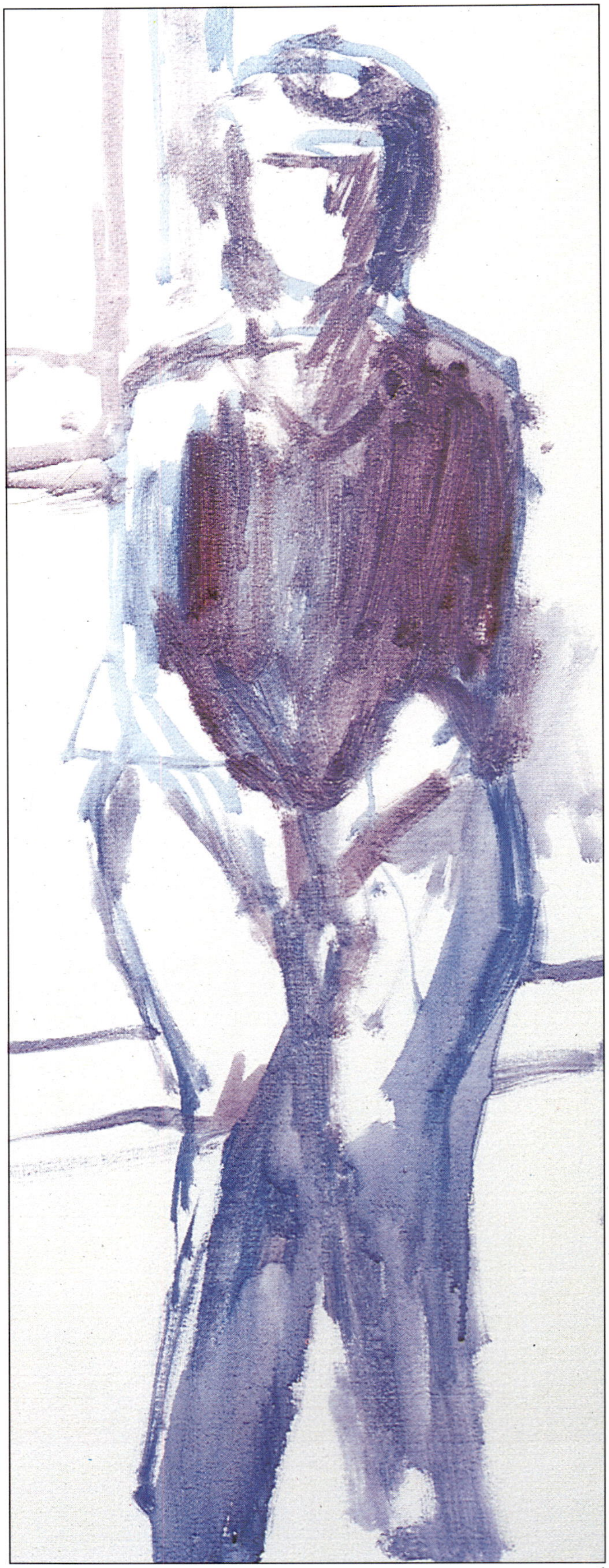

1

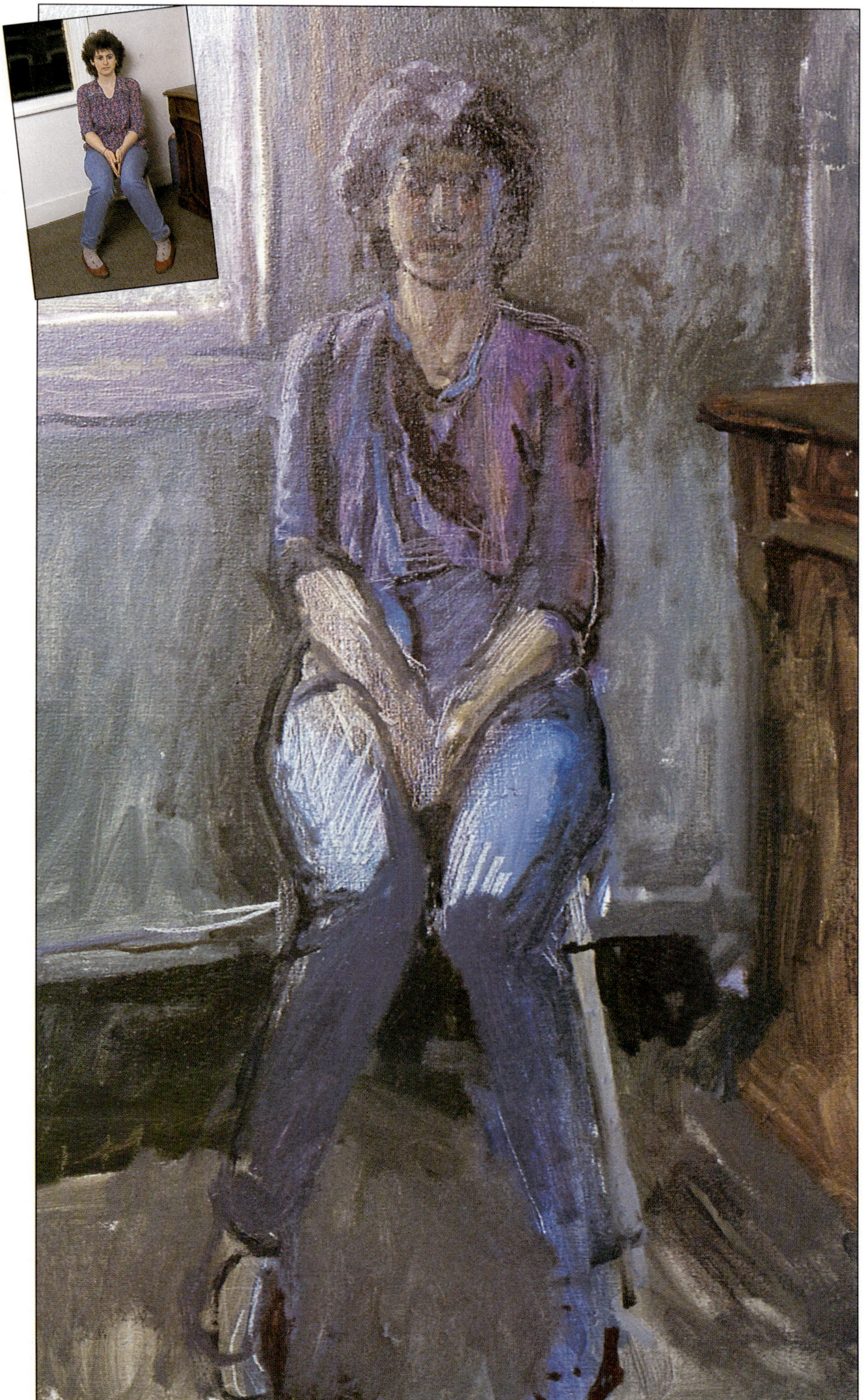

2

1: Der Künstler begann sofort mit dem Farbauftrag und vermalte sehr stark mit Terpentinöl verdünnte Farbe, damit sie schneller trocknet. Die Markierungen für die vertikalen und horizontalen Linien des Schrankes halfen ihm, die Figur richtig zu plazieren.

2: Sobald die gesamte Leinwand mit Farbe bedeckt war, setzte der Künstler die Glanzlichter ein, um die Formen weiter herauszuarbeiten und zu definieren.

3: Mit einem Malspachtel wird hier das Weiß des Malgrundes freigekratzt.

4: Eine dunkle Schattenlinie an der Außenseite hat den Arm weiter ausmodelliert. Nun wird mit dem Pinselstiel hineingezeichnet. Das Purpur der Bluse wurde auf der Innenseite des Arms wiederaufgenommen und dann abgekratzt, so daß gerade genug zurückblieb, um den Farbreflex in der Schattenpartie anzudeuten.

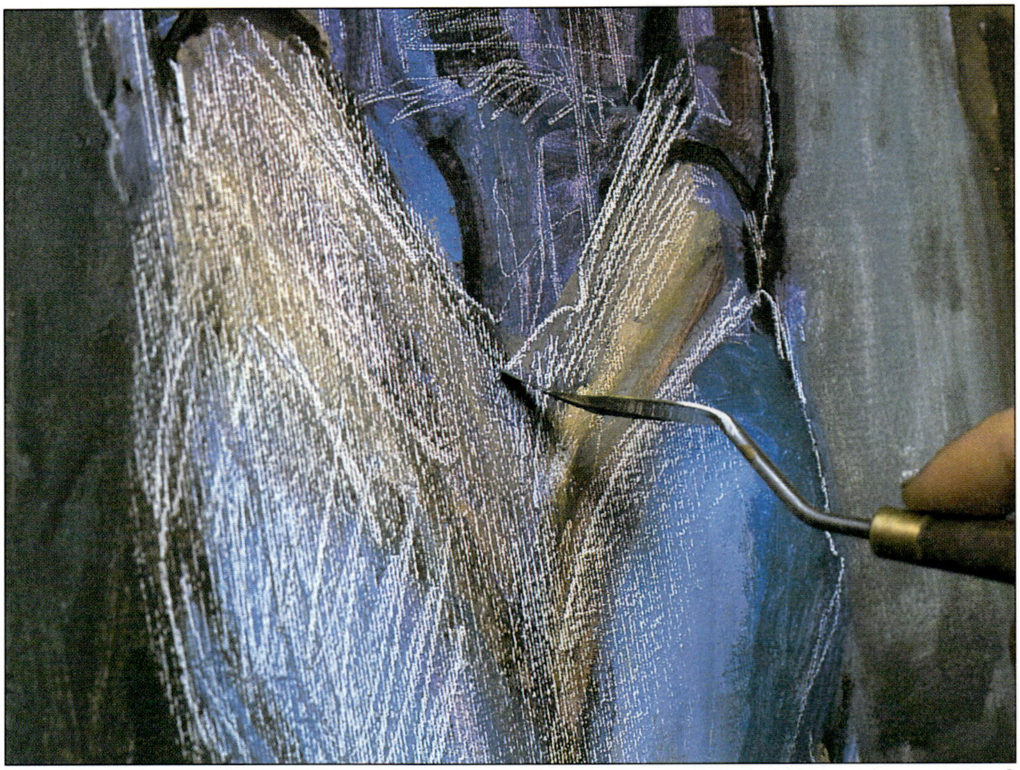

3

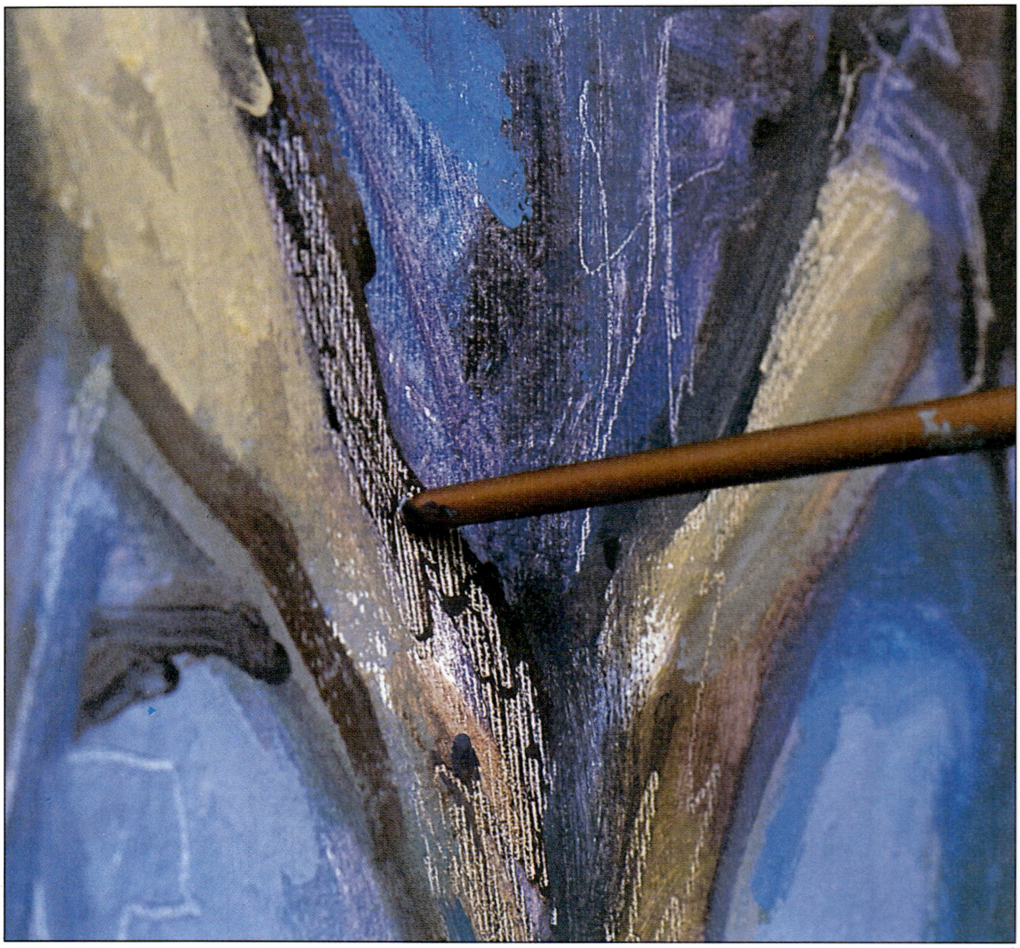

4

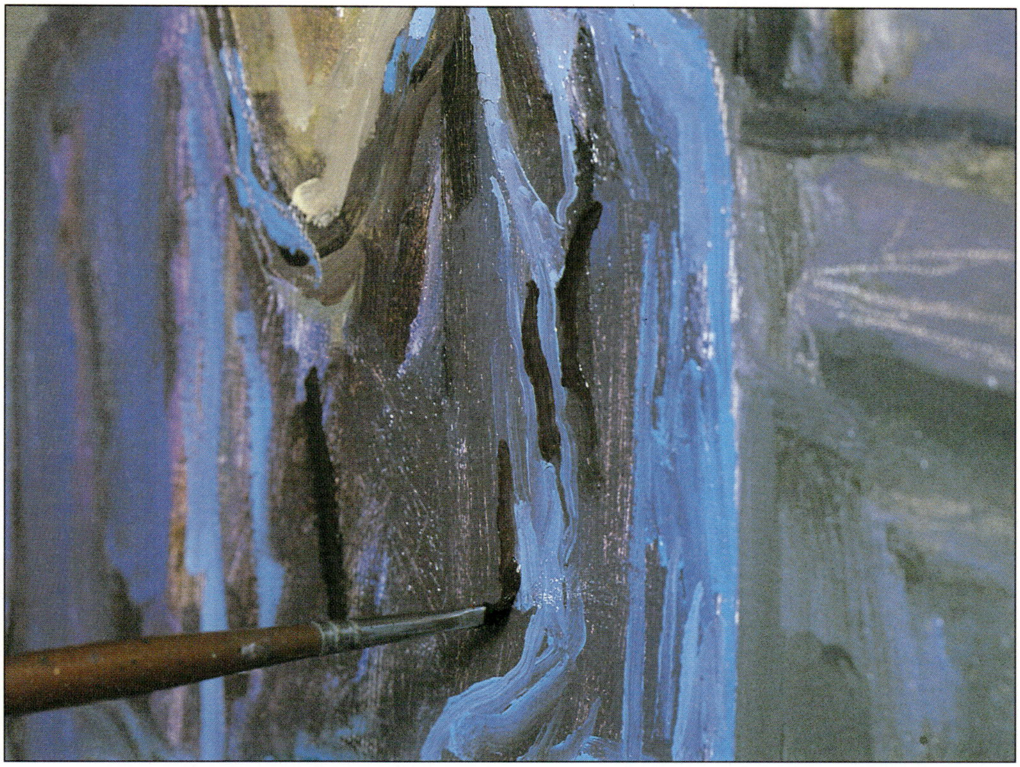

5

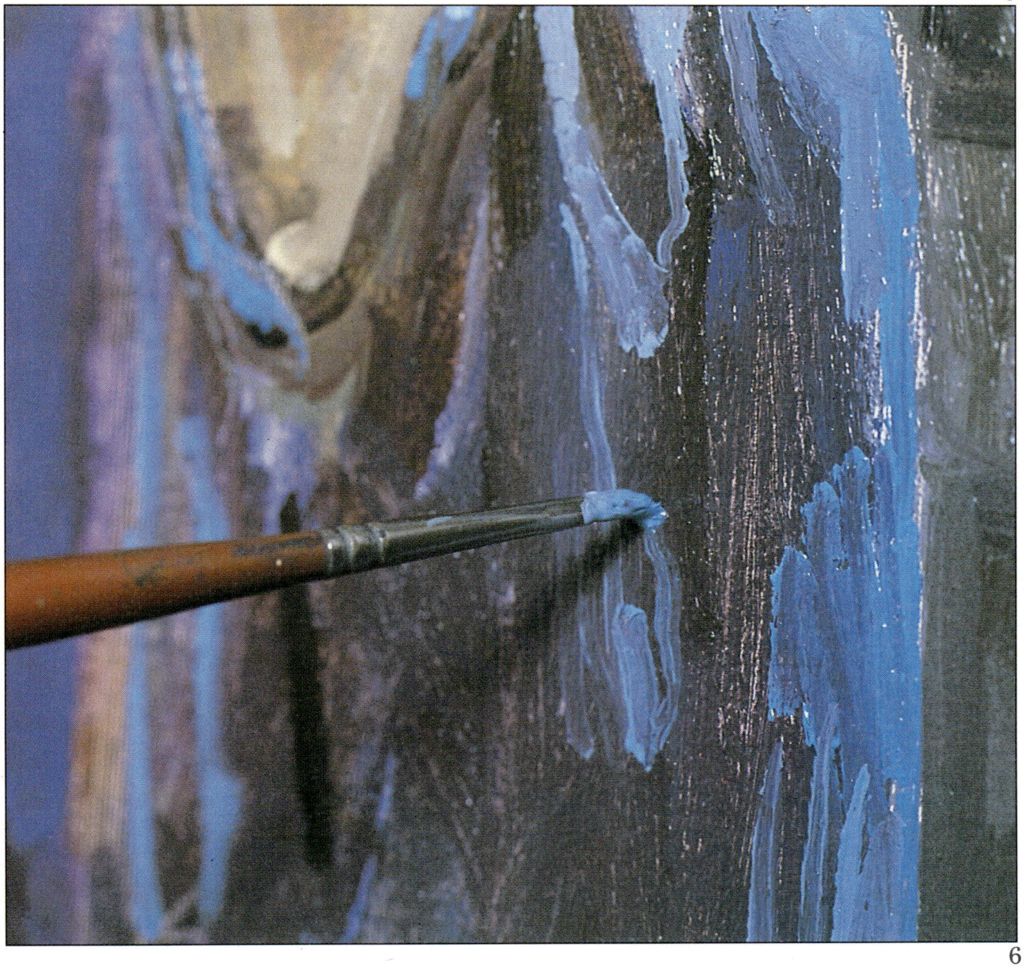

6

5: *Die Farben von Bluse und Jeans sind sehr wichtig für dieses Bild, und der Künstler beschloß, das (im Foto erkennbare) Muster der Bluse wegzulassen, so daß sie als geschlossene Partie in leuchtendem Blau erscheint. Sie besteht jedoch nicht aus einem einzigen Farbton, sondern zeigt in den Schattenpartien mittleres und dunkles Purpur und auf den Glanzlichtern Hellblau.*

6: *Schatten haben fast immer eine eigene Farbe und sind nicht einfach nur eine dunklere Schattierung der Glanzlichter.*

7: *Gesicht und Kleidung wurden recht frei, aber sorgfältig mit dicker Farbe aufgebaut, so daß die Züge zwar deutlich, jedoch nicht übergenau zu erkennen sind. Gewollte Farbübergänge wurden nur wenige geschaffen, aber da der Künstler naß-in-naß arbeitete, wurden die Farben durch den schichtweisen Farbauftrag selbst modifiziert. Die blaue Linie rechts, eine Lichtreflexion auf der Bluse, blieb deutlich stehen.*

GEGENÜBER: *Durch den pastosen Farbauftrag und die starken Hell-Dunkel-Kontraste wirkt die Figur fest und solide. In den Hintergrundpartien blieb die Farbe dünn und transparent. Der Hintergrund ist trotz weniger Details nicht einfach flächig: Verschiedene Farben der Figur wurden aufgenommen und harmonieren mit ihr.*

DAS MATERIAL

- Bildträger: gebrauchsfertig vorgrundierte Leinwand, 61 x 46 cm.
- Pinsel: mehrere Borsten- und Synthetikpinsel, ein flacher Borstenpinsel für den Hintergrund und kleine, runde Synthetikpinsel für Gesicht und Details.
- Farben: Titanweiß, Kobaltblau, Coelinblau, Kobaltviolett, Hellrot, Alizarinkrapplack, Lichter Ocker, Siena gebrannt und Umbra natur. Kein Malmittel, nur ganz zu Anfang Terpentinöl zum Verdünnen.

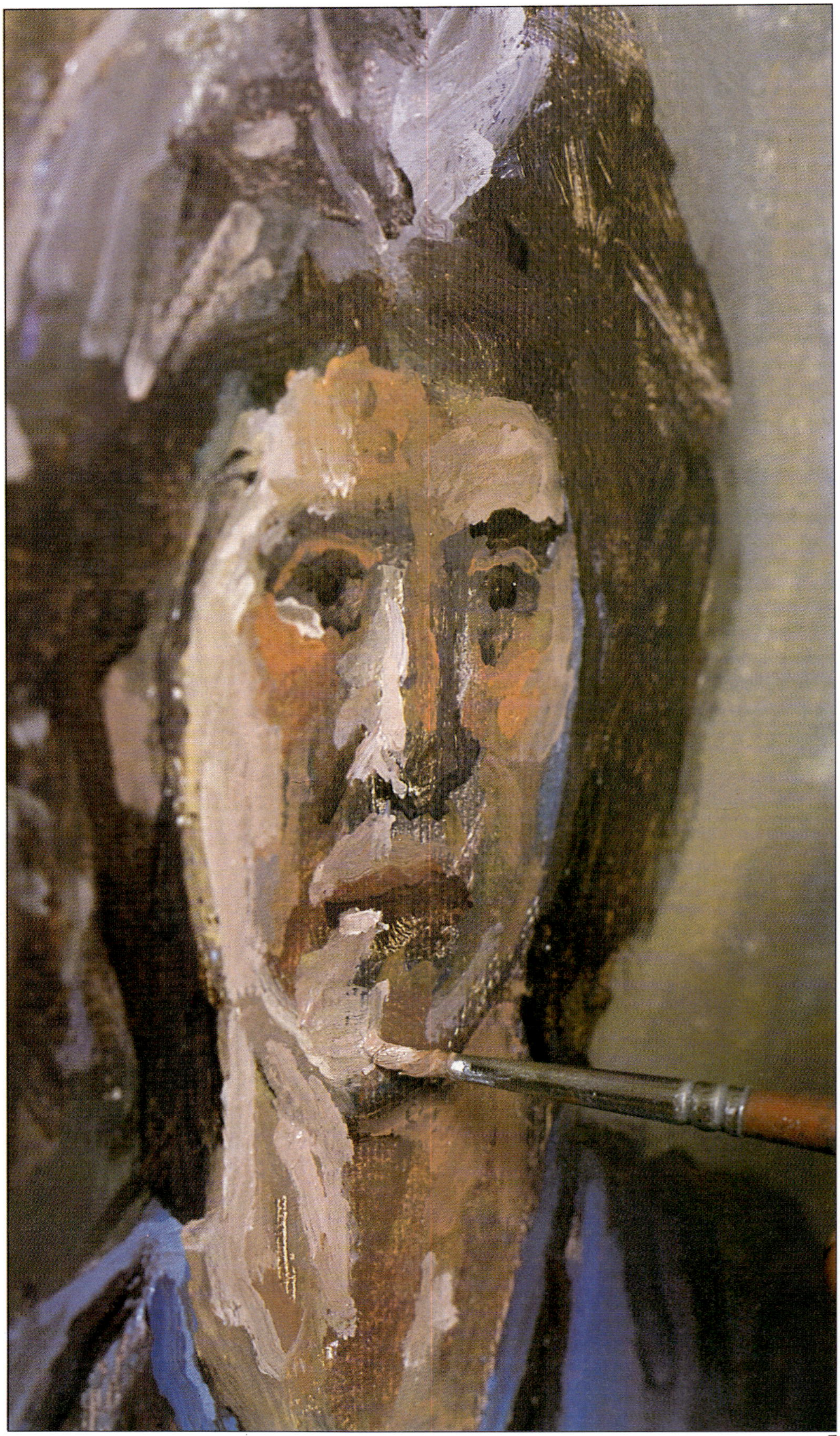

7

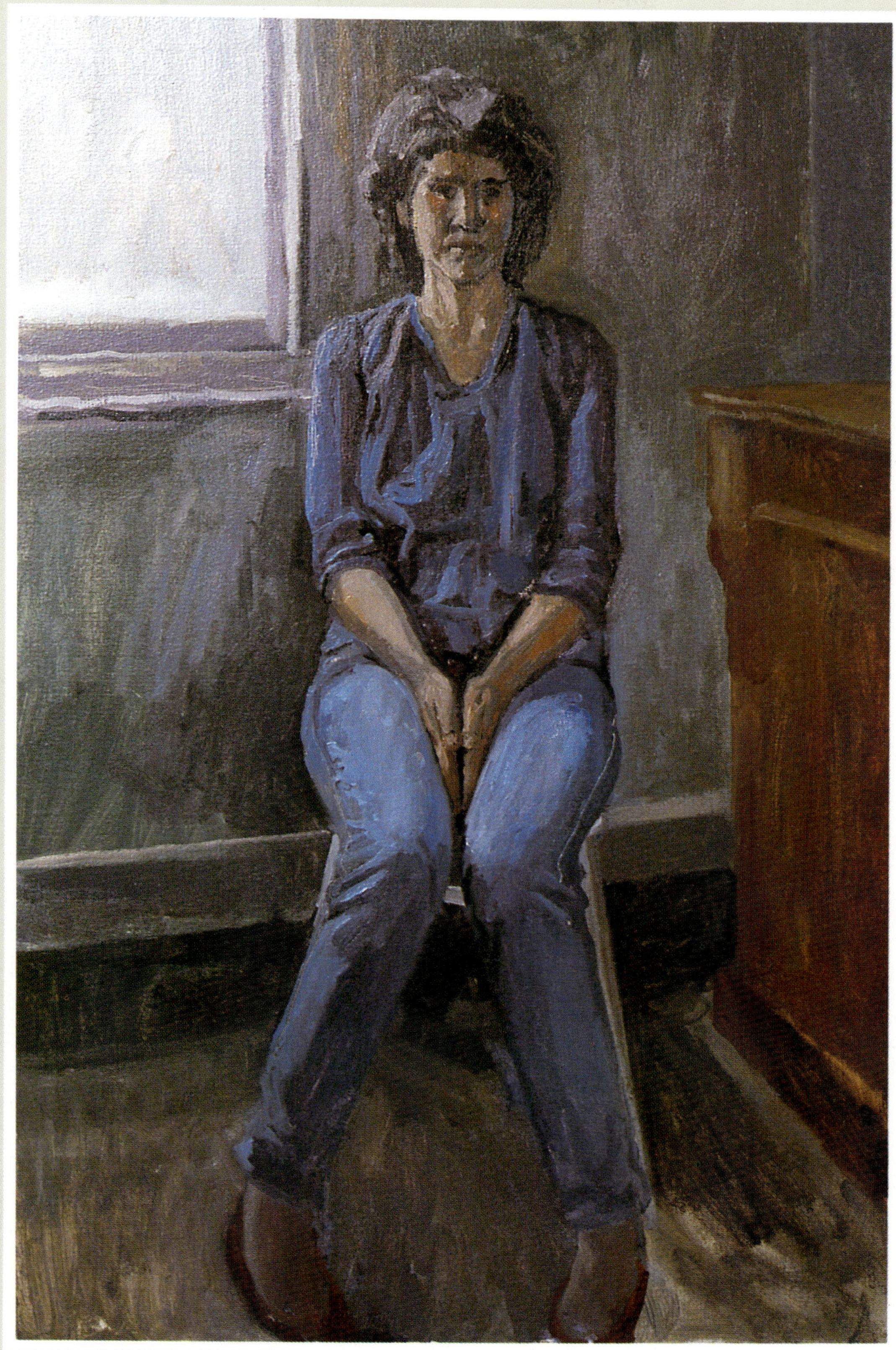

TEEURNE AUF DER FENSTERBANK

Dieses kleine, sehr ruhige und harmonische Bild mit seinem begrenzten Farbspektrum und dem schlichten Motiv kontrastiert zum völlig anderen Ansatz des Beispiels auf Seite 229. Es illustriert, wie man mit Farbwahl und Komposition eine Stimmung inszenieren kann: Die Komposition enthält keine störenden Elemente, weder kräftige noch laute Farben, und das wirkt keineswegs langweilig – sondern einfach angenehm friedlich.

Jeder wird zu Hause einige Objekte finden, die ihn zum Malen anregen. Hier faszinierten den Künstler die bauchige Rundung der Urne und ihr Dekor. Um diese Qualitäten herauszuheben, entschied er sich für eine geometrische Komposition. Die Horizontalen und Vertikalen des Fensterrahmens und des Fensterladens bilden das Gegenstück zu den gerundeten, geschwungenen Formen. Die Komposition ist ausgewogen. Der blaugraue Streifen im Vordergrund ist nur etwas schmaler als die Fensterbank darüber. Das Rechteck rechts ist gerade groß genug, um als Fensteraussicht gelesen werden zu können, aber klein genug, um das Bild nicht zu dominieren. Die Vertikalen des Fensterrahmens sind so plaziert, daß sie die dominierenden Formen – Urne und Schale – nicht stören, und der auf dem Foto sehr harte Schatten oben links wurde lediglich mit etwas dunklerer Farbe angedeutet.

Der Künstler baute die Farben mit Rotmarderpinseln sehr sorgfältig und vorsichtig in dünnen Schichten auf. Der entsprechend ausgewählte Bildträger aus feiner Leinwand eignet sich dafür besonders gut. Bei einem solchen Bild kommt es darauf an, daß die geraden Linien auch wirklich gerade sind. Eine versehentlich schiefe Vertikale etwa wäre genau das störende Element gewesen, das der Künstler so sorgsam zu vermeiden trachtete, deshalb griff er zum Maskierband. Derartige Hilfsmittel waren früher als zu »mechanisch« verpönt, aber da es sehr schwer ist, freihändig eine gerade Linie zu ziehen oder sie gar mit dem Pinsel zu malen, gibt es keinen vernünftigen Grund, auf die Verwendung von Maskierband und Lineal zu verzichten.

Die Palette blieb absichtlich sehr begrenzt – nur zwei Blautöne, je ein Grün, Grau, Schwarz und Gelb. Eine so strenge Beschränkung stellt eine gute Übung dar. Versuchen Sie einmal, mit nur ein oder zwei Farben und ihren Komplementärfarben (Blau und Gelb wie hier oder Rot und Grün) plus den Grau- und Brauntönen zu malen. Das begrenzt zwar das mögliche Farbspektrum, kann sich aber durchaus vorteilhaft auf Ihr Bild auswirken. Vielleicht werden Sie feststellen, daß es harmonischer und einheitlicher wird als mit einer breiten Farbpalette. Sie lernen dabei auch mehr über Farbmischungen, als wenn Sie ein ganzen Buch zu dem Thema lesen würden.

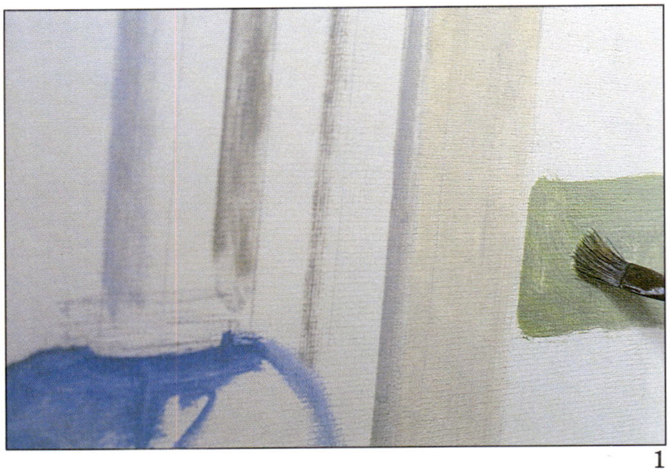
1

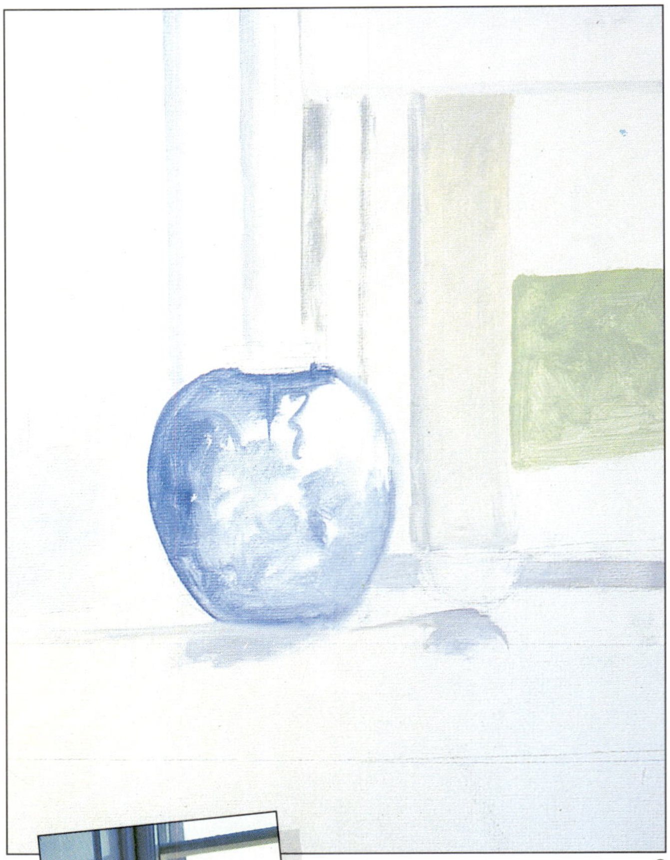
2

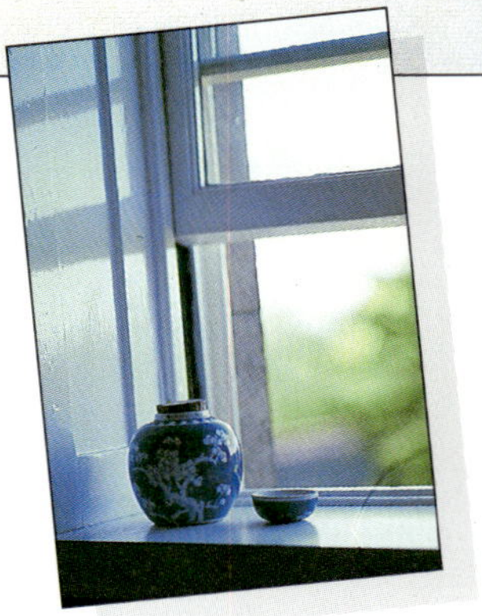

1 *und* **2:** *Die schlichte Komposition benötigte keine Aufzeichnung. Statt dessen wurden die Hauptelemente mit einem Rotmarderpinsel locker mit verdünnter Farbe aufgewischt. Die Farben stimmen nahezu mit dem fertigen Bild überein.*

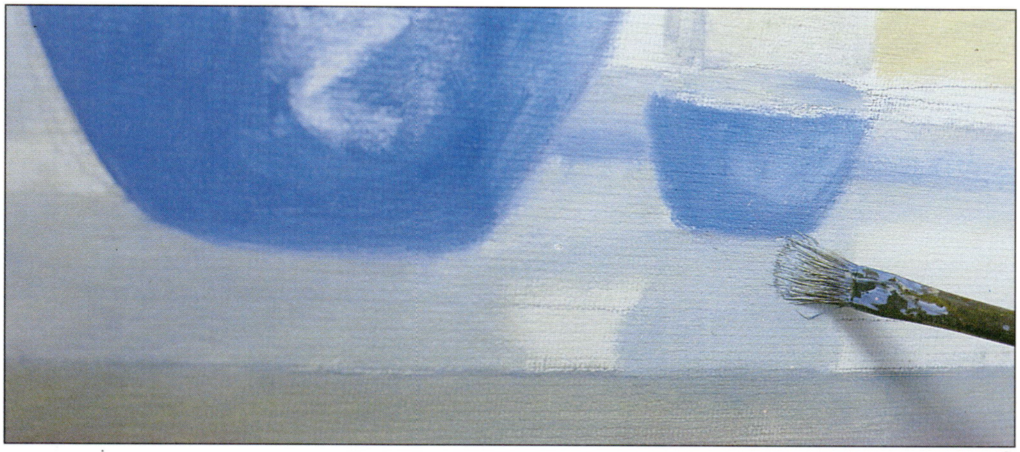

3

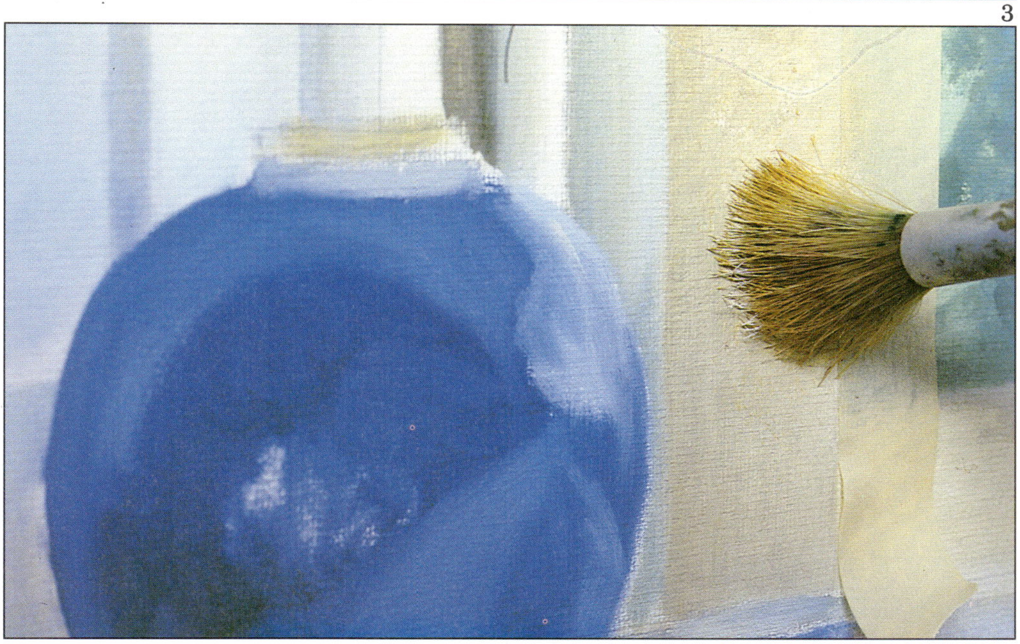

4

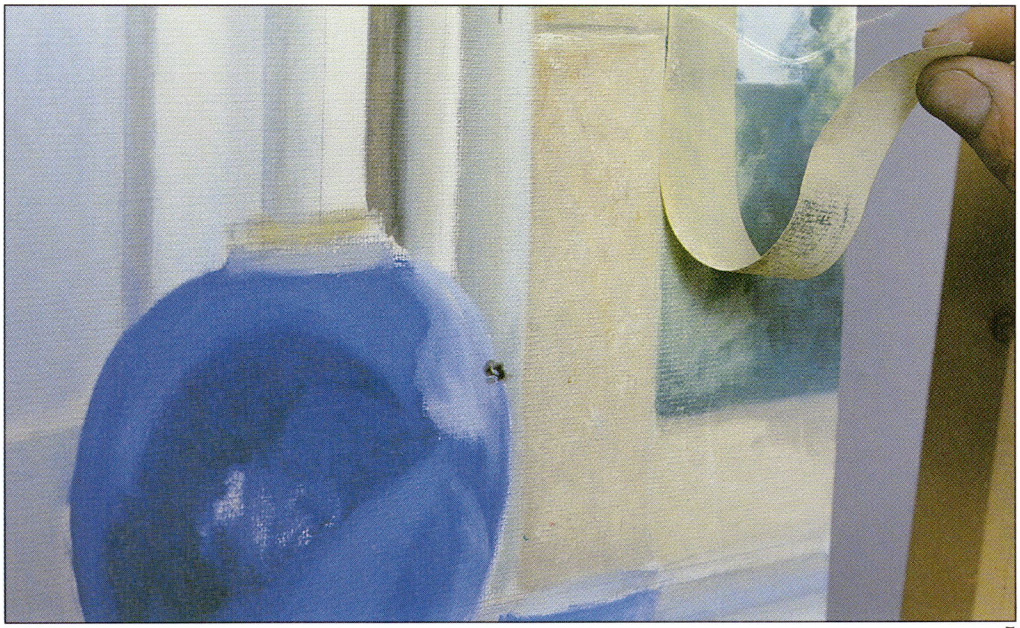

5

3: *In diesem Stadium wurde mit dem Borstenpinsel gemalt, denn die Farbe war nun etwas dicker. Das Blau der Urne wurde mit einer Mischung aus Ultramarinblau und Weiß aufgebaut, die Fensterbank mit einer Mischung aus Paynesgrau und Weiß. Paynesgrau ist ein sehr vielseitiger Farbton mit einem Hauch Mauve. Hier wirkt es neben dem dunklen Blau recht warm. Eine Mischung aus Schwarz und Weiß hätte viel härter gewirkt.*

4: *Die Trennlinie zwischen dem Fensterrahmen und dem kleinen rechteckigen Landschaftsausblick wurde mit Maskierband fixiert. So konnte die Farbe ohne Schwierigkeit auf der Fensterrahmenpartie vermalt werden.*

5: *Das Band wurde abgezogen, und zurück blieb eine saubere, gerade Kante. Damit alles gelingt, muß die Farbe vorher trocken oder beinahe trocken sein, sonst löst sich mit dem Band auch die obere Farbschicht ab.*

6 und 7: Mehrere dünne Farbschichten liegen nun bereits übereinander, aber die letzte Akzentuierung der Details fehlt noch. Im Ausschnitt (rechts) werden mit einem kleinen Rotmarderpinsel die feinen Risse des Fensterladens gemalt. Wenn Sie das fertige Bild betrachten, werden Sie sehen, daß diese winzige Vertikale für die Komposition wichtig ist, denn sie lenkt den Blick auf die Bildzentren Urne und Schale.

GEGENÜBER: *Das Mauerwerk wurde mit einer Mischung aus Paynesgrau, Lichtem Ocker und Weiß gemalt, die Landschaftsaussicht in Chromoxidgrün und Weiß. Eine solche Partie muß vorsichtig behandelt werden: Sind die Tonwertkontraste zu groß oder die Farben zu kräftig, »springt« die Landschaft vor, erhält zu viel Aufmerksamkeit und konkurriert mit dem Vordergrund. Chromoxidgrün, ein kaltes, leicht bläuliches Grün, eignet sich gut für zurückweichende Hintergründe.*

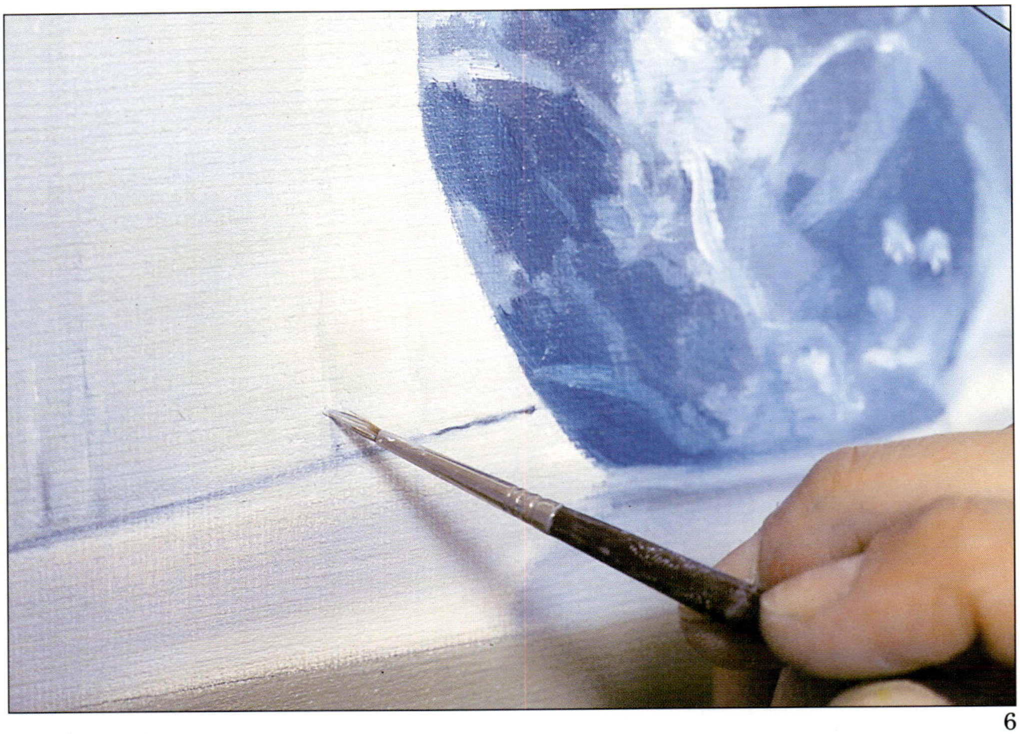

6

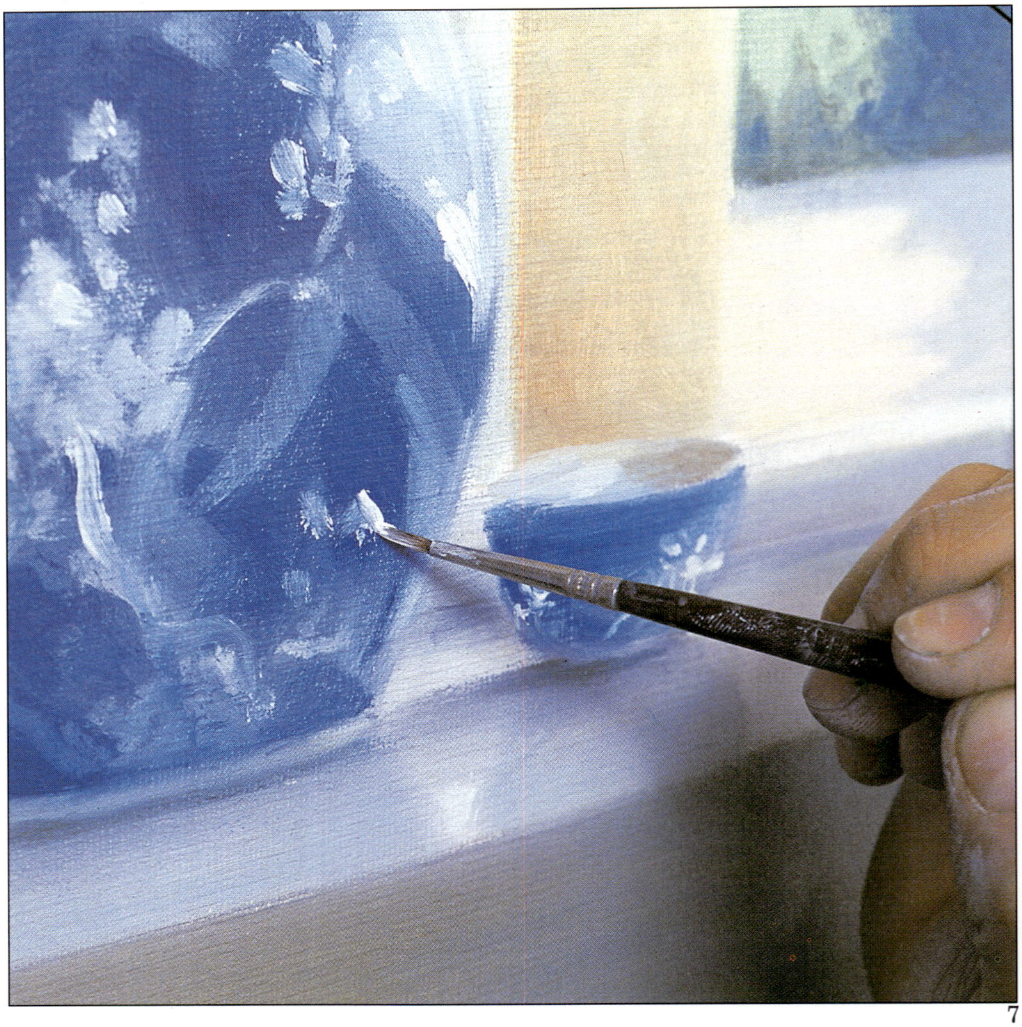

7

DAS MATERIAL

- Bildträger: gebrauchsfertig aufgezogene feine Leinwand, 30,5 x 25,4 cm.
- Pinsel: kleiner Rotmarderpinsel und ein runder Borstenpinsel Nr. 8.
- Farben: Titanweiß, Elfenbeinschwarz, Paynesgrau, Lichter Ocker, Kadmiumgelb hell, Chromoxidgrün, Ultramarinblau und Preußischblau.

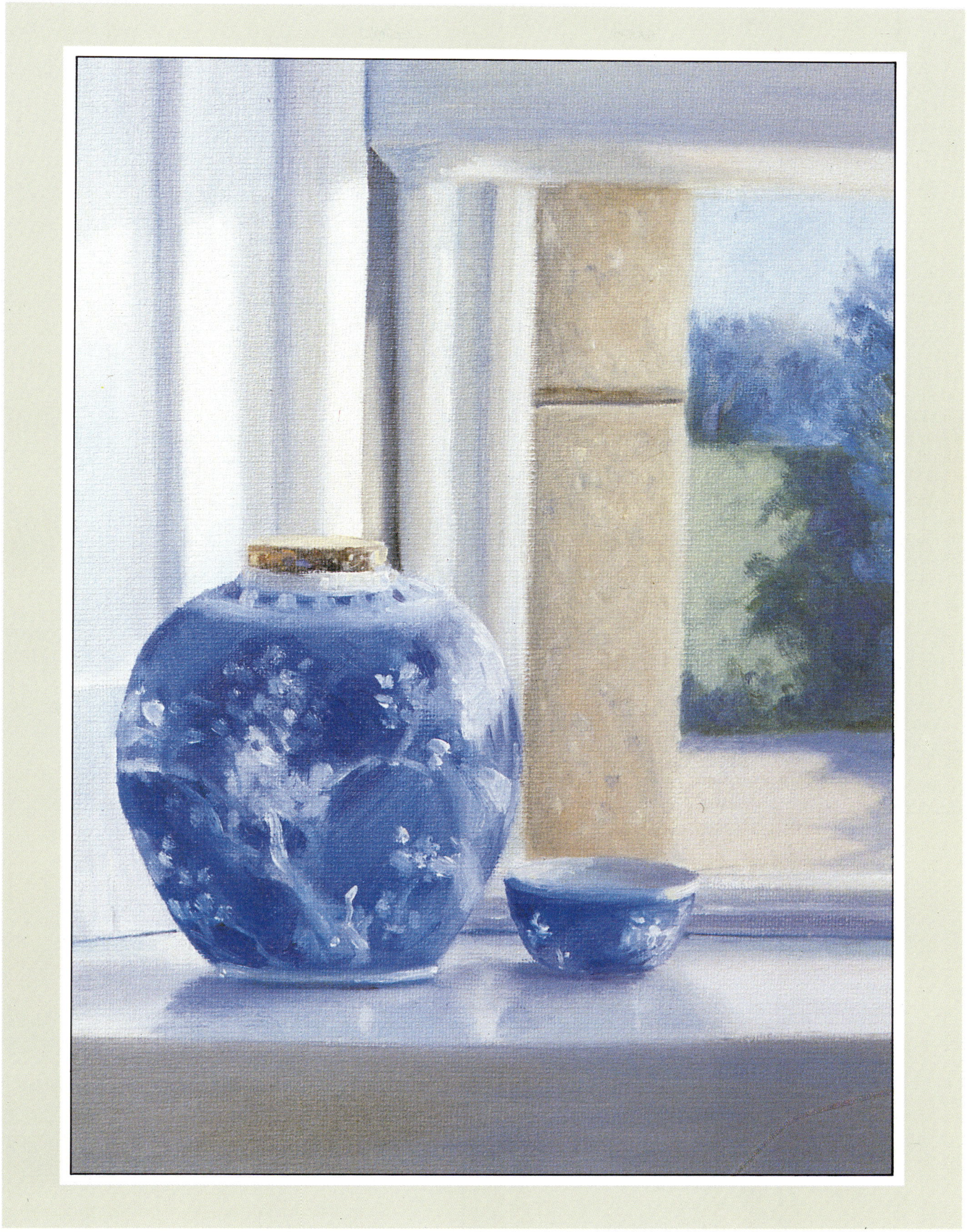

STILLEBEN MIT WASSERMELONE

Dieses Stilleben unterscheidet sich mit seinem pastosen Farbauftrag und den kräftigen Farben zwar stark von dem Beispiel auf Seite 223, dennoch herrscht hier eine ähnlich friedliche, harmonische Stimmung. Das schwierigste bei einem Stilleben ist der Aufbau des Arrangements. Es hat wenig Sinn, einen halben Gemüseladen aufzukaufen und dann festzustellen, daß sich all die verschiedenen Elemente nicht zu einer überzeugenden Komposition zusammenstellen lassen, oder eine Menge Vasen, Teller und Schüsseln im Haus zusammenzusuchen, die dann gar nicht zusammenpassen. Hier entschied sich der Künstler für ein schlichtes Arrangement, dessen Elemente jedoch sehr sorgfältig harmonisch aufeinander abgestimmt sind.

Die Grundfigur der Komposition ist ein aufsteigendes Dreieck, das von den runden Formen des Tellers und der Melone in unterschiedlichen Winkeln geschnitten wird. Das kleinere Melonenstück greift die Dreiecksfigur wieder auf, während die Erdbeeren im Vordergrund die weiße Farbpartie aufbrechen und die Fläche als festen Untergrund definieren. Dadurch wird die Komposition im Bildraum verankert und erhält Stabilität. Wenn Sie die Erdbeeren einmal mit der Hand abdecken, werden Sie sehen, wie schwach die Komposition auf einmal wirkt und wie die Bildelemente plötzlich lose im Raum zu schweben scheinen. Der Künstler entschied sich dazu, die hintere Tischkante nicht zu beachten, sondern Tischfläche und Hintergrund als »negativen Raum« zu behandeln. Wären Tisch und Wand als separate Flächen gestaltet, würden sie von der Komposition ablenken. Die Hauptelemente, deren Formen so nahezu aus dem freien Raum herausmodelliert scheinen, hätten an Bedeutung verloren.

Die Farboberfläche wurde mit verschiedenen Techniken abwechslungsreich strukturiert. Auf einer farbigen Untertuschung mit sehr dünner Farbe wurden die einzelnen Partien mit dickerer Farbe aufgebaut und definiert. Mit einem harten Pinsel wurde Farbe verspritzt, um die Oberfläche der Wassermelone zu beschreiben. Mit einem Bleistift wurde in die Fruchtpartien hineingezeichnet; der weiße Hintergrund zeigt eine feine Struktur aus kaum sichtbaren Pinselspuren.

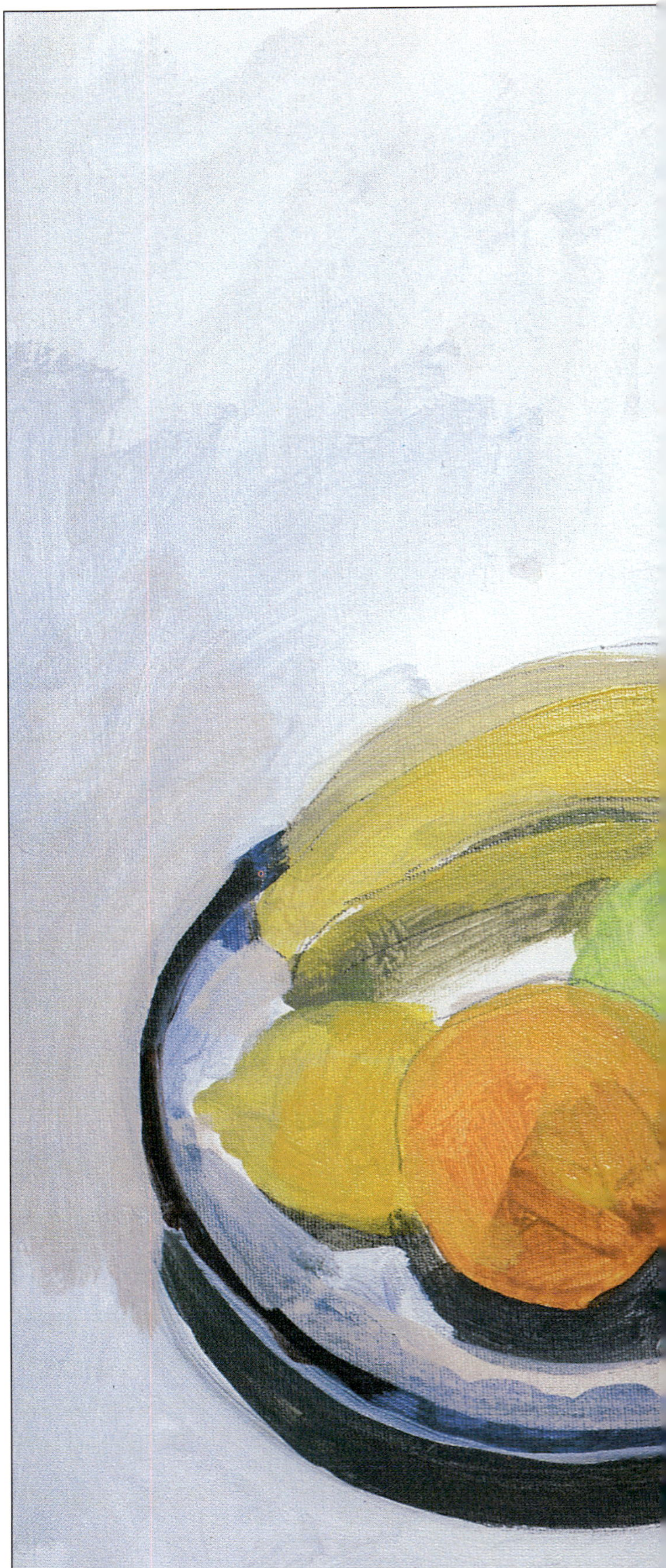

1: *Zuerst wurden die Hauptelemente der Komposition ganz zart mit Bleistift aufgezeichnet, dann mit stark verdünnter Farbe untertuscht.*

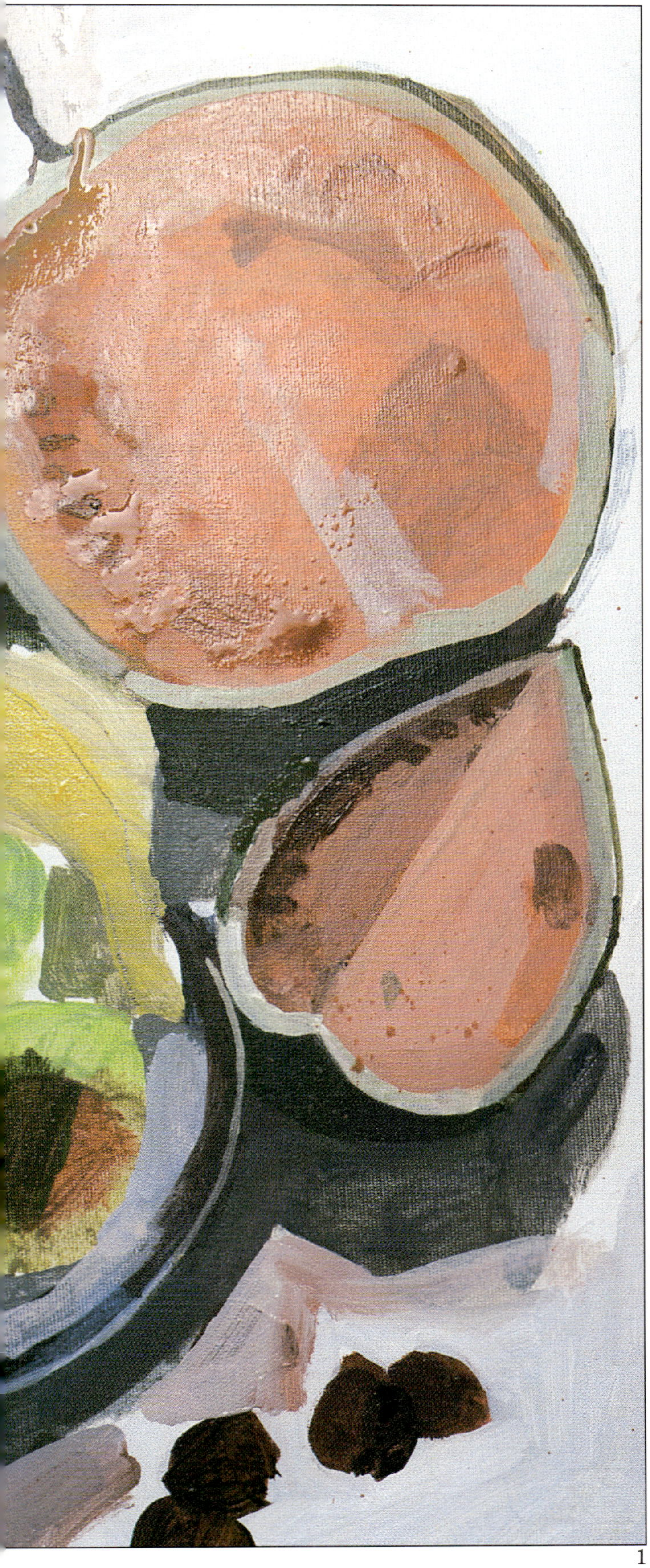

1

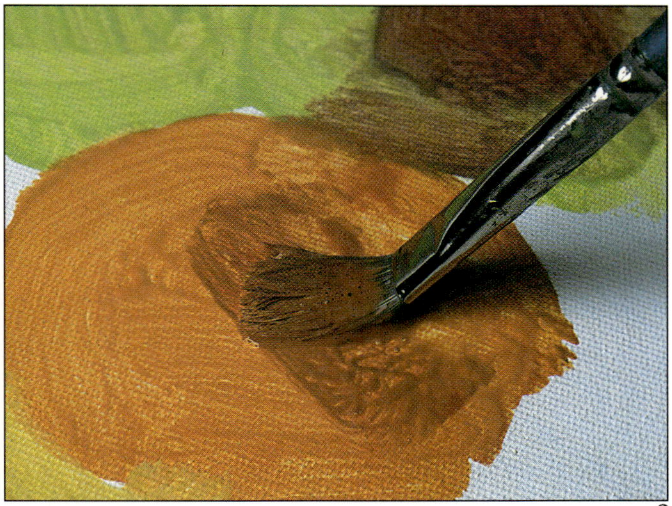

2

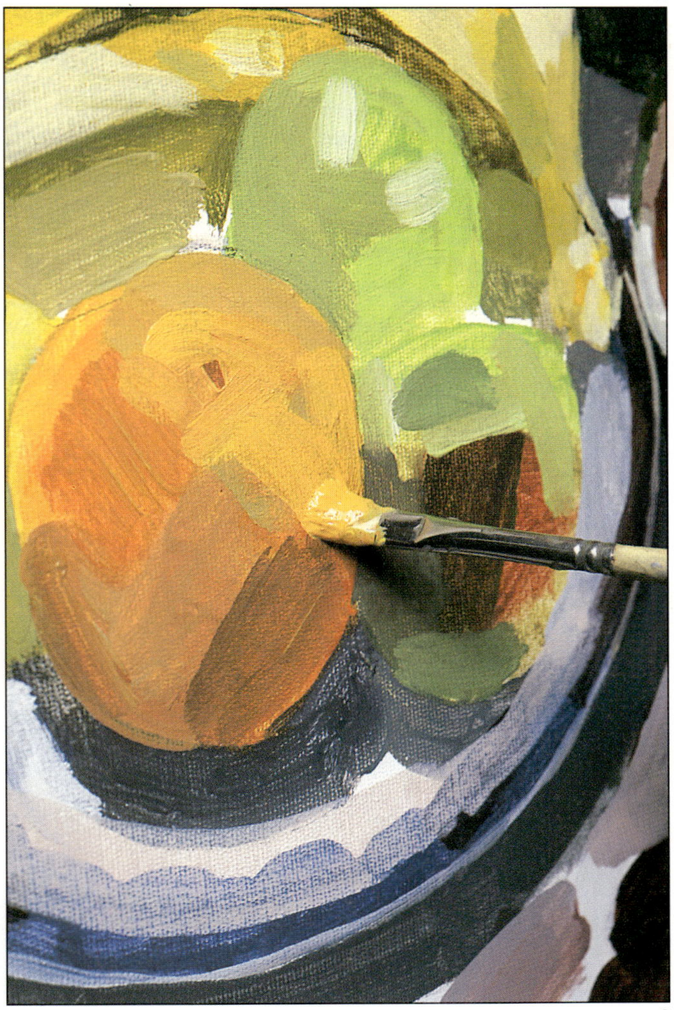

3

2 *und* **3:** *Sobald die Untertuschung trocken war, begann der Künstler, einzelne Früchte herauszuarbeiten und mit zäher, cremiger Farbe die Glanzlichter aufzubauen.*

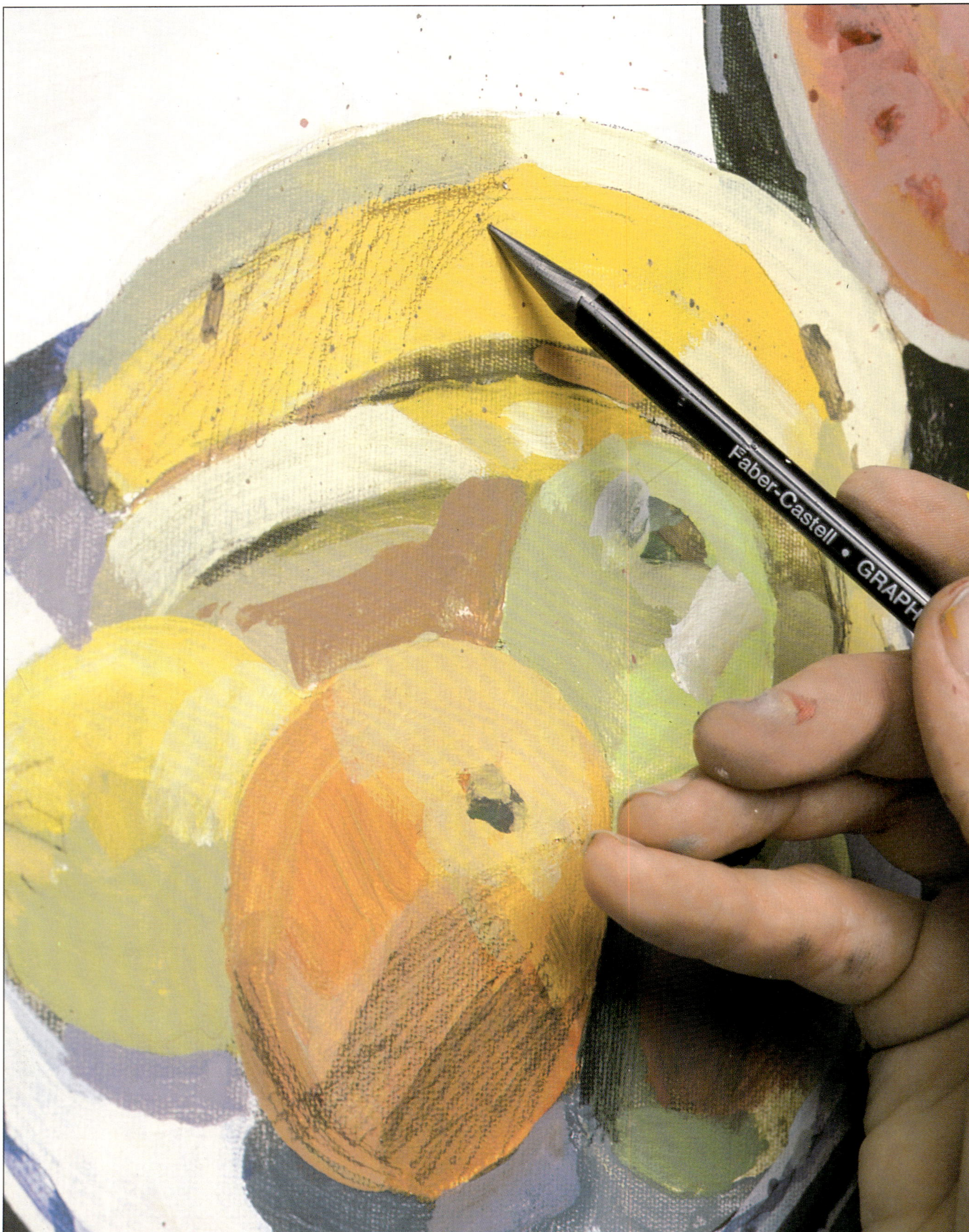

4

4: *Der Künstler zeichnete mit einem Bleistift auf die trokkene Farbe. Damit erreichte er in diesem Fall zweierlei: Die Früchte erhielten Struktur und Volumen, und die Farbe wurde abgedunkelt, ohne übermalt werden zu müssen.*

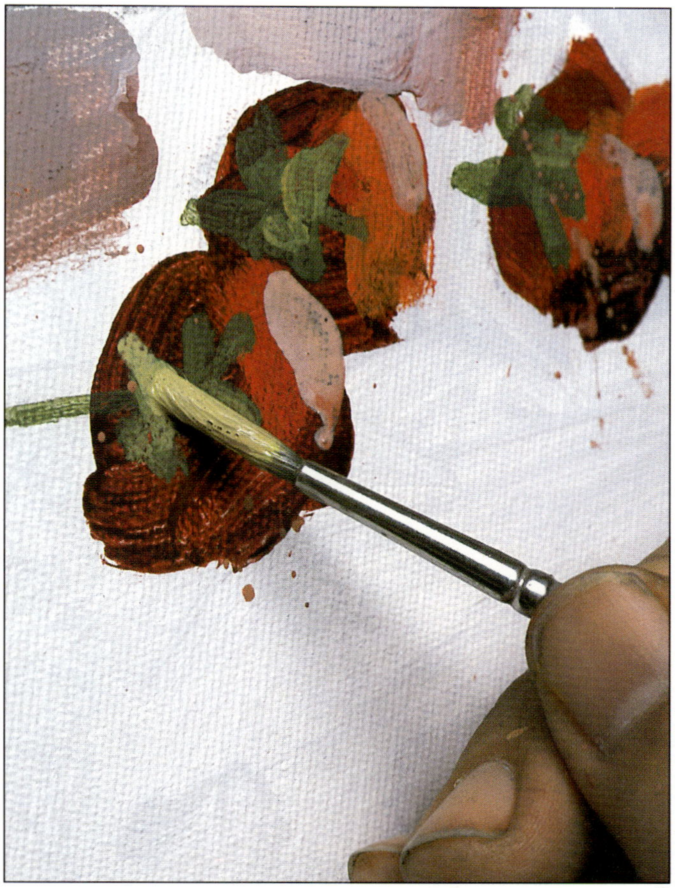

5

5: *Bisher waren die Erdbeeren lediglich mit kräftigen Pinselstrichen in Dunkelrot angedeutet, nun erhalten sie ihre erkennbare Form. Die Glanzlichter werden in Hellrosa, die Stiele in kräftigem Grün gemalt.*

6: *Letzte Akzente setzen eingearbeitete weiße Farbtupfen und Schatten in Blaugrau, die sich deutlich von dem weißen Hintergrund abheben und so die Tischfläche definieren.*

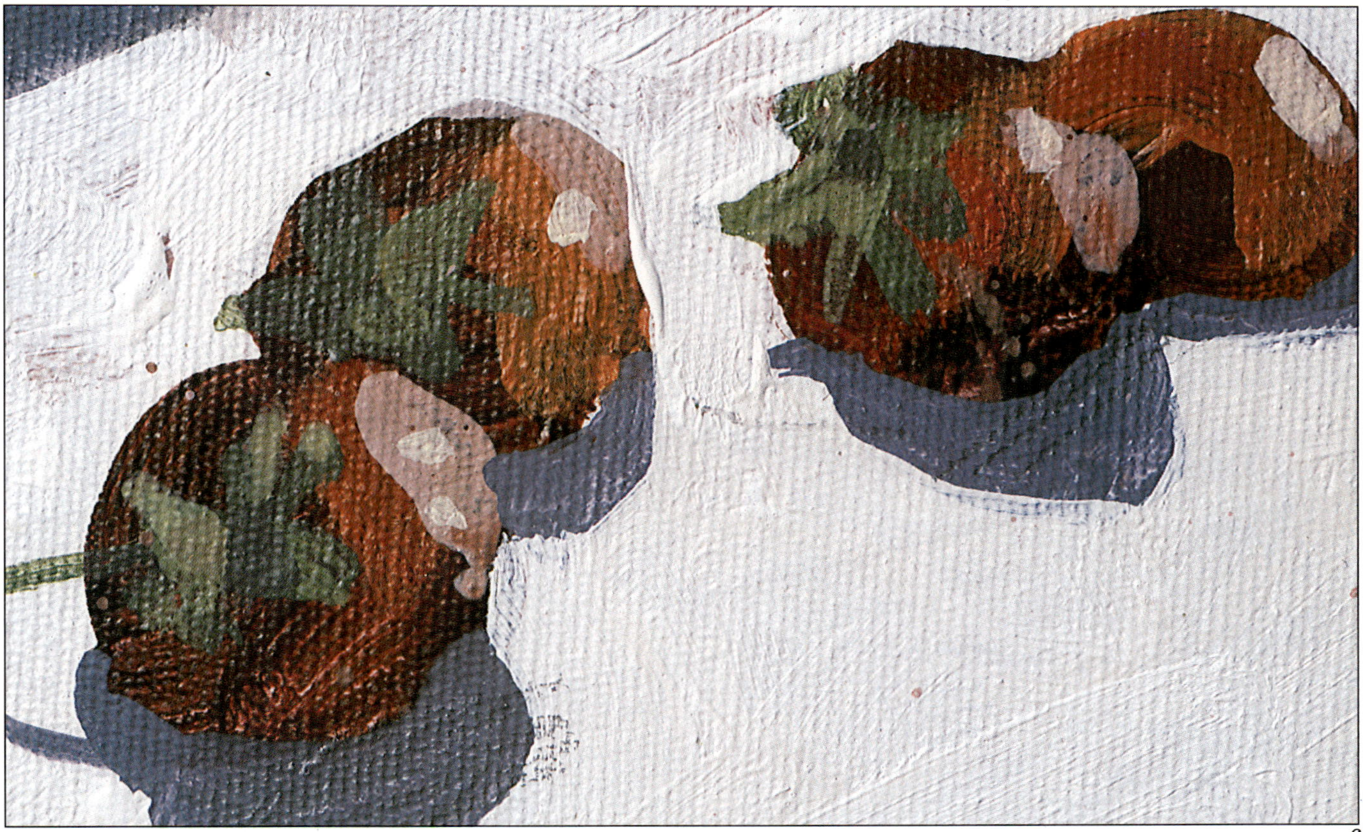

6

7: *Die Wassermelone erforderte eine besondere Behandlung, denn ihre Oberflächenstruktur ist ein wichtiges Bildelement. Der Künstler bediente sich einer von ihm häufig angewandten Technik: Er verspritzte Farbe mit einem harten Pinsel (oft wird eine Zahnbürste genommen). Um die Farbe nicht über das ganze Bild zu verspritzen, schnitt er eine Schablone aus Zeitungspapier zurecht, die nur die entsprechenden Partien frei ließ. Er verwendete dann im Hinblick auf den mittleren Ton der Untermalung einen helleren und einen dunkleren Farbton. Der hellere greift die Farbe der Glanzlichter auf den Erdbeeren wieder auf.*

8: *Tonwerte und Farbtöne mußten gerade hell oder dunkel genug sein, um sich abzuheben, durften aber nicht zu stark kontrastieren, denn dann hätten sie sich nicht eingefügt, sondern wie Fremdkörper auf der Fläche gelegen.*

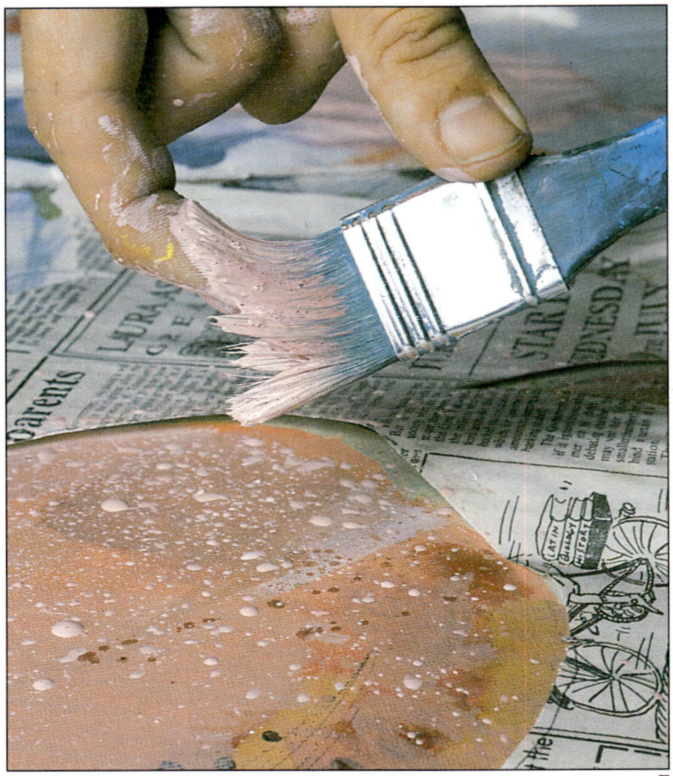

7

GEGENÜBER: *Auf dem fertigen Bild ist die Bleistiftaufzeichnung stellenweise noch zu erkennen: Auf der Banane, dem Apfel, dem kleineren Melonenstück und seiner Schattenpartie sowie auf der Schattenpartie des Tellers. Solche Feinheiten geben einem Bild oft erst das gewisse Extra und erzeugen Spannung und Lebendigkeit. Sie sollten aber nicht zu wichtig werden – Spezialeffekte sind Hilfsmittel und kein Selbstzweck.*

DAS MATERIAL

- Bildträger: gebrauchsfertig vorgrundierte Leinen-Malpappe, 51 x 40 cm.
- Pinsel: heller Borstenpinsel Nr. 12 und Schweinsborstenpinsel Nr. 4, ein 2,5 cm breiter Haushaltspinsel für die Spritztechnik.
- Farben: Titanweiß, Lichter Ocker, Zinnoberrot, Kadmiumrot, Kadmiumgelb, Saftgrün, Kobaltblau und Paynesgrau, fast alles kräftige Primärfarben.

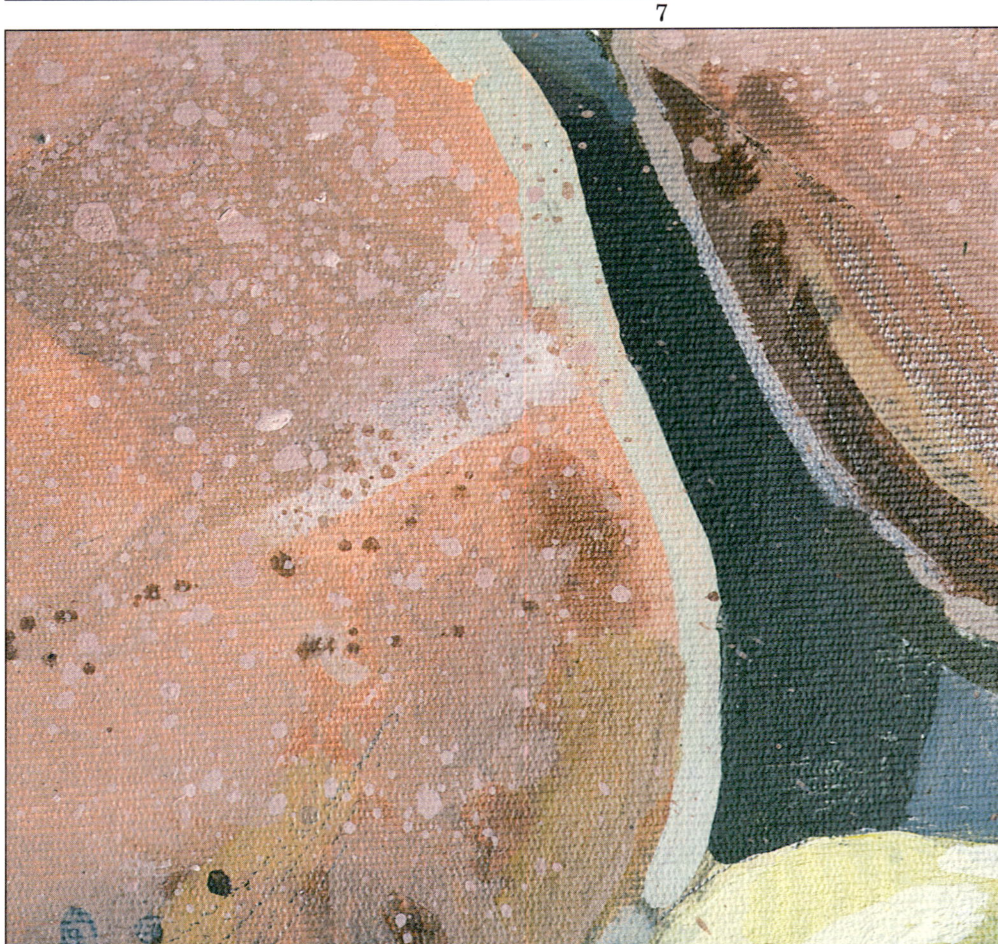

8

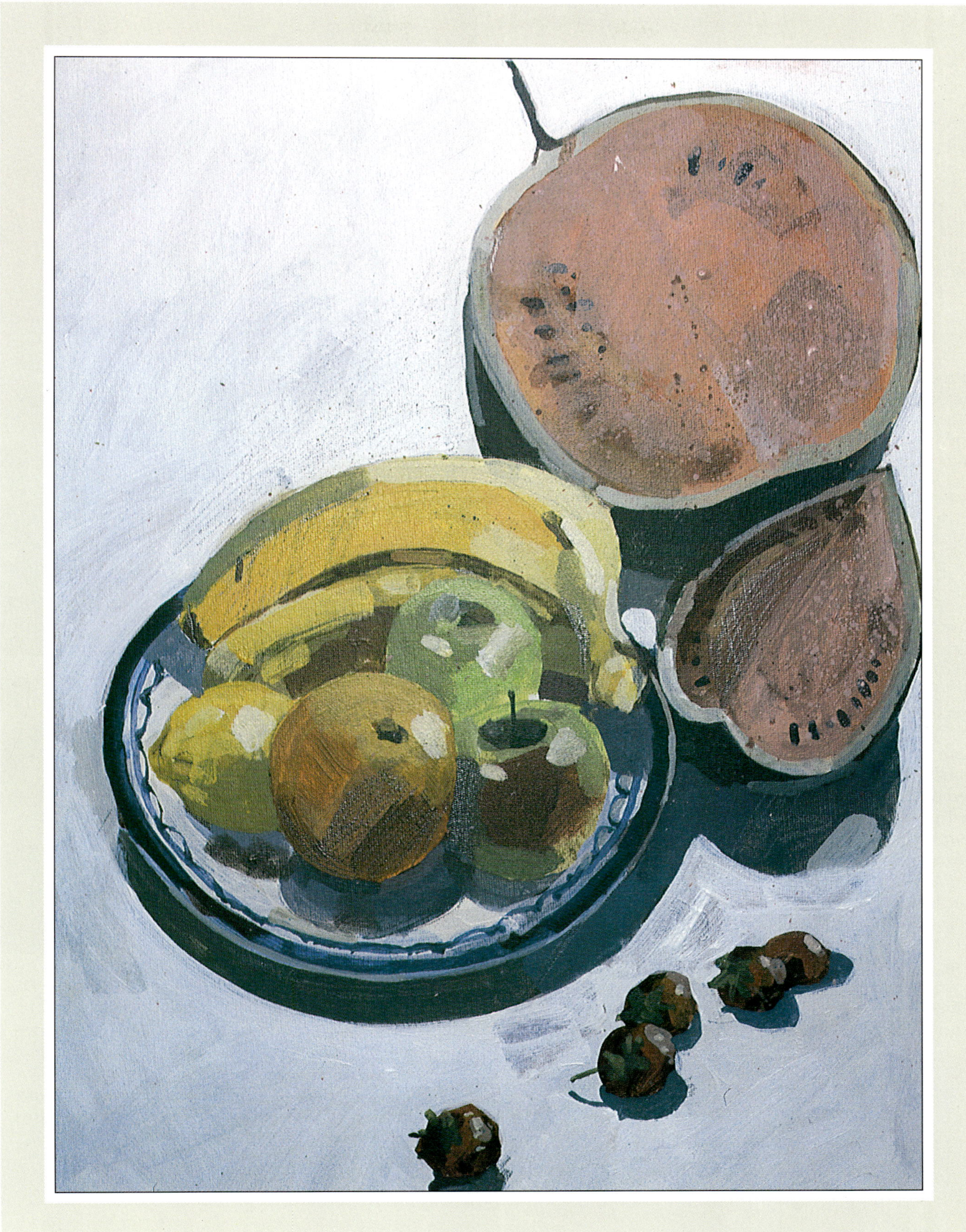

BLUMEN AUF DER FENSTERBANK

Auch wenn es Ihnen auf den ersten Blick nicht so vorkommen mag, zeigt dieses Bild ein anspruchsvolles Motiv, bei dem vieles zu beachten ist. Besonders kompliziert ist die Organisation der verschiedenen Bildräume: Vordergrund und hinterer Bildraum müssen so aufeinander bezogen sein, daß zum einen Raum und Tiefe gewonnen werden, zum anderen jedoch die Einheit der Komposition – das Erkennungsmerkmal jedes guten Bildes – gewahrt bleibt. Tritt der hintere Bildraum zu weit zurück, entschwindet er womöglich der Aufmerksamkeit, tritt er zu weit hervor, dominiert er den Vordergrund. Der Vordergrund verlangt ebenfalls besondere Aufmerksamkeit: Die Blumenvase, der Fokus des Bildes, braucht hinreichend Gewicht, um die Landschaft im Hintergrund auszugleichen. Der Künstler hat die Herausforderungen geschickt gemeistert. Fensterladen und Vorhang rechts und Stuhllehne links geben dem Vordergrund soviel Gewicht und Spannung, daß die Komposition auch ohne die Gebäude im Hintergrund bestehen kann. Das Dorf auf dem Hügel und die Berge dahinter sind gerade so weit in den Bildraum zurückgesetzt, daß sie zwar als separater und weiter entfernter Bildraum zu lesen sind, aber doch deutlich ein Element der Gesamtkomposition bleiben: ein integriertes Landschaftsbild, deutlich gerahmt von den Vertikalen des Fensters. Der Künstler hatte das Glück, diese genau zum Fensterausschnitt passende Hügellandschaft vorzufinden. Eine Aussicht auf flaches Land hätte ganz andere kompositorische Maßnahmen erfordert.
Die Farben der Landschaft greifen die dunklen Blautöne der Vase und des Kissens wieder auf, liegen aber im Tonwert etwas dichter beieinander; dadurch wurde vermieden, daß sie hervortreten und mit dem Vordergrund konkurrieren. Um die Hell-Dunkel-Kontraste besser einschätzen und kleine Anpassungen vornehmen zu können, kniff der Künstler bei der Arbeit häufig die Augen zusammen. Obwohl er die Farbe recht dünn vermalte, zeigt das Bild kräftige Farben und starke Hell-Dunkel-Kontraste. Dabei bediente der Künstler sich einer Technik, die wir sonst von der Aquarellmalerei kennen: Er sparte weiße Partien auf der Leinwand aus. Das Bild gewinnt dadurch eine besondere Frische und einen Glanz, der sich mit aufgesetzten weißen Partien nicht erreichen läßt (obwohl sich allerdings auch solche finden). Diese Lebendigkeit und Spontaneität wird verstärkt durch die skizzenhaft-grobe Behandlung von Fensterrahmen und Fensterbank. Ein Vergleich mit dem Beispiel auf den Seiten 220 bis 223 ist sehr aufschlußreich. Dort wurde der Fensterrahmen viel detaillierter und exakter ausgeführt. Die beiden Bilder illustrieren sehr anschaulich die beiden radikal verschiedene Ansätze zweier verschiedener Künstler zur Darstellung eines ähnlichen Motivs.

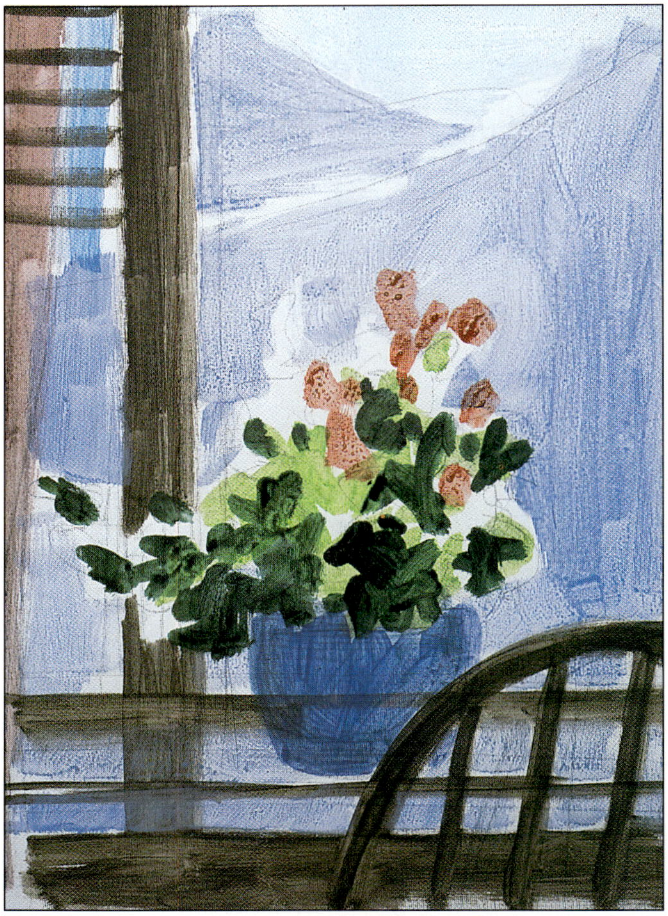

1

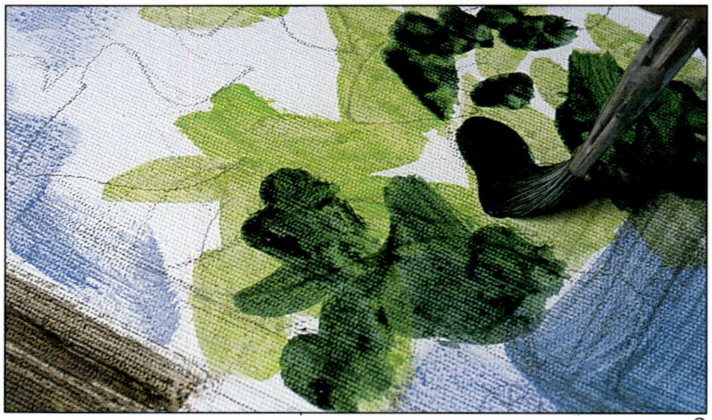

2

1: *Bei diesem komplexen Motiv war die Plazierung der Vertikalen und Horizontalen ebenso wichtig wie die der Blumenvase und der Stuhllehne. Daher wurden zunächst alle Elemente in ihren Beziehungen zueinander auf den Malgrund aufgezeichnet, anschließend die Hauptformen mit verdünnter Farbe aufgewischt, zuerst der Fensterrahmen, dann Blumenvase und Stuhl darübergelegt. Diese Überlappungen schaffen zusätzlich Tiefe. Der Hintergrund blieb vorerst eine undefinierte Partie in einem Blaugrau, das die mittlere Tonigkeit für die später hinzukommenden Farben vorgab.*

2: *Die dunklen Grüntöne der Blätter legten die Tonigkeit der dunkleren Vordergrundfarben fest.*

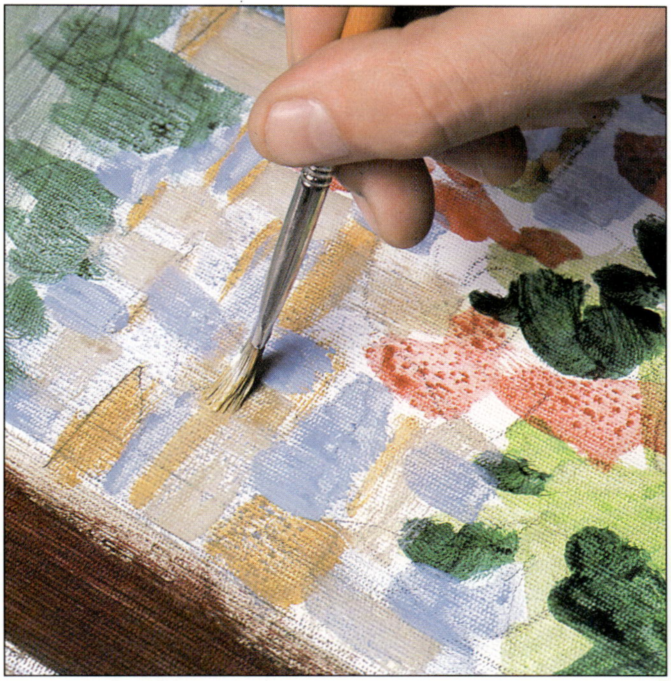

3

3: Nachdem die Vordergrundtöne bestimmt waren, begann der Künstler, die Gebäude in der Landschaft zu malen. Farben und Formen werden sorgsam auf den Vordergrund abgestimmt. Hier wird gerade Lichter Ocker dünn auf die Dachpartien aufgetragen. Die Zypressen sind bereits fertig und bilden das Gegengewicht zu dem Blattwerk der Blumen, dessen Farben sie aufgreifen.

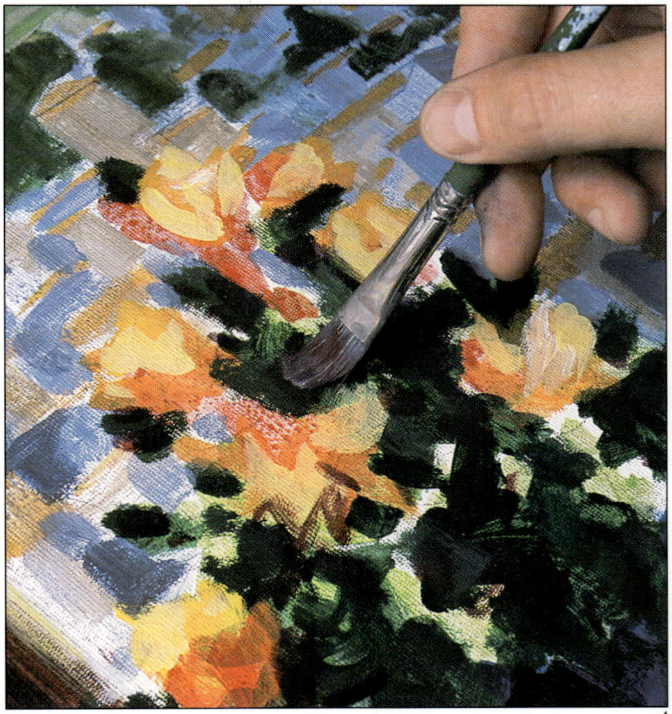

4

4 und 5: Nun erfolgt die Ausarbeitung der Blumen. Der Künstler vertieft die Grüntöne, intensiviert die Rot- und Gelbtöne und dunkelt auch das Blau der Vase nach. Kleine Partien des weißen Malgrundes bleiben ausgespart und verleihen den Blättern und Blüten einen besonderen Glanz

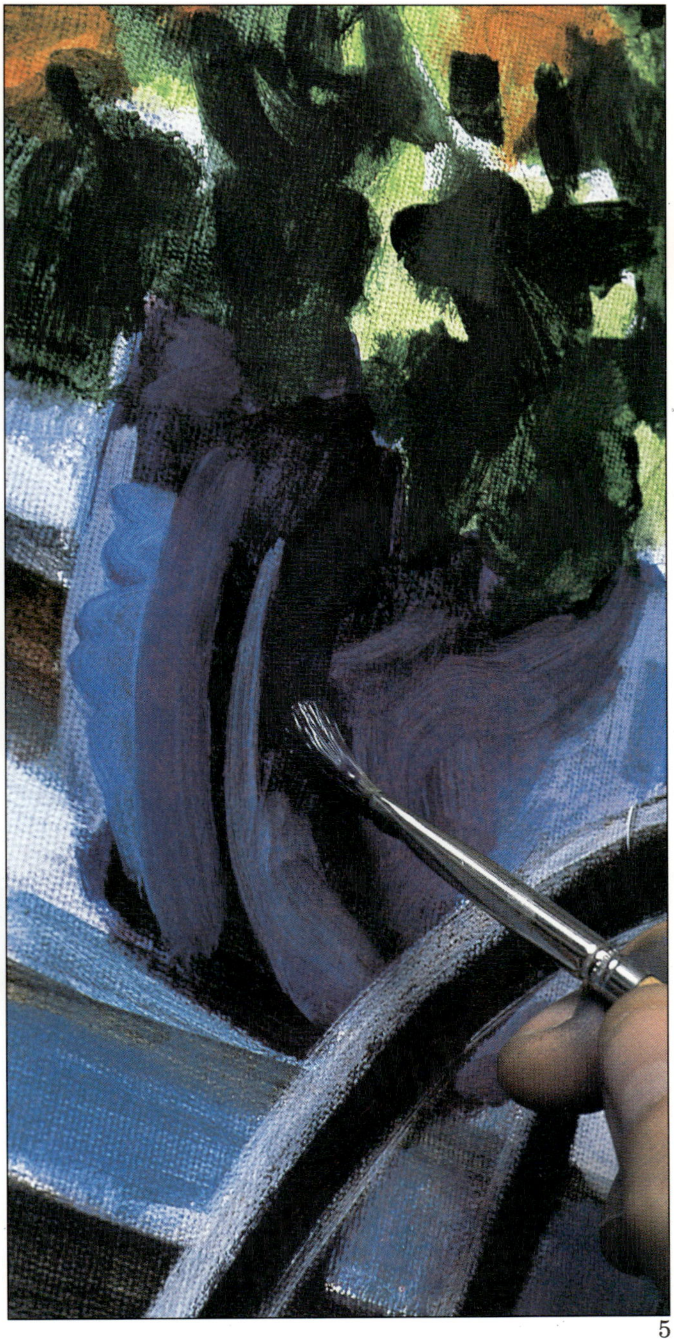

5

6: *Dieser Ausschnitt mit Blüten vor dem Hintergrund zeigt, wie sich die Blumen aufgrund des stärkeren Hell-Dunkel-Kontrastes deutlich nach vorn orientieren und als vorgelagerter Bildraum lesbar sind. Weiße Glanzlichter auf den Blüten signalisieren den Lichteinfall.*

GEGENÜBER: *Der Künstler bearbeitete die gesamte Bildfläche gleichzeitig, wechselte zwischen Vorder- und Hintergrund hin und her und nahm dabei kleine Veränderungen vor. Zuletzt fügte er rechts im Bild die feinen weißen Linien ein, die die Falten des Vorhangs beschreiben, und malte das Kissen auf dem Stuhl. Es bildet ein Dreieck, das die Horizontalen der Fensterbank schneidet.*

DAS MATERIAL

- Bildträger: gebrauchsfertige Leinen-Malpappe, 51 cm x 40 cm.
- Pinsel: flacher Borstenpinsel Nr. 12 und Quastenpinsel Nr. 6. Anfangs wurde die Farbe mit Terpentinöl verdünnt.
- Farben: Titanweiß, Zinnoberrot, Kadmiumrot, Kobaltviolett, Umbra natur, Indischgelb, Lichter Ocker, Chromgrün, Chromoxidgrün stumpf, Ultramarinblau und Coelinblau. (Zinnober ist ein sehr teures Pigment, aber manchmal braucht man es für Motive, die von kräftigen, reinen Farben leben.)

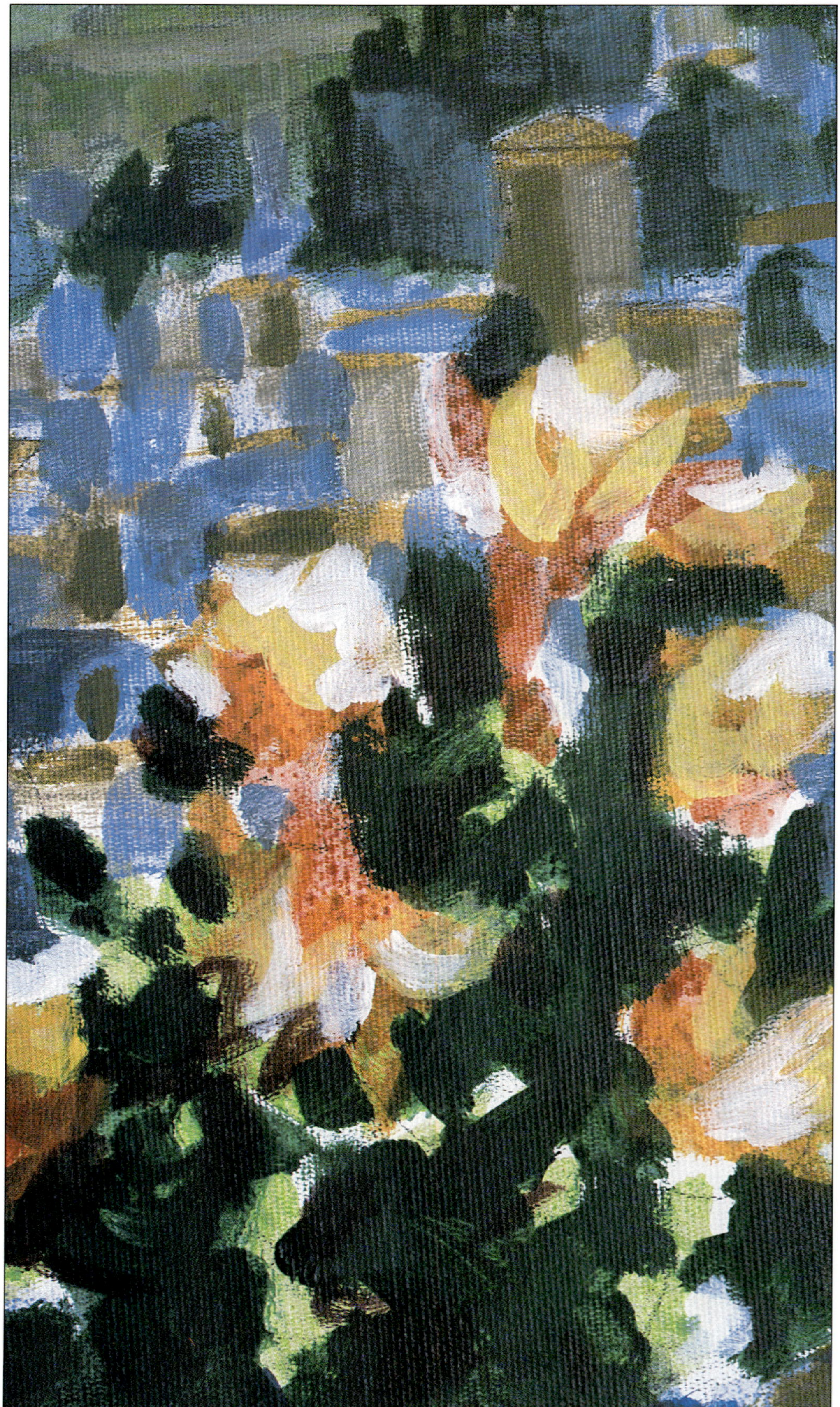

6

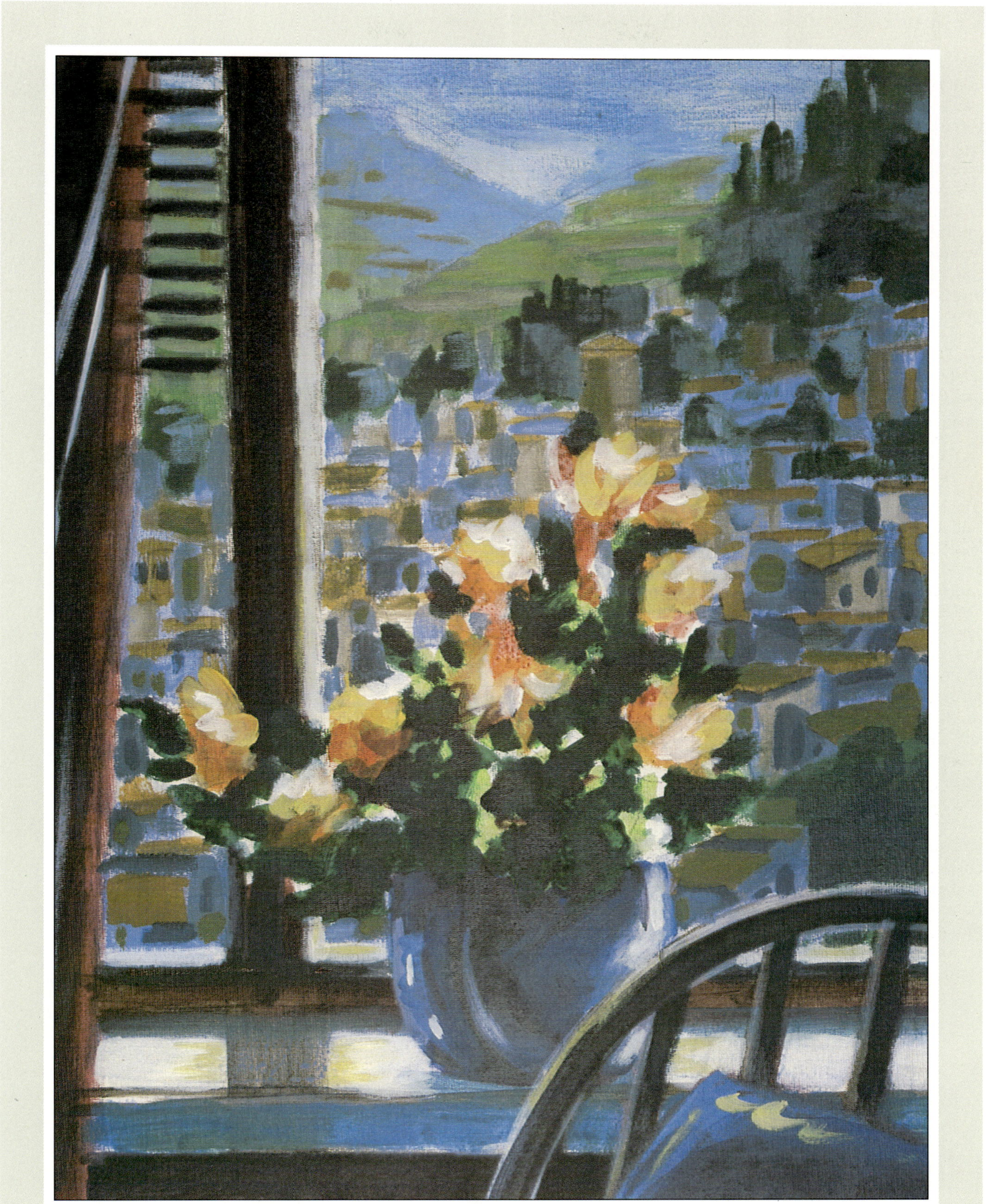

GERANIE IM TOPF

Manche halten Blumenbilder für ein recht eingeschränktes Genre, aber dazu besteht eigentlich kein Grund, denn ein Blumenbild bietet ebenso viele Ansatzmöglichkeiten wie ein Landschaftsbild oder ein Portrait. Blumen können im Freien als Teil der Landschaft, im Atelier als Bestandteil eines Stillebens oder einfach um ihrer selbst willen gemalt werden, beispielsweise als Illustrationen naturhistorischer Bücher.
Ein Blumenbild stellt den Künstler vor dasselbe Problem wie ein Stilleben: Wie kann ich ein interessantes, ausgewogenes Arrangement entwickeln, das sich gut in ein Bild übersetzen läßt, ohne mich dabei allzusehr in Einzelheiten zu verlieren? In früheren Epochen und besonders bei den holländischen Malern des 17. Jahrhunderts gab es einen ausgeprägten Hang zu verschwenderischen Arrangements mit vielen verschiedenartigen Blüten in wunderschönen, häufig reich verzierten Porzellanvasen, die in allen Einzelheiten abgebildet wurden. Unser Beispiel zeigt, daß sich auch aus einem schlichten Motiv ein aufregendes Bild entwickeln läßt.
Der Vergleich mit dem Foto zeigt, daß der Künstler die Neigung der Blüte und die Länge des Stengels stark übertrieben hat. Dadurch gab er der Komposition eine Betonung der Diagonale, die von den leicht geschwungenen diagonal verlaufenden Linien im Hintergrund und auf der schrägen Kante der Fußleiste weiter verstärkt wird. Da der Bildhorizont oberhalb des Topfes liegt, tritt dessen Rand deutlich als Kurve hervor, und sein Schatten gewinnt kompositorische Bedeutung. Das Ergebnis ist schlicht, aber schön. Wie die meisten guten Bilder wirkt auch dieses täuschend einfach.
Im Unterschied zum vorigen Beispiel wurde die Farbe hier pastos vermalt, in einigen Hintergrundpartien auch mit dem Palettmesser aufgetragen. Mit der Messerkante zog der Künstler klar definierte Linien in die Blätter. Die Blüten wurden cremig-pastos aufgebaut. An einigen Stellen formt der Pinselstrich selbst die Blütenblätter, an anderen Stellen kam die Farbe direkt aus der Tube, so daß das Bild eine spannungs- und abwechslungsreiche Oberflächenstruktur aufweist. Bei einem so starren Bildgegenstand ist das besonders wichtig, weil sonst das ganze Bild leblos und unbewegt wirken kann. Ein Künstler macht sich über die Farboberfläche ebenso Gedanken wie über die Komposition, damit sie nicht einfach ein Zufallsprodukt wird, sondern sich in die Gesamtgestaltung einfügt. Zufallseffekte können jedoch häufig auch vorteilhaft genutzt werden, indem sie die Entwicklung einer neuen, zukünftig dann absichtlich eingesetzten Technik anregen.

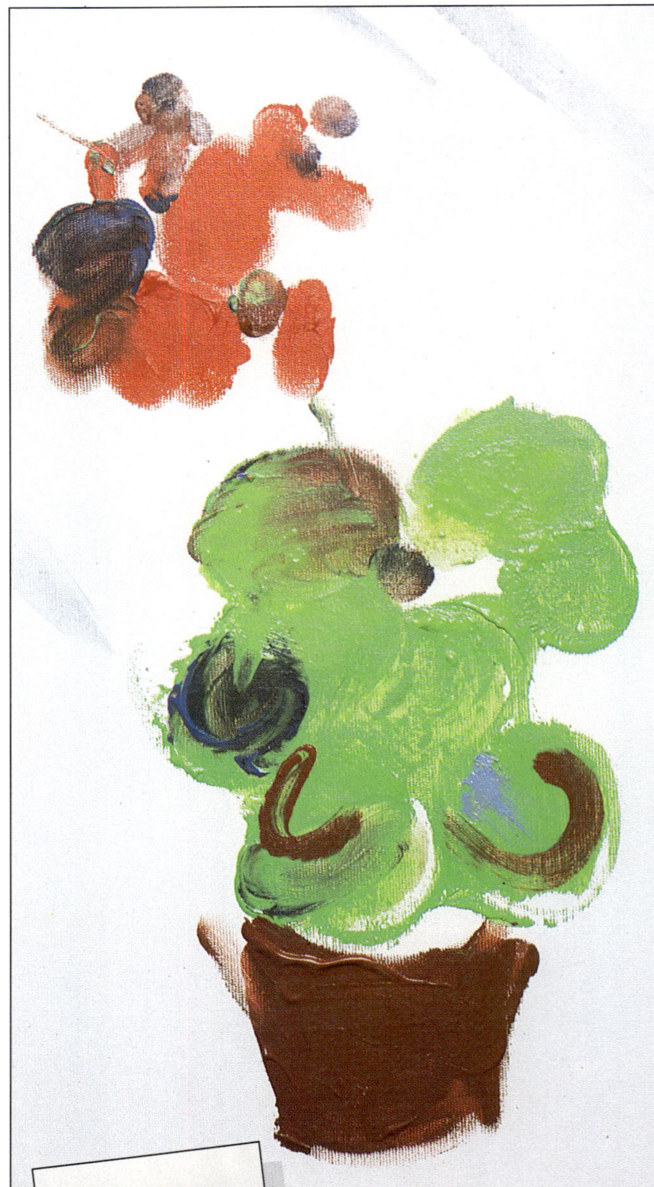

1

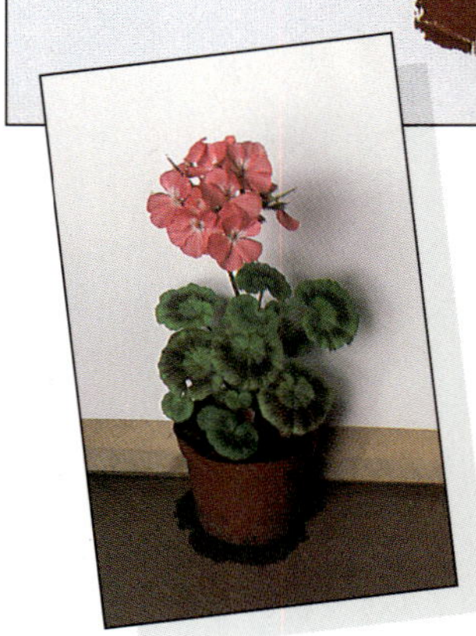

1: *Die wichtigsten Formen wurden mit wenigen Bleistiftlinien aufgezeichnet und dann locker in kräftigen Farben eingemalt. Wie an dem Blumentopf und den oberen Blätter zu sehen ist, wurde die Farbe gleich ziemlich dick aufgetragen.*

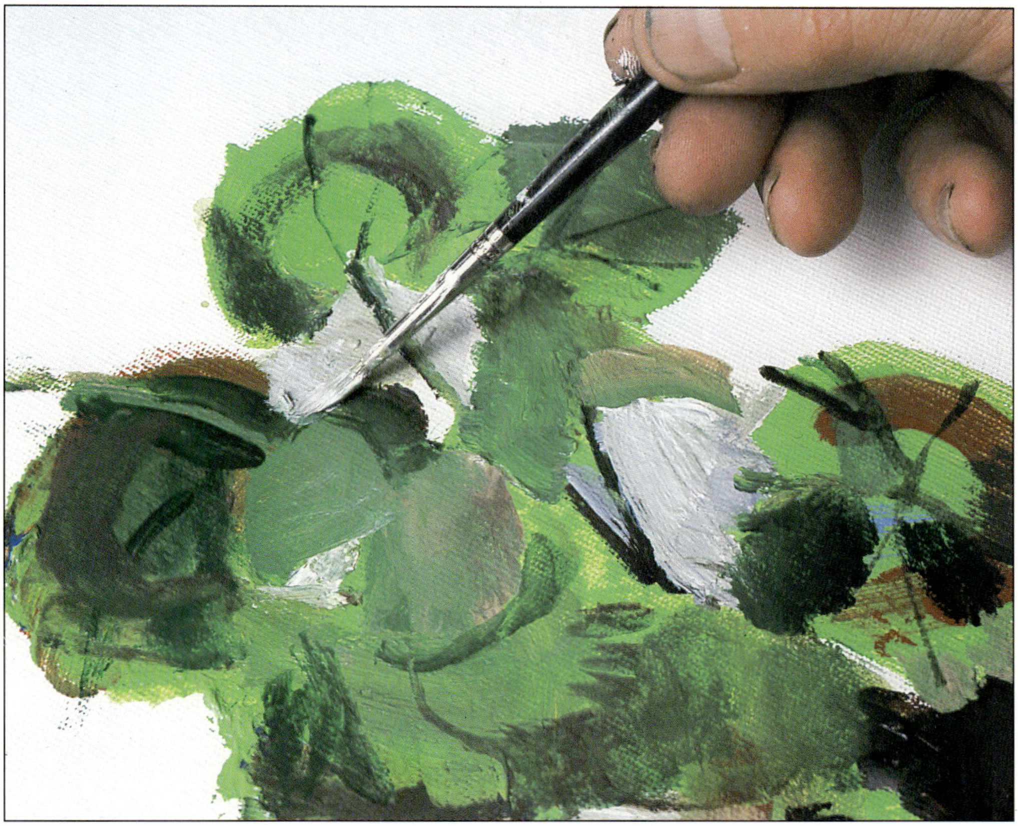

2

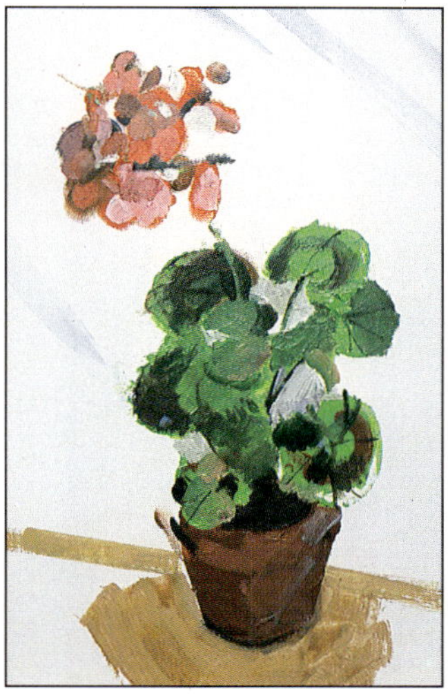

3

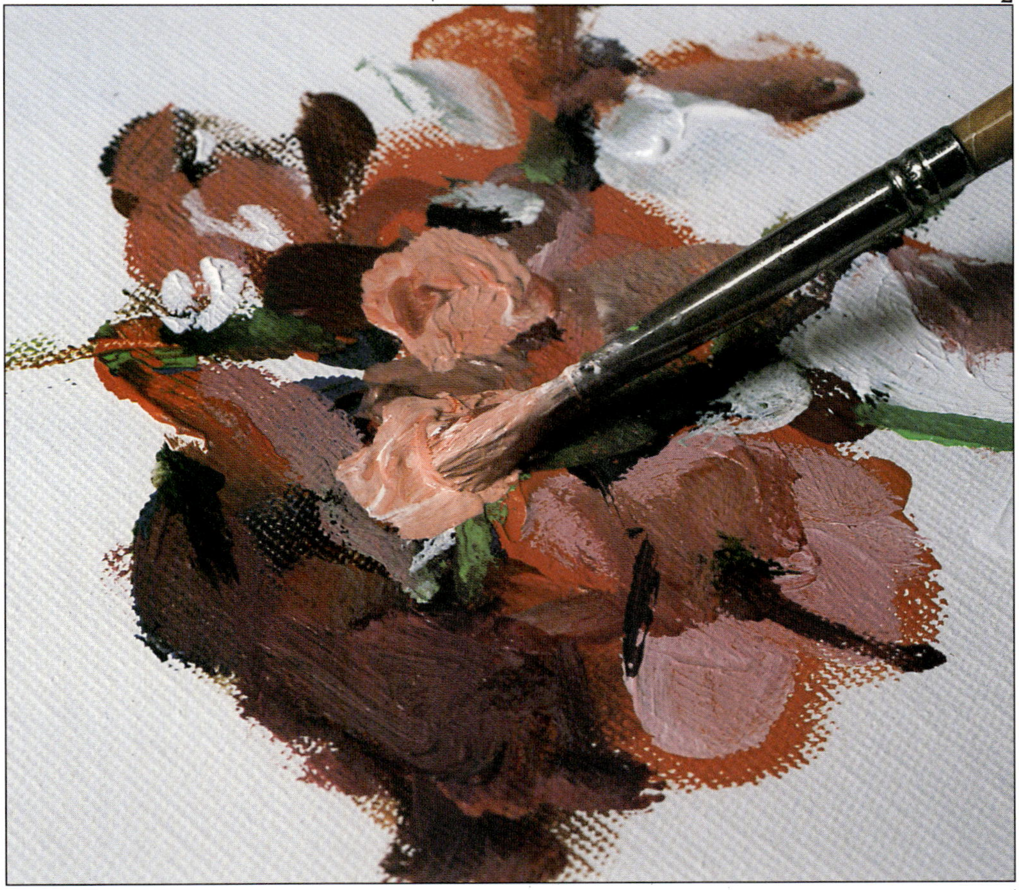

4

2 und 3: *Als nächstes wurden die Diagonale der Fußleistenkante und eine Farbpartie um den Topf herum eingefügt (oben), die als Orientierung für die Tonigkeit der anderen Farben diente. Im Ausschnitt (links) wird gerade dicke, weiße Farbe mit einem kleinen Pinsel vermalt, um die Blattränder und Stengel zu konturieren und hervorzuheben.*

4: *Mit einem mittelstarken Pinsel werden die Blüten pastos aufgebaut. Die Pinselstriche bilden dabei selbst die Blütenblätter. Ein Spezialmittel für die Impasto-Technik gab der Farbe extra Körper. Das Beispiel illustriert gut die besondere Eignung der unterschiedlichen Pinsel für verschiedene Techniken. Ein Flachpinsel hätte hier eine andere Wirkung erzeugt.*

5: Hier wird mit der Fläche des Palettmessers zähe Farbe auf die Hintergrundpartie aufgetragen. Das ergibt eine belebte, grob strukturierte Oberfläche.

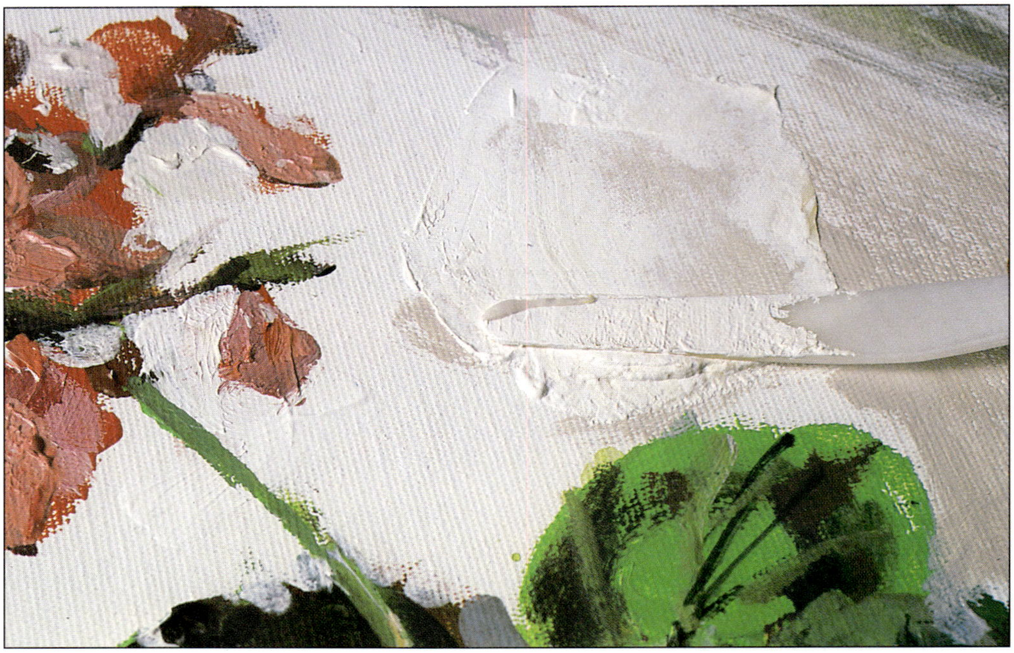

5

DAS MATERIAL

- Bildträger: Leinen-Malpappe, 51 cm x 40 cm.
- Pinsel: weiße Borstenpinsel Nr. 3, 4 und 6, ein Palettmesser.
- Farben: Titanweiß, Alizarinkrapplack, Kadmiumrot, Chromoxidgrün, Preußischblau, Umbra natur und Paynesgrau. Impastomalmittel *Oleopasto.*

6: Hier kann man sehen, wie die pastos aufgebauten Glanzlichtpartien der Blätter sich auch plastisch von den dünneren, dunkleren Farbschichten abheben. Die aus den Blattzentren ausstrahlenden dunkelgrünen Linien wurden mit der Schneide des Palettmessers eingetragen.

GEGENÜBER: *Zuletzt wurden Hintergrund, Vordergrund und Schattenpartien akzentuiert. Der Hintergrund wirkt nun wie ein unregelmäßig drapiertes, weißes Tuch. Strukturen und Details wurden deutlich genug ausgearbeitet, um das Bild interessant zu machen, ohne dabei von der Pflanze abzulenken. Die zunächst flächig gemalte Fußbodenpartie vor dem Topf wird nun mit kurzen, getupften Pinselstrichen gebrochen, um einen ungleichmäßigen Lichteinfall zu suggerieren.*

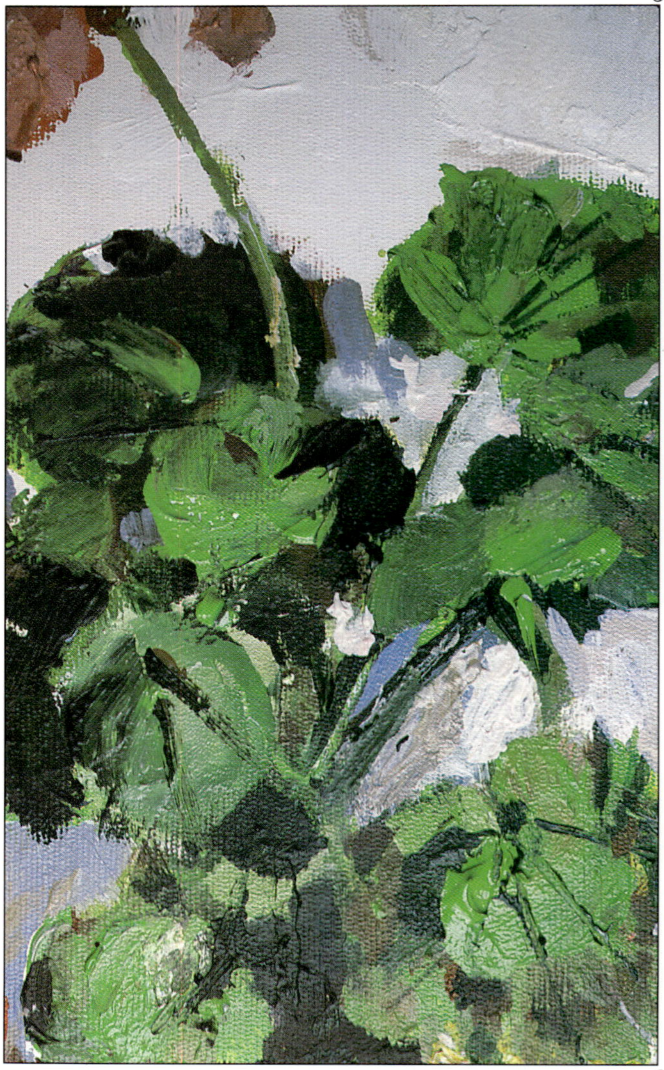

6

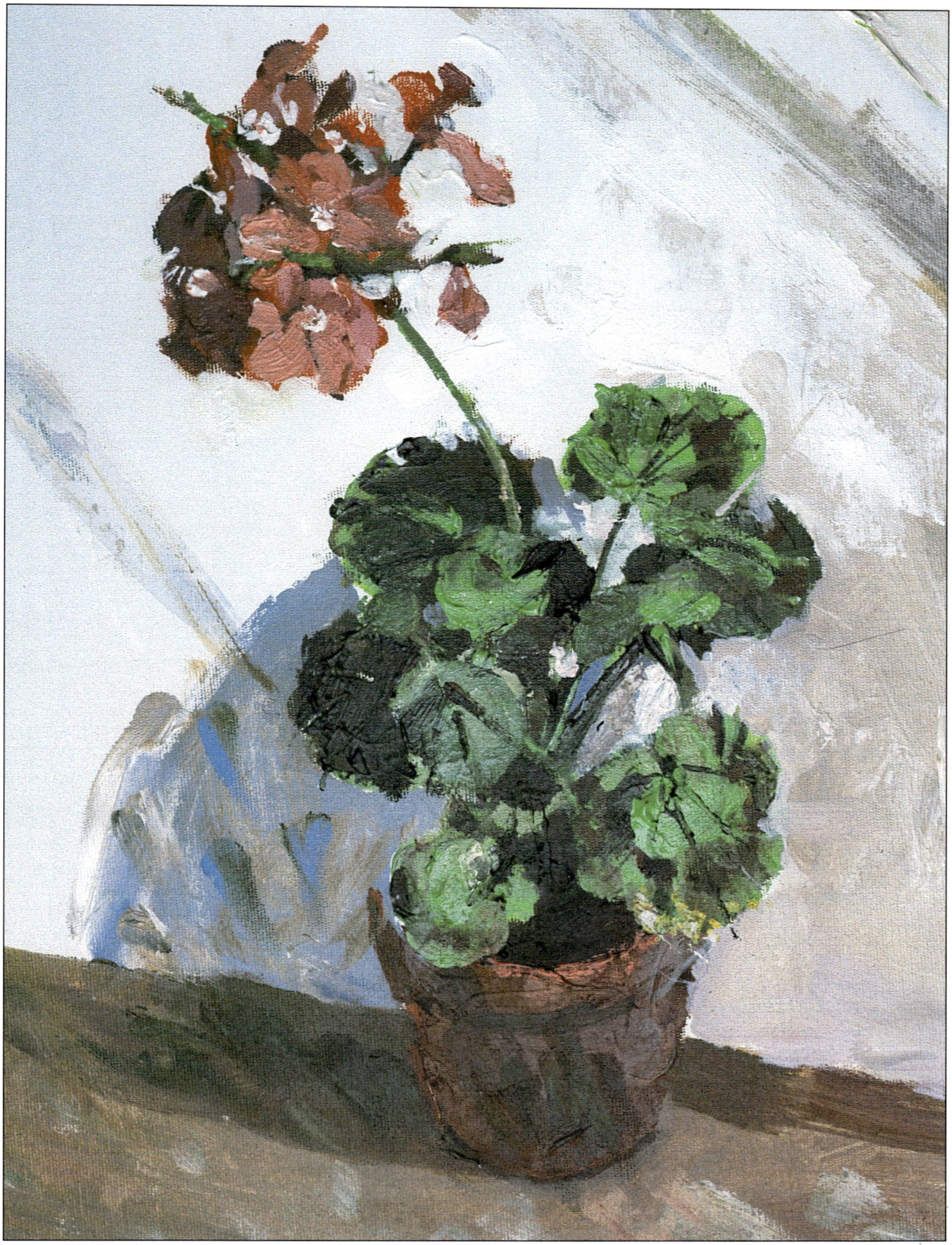

INTERIEUR MIT BESEN

Alltagsgegenstände der häuslicher Umgebung waren schon immer beliebte Motive, und ihre Tradition reicht zurück bis zu den wunderbaren Stilleben der holländischen Maler des 17. Jahrhunderts. Das berühmteste moderne Beispiel dieses Genres ist wohl van Goghs *Gelber Stuhl,* aber auch andere Künstler, unter ihnen die Franzosen Edouard Vuillard (1868–1940) und Pierre Bonnard (1867–1947) malten ausgezeichnete Interieurs. Bei der Betrachtung solcher Bilder denkt man zuweilen, daß diese Künstler mit ihren Wohnräumen, die so viel interessanter aussehen als unsere eigenen, wirklich bevorzugt waren. Nicht ganz zu Unrecht – nicht jeder wohnt in einem Haus mit großen Fensterläden und schöner Aussicht. Dieses Bild zeigt jedoch, daß sich selbst aus unscheinbarem Material – einer Zimmerecke mit einem Besen und einem Hut an der Wand – etwas machen läßt. Dieses Motiv ohne jede Dramatik und ohne kompositorisches Zentrum wählte der Künstler aus, um eine intime Atmosphäre stiller Häuslichkeit zu gestalten.

Er wußte sehr genau, wie das Bild aussehen sollte, und baute es danach auf. Die nüchterne Stimmung brauchte keine kräftigen Farben, und so blieb die Palette begrenzt. Die Hauptlinien der Komposition verlaufen vertikal. Die Diagonalen – untere Türkante und Wände – bilden eine Zickzacklinie von links nach rechts. Umsichtig entwickelte der Künstler das Gleichgewicht zwischen den Linien und Formen und den Licht- und Schattenpartien. Wäre die Tür etwas schmaler, die schwarze Fußbodenpartie etwas größer oder fehlte der Hut, so wäre die Balance verloren. Jede Veränderung der Komposition würde das Gleichgewicht empfindlich stören.

Der Künstler entschied sich, die Farbe recht dünn zu vermalen, um die Starre und Geometrie des Sujets noch zu betonen. Hier und da schuf er mit verspritzter Farbe und Bleistiftstrichen kleine strukturierte Partien. Er benutzte auch Maskierband, damit die Vertikalen und Diagonalen auch wirklich gerade verliefen und saubere, harte Kanten bekamen. In einem solchen Bild würde jede noch so kleine Abweichung von der Geraden die Gesamtwirkung zerstören.

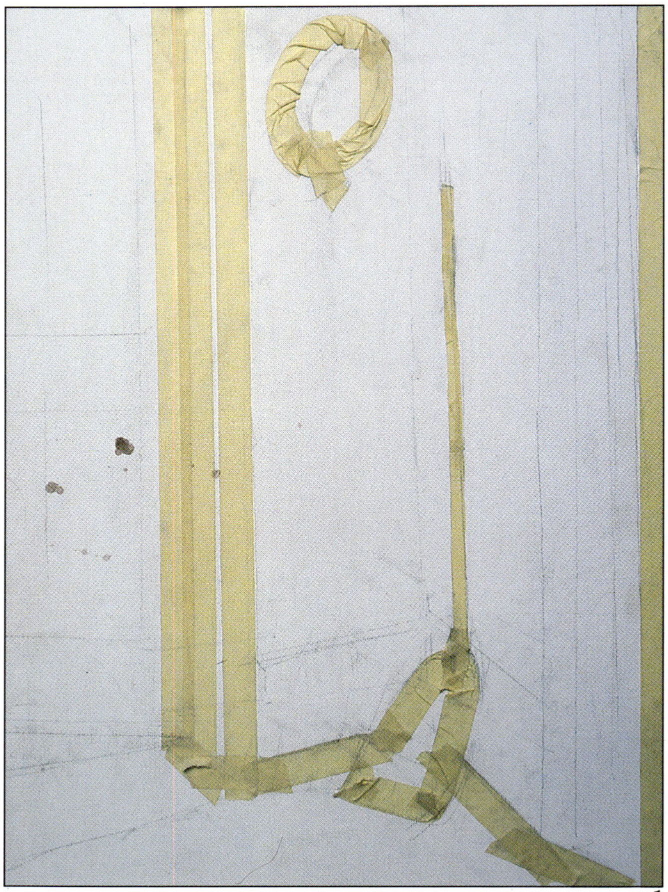

1

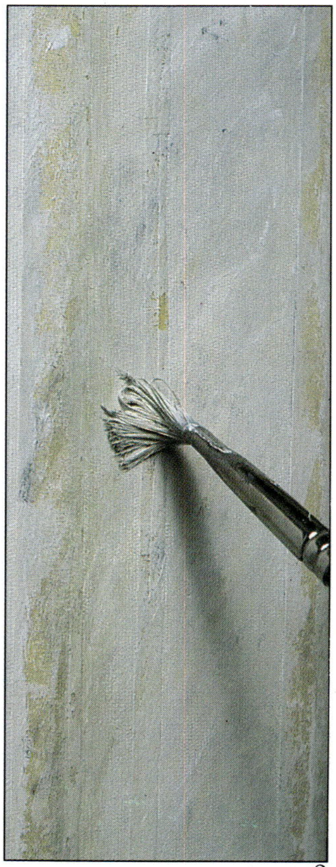

2

1: *Mit spitzem Bleistift, Lineal und Geodreieck wurde zuerst eine genaue Aufzeichnung angefertigt. Dann wurden alle Kanten mit Maskierband abgeklebt. Das Bild sieht deshalb in diesem Stadium ganz anders aus als die üblichen Aufzeichnungen oder Untertuschungen.*

2 und 3: *Mit einem mittelstarken, flachen Borstenpinsel wird die Farbe recht frei über dem Maskierband vermalt.*

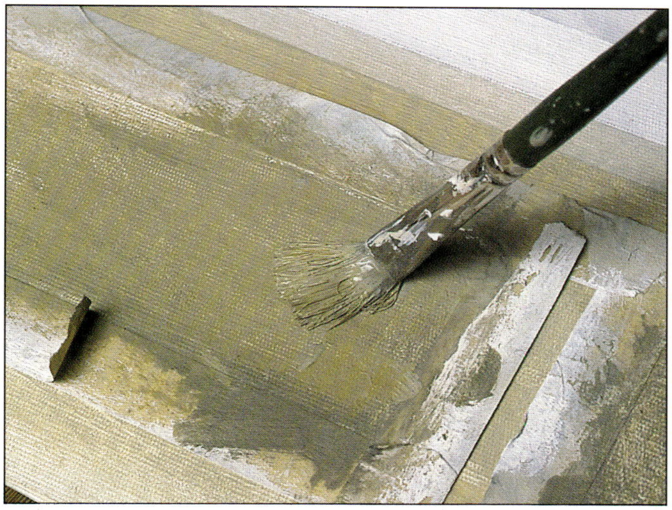

3

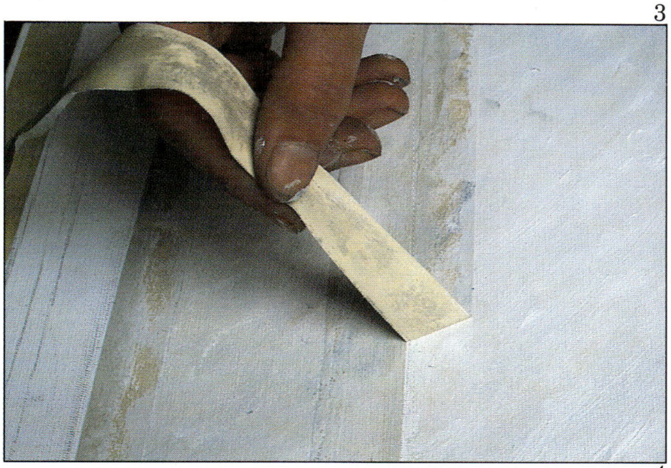

4

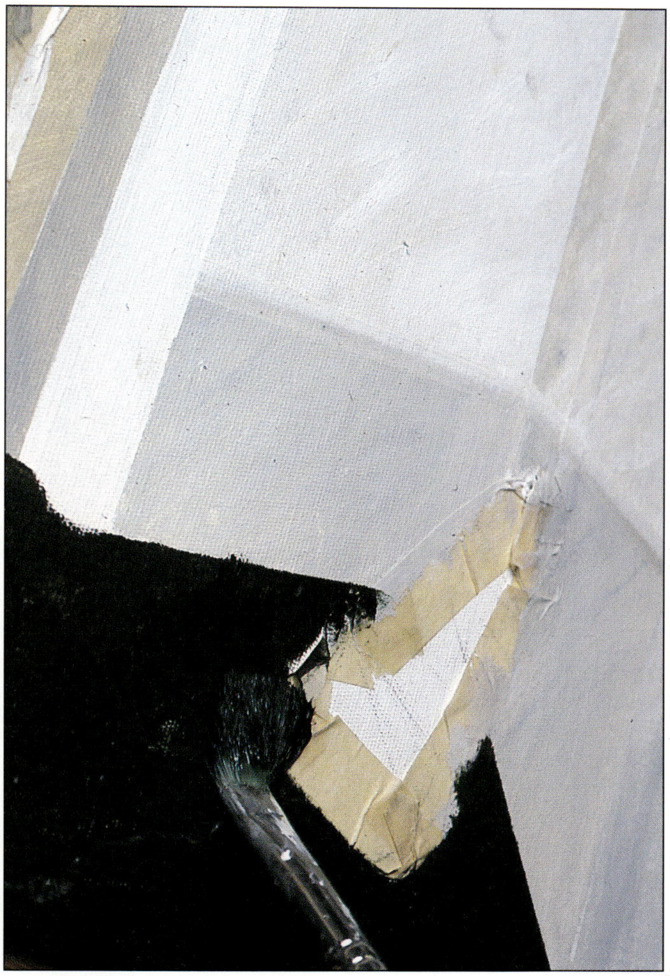

5

4: *Nach dem Trocknen der Farbe wird das Maskierband abgezogen, zurück bleiben scharfe, gerade Kanten. Man muß bei dieser Technik darauf achten, daß die Farbe nicht zu dünn ist, sonst kriecht sie unter das Band.*

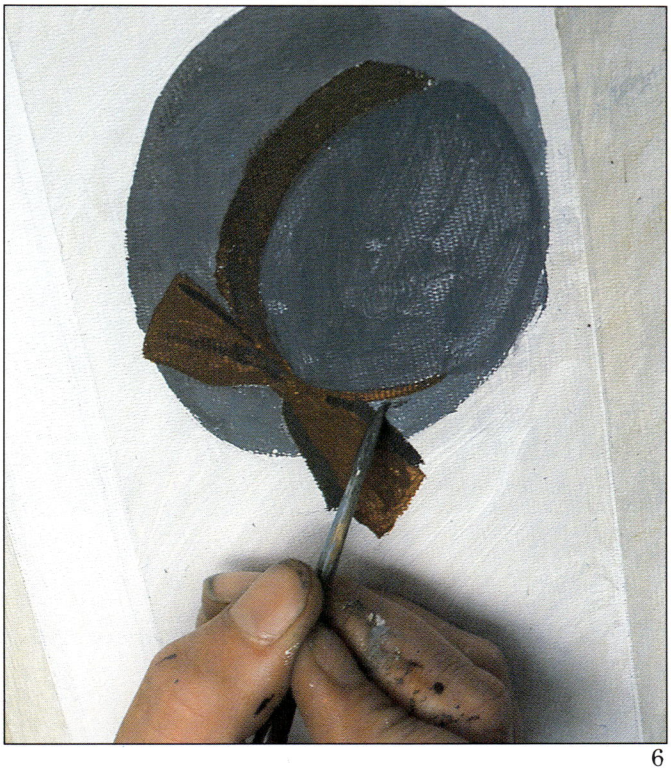

6

5: *Die großen Wandpartien werden in einer recht dicken Farbmischung aus Titanweiß und geringen Zugaben von Paynesgrau, Siena natur und Kobaltblau gemalt.*

6: *Nun ist die Untermalung fertig und auch trocken genug, um weiterarbeiten zu können. Hier malt der Künstler mit einem kleinen Rotmarderpinsel die feinen Details von Hut und Band.*

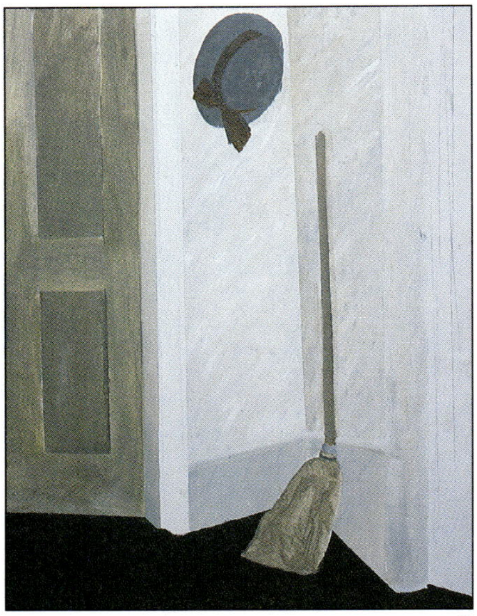

7

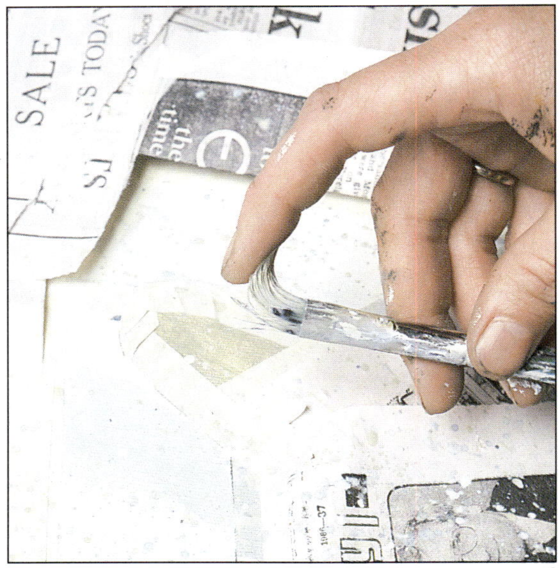

8

7: Nun ist die gesamte Leinwand mit Farbe bedeckt, und die Hauptpartien sind fast fertig. Der Besen, das formal komplexeste Bildelement, muß jedoch noch weiter ausformuliert und strukturiert werden.

8: Der Künstler maskiert die Kontur des Besens und deckt das übrige Bild mit Zeitungspapier ab. Nur die kleine Partie der Fußleiste um den Besen herum bleibt offen. Dann verspritzt er mit einem Borstenpinsel Farbe und verteilt sie mit dem Finger.

DAS MATERIAL

- Bildträger: feine Leinen- Malpappe (besonders geeignet für derart »hartrandige« Bilder), 51 cm x 40 cm.
- Pinsel: mittelstarker flacher Borstenpinsel und ein Rotmarderpinsel Nr. 6.
- Farben: Titanweiß, Paynesgrau, Siena natur, Umbra gebrannt, Kobaltblau, Chromoxidgrün und Kadmiumrot.

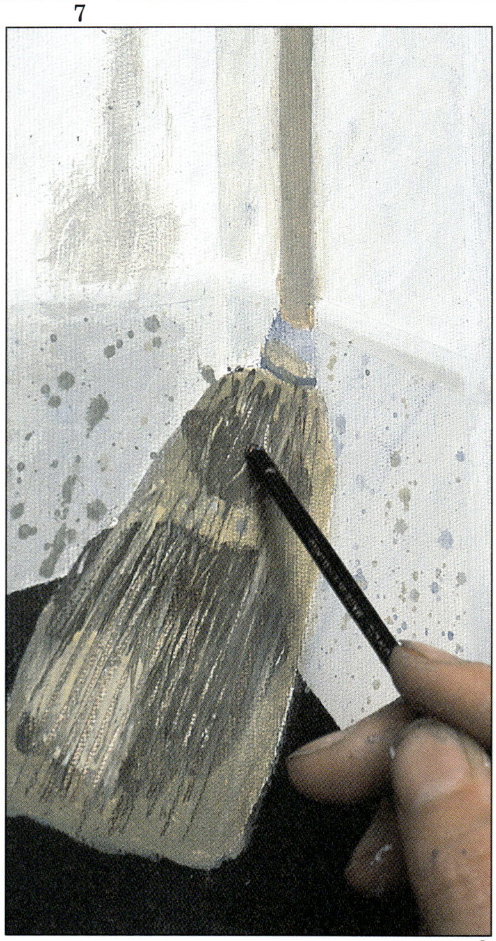

9

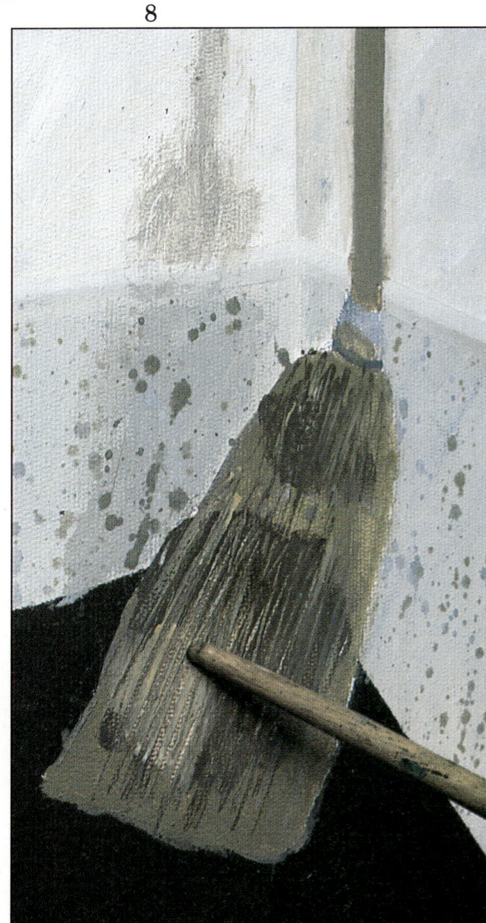

10

9 und 10: Der Künstler zeichnet mit Bleistift in die dünne, trockene Farbe und kratzt die Farbe dann mit dem Pinselstiel ab, um die Borsten des Besens herauszuarbeiten.

GEGENÜBER: Der Vergleich des fertigen Bildes mit dem Frühstadium zeigt deutlich, welche Bedeutung den letzten Akzenten zukommt. Der Blick wird nun von der Struktur des Besens und der Fußleistenpartie angezogen. Zuvor wirkte das Bild eher wie eine leere Bühne vor Spielbeginn: Es fehlte noch das Ereignis. Die Farben sind gedämpft, die Atmosphäre ist ruhig.

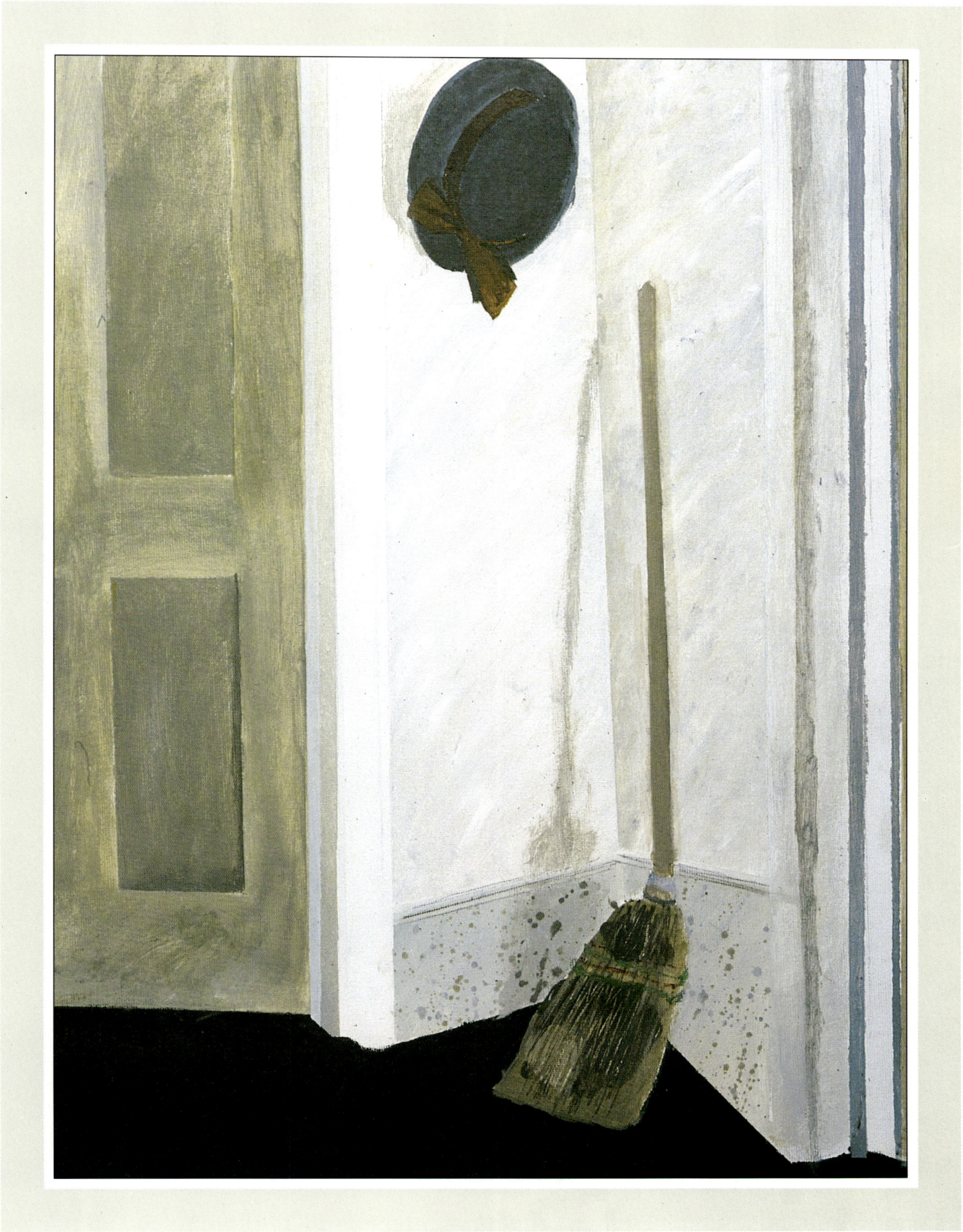

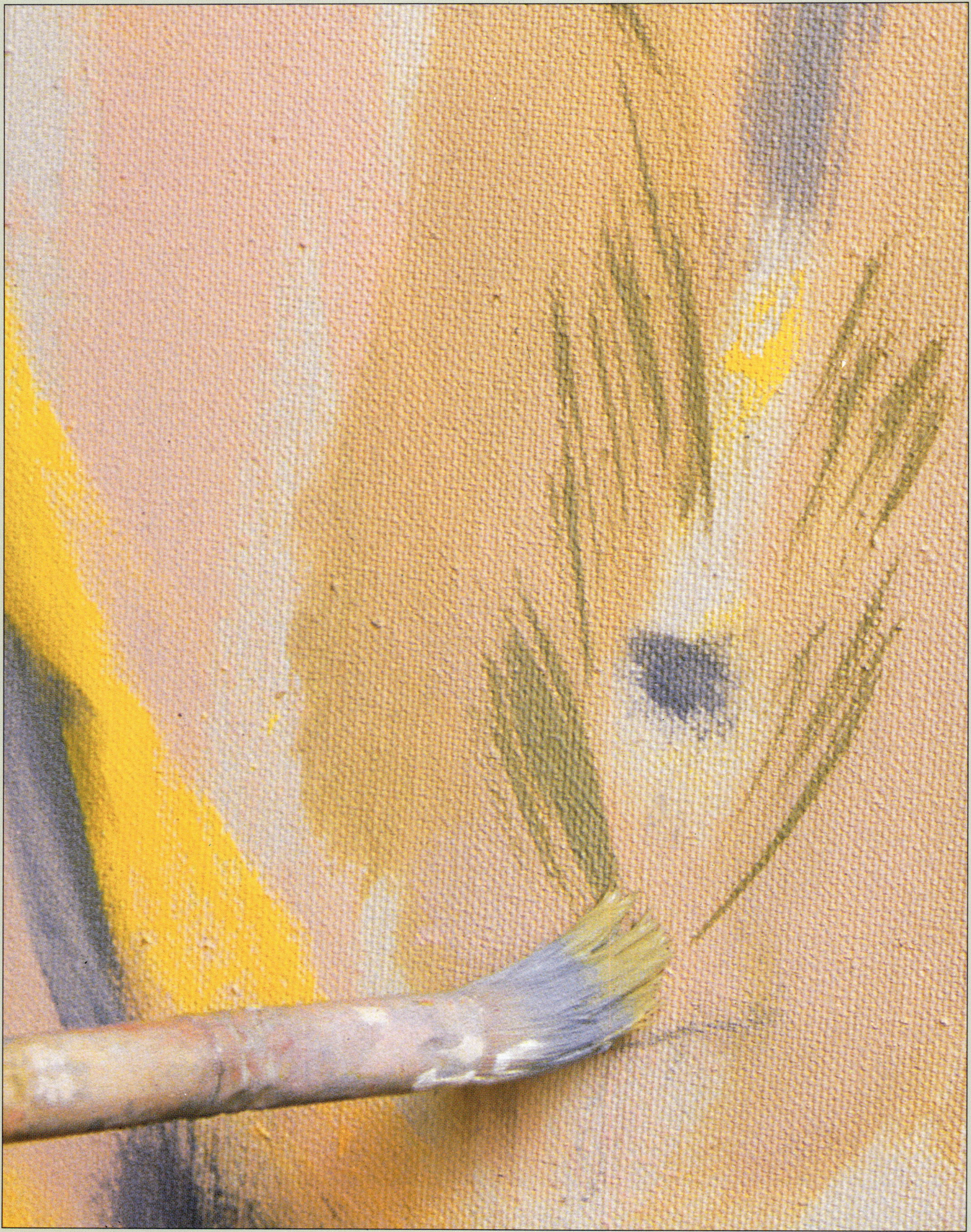

KAPITEL EINS

WARUM ACRYLFARBEN?

Die Acrylfarbe ist ein sehr junges Medium. In den letzten drei Jahrhunderten malten Künstler und Designer überwiegend mit Ölfarben, Aquarellfarben oder Tempera. Heute jedoch hat die moderne Acrylfarbe für Künstler und Designer auf nahezu jedem Gebiet weitreichende Bedeutung gewonnen. Sie erfaßt alle Bereiche: Malerei, Illustration, Grafikdesign, Textilgestaltung, Schmuckdesign, Wandmalerei, Innenarchitektur und selbst die Bildhauerei.

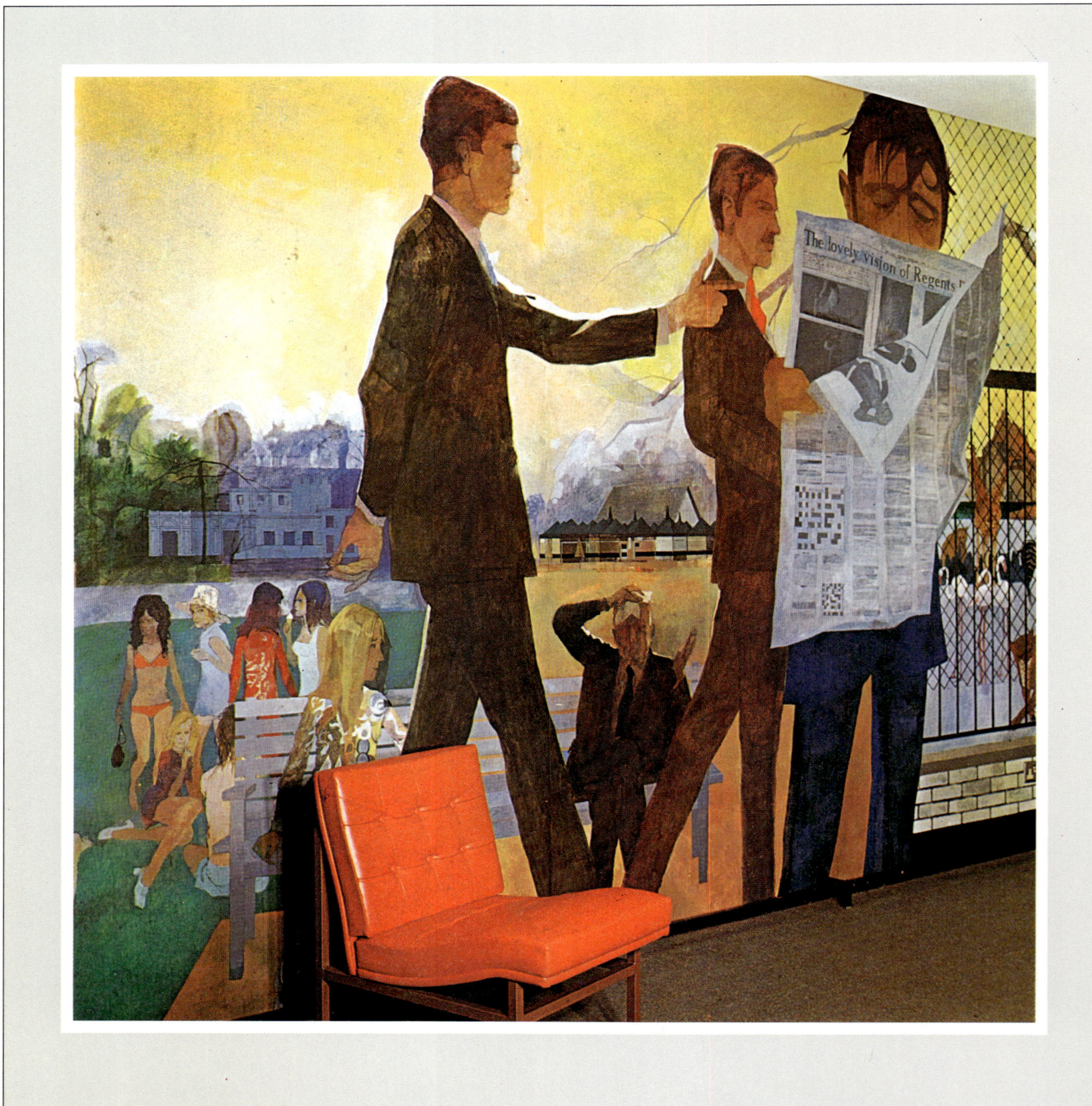

OBEN: *Leonard Rosomann, Ausschnitt aus dem Wandgemälde in der Graduate School of Business Studies, London.*

DIE ACRYLFARBE

Die Acrylfarbe hat wirklich außergewöhnliche Eigenschaften. Sie ist unter allen Malmedien das vielseitigste. Mit Acrylfarbe lassen sich fast alle Effekte erzeugen, die mit anderen Farben möglich sind – häufig sogar besser. Sie ist sauber in der Verarbeitung, hat einen nur ganz leichten, angenehmen Geruch, und man braucht weder eine sperrige Ausrüstung noch Spezialwissen in Chemie. Eine Alternative für alle, denen Ölfarbe nicht sauber genug ist, die ihren Geruch nicht mögen und ihre Anwendung mühsam und umständlich finden.

OBEN RECHTS: *Terence Millington,* Sofa.

RECHTS: *Leonard Rosoman,* Mädchen in der Hängematte.

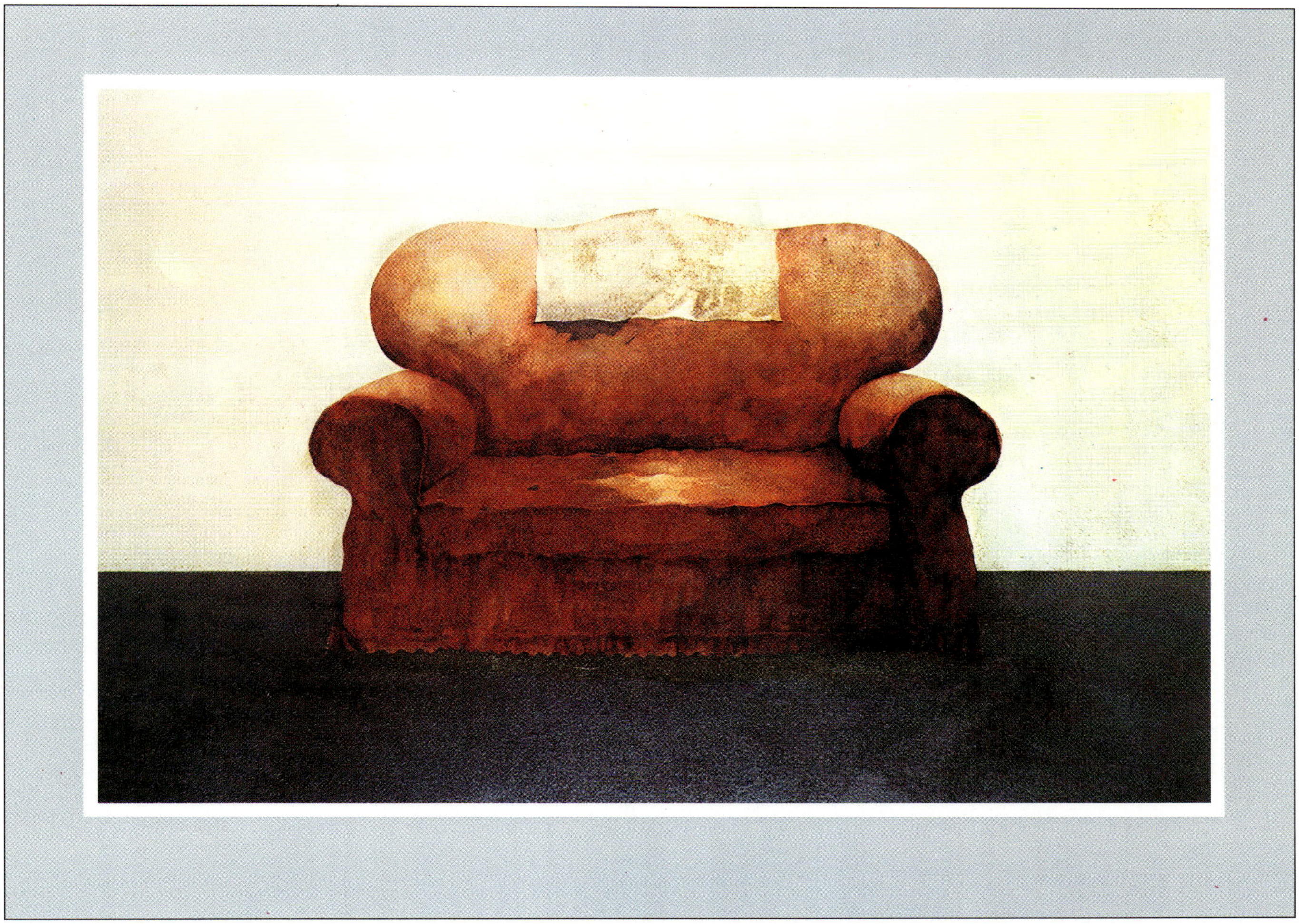

VORZÜGE DER ACRYLFARBE

Mit Acrylfarbe kann man sehr schnell arbeiten, denn sie trocknet innerhalb von Minuten – und zwar dauerhaft. Die Trocknungszeit kann allerdings bei Bedarf entsprechend verzögert werden. Acrylfarbe trocknet so gut durch, daß sofort ein matter, seidenglänzender oder glänzender Firnis aufgetragen werden kann.
Darüber hinaus ist Acrylfarbe strapazierfähig und flexibel zugleich.

WARUM ACRYLFARBE?

Acrylfarbe ist einfach und sauber zu verarbeiten. Sie ist flexibel, wasserfest und strapazierfähig, kann jedes andere Malmedium imitieren und riecht gut. Man braucht kaum Spezialausstattung. Sie trocknet schnell, läßt sich reinigen, ausbessern und ist haltbar. Sie löst sich nicht ab, bricht und splittert nicht und ist wasserfest. Trockene Oberflächen lassen sich bei Bedarf vorsichtig reinigen und bei Beschädigungen leicht ausbessern.
Sie haftet sehr gut, und das ist vielleicht ihr größter Vorzug. Problemlos kann sie auf fast jedes Material aufgetragen werden und haftet dort dauerhaft, ohne abzublättern oder sich

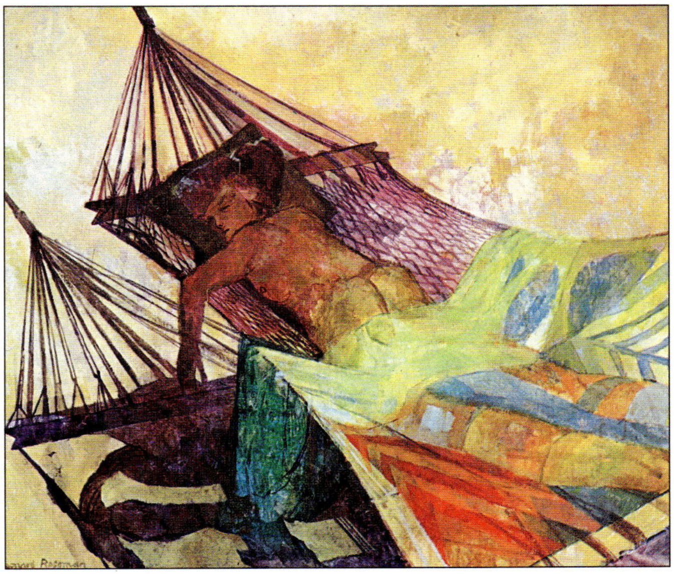

abzureiben. Im Unterschied zu Ölfarbe, die einige Bildträger ohne Grundierung angreift, benötigt Acrylfarbe keine besonderen Vorbereitungen.
Sie haftet gut auf allen möglichen Wandoberflächen, Stoffen, Papieren, Pappen, Hartfaserplatten, Holz und Kunststoff –

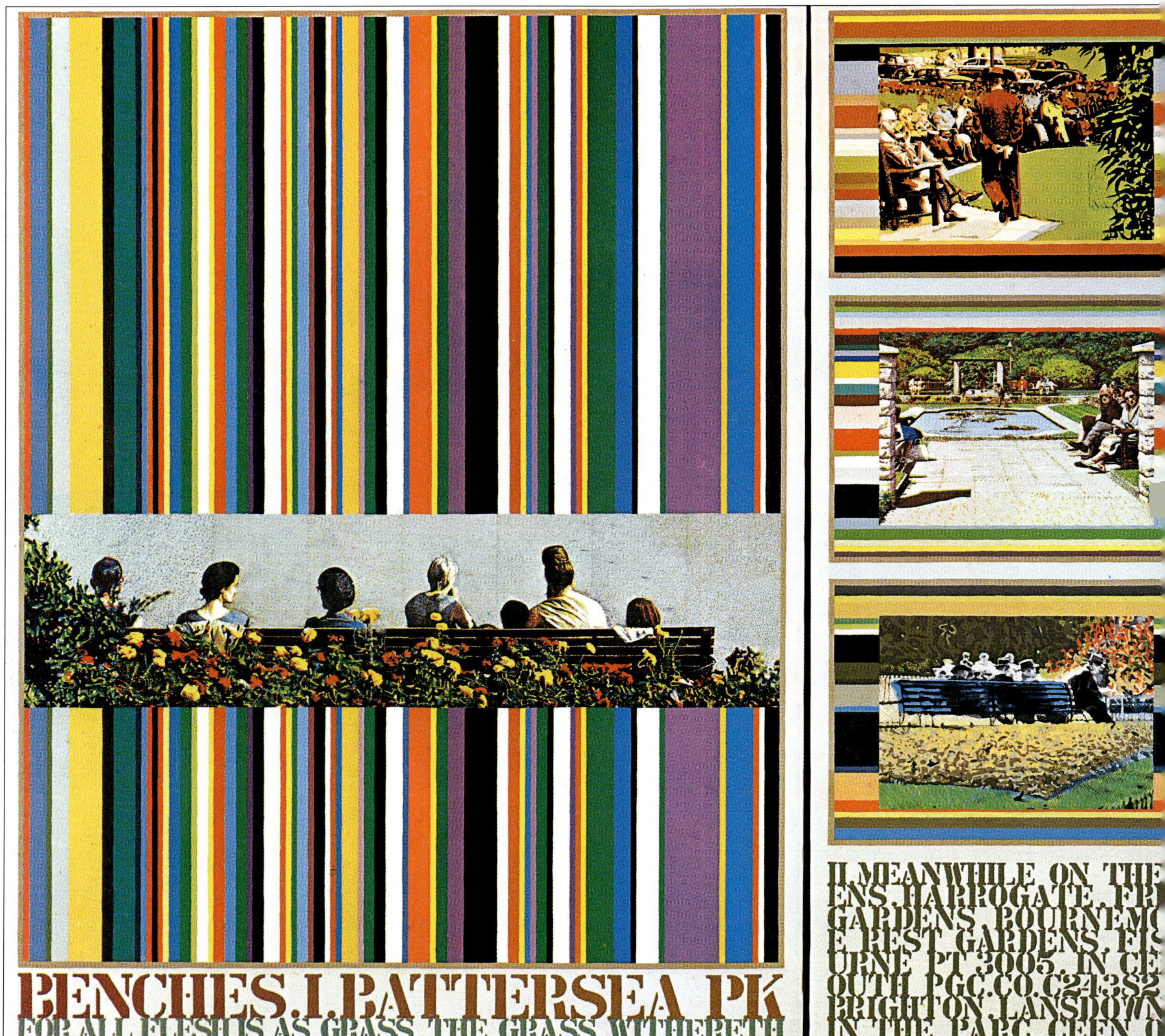
BENCHES.I.BATTERSEA PK
FOR ALL FLESH IS AS GRASS.THE GRASS WITHERETH

auf nahezu jedem Bildträger und jedem dekorfähigen Objekt. Acryl ist eine Mehrzweckfarbe, die sich flüssig oder als Paste auftragen läßt, und bietet damit ein weites Spektrum möglicher Oberflächengestaltungen, das vom perfekt flächigen oder unregelmäßig schattierten Farbauftrag bis zu stark modellierten, strukturierten Oberflächen mit Sand-, Glas-, Wollfaser- oder Papiereinschluß reicht. Acrylfarbe ist nämlich auch ein kräftiger Klebstoff. Sie wird besonders denen gefallen, die kräftige, lebhafte, klare Farben lieben. Natürlich kann man Acrylfarben auf die übliche Weise auch zu zarten Tönen und feinen Schattierungen ausmischen.

Vorteilhaft gerade für Anfänger sind die einfache Verarbeitung und die geringen Anfangskosten, denn die Grundausstattung ist schlicht.

OBEN: *Tom Phillips,* Bänke. *Das um eine Serie von Postkarten zentrierte Bild illustriert verschiedene Techniken des Künstlers (Tüpfeln und Stricheln) und entfaltet ein breites Farbspektrum.*

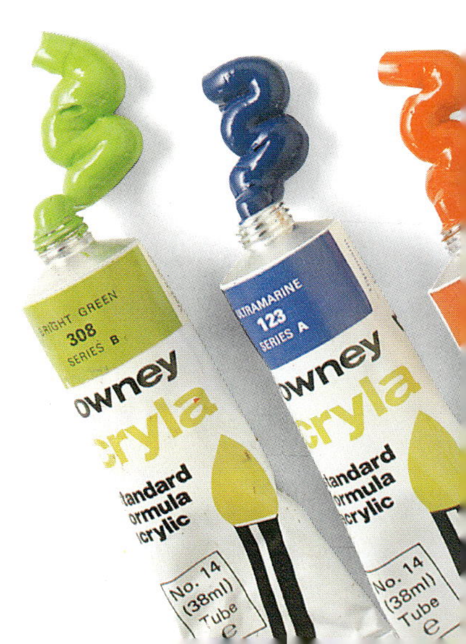
308
SERIES B
123
SERIES A

RECHTS: *Acrylfarben aus der Tube sind besonders praktisch.*

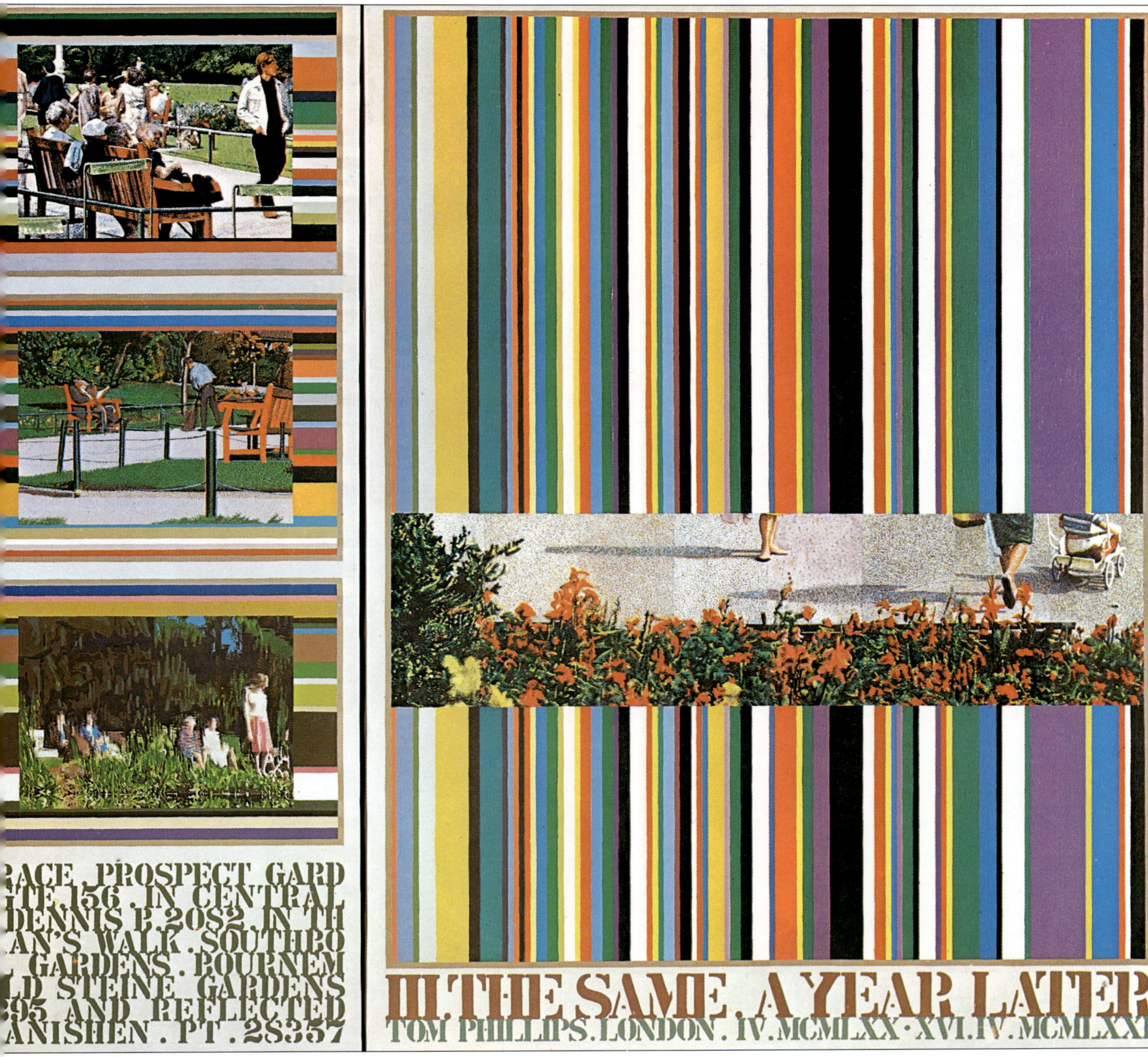

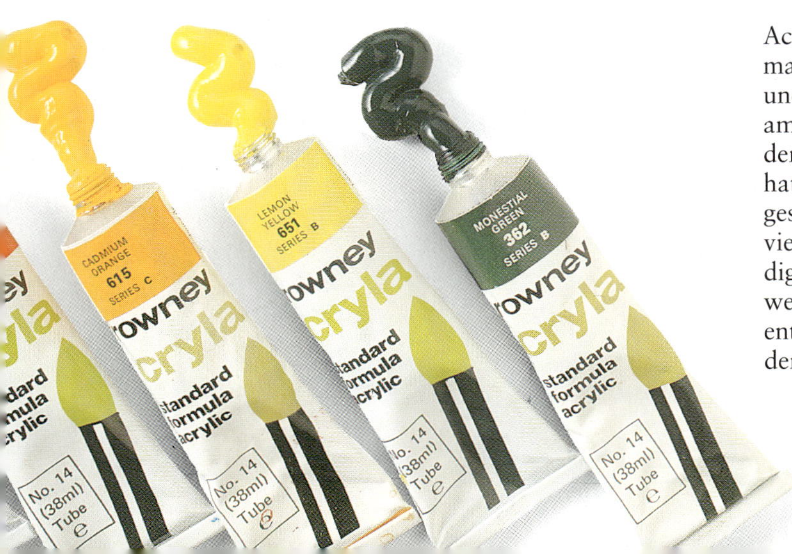

Acrylfarbe ist zwar unkompliziert in der Anwendung, aber man muß zuerst herausfinden, wie sie sich verhält. Beim Üben und Experimentieren werden Sie die Eigenschaften der Farbe am besten kennen- und nutzen lernen. Vorkenntnisse mit anderen Malmedien sind nicht erforderlich, in dieser Hinsicht hat ein Maler, der bereits mit anderen Medien Erfahrungen gesammelt hat, dem Anfänger nichts voraus. Anfänger gehen vielleicht sogar unvoreingenommener und experimentierfreudiger vor. Wenn Sie der Acrylfarbe mit Pioniergeist begegnen, werden Sie bald das Potential dieses aufregenden Mediums entdecken, und wenn Sie aufgeschlossen und beharrlich bei der Sache bleiben, werden die Ergebnisse Sie belohnen.

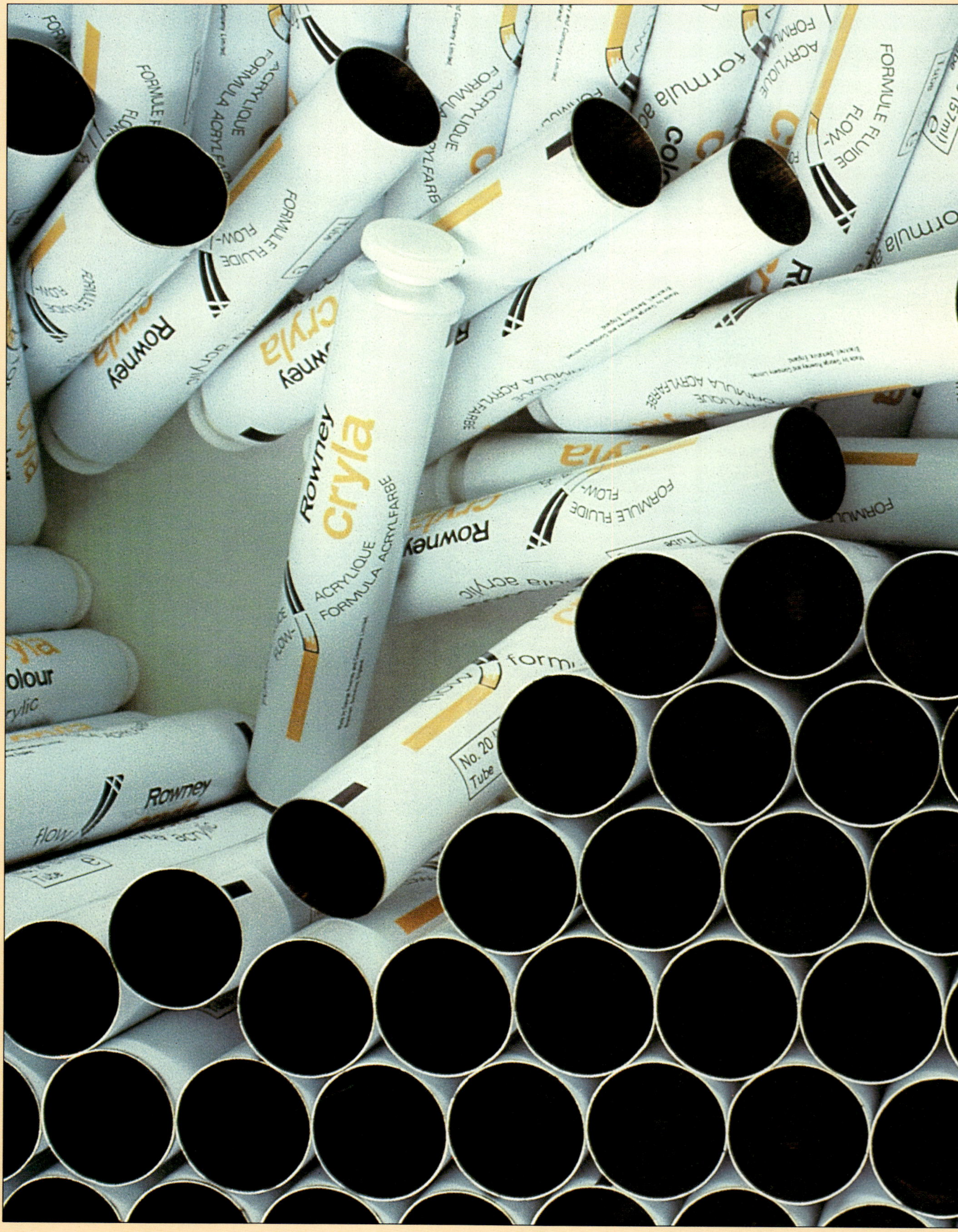
Rowney
cryla
ACRYLIQUE
FORMULA ACRYLFARBE
FORMULE FLUIDE
FLOW-
formula acrylic
colour
Rowney
flow

KAPITEL ZWEI

ACRYLFARBE

Acrylfarbe besteht aus gemahlenen Pigmenten und Acrylharz. In nassem Zustand sieht das Harz milchig-trüb aus, aber beim Trocknen wird es transparent, und dann erscheint das Pigment in seinem eigentlichen Farbton. Alle Zutaten werden vor der Produktion getestet und genau abgewogen. Nur der hohe Präzisionsstandard und die regelmäßigen Kontrollen ermöglichen die Herstellung Tausender Tuben mit nahezu identischem Farbton in gleichbleibender Konsistenz und Qualität.

EIGENSCHAFTEN DER FARBE

Acrylfarbe unterscheidet sich zwar von allen anderen Medien, hat aber auch etwas mit ihnen gemein, denn sie alle enthalten eine entscheidende gleiche Zutat: Pigmente. Die Pigmente in der Acrylfarbe sind die gleichen wie in der Öl- und Aquarellfarbe. Sie sind von gleicher Qualität, Intensität und Beständigkeit und werden mit der gleichen Sorgfalt hergestellt.

Die verschiedenen Malfarben unterscheiden sich also nicht in den Pigmenten, sondern in den Bindemitteln. Das Bindemittel bestimmt die Eigenschaften und das Verhalten einer Farbe. Das Bindemittel entscheidet auch über Haltbarkeit, Trocknungszeit, Leuchtkraft und Arbeitstempo sowie über die möglichen Verdünnungs- oder Lösemittel und Firnisse. Aquarell- und Gouachefarben z. B. werden mit Wasser verdünnt, Ölfarbe dagegen mit Terpentinöl, je nachdem, welcher Stoff ihre flüssigen Bindemittel löst.

Ein kurzer Blick in die Geschichte und Entwicklung der Malfarben gibt Aufschluß über ihre Möglichkeiten, vorausgesetzt, man ist einfallsreich genug.

Bevor es Hersteller für Farben und Künstlerbedarf und den entsprechenden Fachhandel gab, stellten die meisten Künstler ihre Materialien selbst her. Sie konnten Pigmente mahlen, Malgründe und Grundierungen herstellen und sogar Pinsel drehen.

Aus der Geschichte der Malerei wissen wir, daß im 15. Jahrhundert das Mahlen der Pigmente und die Herstellung der Malgründe den Lehrlingen oblag. Es war einfach ein Bestandteil des Künstlerhandwerks.

Auch wenn es uns heute als mühsam erscheint, gehörte damals das Wissen um die Herstellung von Farben genauso selbstverständlich zum Entstehungsprozeß eines Bildes wie das Wissen um ihre Anwendung. Dies führte dazu, daß die Künstler ihre Materialien achteten und eine große handwerkliche Kunstfertigkeit entwickelten, die wiederum ihre künstlerische Kreativität anregte.

Heute haben wir es leicht und können Pinsel und Farben von gleichbleibend hoher Qualität fertig kaufen. Aber obwohl es alle Arten von Bildträgern – Leinwände, Hartfaserplatten, Pappen und Papiere – auch gebrauchsfertig vorgrundiert für Öl-, Tempera- und Acrylfarben im Handel gibt, ziehen wir es manchmal vor, aus fertigen Keilrahmenleisten und Tuchen unsere Leinwand selbst zu bauen oder die gekaufte Grundierung selbst auf unsere Hartfaserplatte aufzutragen – und zwar meist nicht, weil es (zweifellos) billiger ist, sondern weil es uns eine größere Befriedigung gibt.

PIGMENTE

Pigmente, die Farbstoffe in der Farbe, gibt es überwiegend in Pulverform. Von frühester Zeit an sollten Pigmente leuchtend und rein sein und eine hohe Lichtechtheit aufweisen. Einige Pigmente neigten zum Ausbleichen und brachten auch nicht die feinen Nuancen und Schattierungen hervor, die wir heute bewundern, sondern wirkten eher matt und trüb.

Leuchtende Farben wurden zu allen Zeiten bevorzugt, weil sie sowohl praktischer als auch schöner sind. Sie wurden assoziiert mit Freude, Festlichkeit, Genuß und Entzücken; es bestand ständig Nachfrage nach strahlenden, kräftigen Farbtönen, um diese Gefühle auszudrücken. Neue Pigmente mit diesen Eigenschaften wurden zu allen Jahrhunderten gesucht.

Im Mittelalter war die Auswahl bereits recht groß, die Farben wurden mit technischer Raffinesse auf Wänden, Glas, Zierleisten, in Büchern und selbst auf Holz verarbeitet. Eine Mehrzweckfarbe wie Acryl hätte Begeisterung ausgelöst.

Nach der Renaissance erreichten Brillanz und Vielfalt der Pigmente einen Höhepunkt. Dann entwickelte sich ein expressiverer und realistischerer Stil, mit der Ölfarbe als passendem Medium. Er verzichtete auf leuchtende Farben und zeigte kräftige dunkle Töne, die zur Entwicklung einer neuen Skala im Spektrum der Pigmente führten. Constable, Turner, William Morris, die Impressionisten und andere brachten im 19. Jahrhundert die leuchtenden Farben zurück.

WIE ENTSTEHT ACRYLFARBE?

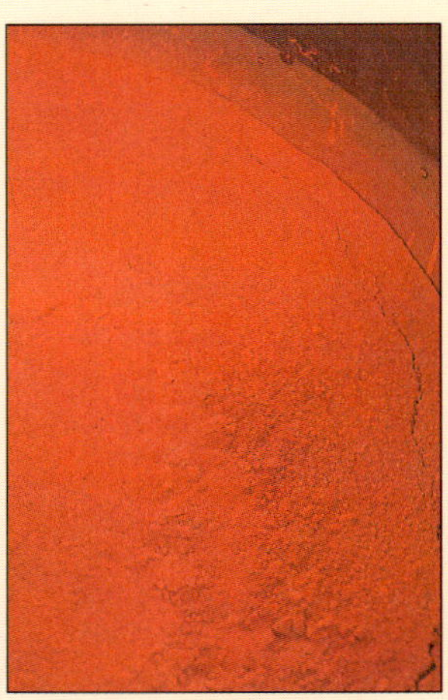

1. Den Hauptbestandteil bildet das pulverisierte Pigment.

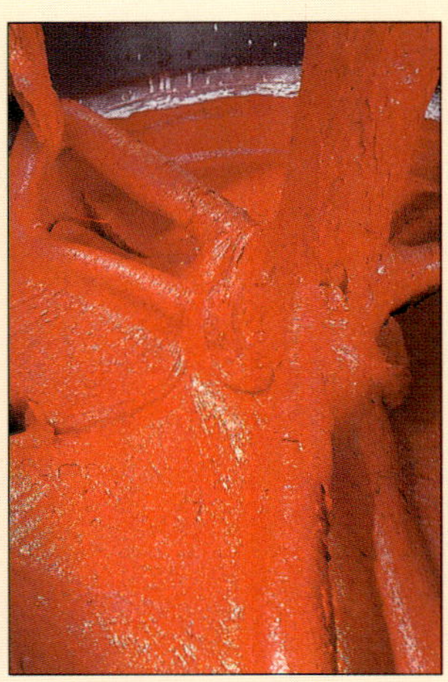

2. Das Pigment wird mit Acrylbinder vermischt.

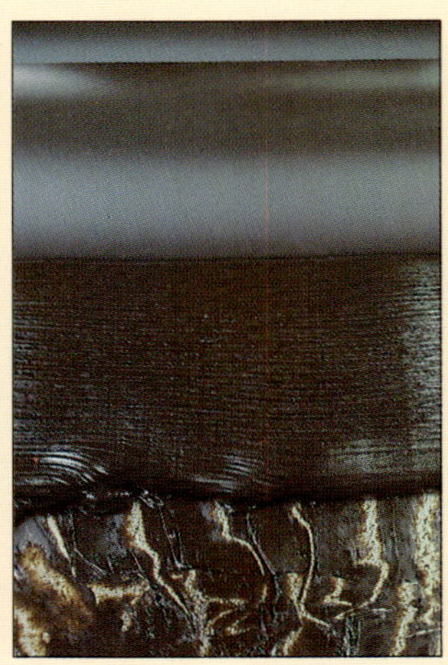

3. Anschließend wird die Farbe zwischen Stahlwalzen gemahlen.

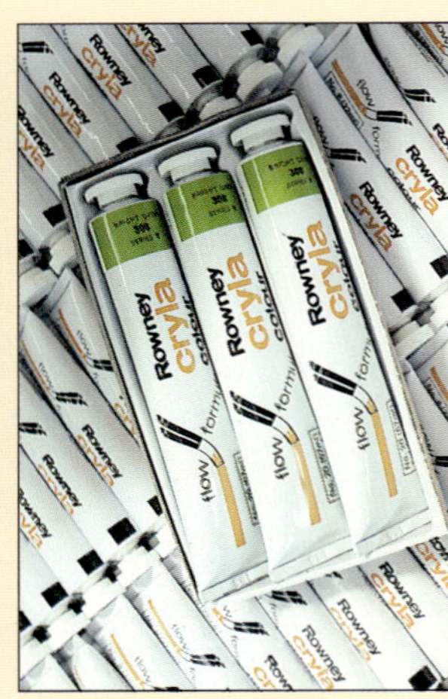

4. Nach der Qualitätskontrolle wird sie in Tuben abgefüllt.

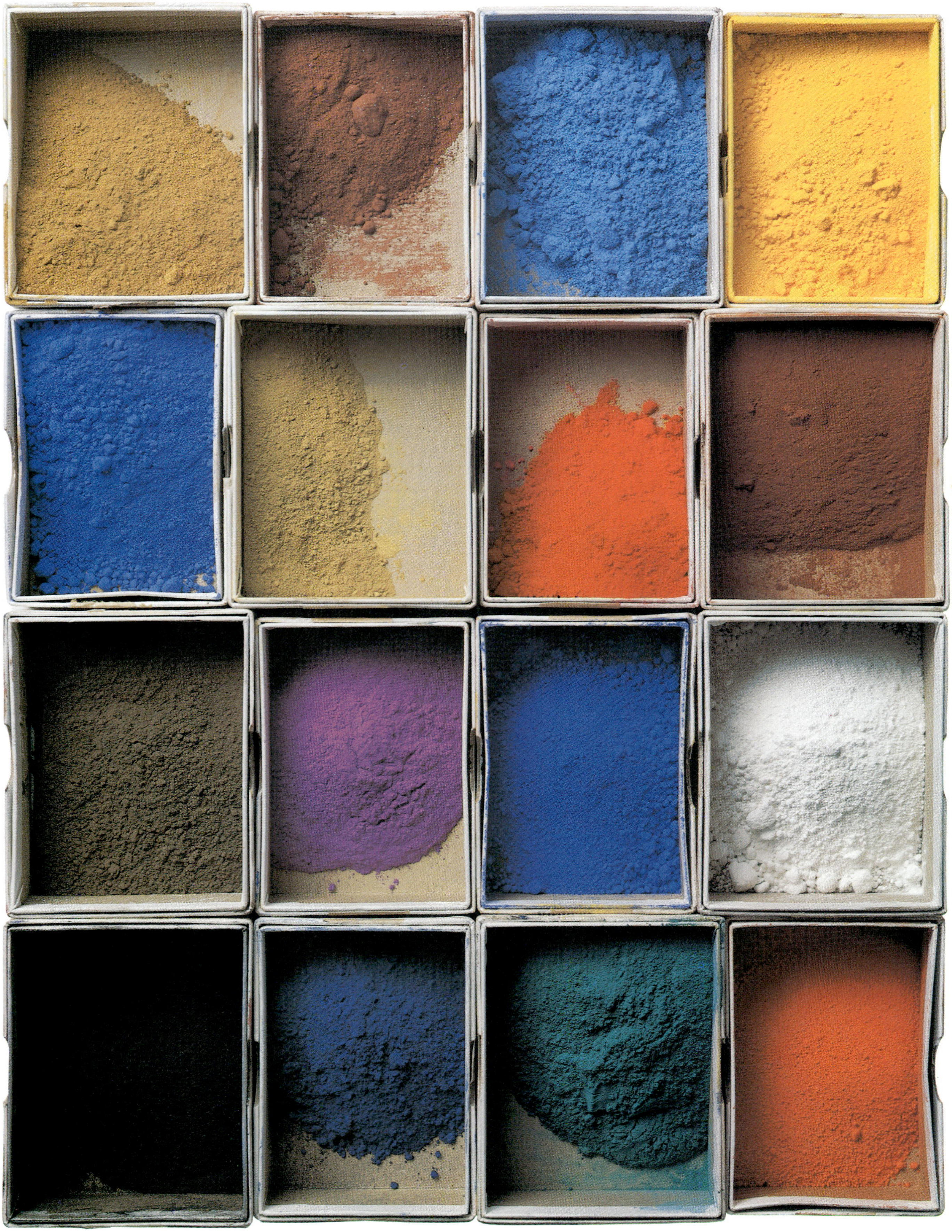

Heute können wir uns an einer großen Anzahl verschiedenster Pigmente erfreuen. Ihre Namen verweisen oft auf bestimmte Regionen, wie z. B. gebranntes Siena, Venezianischrot, Neapelgelb, Preußischblau, Chinesischer Zinnober, oder auf Grundstoffe: Kobaltblau, Krapplack, Smaragdgrün, Elfenbeinschwarz, Saftgrün. Diese klangvollen Namen sagen aber wenig über Qualität und Eigenschaften der Farben aus, die häufig unter zwei bis drei verschiedenen Bezeichnungen gehandelt werden.
Weiter hinten bei den Beispielen sind einige unverzichtbare Farbtöne mit aufgelistet. Wollen Sie sich einen Gesamtüberblick über das Angebot verschaffen, studieren Sie eine Farbtafel. Man braucht allerdings gar nicht so viele Farben, um verschiedene Farbtöne und Schattierungen mischen zu können. Die Pigmente sind heutzutage rein, lichtecht (falls nicht anders vermerkt) und gut zu mischen.
Ein gutes Pigment zeichnet sich durch folgende Eigenschaften aus: Es ist ein weiches, feines Pulver, in dem verwendeten Medium unlöslich, unter normalen Bedingungen hoch lichtecht und chemisch inaktiv, so daß es weder von den Malmitteln noch von klimatischen Bedingungen beeinflußt wird. Außerdem sollte es die jeweils zweckentsprechende Transparenz oder Deckkraft haben und den allgemeinen Standards für Farben und Farbqualitäten genügen.
Die Rohmaterialien der Pigmente werden klassischerweise in organische und anorganische unterteilt. Anorganische Pigmente sind entweder rein mineralischen Ursprungs wie die natürlichen Erden, z. B. Ockerfarben und Umbra natur, die auch gebrannt sein können (gebrannte Umbra und gebranntes Siena), oder werden künstlich hergestellt, wie z. B. Kadmiumgelb und Zinkoxid, der Grundstoff für das berühmte, 1837 von Winsor & Newton eingeführte »Chinesischweiß« oder Deckweiß.
Organische Pigmente enthalten tierische oder pflanzliche Stoffe oder auch komplexe synthetische Substanzen. Gummigutt, Indigo (inzwischen nicht mehr erhältlich) und Krapplack wurden aus Pflanzen gewonnen. Die Koschenillelaus lieferte den Grundstoff für Karminrot, und Indischgelb entstand aus dem Urin indischer Kühe, die mit Mangoblättern gefüttert wurden. Weitere organische Farben künstlichen Ursprungs sind u. a. Alizarin und die Aniline (heute für Künstlerfarben unüblich, aber gelegentlich enthalten in Haushaltsfarben und Drucktinten).
Viele dieser organischen Pigmente werden heute nicht mehr hergestellt; sie wurden durch neuere und haltbarere ersetzt, die im Laufe der Jahre entwickelt wurden. Unter ihnen ist besonders das Spektrum der Phtalozyanine erwähnenswert. Das erste Pigment dieser Reihe war ein intensives Blau, kurz Phtalo genannt, das einen geeigneten Ersatz für das unzuverlässigere Preußischblau bot. Es kommt ihm in Farbton und Verhalten sehr nahe.
Inzwischen hat sich ihr Spektrum um Gelb-, Rot- und Grüntöne und ein ausgezeichnetes Violett erweitert, die alle als Aquarell-, Öl- und Acrylfarbe erhältlich sind. Diese als organisch klassifizierten Farben werden mittels chemischer Prozesse aus einem organischen Farbstoff gewonnen. Sie sind sehr intensiv, hoch lichtecht und stellen wie die Acrylfarbe selbst eine moderne und flexible Erweiterung der künstlerischen Ausdrucksmöglichkeiten dar.

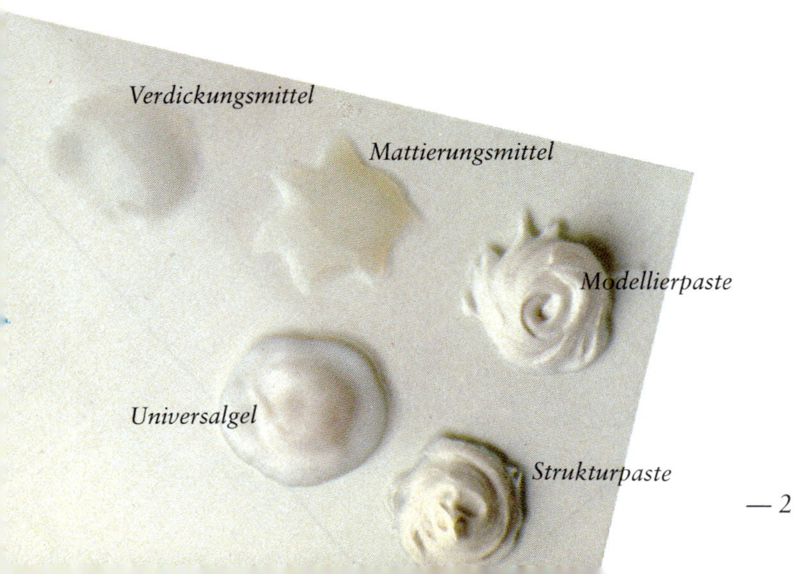

MALEN MIT PIGMENTEN

Die frischen, leuchtenden Farben des reinen Pigmentpulvers haben eine ganz eigene Schönheit. Mischt man sie mit etwas Wasser zu einer Paste an, kann man damit malen. Sind sie dann getrocknet, gewinnen sie die ursprüngliche Farbe, aber auch ihre alte Konsistenz zurück: Sie zerfallen wieder zu Pulver. Das Pulver muß also irgendwie gebunden werden, damit es haftet. Ein Leim oder Bindemittel muß zugefügt werden, damit aus dem Pigment eine Malfarbe wird.
Bei den Pastellkreiden sind die reinen Pigmente am wenigsten gebunden. Pastellkreide ist sozusagen eine trockene Farbe, die wunderschön aussieht und sich gut verarbeiten läßt, aber sehr anfällig ist und nur flüchtig dem Malgrund anhaftet. Sie verschmiert rasch, wenn das Bild nicht ordentlich fixiert wird, und verliert dabei an Frische. Seit Jahrhunderten war dies das größte Problem: Wie können die Pigmente gebunden werden, ohne die Farben zu beeinträchtigen?
Erinnern Sie sich: Die verschiedenen Farben unterscheiden sich nicht hinsichtlich ihrer Pigmente, sondern hinsichtlich der Bindemitteln. Haben Sie verstanden, was ein Bindemittel leistet, kennen Sie schon fast das Geheimnis der Acrylfarbe.

BINDEMITTEL

• *Gummi*
Gummi, wahrscheinlich Gummiarabikum, ist das älteste bekannte Bindemittel – obwohl die Ägypter wahrscheinlich Tragantgummi verwendeten. Grundsätzlich werden mit Tragant Pastellkreiden gebunden, mit Gummiarabikum Aquarell- und Gouachefarben.
Gummiarabikum war vermutlich deshalb so beliebt, weil es gut mit Wasser zu verdünnen ist und die Leuchtkraft der Pigmente nicht beeinträchtigt. Die Farbe läßt sich damit auch zu kleinen, festen Stücken verarbeiten, die leicht zu transportieren und bei Bedarf leicht anzulösen sind. Wasserfarben haben jedoch wenig »Körper« und werden am besten transparent in Lavierungen oder Lasuren verarbeitet.
Wird dem Pigment Weiß zugesetzt, erhält es eine höhere Deckkraft. Diese Art Farbe heißt – nach dem italienischen Wort für Gummi – Gouachefarbe. Sie trocknet matt und leuchtend aus. Weil sie bei Designern sehr beliebt ist, wird sie auch als

Designerfarbe oder Posterfarbe bezeichnet. Gouachefarbe gibt es zwar auch in fester Form, aber praktischer ist die flüssige Farbe in Flaschen oder Tuben. Sie ist nicht wasserfest, läßt sich nicht übermalen, ohne untere Farbschichten anzulösen, bleibt empfindlich und angreifbar. Sicher und geschützt sind Gouachen, ebenso wie Aquarelle, nur unter Glas.

• *Emulsionen*

Jede wasserlösliche Farbe, die mit einer ölhaltigen Emulsion gebunden ist, heißt Temperafarbe. Die Temperafarben der Renaissance enthielten zumeist Eigelb. Andere Emulsionen waren mit Kasein, Wachs oder Pergamentleim angesetzt. Das Öl war zumeist Leinöl.

Die meisten Bilder und Dekors aus jener Zeit, die wir heute in den Museen und Kunstgalerien betrachten, sind im Grunde Temperagemälde.

Besonders Eitempera trocknet rasch, verändert die Farbe kaum und ist hinreichend wasserfest, so daß beim Übermalen keine Farbe angelöst und aufgerührt wird. Bei vorsichtiger Behandlung ist die Oberfläche gut haltbar. Eitempera ist bei weitem das Beste unter diesen Medien, erfordert jedoch im Umgang Erfahrung und Übung.

Es gibt weitere Einschränkungen: Da das Arbeitstempo langsam ist und man keine großen Partien abdecken kann, sollten entsprechend kleine Formate gewählt werden. Es ist immer etwas schwierig, flächige, gleichmäßige Farbschichten auf große Partien aufzutragen, weil Emulsionen nur geringe Pigmentanteile binden können – Acryl bereitet solche Probleme nicht.

Temperafarben eignen sich für schlichte Motive. Wirklichkeitsnahe Darstellungen lassen sich besser mit Ölfarbe umsetzen.

• *Öle*

Der bekannteste Ölbinder ist Leinöl; es verschaffte der Malerei der letzten dreihundert Jahre die größte Freiheit bei der Farbverarbeitung. Unbehindert von den Beschränkungen der Temperafarbe und des Kalkmörtels oder Freskos (eines reinen, aber eigenwilligen Bindemittels, das nur bei heißem, trockenem Klima gut funktioniert), konnten die Künstler ihre Großformate so realistisch oder ausdrucksvoll, wie die Vision es eben verlangte, mit Ölfarben malen, lange bevor es die Acrylfarbe gab.

Ölgebundene Pigmente trocknen langsam, deshalb braucht die Arbeit viel Zeit, die Ölfarbe brachte aber eine weichere und feiner abgestimmte Farbigkeit in die Gemälde und eignete sich für die gelungene Umsetzung von Licht- und Schatteneffekten. Aufgrund der Farbkonsistenz war auch eine stärkere Oberflächenstrukturierung möglich als mit Temperafarbe.

Die Trocknung ließ sich mit Sikkativen wie Kopal, Dammar und Mastix beschleunigen, die auch als Firnisse verwendet werden konnten. Durch Zugabe von Harzen wurde die Farbe so fest, daß sich alle Arten von Objekten und Oberflächen bemalen ließen.

Die praktischen Vorzüge der Ölfarbe wogen ihre Nachteile auf – sie dunkelt mit der Zeit nach, zieht Schmutz an, ist schwer zu reinigen, bricht und löst sich ab. Sie ist bei der Arbeit nicht besonders sauber und riecht intensiv.

Ölfarbe braucht eine Grundierung, muß mit Terpentinöl verdünnt werden, Pinsel und Palette müssen mit reinem Alkohol oder Terpentinersatz gereinigt werden. Sie erfordert Fachwissen, Übung und Geschick und ist nicht leicht zu meistern.

ACRYLBINDER, MALMEDIEN, FIRNISSE, TROCKNUNGSVERZÖGERER UND LÖSEMITTEL

Alle flüssigen Bindemittel, die in Ölfarben, Aquarellfarben, Gouachefarben, Temperafarben, in der Freskomalerei und Enkaustik (verschiedene Wachsmalverfahren) usw. Verwendung finden, sind ja nicht ursprünglich dazu da, Pigmente zu binden. Leinöl, Ei, Gummi, Wachs und Leim sind vielseitig verwendbare Naturprodukte, die eben auch zur Farbherstellung genutzt werden. Die Farben neigen deshalb zu Nebenwirkungen, die das Potential der Pigmente einschränken.

Anders bei den Acrylbindern: Sie wurden speziell für ihre jeweiligen Zwecke entwickelt. Ihre chemische Basis sind Polymerisatharze. Acrylbinder werden als Emulsionen klassifiziert, denen Pigmente zugesetzt sind. Es handelt sich, kurz gesagt, um klaren, wasserfesten Kunststoff mit stark klebenden Eigenschaften. Acrylmedien können zwar mit Wasser verdünnt werden, sind aber in getrocknetem Zustand völlig wasserfest.

Acrylbinder (oder besser: -medien) gibt es in drei Konsistenzen. Das allein macht die Acrylfarbe so einzigartig. Um Ölfarbe zu verdünnen oder zu verdicken, braucht man verschiedenartige Stoffe. Acrylmedien gehören jedoch alle zur selben Familie. Sie bieten nicht nur alle Möglichkeiten der anderen Malfarben, sondern noch weit mehr. Acrylmedien gibt es als

- Flüssigkeit,
- Gel,
- Paste.

Naß sind sie milchigweiß, ist das Wasser verdunstet, trocknen sie aber zu einem klaren, durchsichtigen Film, der recht hart, aber geschmeidig ist. Das garantiert die maximale Leuchtkraft der Pigmente.

Mit der Verwendung zum Malen werden die Bindemittel zu Medien bzw. Malmitteln: flüssige Komponenten der Farbe, in der die Pigmente gebunden sind, oder Flüssigkeiten, mit denen die Farbe verdünnt werden kann, ohne daß sich ihre Haftstärke, ihre Bindefähigkeit oder ihre filmbildende Kraft verringert.

Ein Medium ist im weitesten Sinne ein Farbzusatz, der den Farbfluß oder die Trocknung beeinflußt oder das Farbverhalten für bestimmte Spezialeffekte modifiziert. Ein Impastomedium beispielsweise gibt der Farbe mehr Körper. Acryl kann sie in ein modellierfähiges Material verwandeln. Die Zusätze verdünnen oder verdicken die Farbe und ermöglichen eine Vielzahl optischer Effekte wie Lasuren, gebrochene Farbfelder usw.

Auch wenn Sie nicht gleich alle ausprobieren werden, sollten Sie etwas über Acrylmedien und ihre Möglichkeiten erfahren, um später experimentieren zu können.

• *Acrylglanzverstärker*

Der Acrylglanzverstärker erhöht die Transparenz und den

Glanzgrad der Acrylfarben, indem er die Farbe verflüssigt, wodurch sich dünne, glatte Farbschichten erzeugen lassen, die schnell trocknen. Er ermöglicht den Auftrag einer unbegrenzten Anzahl von Farbschichten von außergewöhnlicher Brillanz, Tiefe und Klarheit.
Nur wenige Tropfen des Mediums verwandeln gewöhnliche Aquarell- oder Gouachefarben in eine Acrylfarbe, d. h., sie übernehmen viele ihrer charakteristischen Eigenschaften: Sie trocknen schnell, sind wasserfest und können daher übermalt werden, ohne Farbe anzulösen, und bilden einen glänzenden Firnis.
Der Acrylglanzverstärker gehört zu jeder Acrylmalausstattung dazu und ist so unentbehrlich wie das Wasser, denn fast alles, was die Acrylfarbe leistet, wird durch ein paar Tropfen Glanzverstärker in der Farbe oder der Lavierung noch verbessert. Zusätzlich bildet das Medium einen glänzenden Firnis. Speziell dafür gibt es jedoch ein neueres, praktischeres und vielseitiges Produkt in zwei Ausführungen, glänzend und matt, das sich auch zu einem seidenglänzenden Firnis mischen läßt.

• *Acrylmattierungsmittel*
Das Acrylmattierungsmittel verhält sich ganz ähnlich wie der Glanzverstärker, und alles darüber Gesagte trifft auch hierauf zu. Sie brauchen es, wenn Sie in matten Farben malen wollen, um die Farbtöne richtig zu mischen. Ob der Firnis matt oder glänzend ist, beeinflußt die Farbtöne ganz erheblich. Das Pigment bleibt zwar das gleiche, aber das Licht wird jeweils anders reflektiert. Um dies beim Malen entsprechend berücksichtigen zu können, werden den Farbmischungen einige Tropfen des jeweils passenden Glanzverstärkers oder Mattierungsmittels zugesetzt. So stellen Sie sicher, daß die Nuancen und Schattierungen am Ende auch Ihren Vorstellungen entsprechen.

• *Acrylgel*
Das Acrylgel ist zäher als der Glanzverstärker und das Mattierungsmittel. Wie der Name schon andeutet, ist es von geleeartiger Beschaffenheit und Konsistenz. Wie der Glanzverstärker leistet es zweierlei:
Erstens ermöglicht es den problemlosen Aufbau von dicken, kräftig strukturierten Impastos, ohne dabei die Farbintensität herabzusetzen. Zweitens wird die Transparenz der Farben größer, je mehr Gel dazugegeben wird, und es verzögert zugleich ein wenig die Trocknung.
Lasuren und Impastos (dicker, pastiger Farbauftrag) sind integrale Ausdrucksformen der Acrylmalerei. Da Acrylfarbe schnell trocknet, ist sie der viel langsamer trocknenden Ölfarbe gegenüber im Vorteil, mit der das Lasieren zu einem langwierigen Verfahren gerät, dessen Ergebnis kaum absehbar ist.
Beim Lasieren wird eine transparente Farbschicht über eine bereits trockene Schicht gelegt. Mit Ölfarbe kann es bis zu zwei Monaten dauern, bis eine Oberfläche für die nächste Lasur trocken genug ist. Mit Acrylgel ist es eine Frage von Minuten. Zudem lassen sich beliebig viele Schichten übereinanderlegen und nicht nur jeweils eine wie bei der Ölfarbe. Lasieren ist eine wunderbare Technik, um die Leuchtkraft und Reinheit der Farben voll auszuschöpfen.

Lasuren sind sowohl mit dem Glanzverstärker wie mit dem Gel möglich. Der Unterschied besteht lediglich in ihrer Konsistenz. Das zähere Gelmedium eignet sich gut für Impastos, ergibt aber auch, besonders wenn es mit dem Palettmesser aufgetragen wird, wunderschöne Lasuren.
Impasto ist ein dicker Farbauftrag, der durch die Pinselführung oder mit der Kante von Palettmesser oder Malspachtel plastisch strukturiert werden kann.
Impasto war immer ein Charakteristikum der Ölfarbe; es verleiht einem Bild eine ungeheure Expressivität und Vitalität. Das Acrylgel ist genauso ausdrucksstark wie die Ölfarbe, aber weniger anfällig für Risse. Weil es schneller trocknet, sinkt das Risiko, das Bild beim Malen zu verderben oder zu beschädigen, denn einmal getrocknet, läßt sich das Gel nur schwer wieder entfernen.

Grumbacher, Winsor and Newton, Rowney Cryla (2) und Schmincke sind nur einige der Markennamen. Rowney Flow Formula (1) eignet sich für große, flächige Farbaufträge. Üblich ist eine Grundierung mit Acrylgrundierung (3) oder Gesso (4). Es gibt glanzverstärkende (5, 7, 11, 13) und mattierende (6, 10) Medien, Trocknungsverzögerer (16) sowie matte und glänzende Firnisse (8, 9). Getrocknete Acrylfirnisse sind im allgemeinen irreversibel, aber Rowney bietet eine lösliche Variante an (12). Praktisch sind auch das Gelmedium (15) und Acrylmalmittel (14).

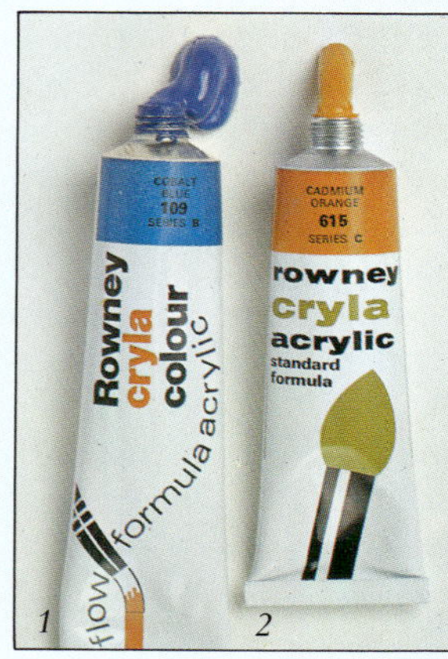

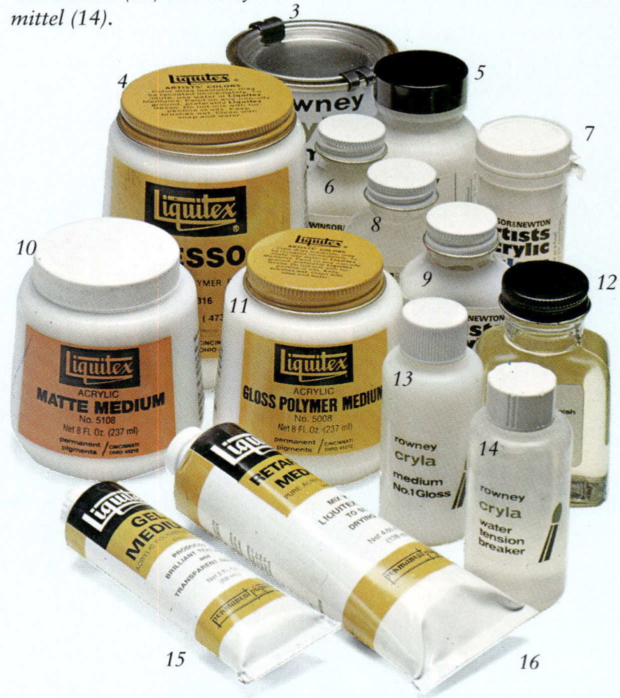

• *Acrylstrukturpaste*
Das zäheste und kräftigste Acrylbindemittel ist in Schachteln abgepackt erhältlich. Wie alle Acrylbinder läßt es sich mit Wasser verdünnen, ohne dabei an Haftstärke einzubüßen.
Mit der Paste kann man solche stark strukturierten, plastischen Impastos aufbauen, die van Gogh so liebte. Für einen so kraftvollen Pinselduktus braucht man allerdings große Pinsel. Palettmesser und Malspachtel eignen sich ebenso.
Außer kräftigen, farbigen Impastos kann man mit diesem Medium aber auch noch ganz anders strukturierte Oberflächen aufbauen, indem man z. B. Sägespäne in die aufgetragene Paste preßt oder vorher untermischt.
Die Tepline Paste haftet besonders stark und bietet deshalb zahlreiche Gestaltungsmöglichkeiten wie z. B. die Herstellung jener hübschen, einfachen Assemblagen, die wir als Collagen kennen. Sie kann zum Modellieren verwendet und, mit Sand, Marmorstaub oder sonstigen Zusätzen verstärkt, in getrocknetem Zustand sogar geschnitzt, behauen und auch sandgestrahlt werden.

• *Acrylmalmittel*
Das Acrylmalmittel ist eine konzentrierte Lösung, die für eine haftverstärkende Bindemittelanreicherung sorgt und mit Wasser verdünnt werden muß. Es wird entweder dem Wasser oder einem der flüssigen – matten oder glänzenden – Acrylmedien zugegeben. Die jeweiligen Mengenangaben für bestimmte Effekte entnehmen Sie bitte den Gebrauchsanleitungen der Hersteller.
Die Farben lassen sich damit leichter und schneller verdünnen und verlieren dabei nur ein Minimum an Farbstärke. Arbeitet man auf schwierigen Oberflächen wie z. B. ungrundierter Leinwand, nehmen sie die so verdünnte Farbe leichter an.
Die Farbe läßt sich damit so leicht und flüssig vermalen, daß flächige, gleichmäßige Lavierungen großer Partien möglich werden. Das Mittel ist ideal für Techniken, die harte Ränder produzieren, und für Acrylfarbspray, aber es gibt auch ein spezielles Airbrushmedium.
Auch die der Aquarellmalerei vergleichbaren frei fließenden Lavierungen werden mit wenigen Tropfen Acrylmalmittel problemlos möglich.

• *Acrylfirnis glänzend*
Dieser Firnis bietet einige Vorzüge:
- Er schlägt keine Blasen (wie der Glanzverstärker, wenn er mit kraftvollem Pinselstrich aufgetragen wird).
- Ein Lösemittel für Acrylfirnis löst ihn wieder ab (der Glanzverstärker kann nicht entfernt werden, denn er verbindet sich fest mit der Farbe, wenn er als Firnis verwendet wird).
- Er hat ein sehr gutes Fließvermögen und verteilt sich deshalb gleichmäßig auf der Oberfläche, ohne unansehnliche Pinselspuren zu hinterlassen.

Dieser Glanzfirnis auf Wasserbasis trocknet zu einem geschmeidigen, farblosen und extrem lichtbeständigen glänzenden Film. Es empfiehlt sich, ihn großzügig in zwei Schichten aufzutragen, damit auch wirklich alle Partien abgedeckt werden. Allerdings dauert es zwei Stunden, bis die erste Schicht trocken ist und die zweite aufgebracht werden kann.
Einige Hersteller empfehlen eine leichte Verdünnung mit etwas Wasser, damit der Firnis besser fließt, aber ich habe festgestellt, das der Firnis auch direkt aus der Flasche sehr gleichmäßig aufzutragen ist. Etwas Wasserzusatz schadet jedoch keinem Acrylmedium, sondern stellt bei den Farben wie bei den Medien eher eine Vorsichtsmaßnahme dar.
Der trockene Schlußfirnis ist wasserfest, stoßfest und bringt die Brillanz der Farben sehr gut heraus. Fertige Bilder erhalten hauptsächlich deshalb einen Schlußfirnis, weil er sie zugleich schützt und verbessert. Er gehört also zum Bild dazu, und wenn alles richtig beachtet wird, bereitet er auch keinerlei Schwierigkeiten.
Mit Acrylfirnis glänzend kann man auch Drucke und Poster

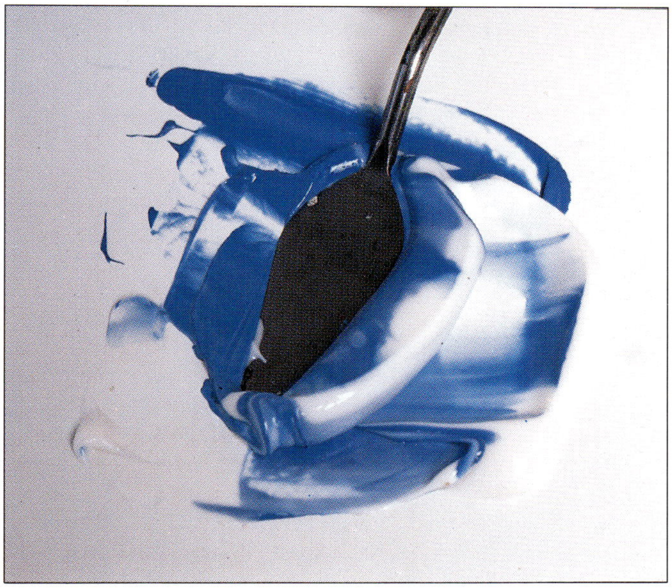

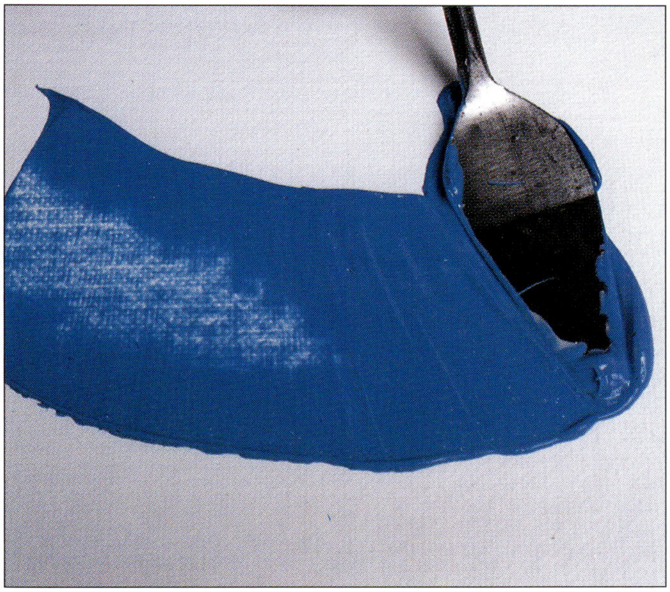

GANZ OBEN: *Mit einem Malspachtel werden Farbe und Gel zu gleichen Teilen gemischt.*

OBEN: *Da das Gel zäh ist, bewahrt es die Spuren des Malspachtels.*

behandeln, um sie zu schützen und ihre Leuchtkraft zu verstärken. Der Firnis sollte dabei zuerst an einer kleinen Partie auf Verträglichkeit getestet werden. Der Versuch, den Firnis von Drucken wieder zu entfernen, würde aber unweigerlich ihre Zerstörung zur Folge haben.
Der Schlußfirnis kann ohne Gefahr für das Bild mit einem feuchten, weichen Tuch und einer schwachen Seifenlauge gereinigt werden.

• *Acrylfirnis matt*
Große Formate – Wandgemälde, Wanddekor, Ausstellungswerke usw. – erhalten gewöhnlich einen matten Firnis, denn eine große, glänzende Oberfläche reflektiert das Licht nicht gleichmäßig und führt zu unerwünschten Spiegelungen.
Ein unregelmäßiger Glanz verzerrt das Bild oder irritiert den Blick und stört die Betrachtung. Ein matter Firnis wirkt dem entgegen.
Auch wer helle und helltonige Farben bevorzugt, sollte lieber einen matten Firnis wählen. Achten Sie beim Einkauf auf die richtige Sorte. Der Acrylfirnis matt hat die gleichen Eigenschaften wie der glänzende und läßt sich ebenfalls entfernen. Eine Schicht genügt, aber eine zweite, zwei Stunden später aufgetragen, ist sicherer. Der Auftrag auf Drucken und Postern ist ebenfalls möglich, eine Entfernung jedoch nicht.

• *Acrylfirnis seidenglänzend*
Schimmert Ihnen ein glänzender Firnis zu sehr oder ist Ihnen ein matter zu stumpf, können Sie eine Zwischenlösung wählen. Mischen Sie einfach die beiden Sorten in einem Gefäß, und tragen Sie die Mischung mit dem Pinsel auf. Diese seidenglänzende Mischung läßt sich nach Wunsch in die eine oder andere Richtung – etwas glänzender oder etwas matter – auslegen. Es gibt auch fertige seidenglänzende Firnisse.

ZEHN EINFACHE REGELN FÜR DEN FIRNISAUFTRAG

– Man kann den Firnis unverdünnt direkt aus der Flasche auftragen, aber es ist praktischer, ihn in einem sauberen Gefäß mit etwas Wasser zu verdünnen. Das verzögert die Trocknung etwas, und Sie brauchen sich nicht zu beeilen.
– Tragen Sie den Firnis möglichst mit einem weichen Pinsel auf, denn ein harter hinterläßt unansehnliche Spuren. Waschen Sie den Pinsel sofort danach aus. Getrockneter Firnis ist schwer zu entfernen und kann den Pinsel beschädigen.
– Um sicherzustellen, daß Sie auch alle Partien bedeckt haben, schauen Sie schräg auf die Bildfläche. Die offenen Partien reflektieren deutlich das Licht.
– Entsorgen Sie übriggebliebenen Firnis, und nehmen Sie jedesmal neuen.
– Firnis ist zwar fast geruchsneutral, trotzdem sollte die Flasche möglichst zugeschraubt bleiben, wenn er nicht gebraucht wird. Das im Medium enthaltene Wasser würde sonst schnell verdunsten, und die Firnis-Eigenschaften würden beeinträchtigt.
– Die Oberfläche muß vollkommen trocken sein – richtig durchgetrocknet –, sonst löst der Firnis die Farbe an und verdirbt das Bild. Acrylfarben trocken recht schnell, es läßt sich leicht feststellen, ob sie trocken sind oder nicht. Dicke Farbschichten wie Impastos können jedoch trügen. Um ganz sicher zu gehen, lassen Sie das Bild etwa eine Woche stehen.
– Die Bildfläche muß sauber sein. Staub oder sonstige Partikel kommen von überall her, also wischen Sie die Oberfläche vorher vorsichtig mit einem sauberen, weichen Tuch oder einer weichen Bürste ab.
– Achten Sie darauf, daß die Luft sauber ist. Tragen Sie den Firnis nicht in einem Raum auf, wo z. B. gesägt, geschliffen oder sandgestrahlt wurde. Gelangen die Partikel in den Firnis, sind sie nur schwer und mit Gefahr für das Bild wieder zu entfernen.
– Nehmen Sie sich Zeit für die Arbeit. Schieben Sie sie lieber auf, als übereilt vorzugehen.
– Verwenden Sie niemals einen Acrylfirnis auf Ölfarben.
Der Firnis gehört zu einem Acrylbild dazu. Wenn Sie diese zehn Punkte beherzigen, gibt es keinerlei Schwierigkeiten. Wenn Sie Zweifel haben, probieren Sie den Firnis auf irgendeiner Oberfläche aus. Verworfene Bilder eignen sich recht gut. Sie können auch etwas Acrylfarbe auf Papier oder Pappe trocknen lassen und damit experimentieren. Sie werden bald herausgefunden haben, wie man den Firnis mit einem weichen Pinsel aufträgt.

• *Lösemittel für glänzende und matte Firnisse*
Wollen Sie einen Firnis wieder entfernen, bevor Sie einen neuen auftragen, ist Firnislöser das geeignete Mittel. Reiben Sie ihn mit einem reichlich getränkten Wattebausch auf den Firnis, und er wird sich sofort ablösen. Vorsicht: die Acrylfarbe nicht zu stark reiben. Farbspuren auf der Watte zeigen an, daß der Firnis entfernt ist.

• *Lösemittel für getrocknete Acrylfarbe*
Es kommt immer einmal vor, daß Acrylfarben an den falschen Ort geraten – auf Pinsel, Palette und Kleidung. Von Ober-

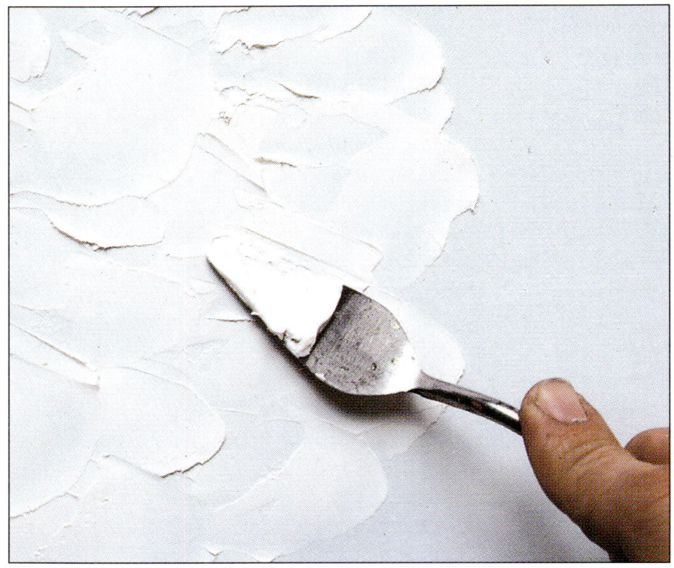

Strukturpaste ist das zäheste Acrylmedium. Hier wird sie direkt auf den Malgrund aufgetragen.

flächen wie Porzellan, Glas oder Edelstahl läßt sich getrocknete Farbe erstaunlich gut mit heißem Wasser lösen. Porösere, absorbierende Materialien sind problematischer.
Lösemittel ist für solche Notfälle eine nützliche Hilfe. Es sollte nur in gut belüfteten Räumen verwendet werden. Atmen Sie es möglichst nicht ein, und rauchen Sie nicht bei der Anwendung.
Das Lösemittel weicht die Farbe auf, so daß sie leicht entfernt werden kann. Wenn Sie die Anweisungen beachten, können Sie damit gefahrlos Pinsel, Paletten, Kleidung und Bilder reinigen.

• *Trocknungsverzögerer*

Trocknungsverzögerer gibt es als Flüssigkeit und als Gel. Gele bieten den Vorteil möglicher Struktur- und Impastoeffekte. Gibt man etwas Wasser hinzu, werden sie flüssiger. Sie müssen allerdings sorgfältig mit einem Palettmesser gemischt werden. Farbe und Trocknungsverzögerer werden im Verhältnis 3 : 1, bei Erdfarben (Lichter Ocker, Siena natur, Hellrot, Siena gebrannt, Umbra gebrannt und Umbra natur) im Verhältnis 6 : 1 gemischt.
Trocknungsverzögerer sind nur bei pastosem Farbauftrag wirkungsvoll, Wasser beeinträchtigt den Effekt. Sie müssen also entscheiden, ob Sie die Farbe verdünnen oder die Trocknung verzögern wollen.
Es gibt keine genauen Angaben zur Trocknungsdauer, aber im allgemeinen bleiben die Farben lange genug feucht, um jede erforderliche Arbeit zu erledigen.

• *Ölfarbe auf Acryl*

Ölfarben und Acrylfarben vertragen sich eigentlich nicht, mit einer Ausnahme: Ölfarben müssen über den Acrylfarben vermalt werden, vorzugsweise auf einem festen Untergrund wie einer Hartfaserplatte. Leinwand ist nicht zu empfehlen. Acrylfarbe kann jedoch nie über Ölfarbe vermalt werden, denn die Ölfarbe stößt sie ab und trocknet zudem völlig anders. Das Ergebnis wäre katastrophal.
Da es umgekehrt aber doch möglich ist, kann man mit der Acrylfarbe Untertuschungen und Hintergrundfarben auftragen und dann in Öl weiterarbeiten. Das Verfahren ist vergleichbar mit dem der alten Meister, die Untermalungen mit Temperafarben anlegten, weil sie schneller trockneten, und dann mit den schwereren, langsam trocknenden Ölfarben weitermalten, die pastoser und körperhafter waren und aufgrund ihrer langen Trocknungszeit eine präzise Ausarbeitung der Details und Oberflächen erlaubten.
Ob man Acrylfarbe mit Ölfarbe übermalen oder gleich bei Acrylfarben bleiben und der Farbe bei Bedarf Trocknungsverzögerer beifügen sollte, ist eine Frage persönlicher Erfahrung und Übung.
Bevor die Farbe aufgetragen wird, wird sie auf der Palette oder in einem Gefäß vorbereitet. Ist die Farbe zu dick, kann sie mit einem Verdünnungs- oder Lösemittel verflüssigt werden. Ist sie zu dünn, gibt ihr ein Spezialmedium mehr Körper. Trocknet die Farbe zu schnell, kann man Trocknungsverzögerer zugeben. All diese Zusätze sollen sicherstellen, daß die Farbe auf gewünschte Weise gleichmäßig mit Pinsel oder Malspachtel bewegt werden kann. Der gleichmäßige Farbfluß ist eine große Entlastung bei der Arbeit.
Werkzeuge spielen beim Malen eine wichtige Rolle und müssen gut gepflegt werden, wenn sie ihre Aufgabe richtig erfüllen sollen.

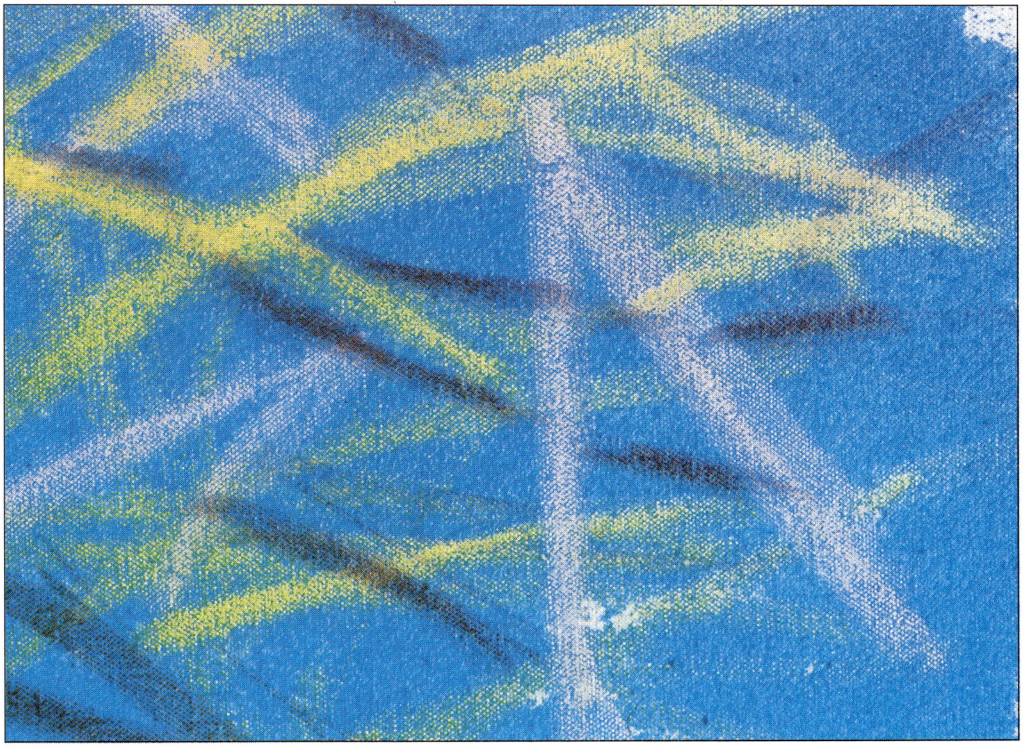

Acrylfarbe kann sehr effektvoll mit Ölkreide kombiniert verwendet werden.

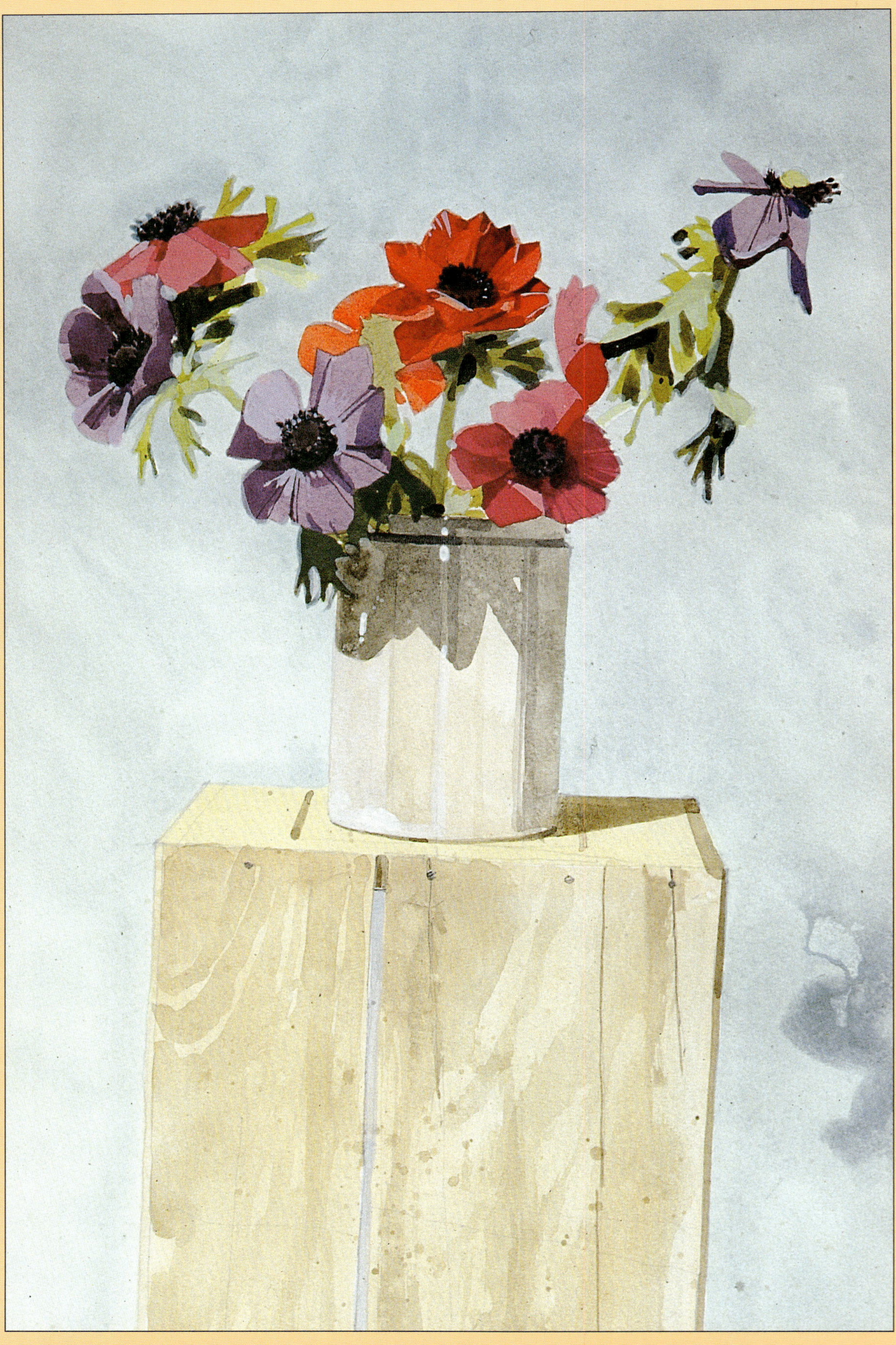

KAPITEL DREI

MALEN MIT ACRYL

Acrylfarben sind fast genauso einfach zu verarbeiten wie Aquarellfarben. Die Grundausstattung besteht aus einigen Tuben Farbe, ein paar Pinseln, einer Palette und Wasser. Nicht daß man mit Aquarell- und Acrylfarben deshalb besonders leicht malen kann, weil sich die Ausstattung auf ein Minimum reduzieren läßt, es ist vielmehr in ihrer einfachen Anwendung begründet. Das Malen mit Acrylfarben macht vom ersten Tag an Freude.

Viele Künstler und Designer kombinieren Acrylfarbe gerne mit anderen Medien, z. B. farbigen Tinten, Zeichenstiften und Gouachefarben. Acryl verträgt sich offenbar gut mit allen konventionellen Medien – vorausgesetzt, sie sind nicht ölhaltig.
Wer schon mit Ölfarben gemalt hat, weiß, wie umfangreich die dazu erforderliche Grundausstattung ist. Mit den Acrylfarben hat man es da leichter. Farben, Papier, Pinsel und Wasser genügen für den Anfang. Im Laufe der Praxis wird einiges hinzukommen, anderes wieder verworfen.

DIE INFRASTRUKTUR EINES BILDES

Betrachtet man ein Bild oder einen Entwurf, ist es, als sähe man einen Eisberg: Man sieht nur die Spitze, aber nicht die Basis. Wir wissen aber, daß der größte Teil des Eisbergs, seine eigentliche Kraft, unterhalb der Wasseroberfläche liegt.
Auch die Kraft eines Bildes liegt unterhalb der Oberfläche – und bedeutet für den Unerfahrenen eine Quelle der Gefahren und der Freude. Wer das nicht versteht, für den bleibt die Malerei ein ewiges Geheimnis.
Das Prinzip ist im Grunde ganz einfach und leicht verständlich: Bilder sind aus Schichten aufgebaut. Selbst Aquarelle entstehen aus Schichten transparenter Farbe, den Lavierungen.
Die einzelnen Schichten eines Bildes unterscheiden sich je nach ihrer Funktion. Eine Grundierung beispielsweise hat eine andere Funktion als eine Lasur. Die Grundierung soll den Malgrund versiegeln und Licht reflektieren, deshalb ist sie zäh und opak. Die Lasur ist dünn und transparent, denn sie soll lichtdurchlässig sein und für andere Farbe durchscheinend.
Malerarbeiten im Haushalt bestehen meisten aus drei Schichten: Grundierung, Voranstrich, Deckschicht.
Beim Malen mit Öl- oder Acrylfarben können es bis zu zehn verschiedene Schichten sein. Mit der untersten begonnen:

DIE SCHICHTUNG EINES BILDES

- Bildträger: Papier, Pappe, Leinwand, Hartfaserplatte usw.
- Versiegelung: Leim oder Acrylmedium (bei Acrylfarben möglich, bei Ölfarben nötig)
- Grundierung: Gesso, Acrylweiß, Bleiweiß usw.
- Lavierung oder getönte Zeichnung
- Untertuschung: mit dünner Farbe großzügig gemalte Hauptpartien
- mittlere Schicht
- gebrochene Farbschicht
- Impasto
- Lasur
- Firnis

Genau das bedeutet Malerei: Die Auseinandersetzung mit den einzelnen Schichten. Der Erfolg eines jeden Bildes hängt davon ab, wie sie miteinander verschmolzen werden. Natürlich besteht nicht jedes Bild aus all diesen Schichten, sondern nur aus einigen davon, aber um das Beste aus der Acrylfarbe herauszuholen, sollte man mit allen vertraut sein. Da Acrylfarbe schnell trocknet, können die Farbschichten ziemlich rasch aufgetragen werden. Mit der langsam trocknenden Ölfarbe bleibt es ein umständlicher Prozeß.
Die Beschäftigung mit den einzelnen Schichten geht Hand in Hand mit dem Studium der Farben und Farbbeziehungen. Zuvor soll uns jedoch etwas anderes, sehr Wichtiges interessieren – das Wasser.

WASSER

Verschiedene Acrylmedien wurden bereits vorgestellt, die den Farbfluß verbessern, glänzende, seidenglänzende und matte Firnisse bilden, alle Arten von Impasto von mittelstark bis sehr stark ermöglichen und die Trocknung verzögern. Das wichtigste Medium von allen ist jedoch das Verdünnungsmittel: Wasser.
Acrylfarbe besteht aus drei Komponenten: dem Pigment, dem Bindemittel und Wasser. Wasser ist für die Acrylmalerei von größter Bedeutung, und zwar nicht nur zum Verdünnen der Farbe, sondern auch zum Reinigen der Pinsel und der Palette. Ohne Wasser wird das Malen mit Acrylfarben mühsam, wenn nicht gar unmöglich.
Abgesehen von seinen Verdünnungs- und Reinigungsqualitäten ist das Wasser auch in anderer Hinsicht interessant, denn es begleitet die gesamte Arbeit. Wasser ist der Lebenssaft der Acrylfarbe, und obwohl die übrigen Medien das Spektrum erweitern, kann man problemlos ohne sie auskommen. Als Acrylfarben noch neu und unbekannt waren, erkundeten viele Maler, was allein mit Wasser alles möglich wäre.
Wenn man die Acrylfarben nur mit Wasser vermalt, zeigt sich, daß die Wassermenge die Trocknungszeit beeinflußt. Ist das Wasser verdunstet, härtet die Farbe aus und kann nicht wieder, wie Aquarell- und Gouachefarben, mit Wasser angelöst werden.
Durch Erfahrung und Experimente findet man heraus, mit welcher Wassermenge man die geeignete Farbkonsistenz und Trocknungszeit für seine Arbeiten erzielt. Es gibt eine einfache Faustregel: Je mehr Wasser, desto dünner die Farbe und desto länger die Trocknungszeit.
Es gibt vier Grundarten der Farbkonsistenz: dünn, dick, transparent und opak. Wasser ermöglicht die Kombinationen dünn/transparent und dünn/opak. Die Kombination dick/transparent ist allerdings nur mit Gel möglich. Auch eine wirklich zähe Farbe ergibt sich nur durch Zugabe von Strukturgel.
Für alles andere ist Wasser erforderlich.
Da Acryl eine Farbe auf Wasserbasis ist, feuchtet man den Pinsel vor Gebrauch an, vor allem beim Mischen von Farben. Verwenden Sie grundsätzlich nie einen trockenen Pinsel bei der Arbeit mit Acrylfarbe. Es würde den Farbfluß beeinträchtigen, die Trockungszeit unberechenbar verändern und jedem Rotmarderpinsel schaden. Haben Sie doch einmal versehentlich einen trockenen Pinsel verwendet, waschen Sie ihn sofort aus (Ausnahmen von dieser Regel finden Sie in dem Abschnitt über das Malen mit trockener Farbe, aber dort werden alte Pinsel empfohlen).
Machen Sie sich gleich zu Beginn zur Gewohnheit, den Pinsel

vor dem Malen ins Wasser zu tauchen und überschüssige Flüssigkeit abzustreifen.
Sie können auch das Palettmesser vor Gebrauch anfeuchten, aber es nimmt natürlich kein Wasser auf.

FARBEN AUSWÄHLEN

Der nächste und allerwichtigste Schritt ist das Auswählen, Mischen und Auftragen der Farben. Es folgen einige sehr grundlegende Mischübungen. Verwenden Sie die Farben dazu am besten dünn und opak bzw. deckend und nicht pastos oder transparent, denn diese Konsistenzen werden später in passenden Übungen behandelt.
Nehmen Sie möglichst eine Palette mit Vertiefungen (oder einige kleine Teller), denn dünne Farbe fließt leicht weg.
Wichtig zu wissen ist, daß einmal gemischte Acrylfarbe unbegrenzt lange hält, solange das Wasser nicht verdunstet ist. Eine Farbmischung, die gerade nicht gebraucht wird, kann also in einem kleinen Glas oder einem anderen Gefäß aufbewahrt werden, wenn es fest verschlossen ist. Ich selbst verwende leere Kleinfilmdosen. Sie sind für diesen Zweck ideal und lassen sich gut zum Malen im Freien mitnehmen. Ein Farbtupfer auf dem Deckel informiert auf einen Blick über den Inhalt.
Mit der Farbwahl befinden wir uns im Innersten der Malerei. Wie aber gehen wir dabei vor? Gibt es Regeln, Grundsätze? Wenn ja, welche, und wie wendet man sie an?
Wenn man zum erstenmal eine Farbtafel sieht, entsteht spontan der Wunsch, sie alle zu besitzen – und dann gibt man auf, weil die Auswahl zu groß ist. Lassen Sie sich also zu Ihrer Erleichterung sagen, daß schon mit einer Palette von nur fünf Farben beinahe alles möglich ist.

DIE FÜNF HAUPTFARBEN

Weiß darf in keiner Palette bzw. Farbauswahl fehlen. Man braucht es zum Mischen von Farbtönen und Nuancen, zum Übermalen vor dem Lasieren, für Änderungen und als Farbe. Schwarz braucht man für Schattierungen und als Farbe.
Die drei Primärfarben Gelb, Rot, Blau lassen sich wie folgt zu den drei Sekundärfarben Orange, Grün, Violett mischen:
- Gelb und Rot zu Orange,
- Gelb und Blau zu Grün,
- Blau und Rot zu Violett.

Die drei Sekundärfarben sind auch fertig gemischt in Tuben erhältlich, wenn Sie das vorziehen. Sie ergänzen die fünf Hauptfarben zu der Basispalette mit acht Farben.
Ob Sie sich nun für eine Palette mit fünf oder acht Farben entscheiden, irgendwann sollten Sie die Sekundärfarben aus den Primärfarben mischen, einfach um es zu erleben.
Die Farbtafeln der Hersteller helfen bei der Farbauswahl. Sie geben Aufschluß über die Farbtöne und das Spektrum, benennen die Farben, geben Hinweise über ihre Verwendung und Beständigkeit. Farbtafeln sind auch sonst nützlich: Sie zeigen, wie die reinen Farben aussehen; beim Mischen ist diese Erinnerung an die Ausgangsfarben hilfreich. Um die Farben zu verstehen, muß man sie oft sehen und erleben.
Wissen über Farben können Sie aus Büchern oder beim Malen nach der Natur sammeln, an Stilleben, Landschaftsbildern, Portraits, Akten usw. Beide Quellen haben ihren eigenen Wert und Weg, um die Farben verständlich zu machen. Das Studium der Farben in der Natur kann für Studenten und Anfänger jedoch verwirrend sein, denn die Natur selbst steht dabei im Weg. Degas erklärte einst einem Studenten: »Wollen Sie malen lernen, studieren Sie nicht die Natur, sondern Gemälde.«
Die folgenden Mischübungen treiben diesen Gedanken etwas weiter und konzentrieren sich ausschließlich auf das Mischen und Auftragen der Farben. Dabei werden Sie genau erfahren, wie sich die Farben beim Mischen und Auftragen verhalten. Die Übungen sind einfach auszuführen und die Ergebnisse sofort sichtbar.
Beginnen Sie mit ausgewogenen, vielseitigen Farbtönen. Ich empfehle die Primärfarben Gelb, Rot, Blau und dazu die Sekundärfarben Orange, Grün und Violett.
Ocker, Umbra und Siena lassen sich annähernd aus der empfohlenen Palette von sechs Farben mischen. Später können Sie sie bei Bedarf ergänzen.
Damit deutlich wird, warum ich soviel Nachdruck auf die Farbtöne gelegt habe, muß ich etwas über die Farbtemperaturen erklären. Kurz: Farben sind entweder warm oder kalt, je nachdem, welchem Ende des Spektrums sie näher sind. *Warme* Farben liegen dichter bei Rot, *kalte* Farben dichter bei Blau.
Die meisten Farben neigen mehr der einen oder anderen Seite zu. Ausgewogene Primärfarben, die weder zu warm noch zu kalt sind, eignen sich besonders gut zum Mischen von Sekundärfarben.
Das Mischen von Primärfarben zu Sekundärfarben ist es eine heikle Angelegenheit, wenn man darin nicht geübt ist, denn die Mischung muß genau ausbalanciert sein. Soll Orange gemischt werden, darf es nicht zu gelb oder zu rot werden. Bei ausgewogenen Primärfarben läßt sich das leichter einschätzen.

ACRYLFARBEN MISCHEN

Um sich an das Verhalten von Acrylfarbe zu gewöhnen, ein Gefühl für sie zu entwickeln und einen visuellen Eindruck von den Mischungen zu bekommen, ist es eine gute Übung, alle Farben – Primär- und Sekundärfarben – zuerst mit Weiß und

FARBTEMPERATUR

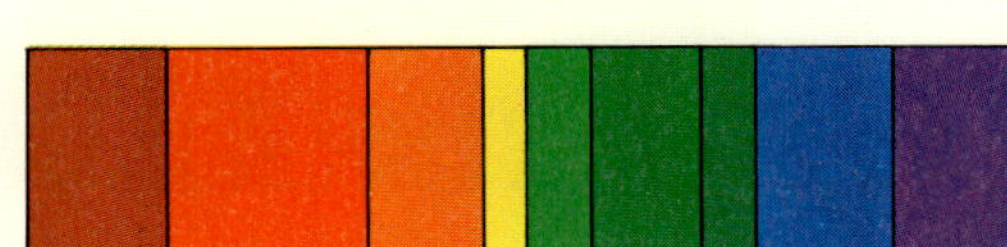

Warme Farben liegen im Farbspektrum dichter bei Rot.

Kalte Farben liegen dichter bei Blau.

dann mit Schwarz zu mischen. Eine Farbmischung mit Weiß wird als Tönung oder Nuance bezeichnet. Eine Farbmischung mit Schwarz wird als Schattierung bezeichnet.
Alle reinen oder auch gemischten Farben der Palette können durch Zugabe von Weiß oder Schwarz getönt bzw. schattiert werden. Um das Spektrum der Tönungen und Schattierungen kennenzulernen und zu sehen, wie stark sie wirklich beeinflußt werden können, sollten Sie alle verfügbaren Farben gleichzeitig ausprobieren.
Hat man die Farbmischungen einmal wirklich visuell erfahren, bietet das eine gute Orientierung für die Zukunft. Einmal gesehen, nie vergessen. Je mehr Sie jetzt mischen, desto zuverlässiger werden Ihre Ergebnisse später sein. Heben Sie die Ergebnisse dieser Experimente wenigstens eine Zeitlang zur Erinnerung auf.

FARBEN MISCHEN

ÜBUNG 1 – VOM HELLEN ZUM DUNKLEN

Noch bevor die anderen Farben ausprobiert werden, kann man erste Erfahrungen beim Mischen von Schwarz und Weiß sammeln. Die Schattierungen und Tönungen von Grau sind leichter zu beurteilen als die der Primär- und Sekundärfarben. Diese Übung bildet die Grundlage für alle anderen Mischübungen. Man lernt dabei das Mischen und Auftragen der Farben und erlebt die visuellen Kraft der Schattierungen, Tönungen und Farbtöne.
Die Farben werden auf der Palette gleichmäßig mit dem Palettmesser gemischt. Geben Sie soviel Flüssigkeit zu, daß Sie saubere, glatte Striche ziehen können.
Tragen Sie die Mischungen in ein Raster ein. Es sollte aus sechs ca. 1 cm großen Quadraten bestehen, die bequem mit den verschiedenen Farbstufen vom Hellen zum Dunklen und umgekehrt ausgefüllt werden können.
Nun wird die Übung mit allen anderen Farben auf der Palette wiederholt. Mischungen mit Schwarz (Methode 1) ergeben die Schattierungen, Mischungen mit Weiß (Methode 2) die Tönungen.

Methode 1. Mischen Sie Weiß mit Schwarz zu sechs Graustufen vom Hellen zum Dunklen. Das mittelstarke Grau sollte in der Mitte der Skala liegen.

Methode 2. Schwarz mit Weiß vom Dunklen zum Hellen.

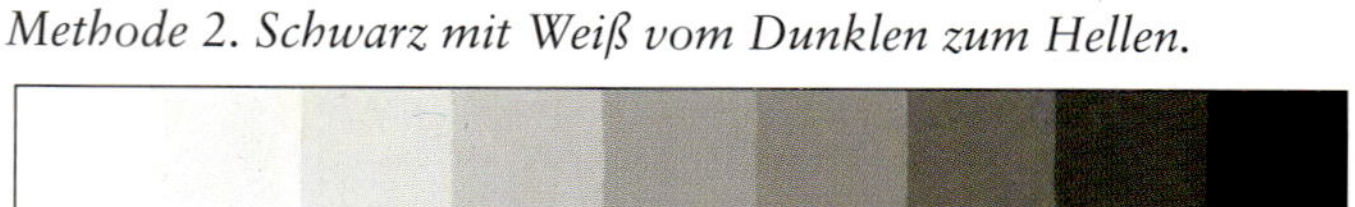

Beachten Sie bitte folgendes:
1. Diese Übungen sind grundlegend. Sie brauchen die Felder nicht unbedingt ordentlich auszumalen, wenn das nicht Ihrer Neigung entspricht. Die Farben müssen jedoch sorgfältig gemischt werden, so daß jede Farbstufe in ihrem entsprechenden Feld deutlich zu erkennen ist.
2. Es gibt keine Vorschriften, also auch keine falschen Ergebnisse. Wichtig ist nur, daß Sie sich mit jeder neuen Farbe auf diese Weise vertraut machen, bevor Sie sie mit einer bestimmten Absicht verwenden.
3. Diese Übung soll Ihre Sensibilität schärfen. Sie vermittelt nicht nur praktische Erfahrungen im Mischen, sondern ist buchstäblich Anschauungsunterricht.
4. Reihenfolge und Formate sind beliebig, der Malgrund sollte jedoch weiß sein. Nehmen Sie grundierte oder ungrundierte Papiere oder Pappen. Eine dünne Grundierschicht sollte ausreichen.
5. Das Raster kann auf eine größere Anzahl von Schattierungen, Tönungen und Farben erweitert werden. Als Variation können die Schattierungen und Tönungen horizontal wie vertikal gemischt werden.
6. Als nützliche Alternativübung können Sie die Farben einmal ohne Weiß mischen. Sie werden statt dessen mit Wasser aufgehellt und transparenter – die gleiche Technik wie beim

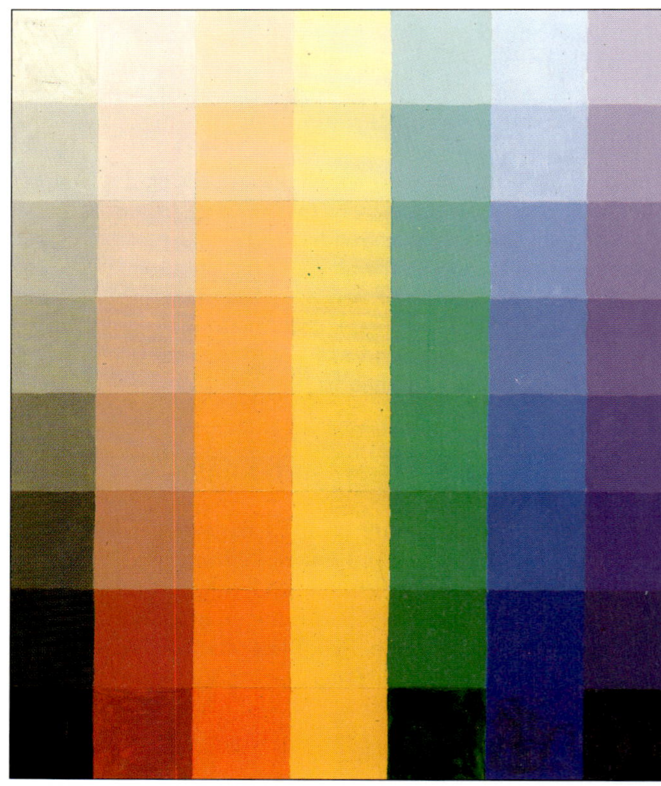

LINKS: Die einzelnen Schattierungen.

OBEN: Die Farbtafel der horizontalen und vertikalen Farbstufen.

Aquarellieren. Lavierungen mit Acrylfarbe sind jedoch nicht leicht zu kontrollieren und erfordern deshalb einige Sorgfalt, aber ganz gleich wie Ihre Ergebnisse aussehen, jeder praktische Umgang mit Farben ist lehrreich, und sei es nur, um den Unterschied zwischen transparenter und deckender Farbe zu erleben. Experimentieren Sie auch einmal mit verschiedenen Oberflächen mit und ohne Grundierung.
7. Die Farbe wird mit Pinseln oder Malspachteln aufgetragen.

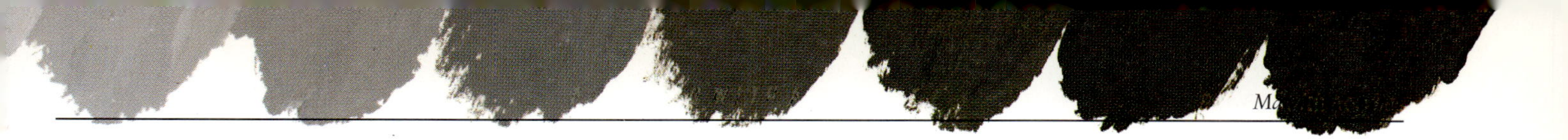

OBEN: Farbtonskala von Weiß nach Schwarz. Jede Farbe hat eine Farbtonentsprechung zwischen hell und dunkel.

Probieren Sie alle Sorten irgendwann aus, und machen Sie sich, wann immer Sie können, damit vertraut. Das ist der Sinn aller Übung.

8. Haben Sie dann im Mischen eine gewisse Sicherheit gewonnen, können Sie jede andere Acrylfarbe ausprobieren – z. B. die bereits erwähnten Erdfarben oder die Kadmium-, Blau- und Grüntöne.

WEISS

Weiß hat in der Malerei eine besonders wichtige Funktion, und Sie brauchen davon mehr als von jeder anderen Farbe. Kaufen Sie am besten gleich eine größere Menge. Große Tuben sind praktischer als kleine, die schnell leer sind. Wenn es einmal knapp werden sollte, spricht eigentlich nichts gegen die ersatzweise Verwendung von Acrylgrundierung. Sie enthält sowohl das gleiche Pigment als auch den gleichen Acrylbinder wie das Weiß in der Tube.

Bei den Acrylfarben ist das zur Zeit einzige verwendete weiße Pigment das sehr färbekräftige Titanweiß. Schon ein wenig davon ist sehr wirkungsvoll. Mischt man also mit Weiß, empfiehlt sich eine vorsichtige Dosierung, sonst werden aus kräftigen Farben erstaunlich schnell zarte Tönungen.

Wird das Weiß in Gläsern oder Dosen aufbewahrt, achten Sie darauf, daß der Deckel dicht schließt, sonst verdunstet das Wasser, und die Farbe wird hart. Ein Tip: Besprenkeln Sie die Farbe mit etwas Wasser, bevor Sie den Deckel schließen.

SCHWARZ

Das absolut lichtechte Marsschwarz wird aus synthetischen Eisenoxiden hergestellt. Es ist sehr kräftig und sollte ebenso wie das Weiß beim Mischen sparsam dosiert werden. Die Übungen schließen zwar den Gebrauch von Schwarz ein, Schattierungen sind jedoch auch mit vielen anderen Farbkombinationen möglich – Rot und Grün oder Blau und Umbra mischen sich z. B. gut zu grauschwarzen Farbtönen. Trotzdem ist Schwarz eine nützliche Hilfe und ideal für den Anfang, um Schattierungen erst einmal ohne Schwierigkeiten mischen zu lernen.

ÜBUNG 2 – UNMITTELBARE ANSCHAUUNG

Wie bereits erwähnt, kann man das Mischen und Auftragen der Farben auch direkt nach der Natur üben – es ist für den Anfänger allerdings leicht verwirrend. Diese Übung bildet einen Übergang zwischen den systematischen Farbmischungen der Übung 1 und der Auseinandersetzung mit den Farben in der Natur, die zur wahren Malerei führt. Übung 2 ist ein einfacher und sicherer Schritt in diese Richtung.

Für das Mischen und Auftragen der Farben gilt das gleiche wie in Übung 1.

1. Dünne, deckende Farbe.
2. Papier oder Pappe, grundiert oder ungrundiert, in beliebiger Größe, aber nicht größer als 84 x 56 cm.
3. Pinsel nach Wahl.
4. Schwarz und Weiß sind obligatorisch.
5. Für den Anfang nur die drei Primärfarben Rot, Gelb, Blau. Andere können später hinzukommen.

Bei dieser Übung wird jeweils eine einzelne Farbe in all ihren Variationen, Feinheiten und optischen Wirkungen am Beispiel einer Gruppe realer Objekte in dieser Farbe beobachtet und untersucht.

Stellen Sie einige Objekte mit der gleichen Farbe zusammen: rote, gelbe und blaue (lassen Sie die grünen erst einmal aus). Es werden immer nur Objekte einer Farbe gleichzeitig behandelt. Je mehr verschiedene Schattierungen, Oberflächen und Größen zusammenkommen, desto besser.

Haben Sie die Farbe ausgesucht, mit der Sie anfangen wollen, etwa Rot, werden Sie sofort feststellen, daß die Rottöne sich erheblich unterscheiden. Einige sind wärmer, andere kälter. Glänzendes Rot sieht ganz anders aus als mattes, eines ist dunkler als das andere usw.

Folgende Auswahlkriterien können bei Ihrer Zusammenstellung helfen:

1. Formen: groß, klein, zylindrisch, rechteckig, rund, dreieckig oder gebogen.
2. Oberflächen: glatt, rauh, glänzend, matt, strukturiert, gemustert.
3. Farbeigenschaften: hell, dunkel, leuchtend, farbschwach, hart, weich.

Drei Objekte vor einem gleichfarbigen Hintergrund sind für den Anfang genug. Sie sollten so arrangiert sein, daß die Farbe ihre größtmögliche Wirkung entfaltet.

Sie können recht frei mit großzügigem Pinselstrich oder auch flächig in schlichten, einfarbigen Partien malen.

Bei dieser Übung kommt es nicht darauf an, wie Sie malen, sondern daß Sie die verschiedenen Schattierungen und Tönungen der einen Farbe des Sujets richtig mischen. Die Erfahrungen aus Übung 1 werden Ihnen dabei helfen, Sie können die gemalten Farbtabellen ständig zu Hilfe nehmen. Übung 2 sensibilisiert den Blick für die Abstufungen und Hell-Dunkel-Unterschiede zwischen den Schattierungen und Tönungen. Gerade sie sind das Faszinierende an der Farbe und so schwer zu fassen. Wenn Sie sich den Zugang zu den Farben auf diese Weise erschließen, werden Sie am besten lernen, wie man sie beeinflußt.

Gehen Sie vor wie folgt:

1. Legen Sie zuerst die großen Farbpartien an. Meistens ist das der Hintergrund. Ist von ihm nicht soviel zu sehen, beginnen Sie mit den größten Formen.
2. Setzen Sie Ihre Pinselstriche überlegt und besonnen. Lassen Sie den Pinsel die Arbeit tun. Drücken Sie ihn nicht auf, und vor allem – reiben Sie nicht damit. Sättigen Sie ihn so mit Farbe, daß er sie gut halten kann, und füllen Sie ihn bei Bedarf mit frischer Farbe auf. Reiben Sie niemals mit einem trockenen Pinsel. Das ruiniert ihn und hinterläßt häßliche Spuren. Der Pinsel sollte frei über den Malgrund gleiten.
3. Bauen Sie die Farbfelder mit kräftigen Strichen auf, und geben Sie sich keine Mühe, das Bild »echt« aussehen zu lassen. Ihre Aufgabe ist die Untersuchung der verschiedenen

Farbpartien. Versuchen Sie sie so genau wie möglich wiederzugeben. Es geht nicht darum, ein Bild zu malen, sondern das Medium und die Farbtöne zu erkunden.
Die Übung sollte mit allen Primärfarben wiederholt werden. Dann können Sie zu den Sekundärfarben Grün, Orange und Violett übergehen.
Variationsvorschläge:
1. Wählen Sie für den Hintergrund eine andere Farbe als für die Objekte.
2. Nehmen Sie ein Objekt mit ganz anderer Farbe hinzu.
3. Ergänzen Sie ein weißes und ein schwarzes Objekt, um einen Kontrast zu setzen.
4. Nehmen Sie zwei verschiedenfarbige Objekte.
5. Malen Sie auf farbigem Malgrund.
6. Malen Sie auf schwarzem Hintergrund.
7. Malen Sie auf weißem Hintergrund.

KOMPLEMENTÄRFARBEN

Komplementärfarben liegen einander im Farbenkreis gegenüber. Im Anschluß an die vorige Übung und als weitere Variation der Farbkombinationen wird nun entwickelt, wie die Komplementärfarben miteinander reagieren. Sie sind besonders hinsichtlich unserer Reaktion auf bestimmte Farbzusammenstellungen interessant, und gerade Designer müssen sich für ihre zukünftige Arbeit mit ihnen vertraut machen.
Die Komplementärkontraste der Primär- und Sekundärfarben sind Gelb–Violett, Blau–Orange, Rot–Grün. Alle Paare enthalten eine Primärfarbe – deshalb war es so wichtig, die Sekundärfarben zuvor aus ihnen zu mischen. Man versteht sie dann einfach besser.
Komplementärfarben sind zwar gegensätzlich, aber sie ergänzen einander: Nebeneinander wirken sie sehr lebhaft, gemischt heben sie sich zu Dunkelgrau auf (eine gute Basis für einen neutralen Hintergrund oder eine Untertuschung).
Eine weitere nützliche Eigenart der Komplementärkontraste ist, daß sie trotz ihrer Gegensätzlichkeit eine perfekte Farbharmonie bilden. Gerade deshalb eignen sich Komplementärfarben ausgezeichnet dazu, Bilder und Entwürfe zu beleben. Sie können das Schaubild der Komplementärfarben gut als Ausgangsbasis für eine fertige Farbtafel nutzen, die sich mit Acrylfarben leicht anlegen läßt.

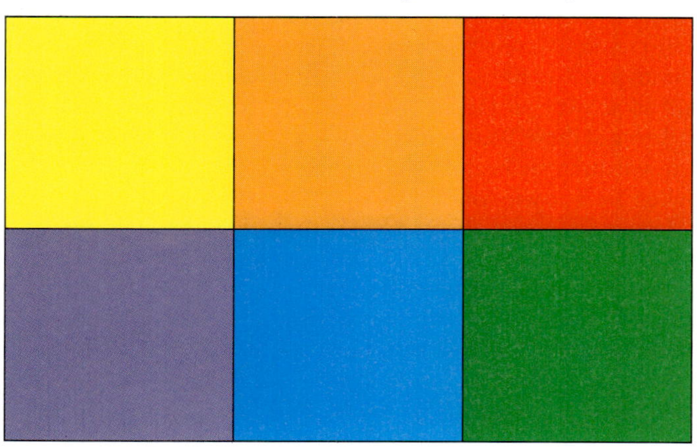

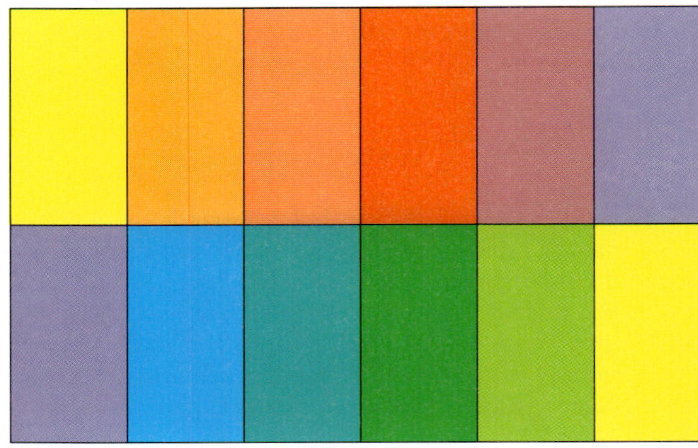

OBEN: Farbtafel der Primärfarben Gelb, Blau und Rot mit Komplementärfarben Violett, Orange und Grün.

OBEN RECHTS: Farbtafel der Komplementärfarben mit Zwischenstufen.

Füllen Sie die obere Reihe der Tafel mit Gelb, Orange, Rot, Violett und die untere Reihe mit Violett, Blau, Grün, Gelb. Fügen Sie dann zwischen die gegenüberliegenden Primär- und Sekundärfarben die Zwischentöne und Abstufungen in passender Folge ein. Die Grünstufen sollten unter den entsprechenden Rotstufen oben plaziert werden.
Wenn Sie als Zusatzübung Ihren eigenen Farbenkreis malen wollen, können Sie dabei gleich Erfahrung mit ungemischten Farben direkt aus der Tube sammeln. Alternativ können Sie auch die Sekundärfarben aus den Primärfarben mischen, um zu erleben, wie gut das geht.
Ganz gleich wie Sie vorgehen, Sie werden die Möglichkeiten der Farben dabei besser kennenlernen.
Komplementärfarben, Farben überhaupt kann man immer aufs neue gewinnbringend studieren. Ein weiteres einfaches Experiment ist das Malen auf einem farbigen Untergrund. Gewöhnlich fängt man mit einer weißen Oberfläche an. Malt man auf einer getönten Oberfläche, eröffnen sich mehr Möglichkeiten, als man bewältigen kann.

GETÖNTE UNTERGRÜNDE

Es gibt zwei verschiedene Kategorien getönter Oberflächen und Bildträger: natürlich getönte Materialien wie Holz, unlasierte Keramik, Metall, Leinen, Hartfaserplatten usw. und künstlich eingefärbte Materialien wie Tonpapiere, Passepartoutkarton, Kunststoff, gefärbte Stoffe usw.
Mit den selbst vorbereiteten Oberflächen kommt man meist am besten zurecht, denn die industriell vorgefertigten sind selten vielseitig genug, um allen Ansprüchen zu genügen. Bereitet man seine Oberflächen selbst vor, hat man außerdem von Anfang an eine bessere Kontrolle über seine Materialien. Ein Untergrund mit der passenden Tönung erleichtert die richtige Einschätzung der Farbtöne. Weiße oder gar schwarze Oberflächen sind wenig hilfreich, was in der Natur der Farbtöne selbst liegt. Mischt man eine Primär- oder Sekundärfarbe mit Weiß oder Schwarz, bewegt man sich innerhalb einer Hell-

Dunkel-Skala (Tonwertskala) zwischen den Polen Weiß und Schwarz. Das entspricht einer bestimmten Wahrnehmung der natürlichen Welt: Wir erleben sie in hellen und dunklen Abstufungen. Diese Hell-Dunkel-Skala läuft in vielen Stufen von einem Pol zum anderen, und es ist deshalb viel schwieriger, die Position der einzelnen Farben von einem der Pole aus zu bestimmen als von der Mitte her, weil dann der Abstand nicht so groß ist. Beginnen wir also mit einem mittleren Ton und arbeiten uns von dort zu den Polen vor, führt das eher zum Erfolg, die optische Wirkung ist besser, und es macht vor allem mehr Freude.

Um von der Mitte der Tonwertskala aus arbeiten zu können, muß die weiße Oberfläche zu einem grauen oder neutralen (mittleren) Ton abgedunkelt werden (da selten auf schwarzem oder sehr dunklem Untergrund gearbeitet wird, soll hier nicht näher darauf eingegangen werden). Es gibt verschiedene Möglichkeiten, einen weißen Bildträger zu einem mittleren abzutönen:

1. Die Farbe kann flächig oder gebrochen sein. Gebrochen bietet sie zusätzliche Möglichkeiten, die bereits von den alten Meistern geschätzt wurden. Üblich war eine Tönung in verdünnter Umbra, aber auch Rotocker oder neutrale Grautöne finden sich häufig.
2. Grautöne lassen sich aus den Komplementärfarben oder aus Schwarz und Weiß mischen. Beides ergibt geeignete Hintergrund- und Untertuschungsfarben.
3. Umbra natur kann gut zu einem neutralen Ton verdünnt werden. Gebrannte Umbra wäre zu warm, aber das leicht grünliche, kältere Umbra natur ist gerade richtig für mittlere Töne, die darübergemalte Farben nicht stören sollen.
4. Ein mittleres Grau kann mit einer Primärfarbe getönt werden. Aus mehreren schlichten und farbigen Grautönen kann man eine lebhaftere Oberfläche in gebrochenem »optischem« Grau aufbauen – vergleichbar einem impressionistischen Bild ohne die leuchtenden Farben und den charakteristischen Pinselduktus.

Die Arbeit auf getönten Untergründen wird später noch interessanter, wenn Sie die Acrylfarbe bereits mit einigen bewährten Techniken der Ölmalerei kombiniert verarbeiten können: Impasto, Palettmesser, Lasur und Übermalung.

IMPASTOS

Ein Impasto ist ein zäher Farbauftrag, der mit kräftigem Pinselstrich oder einem Malspachtel aufgebracht wird, eine Technik, die meistens mit der Ölmalerei assoziiert wird. Ebenso wie die Ölfarbe kann man auch die Acrylfarbe direkt aus der Tube pastos auftragen und darüber hinaus mit zwei Spezialmedien – Gel und Paste – zu beliebiger Stärke anreichern. Das ist mit der langsam trocknenden Ölfarbe nicht so gut möglich; über ein bestimmtes Maß hinaus verdickt, sind ihre Haftstärke und auch ihre optische Wirkung beeinträchtigt.

Impastos wirken direkt und spontan und sehen interessant aus. Vielen Malern fällt die Arbeit mit pastoser Farbe leichter als mit dünner, besonders bei Verwendung des Malspachtels. Schön anzusehen und angenehm zu bearbeiten, wird die Impasto-Technik jedoch rasch überreizt und verliert dann ihren ursprünglichen Zauber, es sei denn, sie wird experimentell weiterentwickelt. Vermalen Sie die Farbe also nicht nur direkt aus der Tube, sondern experimentieren Sie auch mit Gel und Paste, Pinsel und Malspachtel, sowohl einzeln als auch in Kombination. Die Wirkung der Impastos wird gesteigert und verfeinert, wenn man sie überlasiert.

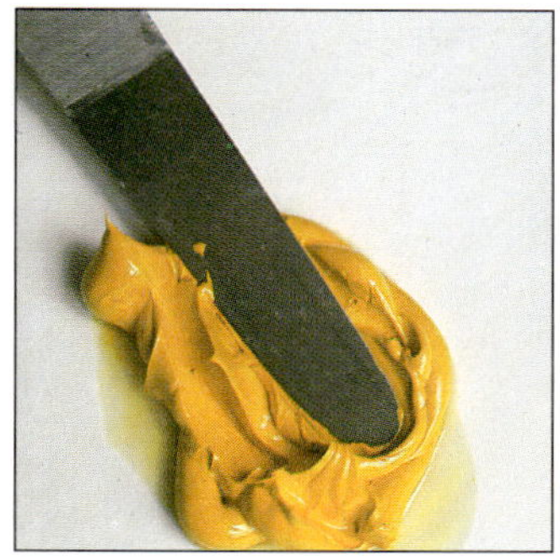

Der Künstler mischt die Farben mit dem Messer auf der Palette und trägt sie pastos mit Graten strukturiert auf.

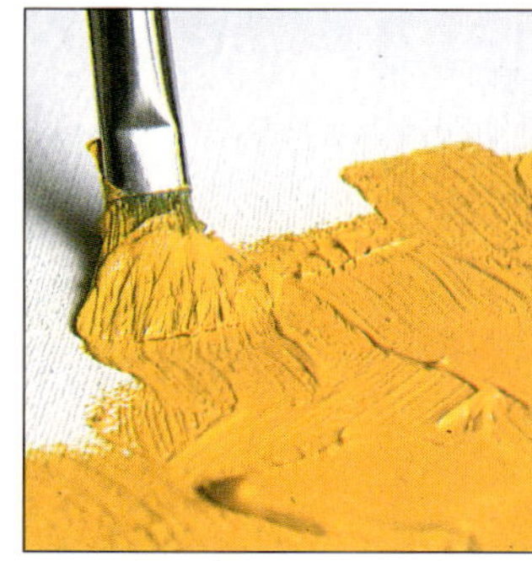

Ein zähes Impasto kann zu plastischen Schwüngen und Graten modelliert werden.

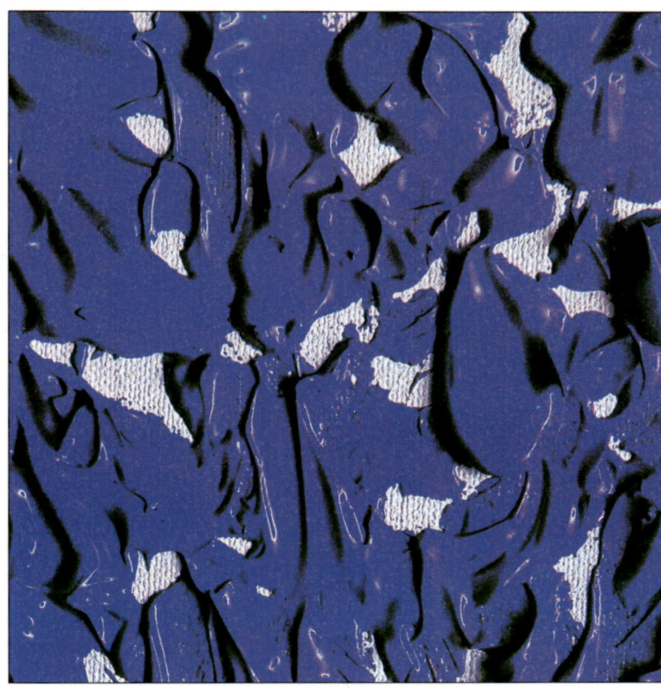

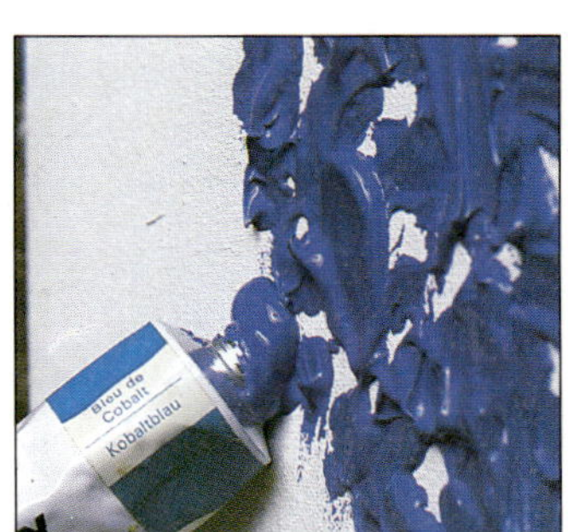

OBEN: *Verteilen Sie die Farbe mit einem Malspachtel oder einem harten Pinsel auf dem Bildträger.*

LINKS: *Vermalen Sie unverdünnte Farbe aus der Tube, oder mischen Sie die Farbe zu gleichen Teilen mit Gel.*

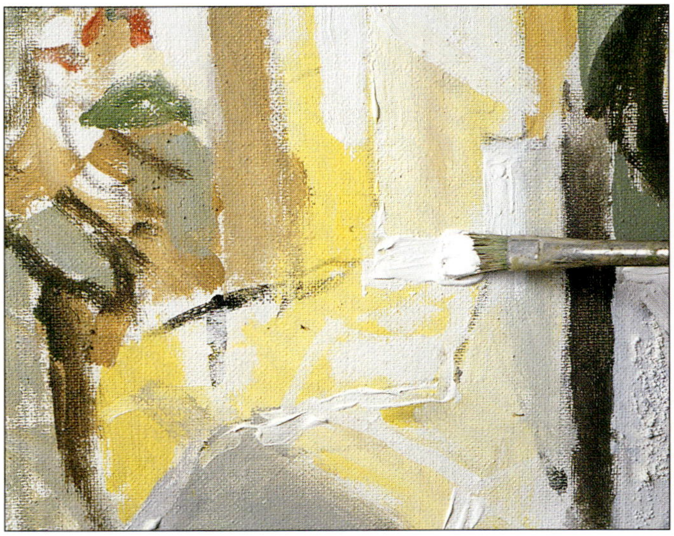

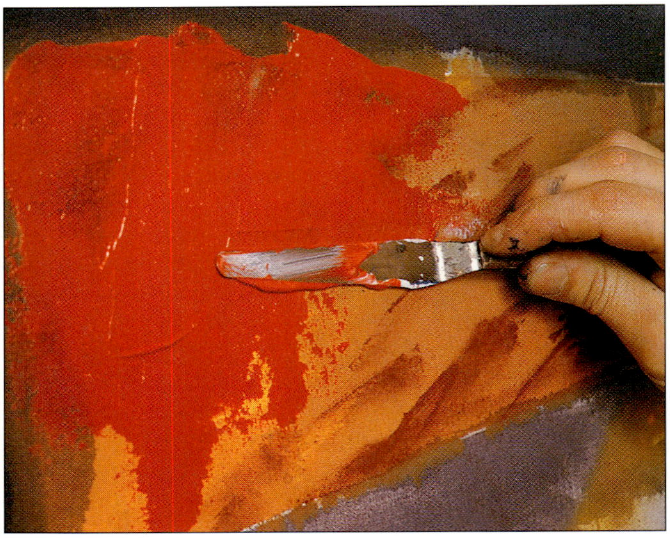

OBEN: Wollen Sie ein Impasto mit dem Pinsel auftragen, sollte die Farbe extra zäh sein. Tupfen Sie die Farbe auf den Bildträger auf. Dann wird sie verteilt und nach Wunsch modelliert. Die Pinselspuren gehören dabei mit zur Komposition.

OBEN: Sie können das Impasto statt dessen auch mit einem kleinen Malspachtel auftragen. Geben Sie etwas Farbe darauf, plazieren Sie sie auf dem Bildträger, und verteilen Sie sie dann.

MALSPACHTEL UND PINSEL

Dem Malspachtel kommt für die Impasto-Technik besondere Bedeutung zu, vor allem wenn man nicht gewohnt ist, mit dem Pinsel zu arbeiten. Impastos gewinnen ihren Reiz aus der Spontaneität. Zu oft übermalt, büßen sie ihre Lebendigkeit ein: Am Ende bleibt nur ein gefärbter Schlamm übrig.

Der Malspachtel, der zwar etwas unhandlicher ist als ein Pinsel, verhindert, daß man zuviel in der Farbe herumrührt. Seine flache, eigens zum Mischen der Farbe konstruierte Klinge mischt die Farben lediglich bei jedem Auftrag neu, während der zum Mischen weniger taugliche Pinsel sie aufrührt. Ein Impasto mit dem Pinsel sollte deshalb vorher gut durchdacht sein. Mißfallen einem die Striche und Wirbel dann doch, kratzt man sie wieder ab, solange die Farbe noch feucht ist, und beginnt von neuem.

Die verbleibenden Farbreste ergeben eine gute Untermalung für den nächsten Anlauf, denn manchmal entfalten sich Impastos auf einer Untermalung besser.

Mischen Sie Farbe mit Impastomedien, beachten Sie bitte folgendes:

1. Mischen Sie genug an – Sie brauchen mehr, als Sie denken.
2. Mischen Sie Medium und Farbe gut und lange genug durch, sonst gibt das Medium dem Impasto später nicht das gewünschte Volumen.
3. Verglichen mit der üblichen dünnen deckenden Farbe, sind Impastos schwer. Mischen Sie deshalb nur mit dem Malspachtel, nie mit dem Pinsel. Zum Auftragen eignen sich jedoch beide.
4. Die optische Wirkung der Impastos beruht auf Farbgraten und lebhaften Pinsel- oder Spachtelspuren. Diese Effekte bleiben am besten erhalten, wenn Sie die Farbe nicht zu oft überarbeiten.

Eine vorsichtig aufgetragene Lasur bringt die einzigartige Struktur des pastosen Farbauftrags gut heraus. Lasuren eignen sich jedoch genausogut für viele andere Effekte. Dank der besonderen Eigenschaften der Acrylmedien können sie schneller und wirkungsvoller aufgebaut werden als Lasuren mit Ölfarbe und gehören fraglos zu den üblichen Techniken der Acrylmalerei.

STRUKTURTIPS

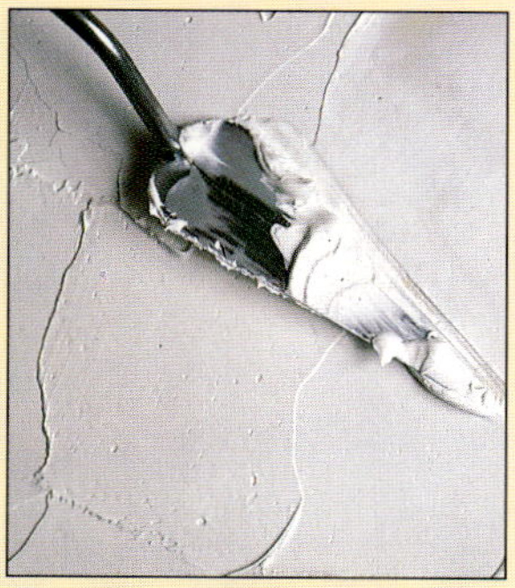

Eine Mischung aus Acrylfarbe und Modellierpaste, mit dem Malspachtel dick aufgetragen und geglättet.

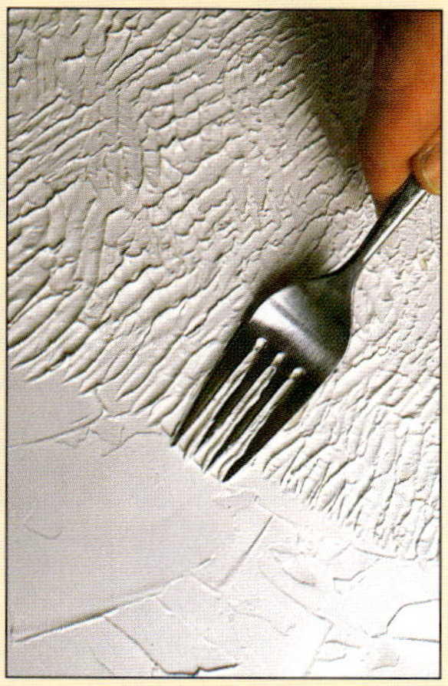

Mit einer normalen Gabel wird ein Muster aus Vertiefungen und Graten in die nasse Farbe gedrückt.

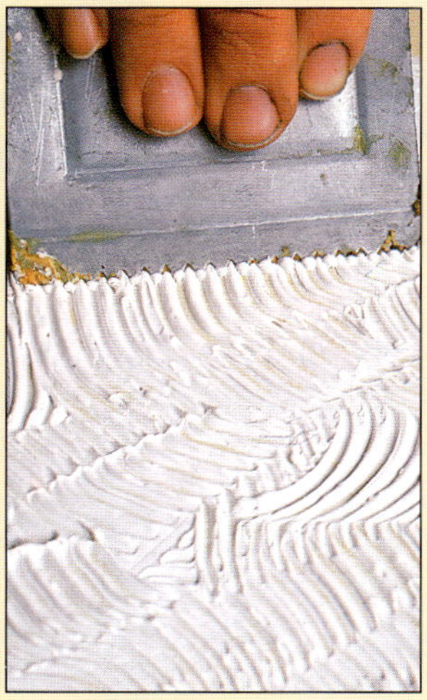

Ein Klebstoffspachtel wird in der Farbe gedreht und gewendet. Verschiedene Muster sind möglich.

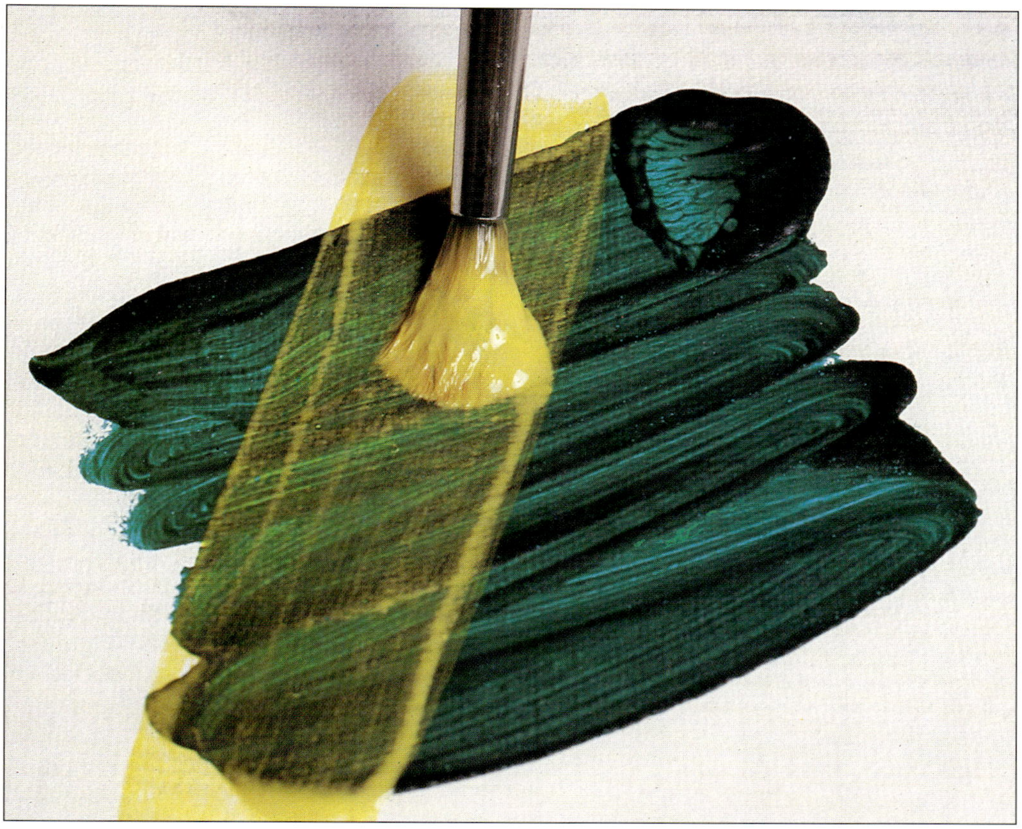

LASUREN

Impastos sind der dickste mögliche Farbauftrag, Lasuren der dünnste – noch dünner als Lavierungen. Eine Lasur besteht aus einem bis zur Transparenz verdünnten Pigment, das auf eine trockene Untermalung aufgetragen wird. Die Farbe der Untermalung wird durch die Farbe der transparenten Lasur gefiltert, dadurch entsteht eine wesentlich eindrucksvollere optische Wirkung als durch Mischen der Farben.

Lasuren wirken wie transparente Farbglasfenster oder Sonnenbrillen – sie vermindern den Lichteinfall und verändern dabei die Farben. Lasuren sollen die Farbintensität steigern und nicht reduzieren, aber – um bei dem Vergleich mit der Sonnenbrille zu bleiben – sie können auch Tönungen und Schattierungen harmonisieren, indem sie ihre Farben dämpfen. Schon so manche unausgewogene Arbeit wurde mit Hilfe einer ganzflächigen dunklen Lasur farblich harmonisiert.

Lasuren mit Acryl sind nicht auf einzelne Farbschichten beschränkt, denn Untermalungen und Lasuren trocknen rasch. Im Abstand von wenigen Minuten kann man so viele Lasuren übereinanderlegen, wie gewünscht oder nötig sind. Das Ergebnis ist einzigartig. Vergleichbare Wirkungen waren bisher nur mit Farbglas möglich – leuchtende, intensive, transparente Farben, die das Licht filtern und dadurch fast selbst zu strahlen scheinen. Lasuren kann man auf Pappe oder Papier ausprobieren und sich dabei entweder an den vorangegangenen Übungen oder an der nun folgenden orientieren.

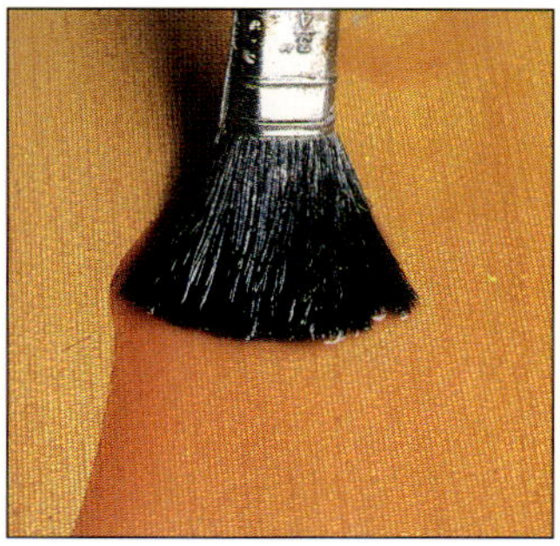

Für solche Lasuren wenig Farbe mit viel Malmedium mischen, mit weichem Pinsel auftragen, trocknen lassen.

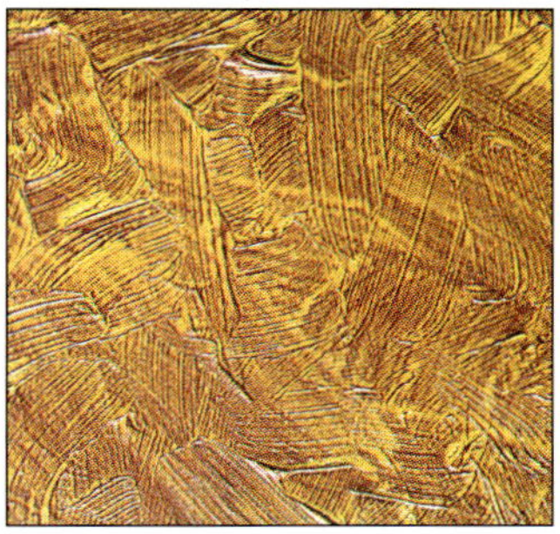

Durch Zugabe von Mattierungsmedium wird die Lasur noch transparenter.

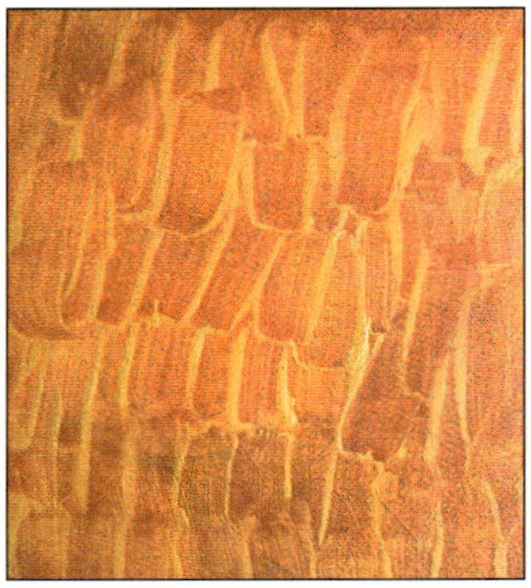

OBEN: *Für diese zarte, transparente Struktur wurde die Farbe mit viel Mattierungsmedium und Wasser gemischt. Weitere Farbspuren können schichtweise darübergelegt werden, um den Effekt zu verstärken.*

UNTEN: *Strukturieren Sie eine gebrochene Farbpartie, indem Sie mit kurzen, ungleichmäßigen Strichen trockene Farbe auftragen.*

LASIEREN ÜBEN

Für diese Übung brauchen Sie ein kleines Stück Pappe oder Papier, um aber den Übungseffekt zu steigern, sollten Sie sowohl einfache als auch grundierte Bildträger ausprobieren. Lasuren sollten so dünn wie möglich sein. Die starke Verdünnung der Farbe schwächt jedoch das Bindemittel, und deshalb muß ein Medium zugesetzt werden (in diesem Fall das Bindemittel selbst). Es gibt der Lasur den Körper, den das Pigment nicht geben kann. Um ein Gefühl für das Lasieren zu bekommen und sich mit den optischen Wirkungen vertraut zu machen, sollten Sie anfangs ausschließlich mit Acrylmedium arbeiten. Grundregel: Fühlt es sich zu zäh an, geben Sie ein paar Tropfen Wasser hinzu.

Die Übung kann mit Gel wiederholt werden; verwenden Sie dabei Pinsel ebenso wie Malspachtel. Spachtellasuren haben ganz eigene Wirkungen und sollten deshalb ausprobiert werden.

Die Abbildungen beschreiben den Prozeß: In einem Raster aus zwölf Feldern wird eine Lasur aufgetragen, nach dem Trocknen wird eine andersfarbige Lasurschicht quer darübergelegt. Dort, wo sich die beiden Lasuren überschneiden, erscheint eine dritte Farbe. Das Raster kann nun mit weiteren Lasurschichten ausgefüllt werden.

Das Prinzip läßt sich vielfältig abwandeln:
1. dünne Lasur auf dünner, deckender Farbe,
2. dünne Lasur auf dünner, transparenter Farbe,
3. dünne Lasur auf pastoser Farbe,
4. dicke Lasur auf dünner Farbe,
5. helle Lasur auf heller Lasur

usw. Es ist wirklich spannend, all die verschiedenen, aufregenden Wirkungen auszuprobieren.

MALEN MIT TROCKENER FARBE

Das Malen mit trockener Farbe verbindet die Transparenz der Lasur mit der Spontaneität und Struktur der Impasto-Technik. »Malen mit trockener Farbe« ist eine etwas ungenaue Bezeichnung dafür, daß man eine dünne Schicht kaum flüssiger

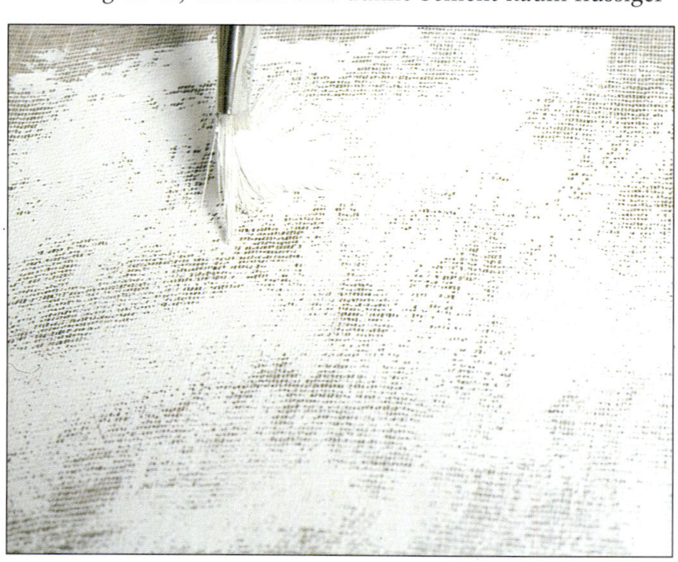

TROCKENE FARBE

Gelb und Grün werden zusammen vermalt, aber nicht ineinandergeblendet.

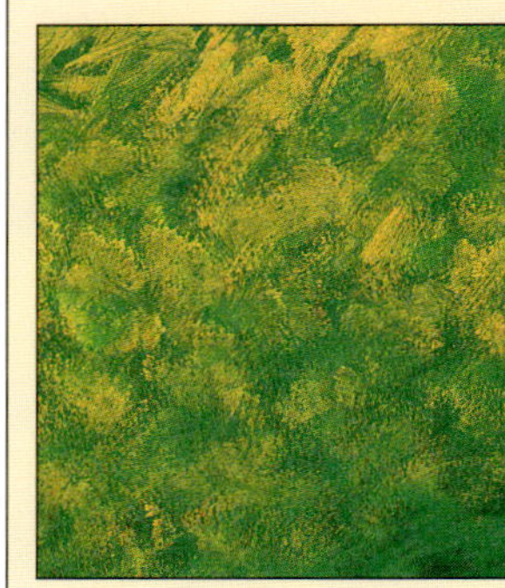

Trockene Farbe muß dünn aufgetragen werden, damit die unteren Schichten durchscheinen können.

Farbe mit kräftigem Pinselstrich auf die gesamte Bildfläche oder einzelne Partien aufträgt. Härten und Kontraste werden dadurch weicher. Das Charakteristische der Technik sind die freie Pinselführung und der aufgebrochene Strich: Es entstehen farblich belebte und zugleich strukturierte Oberflächen, denn die darunterliegenden Farbschichten scheinen durch die gebrochenen Farbflächen hindurch.
Im Unterschied zur Lasur wird hier transparent oder deckend ohne ein Zusatzmedium gearbeitet. Vorausgesetzt, der Untergrund ist vollständig trocken, kann die Farbe schnell und spontan auf jede erdenkliche Weise verschliffen, verrieben, aufgetupft oder kräftig verstrichen werden.
Malen mit trockener Farbe ist eine wesentlich gröbere Technik als das sorgfältige, sehr gezielte Auftragen transparenter Lasuren. Spontan und auch immer etwas zufällig, wird sie alle begeistern, denen es besonders auf Struktureffekte ankommt. Die gebrochene Strichführung läßt Raum für gestalterische Veränderungen und bereitet in der Praxis wie auch hinterher bei der Betrachtung viel Vergnügen.
Wie die Bezeichnung schon andeutet, widerspricht das Malen mit trockener Farbe anerkannten Regeln für das Auftragen der Farbe. Bisher wurde davon abgeraten, weil es schädlich für die Pinsel und die Palette ist, nun wird es plötzlich empfohlen. »Trockene Farbe«, eine Bezeichnung, die eher spröde als pastose Farbe meint, hinterläßt auf der jeweiligen Untermalung oder Leinwand eine wunderschön gebrochene Farbfläche. Werfen Sie also alte Pinsel nie weg, denn sie eignen sich vorzüglich dazu, mit trockener Farbe strukturierte Oberflächen zu gestalten, und halten das für die Technik charakteristische Reiben und Rubbeln eine Weile aus. Haben sie schließlich ausgedient, können Sie auch mit einem Papierknäuel an dem gewünschten Effekt weiterarbeiten.
Das Malen mit trockener Farbe wird besonders effektvoll, wenn dabei kontrastierende Farben – helle und dunkle oder Komplementärfarben – zusammenwirken. Die Technik ist genau das Gegenteil von sorgfältiger, flächiger Malerei. Man sollte von Zeit zu Zeit darauf zurückgreifen, nicht nur wegen der interessanten gebrochenen Farbfelder, sondern vor allem als Improvisationsübung. Experimentieren Sie einmal mit trockener Farbe auf einem verworfenen Bild, und beobachten Sie, wie es dabei zu neuem Leben erwacht.

AUSWEISSEN

Trotz des ganz ähnlichen Schichtaufbaus hat das von mir Ausweißen oder, genauer, Neugrundieren genannte Verfahren genau die gegenteilige Wirkung des Lasierens oder des Malens mit trockener Farbe. Diese von mir erfundene Methode ist ideal für Acrylfarben. Man kann damit unendlich lange oder zumindest so lange, bis man mit dem Ergebnis zufrieden ist, an einem Bild weiterarbeiten, ohne daß die neu bemalte Oberfläche Spuren der Überarbeitung trägt.
Neugrundieren ist mit Acrylfarben kein Problem, weil sie so schnell trocknen und so vielseitige Oberflächeneigenschaften bieten – rauh oder glatt, transparent oder opak. Gouache- und Ölfarben erlauben keine Neugrundierung, weil Gouachefarbe die unteren Schichten anlöst und die dicke Ölfarbe so langsam trocknet, daß sich das Verfahren nicht lohnt. Es

SPEZIALTECHNIKEN

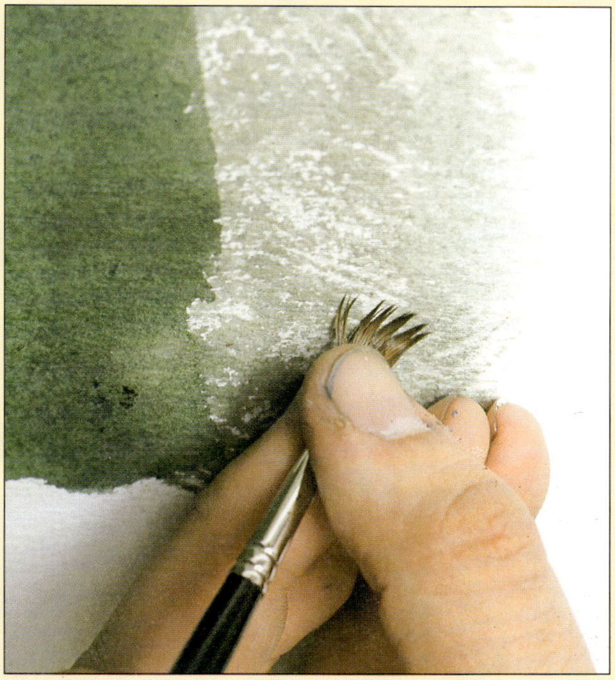

Mit trockenem Pinsel etwas Farbe aufnehmen und ohne Druck auf dem Bildträger verteilen. Dies ist besonders geeignet zur Strukturierung extra fein gebrochener Farbfelder und für weiche Übergänge.

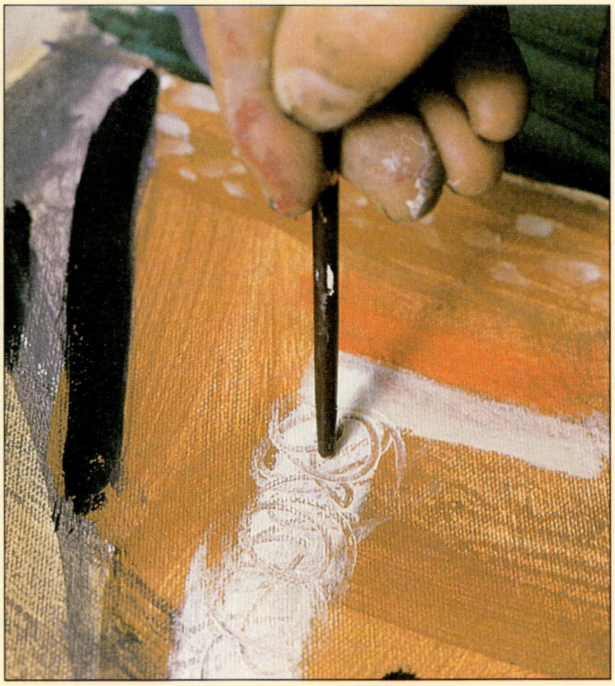

Farbe auskratzen. Mit jedem scharfen Werkzeug lassen sich Linien und Strukturen in die feuchte Acrylfarbe kratzen. Hier wird ein Pinselstiel verwendet.

MISCHTECHNIK

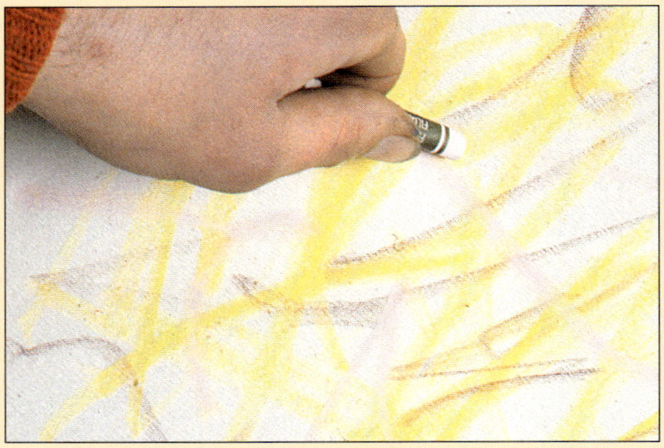

1

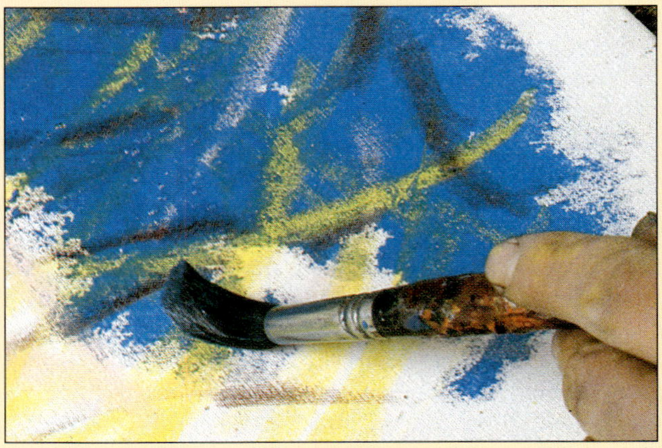

2

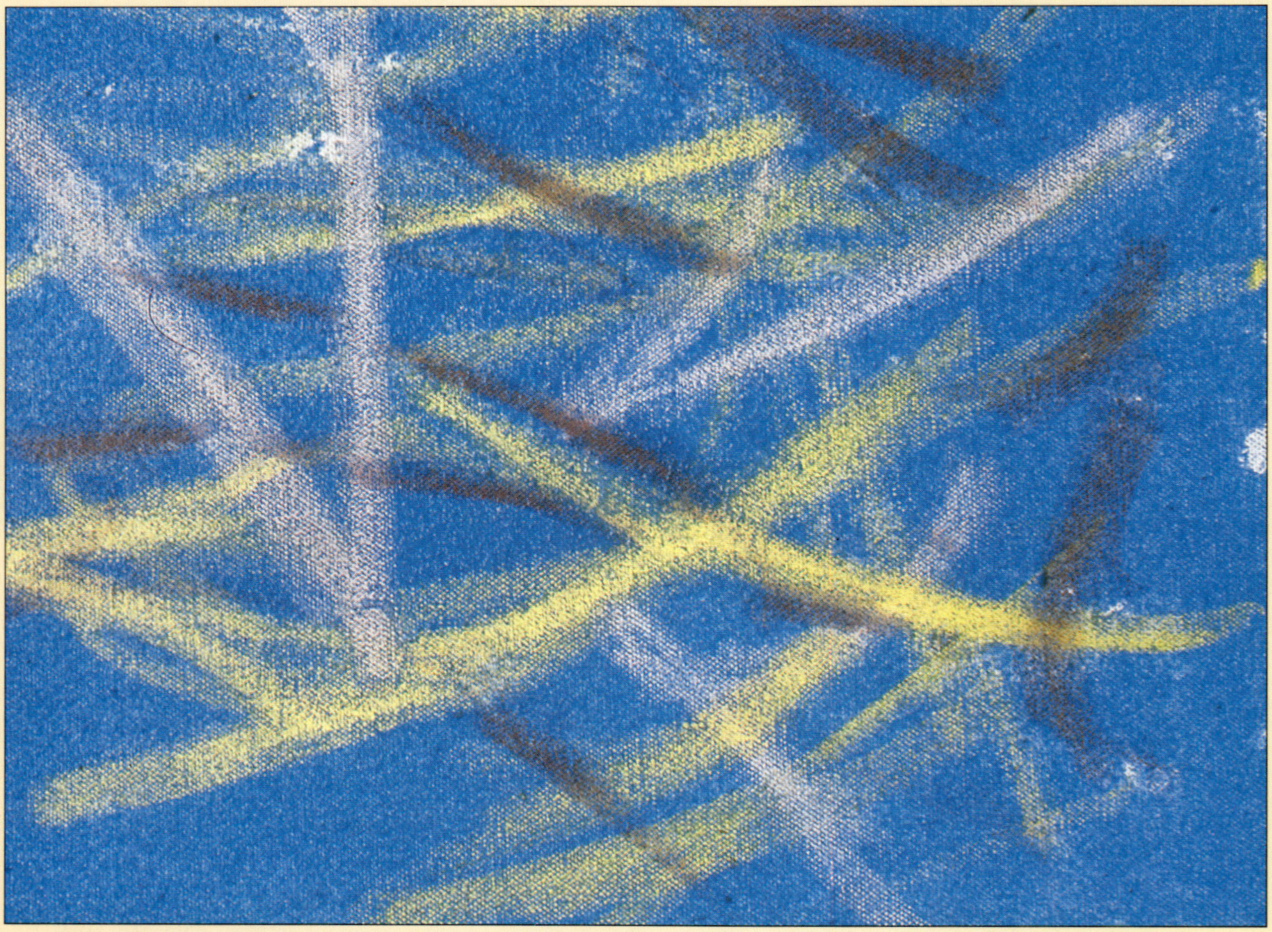

3

1: *Wachs. Mit einem Wachsstift, einer Kerze oder einem anderen fettigen, wachshaltigen Material wird auf den Bildträger gezeichnet.*

2: *Dann wird Acrylfarbe darübergemalt.*

3: *Das Wachs stößt die Farbe ab und scheint als Strukturmuster durch.*

lohnt sich aber auf jeden Fall aus diesem wichtigen Grund: Bilder, Illustrationen und farbige Zeichnungen gehen häufig »daneben«, nämlich in eine andere als die von uns beabsichtigte Richtung. Das geschieht gar nicht so selten und ist eigentlich ganz natürlich, aber man ist trotzdem enttäuscht und fühlt sich niedergeschlagen. Zum Trost kann man das Bild ausweißen bzw. neu grundieren – so oft, bis sich die Arbeit richtig entwickelt und Erfolg verspricht.
Bei dieser Methode gibt es nur zweierlei zu beachten:
1. Die Farboberfläche muß glatt sein. Alle Impastos und Strukturen behindern den neuen Farbauftrag.
2. Die weiße (oder getönte) Farbe muß halbtransparent sein.
Wenn eine Partie korrektur- oder änderungsbedürftig ist, ihre Frische verliert oder auch das ganze Bild Überarbeitung benötigt, verdünnen Sie etwas weiße Grundierung oder Weiß aus der Tube mit Wasser zu einer dünnen, halbtransparenten Lavierung und weißen die entsprechenden Flächen aus. Die Farbe sollte gerade so weit decken, daß die Untermalung noch zu erkennen ist. Man sieht ja, wann es genug ist.
Auf diese Weise kann man das ganze Bild neu grundieren und auf den immer noch erkennbaren Formen neu beginnen, sooft es nötig ist. Ausgeweißt wird mit dem Malspachtel, weil sich die Farbe mit seiner Klinge wirklich dünn und schonend verteilen läßt und die darunterliegende Arbeit dabei besser sichtbar bleibt als beim Pinselauftrag.
Die Methode eignet sich nicht nur zum Korrigieren, sondern kann auch von Anfang an als eigene Technik in den Bildaufbau mit einbezogen werden. Der Bildentwurf wird mit monochromen Lavierungen auf dem ungrundierten Bildträger (weißer Karton, Pappe oder Papier) aufgetragen, dann das gesamte Bild so ausgeweißt, daß der Entwurf noch durchscheint. Die Neugrundierung kann auch farbig getönt werden. Welche Farben dafür geeignet sind, lehrt die Erfahrung. Für den Anfang sind eher Umbra- und Ockertöne zu empfehlen als Primärfarben (ich hatte allerdings häufig guten Erfolg mit blauen Tönungen). Probieren Sie am besten alle Farben aus. Wie fast immer bei Acryl sind zahllose Variationen möglich. Eine weiße Neugrundierung eignet sich besser für transparente als für deckende Farbaufträge. Der Schimmer transparenter Lavierungen entfaltet sich einfach besser auf weißem Untergrund. Eine Tönung wäre nicht so günstig, auch wenn sie einige überraschende Effekte bieten kann. Will man sich seiner Ergebnisse sicher sein, wählt man am besten Weiß.

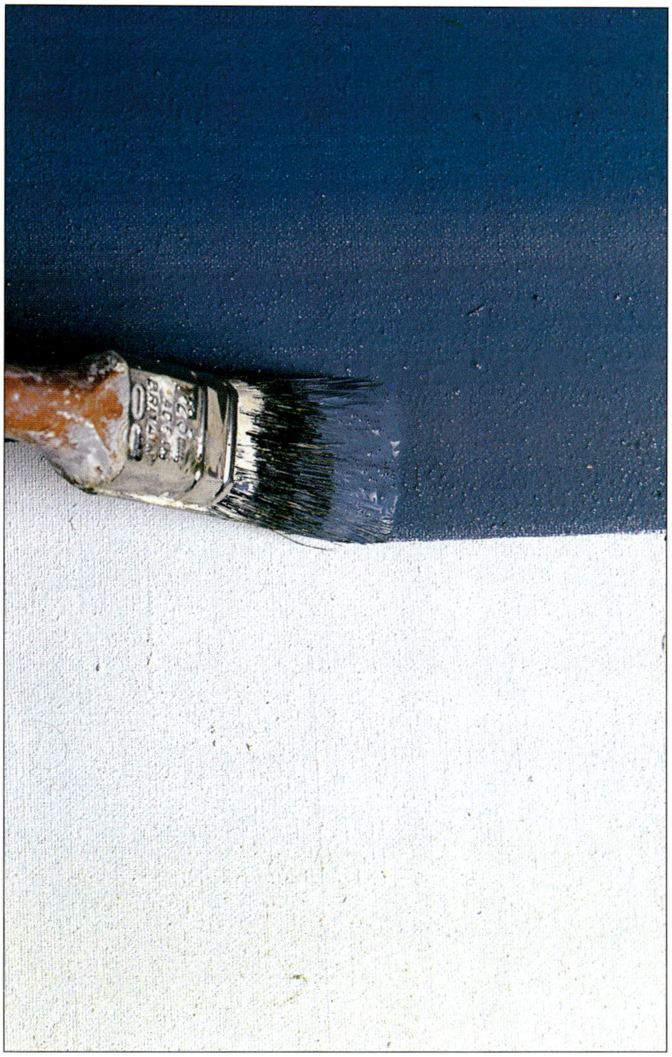

Mischen Sie für eine flächige Lavierung genug Farbe an. Tragen Sie die Farbe mit einem breiten, weichen Pinsel immer in einer Richtung auf. Die Striche sollten dabei einander etwas überlappen.

LAVIERUNGEN

Die Lavierungen in der Aquarellmalerei sind vielleicht am schwierigsten zu kontrollieren und zu meistern. Die Kontrolle des Farbverlaufs bleibt beim Aquarellieren eine ständige Quelle der Sorge, denn eine falsch verlaufene Lavierung kann nicht korrigiert werden. Auch mit Acrylfarben können Lavierungen »danebengehen«, aber dann ausgeweißt und wiederholt werden.
Acrylfarbe läßt sich zwar wie Aquarellfarbe vermalen, es gibt jedoch Unterschiede zwischen einer Acryl- und einer Aquarell-Lavierung. Der größte Unterschied liegt in der Farbzusammensetzung, denn die Farben enthalten zwar die gleichen Pigmente, aber unterschiedliche Bindemittel. Aquarellfarben lassen sich so weit verdünnen, daß sie fast gar keinen Körper mehr haben. Das Gummi kann die Pigmente trotz sehr starker Verdünnung noch binden. Das Acrylbindemittel hingegen gibt der Farbe Gewicht und Körper und kann deshalb nicht beliebig verdünnt werden, ohne daß dabei die Eigenschaften der Farbe beeinträchtigt werden. Als Vorsichtsmaßnahme sollten immer ein Paar Tropfen Acrylmalmittel zugesetzt werden, wenn die Farbe für Lavierungen verdünnt wird. Es verhindert, daß die Lavierungen dünn und leblos wirken, und verleiht ihnen einen zusätzlichen Glanz, der den gewöhnlichen Aquarellfarben zuweilen fehlt.
Wie bei Aquarell-Lavierungen gibt es auch bei Acryl-Lavierungen mehrere Möglichkeiten; weil die verdünnte Acrylfarbe aber mehr Körper hat, sind sie leichter anzuwenden. Ein einfacher Versuch mit Aquarellfarbe beweist dies. Aquarell-

farbe verhält sich manchmal so überraschend, daß einige Maler sie für nahezu unkontrollierbar halten. Acrylfarbe hingegen ist aufgrund ihres Mediums weniger eigenwillig, jedenfalls solange der verdünnten Farbe etwas Acrylmalmittel zusätzlich zugegeben wird, und kann selbst von Unerfahrenen leicht beeinflußt werden.
Es gibt eine einzige Regel, die auch für Aquarellfarbe gilt: Lassen Sie eine einmal aufgetragene Lavierung in Ruhe.
Wenn Sie mit Acrylfarbe lavieren, können Sie
1. eine Lavierung in eine andere hineinlaufen lassen,
2. frische Farbe in eine bereits aufgelegte Lavierung geben,
3. Farbe auf feuchtes Papier auftragen,
4. vom Dunklen zum Hellen tönen,
5. die Farbe flächig auftragen,
6. die Partie mit Pinselstrichen beleben,
7. überlavieren und überlappen lassen,
8. die Oberfläche einbeziehen,
9. die Lavierung unkontrolliert frei verlaufen lassen.

Bei den folgenden Experimenten werden Sie eine Menge lernen. Sie sollten auf Papier, Pappe, Karton und Leinwand mit und ohne Grundierung ausprobiert werden. Variieren Sie glatte und strukturierte Oberflächen. Zugaben von Acrylmalmittel oder Trocknungsverzögerer stellen sicher, daß die Lavierungen gut fließen und in den Bildträger eindringen. Derartige Experimente sind wichtig, um sich mit den verschiedenen Effekten vertraut zu machen.
Rotmarderpinsel eignen sich allgemein besser für Lavierungen als Borstenpinsel. Sie sollten möglichst groß sein (Nr. 7 oder 8). Mit einem Borstenpinsel lassen sich Lavierungen nicht so weich abstufen oder gleichmäßig verteilen, Sie können es aber trotzdem zur Abwechslung über die grundlegenden Laviertechniken hinaus ausprobieren.

EXPERIMENT 1 – FLÄCHIGE LAVIERUNG

– 1 cm Farbe in ein sauberes Gefäß geben.
– Mit Wasser verdünnen. Gut durchmischen. Farbklumpen ruinieren die Lavierung.
– Acrylmalmittel zugeben – etwa ein Teelöffel voll genügt.
– Für eine flächige Lavierung die Farbe von oben angefangen mit einem großen Pinsel auf dem Untergrund verteilen. Nicht in die einmal aufgetragene Lavierung zurückgehen! Die Farbe verteilt sich von selbst.
– Der Bildträger kann aufrecht stehen oder liegen. Aufrecht stehend verteilt sich die Lavierung schneller.

EXPERIMENT 2 – ABGESTUFTE LAVIERUNG

Genau wie in Experiment 1. Die Lavierung wird jedoch nicht durchgehend in einer Farbe aufgetragen, sondern nach der Hälfte mit klarem Wasser fortgesetzt. Die Farbe wird sich von selbst hineinblenden. Mit Acrylfarbe ist das ganz leicht, vorausgesetzt, die Lavierung enthält genug Acrylmalmittel.

EXPERIMENT 3 – FEUCHTES PAPIER

Zuerst Papier oder Pappe vollständig mit Wasser anfeuchten, dann wie oben eine Lavierung auftragen, bevor der Untergrund trocken ist.

EXPERIMENT 4 – FARBE ZUGEBEN

Dieses Experiment schließt Experiment 2 und/oder 3 ein. Vorgehen wie oben, dann in die feuchte Farbe eine andere Farbe einfließen lassen. Bekannt als Naß-in-Naß-Technik.

EXPERIMENT 5 – ÜBERLAVIEREN

Diese Technik gleicht der Lasur. Vorgehen wie zuvor, aber die Farbe dann trocknen lassen. Anschließend weitere Lavierungen über die trockene Farbe legen. Bei Aquarellfarben kann sich die Farbe anlösen, bei Acrylfarben nicht.

Experiment 2. Arbeiten Sie bei einer abgestuften Lavierung zügig, und geben Sie mit jedem Strich mehr Wasser zu.

Experiment 4. Zuerst eine abgestufte Lavierung in Kobaltblau, dann eine abgestufte Lavierung in Zitronengelb.

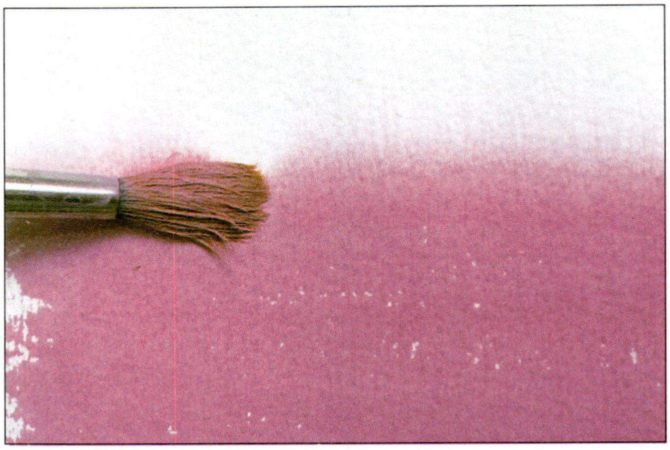

Experiment 3. Bei der einfarbigen Naß-in-Naß-Lavierung wird der Bildträger mit Wasser befeuchtet, dann wird die Farbe hineingeschwemmt.

EXPERIMENT 6 – BELEBENDER PINSELDUKTUS

Der Farbe reichlich Acrylmalmittel zugeben, gut mischen, dann die Lavierung mit dem Pinsel auftragen und mit deutlichen Strichen strukturieren. In diesem Fall ist ein Borstenpinsel gut geeignet.
Lavierungen wirken am besten ohne Unter- oder Übermalung. Das erklärt ihre Beliebtheit für spontane Äußerungen,

SCHICHTEN

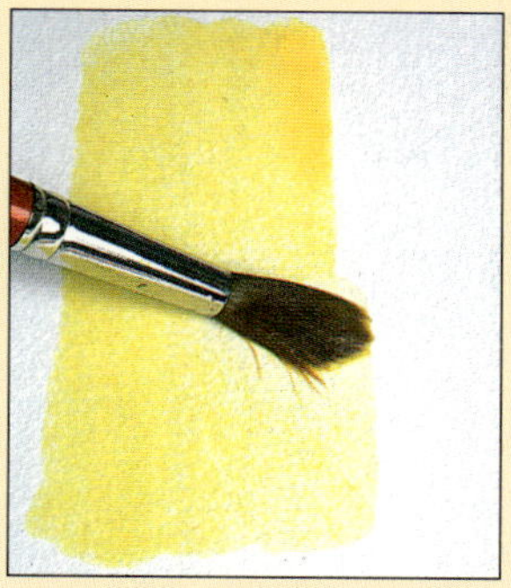

Legen Sie zuerst die hellste Lavierung an, damit der Untergrund das Licht reflektiert.

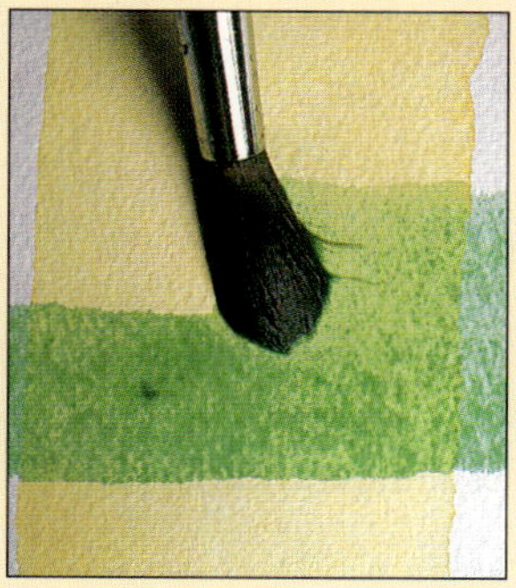

Vor Auftragen der nächsten Schicht muß die Farbe vollkommen getrocknet sein.

Die erste Lavierung wird dünn in Hookersgrün überlaviert. Auf der Schnittfläche entsteht eine dritte Farbe.

besonders bei figurativen Darstellungen wie z. B. Landschaftsbildern. Draußen unter verschiedenen Witterungsbedingungen sind Geschwindigkeit und Spontaneität entscheidend. Lavierungen verlieren jedoch schnell ihre Unmittelbarkeit und Flüssigkeit, wenn sie überarbeitet werden. Das kann auch erklären, warum deckende und festere Farben nicht so effektiv ineinanderfließen und sich flüssig mischen lassen, denn ihre Wirkung basiert eher auf schichtweisen Übermalungen.

Natürlich können auch Lavierungen übermalt werden. Das ähnelt der oben beschriebenen Lasur, unterscheidet sich aber insofern davon, als die Lasur auf verschiedensten Oberflächen möglich ist – z. B. auf Untermalungen und Impastos –, mehrschichtige Lavierungen hingegen nur auf weißem Untergrund gut wirken. Nur dann behalten sie die für das Aquarell so typische Transparenz und Leuchtkraft.

UNTEN: *Lebhafte Pinselstriche mit einem Schweinsborstenpinsel erzeugen eine sehr bewegte Struktur.*

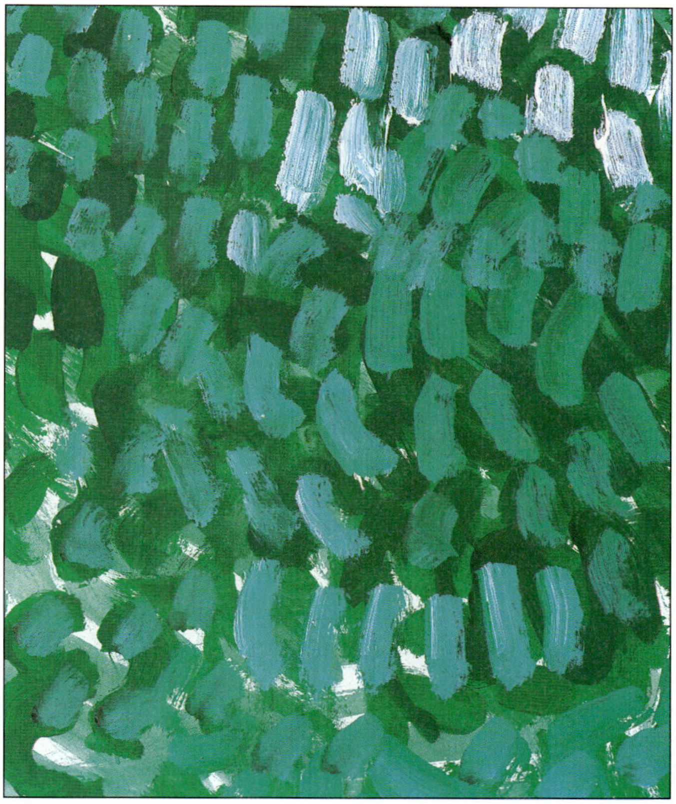

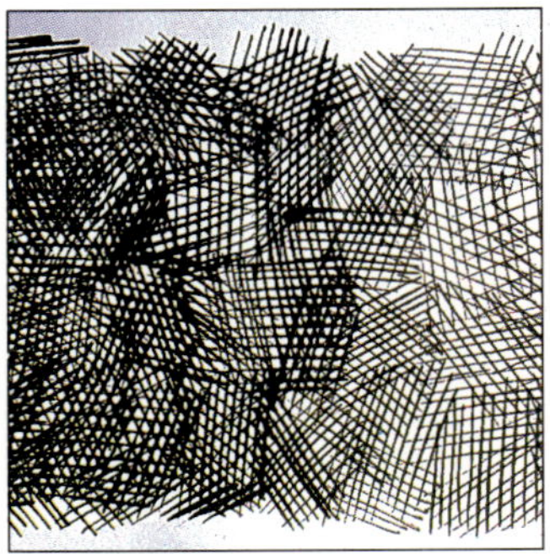

OBEN: *Stricheln mit Tinte. Durch die unterschiedliche Strichdichte ergibt sich eine Vielzahl von Schattierungen. Frei gezeichnete Linien wirken lebendiger als vollkommen gerade, mechanische Striche.*

RECHTS: *Diese recht grobe Struktur wurde mit einem alten, abgenutzten Pinsel in die Acrylfarbe gestrichelt. Die darunterliegende Farbschicht schimmert sehr wirkungsvoll durch die Übermalung hindurch.*

STRICHELN

Das Stricheln ist eine sehr alte, grundlegende Technik, um selbst mit so eigenwilligen Mitteln wie z. B. Feder und Tinte Farbtöne auf weißem Papier schattieren und abzustufen zu können. Mit dem Bleistift geht das erfahrungsgemäß wesentlich leichter; die feinsten, wirkungsvollsten Farbabstufungen erhält man wohl beim Lavieren mit flüssiger Farbe. Die Stricheltechnik entwickelte sich, als die anfangs üblichen Wasserfarben in der Malerei von den komplexeren, dichteren Gouache- und Temperafarben und dem Fresko abgelöst wurden, und erreichte ihren Höhepunkt im 14. und 15. Jahrhundert. Mit Entdeckung der Ölfarbe wurde die Technik entbehrlich, denn mit Ölfarbe konnten Farbtöne viel naturgetreuer abgestuft werden als mit gestrichelter Temperafarbe – die besonderen Effekte der Stricheltechnik gingen allerdings verloren. Erst das neuerwachte Interesse an wasserlöslichen Farben, zu denen auch die Acrylfarbe gehört, führte zum Wiederaufleben der Stricheltechnik, und gerade die Acrylfarbe eignet sich ideal dazu.

Die Stricheltechnik baut aus zahllosen kreuz und quer übereinandergelegten Parallelschraffuren reich abgestufte Farbtöne auf. Je dichter das Netz der Linien, desto intensiver der Ton. Das Stricheln war die grundlegende Technik der alten Meister. Untersucht man ein Temperabild aus dem 14. oder 15. Jahrhundert, erkennt man, daß es aus vielen feinen Farbstrichen zusammengesetzt ist: Mal sind sie um die Formen herumgeführt, um ihre Plastizität zu akzentuieren, mal darübergelegt, um das Spiel von Licht und Schatten abzubilden. Das charakteristische Netzwerk der Stricheltechnik bewirkt nicht nur farbliche Abstufungen, sondern läßt auch die Un-

termalung durchscheinen, arbeitet also nicht nur die Hell-Dunkel-Werte heraus, sondern belebt auch die Farbtöne – vielleicht ein Grund für die besondere Brillanz der Temperabilder, die den Ölbildern immer fehlte.
Zum Stricheln mit Acrylfarbe braucht man einen kleinen Rotmarderpinsel (Nr. 0 oder 1) und transparente, opake oder halbtransparente dünne Farbe. Ist sie zu dick, werden die Striche nicht fein genug, die Technik wird unkontrollierbar und verliert ihren Reiz.
Stricheln ist eine delikate, mühsame Technik, aber sie belohnt die Geduld mit außergewöhnlichen Effekten.

STRICHELEXPERIMENTE

Zeichnen Sie ein kleines Raster aus 2,5 cm großen Quadraten, ca. vier sind genug. Füllen Sie sie mit verschiedenen Kreuz- und Querschraffuren aus:
1. Stricheln mit einer Farbe.
2. Stricheln vom Dunklen zum Hellen.
3. Stricheln von innen nach außen.
4. Stricheln von außen nach innen.
Variieren Sie die Übungen mit transparenter und opaker Farbe, kurzen und langen, dicken und dünnen Strichen, um so viele Strukturen wie möglich auszuprobieren.

TÜPFELN

Tüpfeln und Stricheln sind verwandt, denn beide Techniken bauen die farblichen Abstufungen aus zahllosen kleinen Markierungen auf, aus langen, kurzen, dünnen oder dicken Pinselstrichen oder eben aus Tupfen mit der Pinselspitze oder einem anderen Werkzeug.
Falls Sie mit Rotmarderpinseln tüpfeln wollen, sollten Sie lieber die älteren, abgenutzten nehmen, denn die Technik strapaziert sie – es sei denn, Sie tüpfelten sehr sacht, aber das wäre für diese kraftvolle Technik eher untypisch. Tüpfeln ist ebenso langwierig wie Stricheln. Die dichten Überlagerungen zahlloser winziger Tupfen bietet jedoch einen reizvollen Anblick, und die Schattierungen werden noch feiner als beim Stricheln. Anstatt ein ganzes Bild zu tüpfeln, kann man auch nur einzelne Partien effektvoll akzentuieren.
Der Pointillist George Seurat trieb den Impressionismus auf die Spitze, indem er auf der gesamten Bildfläche alle Schattierungen und Tönungen aus reinen ungemischten Farben tüpfelte. Die Farben sollten erst in der Wahrnehmung des Betrachters gemischt werden. Er malte seine Bilder zwar nicht mit Acrylfarbe – damals gab es sie noch nicht –, aber sie läßt sich ebenso dazu verwenden. Einem getüpfelten Entwurf sollte allerdings eine farbliche Systematik zugrunde liegen, oder er sollte eine Geschlossenheit in der Art der Tupfen aufweisen.
Experimentieren Sie mit dem Tüpfeln genauso wie mit dem Stricheln. Die Farbe darf etwas dicker sein, Sie können außer dem Pinsel auch andere Werkzeuge einsetzen: Schwamm, Papier, Zahnbürste, selbst Fingerspitzen sind geeignete Alternativen.
Um den bestmöglichen Effekt zu erzielen, sollten die einzelnen Markierungen genau wie beim Stricheln separat bleiben.

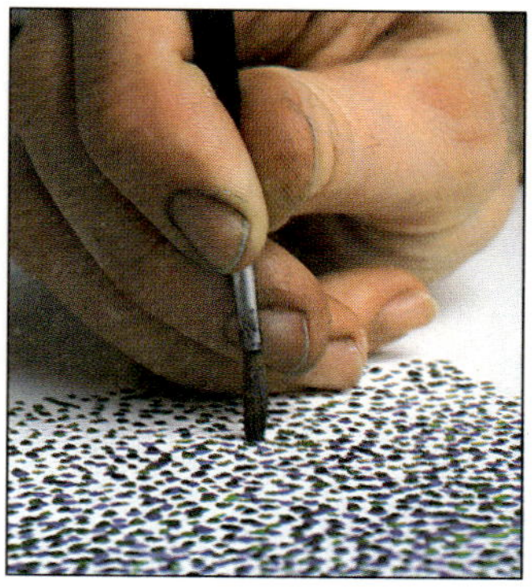

LINKS: Tüpfeln mit dem Pinsel. Der Pinsel wird im rechten Winkel zum Malgrund immer wieder aufgetupft.

UNTEN: Eine so aufgebaute Farbpartie wirkt leichter und kräftiger als eine flächige Lavierung in gleichem Farbton.

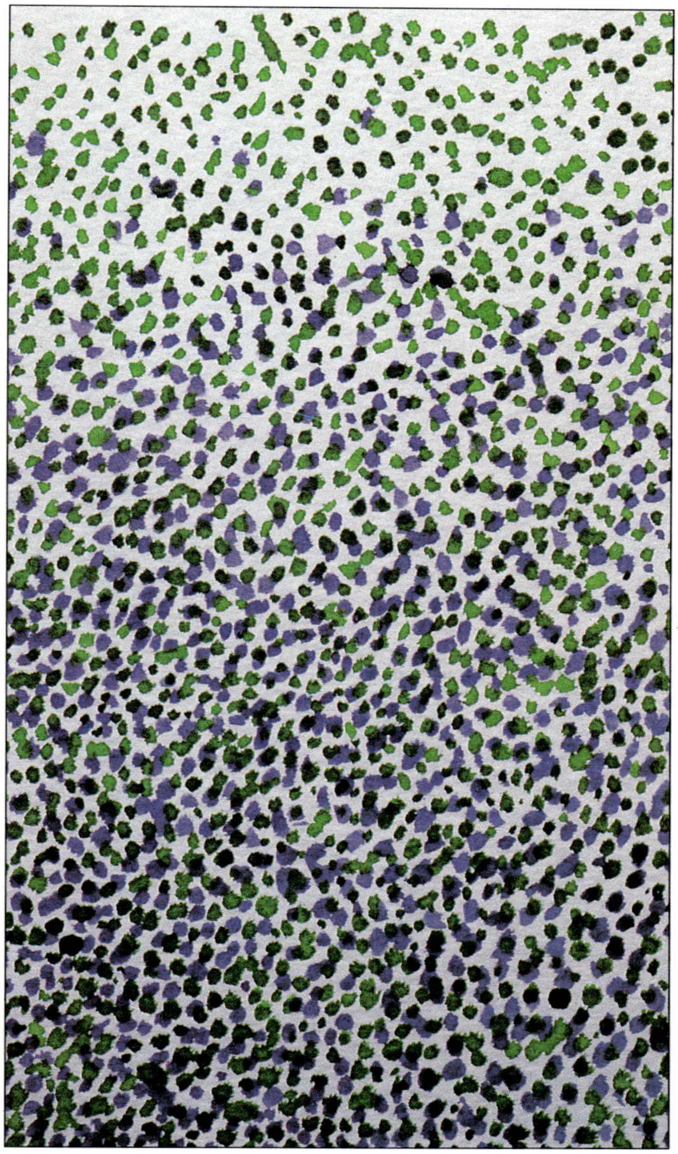

Obwohl sie übereinanderliegen, sollten die Tupfen klar und deutlich bleiben und nicht verschmieren oder ineinanderlaufen. Lassen Sie die Untermalung wie beim Stricheln möglichst durchscheinen.

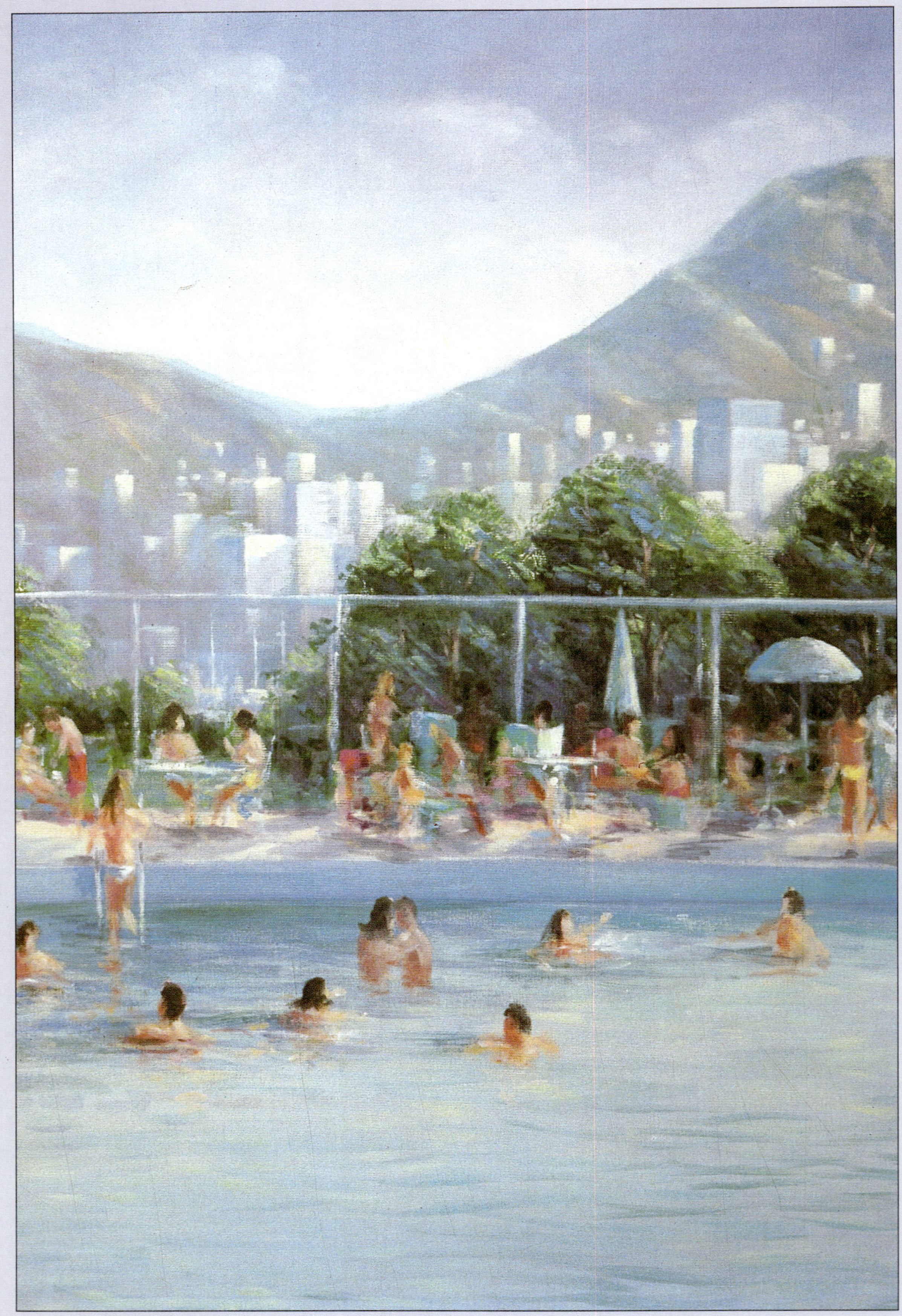

KAPITEL VIER

BEISPIELE UND ANREGUNGEN

Die Basis der Malerei ist das Sehen und Betrachten. Das so Erfahrene übersetzen wir in zahlreichen selektiven und phantasiereichen Prozessen aus der dreidimensionalen Welt in ein zweidimensionales Gemälde. Optisches Quellenmaterial findet sich wirklich überall: auf einem Tisch, in Ihrem Zimmer, beim Blick aus dem Fenster oder auch in den Spiegel. Lernen Sie, Ihre Alltagswelt mit den Augen eines Malers zu betrachten, der nach einem Motiv sucht, und eine Fülle von Anregungen werden sich Ihnen eröffnen.

BADENDE IN HONG KONG

Strandmotive erfreuen sich großer Beliebtheit – nicht nur, weil sie an Urlaub erinnern, sondern weil sie mindestens drei verschiedene Elemente gleichzeitig zur Bearbeitung anbieten: das Wasser, die Landschaft und den Himmel. Dieses Bild wurde im wesentlichen als Landschaftsbild gemalt und dann durch die eingefügten Figuren, Gebäude und sonstigen Aufmerksamkeit erregenden Elemente weiter belebt.
Die Fotos dienten dem Künstler lediglich zur Orientierung über die Hauptelemente – die Bäume, die Berge und das Wasser –, mit denen er dann seine eigene imaginäre Landschaft schuf. Die Baumformen wurden durch angrenzende Partien von Licht und Schatten herausgearbeitet, die Entfernung der im Dunst liegenden Berge durch die verwendeten Farben, hauptsächlich Weiß und Blau, betont.
Die weiche, sorfältig ausgerichtete Strichführung erzeugt einen beinahe impressionistischen Gesamteindruck und betont das zentrale Bildthema, die entspannte Urlaubsatmosphäre.

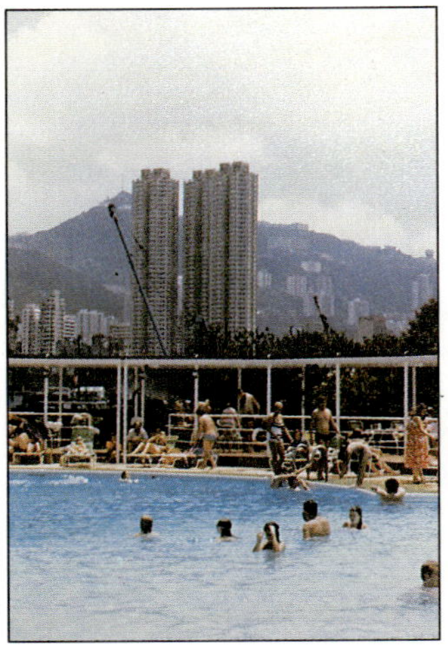

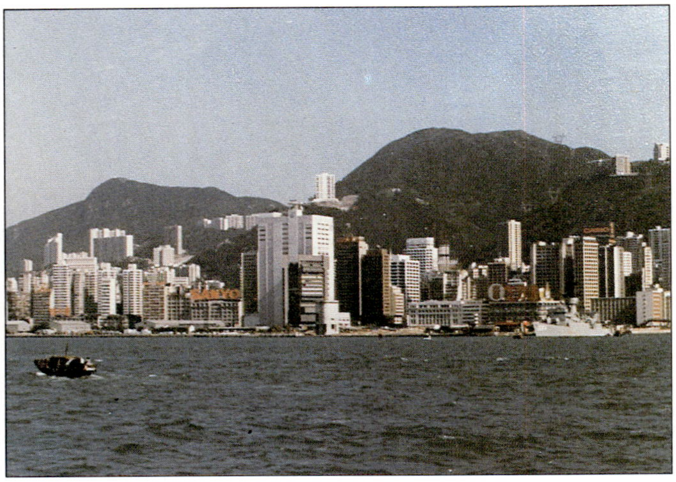

1

1: *Zwei Fotos von der Stadt liefern dem Künstler die Grundideen. Er kombiniert sie mit seinen eigenen Erinnerungen zu der Szenerie, die er sich als Motiv vorgestellt hat.*

2: *Wasser in Phtalozyaninblau und Titanweiß; beide Farben tauchen in den Partien des Himmels und der Hintergrundlandschaft wieder auf. Die Bäume werden mit Hookersgrün hervorgehoben, den Hügeln wird mit Magenta mittel mehr Gewicht und Masse verliehen.*

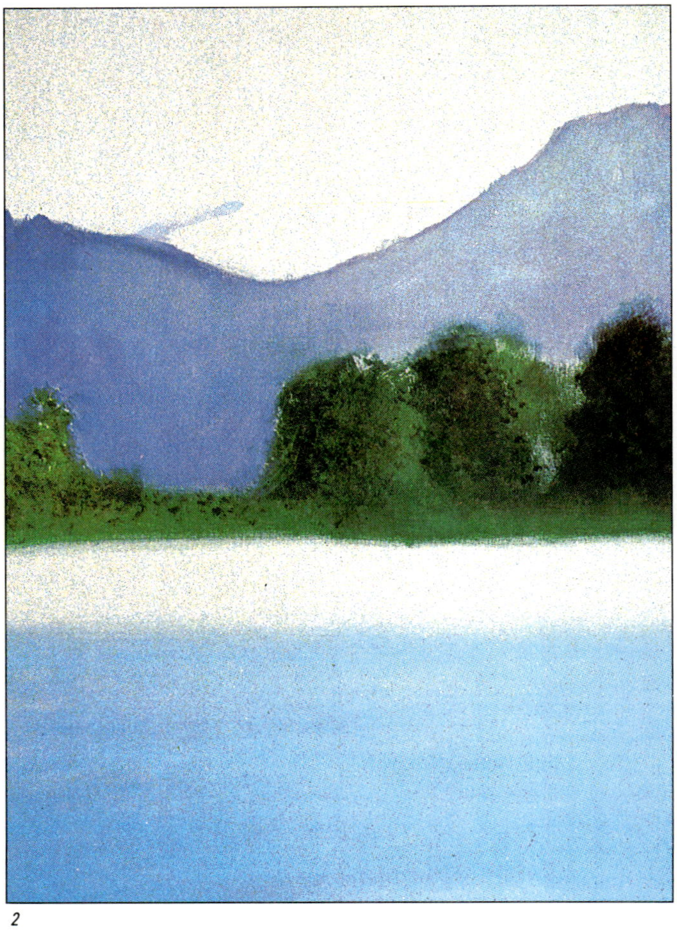

2

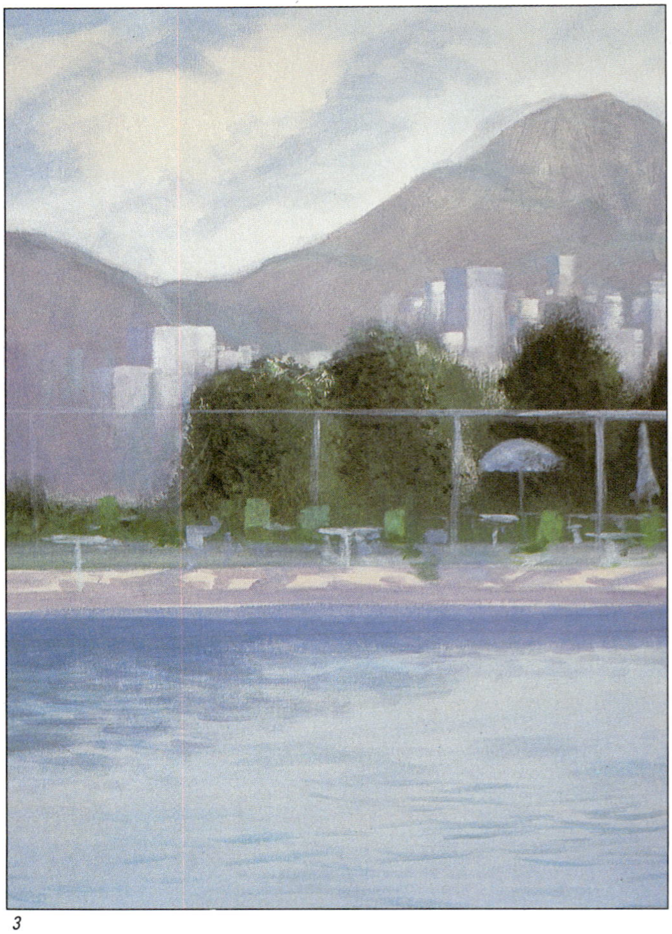

3

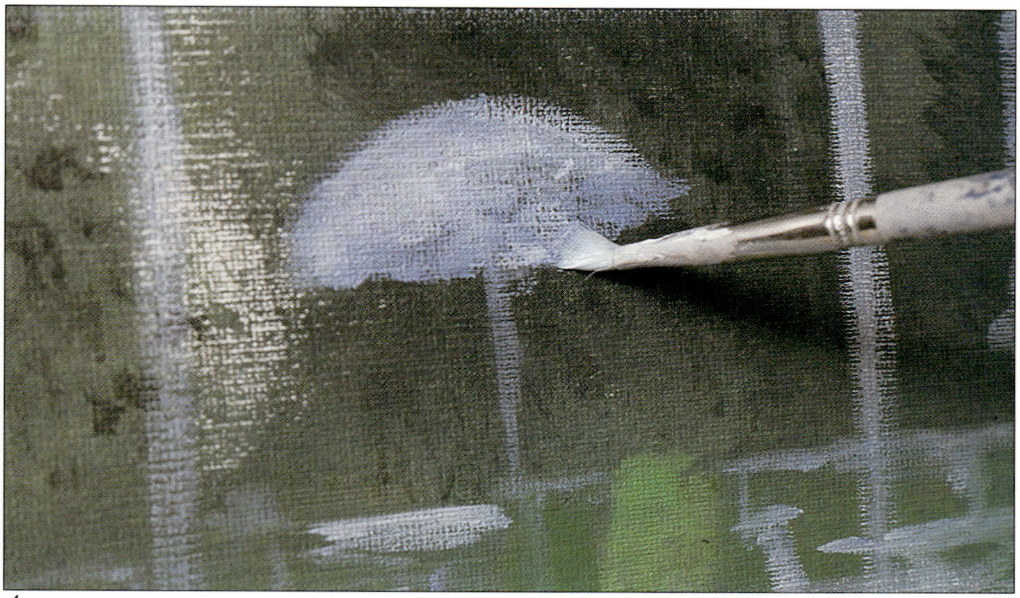
4

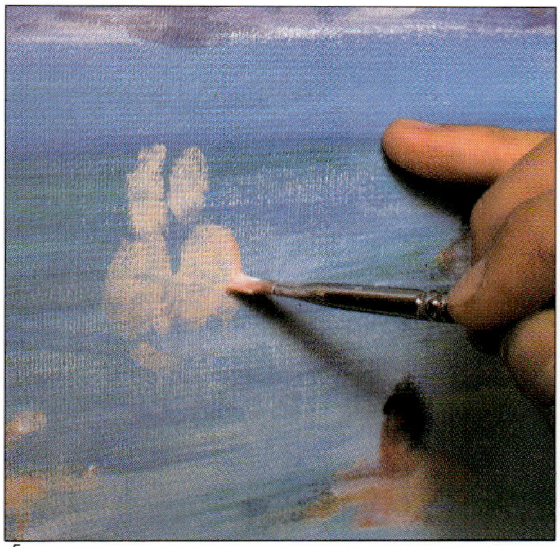
5

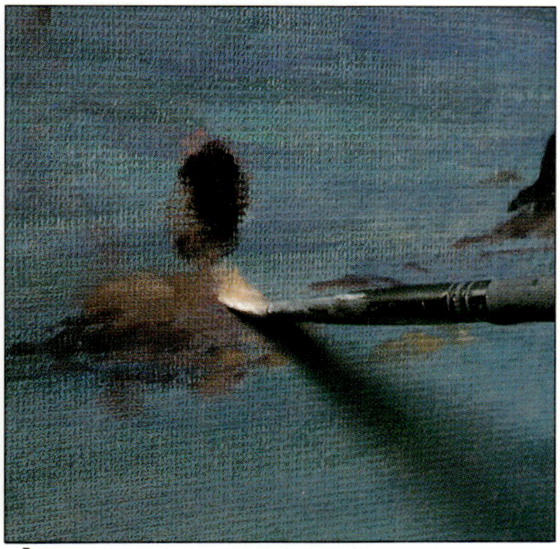
5

DAS MATERIAL

- Bildträger: vorgefertigte Leinen-Malpappe mit Acrylgrundierung, 92 x 64 cm.
- Pinsel: runde Borsten- und Synthetikpinsel Nr. 2 und 5, flache Borsten- und Synthetikpinsel Nr. 2, 4, 6 und 11.
- Farben: Hookersgrün, Elfenbeinschwarz, Phtalozyaningrün, Magenta mittel, Titanweiß, Kobaltblau, Phtalozyaninblau, Siena natur.

3: *Himmel und Wasser werden in Kobaltblau weiter ausgearbeitet und farblich verstärkt.*

4: *Nun werden die Details im Vordergrund entwickelt. Im Einklang mit den Proportionen des Gesamtbildes bleibt ihre formale Ausgestaltung zurückhaltend.*

5. *Die Figuren befinden sich zwar sehr nah im Vordergrund, die Perspektive der Komposition mit den Bergen und Wolkenkratzern im Hintergrund verbietet jedoch eine detaillierte Beschreibung, weil sie entsprechend klein bleiben müssen.*

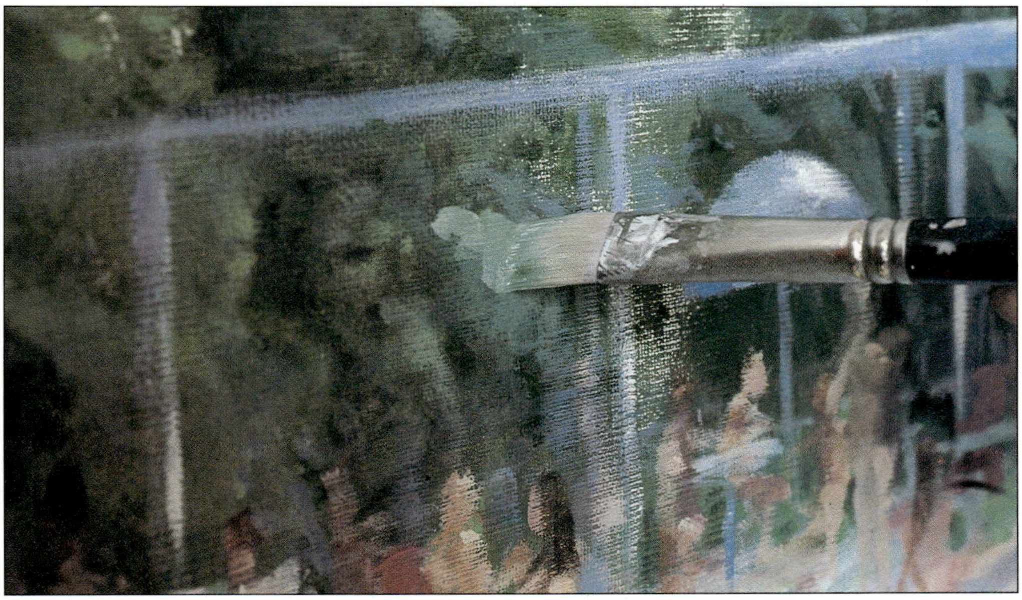
6

6. *Mit breiten Pinselstrichen werden die Bäume in Hookersgrün abgedunkelt und Glanzlichter in Phtalozyaningrün aufgesetzt.*

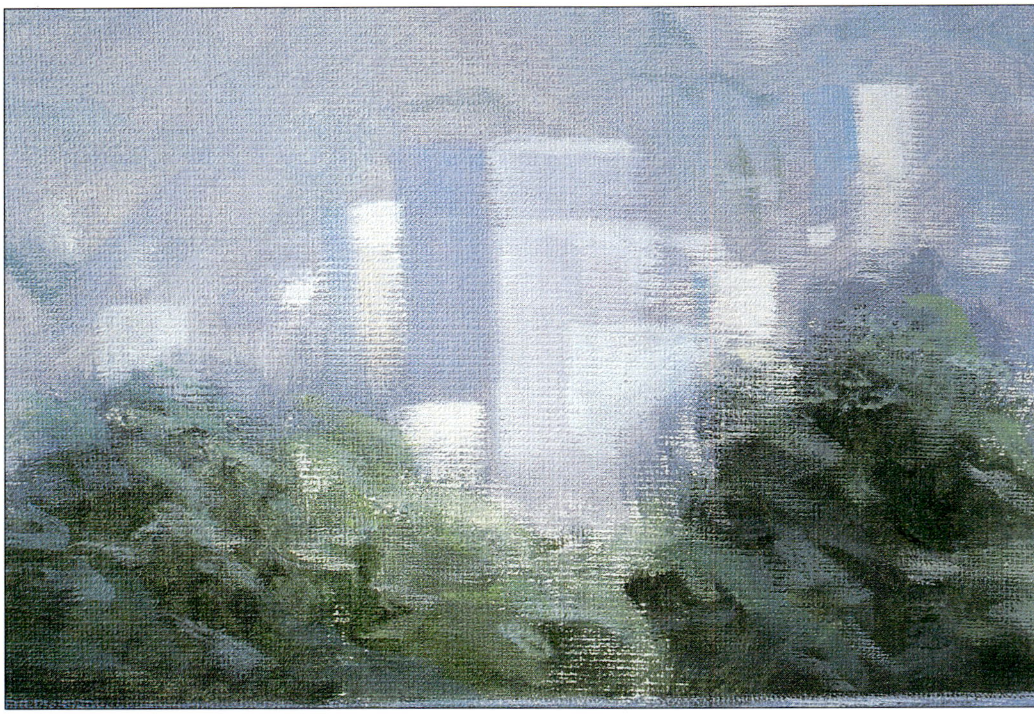

7

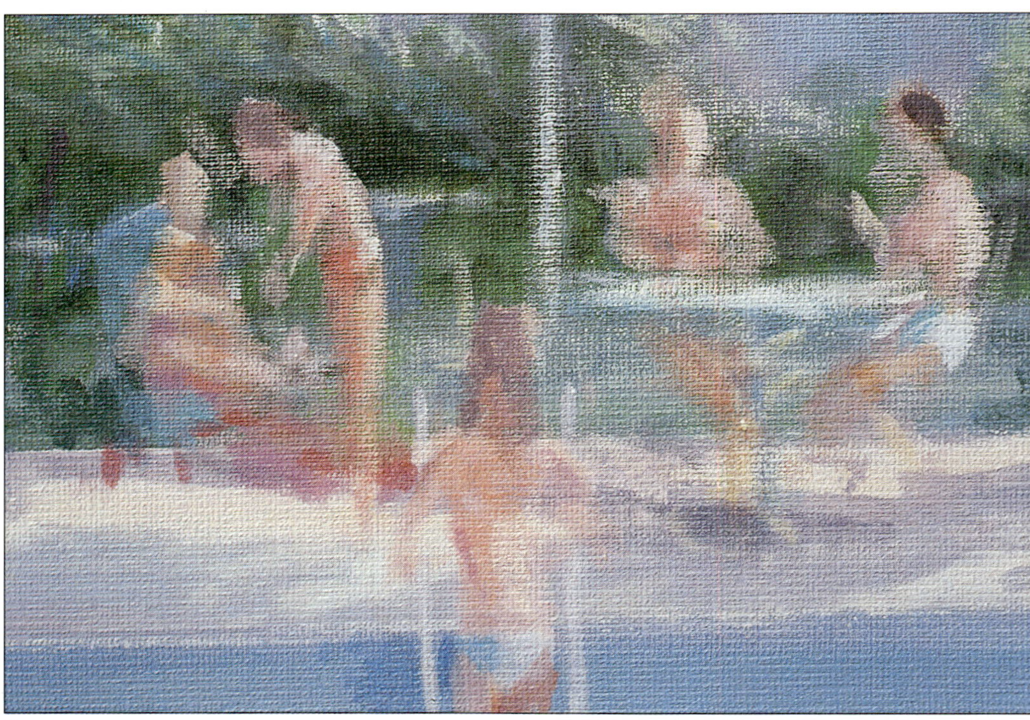

8

7. Mit einfachen, kräftigen Strichen werden die Wolkenkratzer skizziert. Verschiedene Mischungen aus Blautönen und Weiß setzen die einzelnen Flächen deutlich voneinander ab.

8. Die sorgfältige Abstimmung der verschiedenen Farben und Tonwerte arbeitet die Figuren lebhaft und deutlich heraus.

9. Das fertige Bild ist gut gelungen; das liegt nicht zuletzt an der Pinselführung. Auch die Struktur des Bildträgers wurde mit einbezogen, um dem Bild Tiefe zu geben und den charakteristischen Stadtsmog von Hongkong wiederzugeben.

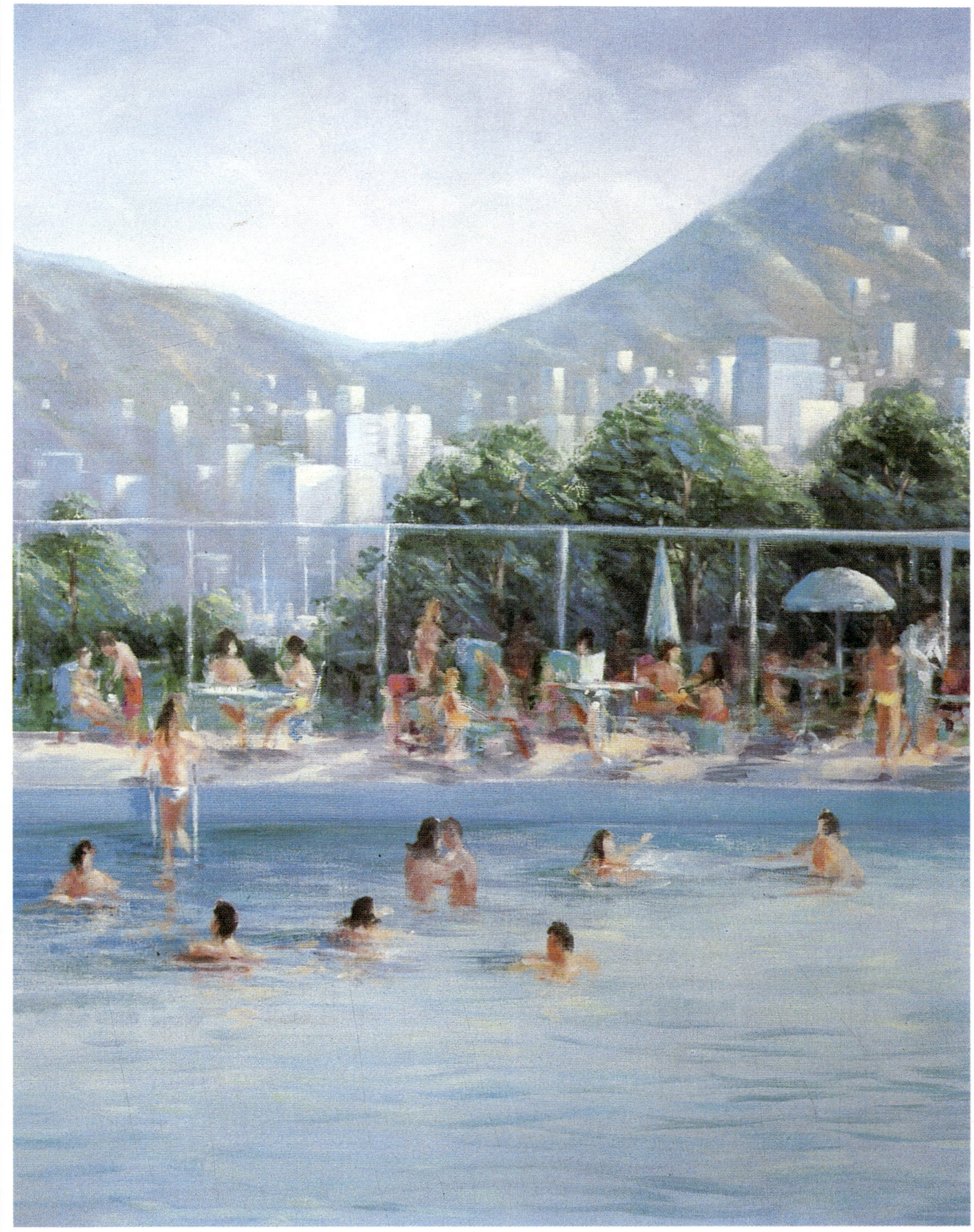

9

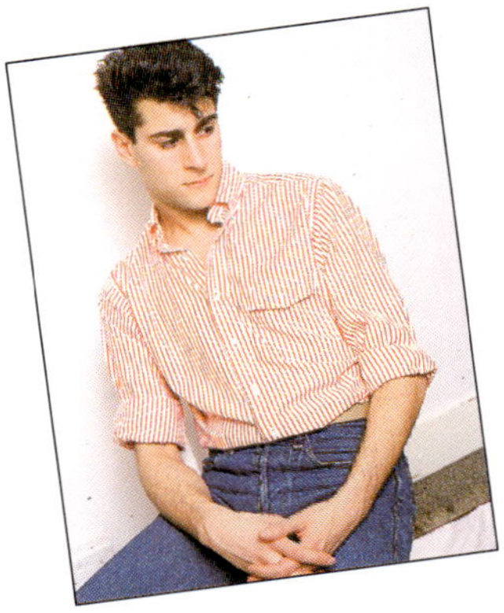

1

JUNGER MANN IN GESTREIFTEM HEMD

Diese ausdrucksvolle, rasch hingeworfene großformatige Skizze hätte viel weiter entwickelt werden können, aber der kühne, entschlossene Strich und das Format sorgen dafür, daß sie auch so als kraftvolle, lebendige Arbeit bestehen kann. Es war viel wichtiger, mit einem spontanen Farbauftrag die Hauptelemente der Komposition einzufangen, als all die feinen Details einzuarbeiten.

Versuchen Sie, rasch zu malen, das ist eine ausgezeichnete Übung für die Komposition und Strukturierung des Gesamtbildes und bewahrt Sie davor, sich von untergeordneten Details ablenken zu lassen.

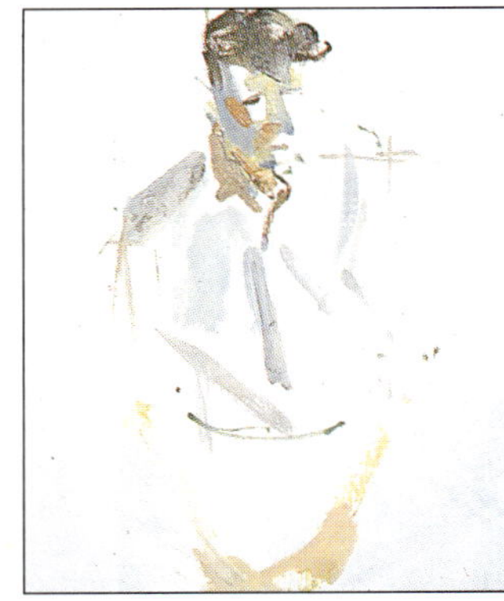

2

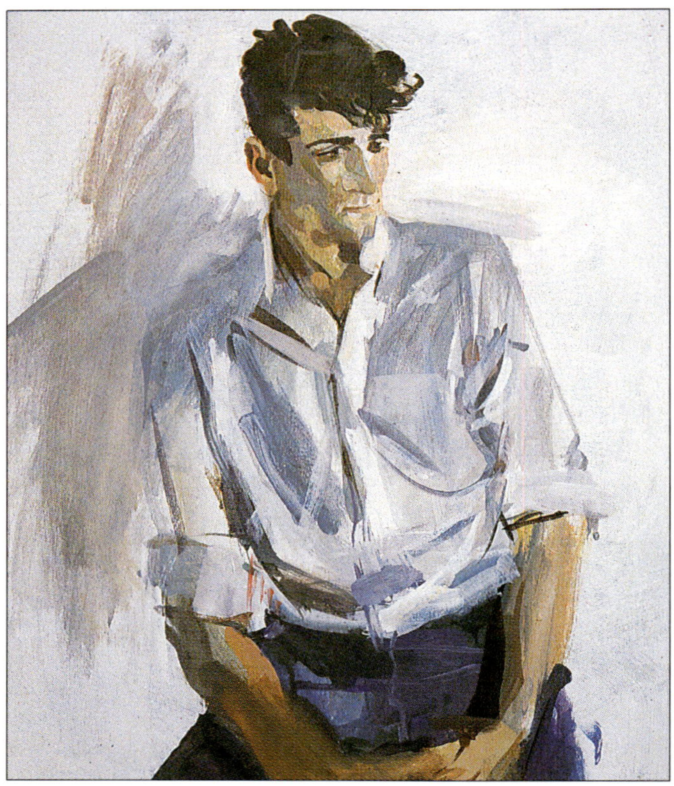

3

DAS MATERIAL

- Bildträger: vorgefertigte Malpappe, 60 x 50 cm.
- Pinsel: runder Borstenpinsel Nr. 6 und 10.
- Farben: Elfenbeinschwarz, Titanweiß, Chromoxidgrün stumpf, Naphtolrot, Lichter Ocker, Coelinblau. Sonstiges: Ölpastellkreide, weiche Pastellkreide, Bleistift.

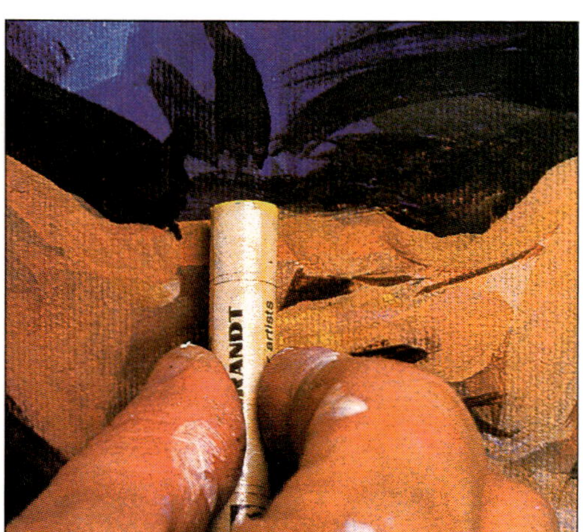

4

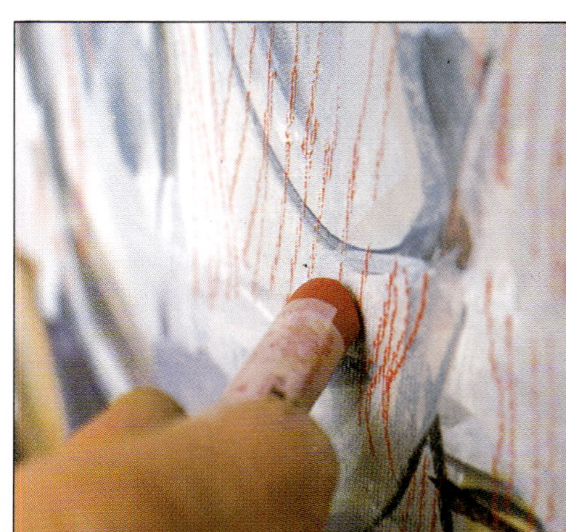

5

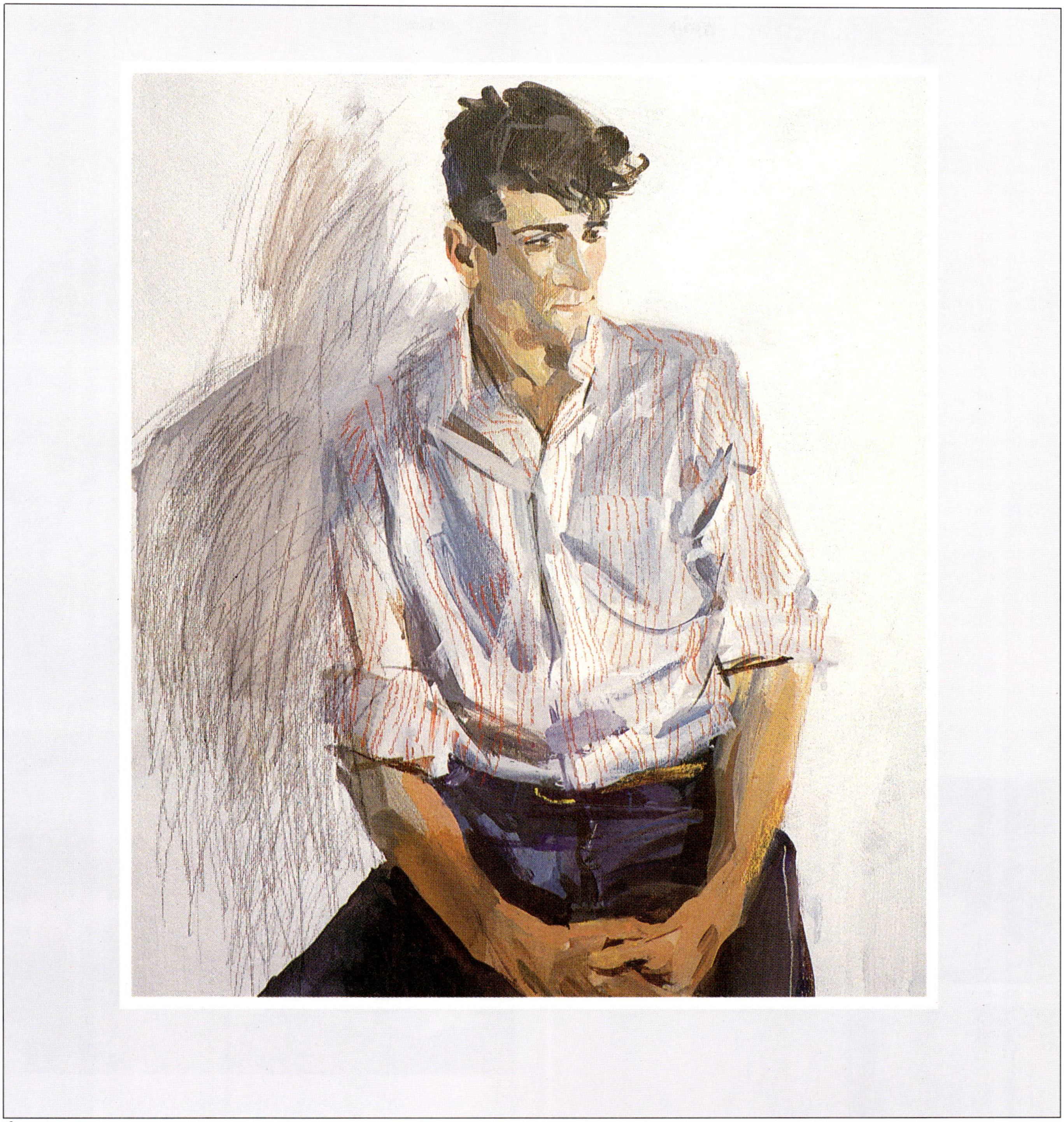

6

1: *Der Künstler will möglichst rasch malen, denn sein Modell sitzt sehr gerade – eine Haltung, die schnell ermüdet und nicht lange beizubehalten ist.*

2: *Der Künstler malt ohne jede Aufzeichnung oder Skizze direkt auf den Malgrund. Zuerst wischt er die Schattenpartien von Kopf und Torso locker auf.*

3: *Die wichtigsten Farbpartien (Haar, Hose, Arme, Gesicht) werden mit lockerem Strich aufgebaut, dann das Hemd in allen beteiligten Farben eingefügt.*

4: *Die Hauttöne werden mit weicher Pastellkreide zusätzlich belebt und variiert. Die Kreidestriche geben Armen und Händen ihre klare Kontur.*

5: *Die Kombination von weicher Pastell-, Ölpastellkreide und Bleistift schafft eine abwechslungsreiche Oberflächenstruktur.*

6: *Das wunderbar skizzenhafte fertige Bild zeigt, was möglich ist, wenn rasch und ohne Berücksichtigung nebensächlicher Details gearbeitet wird.*

LÄNDLICHES STILLEBEN

Stilleben bieten die einfachsten und am leichtesten zugänglichen Sujets. Im Unterschied zum Landschaftsbild kann man die Objekte nach eigenem Belieben anordnen. Man braucht nicht einmal ein besonders komplexes Arrangement aufzubauen. Hier wählte der Künstler die Überreste eines einfachen ländlichen Mahls auf einem Tisch zu seinem Motiv. Ein solches Arrangement ist deshalb so ansprechend, weil es einen bestimmten Augenblick festhält: Es ist mehr als nur eine Ansammlung toter Dinge.

Um der erdverbundenen Schlichtheit des Sujets zu entsprechen, strukturierte der Künstler eine grobe Bildoberfläche und arbeitete deshalb mit dem Malspachtel. Acrylfarbe ist von dicker, butterähnlicher Konsistenz und läßt sich gut zu solch interessanten Struktureffekten »modellieren«, die hier den Bildcharakter bestimmen. Mit dem Malspachtel kann man die Farbe nicht nur hoch aufbauen, sondern mißliebige Partien auch wieder abkratzen. Man muß jedoch entschlossen vorgehen, weil die Farbe so schnell trocknet.

Interessanterweise wurde das Bild nicht auf weißem Untergrund, sondern über ein anderes Bild gemalt. Die Originalarbeit war nicht sehr weit fortgeschritten und konnte deshalb leicht übermalt werden, besonders mit der stark deckenden Acrylfarbe. Anstatt das Original überzugrundieren, malte der Künstler jedoch direkt darüber, und zu Beginn der Arbeit schienen noch feine Linien und Konturen durch die neuen Farbflächen hindurch. Auf diese Weise entgeht man der Konfrontation mit der weißen Leinwand und braucht sich nicht darum zu sorgen, sie etwa zu »verderben«. Eine mit Farben und Formen bedeckte Leinwand wirkt angenehm enthemmend.

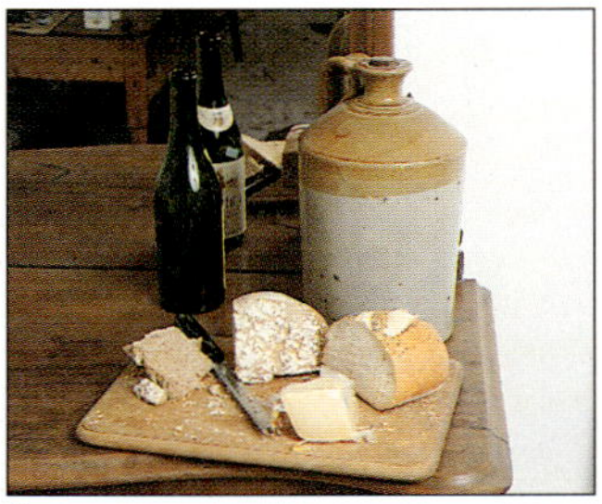
1

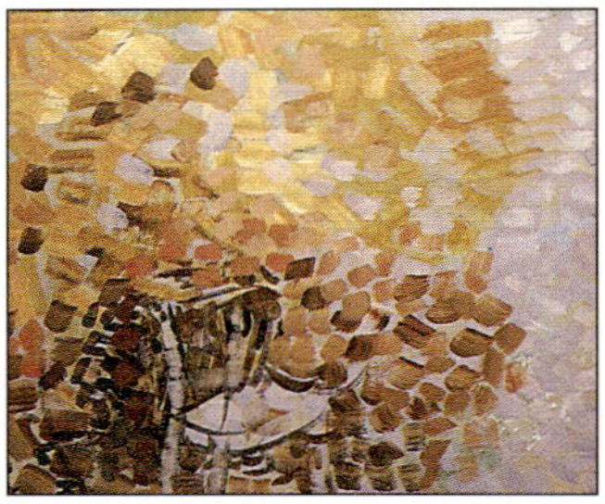
2

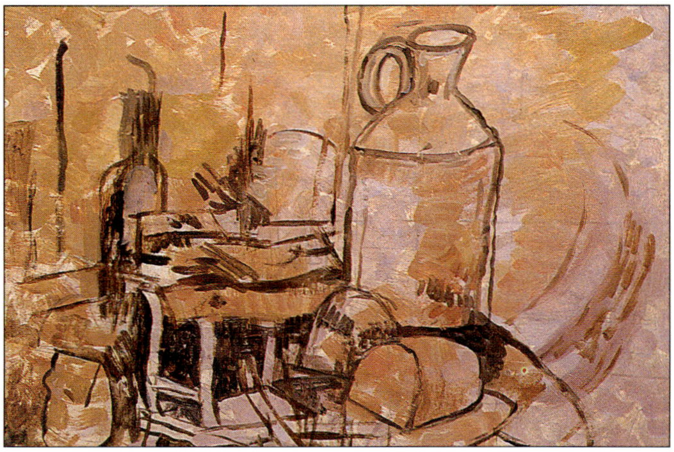
3

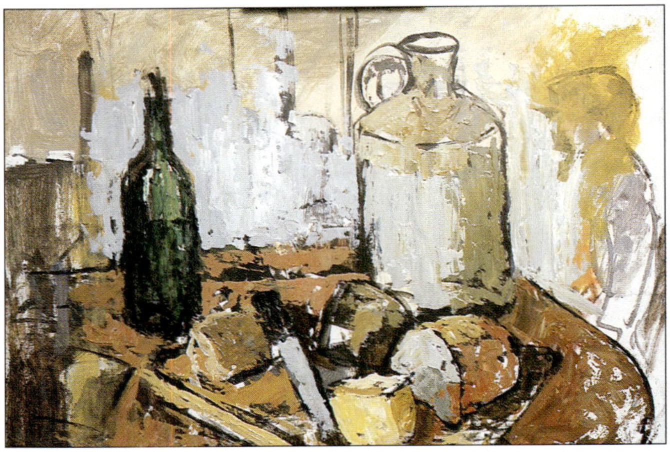
4

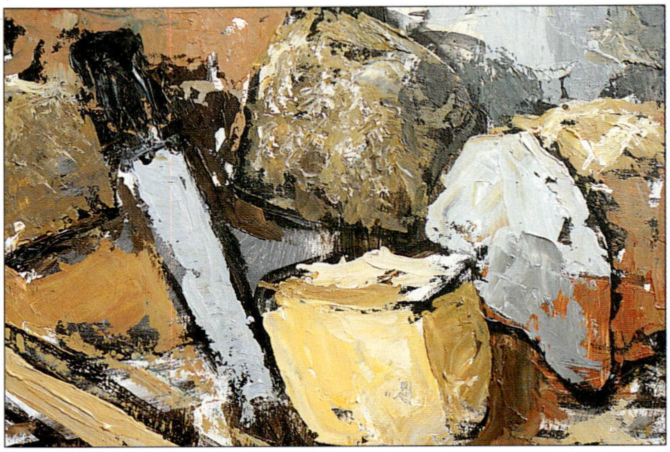
5

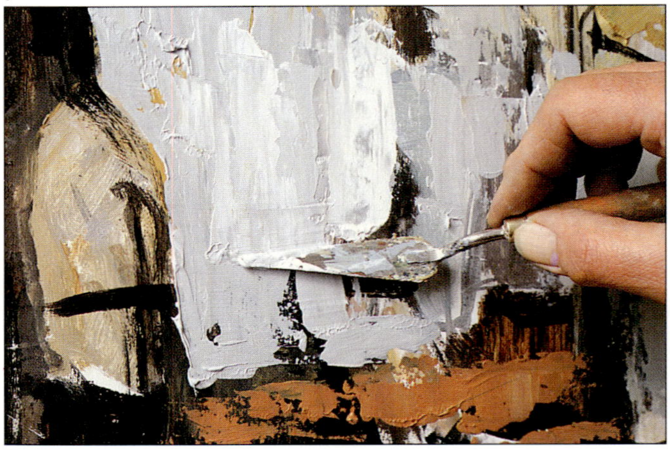
6

1: *Trotz seiner Schlichtheit bietet das Arrangement interessante Formen und Strukturen.*
2: *Ein älteres Bild übermalend, werden zuerst mit lockerem Strich die wichtigsten neuen Farbpartien aufgewischt.*
3: *Die einzelnen Formen werden mit dem Pinsel und verdünnter Farbe eingezeichnet. Das alte Bild scheint hier und da noch durch.*
4: *Jetzt nimmt das Bild langsam Gestalt an.*
5: *Der Malspachtel ermöglicht verschiedene Strukturen: z. B. die glatte Messerklinge und die grobe, getüpfelte Struktur des zerkrümelten braunen Brotes.*

6: *Die Farbe wird pastos aufgetragen und oft direkt auf dem Bildträger gemischt statt auf der Palette. Beachten Sie die von dem Malspachtel erzeugte grobe Oberflächenstruktur.*
7: *Die Nahaufnahme des Steingutkruges zeigt, wie der Künstler die Farbe stellenweise mit dem Malspachtel mischte und ein strukturiertes Impasto aufbaute.*
8: *Das Ergebnis zeigt, wie spannungsvoll ein mit dem Malspachtel gearbeitetes Bild wirken kann. Der Künstler beließ die Oberfläche absichtlich grob und unfertig und blieb damit ganz im Einklang mit der rustikalen Schlichtheit des Sujets.*

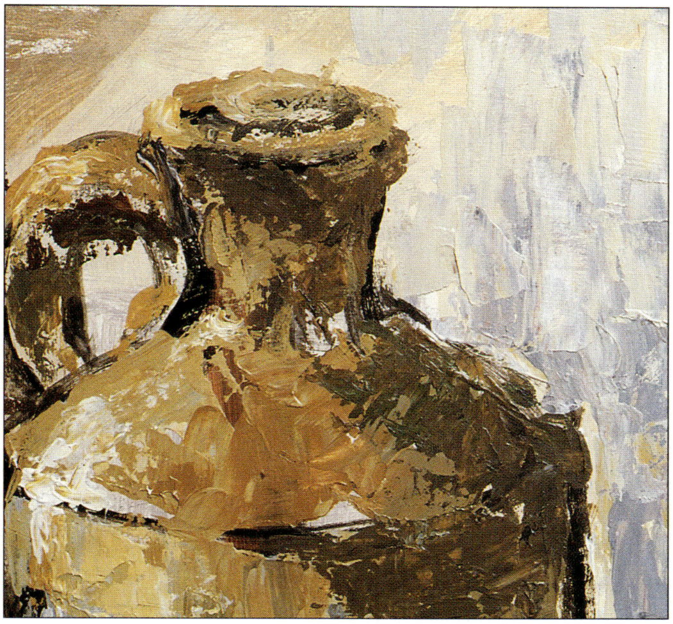

7

DAS MATERIAL

- Bildträger: vorgefertigte Malpappe mit Acrylgrundierung, 60 x 50 cm.
- Pinsel: flacher Schweinsborstenpinsel Nr. 7, runder Rotmarderpinsel Nr. 2 und 4, Synthetikpinsel Nr. 3 und 5.
- Farben: Umbra gebrannt, Lichter Ocker, Kadmiumrot mittel, Ultramarinblau, Elfenbeinschwarz, Titanweiß.

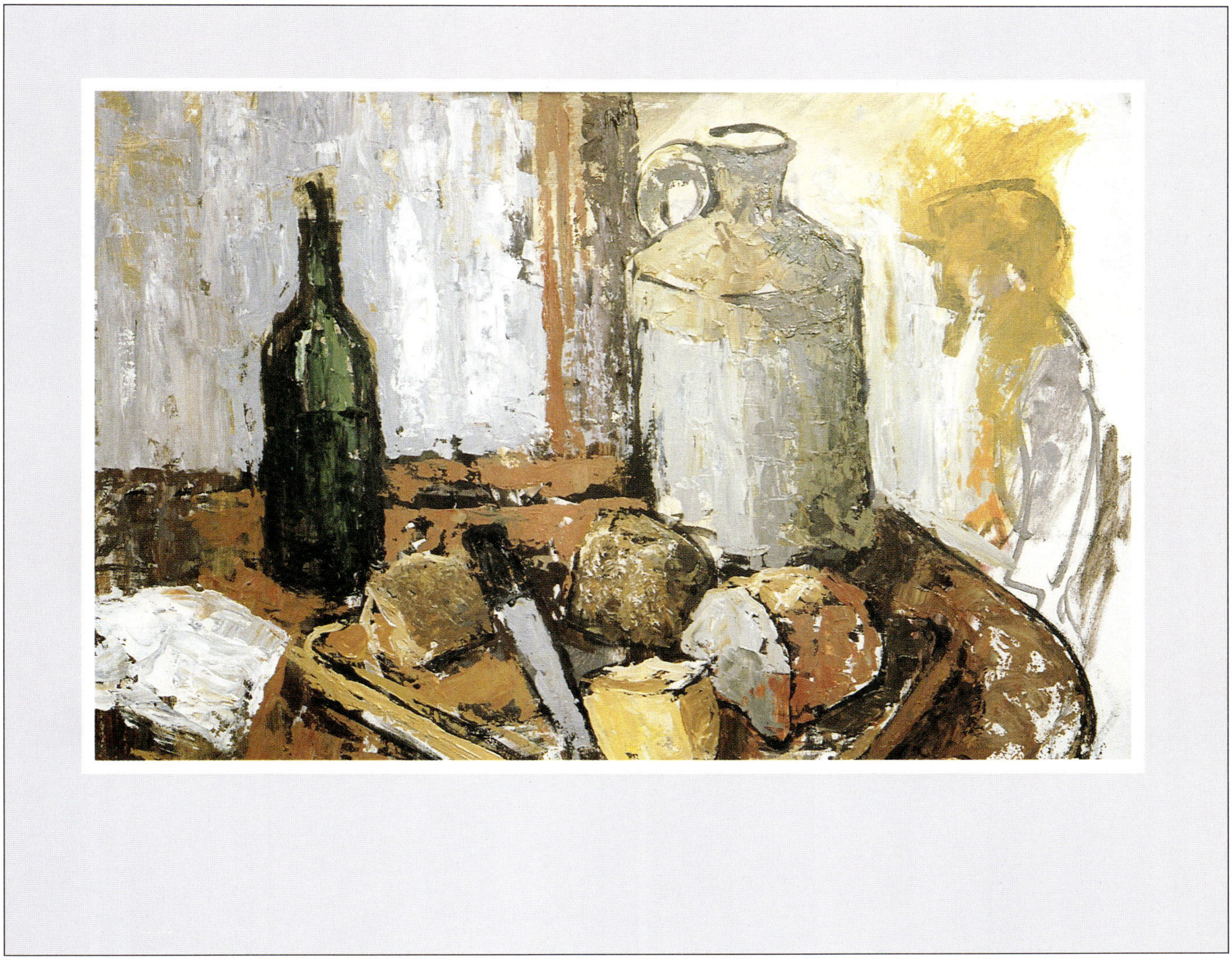

8

STILLEBEN MIT FLASCHE, FRÜCHTEN, GEMÜSE

Der Künstler bediente sich bei diesem Stilleben der faszinierenden Kombination eines modernen Mediums – der Acrylfarbe – mit einer traditionellen Ölmaltechnik aus der Zeit der alten Meister: Er entwickelte eine detaillierte Untertuschung und legte Schicht um Schicht transparenter Lasuren darüber, die dem Bild eine durchscheinende, schimmernde Oberfläche geben.

Auch heute weckt der Zauber dieser Technik in uns immer noch Staunen und Bewunderung. Zu damaliger Zeit war dies jedoch ein langsamer und arbeitsaufwendiger Prozeß, denn jede einzelne Farbschicht mußte erst mehrere Tage trocknen, bevor es weitergehen konnte. Trägt man eine neue Schicht Ölfarbe auf eine andere auf, die nicht richtig trocken ist, kann die Farbe brechen, und das Bild ist in kürzester Zeit ruiniert. Dieses Problem ist seit Erfindung der Acrylfarbe in den 50er Jahren gelöst. Sie kann genau wie Ölfarbe dick oder dünn vermalt werden, trocknet aber schnell und läßt sich gefahrlos in vielen Schichten aufbauen.

Acrylfarbe kann alles, was Ölfarbe kann, nur schneller und sicherer.

Der Künstler arbeitete der traditionellen Methode entsprechend auf getöntem Untergrund und baute die Farben vom Dunklen zum Hellen aus dünnen Farbschichten auf. Das Stillleben hatte er zuvor detailliert auf den Malgrund aufgezeichnet. Da alle vorbereitende Planung abgeschlossen und alle Entscheidungen getroffen waren, konnte er das Bild, einmal angefangen, dank der kurzen Trocknungszeit der Acrylfarbe in einem Zug fertigstellen.

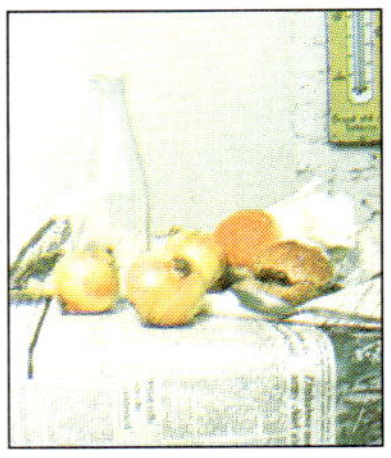
1

1: *Der Künstler wählte Objekte mit weichen Farben und glänzenden Oberflächen – gut geeignet für die Lasurtechnik.*

2: *Der Malgrund wird mit einer stark mit Wasser verdünnten Lavierung in gebrannter Umbra getönt, um das Weiß abzudämpfen und die Tonigkeit des Bildes zu bestimmen. Mit einem Rotmarderpinsel Nr. 2 werden in Schwarz die Formen des Stillebens aufgezeichnet.*

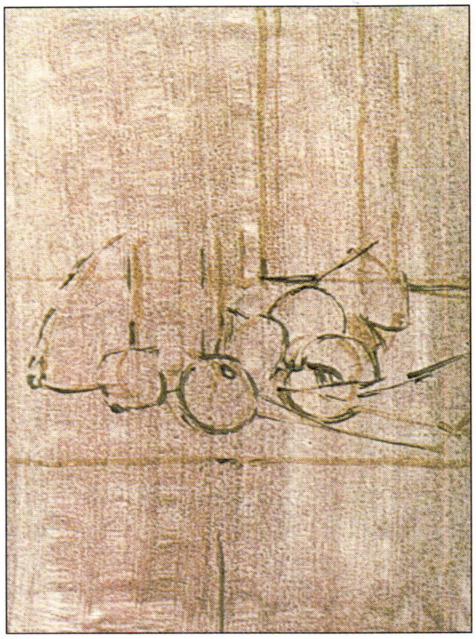
2

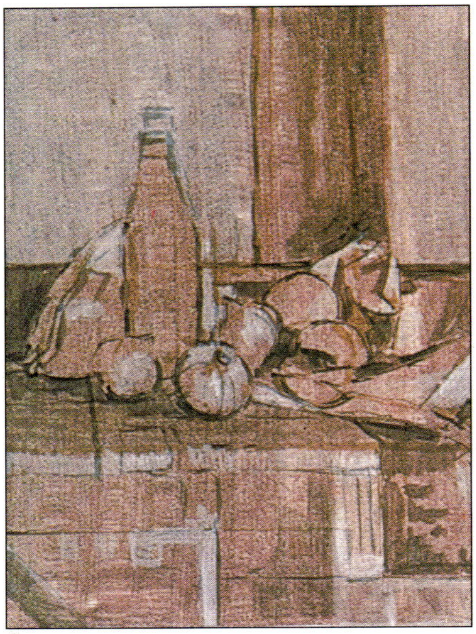
3

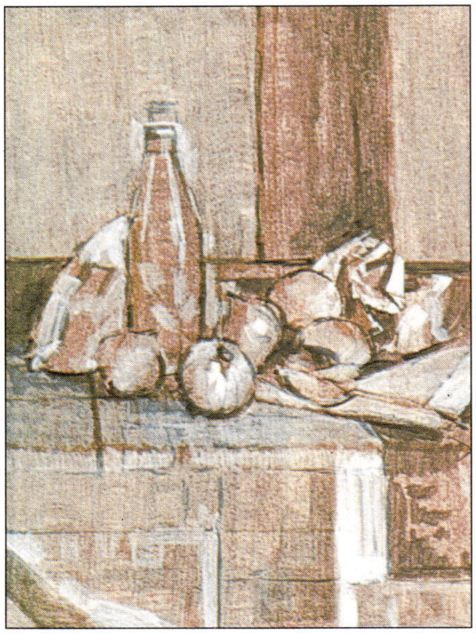
4

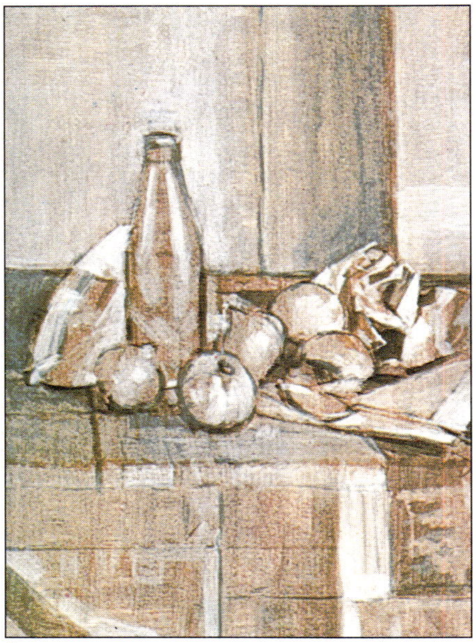
5

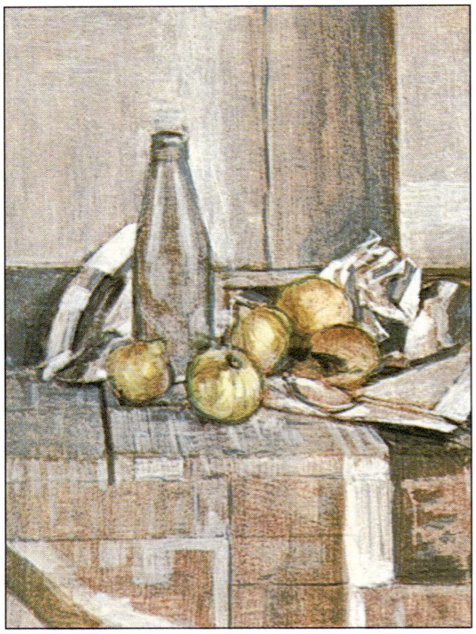
6

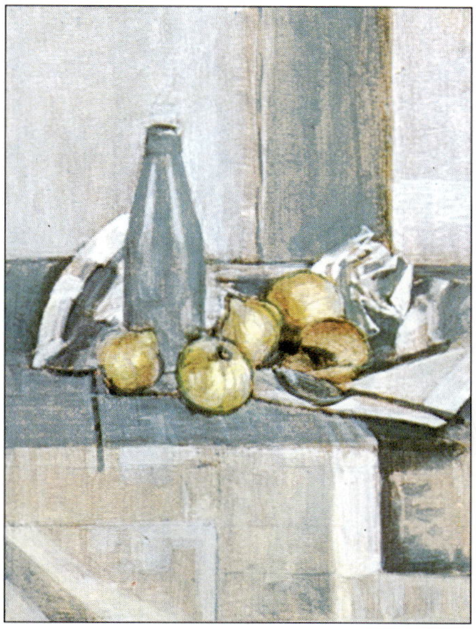

7

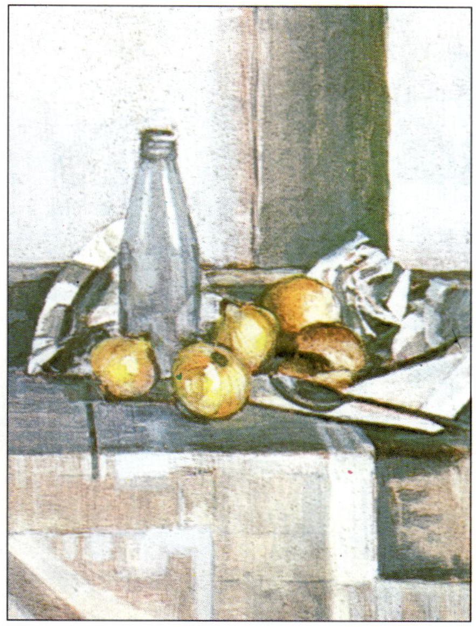

8

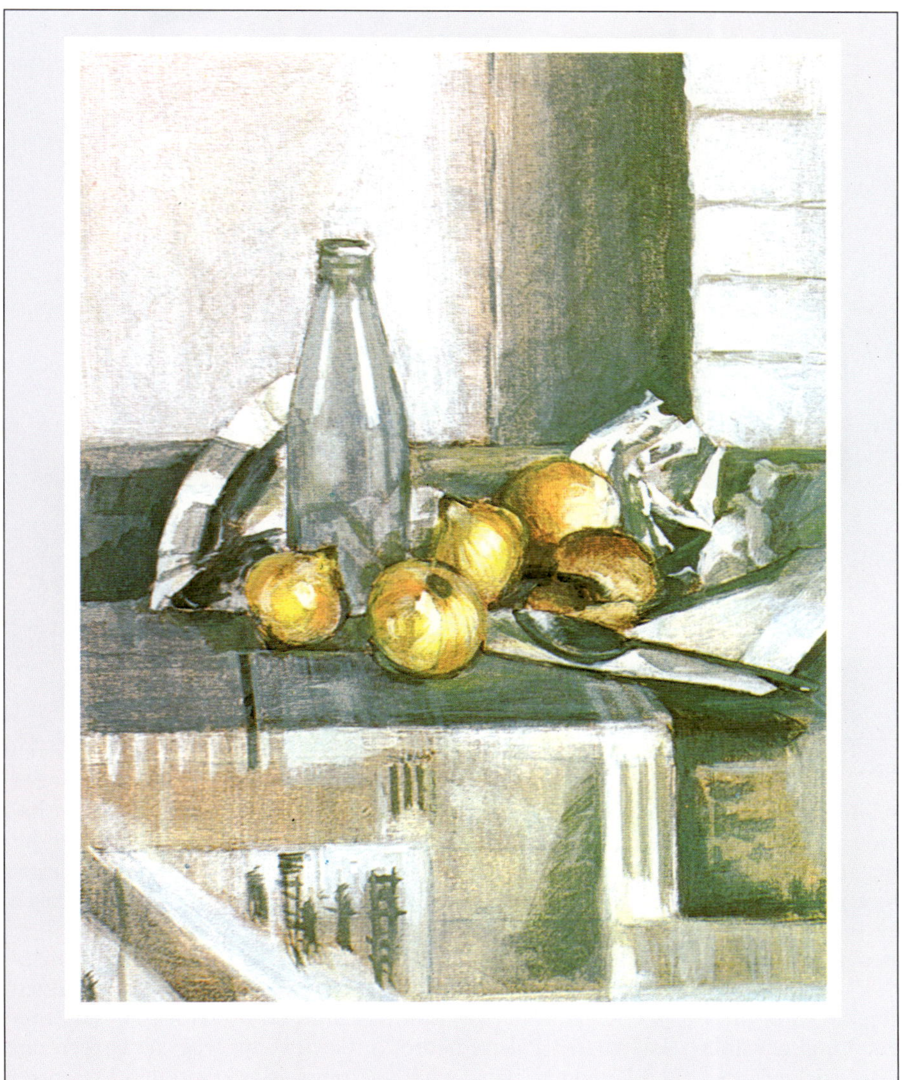

9

3: *Als nächstes werden mit einem Pinsel Nr. 10 die hellsten Bildpartien mit dünner weißer Farbe flächig eingemalt, die Übergänge mit einem Tuch verwischt.*

4: *Dann werden der gesamten Bildfläche mit einem Pinsel Nr. 4 und etwas dickerer Farbe die kräftigen Glanzlichtpartien aufgesetzt.*

5: *Mit einem Rotmarderpinsel Nr. 2 werden die Umrisse der Objekte in Schwarz nachgezogen. Die Farbe ist mit Wasser verdünnt.*

6: *Die Zwiebeln wurden in einer verdünnten Mischung aus Kadmiumgelb und Weiß gemalt, die Schattenpartien um die Zwiebeln und den Tisch herum mit dünnen Lavierungen in Elfenbeinschwarz verstärkt.*

7: *Ein kalter Ton aus Weiß und Lichtem Ocker wird mit einem Pinsel Nr. 10 gut in die Oberfläche eingearbeitet. Beachten Sie, daß die darunterliegenden, warmen Farbschichten noch durchscheinen.*

8: *Mit einem feinen Pinsel setzt der Künstler in Weiß die Glanzlichter und Lichtreflexe auf Flasche und Zwiebeln.*

9: *Das fertige Bild tritt mit der Kraft eines alla-prima-Gemäldes auf und wirkt doch zugleich zart und sensibel. Die dunkle Tönung des Untergrundes gewährleistet die Geschlossenheit des Bildes, denn sie durchdringt alle folgenden Farbschichten als warmer Grundton.*

DAS MATERIAL

- Bildträger: vorgefertigte Leinen-Malpappe, 40 x 50 cm.
- Pinsel: runder Rotmarderpinsel für die Ölmalerei Nr. 2, 4 und 10.
- Farben: Elfenbeinschwarz, Umbra gebrannt, Kadmiumgelb hell, Lichter Ocker, Titanweiß.

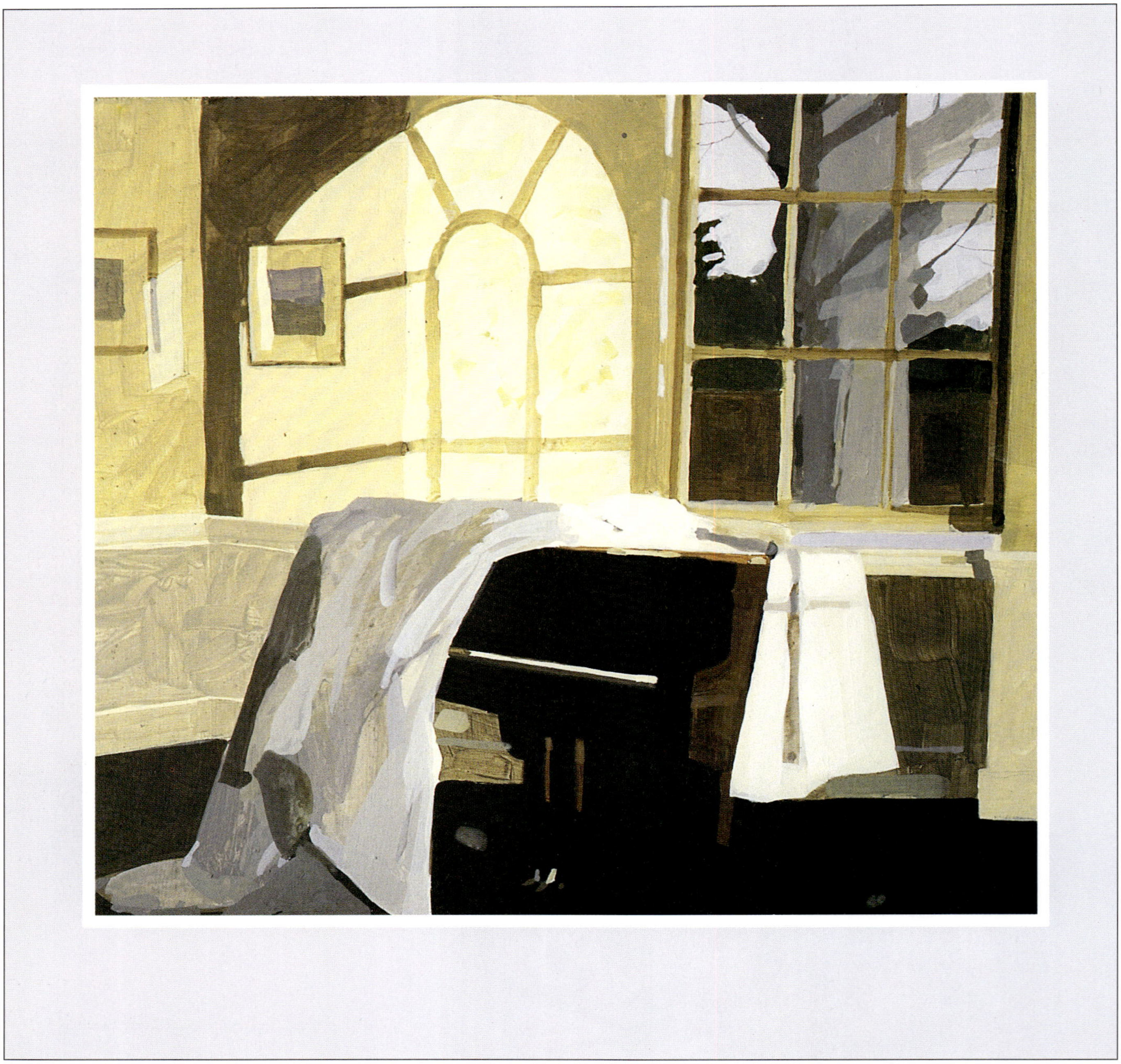

7

INTERIEUR

Man braucht nicht weit herumzureisen, um ein ansprechendes Motiv zu finden, und häufig werden gerade die Bilder am interessantesten, die vertraute Objekte oder ganz gewöhnliche Umgebungen abbilden. Ein Innenraum, etwa das Zimmer, in dem Sie gerade sitzen, kann für den schöpferischen Geist zu einer ständig sprudelnden Quelle der Inspiration werden.

Wie bei einem Stilleben können auch die Objekte eines Interieurs nach Wunsch arrangiert und die Beleuchtung gewählt werden, um eine bestimmte Stimmung auszudrücken oder eine ganz persönliche Aussage zu machen. Hier beispielsweise fing der Künstler mit seiner sparsamen, fast abstrakten Komposition die melancholische Stimmung eines großen, leeren Zimmers an einem kalten Wintertag ein. Durch das Fenster, dessen Schatten schräg auf die kühle, leere Wand fällt, erhaschen wir einen Blick auf die graue Winterlandschaft. In der Ecke steht ein Flügel, halb verdeckt von einer Staubschutzplane, die an ein Leichentuch erinnert. Eine atmosphärisch dichte, nachdenklich stimmende Komposition.

Der Künstler mußte rasch arbeiten, um die Stimmung einzufangen, bevor das Licht wechselte. Die kurze Trocknungszeit der Acrylfarbe kam ihm da entgegen. Er arbeitete mit einer begrenzten Palette neutraler Farben und trug die Farben mit großzügigen, flächigen Lavierungen direkt auf den Malgrund auf.

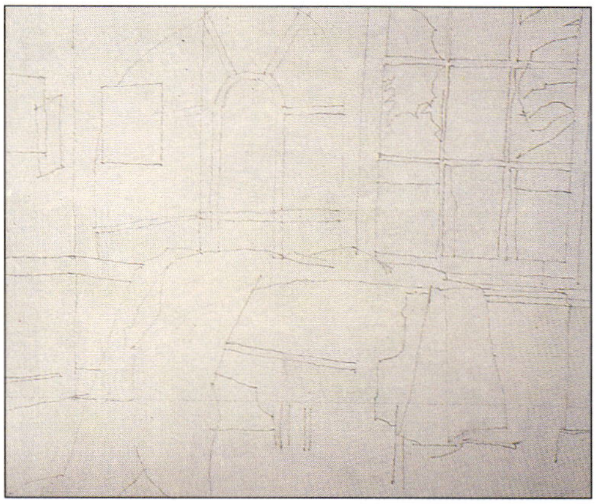

1

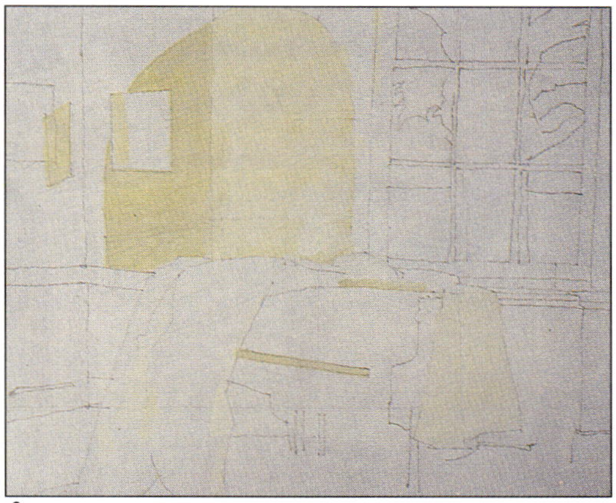

2

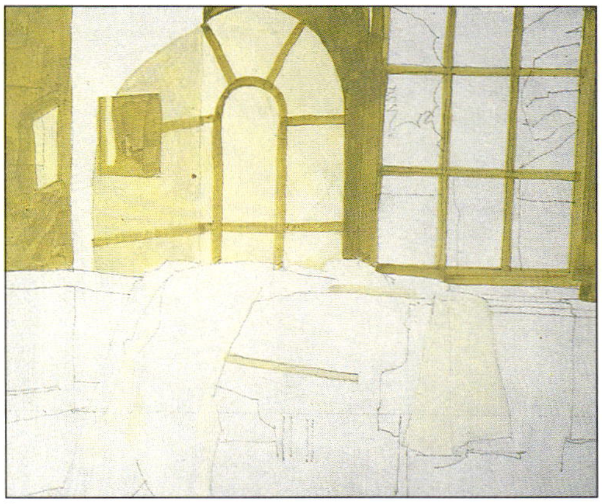

3

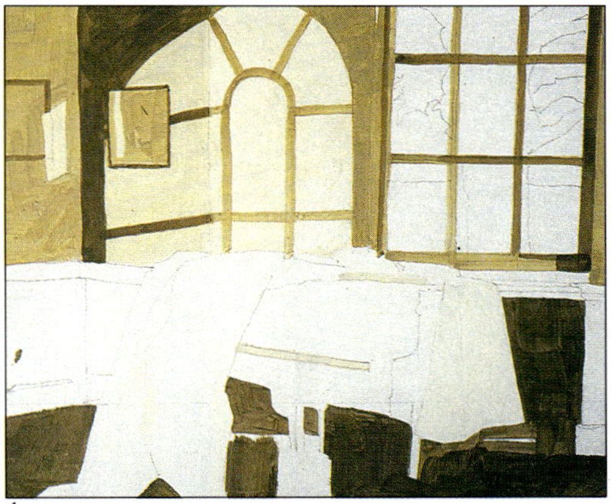

4

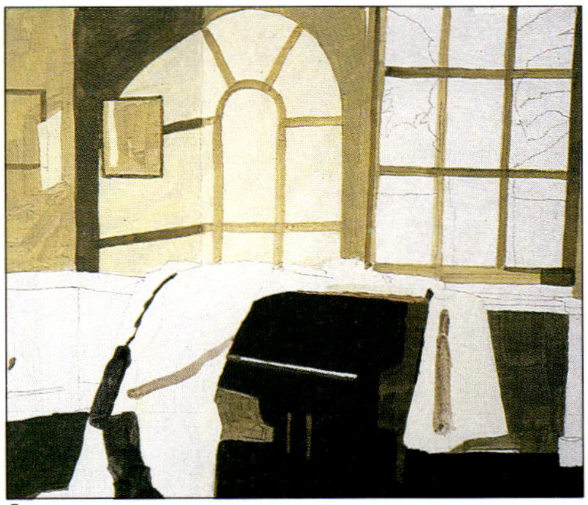

5

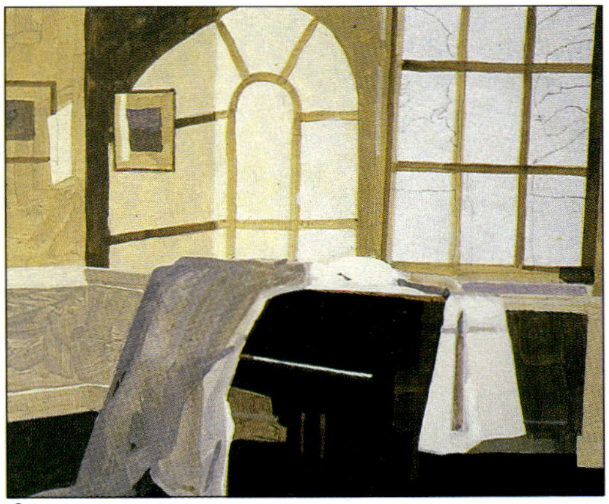

6

1: *Mit Bleistift (B) wird das Sujet auf den Malgrund gemalt.*

2: *Dann die hellen Farbtöne der Wand, aus Lichtem Ocker und Weiß gemischt, in den hellsten Partien mit Zitronengelb getönt.*

3: *Mit einem Flachpinsel Nr. 4 werden Fensterrahmen und sein Schatten auf der Wand in Siena natur gemalt.*

4: *Die dunklen Töne im Vordergrund werden in schwarz abgedunkelter gebrannter Umbra flächig eingemalt.*

5: *»Negativer Raum«: die dunklen Töne um die Staubschutzplane des Flügels herum. Pinselstriche in gebrannter Umbra deuten die Falten der Plane an.*

6: *Die Schatten auf Hintergrundwand und Staubschutzplane sind aus Paynesgrau, Kobaltblau, Lichtem Ocker und Titanweiß aufgebaut.*

7: *Die Fensteraussicht wird in Paynesgrau, Marsschwarz, gebrannter Umbra und Titanweiß gemalt. Die subtilen, neutrale Farben unterstützen die ruhige Stimmung des Gemäldes.*

DAS MATERIAL

- Bildträger: Hartfaserplatte in Gesso-Grundierung, 25 x 30 cm.
- Pinsel: flacher Synthetikpinsel Nr. 4 und 7.
- Farben: Siena natur, Lichter Ocker, Paynesgrau, Marsschwarz, Titanweiß, Umbra gebrannt, Kobaltblau.

SCHWERTLILIEN IN GRÜNER VASE

Ein Stillebenmotiv wie eine Vase mit Blumen scheint keine großen Anforderungen zu stellen, dennoch will die Komposition wohlüberlegt sein, wenn es ein ansprechendes Bild werden soll.

Die ausgeprägte Symmetrie dieser Vase mit Schwertlilien hätte leicht zu einem steif und langweilig wirkenden Bild führen können. Der Künstler entschied sich deshalb für eine Beleuchtung von der Seite, so daß sein Bildobjekt interessante, überlange Schatten wirft, und schuf zudem noch eine asymmetrische Komposition: Anstatt die Vase mit den Blumen in der Bildmitte zu plazieren, was ja nahegelegen hätte, wurde sie dezentral positioniert; dadurch interagiert sie mit den Rechtecken, die von dem Regal und einer Zimmerecke gebildet werden.

Ein großer Reiz des Bildes liegt in den klar definierten Konturen. Um den Glanzlichtern und Schatten auf Vase und Blättern ihre charakteristische Schärfe zu verleihen, verwendete der Künstler Maskierband als Schablone.

Für die feinen Farbstufen der Blüten vermalte er Ölfarbe über Acrylfarbe. Mit der langsam trocknenden Ölfarbe lassen sich weiche Übergänge zwischen Tonwerten und Farbtönen schaffen – Acrylfarbe trocknet dafür zu schnell. Vergessen Sie jedoch nicht, daß immer nur Ölfarbe über Acrylfarbe vermalt werden kann und nicht umgekehrt, denn Acrylfarbe haftet nicht auf Ölfarbe und splittert nach kürzester Zeit ab.

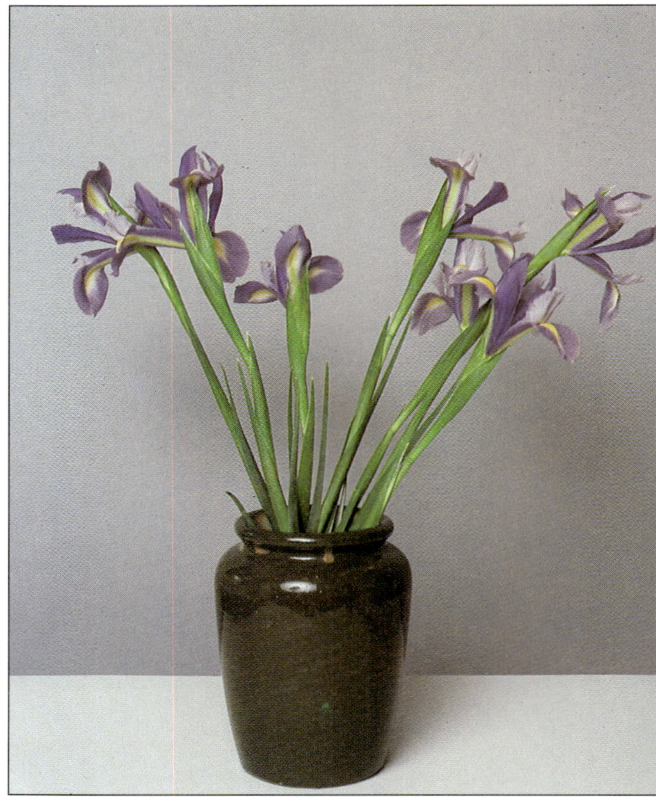
1

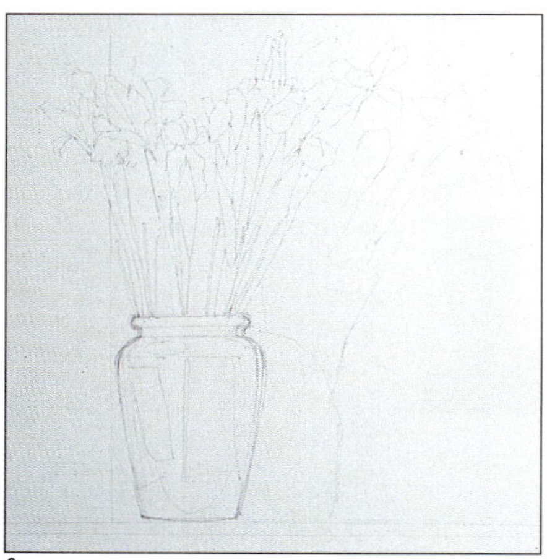
2

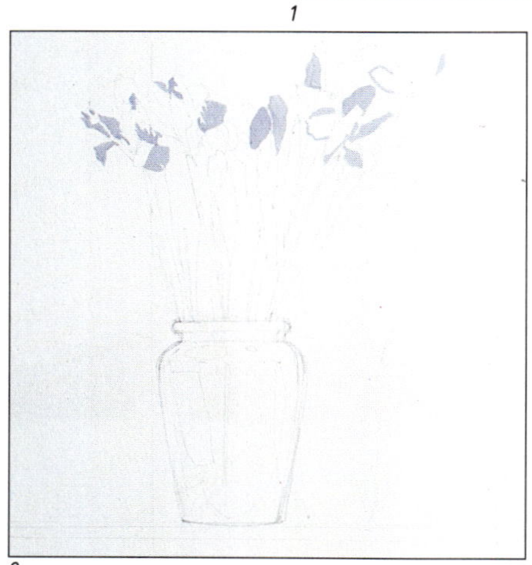
3

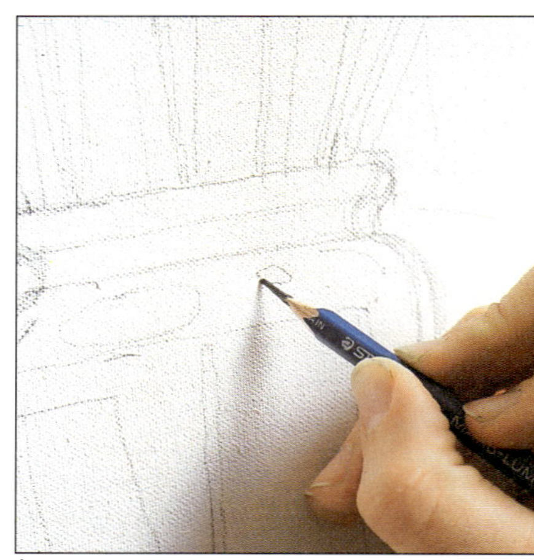
4

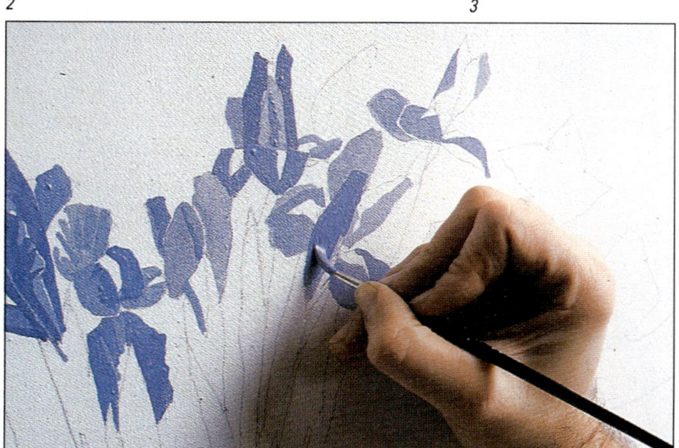
5

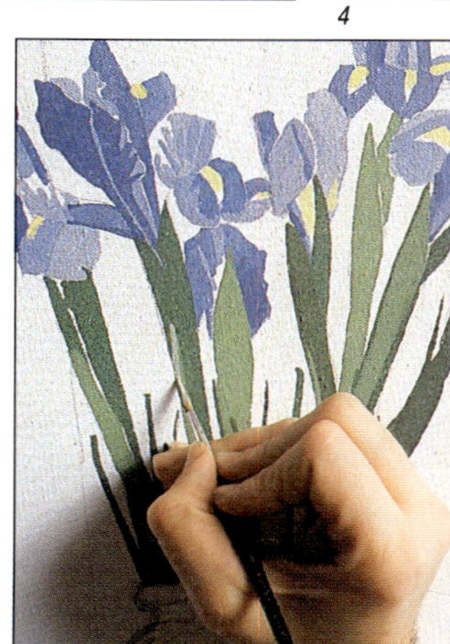
6

1: *Das Arrangement ist gegen einen kalten, grauen Hintergrund gesetzt, was gut zu den kalten Blau- und Grüntönen des Sujets paßt.*

2: *Durch die dezentrale Plazierung entsteht eine interessante Spannung zwischen Sujet und Bildraum.*

3: *Der systematische Aufbau verlangt eine detaillierte Aufzeichnung: Jede einzelne Farb- und Schattenpartie ist darin genau bestimmt.*

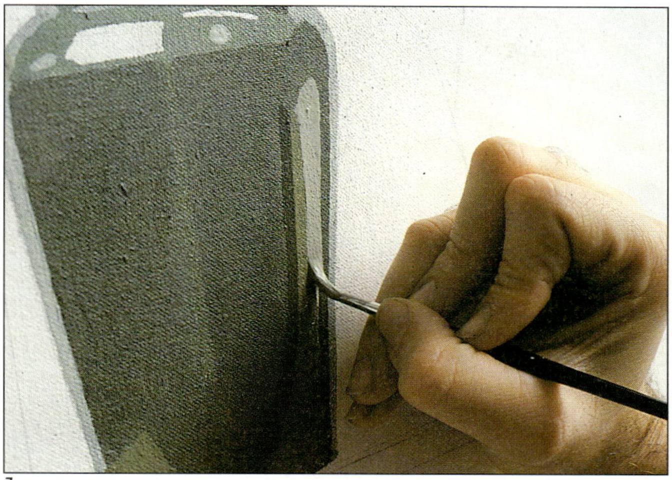

7

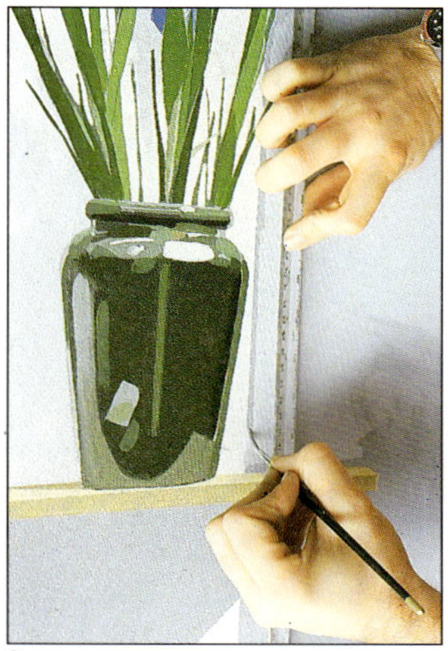

8

4: Zuerst wird für die Blüten aus Ultramarinblau, Weiß, Schwarz, Alizarinkrapplack ein Purpurblau gemischt.

5: Die Blüten werden aus kleinen Farbpartien vom Dunklen zum Hellen aufgebaut. Den helleren Partien wird etwas Weiß zugegeben.

6: Die Blätter werden in drei Grüntönen gemalt, aus stumpfem Chromoxidgrün, Ultramarinblau und Weiß gemischt. Helles Kadmiumgelb akzentuiert die Blütenkelche.

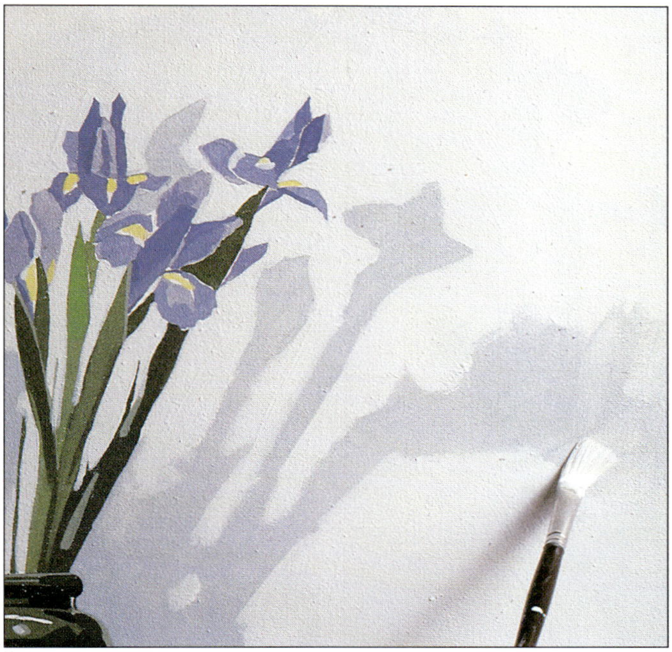

9

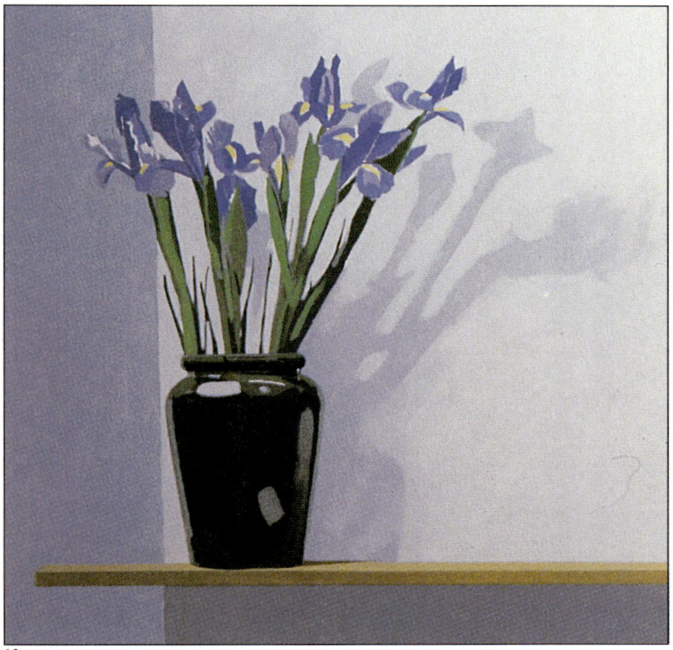

10

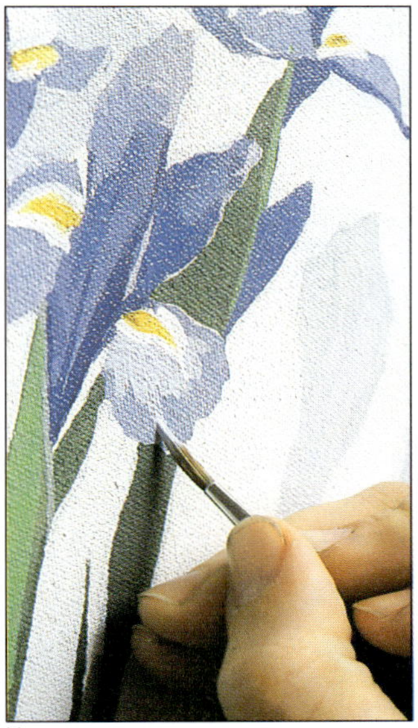

11

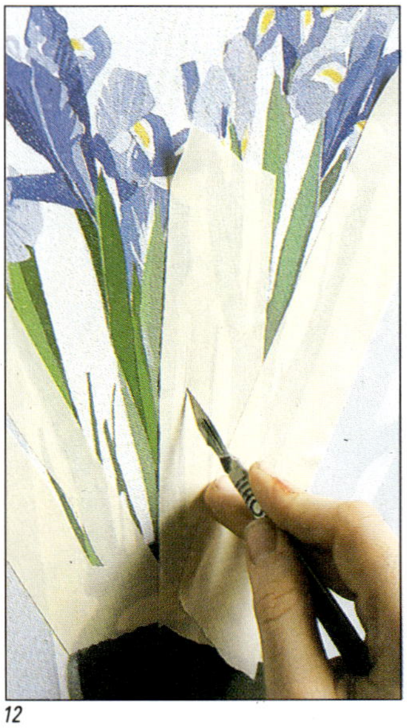

12

7: Dem Grundton der Vase – eine Mischung aus Smaragdgrün, stumpfem Chromoxidgrün und Umbra natur – wird für die schimmernden Glanzlichter etwas Weiß und Lichter Ocker zugemischt.

8: Der gerade Rand des Hintergrundschattens links wird mit dem Lineal gezogen, die Partie dann mit einer Mischung aus Paynesgrau und Ultramarinblau ausgefüllt.

9: Der hellgraue Bildhintergrund: Weiß, etwas Schwarz und Ultramarinblau. Die weichrandigen Blumenschatten: etwas dunkleres Grau.

10: Das Regal: Siena natur und Weiß, der dunkle Schatten: Schwarz, Weiß, Ultramarinblau und Umbra natur.

11: Die letzten Blütendetails werden mit Ölfarbe eingefügt; sie trocknet langsam, ist leichter zu beeinflussen. Die dunklen Töne der Blüten: Ultramarinblau, Alizarinkrapplack und etwas Weiß.

12: Nach dem Trocknen werden die klar konturierten Licht- und Schattenpartien auf den Blättern eingefügt. Maskierband als Schablone wird festgedrückt, damit keine Farbe daruntersickert.

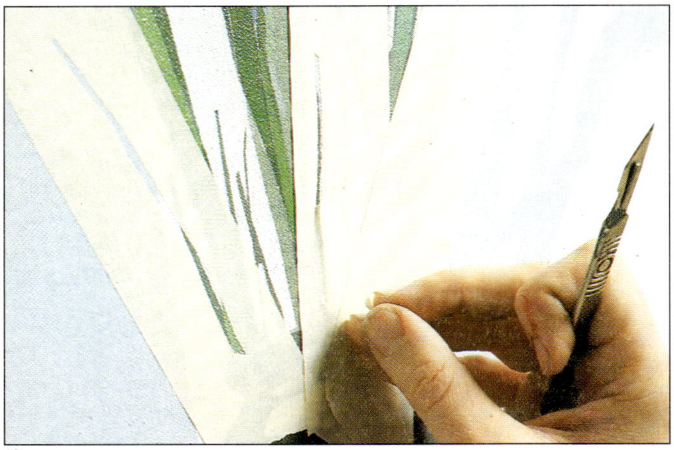

13

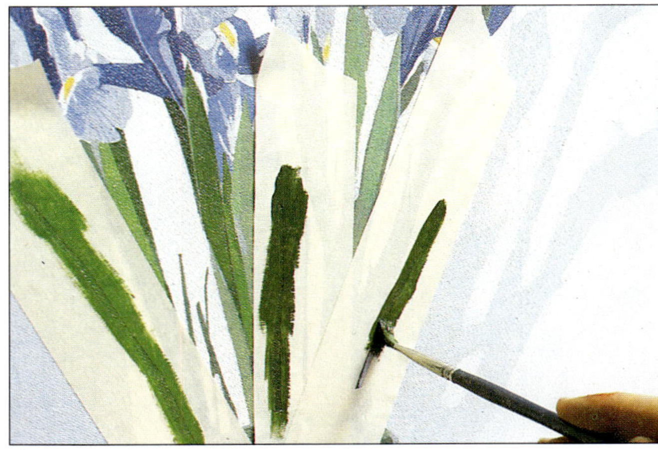

14

13: *Die zarten Formen werden mit einem scharfen Skalpell vorsichtig in das Maskierband geritzt, um die Leinwand nicht zu beschädigen, und dann abgezogen.*

14: *Die schablonierten Formen werden mit dicker Ölfarbe übermalt.*

15: *Nach dem Trocknen wird das Maskierband vorsichtig abgezogen, zurück bleiben die scharfen, klaren Farblinien auf den Blättern.*

16: *Weil das Bild einen so graphischen Stil hat, beschließt der Künstler, den flächigen Hintergrund mit weichem Bleistift zu strukturieren.*

17: *Das fertige Bild wirkt angenehm harmonisch und ausgewogen. Das quadratische Format ist in drei geometrische Formen aufgeteilt, deren gerade Linien die organischen Pflanzenformen und ihre weichen Schatten auf der Wand kontrastieren. Die lockeren Bleistiftstriche wiederum kontrastieren die strenge Komposition und die präzisen Formen.*

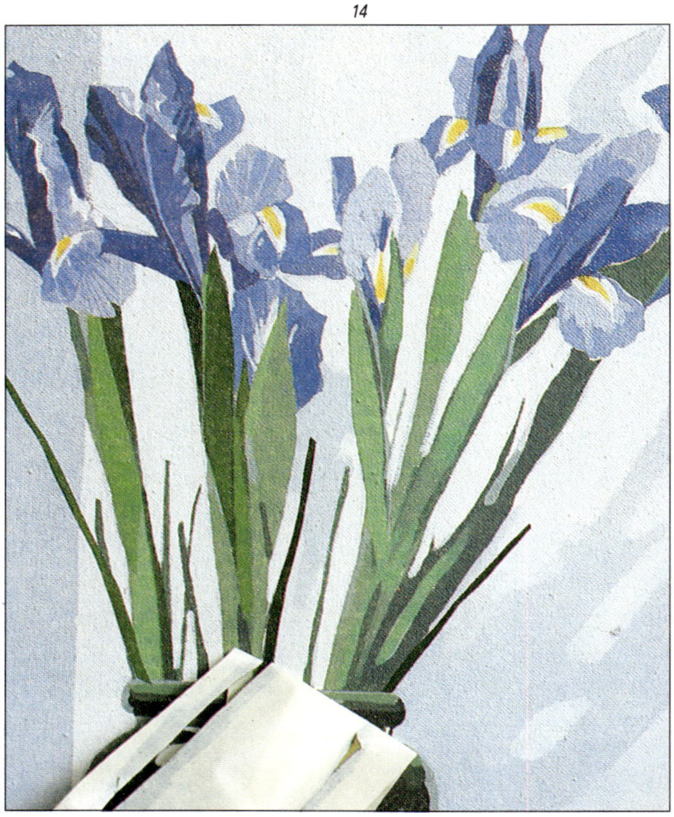

15

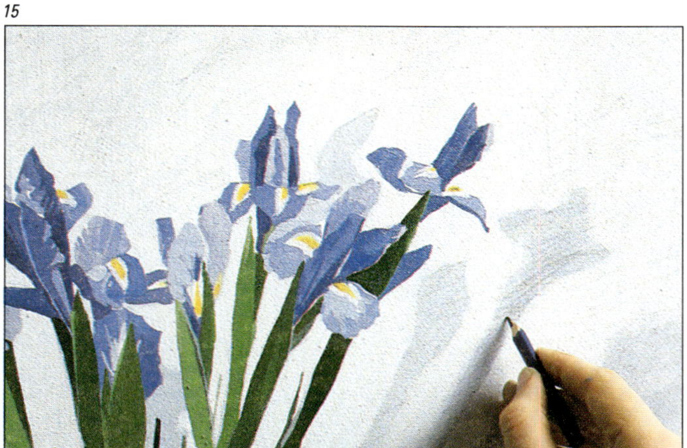

16

DAS MATERIAL

- Bildträger: aufgezogene Leinwand mit Acrylgrundierung, 76 x 76 cm.
- Pinsel: Borstenpinsel Nr. 3, Rotmarderpinsel Nr. 4.
- Acrylfarben: Naphtolrot, Elfenbeinschwarz, Kadmiumgelb hell, Smaragdgrün, Chromoxidgrün stumpf, Umbra natur, Oxidgelb, Lichter Ocker, Ultramarinblau, Kobaltblau, Titanweiß.
- Ölfarben: Ultramarinblau, Alizarinkrapplack, Saftgrün, Chromgrün, Elfenbeinschwarz, Lichter Ocker, Kadmiumgelb, Umbra natur, Titanweiß.
- Sonstiges: Maskierband, scharfes Skalpell, Bleistift (B).

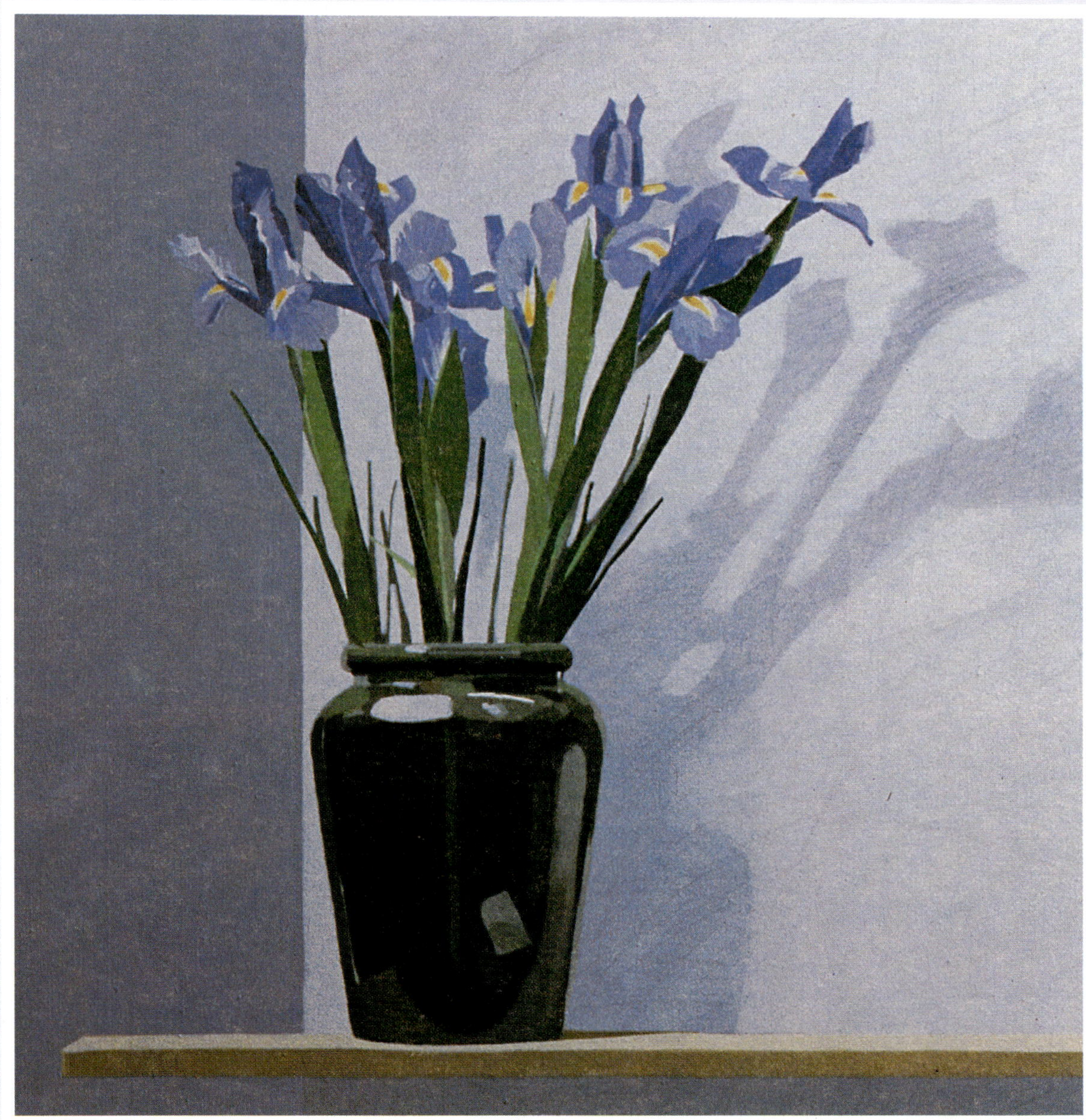

17

LANDSCHAFT MIT SCHUPPEN

Acrylfarbe ist zweifellos das vielseitigste Malmedium. Dieses Landschaftsbild demonstriert, daß die spezifischen Techniken und Verfahren anderer Medien sehr wirkungsvoll und harmonisch miteinander kombiniert werden können. Als Bildträger wählte der Künstler aufgezogenes, schweres weißes Papier wie bei der Aquarellmalerei, begann das Bild dann aber mit einer traditionellen Ölmaltechnik, einer Untertuschung. Der Künstler baute das Bild auch weiterhin mit Aquarell- und Öltechniken auf. Hier und da wurde nach Art der Ölmalerei pastose Farbe trocken vermalt und verschliffen. An anderen Stellen arbeitete er mit Lavierungen, einer traditionellen Aquarelltechnik, um die Untertuschung für eine leichte, subtile Tonigkeit auszuschöpfen, die die schwereren, opaken Partien kontrastiert. Das alles zeigt, welche Freiräume die Acrylfarbe bietet: ein breites Spektrum ausdrucksstarker Techniken zur optimalen Ausgestaltung des Sujets.

DAS MATERIAL

- Bildträger: aufgezogenes, schweres weißes Zeichenpapier, 50 x 58 cm.
- Pinsel: Synthetikpinsel Nr. 4 und 6.
- Farben: Alizarinkrapplack, Elfenbeinschwarz, Siena gebrannt, Kadmiumrot mittel, Coelinblau, Chromgrün, Lichter Ocker, Titanweiß.

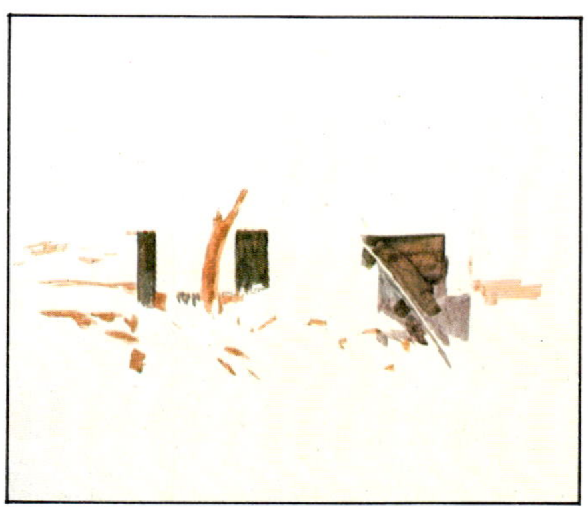
1

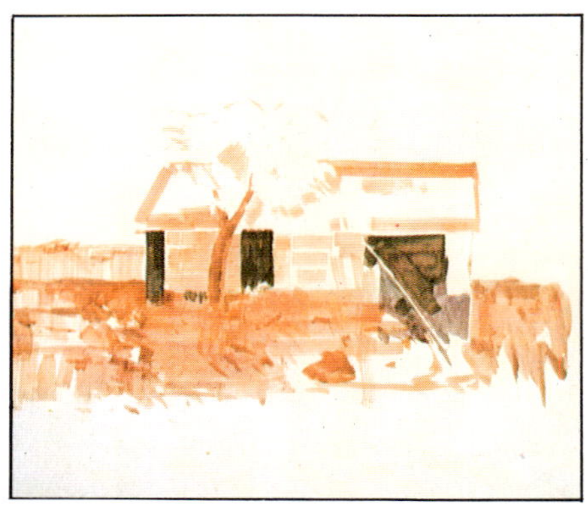
2

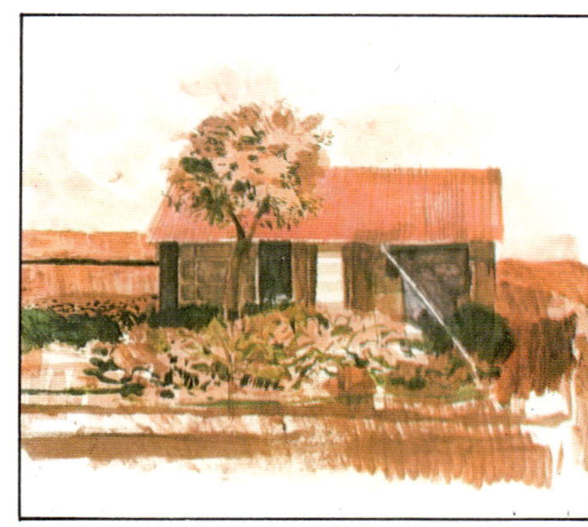
3

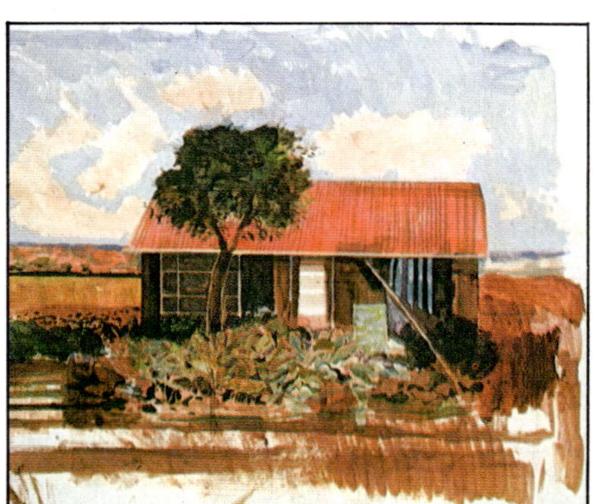
4

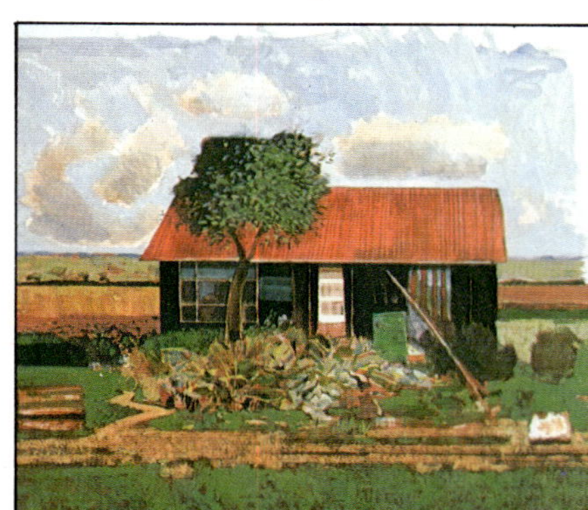
5

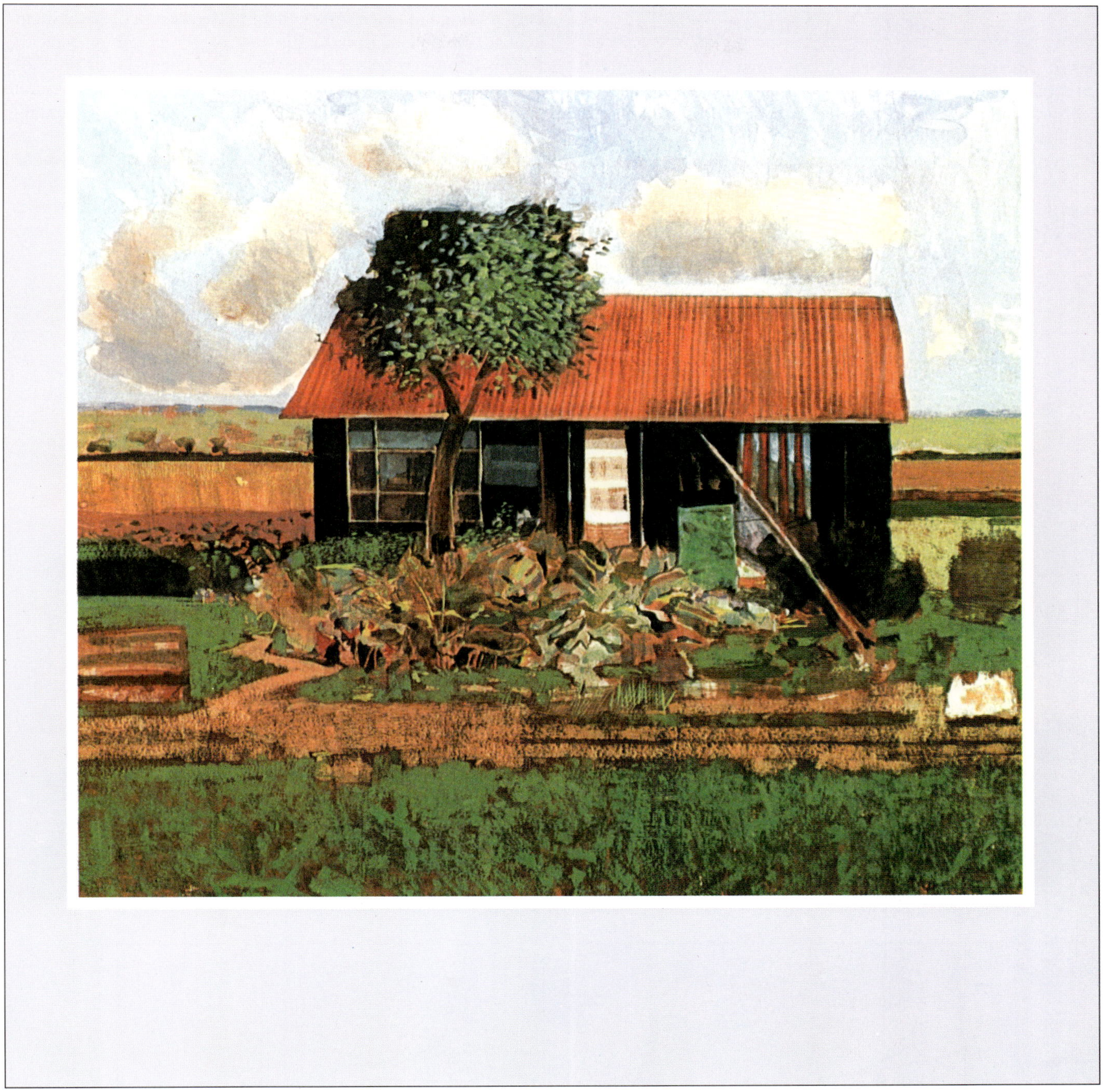

6

1: *Eine grobe Bleistiftaufzeichnung auf dem angefeuchteten Papier, dann eine flächige Lavierung des Schuppens in Alizarinkrapplack und gebranntem Siena.*
2: *Hauptformen und Konturen mit sehr nassen Lavierungen in gebranntem Siena, Umrisse mit der Pinselspitze.*

3: *Dachfarbe in gebranntem Siena und Kadmiumrot, dunklere Töne von Gras und Sträuchern in reinem Chromgrün.*

4: *Die Himmelspartie dünn in Coelinblau laviert, die Wolken mit hellem Alizarinkrapplack trocken aufgerieben, die hellen Töne des Blattwerks aus Chromgrün und Weiß gemischt.*

5: *Glanzlichter auf Blattwerk und Gras in hellem Grün, der Vordergrund in gebranntem Siena überlaviert.*

6: *Dann wird auf dem Vordergrund recht trockene, hellgrüne Farbe vermalt, deren gebrochene Oberfläche die braune Untertuschung durchscheinen läßt. Mit einem Synthetikpinsel Nr. 4 werden alle feinen Details ausgearbeitet. Beachten Sie, wie warme Rot- und kalte Grüntöne zu einer vibrierenden Farbharmonie ineinandergeblendet wurden.*

BOOTE AM STRAND

Das schwierigste beim Malen ist oft, einen Anfang zu finden. Ein strahlend weißer Malgrund wirkt einschüchternd – man fürchtet, gleich mit dem ersten Pinselstrich etwas falsch zu machen.

Ein in freundlicher Farbe getönter Malgrund kann diese Hürde überwinden helfen. Die Tönung, eine traditionelle Ölmaltechnik, besteht aus einer dünnen farbigen Lavierung, die vor dem Malen über den gesamten Malgrund gelegt wird.

Die Tönung hat zwei Funktionen: Erstens kann man auf dem neutralfarbigen Malgrund die Intensität der aufgetragenen Farbmischungen besser einschätzen, zweitens kann die Tönung hier und da durch die Übermalung hindurchscheinen und damit den farblichen Zusammenhalt eines Bildes unterstützen.

Traditionell wird der Malgrund in einem neutralen Ton oder einer Erdfarbe getönt oder folgt der grundlegenden Farbpalette des Sujets. Hier verwendete der Künstler einen warmen, erdigen Ton, der mit den darübergelegten Farben harmoniert.

GETÖNTER UNTERGRUND

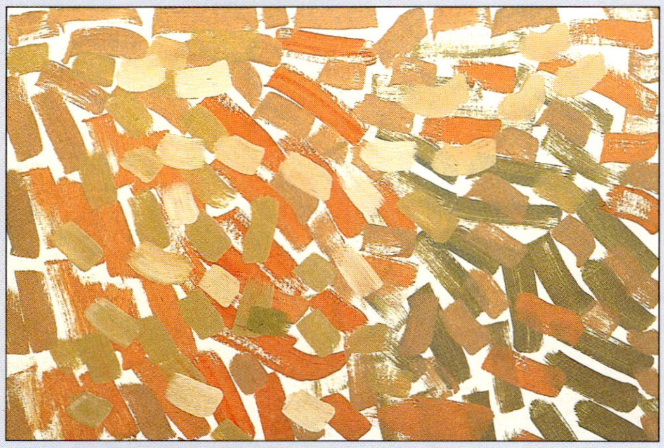

1

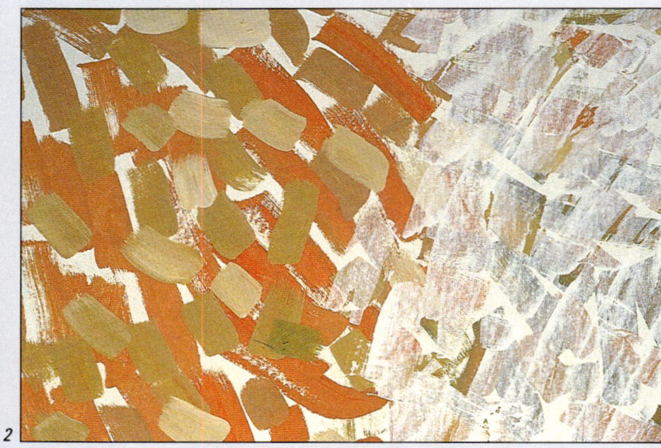

2

1: *Gewöhnlich wird die Untergrundfarbe auf der Palette gemischt und mit glatten, gleichmäßigen Strichen aufgetragen. Hier jedoch malt der Künstler die Farben mit lockerem Strich auf und blendet sie ineinander. Kadmiumrot, Lichter Ocker und Weiß, gut mit Wasser verdünnt, werden frei auf der weißen Fläche verteilt.*

2: *Der Bildträger wurde mit Farbe bedeckt und nach dem Trocknen dünn in Weiß überlaviert. Eine mittel- bis helltonige Oberfläche mit wenigen ineinandergeblendeten Pinselstrichen entsteht. Die beim Betrachten wahrgenommene Farbmischung wirkt viel lebhafter als eine flächige Lavierung aus zuvor gemischten Farben.*

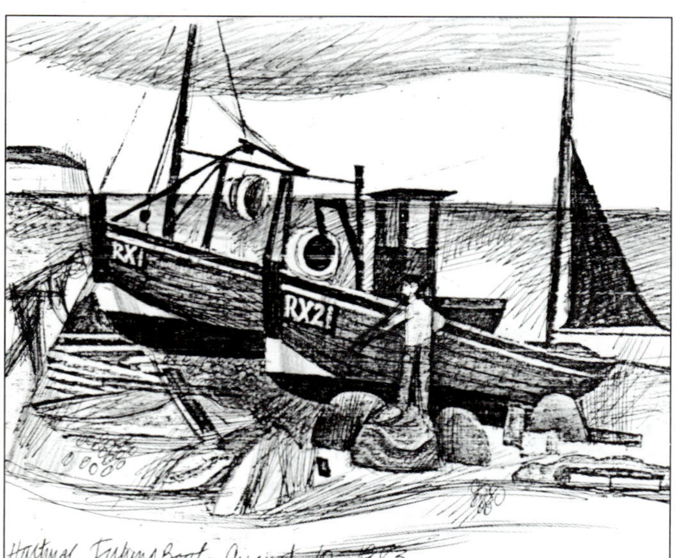

3

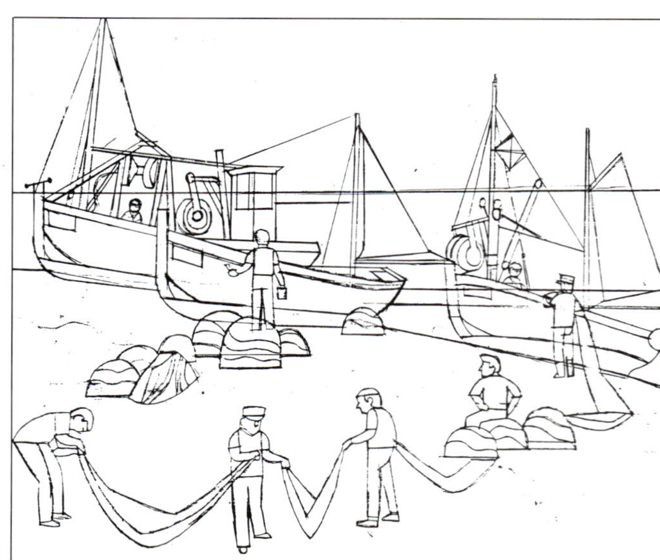

4

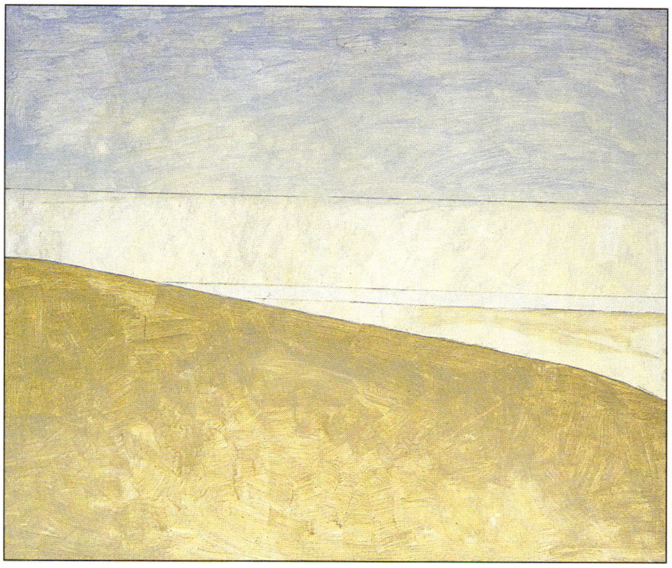

5

5: Nach Trocknen des Untergrundes wird die Himmelspartie in Weiß und Ultramarin mit etwas gebrannter Umbra sehr hell überlaviert. Der Vordergrund wird in gebrannter Umbra, Lichtem Ocker und Weiß eingemalt.

6: Dann stimmt der Künstler die Tonwerte ab: Er dunkelt die Meerespartie mit Ultramarinblau nach und hellt den Vordergrund mit einer blassen Lavierung in Weiß, Lichtem Ocker und Ultramarinblau auf.

3: Als Grundlage der Komposition dienten mehrere Kohlestiftstudien einzelner Bildelemente. Diese Vorstudie konzentriert sich auf die an den Strand gezogenen Boote.

4: Mit Hilfe der Studien wird eine kompositorische Skizze angefertigt, die später auf das Bild übertragen wird.

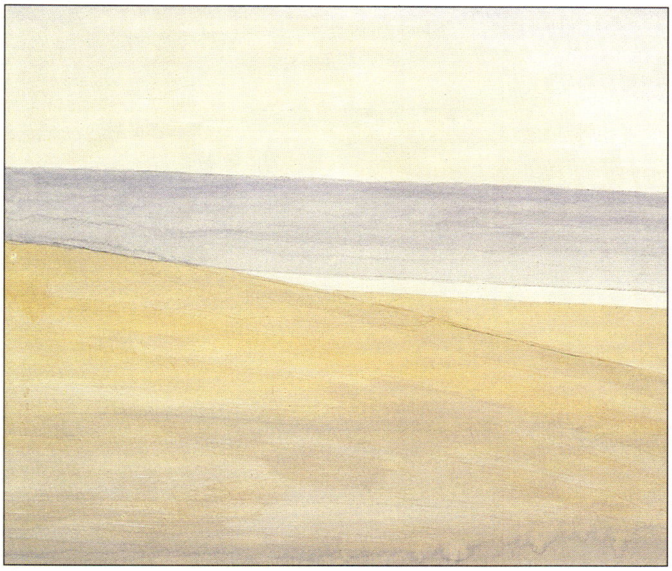

6

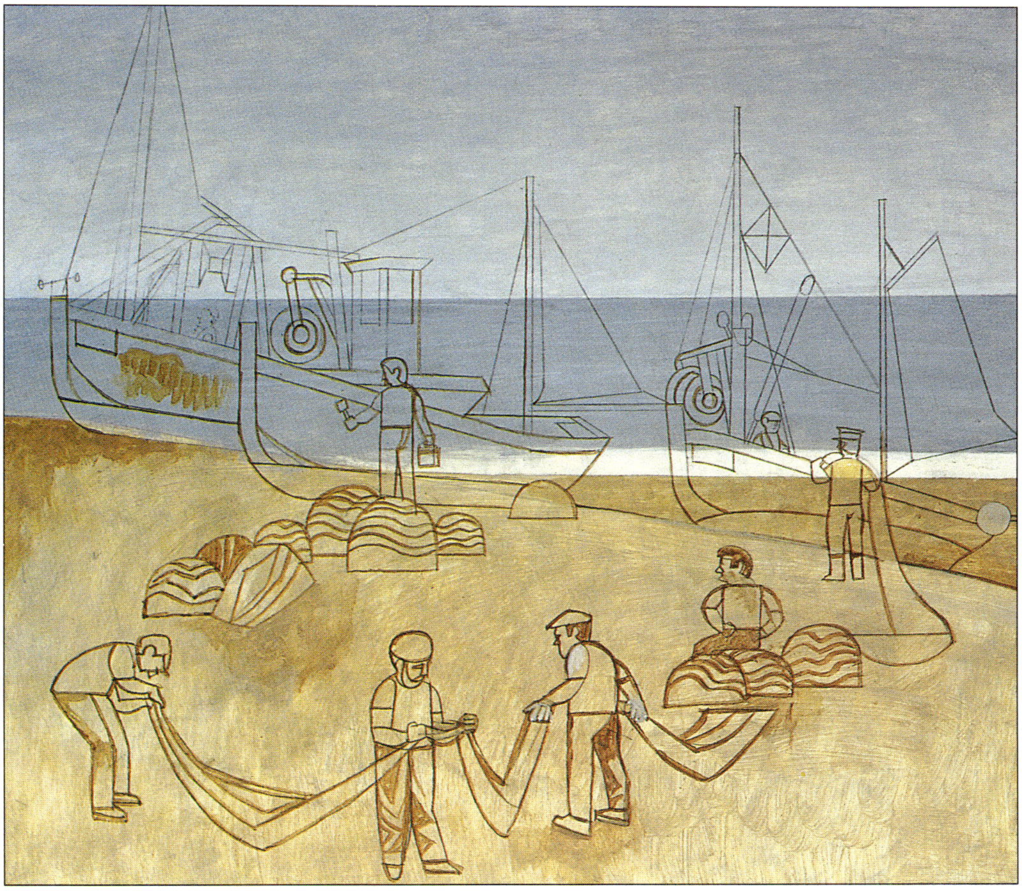

7

7: Der Wellensaum wird in reinem Weiß gemalt. Die kompositorische Zeichnung wird auf das Bild übertragen und mit der Spitze eines Rotmarderpinsels Nr. 2 in gebrannter Umbra nachgezogen.

DAS MATERIAL

- Bildträger: vorgefertigte Malpappe mit Acrylgrundierung, 60 x 50 cm.
- Pinsel: flacher Schweinsborstenpinsel Nr. 7, runder Rotmarderpinsel Nr. 2, 4 und 6, Synthetikpinsel Nr. 3 und 5.
- Farben: Umbra gebrannt, Lichter Ocker, Kadmiumrot mittel, Ultramarinblau, Elfenbeinschwarz, Titanweiß.

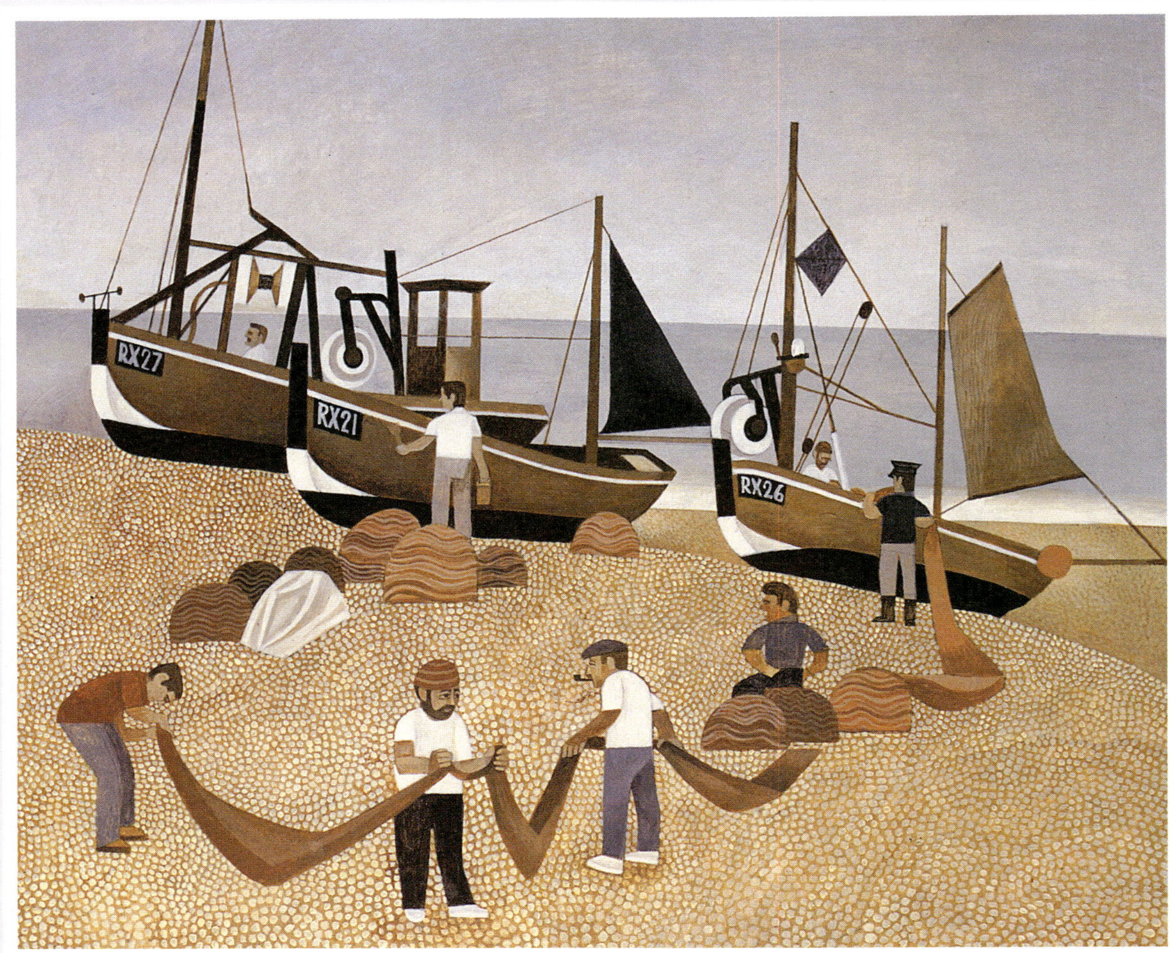

8

8: *Die Umrisse der Figuren und Boote werden mit Farbe ausgefüllt : Umbra gebrannt, Elfenbeinschwarz, Titanweiß und Ultramarinblau. Die Struktur des groben Kiesstrandes wird in einer Mischung aus Lichtem Ocker und Weiß aufgetüpfelt. Der besondere Reiz dieses Bildes ist sein »naiver« Stil. Das Arrangement der Figuren und Fischerboote führt den Blick des Betrachters aus dem Vordergrund in den Hintergrund.*

KORNFELD IM SOMMER

Die äußerst flexible Acrylfarbe bietet viele der Vorzüge anderer Medien und nur wenige ihrer Nachteile. Diese Landschaftskomposition verbindet etliche verschiedene Maltechniken von dünnen Lavierungen und Lasuren bis zum dicken Impasto. Da die Acrylfarbe in Minuten trocknet, konnte der Künstler sehr rasch mehrere Farbschichten übereinander aufbauen. Außerdem deckt Acrylfarbe sehr stark, weshalb helle Farben problemlos über dunkle gemalt werden können, ohne daß diese durchscheinen. Der Künstler kann also sehr frei experimentieren und auch im Verlauf der Arbeit immer wieder kompositorische Elemente und Farben verändern.

Viele Landschaftsmaler fertigen vor Ort kleine Bleistift- oder Aquarellskizzen an, die sie dann im Atelier als Referenzmaterial für größerformatige Bilder verwenden. Das ist viel praktischer, als eine umfangreiche Ausrüstung umherzutragen – besonders bei unbeständigem Wetter. Beim Skizzieren kann der Künstler sein Sujet viel intensiver beobachten und viele Informationen über Formen, vom Lichteinfall veränderte Farben, strukturelle Details usw. zusammentragen.

Einfache Skizzen sind auch eine unschätzbare Hilfe beim Korrigieren überflüssiger Details und der Erfassung des Wesentlichen. Beim Malen im Freien wird man allzuleicht von der Komplexität der Szenerie überwältigt. Ein Künstler, der im Atelier nach Skizzen arbeitet, hat eher Gelegenheit, seine Vorstellungskraft spielen zu lassen und dabei seinen ursprünglichen Eindruck von dem Sujet wiederzufinden.

DAS MATERIAL

- Bildträger: vorgefertigte Leinen-Malpappe, 50 x 60 cm.
- Pinsel: flacher Schweinsborstenpinsel Nr. 3, 6, und 8, Rotmarderpinsel Nr. 4.
- Farben: Elfenbeinschwarz, Umbra gebrannt, Kadmiumgelb, Chromgrün, Lichter Ocker, Zitronengelb, Olivgrün, Umbra natur, Ultramarinblau, Chromoxidgrün feurig, Zinnoberrot, Titanweiß.

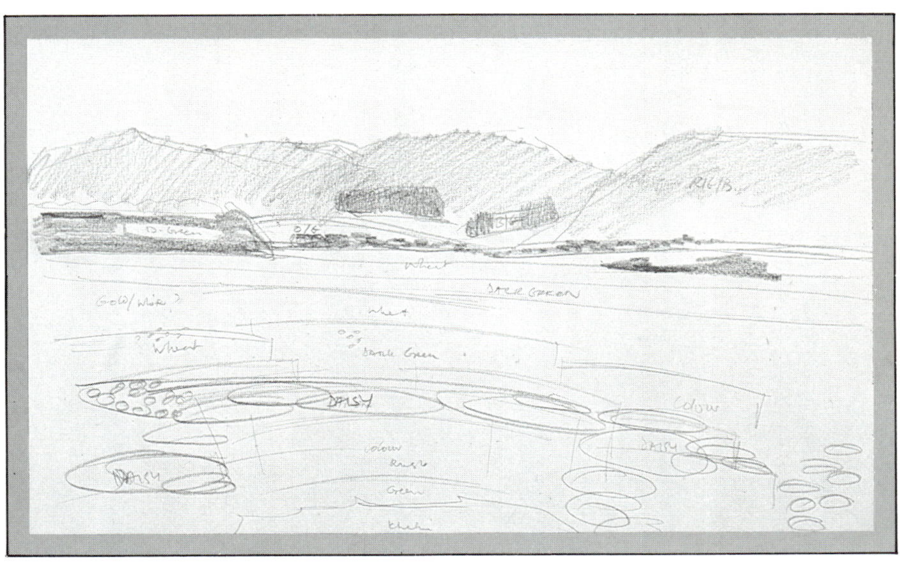

1

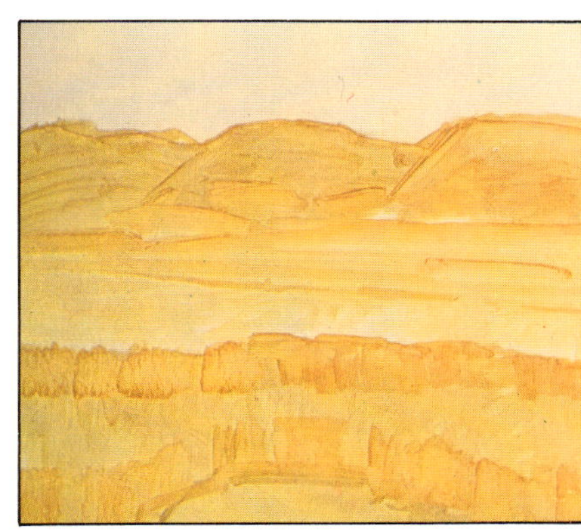

2

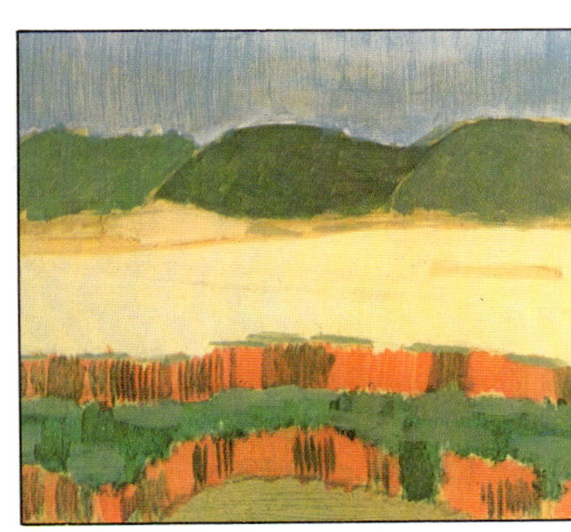

3

1: *Grobe Skizze, die auch schriftliche Vermerke über Farben, Lichtverhältnisse usw. enthält.*

2: *Großflächige Untertuschung mit stark verdünnter Farbe wird angelegt. Die Grundformen der Landschaft sind mit einer Mischung aus Lichtem Ocker und Umbra natur angedeutet, aufgetragen mit einem Borstenpinsel Nr. 8.*

3. Eine dünne Lasur in warmem Orange wird über den Vordergrund, eine in Olivgrün über die Hügel in der Ferne gelegt. Im Mittelgrund wird eine dicke Schicht Zitronengelb aufgetragen.

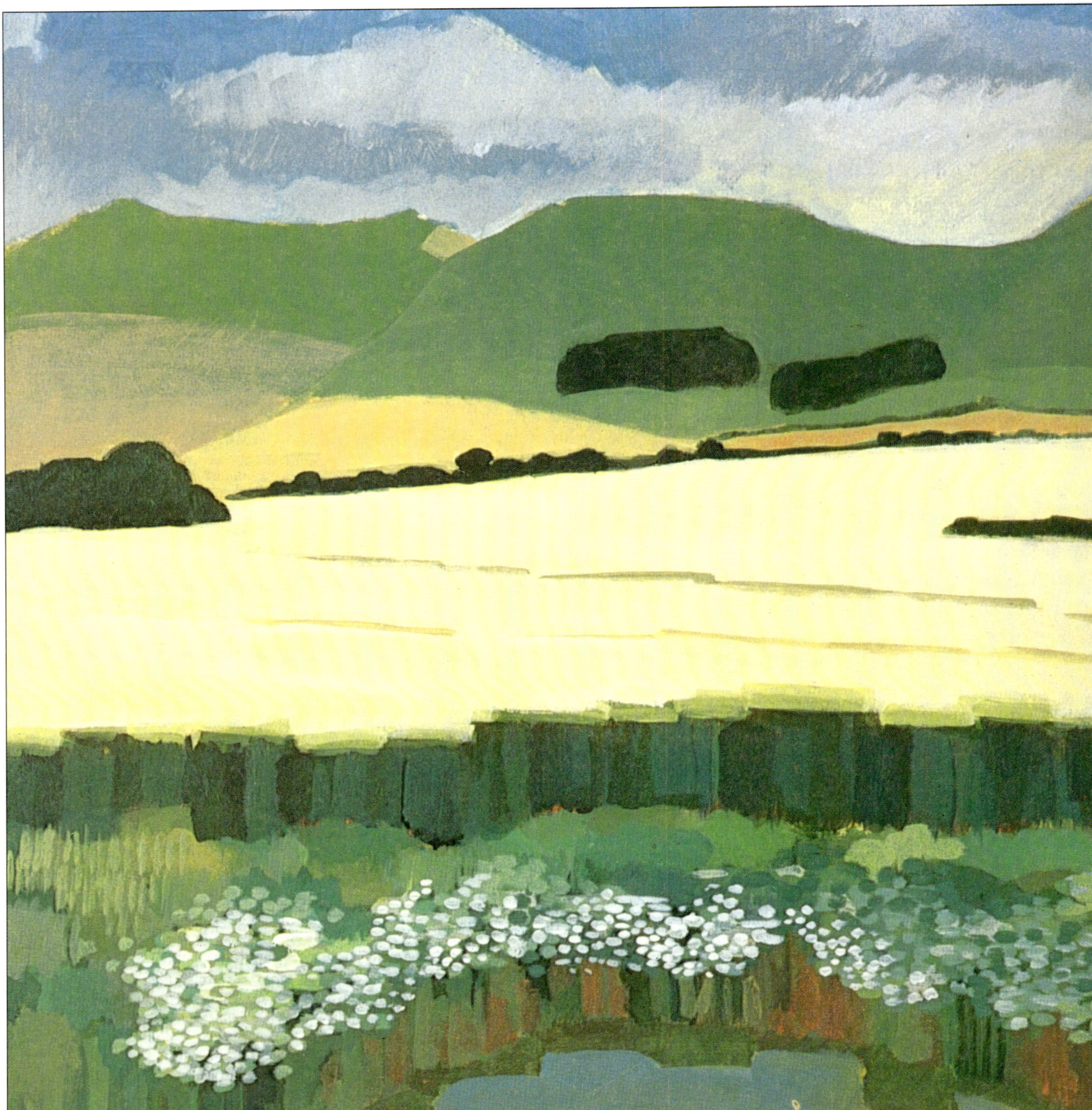

10

10: *Das fertige Bild. Der Künstler nutzte sowohl die transparenten als auch die deckenden Qualitäten der Acrylfarbe, um eine Vielzahl raffinierter Strukturen und Formen aufzubauen. Der überlegte Einsatz horizontaler und vertikaler Pinselstriche unterstützt die ruhige, stille Stimmung. Beachten Sie auch, wie die warme gelbe Untertuschung durch die anderen Farbschichten durchscheint und mit an der Farbharmonie des Bildes arbeitet.*

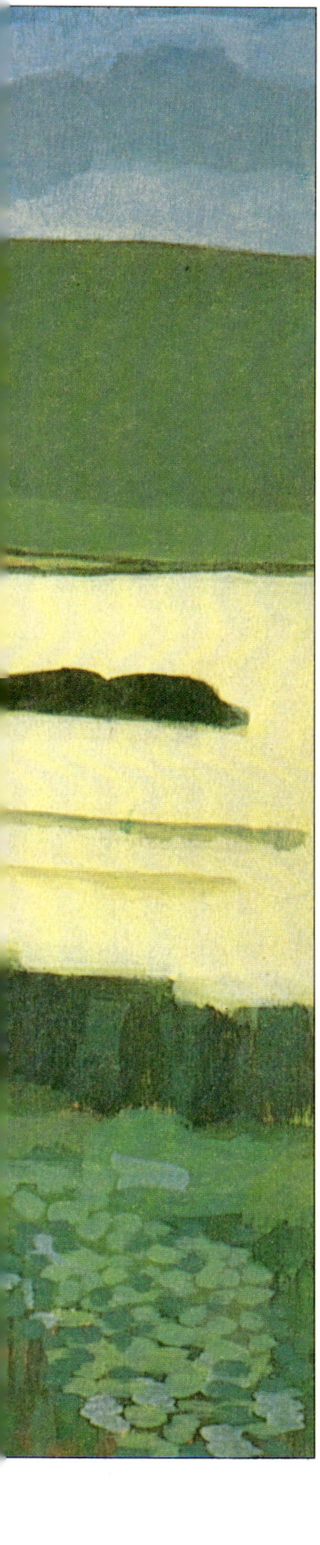

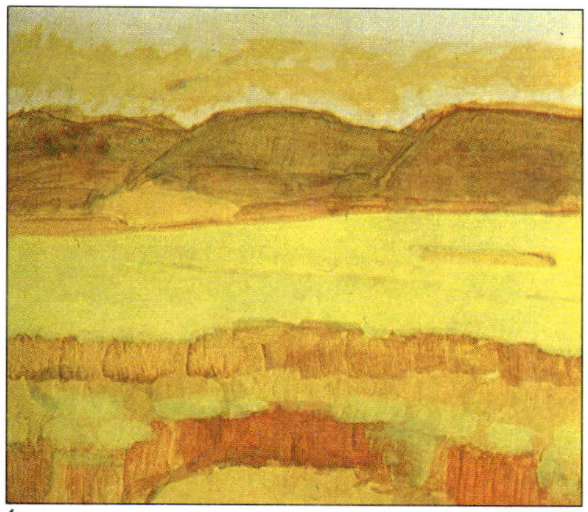

4

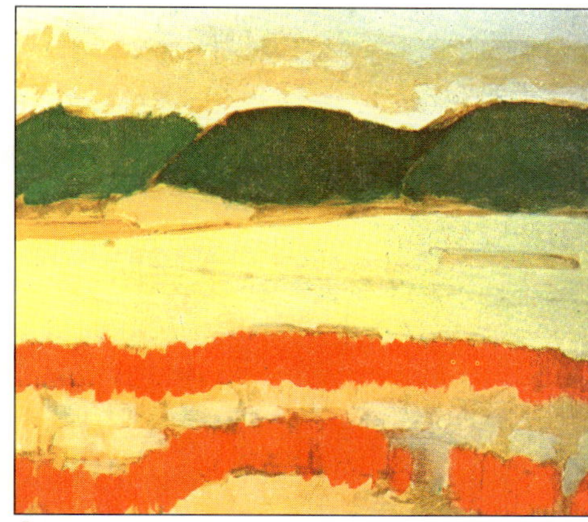

5

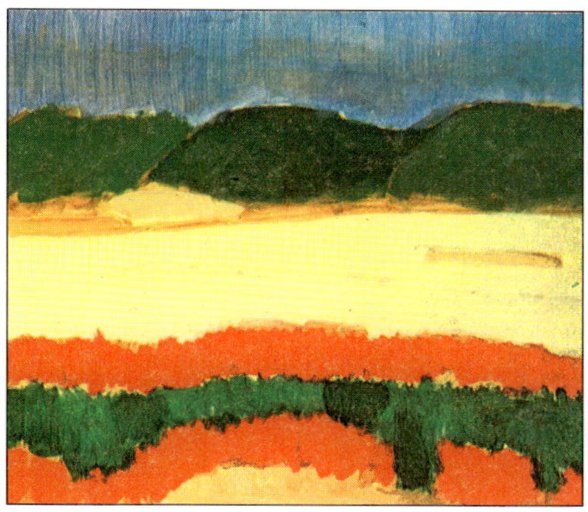

6

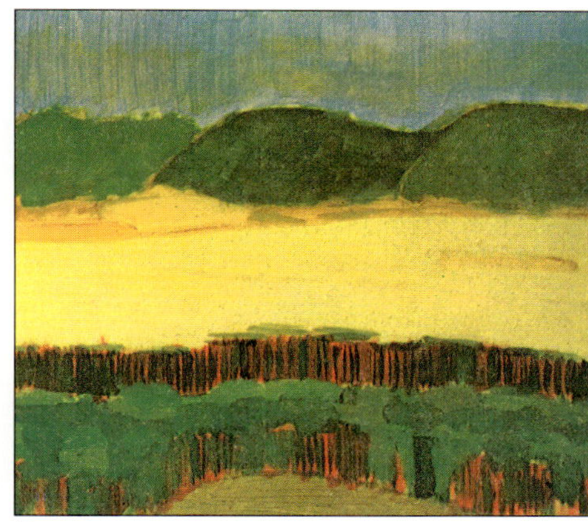

7

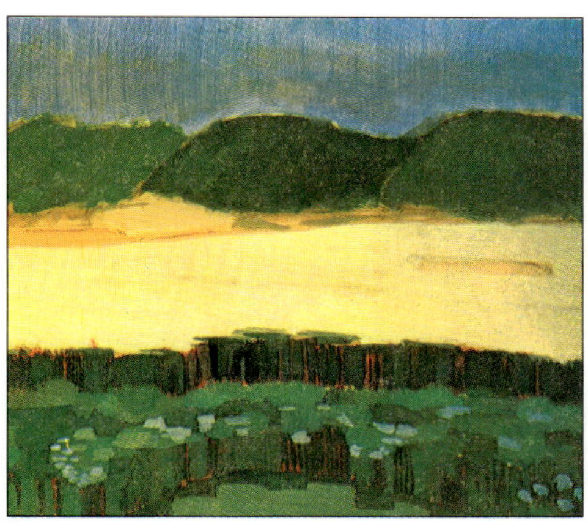

8

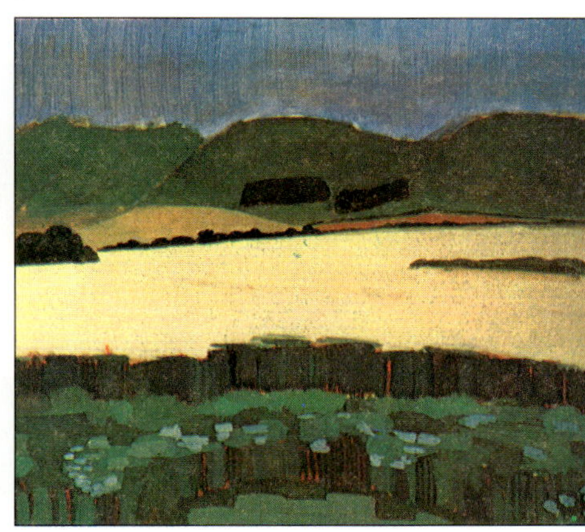

9

4: *Die Hügelformen werden in einer Mischung aus Chromgrün und Lichtem Ocker weiterentwickelt. Ein helles, aus Zinnoberrot und Gelb gemischtes Orange gibt dem Vordergrund einen wärmeren Ton.*

5: *Mit einem Tuch wird verdünntes Kobaltblau auf die Himmelspartie aufgetragen, der Vordergrund in einem Grünton aus Chromgrün und Zitronengelb weiterentwickelt.*

6: *Mit dünnen Lasuren und dicken Tupfen werden in verschiedenen Grün- und Grautönen die Details im Vordergrund ausgearbeitet.*

7: *Pastose Hintergrunddetails, mit Borstenpinsel Nr. 3 in Chromgrün-Schwarz-Mischung eingearbeitet. Kleine Partien in Hellgrün und Weiß hellen den Vordergrund auf.*

8: *Die Himmelspartie wird aufgehellt und mit einem blassen Blaugrün an den Vordergrund angeschlossen. Eine Mischung aus Hellorange und Weiß intensiviert die Farbe der entfernten Kornfeldpartie.*

9: *Eine weiche Schicht in cremigem Gelb, gemischt aus Lichtem Ocker, Weiß und etwas Grün, hellt das Feld im Mittelgrund auf.*

LEUCHTTURM

Die Acrylfarbe ist zwar ein noch recht junges Medium, aber bereits weit verbreitet, weil sie flexibel genug ist, um sich sowohl traditionellen als auch modernen Stilen der Malerei anzupassen. Da sie schnell trocknet und auch so stark verdünnt werden kann wie Aquarellfarbe, ist sie z. B. ideal für die traditionelle Lasurtechnik, in der ein Bild aus mehreren übereinandergelegten Farbschichten aufgebaut wird.
In früherer Zeit wurden fast alle Bilder auf diese Weise gemalt. Die alten Meister verbrachten erst einmal viel Zeit mit der Ausarbeitung ihrer Untermalung, die sie schließlich mit dünnen Farblasuren überzogen. Die Untermalung blieb dabei in großen Teilen sichtbar. Bei einem Bild von Velazquez oder Rubens sehen wir nur die letzten, abschließenden Arbeitsschritte, die vieles von der Untermalung verbergen.
Für dieses Seestück bei Sonnenuntergang wählte der Künstler eine rote Untermalung, die dem ganzen Bild einen warmen Ton verleiht. Er arbeitete auf traditionelle Art vom Dunklen zum Hellen und baute die Formen allmählich von den Grundformen zum Detail hin auf.

DAS MATERIAL

- Bildträger: vorgefertigte Leinen-Malpappe, 60 x 65 cm.
- Pinsel: Synthetikpinsel Nr. 3, kurzer Borstenpinsel Nr. 2, 3 und 4, runder Rotmarderpinsel Nr. 4 und 5.
- Farben: Alizarinkrapplack, Siena gebrannt, Kadmiumgrün, Kadmiumrot hell, Kadmiumgelb, Kobaltblau, Phtalozyaninblau, Ultramarinblau, Titanweiß.

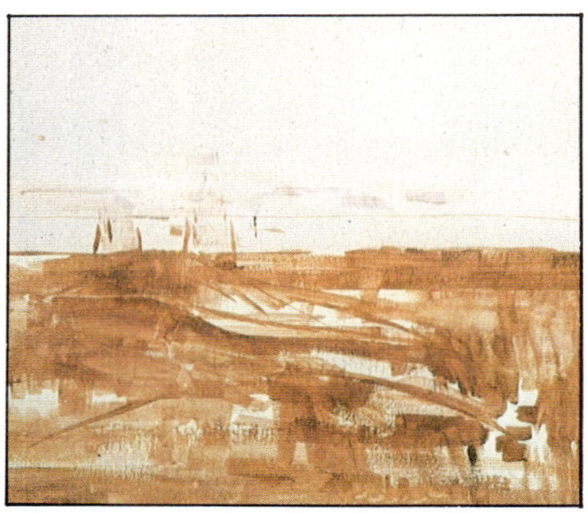

1

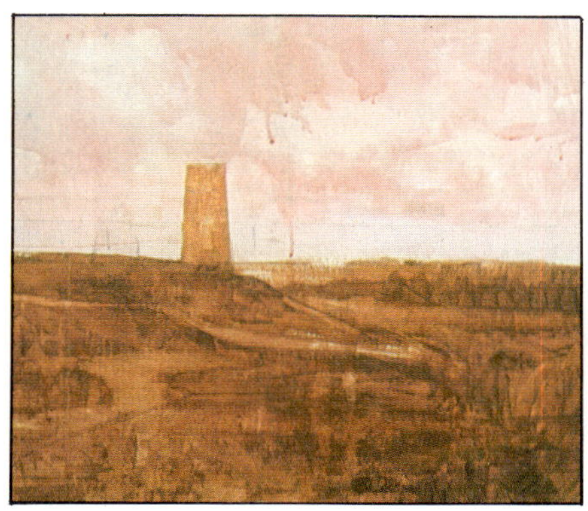

2

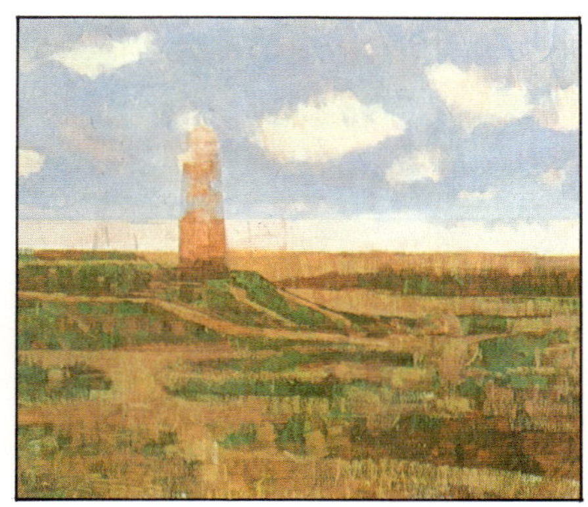

3

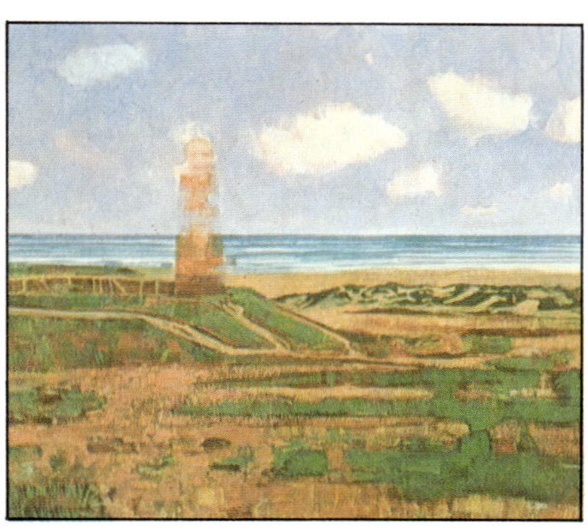

4

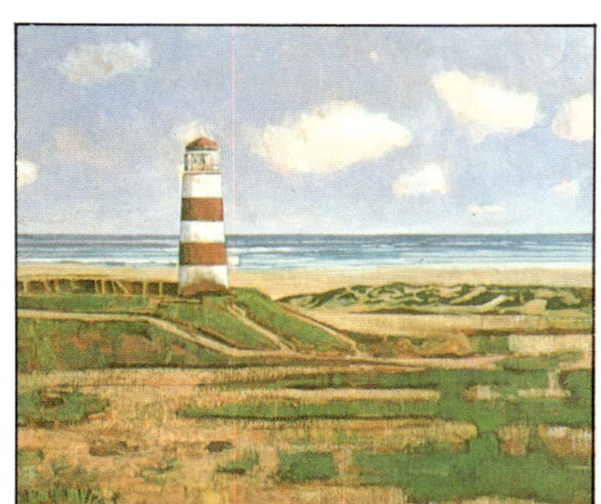

5

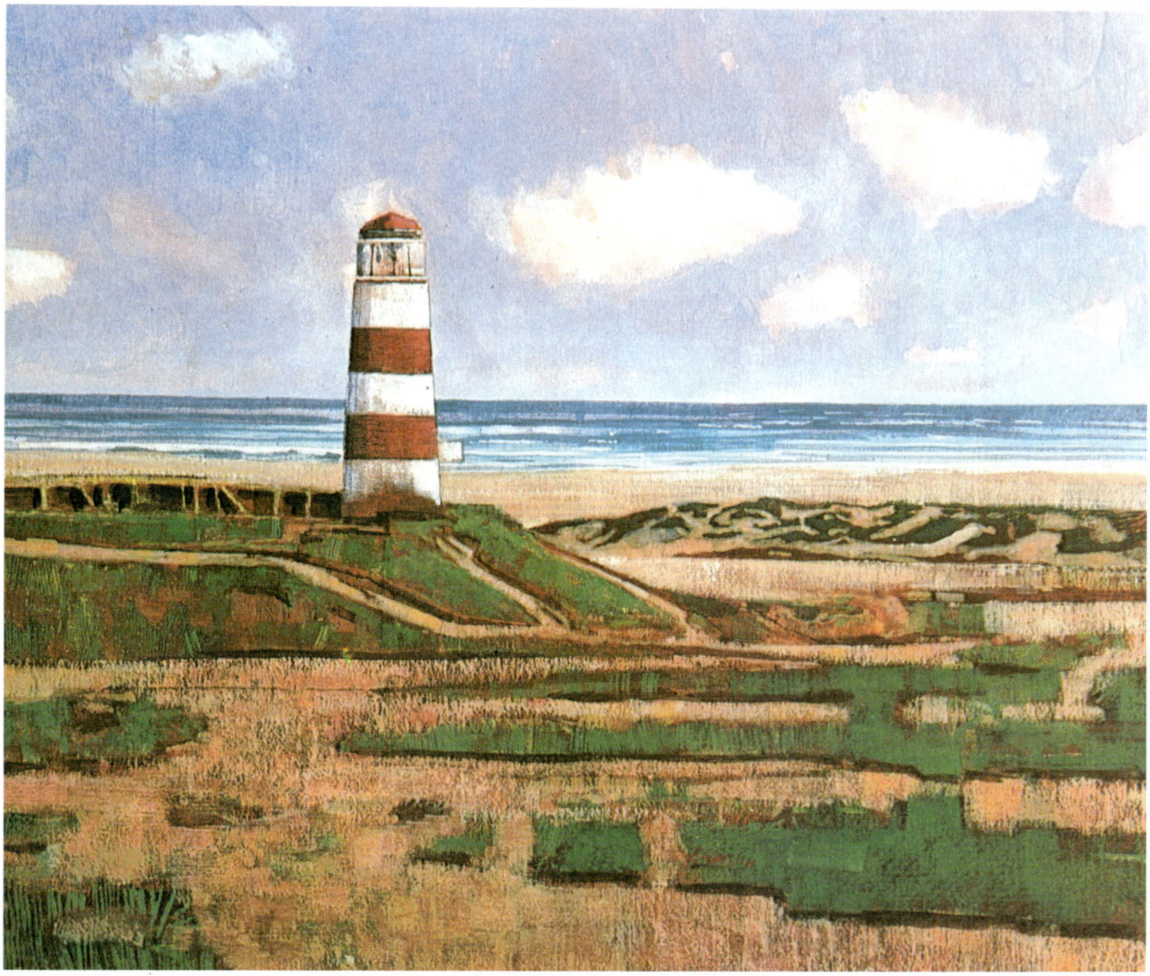

6

1: *Mit einem großen Pinsel wischt der Künstler die Hauptpartien der Komposition mit lockerem Strich rasch in stark verdünntem gebranntem Siena auf.*

2: *Eine locker aufgetragene, dünne Lavierung in Alizarinkrapplack bestimmt den Ton der Himmelspartie. Der Leuchtturm wird dünn in gebranntem Siena laviert, der Boden mit einem dunkleren, deckenderen Ton beschrieben.*

3: *Eine dünne Lavierung in Ultramarinblau wird in die Himmelspartie gemalt. Chromgrün und mittleres Kadmiumgelb deuten kleine Graspartien an. Nachdem sie getrocknet sind, wird der Vordergrund mit vertikalen Strichen in Lichtem Ocker und Weiß aufgehellt.*

4: *Eine sehr dünne Lavierung in Phtalozyaninblau bezeichnet das Meer. Glanzlichter werden mit Lichtem Ocker und Weiß aufgesetzt.*

5: *Der Künstler mischt Alizarinkrapplack und gebranntes Siena und malt mit einem kleinen Rotmarderpinsel vorsichtig die Leuchtturmstreifen ein.*

6: *Auf dem fertigen Bild sehen Sie die rötliche Untertuschung durch die anderen Farbschichten hindurchglühen. Ihre Wärme verstärkt die friedliche Stimmung der Meereslandschaft bei Sonnenuntergang.*

BLICK ÜBER DIE DÄCHER

Heutzutage leben viele von uns in Klein- und Großstädten, weit entfernt von den traditionellen Motiven der Landschaftsmalerei: Hügeln, Tälern, Flüssen, Küsten usw. Die Stadt ist jedoch ein aufregendes Terrain für solche Künstler, die bereit sind, sich auf etwas ungewöhnlichere Motive einzulassen.

Der Blick aus den Fenstern unserer eigenen Wohnung bietet meist eines der nächstgelegenen Stadtmotive. Besonders ein hochgelegenes Fenster eröffnet ausgezeichnete Perspektiven. Die Aussicht kann genauso anregend sein wie der Blick von einem Berggipfel. Die geometrischen Formen der Gebäude und Dächer regen zu kraftvollen, dynamischen Kompositionen mit der Betonung von Formen, Farben und Mustern an. Die Aussicht auf diesem Bild illustriert besonders gut, daß der wache Blick eines Künstlers selbst in dem allergewöhnlichsten Sujet eine besondere Schönheit zu entdecken vermag. Aus einem dichten Gedränge von Gebäuden und Dächern hat er eine ruhige, geordnete Komposition geschaffen. Fast die Hälfte der Bildfläche blieb dem leeren Himmel überlassen, die andere Hälfte füllen die lebhaften geometrischen Muster.

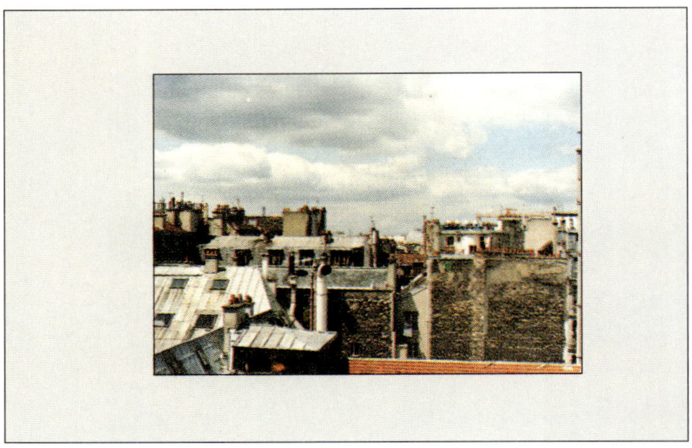

1

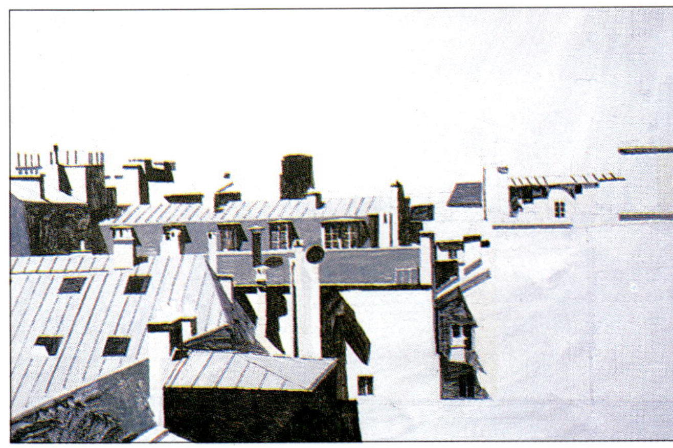

2

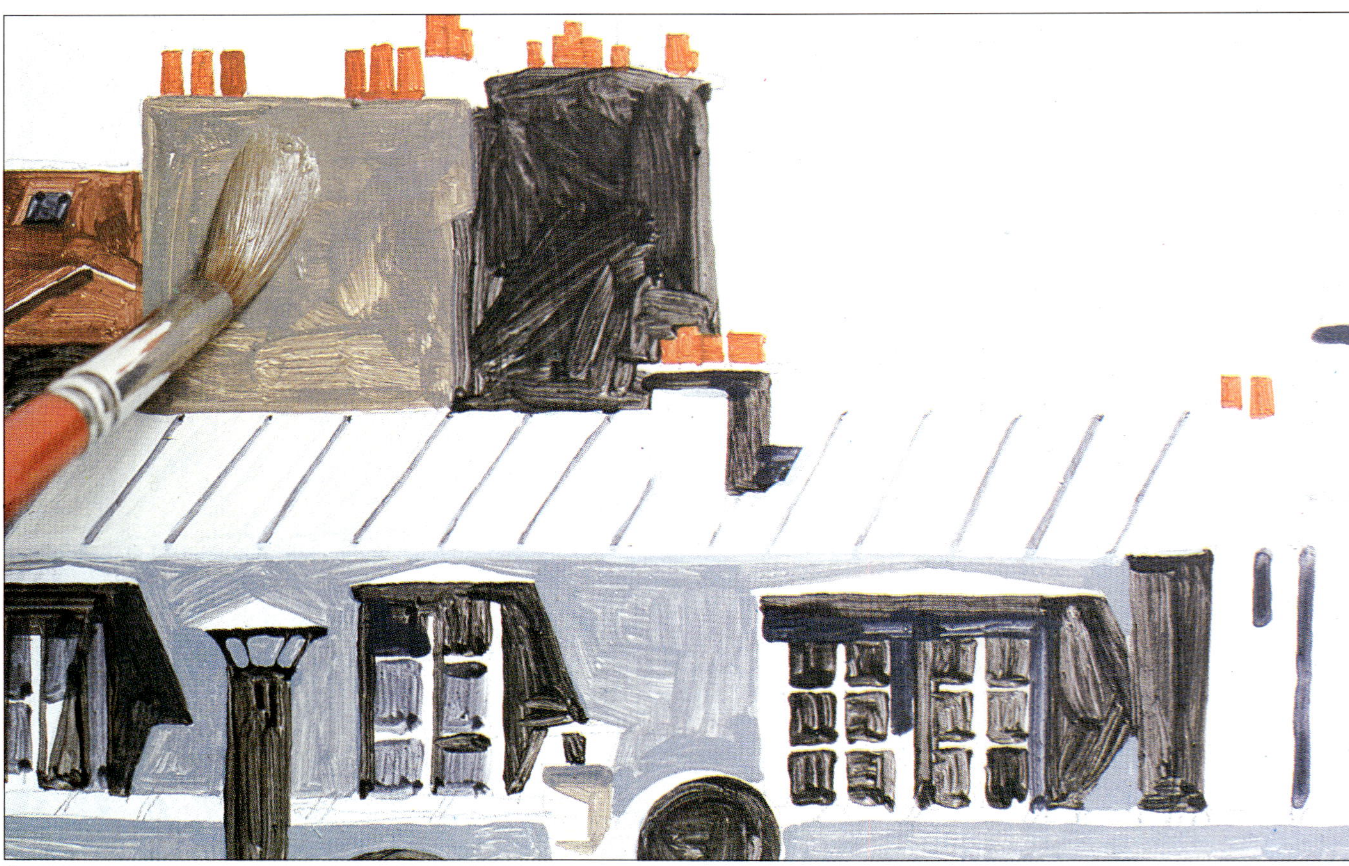

3

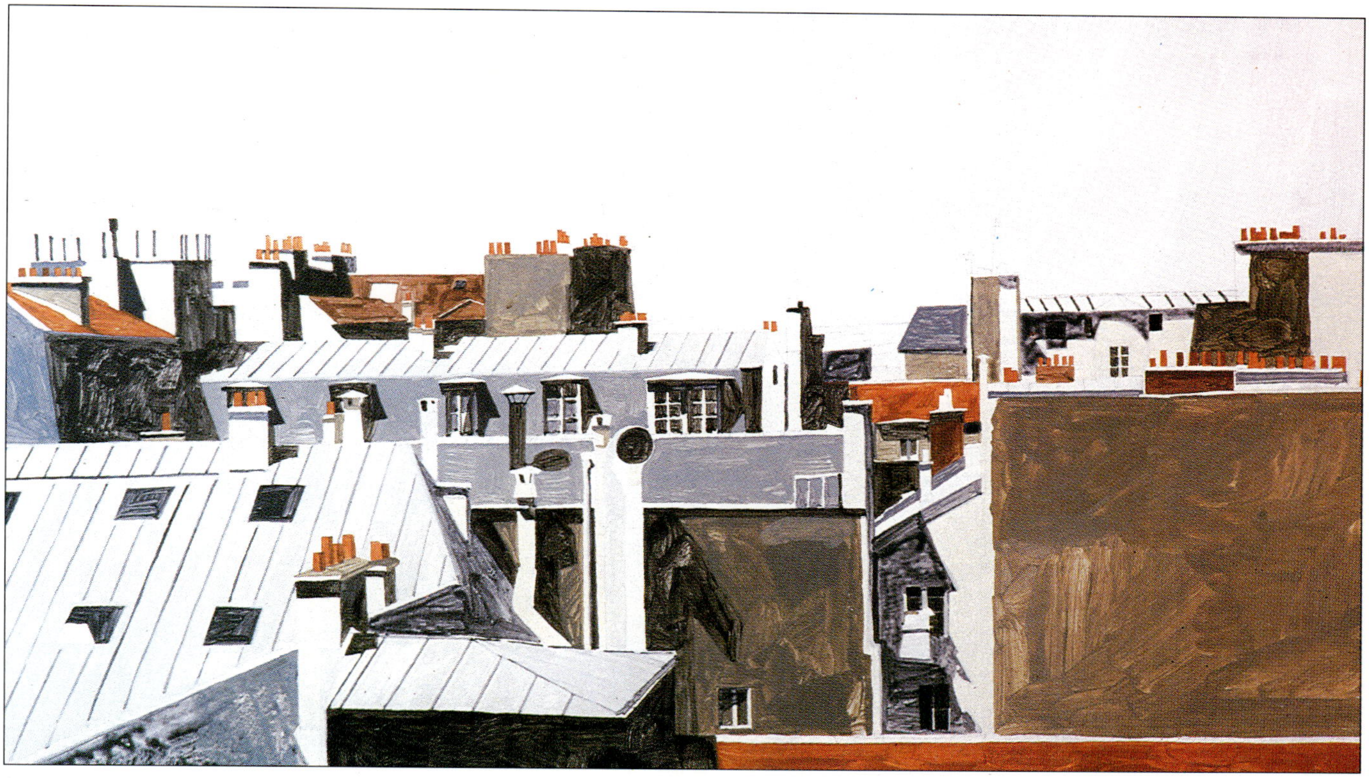

4

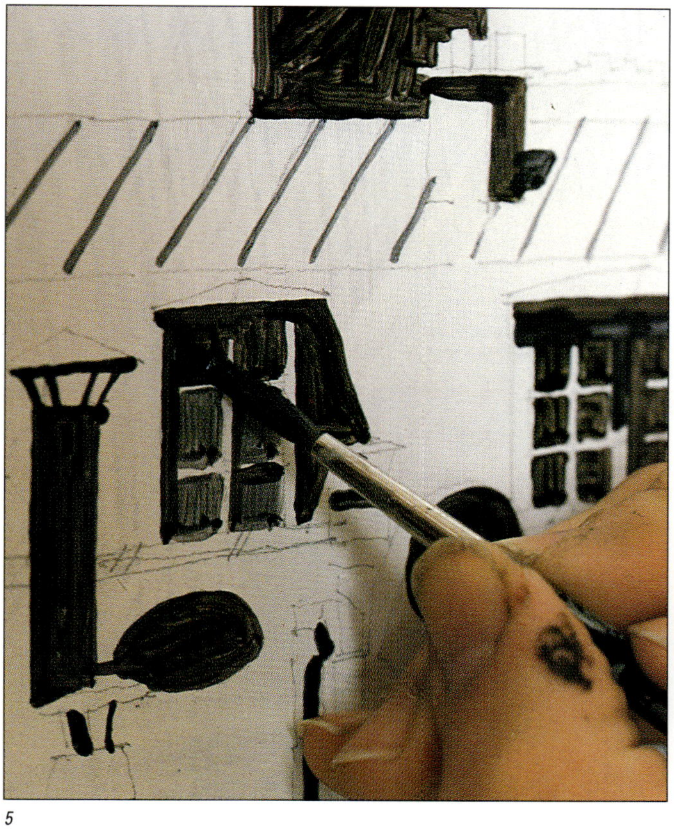

5

1: *Der Künstler beginnt mit einer Aufzeichnung, die das komplizierte Arrangement der Farbfelder und der Licht- und Schattenpartien vereinfacht.*

2: *Detaillierte Umrisse entstehen, die dunkelsten Partien werden in einer gut verdünnten Mischung aus Schwarz und Umbra natur aufgemalt.*

3: *Für die mittleren Töne wird mit einem Rotmarderpinsel Nr. 6 Paynesgrau vermalt.*

4: *Über den dunklen Tönen werden andere Farben aufgebaut: Mischungen aus Weiß, Lichtem Ocker, Kadmiumrot und gebranntem Siena.*

5: *Das Bild wird eine interessante abstrakte Komposition aus Formen und Farben.*

6: *Man beachte, wie dünn die Farbe ist und wie schlicht die Farbfelder eingemalt werden.*

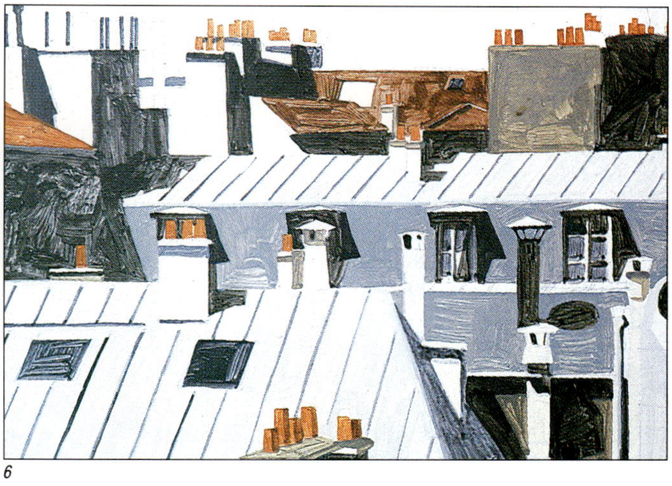

6

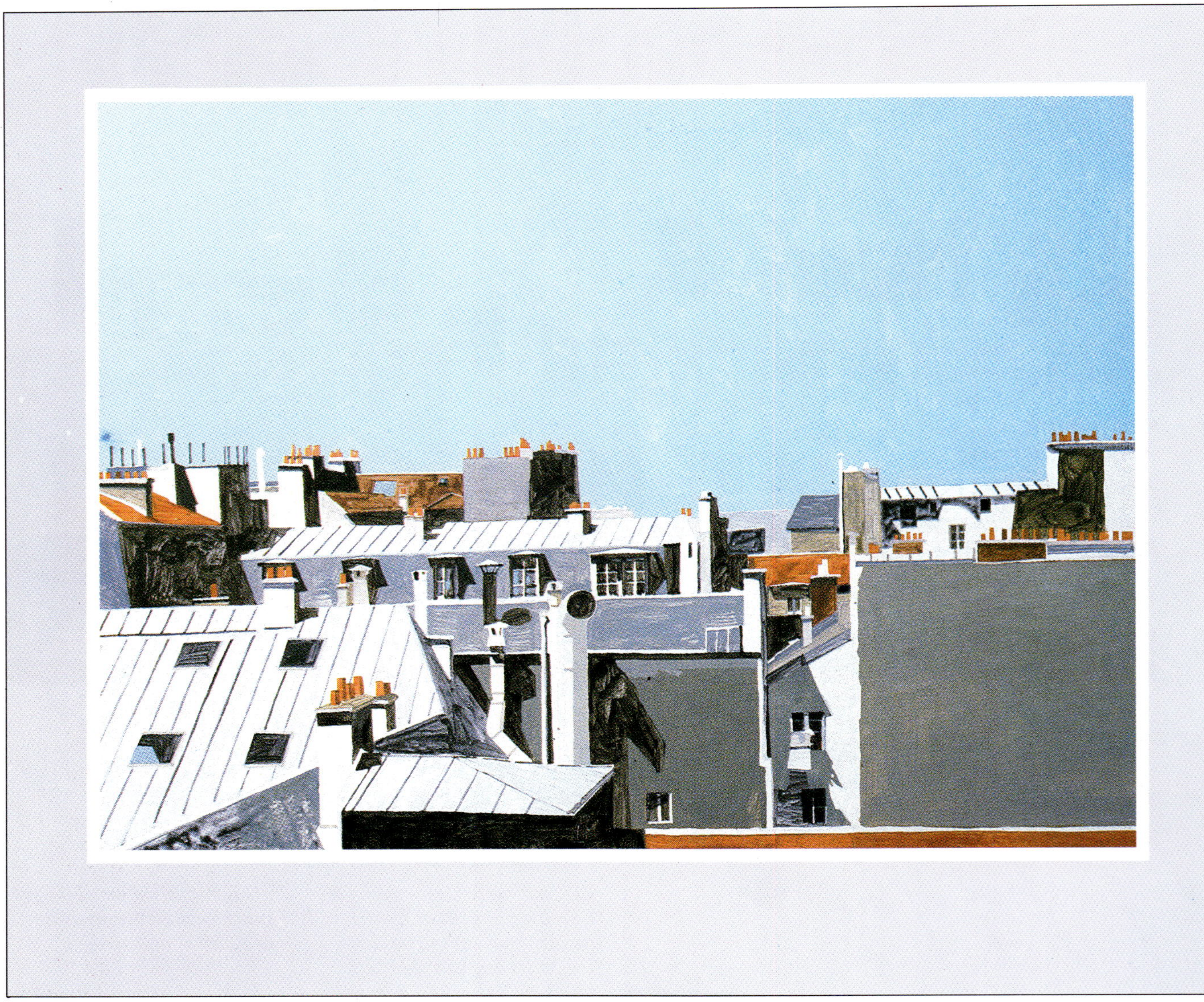

8

7: Aus Paynesgrau, Lichtem Ocker und Weiß werde tiefe Rot- und Beigetöne gemischt und Details ausgearbeitet.

8: Zuletzt wurde die Himmelspartie als flächige Lavierung in einer Mischung aus Coelinblau und Titanweiß eingemalt, abgetönt mit einer dünnen Lasur in Umbra natur. Der Künstler hat sich nicht in Details verloren. Der weite, leere Himmel bildet einen spannungsreichen Kontrast zu den dicht gedrängt liegenden Dächern.

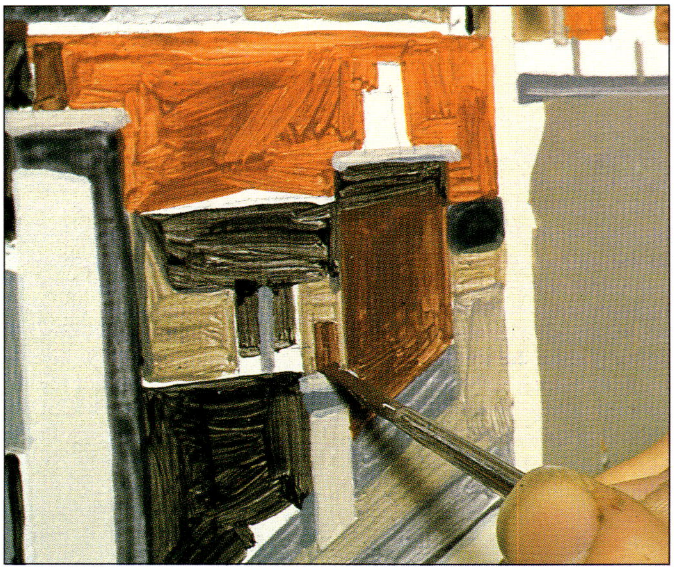

7

DAS MATERIAL

- Bildträger: Hartfaserplatte mit Emulsionsgrundierung, 56 x 66 cm.
- Pinsel: Rotmarderpinsel Nr. 6, Synthetikpinsel Nr. 10.
- Farben: Paynesgrau, Elfenbeinschwarz, Kadmiumgelb, Lichter Ocker, Kadmiumrot, Siena gebrannt, Umbra natur, Titanweiß.

OBSTBÄUME

Zentraler Bildinhalt sind die in der Sonne leuchtenden Obstbäume mit ihren kräftigen, strahlenden Farben, die von den schräg auf die Straße fallenden Schatten kontrastiert werden. Das Bild basiert auf einer kleinen Skizze, rasch hingeworfen bei einem Urlaub am Mittelmeer. Über die Jahre hat der Künstler viele Skizzen dieser Art gesammelt. Er versteht sie nicht als fertige Zeichnungen, sondern mehr als Erinnerungen an interessante Szenerien und Objekte, die er später im Atelier als Grundlagen für seine Bilder verwendet oder als Fragmente in andere Kompositionen einfügt.

Die Gewohnheit, ständig ein Skizzenbuch mit sich zu führen, kann gar nicht hoch genug eingeschätzt werden, besonders bei Auslandsreisen. Selbst beim schnellen Passieren eines Ortes können sich eine Szene oder ein Objekt als ideale Bildmotive auftun. Eine Skizze ist in wenigen Minuten fertig und enthält genügend Informationen, um später danach zu malen. Auch ein Foto kann helfen, aber die Aussagekraft einer Skizze ist viel persönlicher und stärker, denn sie isoliert und betont genau die Elemente, die Sie besonders ansprechen. Ein Foto ist weniger selektiv und zeigt vielleicht nicht das, worauf es Ihnen ankam.

Da Acrylfarbe klebrig ist, kann sie, mit anderen Substanzen wie z. B. Sand oder Kies vermischt, zu interessanten Struktureffekten verarbeitet werden. Hier hat der Künstler gewöhnlichen Bausand mit der Farbe vermischt, um die grobe, sandige Oberfläche der Steinmauer wiederzugeben.

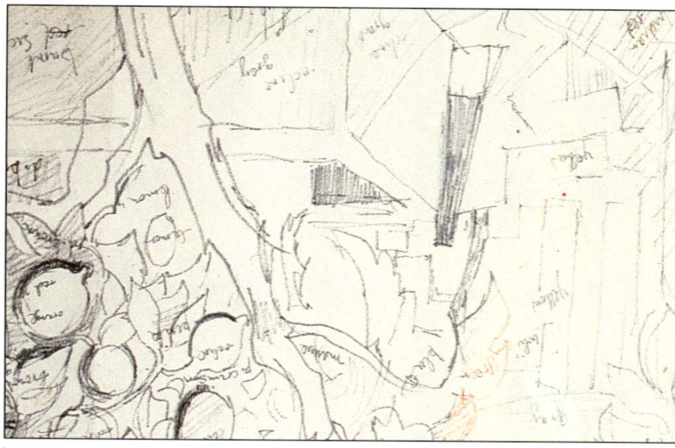

1

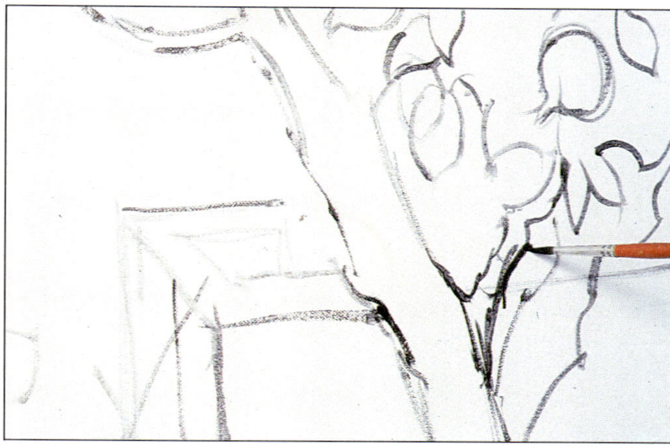

2

1: *Diese kleine Skizze entstand einige Monate vor dem Bild, reicht aber aus, um Erinnerung und Phantasie des Künstlers zu wecken, denn sie enthält auch Schriftvermerke über Farben, Details und Hell-Dunkel-Verteilungen.*

2: *Zuerst wird das Motiv mit einem Rotmarderpinsel in Schwarz auf den Malgrund übertragen.*

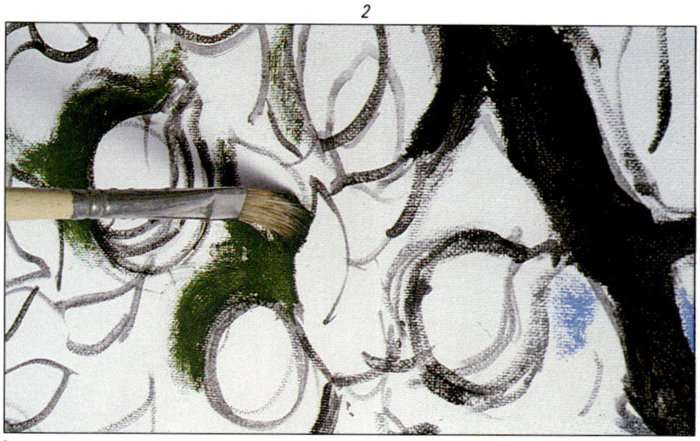

3

3: *Mit einem Borstenpinsel werden grob die dunklen Töne des Stammes und der Blätter eingemalt.*

4. Gewöhnlicher Bausand wird in die Farbe gemischt, um die rauhe, sandige Oberflächenstruktur der Wand zu gestalten. Man braucht dazu nur wenig Sand, sonst wird die Farbe überfrachtet, und es wirkt schnell zu grob.

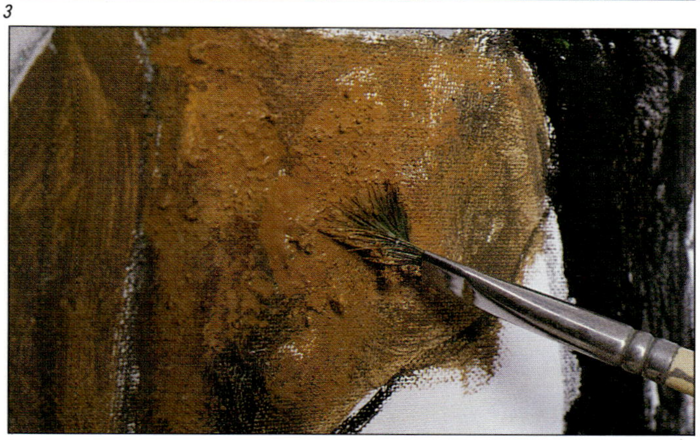

4

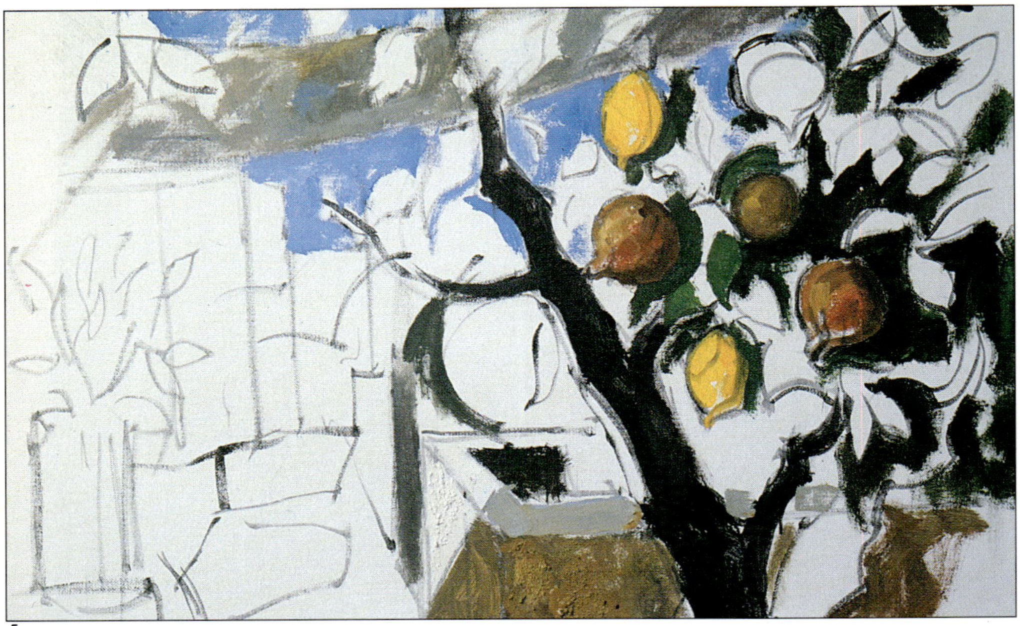

5

5: *Der Farbauftrag aus kleinen, pastosen Tupfen schafft eine lebendige Oberflächenstruktur. Der Künstler baut das Bild nach und nach auf der gesamten Bildfläche auf.*

DAS MATERIAL

- Bildträger: Hartfaserplatte mit Acrylgrundierung, 46 cm x 36 cm.
- Pinsel: flacher Borstenpinsel Nr. 2, 5 und 10, runder Rotmarderpinsel Nr. 2.
- Farben: Kadmiumgelb, Kadmiumrot, Oxidrot, Chromgrün, Hookersgrün, Permanentgrün, Siena gebrannt, Siena natur, Umbra natur, Kobaltblau, Coelinblau, Ultramarinblau, Elfenbeinschwarz, Titanweiß.

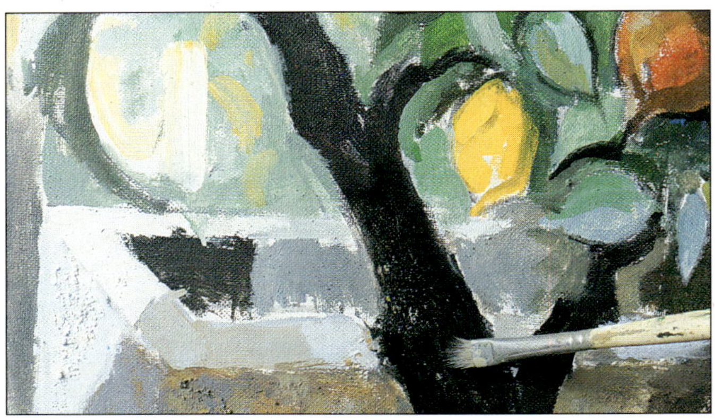

6

6: *Warme Brauntöne werden in den Baumstamm eingearbeitet. Da Acrylfarbe zu einem deckenden Firnis trocknet, können helle Töne leicht über dunkle gelegt werden, ohne daß diese durchscheinen.*

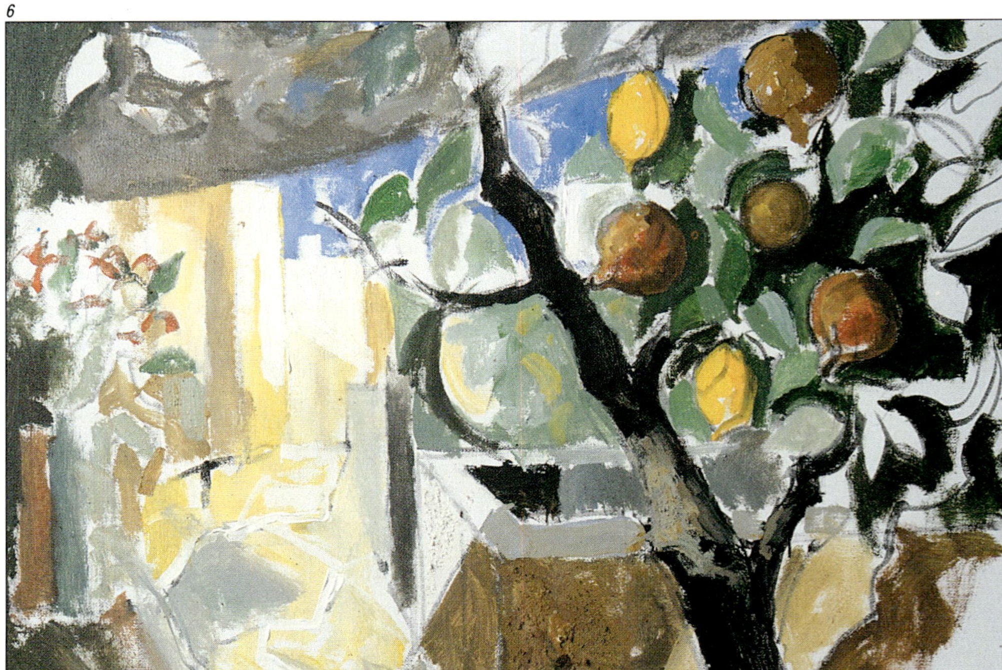

7

7: *Das Bild ist fast fertig. Die Farbe wird im Einklang mit der Lebhaftigkeit der Szenerie* alla prima *direkt aufgetragen. Auch die Farbwahl entspricht dem leuchtenden, sonnigen Charakter des Sujets.*

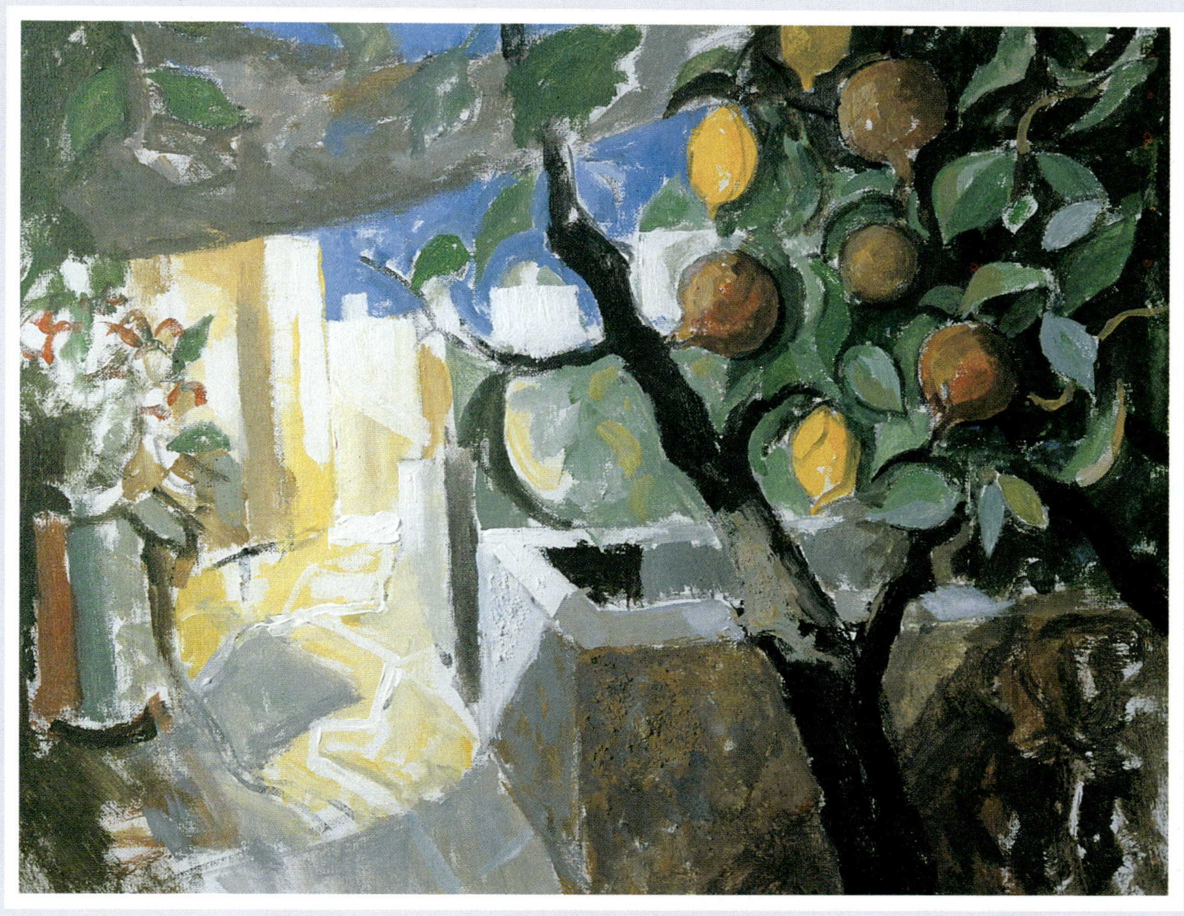

8

8: *Der Künstler schuf eine sehr persönliche Interpretation der Szenerie, sie ist viel spannender als eine fotografische Kopie. Der Blickwinkel aus dem Schatten eines Straßencafés heraus bedingt die schattige Einfassung des Bildes und lenkt den Blick auf die sonnenbeschienene Straße. Die Farben sind zwar kräftig, aber dennoch harmonisch. Gelbtöne, Grüntöne und Erdfarben wurden geschickt ineinandergeblendet.*

DIE THEMSE BEI RICHMOND

Dieser in die Vegetation eingebettete Blick auf die Themse ist dem Künstler sehr vertraut, denn es ist die Aussicht aus seinem Atelierfenster. Die wechselnden Farben im Verlauf der Jahreszeiten regen ihn immer wieder aufs neue an.
Das Bild überzeugt durch seine Schlichtheit, in der sich die friedliche Ruhe eines Sommertages widerspiegelt. Acrylfarbe läßt sich mit Wasser oder Acrylmalmittel zu einer Konsistenz wie der von Aquarellfarbe verdünnen und ermöglicht so eine feine, schwebende Transparenz der Farben. Dieses Bild malte der Künstler wie ein Aquarell. Ohne vorzuzeichnen, trug er seine Farben direkt auf das aufgezogene Papier auf. In traditioneller Aquarellmanier arbeitete er vom Hellen zum Dunklen und vermalte die Farben in dünnen, transparenten Lasuren, damit der weiße Bildträger das Licht durch die Farbschichten hindurch reflektiert und sie zum Leuchten bringt. Die dünnen, transparenten Lasuren können keine Fehler abdecken, deshalb muß von Beginn an alles stimmen – auch weil Acrylfarbe schnell trocknet. Am besten arbeitet man wie der Künstler hier großzügig und entschlossen.

1: *Ein Foto der Fensteraussicht. Beachten Sie im Vergleich mit dem fertigen Bild, wie der Künstler die Details vereinfachte, um das Wesen der Szenerie zu erfassen.*

2: *Ohne Untertuschung trägt der Künstler die Hauptpartien der Komposition großzügig in hellen Schattierungen von Paynesgrau und Umbra natur ein.*

3: *Auf den noch feuchten Farben werden die Bäume im Vordergrund in Hookersgrün laviert, in den dunkleren Partien mit etwas Umbra natur versetzt.*

4: *Helle Linien in Paynesgrau beschreiben die Wellen auf der Wasseroberfläche.*

5: *Ein Rotmarderpinsel gestaltet am besten die Weichheit der Formen und die Feinheiten der Details.*

6: *Der Künstler arbeitet die Hell-Dunkel-Werte mit farbigen Lasurschichten aus. Durch die sehr dünnen, transparenten Lasuren schimmern die unteren Farbschichten durch, so daß das Bild leuchtet wie ein Aquarell.*

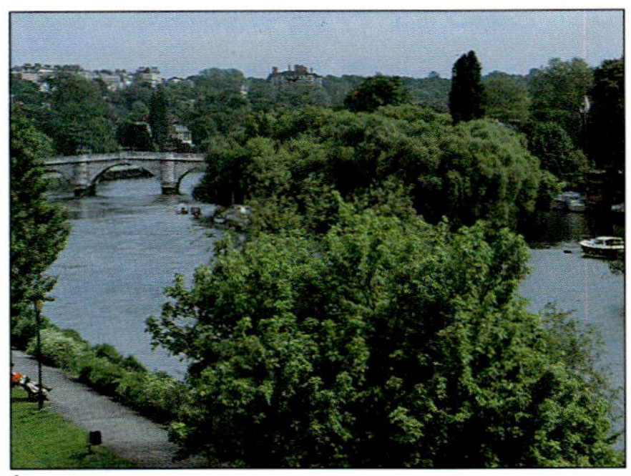
1

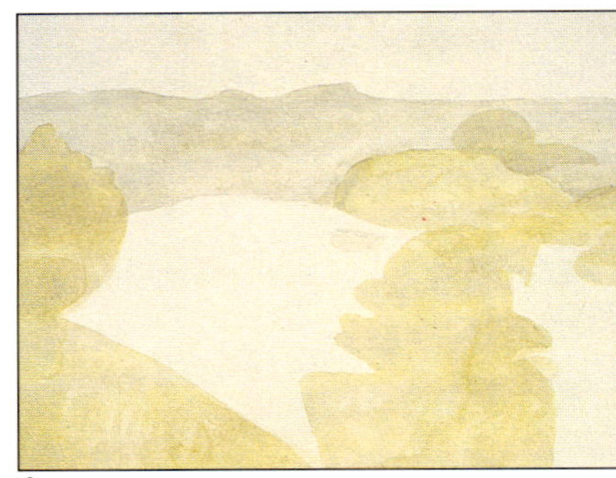
2

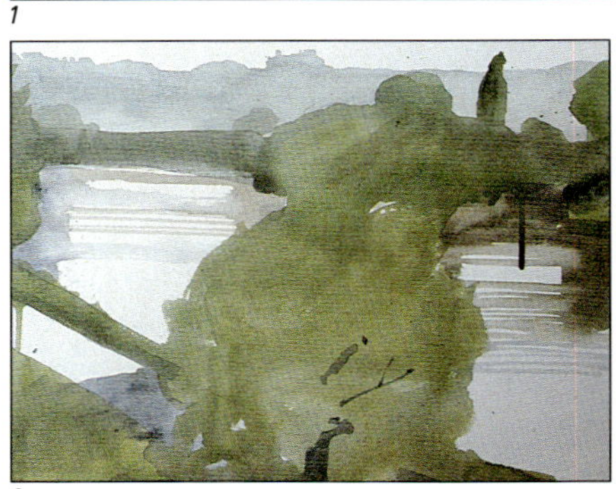
3

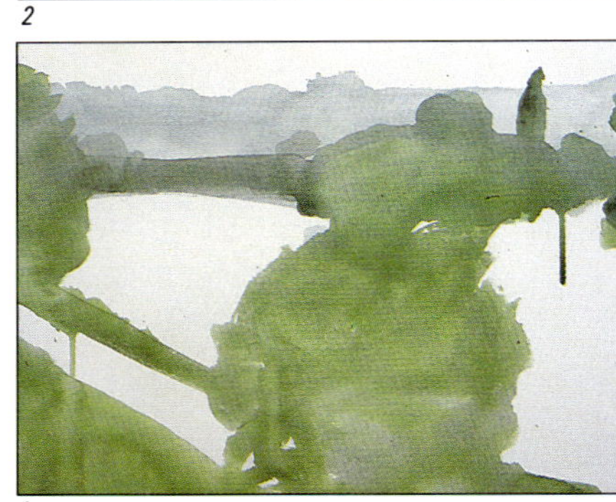
4

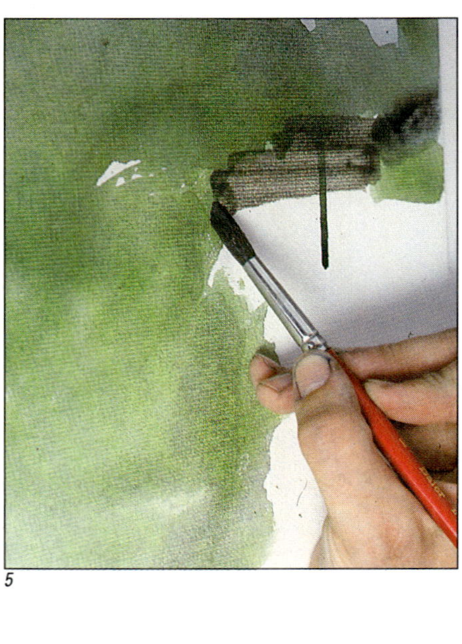
5

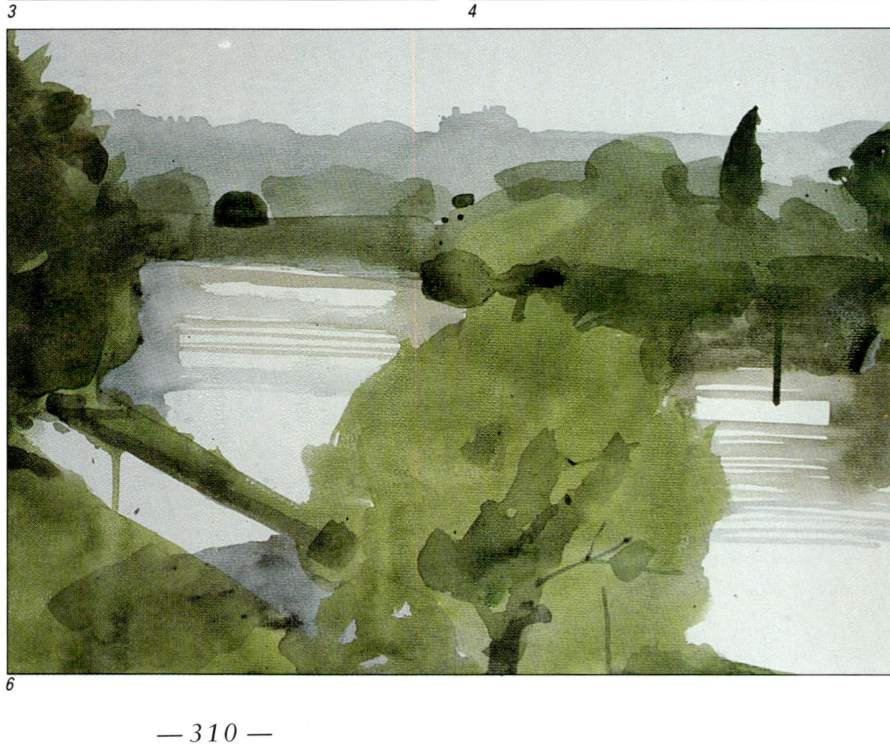
6

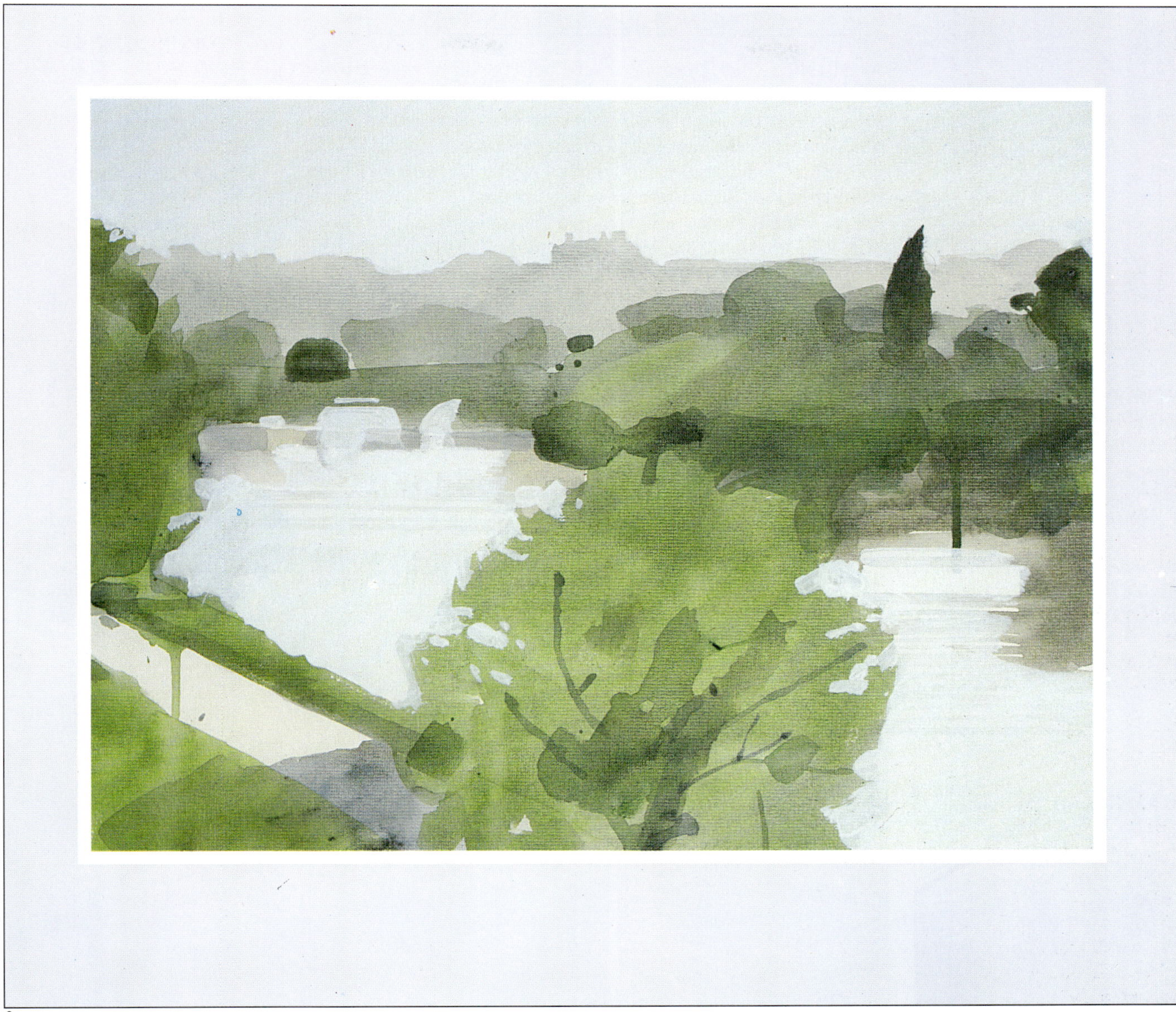

8

7: Komplizierte Konturen wie das Blattwerk der Bäume werden mit Deckweiß definiert. Die Farbe wird jedoch nicht dick, sondern immer noch sehr wäßrig vermalt.

8: Das fertige Bild hat die Frische und den Glanz eines Aquarells. Der Künstler hat die Lavierungen nicht mehr überarbeitet und die Farbe auch nicht in deckenden Schichten aufgebaut. Auch ließ er viele Details aus und gab eine sehr persönliche Interpretation des Motivs.

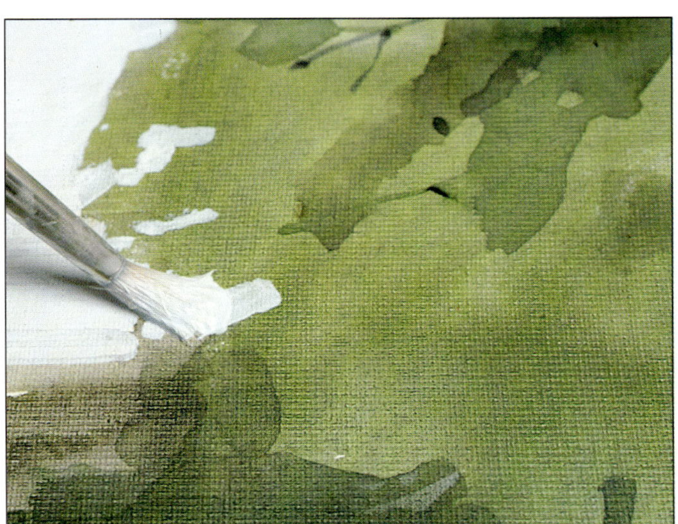

7

DAS MATERIAL

- Bildträger: aufgezogenes Bockingford Aquarellpapier, 40 x 30 cm.
- Pinsel: Rotmarderpinsel Nr. 4, 6 und 10.
- Farben: Paynesgrau, Elfenbeinschwarz, Hookersgrün, Lichter Ocker, Umbra natur, Siena gebrannt, Titanweiß.

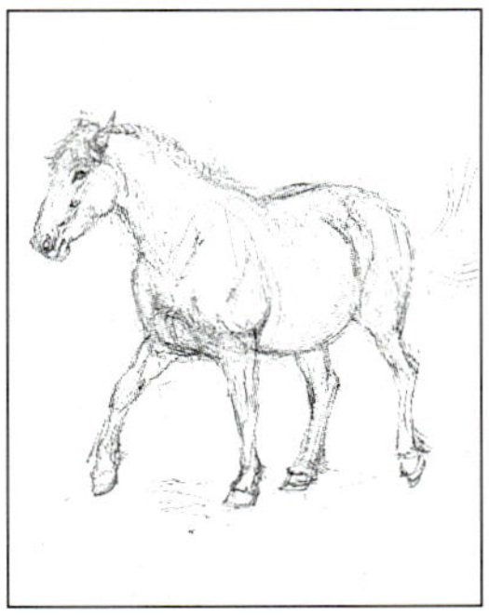
1

1: *Eine Ausgangsskizze für das Pferd – in Gegenrichtung.*

2: *Der Künstler zeichnet sein Motiv mit Bleistift (3B) sehr genau auf. Dann laviert er die Form des Pferdes, das später braun werden soll, vollständig in gebranntem Siena.*

3: *Vorder- und Hintergrund werden in sehr hellen Blau- und Grüntönen laviert.*

GEDRUNGENES SUFFOLKPFERD

Acrylfarbe ist bei Tiermalern sehr beliebt. Ihre kurze Trocknungszeit erspart es dem Künstler, nach einem Arbeitstag im Freien einen feuchten Bildträger nach Hause tragen zu müssen. Zudem ist die Farbe so flexibel, daß sie sich für eine Fülle von Oberflächenstrukturen eignet, angefangen von weichem Fell bis zu klar konturiertem Vogelgefieder.

Dieser Künstler hat sein Leben lang Tiere gemalt und weiß viel über ihre Anatomie, ihr Verhalten und ihre charakteristischen Merkmale. Er hatte zu verschiedenen Zeiten ein Pferd und einen Hund skizziert und entwickelte dann aus beiden Skizzen ein Bild, das ebensosehr von der genauen Beobachtung wie von der Vorstellungskraft getragen wird. Man sollte immer ein Skizzenbuch bei sich tragen, um interessante Motive festzuhalten, die man später in seinen Bildern verarbeiten kann.

Wie es häufig geschieht, vermalte auch dieser Künstler die Acrylfarbe sowohl transparent als auch deckend. Dünne Lavierungen und deckende Farbe zusammen ermöglichen eine genaue Beschreibung der verschiedenen Oberflächenstrukturen. Da die Farbe nur selten pastos und ausschließlich mit einem Rotmarderpinsel vermalt wurde, wirkt das Ergebnis wie eine Kombination aus transparenter Aquarellfarbe und Körperfarbe.

DAS MATERIAL

- Bildträger: starkes Zeichenpapier, 28 x 38 cm.
- Pinsel: Rotmarderpinsel Nr. 6.
- Farben: Umbra natur, Siena gebrannt, Permanentgrün, Kadmiumgelb, Kadmiumrot, Kobaltblau, Elfenbeinschwarz, Titanweiß.

4: *Für den Nebel im Buschwerk wird die Partie mit Wasser befeuchtet; die Farben Umbra natur und Permanentgrün verlaufen weich ineinander.*

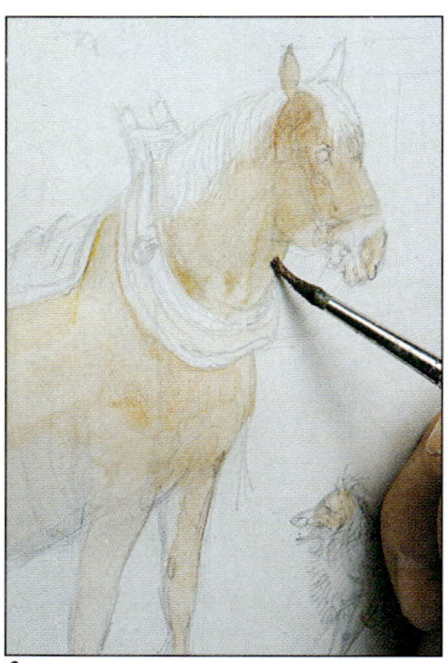
2

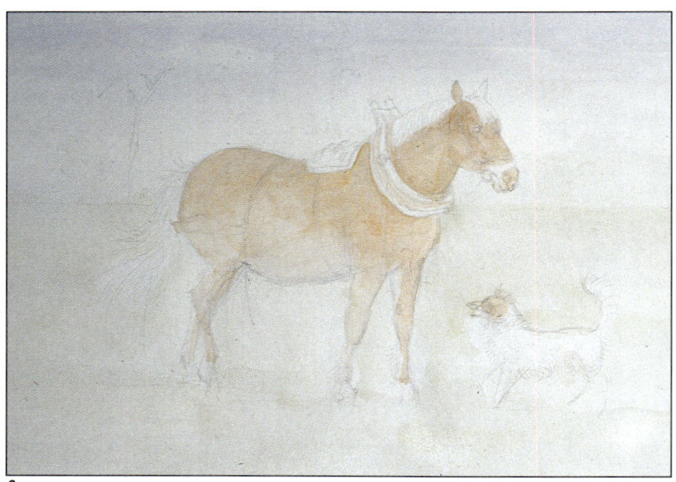
3

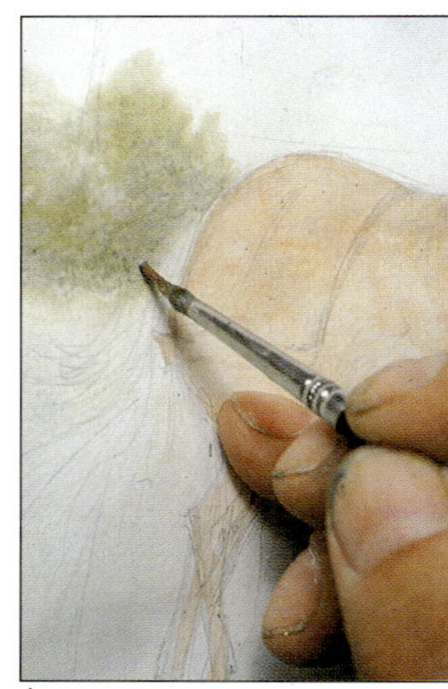
4

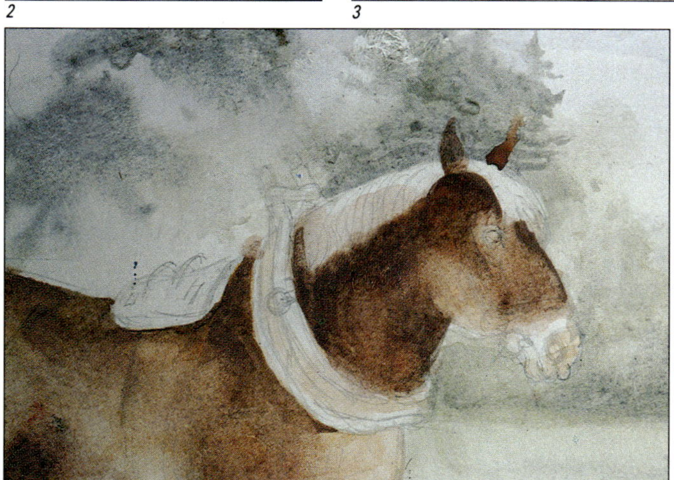
5

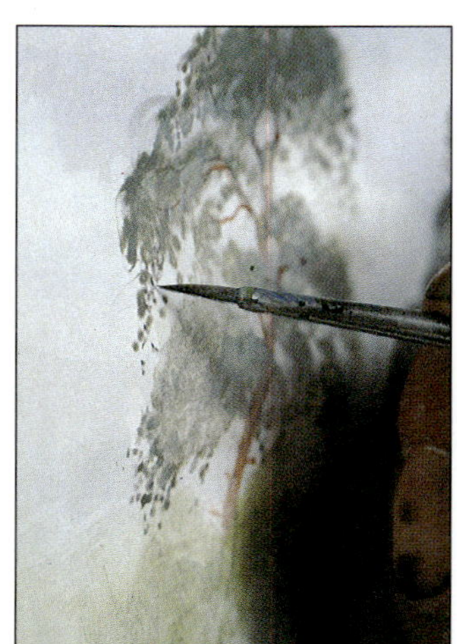
6

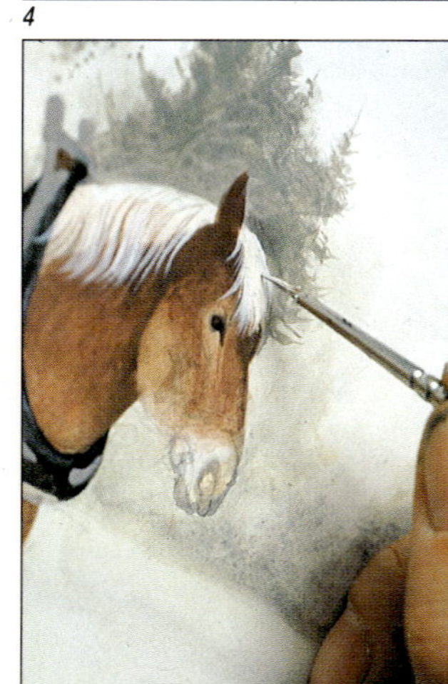
7

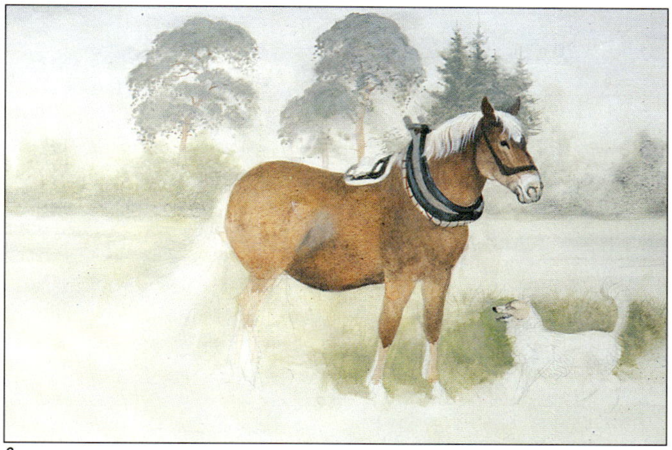

8

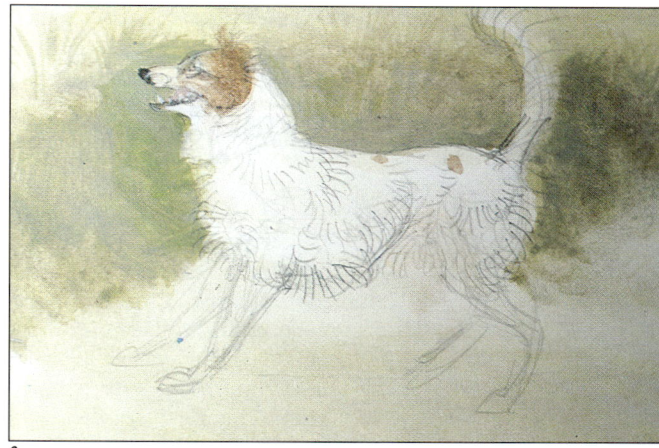

9

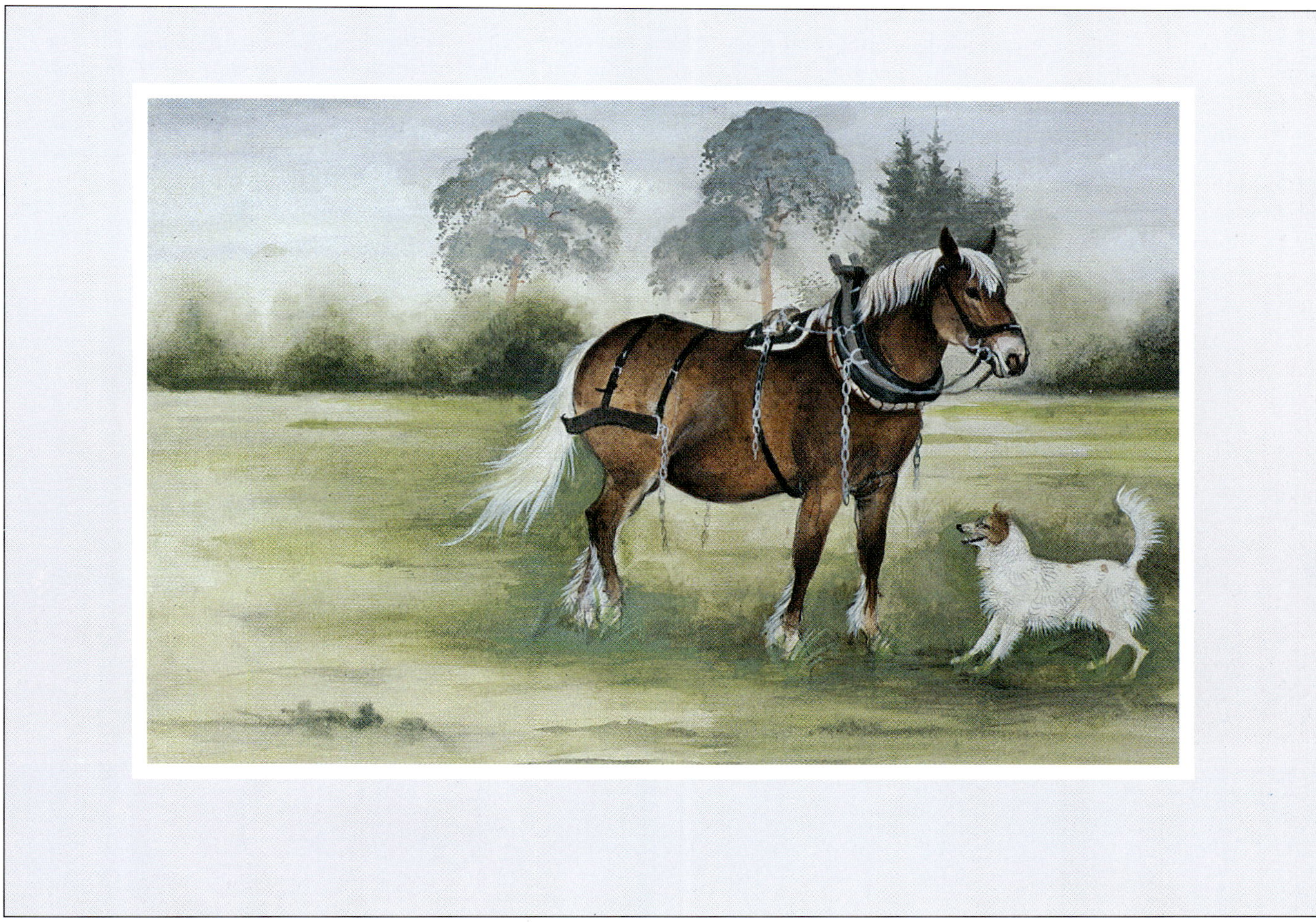

10

5: *Ähnlich verfährt der Künstler mit den Bäumen, nur daß er für die Tannen etwas stärker deckende Farbe zugibt. Nachdem die Hintergrundlavierungen getrocknet sind, wird der Pferdekörper mit mehreren transparenten Lavierungen in gebranntem Siena weiterbearbeitet.*

6: *Der Künstler baut an einem der Bäume Form und Struktur des Blattwerks auf, indem er deckende Farbe auf eine helle Lavierung tüpfelt.*

7: *Die größeren Partien sind bestimmt, nun die Details. Mit feinem Pinsel und dicker weißer Farbe wird an der Mähnenpartie gemalt.*

8: *Mit einem Rotmarderpinsel Nr. 6 malt der Künstler das Gras in Permanentgrün, in den Schattenpartien mit etwas Umbra natur und Weiß abgetönt.*

9: *Der Ausschnitt zeigt, wie er die Form des Hundes ausspart.*

10: *Zuletzt werden die feinen Details eingefügt. Das Fell des Hundes, die Haarbüschel an den Beinen des Pferdes, Halfter und Ketten. Großflächig beginnen und zu den Details voranschreiten: Arbeitet man vom Großen zum Kleinen und vom Hellen zum Dunklen, hat man die beste Kontrolle über das Bild.*

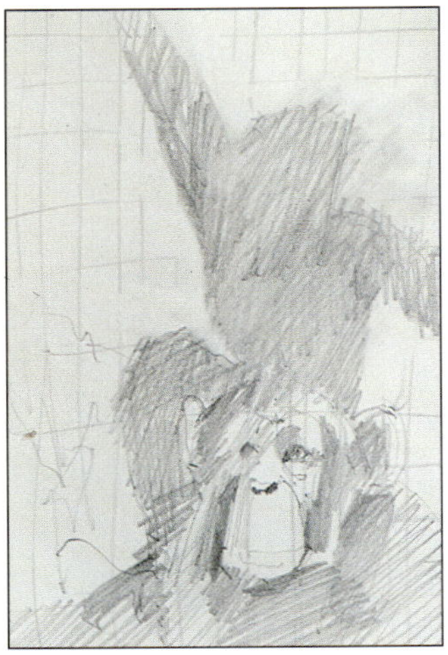

1

1: *Das Bild entwickelte sich aus diesen im Zoo angefertigten Skizzen.*

2: *Das Motiv wurde präzise mit Bleistift (B) aufgezeichnet.*

SCHIMPANSE

Affen sind dem Menschen in vieler Hinsicht ähnlich, sie sind allerdings viel charmanter. Besonders entzückend sind die Schimpansen mit ihren großen Augen und ihrem spitzbübischen Verhalten; Eigenschaften, die dieses »Portrait« hervorragend zum Ausdruck bringt.

Das Bild entstand nach Skizzen im Zoo und Abbildungen in naturhistorischen Büchern. Der Künstler strebte jedoch keine naturgetreue Darstellung an, sondern wollte etwas von dem Charakter des Tieres über die reine Erscheinung hinaus einfangen. Dabei vertraute er überwiegend seiner Vorstellungskraft und integrierte auch die Eigendynamik des Mediums selbst, um die wesentlichen Charakterzüge seines »Modells« einzufangen.

Format und Perspektive spielen in der Bildgestaltung eine wichtige Rolle und entscheiden mit über den Gesamtausdruck. Hier wählte der Künstler ein in der Landschaftsmalerei übliches Querformat und nicht das für Portraits gängige Hochformat, obwohl dies dem Motiv nach nahegelegen hätte. Der Schimpanse ist weit unten auf der Bildfläche plaziert; dies vermittelt eine clowneske Komik, die dem Sujet gut entspricht.

3: *Mit großzügigem Strich werden die wichtigsten Partien des Körpers in Umbra natur, gebranntem Siena, Elfenbeinschwarz und Paynesgrau aufgewischt.*

4: *Die Himmelspartie, mit flachem Borstenpinsel Nr. 6 in einer Mischung aus Coelinblau und Titanweiß angelegt.*

5. *Wichtigstes Element: das Schimpansengesicht. Zuerst die dunkelsten Töne in einer Mischung aus Lichtem Ocker, Umbra natur, Elfenbeinschwarz, Kadmiumrot. Die Farbe, stark mit Terpentin verdünnt, wird mit einem Dalonpinsel Nr. 7, feinere Linien mit einem Rotmarderpinsel Nr. 2 aufgetragen.*

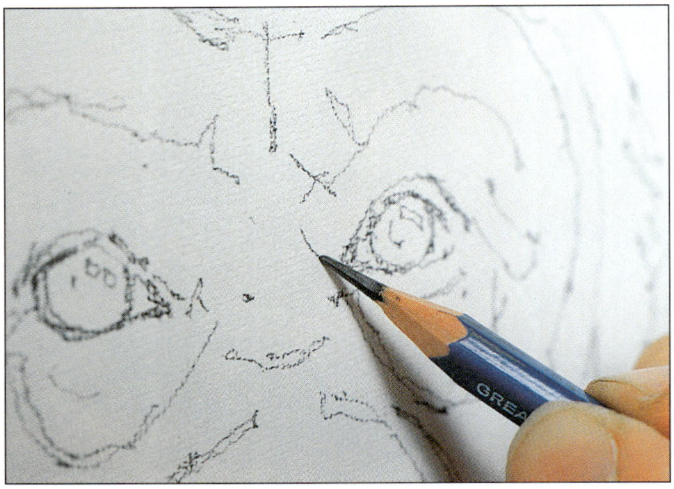

2

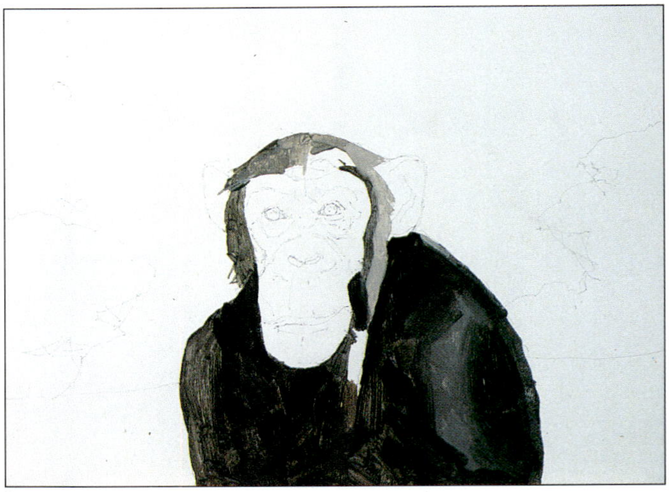

3

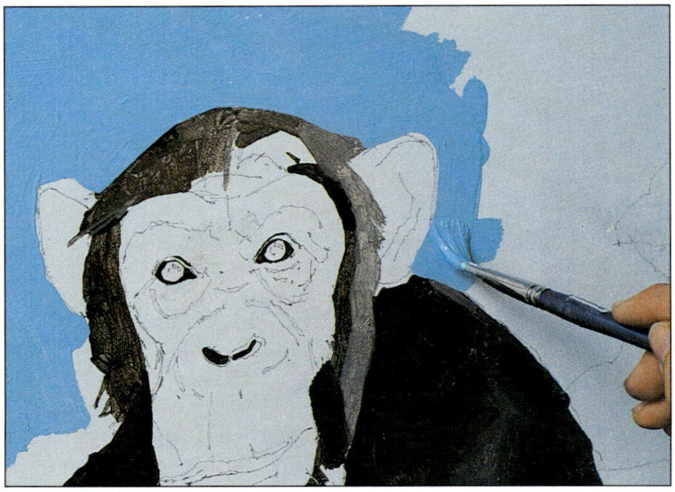

4

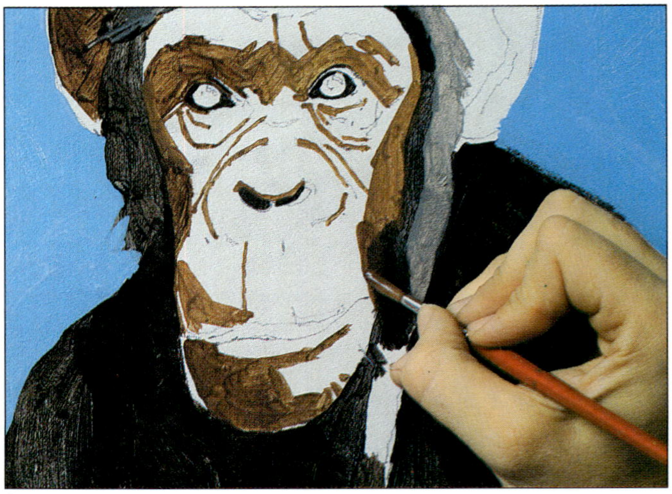

5

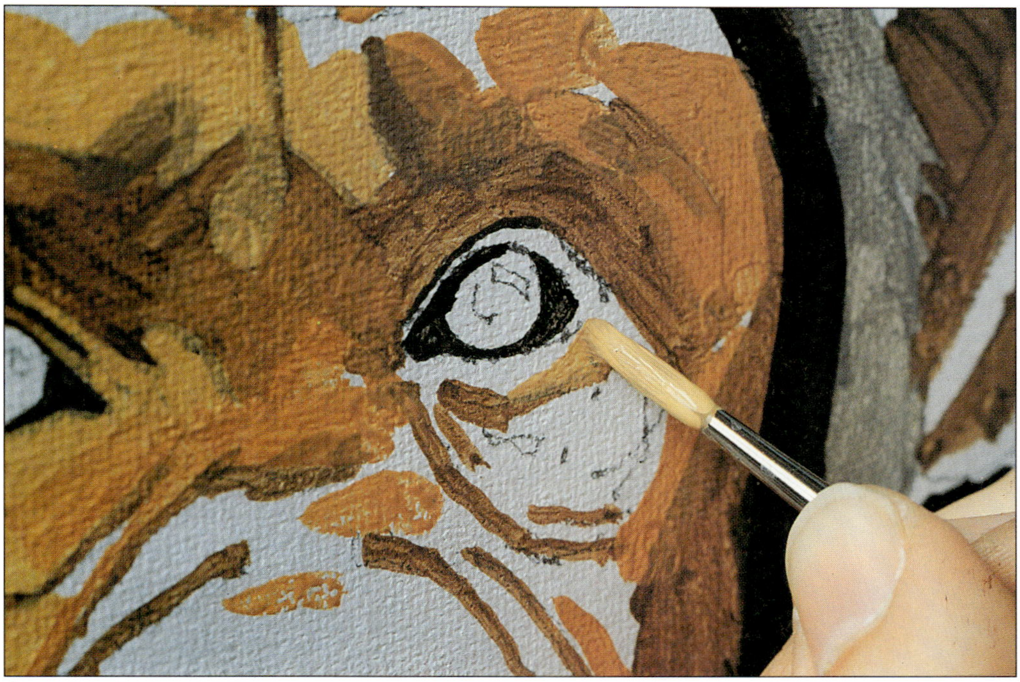

6

DAS MATERIAL

- Bildträger: vorgefertigte Leinen-Malpappe, 50 x 60 cm.
- Pinsel: Rotmarderpinsel Nr. 2, Synthetikpinsel Nr. 7, Borstenpinsel Nr. 6.
- Farben: Umbra natur, Siena gebrannt, Paynesgrau, Elfenbeinschwarz, Coelinblau, Lichter Ocker, Kadmiumgelb, Saftgrün, Kadmiumrot, Titanweiß.

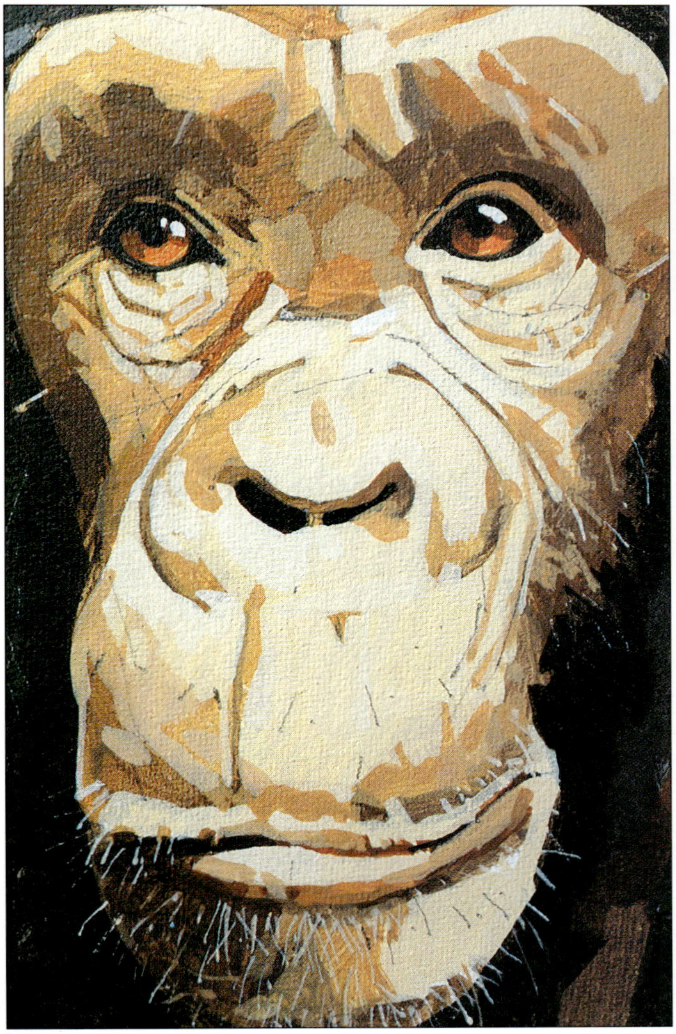

8

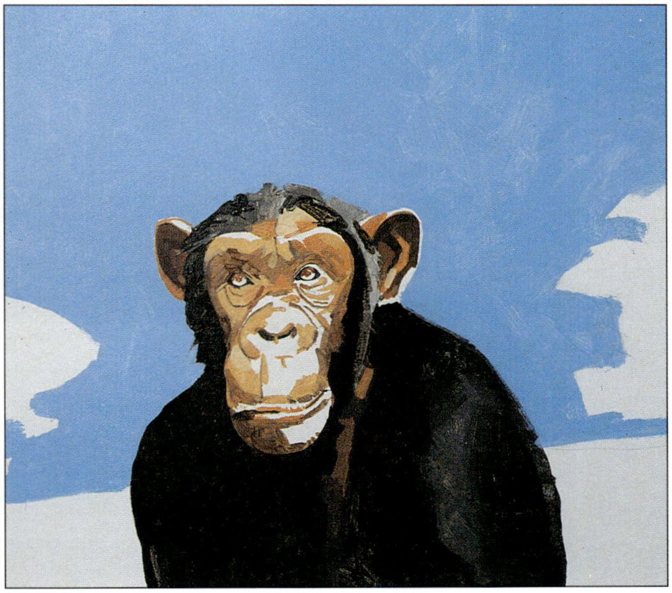

7

6: *Der Künstler hellt die Farbmischung für das Gesicht mit Weiß und Lichtem Ocker auf und setzt dann die mittleren Töne ein.*

7: *Da die größeren Partien schon bearbeitet sind, schreitet der Bildaufbau nun rasch voran. Der Künstler kann jetzt die folgenden Schattierungen und Farbtöne leichter einschätzen.*

8: *Jetzt werden die hellsten Töne des Gesichts eingefügt. Der Farbmischung wird Kadmiumgelb und noch mehr Weiß zugegeben. Aus der getrockneten Farbe kratzt der Künstler mit einem Messer die Struktur der Barthaare des Schimpansen heraus.*

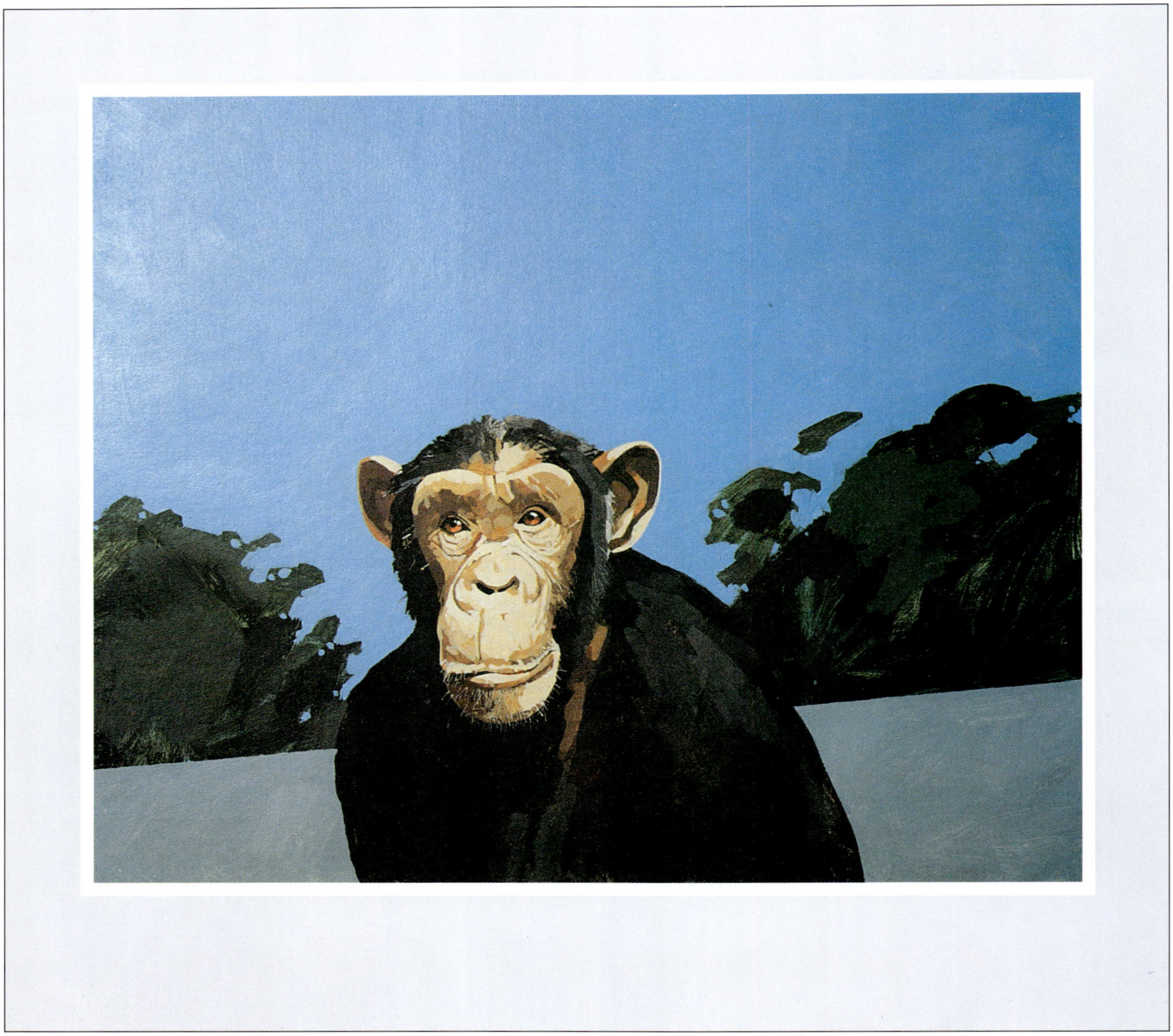

10

9: *Mit einer Mischung aus Saftgrün und Elfenbeinschwarz beschreibt der Künstler die Bäume im Hintergrund. Er setzt der Mischung etwas Weiß und Lichten Ocker zu; nachdem die erste Farbschicht trocken ist, arbeitet er das hellere Blattwerk ein.*

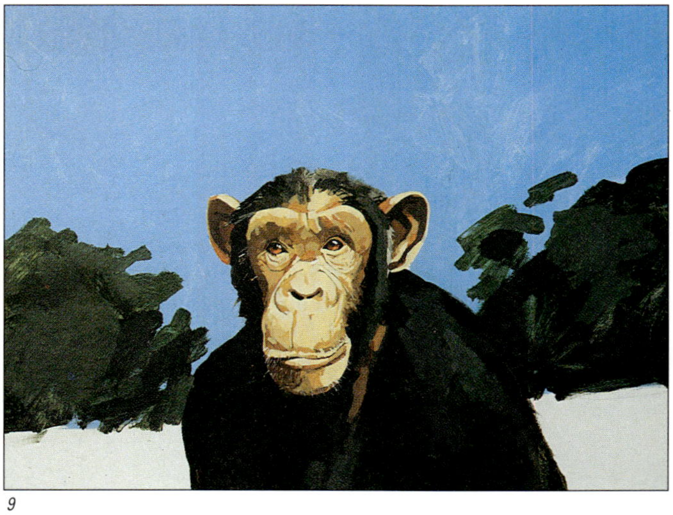

9

10: *Der Künstler sichert die umliegenden Partien mit Maskierband und malt dann den grauen Hintergrund in einer Mischung aus Paynesgrau, Lichtem Ocker und Titanweiß. Charme und Direktheit des fertigen Bildes korrespondieren mit dem Charakter seines Sujets. Die Plazierung der Gestalt gliedert die Bildfläche in einige einfache Formen, deren Arrangement die Komposition entscheidend mitbestimmt.*

TIGER

Ein Tierbild stellt ähnliche Anforderungen an den Künstler wie ein Portrait: Die Abbildung soll nicht nur eine Ähnlichkeit aufweisen, sondern auch Charakter und Persönlichkeit des Sujets zum Ausdruck bringen. Hier hat der Künstler sein Geschick darauf verwendet, die Stärke, die Intelligenz und die wilde Schönheit des Tigers in seinem Bild festzuhalten.
Kraft und Unmittelbarkeit des Bildes machen den Umstand entschuldbar, daß der Künstler ausschließlich nach Referenzfotos malte. Er kopierte diese allerdings nicht, sondern nahm sie nur als Ausgangspunkt. Seine Vorstellungskraft und die Sympathie für sein Motiv entzündeten jenen Funken der Inspiration, der einem gewöhnlichen Bildmotiv tiefere Bedeutung gibt.
Der Künstler malte nicht sofort auf die Leinwand, sondern fertigte erst einige Bleistiftskizzen an, um sich mit den Gesichtszügen, dem Aufbau des Kopfes, den Körperproportionen und andere Einzelheiten vertraut zu machen – wie ein Tänzer, der seine Schritte einstudiert, oder ein Musiker, der Tonleitern übt. Es sind diese Vorarbeiten, die am Ende zum Erfolg führen.

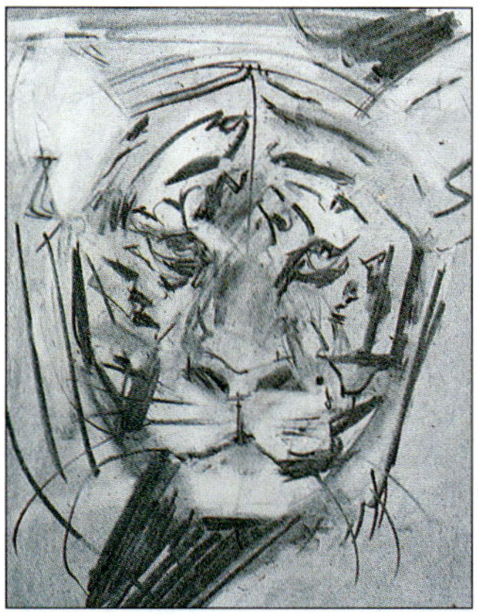
1

1: *Eine der vielen Skizzen, die der Künstler nach Referenzfotos anfertigte. Mit einem Stück Englischer Zeichenkohle zieht er die klaren Linien; Schattierungen und Plastizität baut er mit verriebener und verwischter Kohle auf.*

2: *Bevor er zu malen beginnt, zeichnet der Künstler die Umrisse und Hauptmerkmale des Sujets mit Kohle auf den Malgrund auf.*

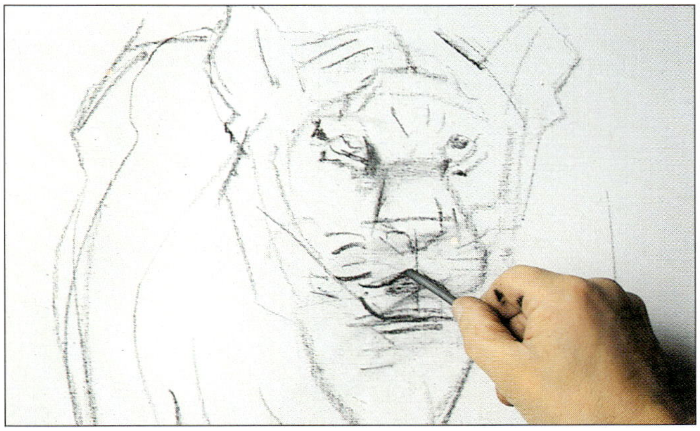
2

3: *Lose Kohlepartikel werden mit einem Staubwedel abgewischt, damit sie sich nicht in die Farbe mischen. Der Künstler wählte ein schmales Hochformat, das die Kraft der schlanken Tigergestalt betont.*

4: *Ohne Untertuschung setzt der Künstler sofort mit großzügigem Strich die Farbe ein. Die Farbmischung aus Siena natur und dunklem Kadmiumgelb wird mit einem 2,5 cm breiten Anstreicherpinsel aufgetragen, um den freien, spontanen Ansatz zu unterstützen.*

5: *Mit kraftvollem Pinselduktus wischt er nun den Hintergrund auf. Er benutzt denselben Pinsel und vermalt wasserverdünntes Saftgrün. Beachten Sie, wie die Pinselspuren dem Bild Dramatik und Bewegung verleihen.*

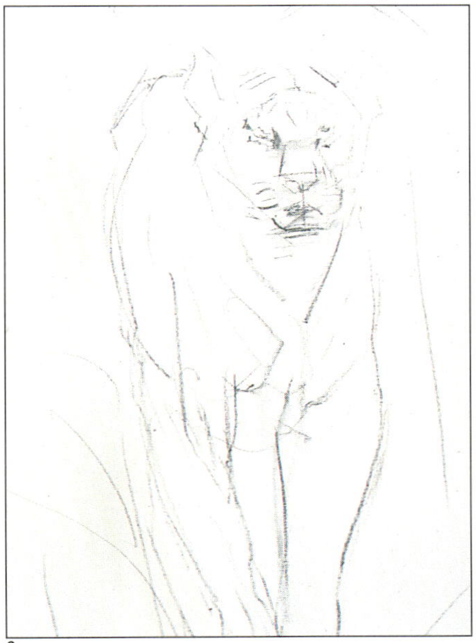
3

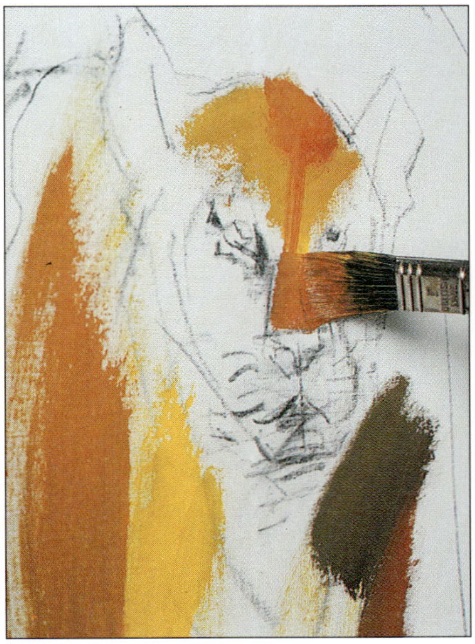
4

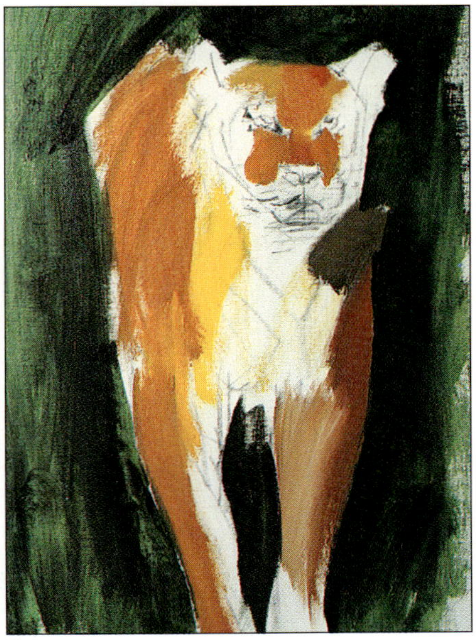
5

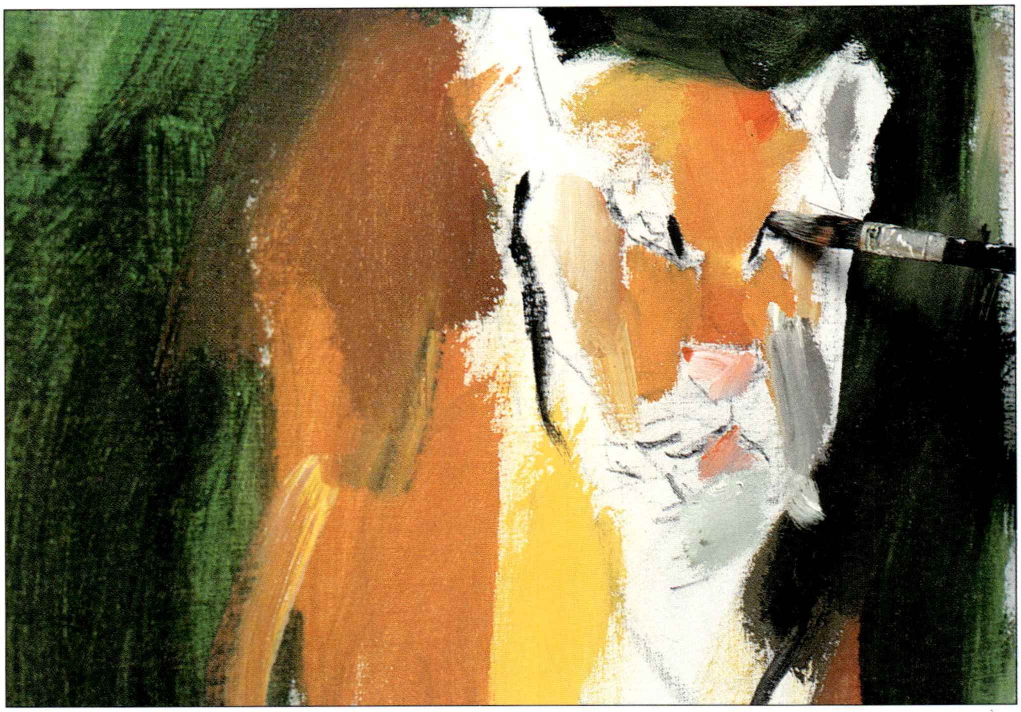

6

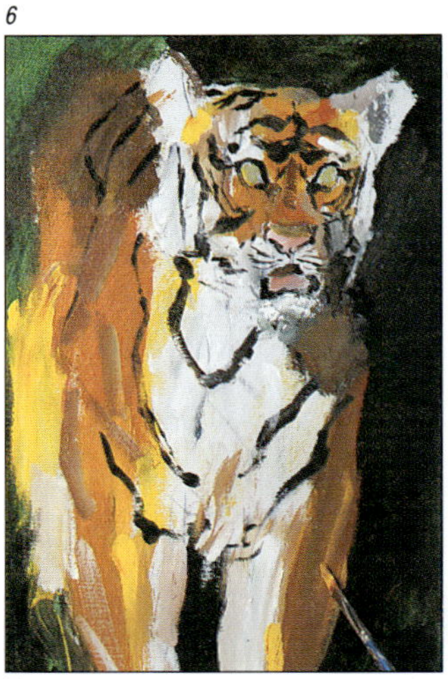

7

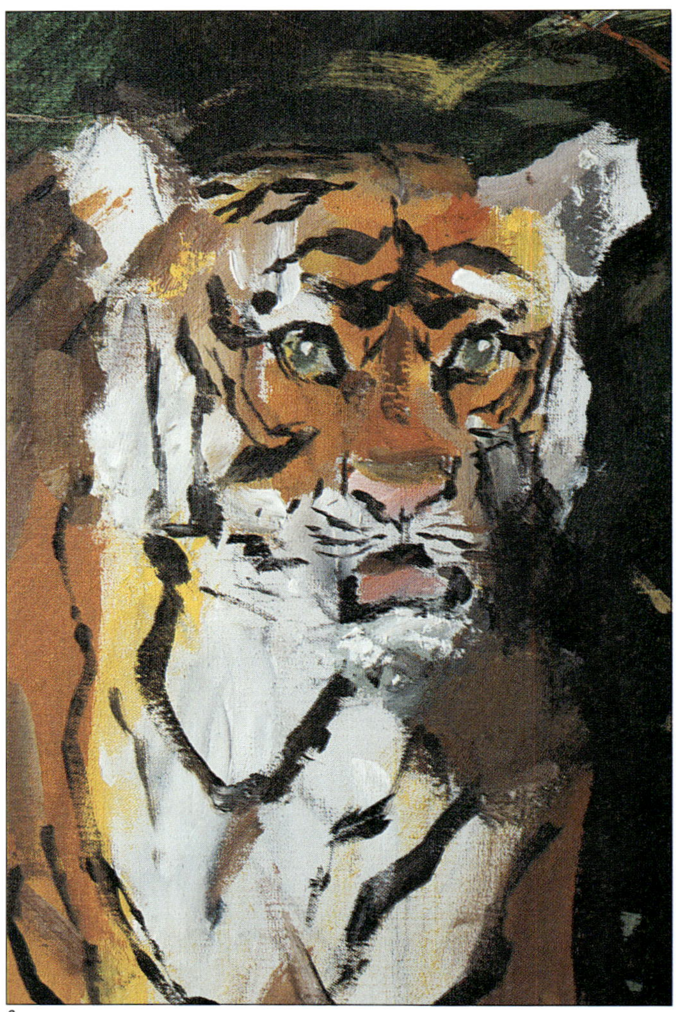

8

6: Nach den Hauptpartien werden die Gesichtszüge des Tigers ausgearbeitet. Mit einem Rindshaarpinsel Nr. 12 wird die gestreifte Fellmaserung des Gesichts eingemalt.

7: Der Künstler tritt gelegentlich einen Schritt zurück, um den Fortschritt zu begutachten. Die großzügig angelegten Partien in Gelb, Weiß und Schwarz treten nun deutlich heraus.

8: Hier zeigt sich die aufregende Struktur der Farboberfläche. Die großzügige, lebendige Strichführung verleiht dem Bild dynamische Kraft.

9: So aufregend kann eine entschiedene, kraftvolle alla-prima-Malerei das Wildtiermotiv darstellen. Die schnell trocknende Acrylfarbe erlaubt rasches Arbeiten, dabei bleibt die Farboberfläche frisch und lebhaft. Die getrennten Partien kräftiger Farben mischen sich in der Wahrnehmung des Betrachters. Beachten Sie auch, was der Künstler dadurch erreicht, daß er sein Sujet in den engen Bildgrenzen hält: Der Tiger scheint gleich aus dem Bild herauszuspringen.

DAS MATERIAL

- Bildträger: fertig grundierte Flachsleinwand, 76 x 50 cm.
- Pinsel: 2,5 cm breiter Anstreicherpinsel, runder Rindshaarpinsel Nr. 12, runder Rotmarderpinsel Nr. 8, runder Borstenpinsel Nr. 4.
- Farben: Siena natur, Kadmiumrot, Kadmiumgelb, Kadmiumgelb dunkel, Saftgrün, Elfenbeinschwarz, Titanweiß.

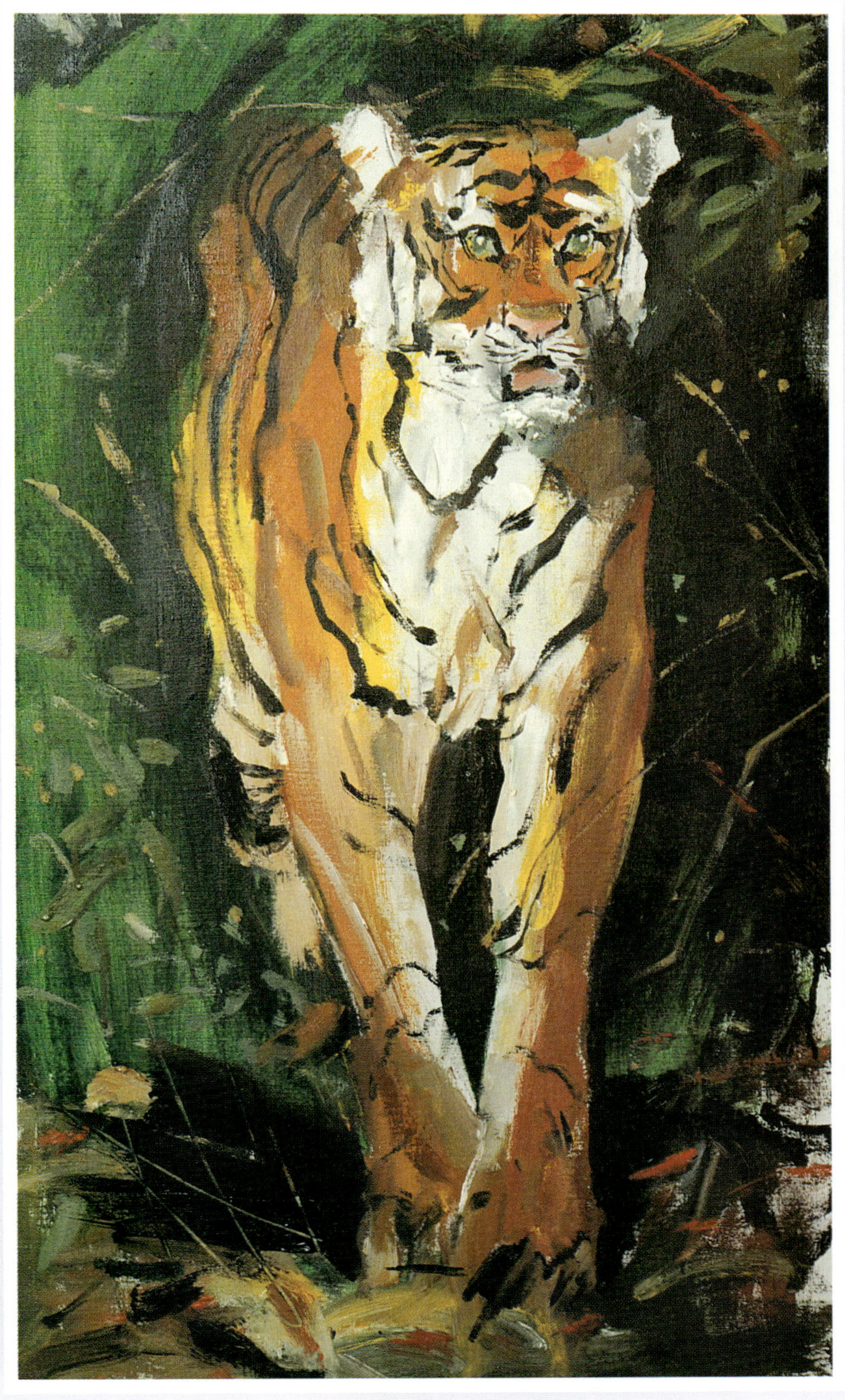

9

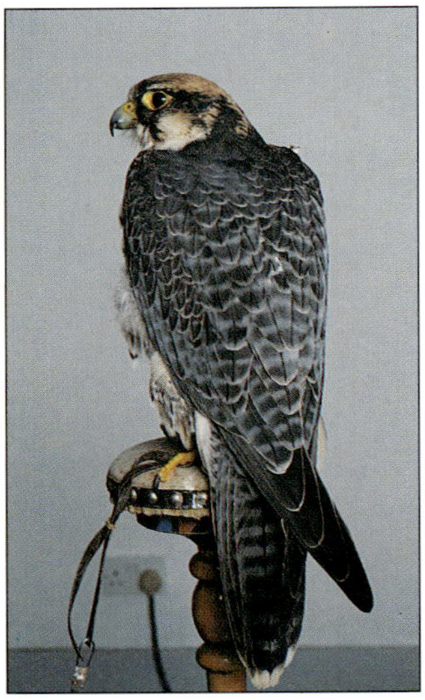

1

1: *Bildobjekt war der Falke des Künstlers, hier auf einem Ansitz im arabischen Stil.*

FELDEGGSFALKE

Der Feldeggsfalke ist im Mittelmeerraum und Nordafrika zu Hause. Dieser Vogel auf seinem Ansitz im arabischen Stil gehört dem Künstler. Falken sind seine besondere Leidenschaft, er ist mit seinem Motiv so vertraut, daß er die Details dieser Vögel nahezu mit geschlossenen Augen malen könnte. Hier können wir lernen, daß man seinem Sujet um so besser gerecht wird, je besser man es kennt. Um wahre Meisterschaft zu erlangen, muß man üben und üben, je mehr, desto besser. Leider gibt es keinen anderen Weg zum Erfolg – auch nicht mit Acrylfarben. Glücklicherweise macht das Üben mit Acrylfarben jedoch Freude, und wenn man nicht jeden Versuch gleich als den letzten Schritt begreift, sondern immer als eine weitere Übung, wird man den Mißerfolg nicht fürchten. Im Gegenteil. Die entspannte Haltung führt zu einem dynamischen, sicheren Umgang mit Formen und Farben, der sich positiv auf die Bilder auswirken wird.

DAS MATERIAL

- Bildträger: Hartfaserplatte mit Gesso-Grundierung, 50 x 40 cm.
- Pinsel: Synthetikpinsel Nr. 2, 4 und 7, 2,5 cm breiter Borstenpinsel.
- Farben: Siena gebrannt, Kobaltblau, Turnersgelb, Lichter Ocker, Brillantorange, Kadmiumrot mittel, Ultramarinblau, Paynesgrau, Titanweiß.

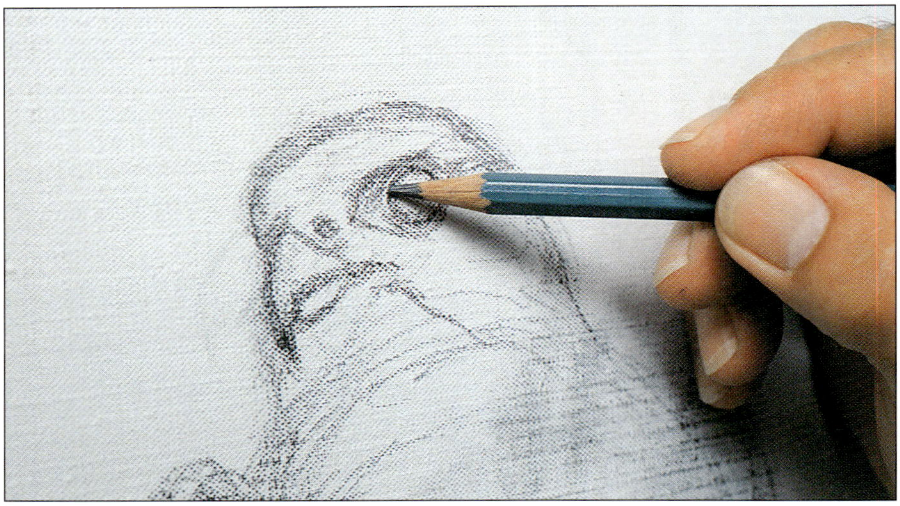

2

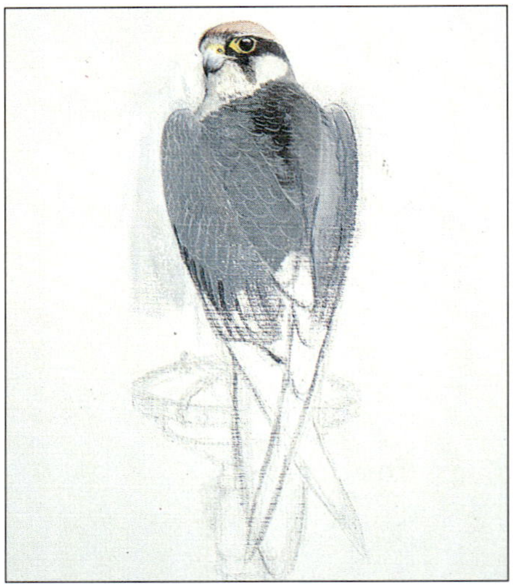

4

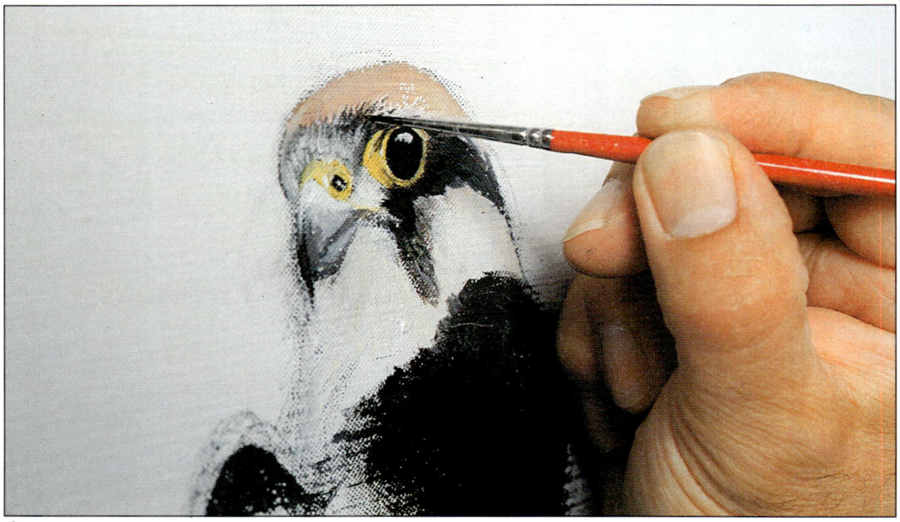

3

2: *Der Künstler beginnt mit einer Zeichnung auf Papier. Er überträgt sie auf den Malgrund, indem er ihre Rückseite mit Kohlepuder einreibt und die Linien mit Bleistift (4B) nachzieht.*

3: *Zuerst malt er den Kopf, weil Auge und Schnabel für den Ausdruck des Sujets besonders wichtig sind. Sind beide gelungen, wird es ein gutes Bild.*

4: *In einer Mischung aus Paynesgrau und Umbra natur malt er den Vogelkörper großflächig auf. Dann zeichnet er mit einem feinen Pinsel die schuppenähnlichen Federformen in Hellgrau ein.*

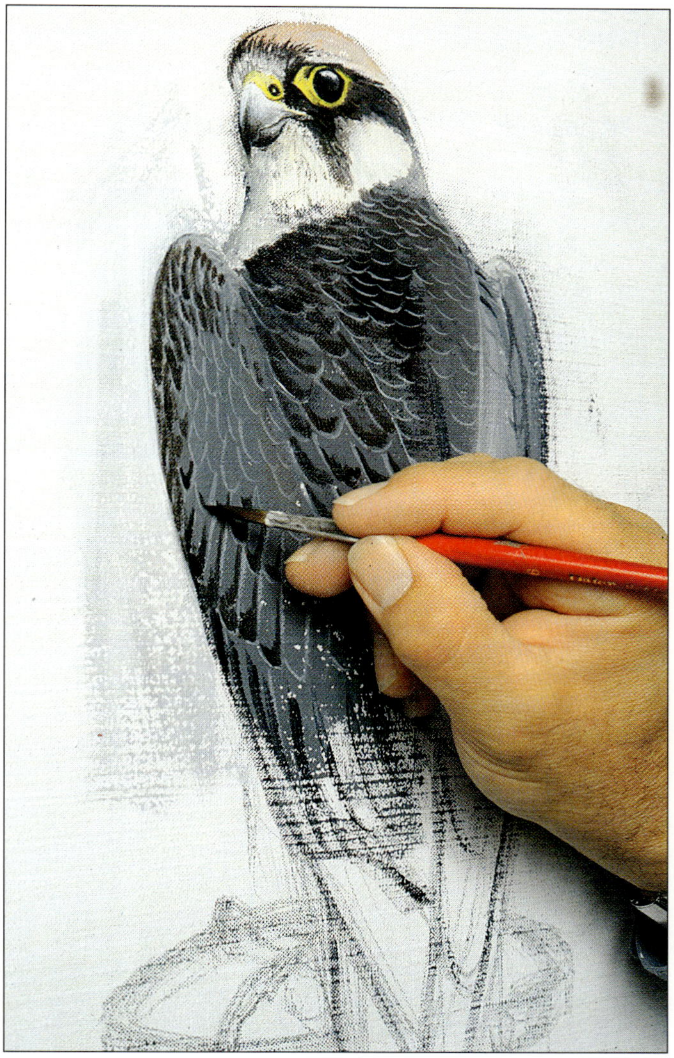

5

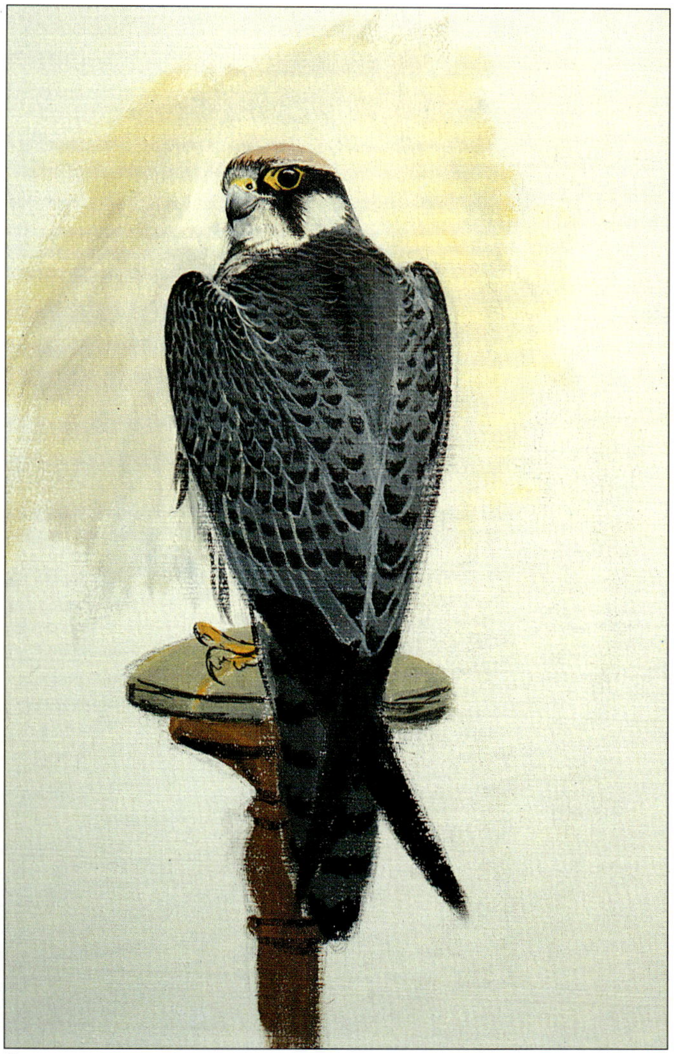

6

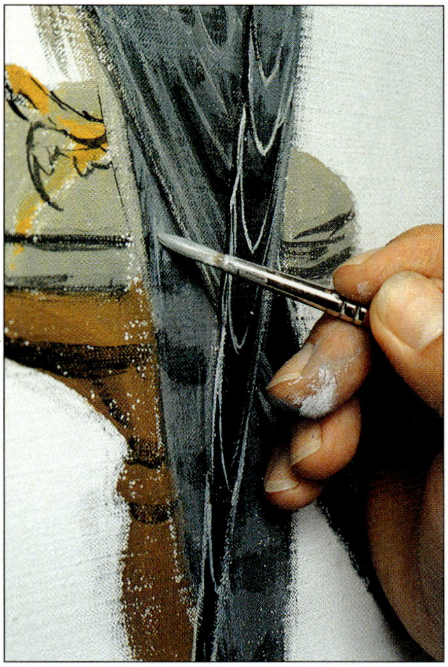

7

5: *Die Schattierungen der Federn entwickelt er mit winzigen, feinen Pinselstrichen in Umbra natur und Schwarz. Er verwendet einen Pinsel Nr. 2.*

6: *Mit Weiß baut er die Details des Vogelhalses auf. Um die Partie weich zu strukturieren, verwischt er die Farbe mit dem Finger. Weiterarbeit am Gefieder, Anlegen des Hintergrundes mit lockeren Strichen in Weiß und Lichtem Ocker.*

7: *Die Glanzlichter auf den Flügeln setzt er in hellem Grau und verwischt die Farbe mit dem Finger zu weichen, fiederigen Rändern.*

8. Der Hintergrund wird mit einer Mischung aus gebranntem Siena und Lichtem Ocker abgedunkelt, aufgetragen mit einem Borstenpinsel Nr. 5. Der kräftige Hintergrund lenkt zu sehr vom Hauptmotiv ab.

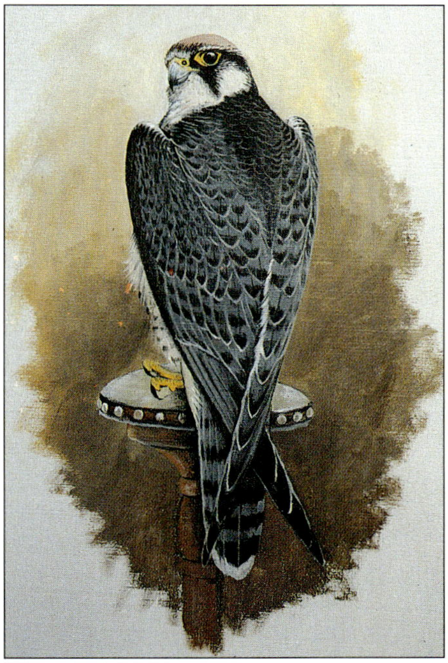

8

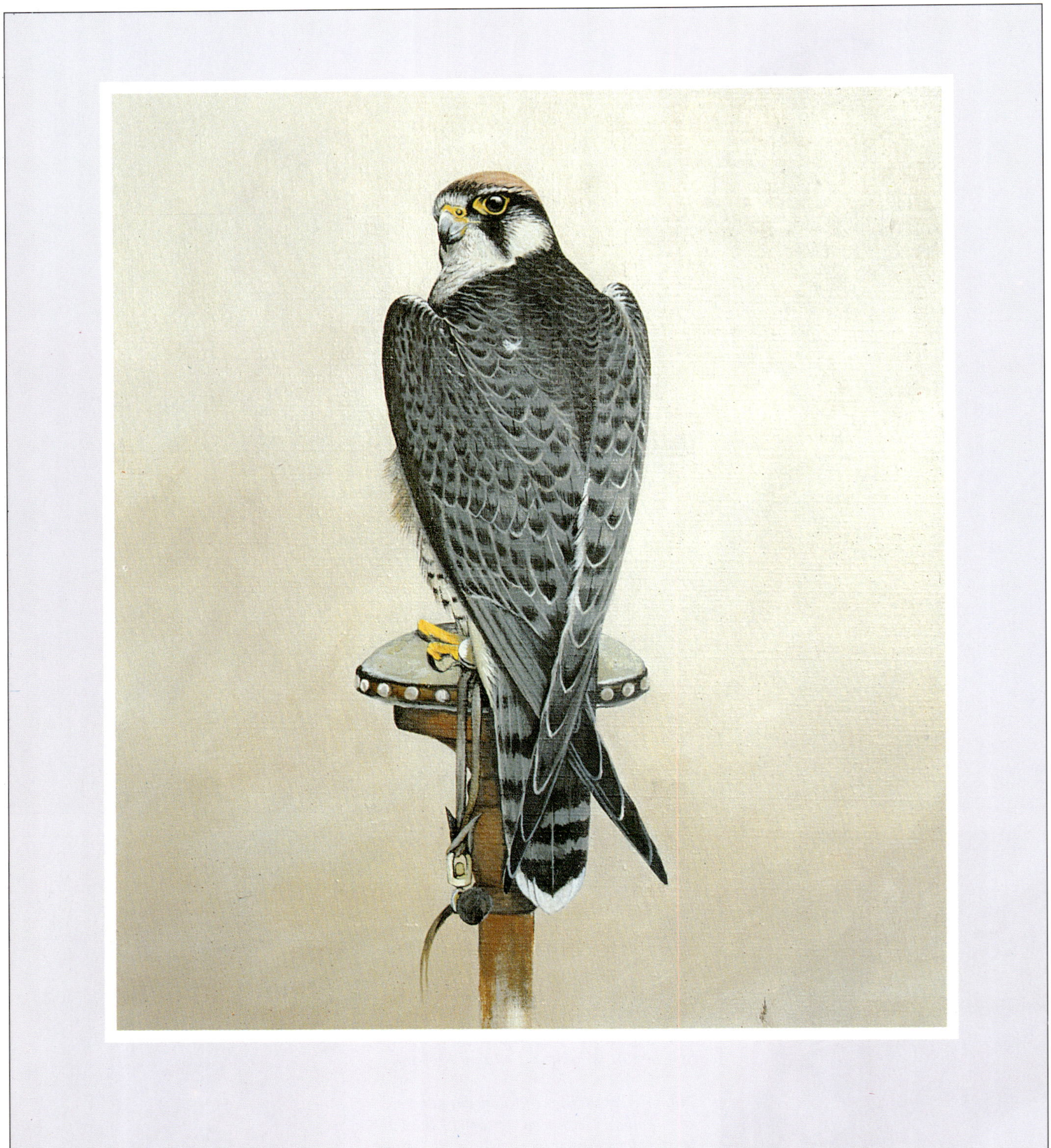

9

9: *Das fertige Bild zeigt, daß der Künstler den dunklen Hintergrund mit einer hellen, neutralen Farbe übermalt hat, die der Figur des Falken mehr Kraft verleiht. Mit der deckenden Acrylfarbe ließ sich der Hintergrund ganz einfach verändern. Selbst die dunkelste Farbe wird nicht durch eine hellere durchscheinen. Auch trocknet die Acrylfarbe zu einem harten, dauerhaften Firnis, weshalb eine neue Farbschicht niemals untere Schichten anlöst, wie es bei anderen Malmedien gelegentlich geschieht.*

SELBSTPORTRAIT

Wenn Sie ein zuverlässiges, immer verfügbares Modell für ein Portrait suchen, dann schauen Sie am besten in den Spiegel. Ein Selbstportrait bietet zudem den Vorzug, daß Sie sich nicht darum sorgen müssen, ob es dem Modell schmeichelt.
Acrylfarben sind für Selbstportraits besonders gut geeignet. Ihre flexible Konsistenz erlaubt die Anpassung an verschiedenste Stile. Sie können eher locker und expressionistisch oder präzise realistisch malen, je nachdem, welche Stimmung Sie ausdrücken wollen.
Seltsamerweise können wir uns selbst nur schwer richtig wahrnehmen. Sie glauben vielleicht, Ihr Gesicht genau zu kennen, wenn Sie es aber porträtieren wollen, müssen Sie Ihre Züge studieren, als sähen Sie sich zum erstenmal. Fertigen Sie im Zweifelsfall zuerst einige Skizzen an.
Posiert man für ein Foto, sieht man häufig verkrampft und unnatürlich aus. Bei einem Selbstportrait kann genau das gleiche geschehen. Versuchen Sie also, sich vor dem Spiegel zu entspannen, und nehmen Sie eine bequeme Haltung ein. Am besten markieren Sie die Positionen der Staffelei, des Spiegels und Ihrer Füße, so daß Sie nach einer Arbeitsunterbrechung später dieselbe Stellung wieder einnehmen können.
Bei diesem Selbstportrait wählte der Künstler eine ungewöhnliche, aber ausdrucksvolle Bildaufteilung, bei der seine Gestalt an der Seite beschnitten ist. Sein Schatten auf der Wand im Hintergrund stabilisiert die Komposition und verstärkt die räumliche Bildwirkung.

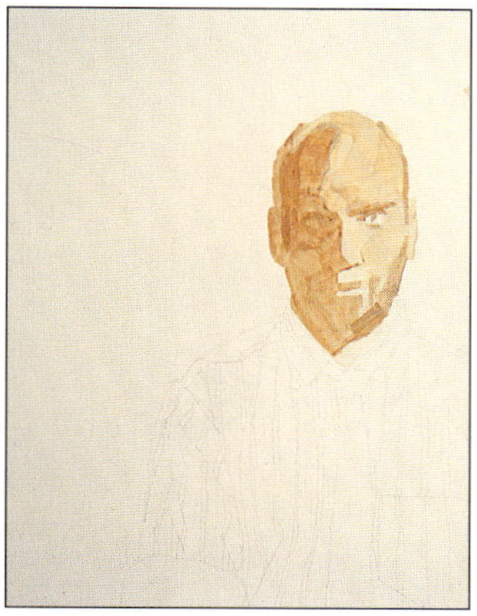

1

1: *Zuerst zeichnet der Künstler mit Bleistift (B) seine Umrisse auf. Dann wischt er die wichtigsten Licht- und Schattenpartien des Gesichts locker in gebranntem Siena auf, die er für die helleren Partien mit Wasser verdünnt.*

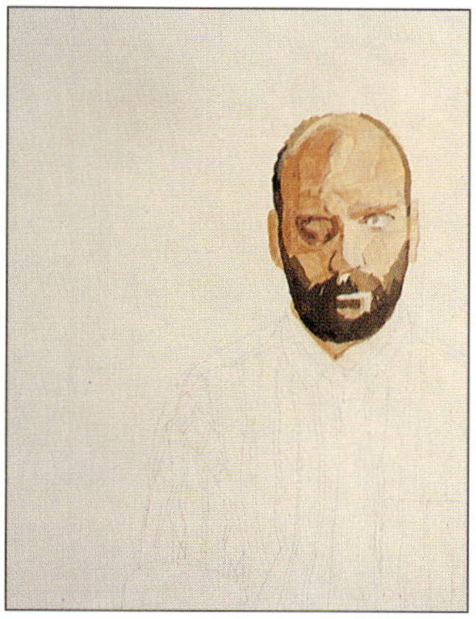

2

2: *Die dunklen Partien von Haar und Bart werden in gebranntem Siena, abgetönt mit etwas Kobaltblau, eingemalt.*

3: *Die großen Formen und Flächen des Gesichts sind aus dünnen Farblavierungen aufbaut, um die hellen, mittleren und dunkleren Töne zu beschreiben.*

4: *Der Künstler modelliert das Gesicht weiter aus. Er verwendet verschiedene Erdfarben: Siena gebrannt, Umbra gebrannt, Turnersgelb, Brillantorange und Siena natur. Die Augen malt er in Paynesgrau und Schwarz, den Mund in Rotocker.*

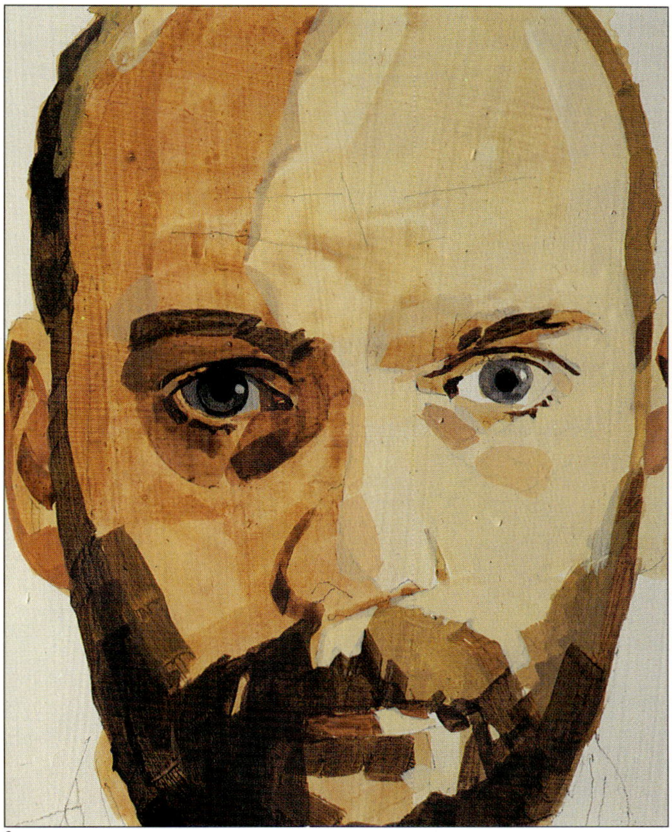

3

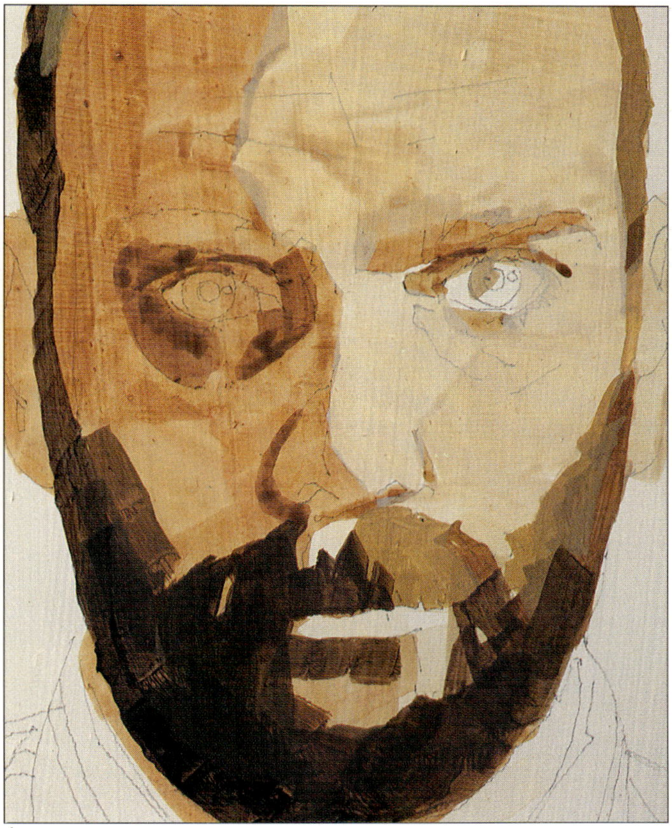

4

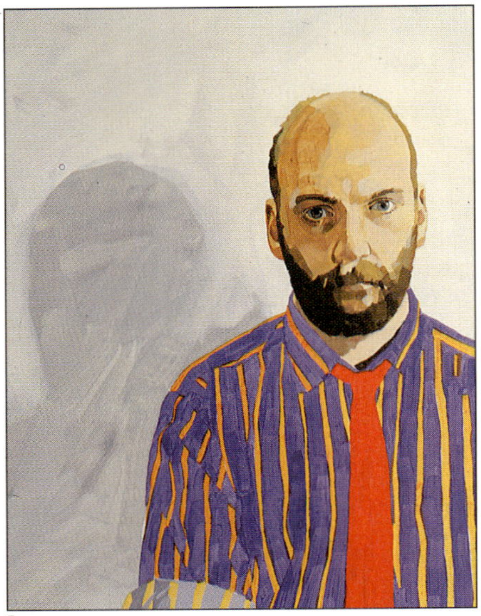

5

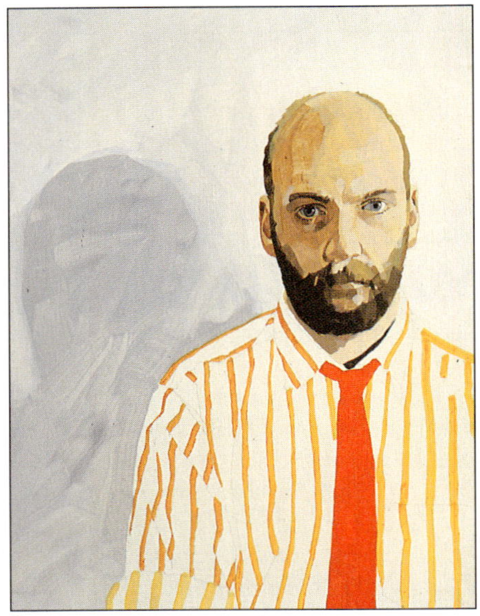

6

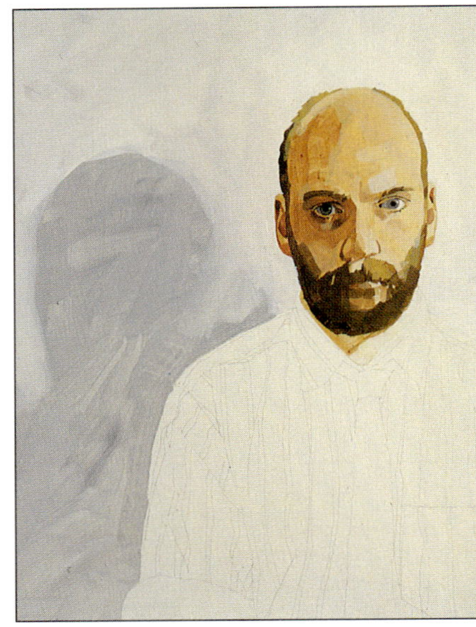

7

5: *Mit einem 2,5 cm breiten Pinsel wird nun der Schatten auf der Wand in einer verdünnten Mischung aus Paynesgrau, Weiß und Lichtem Ocker eingefügt.*

6: *Die Details an Hemd und Krawatte akzentuiert er mit einem Rotmarderpinsel Nr. 3 in mittlerem Kadmiumrot und Lichtem Ocker.*

7: *Lavierungen in Ultramarinblau vervollständigen die Farbgebung des Hemdes. Diese kräftigen, vibrierenden Farben sollen etwas Leben in die ansonsten ein wenig düstere Komposition bringen.*

8: *Nun modelliert der Künstler Kopf und Gesichtszüge vollständig aus. Die Glanzlichter auf der Haut werden aus dünnen Lavierungen in Turnersgelb und Weiß aufgebaut, die Glanzlichter an Mund und Augen in Weiß.*

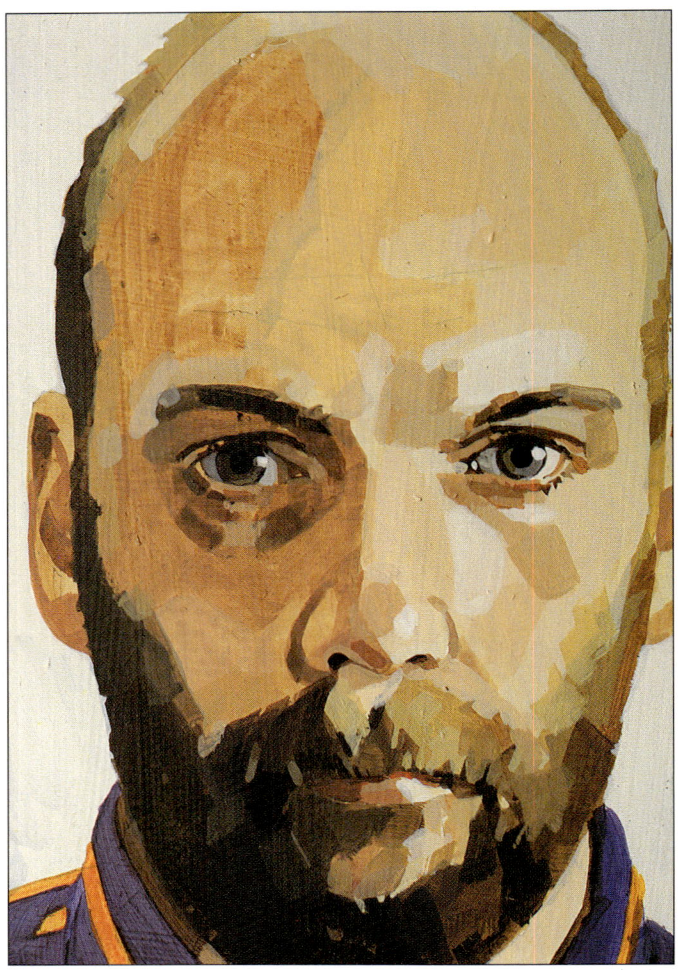

8

DAS MATERIAL

- Bildträger: Hartfaserplatte mit Gesso-Grundierung, 50 x 40 cm.
- Pinsel: Synthetikpinsel Nr. 4, 7, Rotmarderpinsel Nr. 3, Borstenpinsel.
- Farben: Siena gebrannt, Siena natur, Kobaltblau, Turnersgelb, Lichter Ocker, Brillantorange, Kadmiumrot mittel, Ultramarinblau, Rotocker, Paynesgrau, Titanweiß.

9: *Das fertige Portrait. Beachten Sie, wie die ungewöhnliche Plazierung der Figur und der sie umgebende klare, weiße Raum den Blick des Betrachters auf das Gesicht lenken. Die kräftigen Farben von Hemd und Krawatte bilden einen starken Kontrast zu dem Weiß des Malgrundes und erzeugen eine lebhafte optische Spannung.*

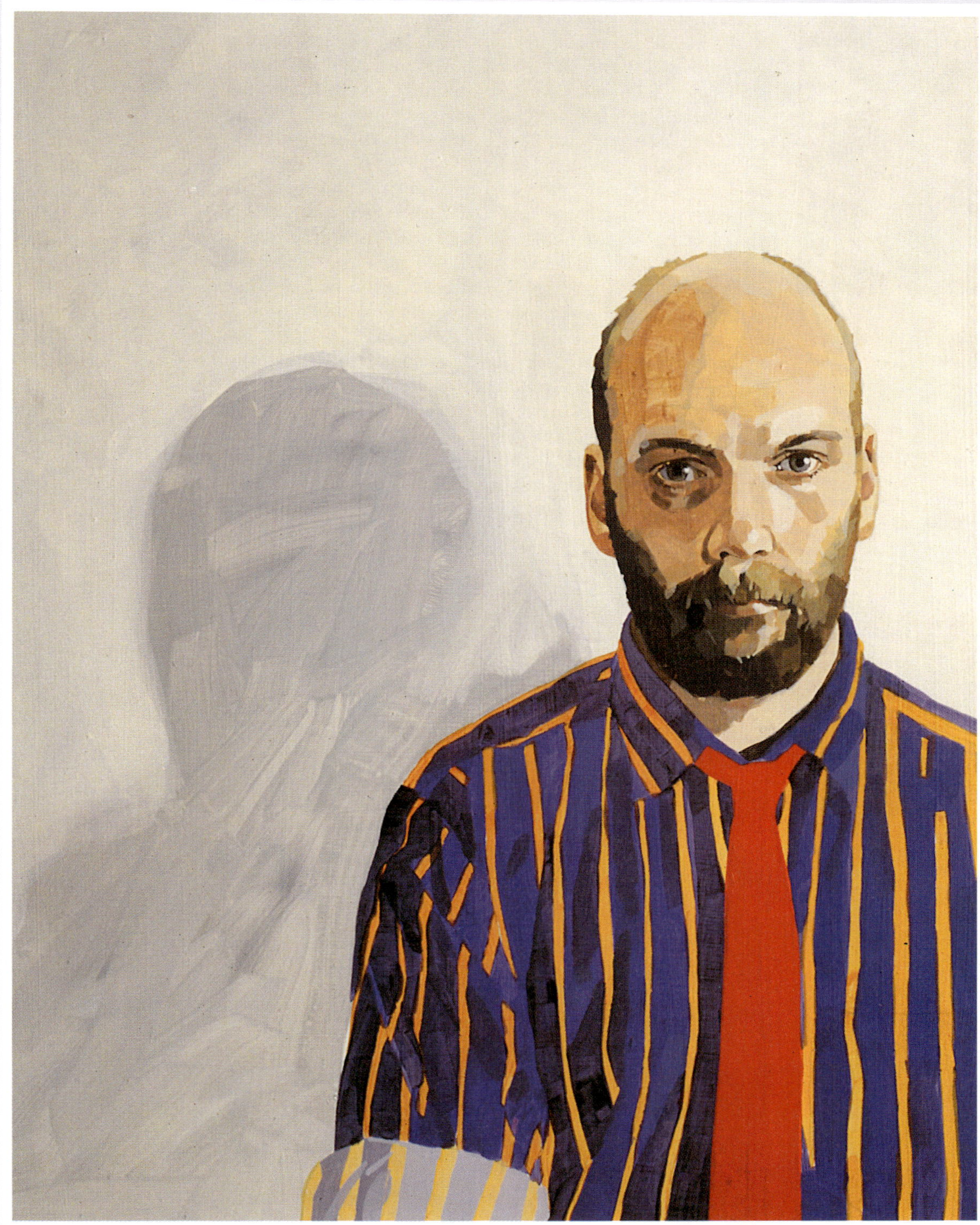

9

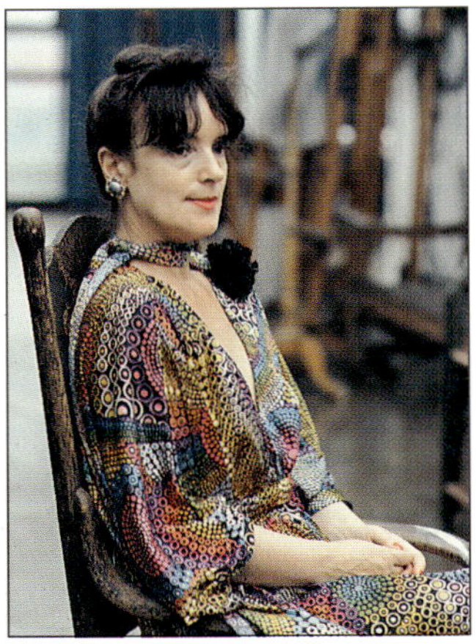

1

1: Zuerst muß das Modell bequem und in entspannter Haltung sitzen.

2: In Schwarz, Weiß, Zinnoberrot und gebranntem Siena wird die Figur in großen Zügen festgelegt. Verdünnte Farbe, locker aufgewischt, kann später korrigiert werden.

FRAU IN GEPUNKTETEM KLEID

Ein Portrait fordert den Künstler mehr heraus als jedes andere Sujet. Damit das Bild dem Modell ähnlich sieht, müssen alle Merkmale des Kopfes und der Gesichtszüge genau in ihren Farben, Formen und Hell-Dunkel-Werten analysiert werden. Die Genauigkeit dieser Analyse bestimmt den Bildcharakter, deshalb kann jede kleine Veränderung, die im Verlauf der Arbeit vorgenommen wird, über Erfolg oder Mißerfolg des Bildes entscheiden.
Die Eigenschaften der Acrylfarbe kommen dem Maler dabei sehr entgegen. Im Unterschied zu der schwer kontrollierbaren Aquarellfarbe und der langsam trocknenden Ölfarbe ermöglicht die Acrylfarbe beim Aufbau der einzelnen Farbschichten eine angenehme Arbeitsgeschwindigkeit. Außerdem deckt sie so gut, daß Fehler ohne weiteres übermalt werden können, ohne daß die Farben dadurch trübe werden.
Bei diesem Portrait arbeitete der Künstler »vom Groben zum Feinen« – er legte die Grundformen rasch mit dünnen Farbschichten fest und arbeitete schrittweise die von den feinen Details bestimmten individuellen Gesichtszüge heraus.
Die übliche Dreiviertelansicht zeigt den Kopf auf halbem Weg zwischen Profil und Frontalansicht. Viele Künstler bevorzugen diese Pose, denn sie wirkt angenehm natürlich und bietet interessante Formen.

DAS MATERIAL

- Bildträger: aufgespannte, grundierte Segeltuchbaumwolle, 50 x 45 cm.
- Pinsel: Flachpinsel Nr. 6, runder Rotmarderpinsel Nr. 4.
- Farben: Siena gebrannt, Umbra gebrannt, Kadmiumgelb, Kobaltblau, Zinnoberrot, Lichter Ocker, Elfenbeinschwarz, Titanweiß.

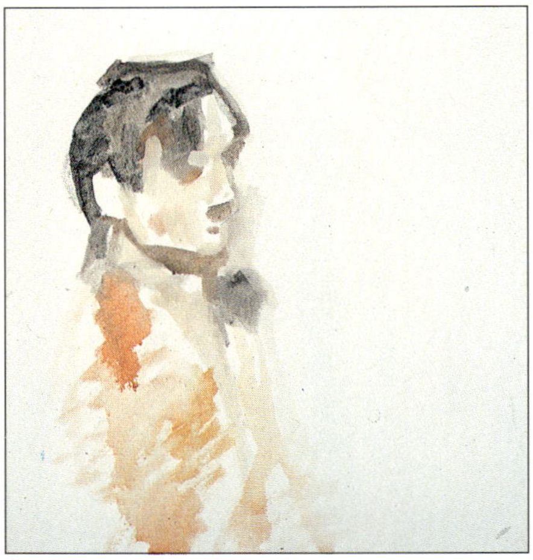

2

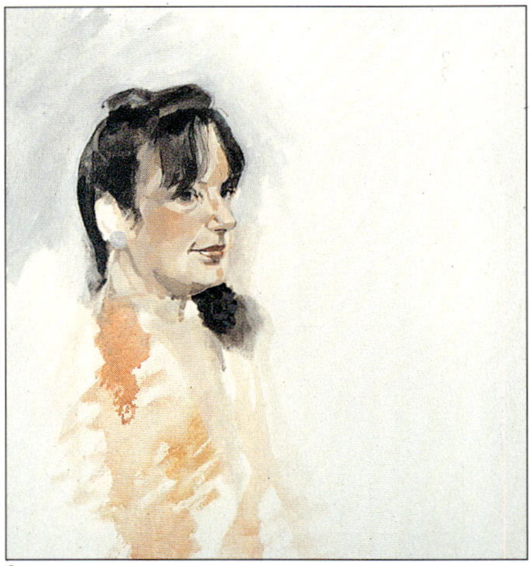

3

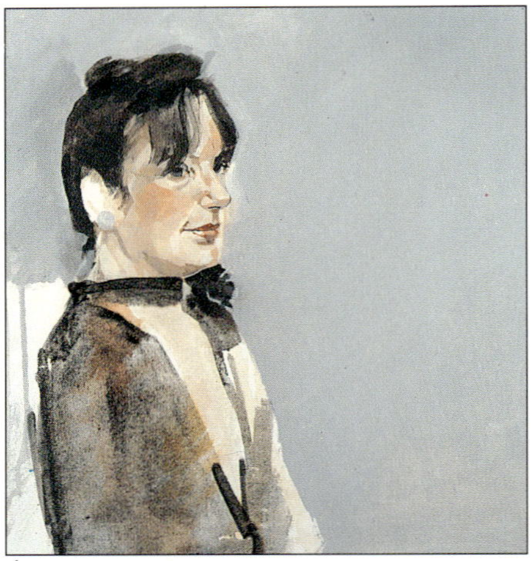

4

3: Einfügen der hellen Gesichtstöne: Für die kalten Schattenpartien wird dem Hautton etwas Kobaltblau zugesetzt. Nach dem Trocknen wird der Mund in tiefen Rot- und Brauntönen akzentuiert, tiefe Schatten werden unter Kinn und Nase in kaltem Graupurpur gemalt.

4: Die Hintergrundfarbe aus Kobaltblau, Lichtem Ocker, Schwarz und Weiß. Stark verdünntes Schwarz wird über die Kleidung gelegt.

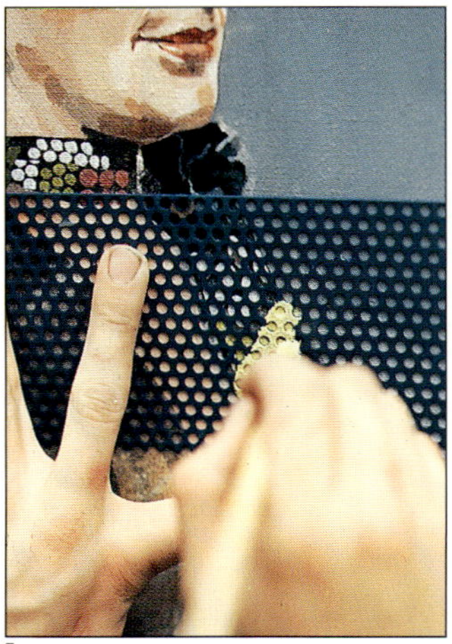

5

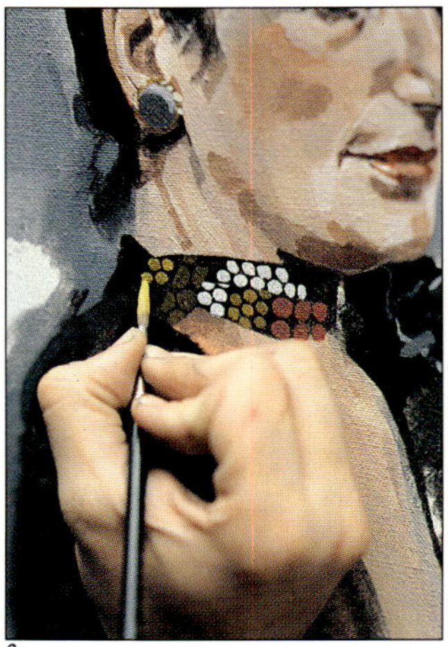

6

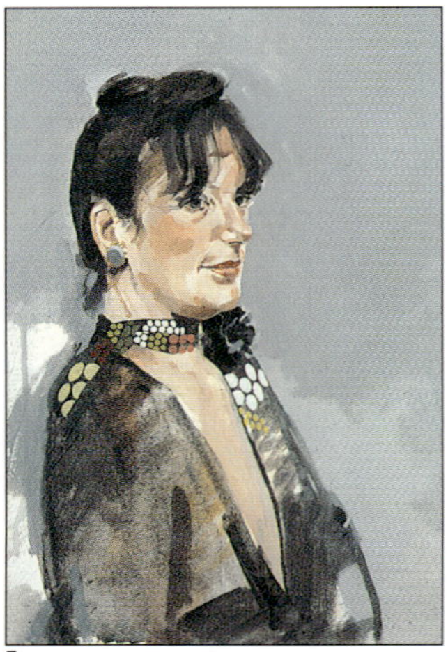

7

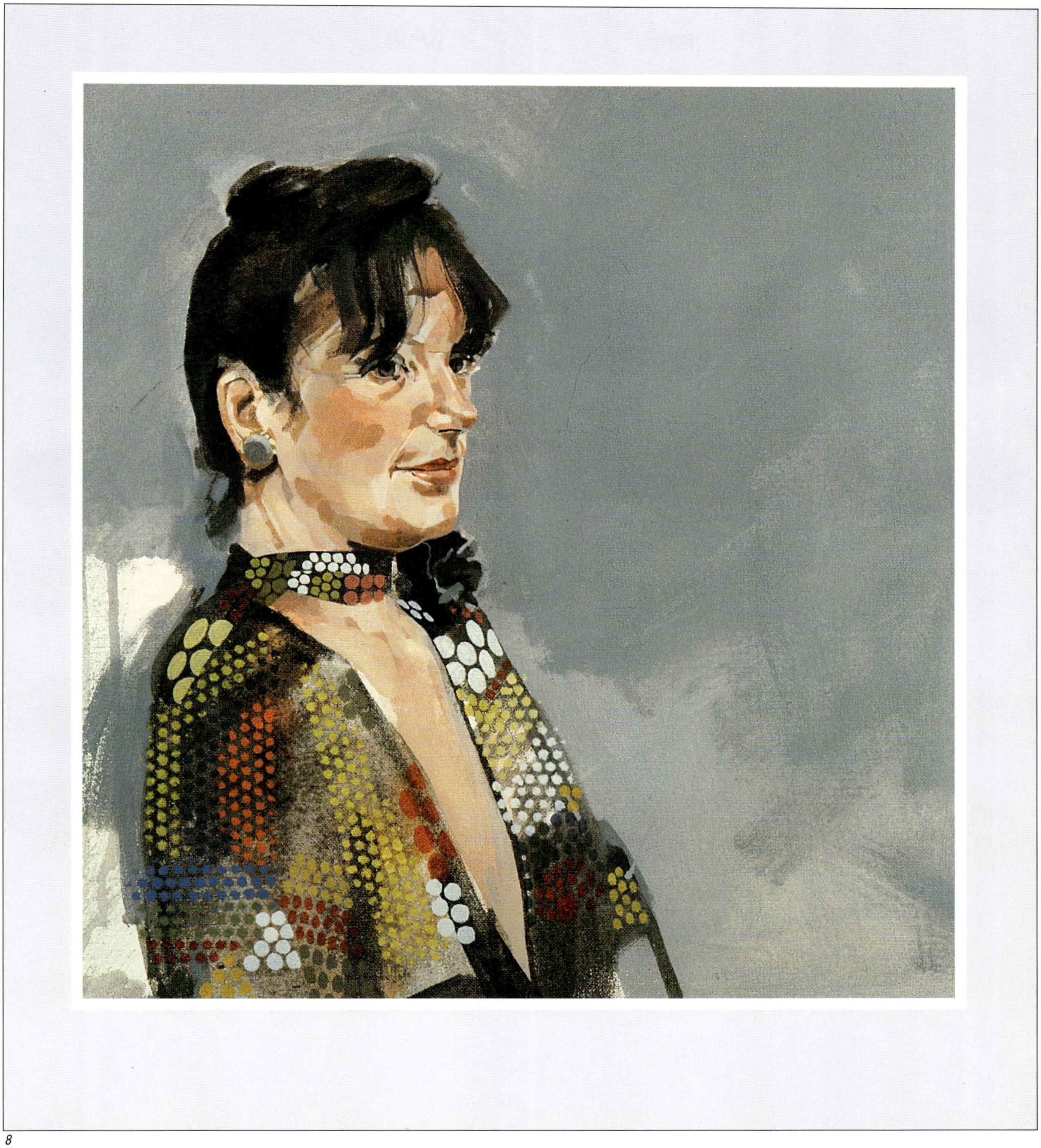

8

5: *Ungewöhnlich gestaltete farbige Punkte des Kleides: ein Stück Lochmetall als Schablone, deckende Farbe mit einem Borstenpinsel durch die Löcher aufgetüpfelt.*

6: *Mit kleinem Rotmarderpinsel werden die schablonierten Punkte in Weiß, Kadmiumgelb, Zinnoberrot verstärkt.*

7: *Größere Punkte werden freihändig eingemalt.*

8: *Das fertige Bild. Gleich zu Anfang bestimmte der Künstler mit großzügigem Pinselduktus und dünner Farbe die Pose und die Proportionen seines Modells, ohne dicke, dichte Farbschichten aufzubauen. Von dieser sicheren Grundlage aus konnte er rasch und ohne zu zögern die feineren Details ausarbeiten. Das fertige Portrait bewahrt noch etwas von der lebendigen, spontanen Strichführung des Frühstadiums.*

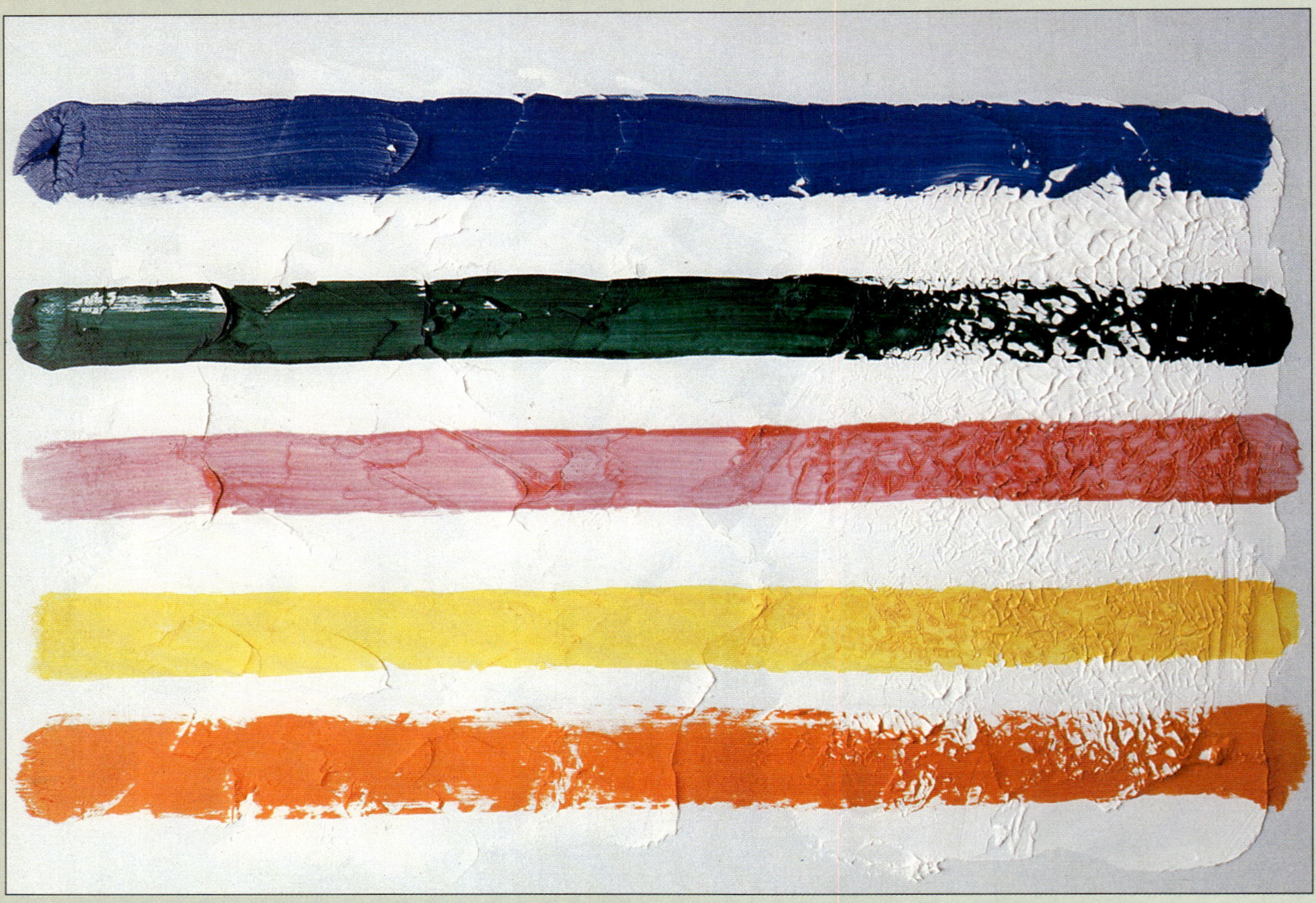

KAPITEL FÜNF

ACRYL UND DESIGN

Eine Einführung in die Acrylmalerei kann Fragen des Designs lediglich kurz ansprechen, nicht ausführlich behandeln, denn das würde die Thematik des Buches sprengen. Design ist ein Thema für sich und verlangt eine eigene Behandlung. Welche Bedeutung die Acrylfarbe für diesen Bereich haben kann, soll aber in einigen wesentlichen Punkten dargestellt werden.

DESIGN MIT ACRYLFARBE

- Collage
- Oberflächen modellieren und strukturieren
- Färben
- Sprayen
- Maskieren
- Wanddekor, Wandbild
- Zeichnung, Illustration

Was bedeutet Design, und welche Techniken sind Designertechniken?
In den Versuch einer Definition wird unweigerlich meine persönlich Haltung mit einfließen. Ich habe selbst jahrelang als Maler und Designer gearbeitet und bin dabei zu einigen sehr persönlichen Schlußfolgerungen gekommen. Eine der wichtigsten Einsichten ist wohl, daß die Disziplinen Malen, Zeichnen, Design und Bildhauerei ganz entscheidende Gemeinsamkeiten aufweisen und eng miteinander verbunden sind.
Ich verstehe das Zeichnen weniger als eine unabhängige Disziplin, vielmehr als die grundlegende Verbindung zwischen Malerei und Design, denn das Zeichnen dient beiden als Voraussetzung. Das Zeichnen gehört ebenso der Malerei wie dem Design an und öffnet den Zugang zu beiden Disziplinen, obwohl sie in ihren Zielsetzungen und Ergebnissen sehr verschieden sind.
Ohne hier eine Theorie der visuellen Künste vertiefen zu wollen, vertrete ich den Standpunkt, daß Design prinzipiell eine dekorative Funktion hat. Design gestaltet Lebenswelt, Dinge und Kommunikation mit den Mitteln Farbe, Form, Gestalt, Muster, Struktur und bildlicher Darstellung.
Die Malerei hingegen arbeitet zwar mit denselben Mitteln, befaßt sich jedoch eher mit dem Ausdruck persönlicher Eindrücke und Vorstellungen und schließt zudem ästhetische und philosophische Fragestellungen mit ein, die über die Grenzen des Designs hinausgehen. Design kann allerdings auf indirekte Weise sehr stark von diesen Ideen beeinflußt werden. Das Zeichnen übergreift Malerei und Design: Es dient sowohl der Entwicklung von Ideen wie der Kommunikation und ist dekorativ und kreativ zugleich.
Die Malerei hat das Design ganz offenkundig immer schon beeinflußt. Viele Neuerungen in den Entwürfen von Plakaten, Möbeln, Textilien und Inneneinrichtungen lassen sich mehr oder weniger direkt auf Experimente und Ideen der Malerei dieses Jahrhunderts zurückführen. Viele moderne Maler waren auch Bildhauer und wurden berühmte Designer. Zwei der namhaftesten Künstler, die sowohl die Malerei als auch das Design nachhaltig beeinflußt haben, sind Pablo Picasso und Georges Braque. Die Öffentlichkeit reagiert häufig ablehnend auf die Experimente und Ideen der Künstler, wenn sie direkt mit ihnen konfrontiert wird, nimmt sie aber bereitwillig auf, wenn sie im Design Ausdruck finden. Wer sich als Designer betätigen möchte, sollte das berücksichtigen und erkennen, daß Experiment und Idee in allen Bereichen der Kunst von Bedeutung sind – und Zeichnen vielleicht der wichtigste ihrer Teilbereiche ist.
Im Französischen und Italienischen sind die Begriffe für Zeichnen und Design interessanterweise identisch.
Auch Acrylfarbe eignet sich ausgezeichnet zum Experimentieren, weil sie ebenso wie das Zeichnen rasches Arbeiten erlaubt. Experimente und Entwicklungen künstlerischer Ideen basieren auf Spontaneität und rascher Umsetzungsmöglichkeit. Die Acrylfarbe bietet im Vergleich zu den übrigen Medien noch einmal ganz neue Ausdrucksmöglichkeiten und eröffnet ein weites Feld, bereits Bekanntes so zu bearbeiten, daß sich etwas Spannendes daraus ergibt.

COLLAGE

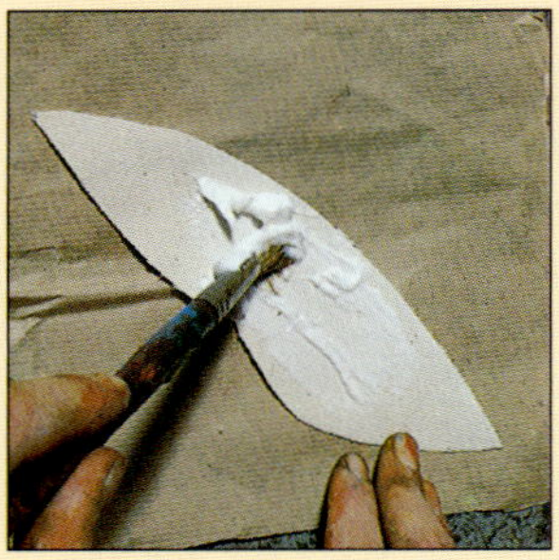

1. Collagen mit Acrylmedium kleben: ein Stück Leinwand mit dem Medium einseitig bestreichen.

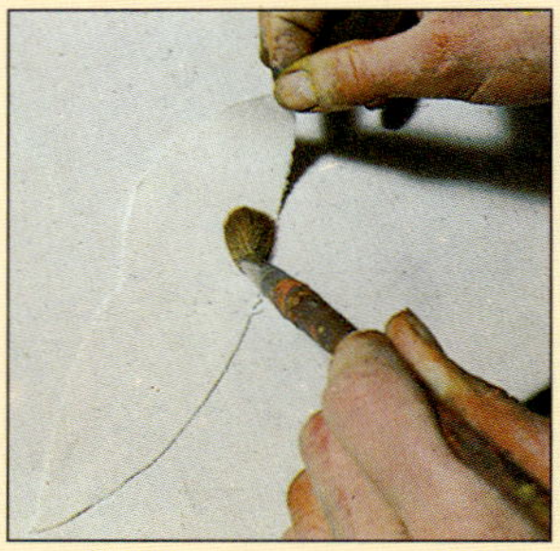

2. Form fest auf die gespannte Leinwand drükken, mit sauberem, trockenem Pinsel festreiben.

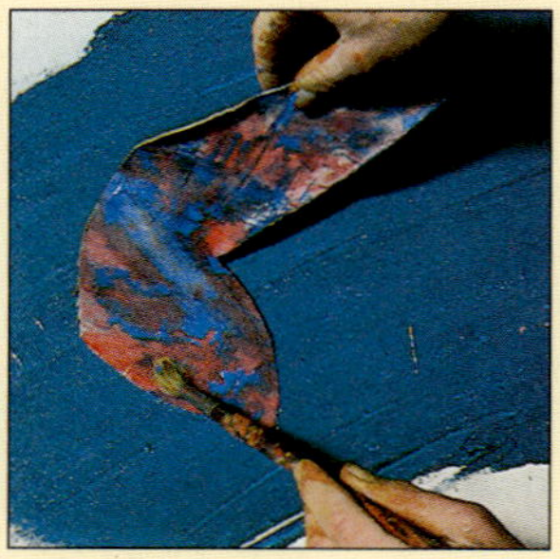

3. Auch die Haftstärke der Acrylfarbe kann für die Collage genutzt werden.

COLLAGE

Das Wort Collage leitet sich ab von dem französischen Begriff *coller* – kleben –, eine treffende Beschreibung für ein Bild oder Design, das sich aus Papier-, Stoff- oder anderen Materialteilen zusammensetzt, die auf einem festen Untergrund aufgeklebt sind.
Die Kubisten machten ausgiebig Gebrauch von dieser Technik, die im wesentlichen von den beiden Hauptinitiatoren dieser Bewegung, den Malern Picasso und Braque, entwickelt wurde. Im Spätwerk von Matisse wird die Malerei von der Arbeit mit farbigen Papierstücken abgelöst.
Die Collage kann Abfallprodukte wie kleine Stoff-Fetzen, Holzstücke und sonstige Materialien in eine interessante Komposition aus Farben, Hell-Dunkel-Werten, Formen und Strukturen verwandeln.
Eine andere Art der Collage läßt sich mit den Reststücken von Holzrahmen anfertigen. Klebt man sie auf verschiedene Weise zusammen, ergeben sich Anregungen für dreidimensionale Entwürfe, die sich nicht aus dem Originalmaterial ableiten lassen. Die Teile organisieren sich zu ganz neuen Formen.
Die wenigen Hinweise illustrieren die vielfältigen Möglichkeiten der Collage, deren interessantester Aspekt in ihrer greifbaren Plastizität liegt. Bisher wurde sie erst selten mit Farben ausgearbeitet, obwohl das genauso möglich ist.
Wie kommt dann aber die Acrylfarbe bei der Collage ins Spiel? Ganz einfach: Ihr Basismedium hat stark klebende Eigenschaften. Mit Acryl kann man fast alles auf eine Unterlage kleben.

OBERFLÄCHENSTRUKTUREN UND PLASTIZITÄT

Acrylmodellier- und -strukturpasten haften nicht nur gut, sondern eignen sich unter anderem – mit oder ohne Zusatz von Farbe – auch ausgezeichnet zur plastischen Gestaltung von Oberflächen. Mit einfachsten Modelliertechniken lassen sich Oberflächen so auf interessante Weise beleben und verwandeln.
Reichert man die Paste mit Sägemehl an, erhält sie mehr Masse und Struktur, und etwas weiße Acrylgrundierung gibt ihr mehr Körper. Alles wird gut vermischt und auf den Bildträger aufgetragen. In der feuchten Masse lassen sich verschiedenste Muster und Grate formen. Die Paste kann statt dessen auch mit etwas Sand und weißer Grundierung gemischt und mit etwas Umbra abgedunkelt werden. Frei mit dem Pinselstiel eingezogene Linien ergeben einen Reliefeffekt. Die Struktur wird vielleicht mit Farbe weiterbehandelt. Überschüssige Paste wird abgewischt.
Als Füllstoff kann auch etwas Zellstoff dienen, die Mischung kann zur Abwechslung mit etwas Blau getönt, Linien können mit einem Kamm eingezogen werden. Diese Oberfläche kann nach dem Trocknen mit Umbra übermalt werden, das kurz vor dem Trocknen abgewischt wird. Wenn der Paste Sägemehl, Sand oder Zellstoff mit etwas weißer Grundierung und Farbe zugesetzt wird, ergibt sich jedesmal eine ganz andere Oberflächenstruktur. Die Grundierung in der Mischung verändert die Eigenschaften der Paste, die ansonsten beim Trocknen transparent würde.

STRUKTURIEREN MIT GEL

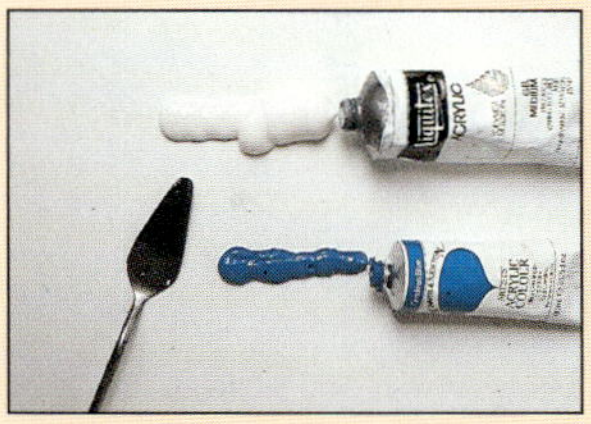

Gel und Farbe zu gleichen Teilen mischen. Die verdickte Farbe sofort verarbeiten (trocknet schnell).

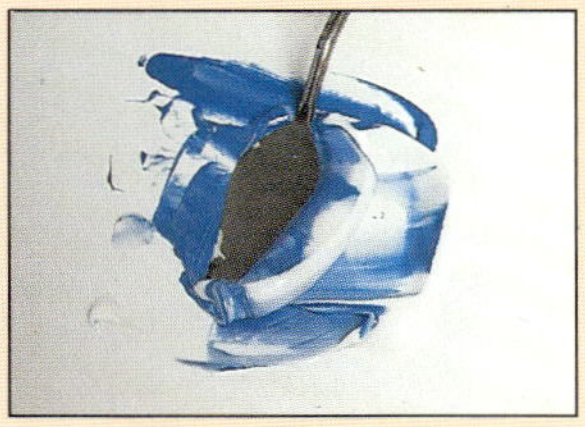

Gel und Farbe mit dem Malspachtel mischen.

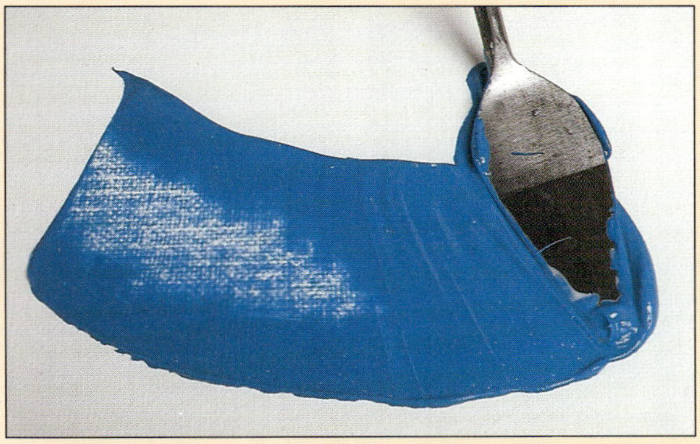

Die Mischung hat eine pastose, butterähnliche Konsistenz, in der die Spuren des Malspachtels deutlich sichtbar erhalten bleiben.

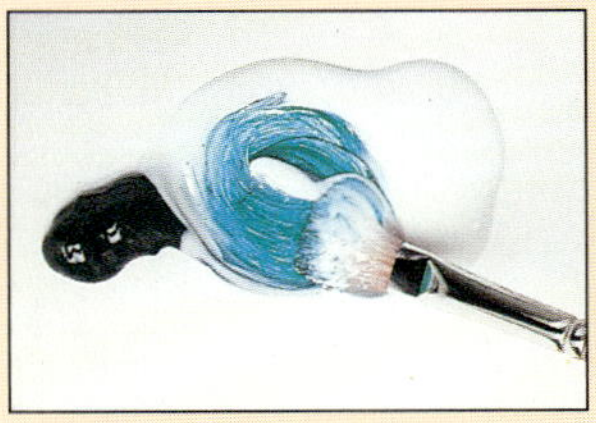

Auch mit dem Pinsel kann man Gel und Farbe zu gleichen Teilen mischen.

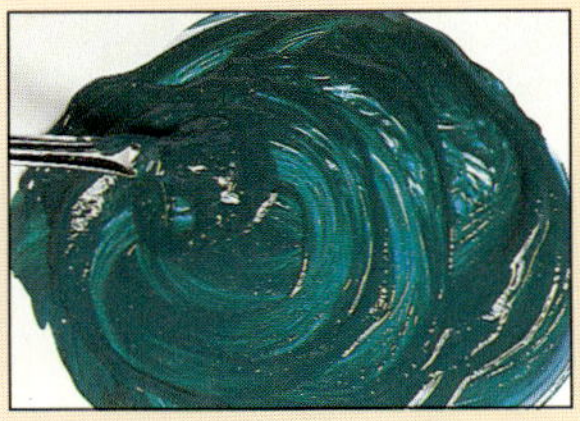

Mit hartem Pinsel vermalt, ergibt eine grob strukturierte Oberfläche mit unregelmäßigen Pinselspuren.

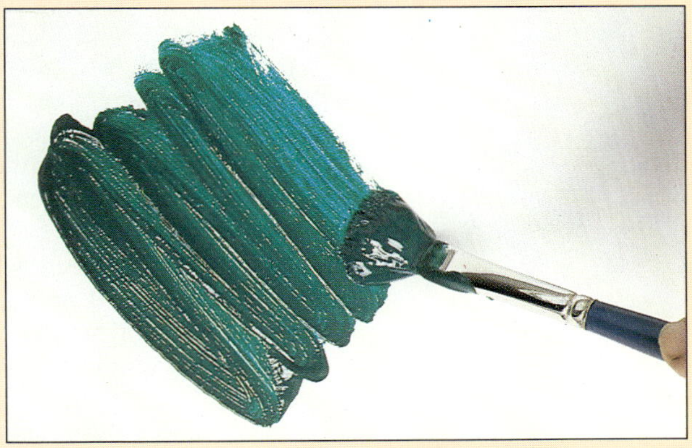

Die Mischung wird spontan und kraftvoll auf den Malgrund aufgetragen.

STRUKTURIEREN MIT FOLIE

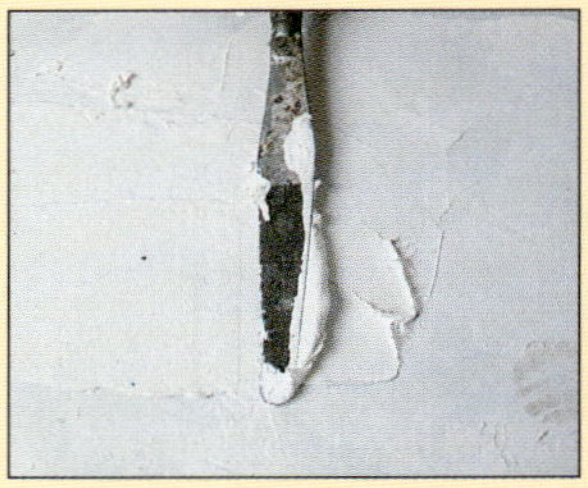

1. Modellierpaste wird gleichmäßig auf dem Malgrund verteilt.

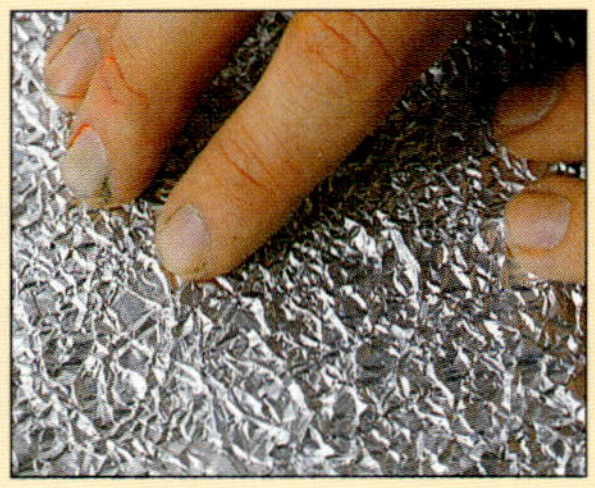

2. Ein Stück zerknitterte Folie wird in die feuchte Paste gedrückt.

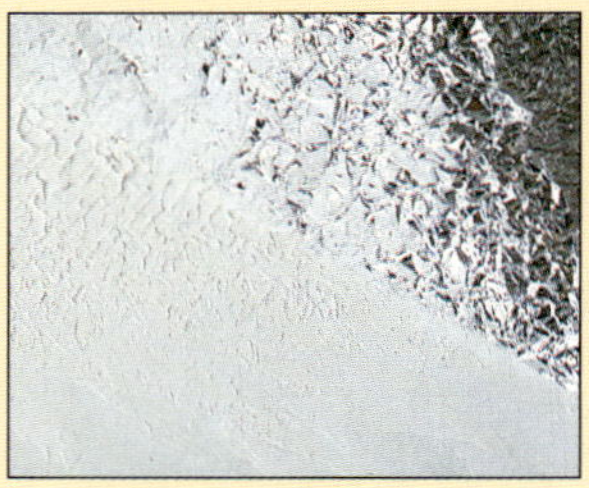

3. Modellierpaste nimmt die Struktur der Folie auf.

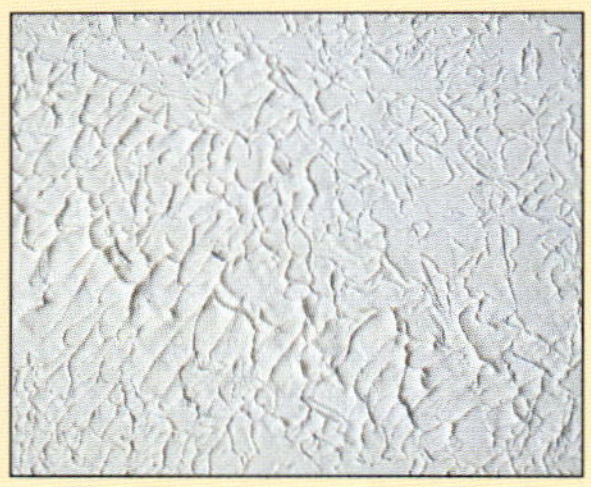

4. Ist die Paste getrocknet, kann sie übermalt werden.

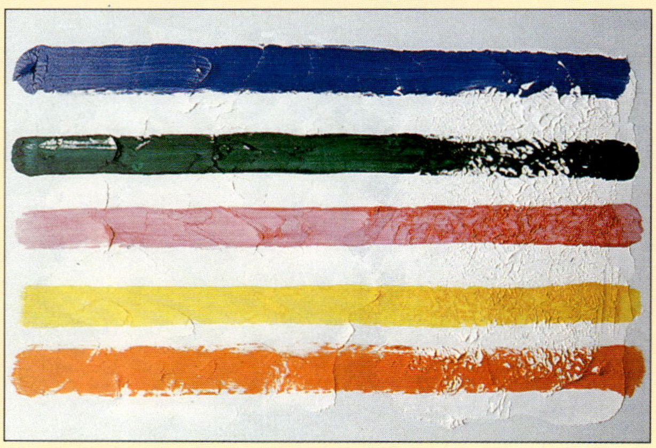

Farbe auf die gröber strukturierten Flächen aufgetragen, ergibt eine gebrochene Farbpartie; auf der feineren Strukturierung rechts entstehen gesprenkelte Farbfelder.

STRUKTURPASTE

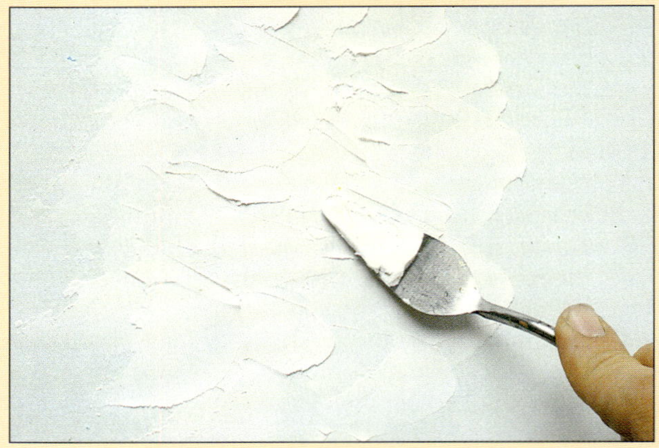

Strukturpaste wird mit dem Malspachtel direkt auf den Bildträger aufgetragen.

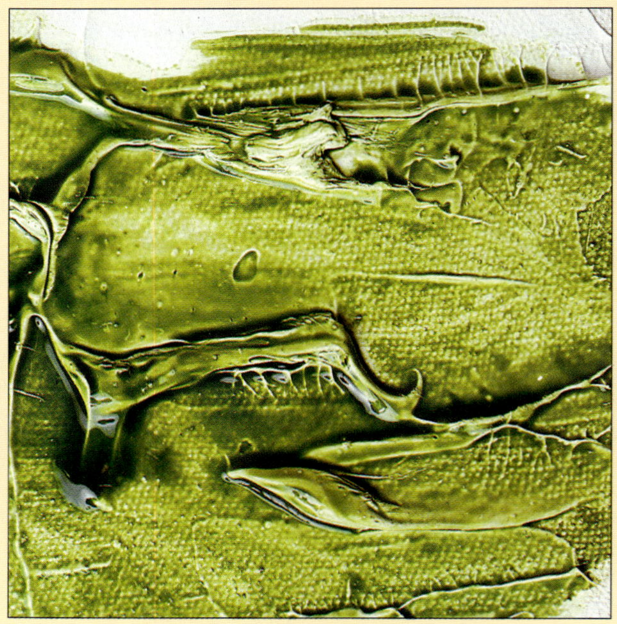

Die strukturierte Oberfläche wird mit einer dünnen Lasur überzogen.

Diese wenigen Anregungen eröffnen unbegrenzte Möglichkeiten für weitere Experimente. Sogar für Innenarchitekten und Bühnendekorateure könnte Modellierpaste interessant sein: Sie könnten mit ihr an Modellen oder auf Bildträgern Strukturen ausprobieren und diese aus verschiedenen Perspektiven ausleuchten.

Oberflächenstrukturen lassen sich auch auf völlig andere Weise erzeugen: Mischen Sie mit Zellstoff und etwas weißer Grundierung eine weiche Strukturpaste, und experimentieren Sie mit allen möglichen Materialien – regelmäßig geformten wie Knöpfen, Haarnadeln, Heftzwecken oder -klammern, unregelmäßig geformten wie Erbsen, Linsen, Samenkörnern oder Nudeln.

Drei weitere Acryltechniken lassen sich gut für Designzwecke nutzen: Färben, Sprayen und Maskieren.

FÄRBEN

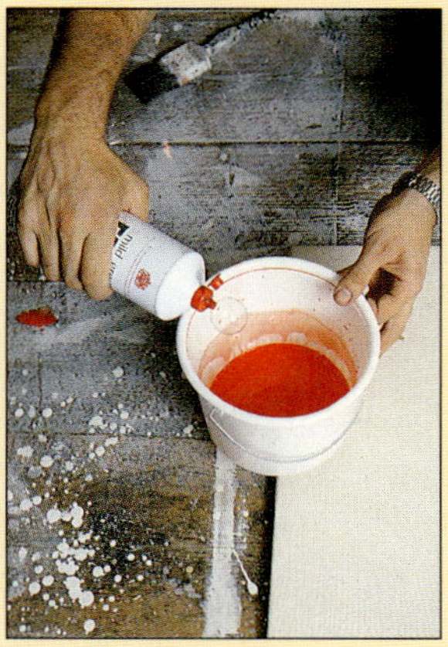

Färben von Leinwand: die Farbe aus der Tube mit einem Medium mischen, damit sie flüssig wird.

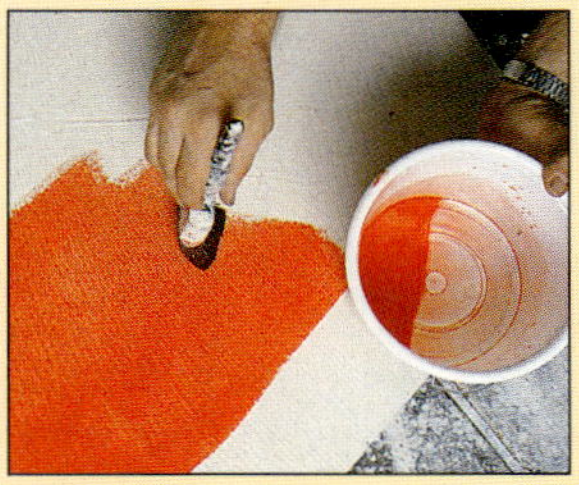

Arbeiten Sie die Farbe mit einem gewöhnlichen Pinsel oder einem Schwamm in das Gewebe ein.

FÄRBEN

Da Acrylfarbe schnell und wasserfest trocknet und sich dick ebensogut wie dünn vermalen läßt, kann man auch ungrundierte Gewebe damit bemalen. Das ist ein völlig sicheres Verfahren, und die Farbe wird, sofern sie dünn genug ist, von dem Gewebe vollkommen aufgesogen, ohne an Intensität zu verlieren. Das Verfahren ist dem Färben oder der Stoffmalerei sehr ähnlich. Damit öffnen sich viele Möglichkeiten für Malerei und Stoffdesign.

Dünne Farbe kann auf verschiedene Gewebe gesprüht, getropft oder gegossen werden. Ohne den Umweg über ein Stoffdruckverfahren lassen sich damit rasch verschiedene Effekte erzeugen.

Wenn Sie die Färbetechnik ausprobieren, geben Sie etwas Acrylmalmittel in das Mischwasser für die Farbe, damit die Oberfläche des Gewebes besser durchfeuchtet wird und die Farben tiefer eindringen. Ein paar Tropfen Mattierungsmittel stellen sicher, daß die Farbe gut fließt, matt trocknet und die Haftstärke des Mediums erhalten bleibt.

SPRAYEN

Dünne Acrylfarbe kann auch mit dem Airbrush oder der Spraypistole verarbeitet werden. Die Mischung kann beliebig transparent oder deckend sein. Das mögliche Verdünnungsverhältnis von Acrylfarbe und Wasser liegt zwischen 1 : 1 und 3 : 1. Um die Haftstärke der Farbe zu bewahren, empfiehlt sich der Zusatz von Glanzverstärker, Mattierungsmittel oder Airbrushmedium. Zum Sprayen eignen sich alle in Kapitel 1 empfohlenen Oberflächen. Spraypistolen sind nicht einfach zu bedienen. Beachten Sie für Farbauftrag und Reinigung die Bedienungsanleitung des Herstellers.

Sprayeffekte reichen von fein schattierten Abstufungen bis hin zu brillanten Kontrasten. Mit der Spraytechnik kann man auf flexible Weise realistische oder dekorative Motive gestalten, aber man braucht eine Menge Schablonen und Maskierungen. Eine Möglichkeit, Partien der Arbeit vor dem Spray zu schützen, bietet das Maskierband.

MASKIEREN

Maskierband schützt Teile der Arbeit vor Beschädigung oder versehentlicher Übermalung. Für verschiedene Anforderungen haben sich unterschiedliche Maskiertechniken entwickelt. Soll die Arbeit z. B. sehr flächig und präzise in den Formen sein, werden die Ränder der zu bearbeitenden Partie mit Maskierband gerahmt, so daß man die Farbe flächig einmalen kann. Die Maskierung sorgt für einen harten Rand.

Die Farbe kann bedenkenlos über die Maskierung gemalt werden. Ist die Farbe trocken, wird das Band entfernt und hinterläßt eine klar konturierte, flächige Partie.

Das Maskierband muß jedoch gut angedrückt werden und darf keine Blasen bilden, die Farbe sollte nicht zu dünn sein. Für ein optimales Ergebnis muß die Farbe wirklich deckend, falls erforderlich, in einer dicken Schicht vermalt werden. Die

SPRAYEN

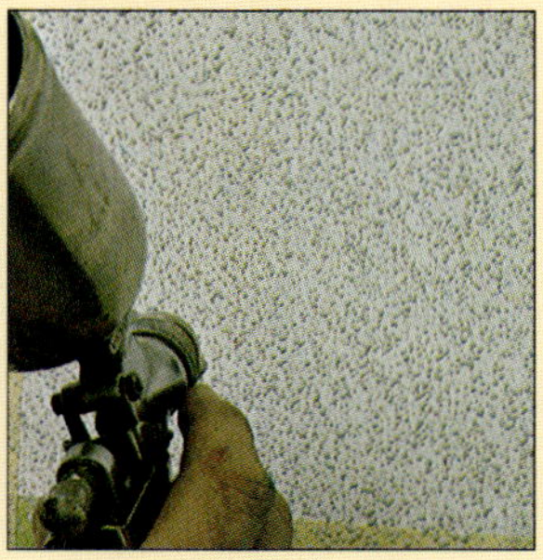

Versprühen Sie Maskierflüssigkeit mit der Spraypistole zu einem Muster.

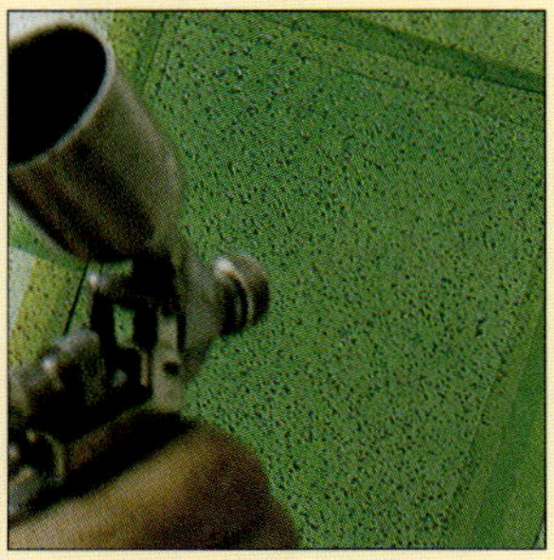

Ist die Maskierflüssigkeit getrocknet, sprayen Sie eine Schicht Farbe darüber.

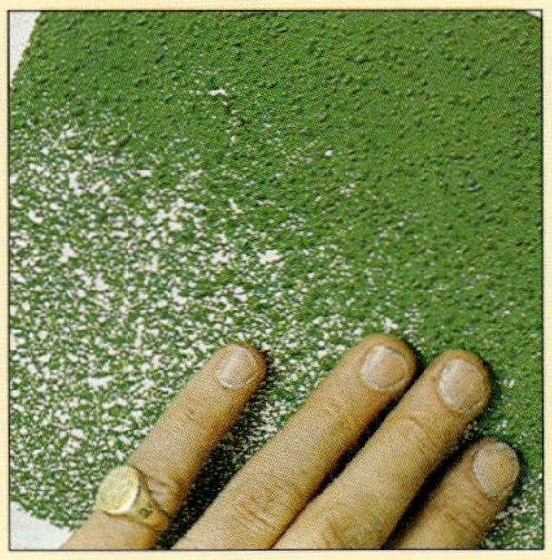

MASKIEREN

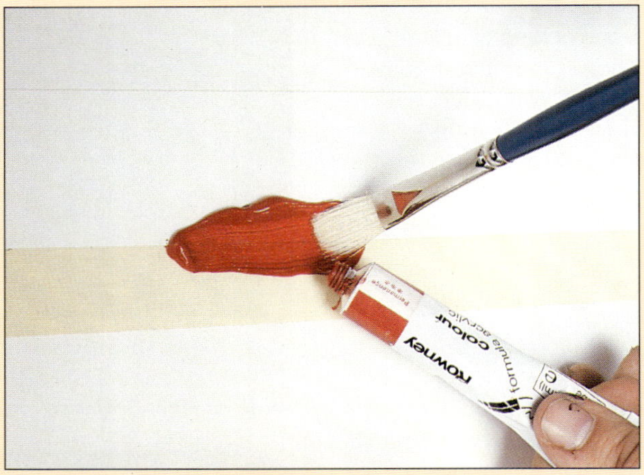

Maskierband wird auf den Bildträger geklebt. Mit einem kleinen Pinsel vermalt der Künstler Farbe aus der Tube über der Maskierung.

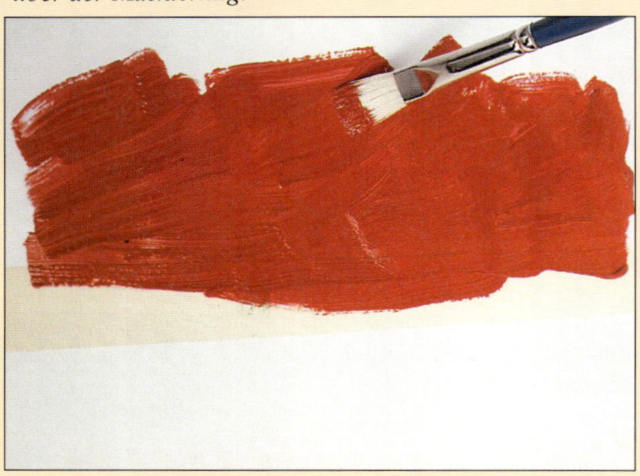

Der Künstler verteilt die Farbe weiter in die unmaskierte Partie hinein.

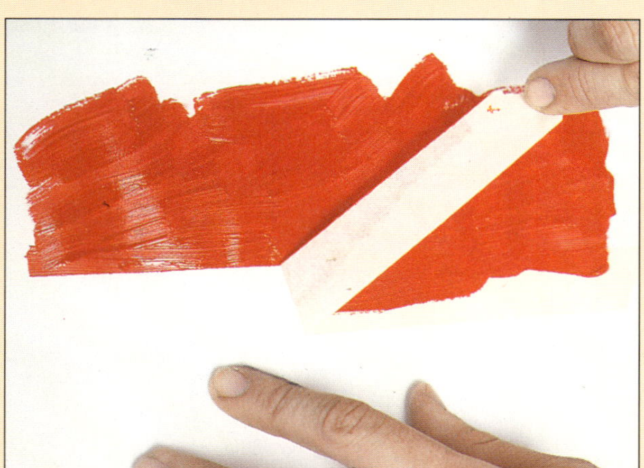

Ist die Farbe getrocknet, wird das Maskierband abgezogen. Der Untergrund blieb geschützt und weist nun harte Farbränder auf.

Zugabe von etwas Glanzverstärker, Mattierungsmittel oder Acrylmalmittel gewährleistet einen guten Farbverlauf.

WANDGEMÄLDE

Meine praktischen Erfahrungen mit Wandgemälden haben mich gelehrt, daß Acrylfarbe die beste Allroundfarbe für diese Arbeit ist. Wandmalerei ist immer anstrengend und wird durch schlecht zu verarbeitende Farbe nur noch unnötig erschwert.

Man weiß nie im voraus, was für eine Wand man vorfinden wird. Manchmal sind die Bedingungen ideal – richtige Höhe, gutes Licht, leicht zugänglich, genug Platz zum Arbeiten. Unter solchen Umständen ist die Verarbeitung der Farbe unproblematisch.

Häufig jedoch ist die Wand hoch, das Licht schlecht oder wechselhaft, und man muß auf einer Leiter oder einem Gerüst arbeiten. Das bedeutet, daß die Farbe vielleicht nicht dort gemischt werden kann, wo sie auch vermalt wird. Stimmt die Mischung nicht, läuft man hin und her, mischt die Farbe hier und trägt sie dort auf. Das ist zumindestens ermüdend. Acrylfarbe ist leicht zu mischen, gut unterzubringen und läßt sich bequem die Leiter hinauf- und hinabtragen. Die Farbe vermalt sich gut auf Wänden, und der Farbfilm ist hinterher widerstandsfähig genug, um den Belastungen standzuhalten, denen eine Wandbemalung ausgesetzt ist.

Bei meinem ersten Wandgemälde in Acryl entwickelte ich eine neue Technik. Zuerst trug ich Acrylgrundierung auf die Wand auf, denn darauf kann man wunderbar zeichnen. Die fertige Aufzeichnung übermalte ich mit einer halbtransparenten Lavierung in hellem Ocker, Umbra und Weiß.

Der neutrale Ton auf der gesamten Partie sollte die Abstimmung der helleren und dunkleren Farbtöne erleichtern.

Nach dem Trocknen der Untermalung wurden die Hauptpartien des Wandgemäldes mit einigen Details sorgfältig eingemalt. Auf dem neutralfarbigen Untergrund war das problemlos möglich. Auf einer weißen Wand hingegen hätten sich verschiedene Schwierigkeiten ergeben.

Dieses Verfahren bildete die Grundlage des bereits erwähnten Ausweißens, das zwar nicht bei diesem Gemälde, aber durchaus bei späteren Arbeiten zur Anwendung kam.

Auf der Abbildung Seite 335 ist zu sehen, daß die Farben voll und kräftig und die Details klar und deutlich hervortreten. Mit den Farben eines anderen Mediums wäre das nicht so gelungen, denn sie trocknen nicht so schnell wie Acrylfarbe und haben nicht ihre Transparenz, lassen sich also nicht so gut übermalen.

Das fast fertige Wandbild zeigt noch immer große Partien der Untermalung, deren freier Pinselstrich die klaren Konturen des Entwurfs kontrastiert.

Acrylfarbe ist für Wandgemälde und -dekors nicht nur wegen ihrer guten Vermalungseigenschaften, sondern auch wegen ihren strukturbildenden Eigenschaften so ideal. Sie ermöglicht die Gestaltung abwechslungsreicher Oberflächenstrukturen, die das reflektierte Licht in die Wirkung mit einbeziehen. Wer einige der vorgestellten Techniken ausprobieren will und mit der Wandmalerei nicht vertraut ist oder keine Wand zur Verfügung hat, kann auch erst einmal auf Karton oder

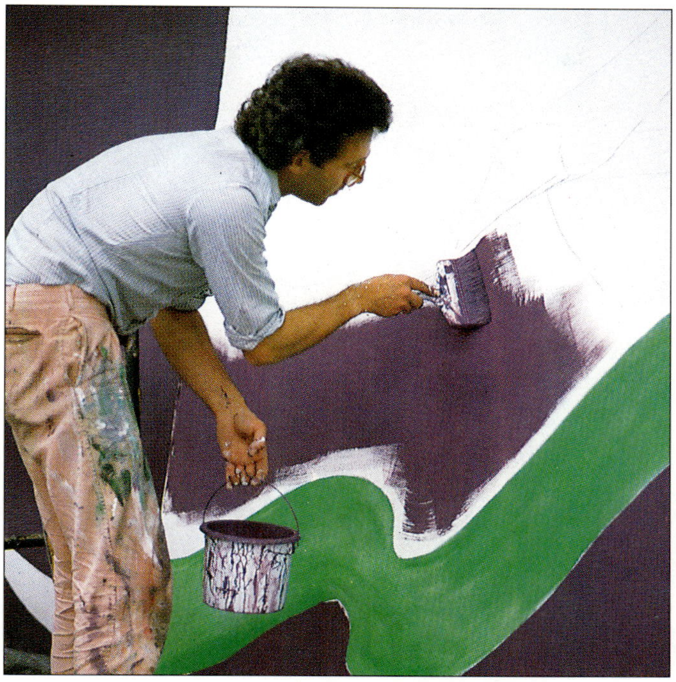

Acrylfarbe ist für Wandmalerei besonders gut geeignet. Hier malt der Künstler an einem Wandbild. Er bemalt gerade eine von sieben Platten, die später auf der Wand zusammengesetzt werden.

Hartfaserplatte malen, die später in Position gebracht werden. Sollte die Arbeit mißlingen, kann sie leicht entfernt werden und dem nächsten Versuch Platz machen.
Ein Wandgemälde bietet natürlich nur die rechte Befriedigung, wenn es auch vor Ort gemalt wird; anfangs ist die Arbeit auf transportablen Platten jedoch hilfreich, denn so kann man die Qualität des Entwurfs einschätzen, ohne dabei die Wand zu beschädigen.

ZEICHNUNG UND ILLUSTRATION

Zeichnungen und Illustrationen können ebenso mit den meisten anderen Medien angefertigt werden, Acrylfarbe aber ermöglicht eine weitere Ausgestaltung der Tonwerte, Formen, Strukturen und Farben.
Schwarzweißzeichnungen lassen sich in ihrer Wirkung durch transparente oder halbtransparente Lavierungen mit Acrylfarbe steigern, wenn man einige Bedingungen beachtet. Kohle, Kohlestifte, Graphitstifte, Kopierstifte, Kreiden und Pastellkreiden verlaufen oder verschmieren meistens beim Überlavieren. Falls dies nicht gerade beabsichtigt ist, muß die Zeichnung vorher fixiert werden. Übliche Fixative sind allerdings nicht zu empfehlen, denn sie können die Haftstärke der Acrylfarbe beeinträchtigen. Statt dessen kann die Zeichnung ohne Bedenken mit etwas Glanzverstärker oder Mattierungsmittel besprüht werden.
Zeichnungen können auch mit Lavierungen »untertuscht« und mit Bleistift, Kohlestift, Farbstift usw. weiterbearbeitet werden. Gewöhnlicher Bleistift schmiert weniger und haftet besser als Kopierstift, falls das Bild noch übermalt werden soll. Reine Kohle verschmiert jedoch immer, denn sie enthält keinerlei Bindemittel. Alle Zeichenmedien sollten sicherheitshalber fixiert werden.

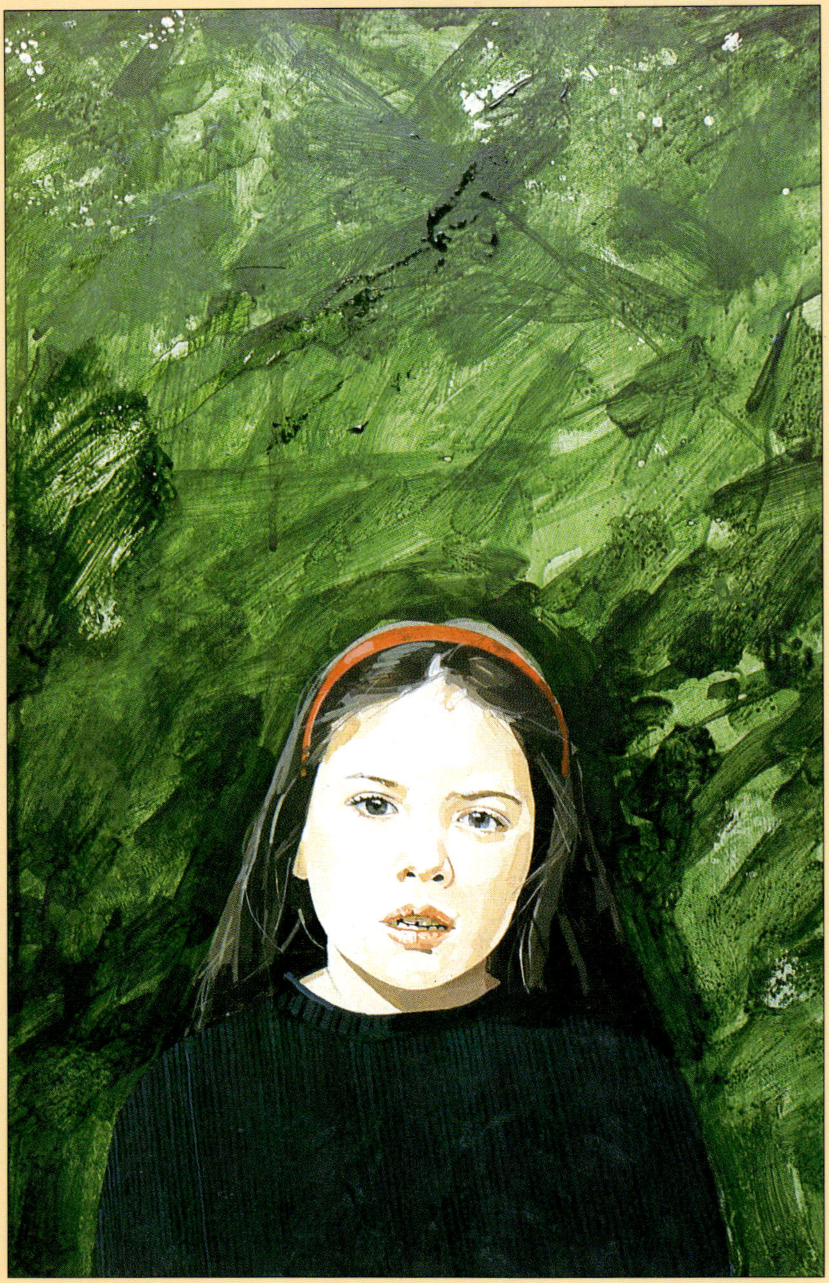

NACHWORT

Acrylfarbe ist – wie ich hoffentlich umfassend darstellen konnte – eine ganz wunderbare Farbe, ja eigentlich ein Zaubermittel, das alles kann, was andere Farben können, häufig sogar noch besser: Sie ist transparenter als Aquarellfarbe, deckender als Gouachefarbe und dicker als Ölfarbe. Acrylfarbe trocknet schneller, ist weniger anfällig für Beschädigungen und flexibler als jede andere heute bekannte Farbe.

Trotz aller guten Grundeigenschaften: Wahre Wunder wirkt Acrylfarbe nur in der Hand des Künstlers.
Maltechniken helfen, einen Teil des Potentials auszuschöpfen, aber die Magie braucht Phantasie. Während es bei der Ölfarbe jahrelange Übung braucht, um ihren Zauber zu entlocken, gelingt dies bei der Acrylfarbe mit viel Phantasie eher. Mit Acrylfarbe kann man experimentieren wie mit keinem anderen Medien. Es gibt keine Regeln, deren Bruch Unheil heraufbeschwört, man muß nur wenige einfache Voraussetzungen beachten, damit sich die Magie entfaltet. Es sind – kurz zusammengefaßt – diese: Verwenden Sie reichlich sauberes Wasser. Reinigen Sie Pinsel sofort nach jedem Gebrauch. Mischen Sie die Farben gut durch. Geben Sie den Mischungen reichlich Acrylmedium zu, dann fließt die Farbe besser. Um die größtmögliche optische Wirkung der Farben zu entfalten, sollte die oberste Farbschicht die unteren durchscheinen lassen. Variieren Sie die einzelnen Schichten, und lassen Sie sie alle durchscheinen. Es ist besser, mit dünner Farbe zu beginnen und mit pastoser Farbe abzuschließen, denn ist Acrylfarbe einmal getrocknet, läßt sie sich kaum noch entfernen. Lassen Sie den weißen Untergrund durch die transparenten Lavierungen schimmern. Im Unterschied zu Lasuren, die jede Oberfläche oder Untermalung dick oder dünn überdecken können, benötigen Lavierungen für ihren besonderen Glanz den weißen Untergrund. Weißen Sie im Zweifelsfall aus. Genießen Sie den Malprozeß.
Wer auch immer behauptete, Farben seien einzig zum Vergnügen erfunden worden, sprach ein wahres Wort. Das trifft zweifellos und ganz besonders für die Acrylfarben zu. Um sich aber wirklich uneingeschränkt an ihnen erfreuen zu können, muß man bestimmte Bedingungen erfüllen. Einige sind bekannt, andere wirken vielleicht etwas seltsam, aber sie sind alle relevant – für den Amateur ebenso wie für den Profi.
Kurz: Anstatt das zu tun, was wir wollen, sollten wir lieber das wollen, was wir tun. Wir müssen akzeptieren, daß die Prozesse wichtiger sind als die Ergebnisse. Die Ergebnisse stehen für sich. Vom Prozeß hängt alles ab. Bemühen Sie sich um eine optimistische Grundhaltung. Seien Sie möglichst natürlich und nicht zu bemüht. Entwickeln Sie Geduld. Lassen Sie dem Fortschreiten sein eigenes Tempo. Entscheiden Sie sich für etwas, und handeln Sie dann entsprechend. Üben Sie ständig.
Zu wollen, was man tut, heißt, seine eigenen Bemühungen ernstzunehmen – auch wenn sie nicht den selbstgesetzten Erwartungen entsprechen –, eben weil es die eigenen sind. Es ist verständlich, daß man die Leistungen anderer bewundert und genauso gut sein will, aber solcher Ehrgeiz führt nur zu Enttäuschungen. Auch möchten wir andere gerne mit unserem Tun beeindrucken, und wenn die erwartete Bestätigung aus-

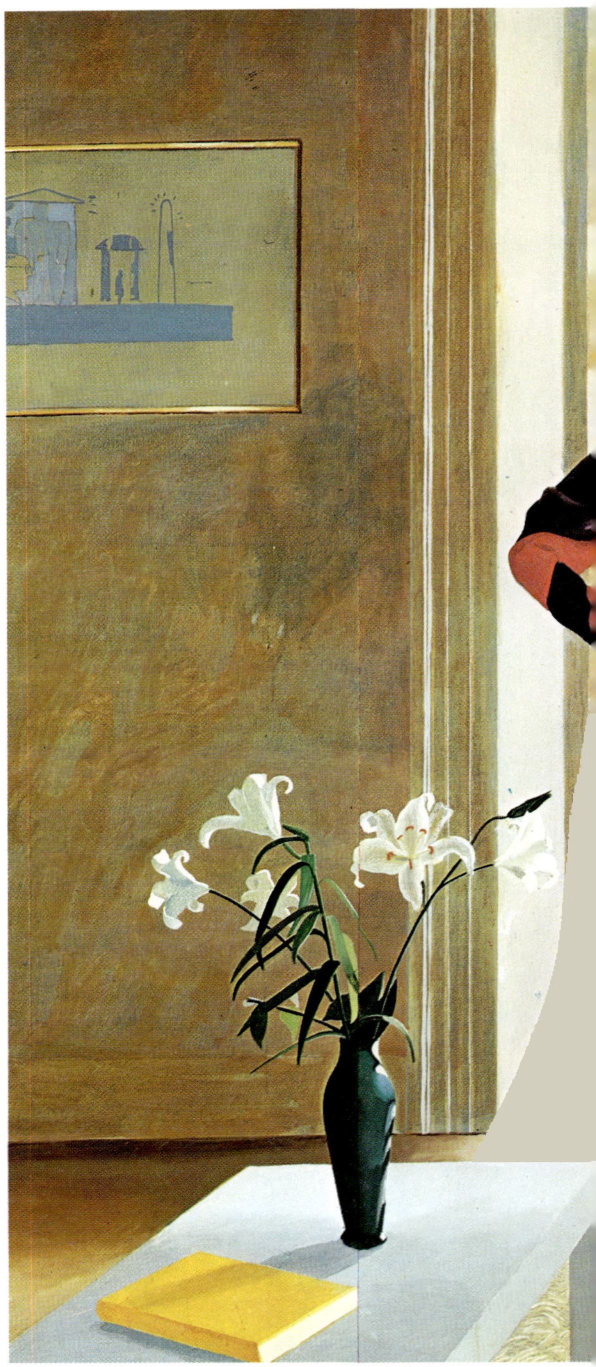

SEITE 336: *Das Mädchenportrait wurde nach einem Farbfoto in Lebensgröße auf einer grundierten Hartfaserplatte gemalt.*

RECHTS: *David Hockney,* Mr. und Mrs Clark und Percy. *Der Künstler verarbeitete seine Farben sehr kontrolliert und umsichtig: Die Farben wirken gleichmäßig, Vase und Blüten zeigen einen feinen transparenten Schimmer.*

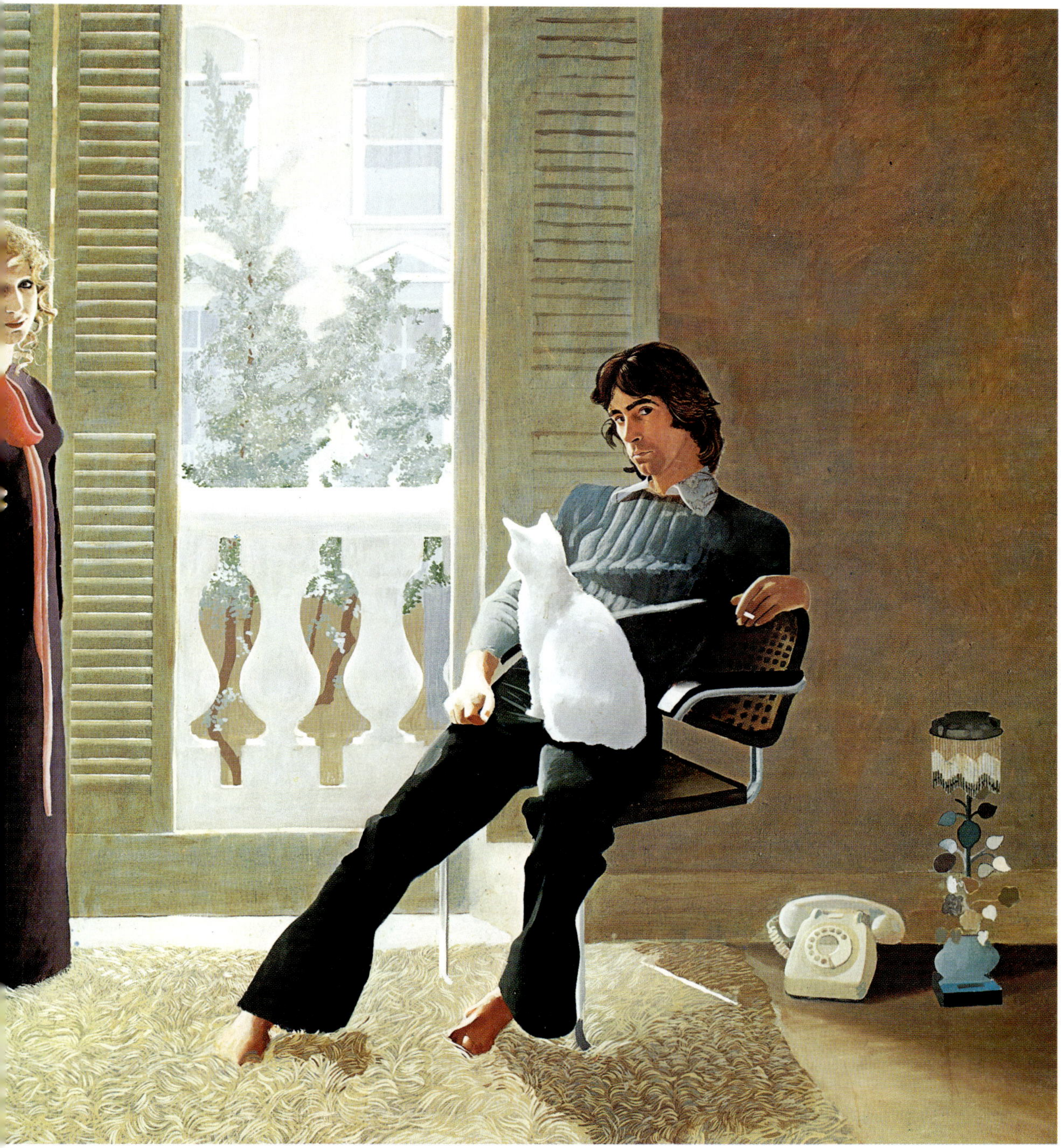

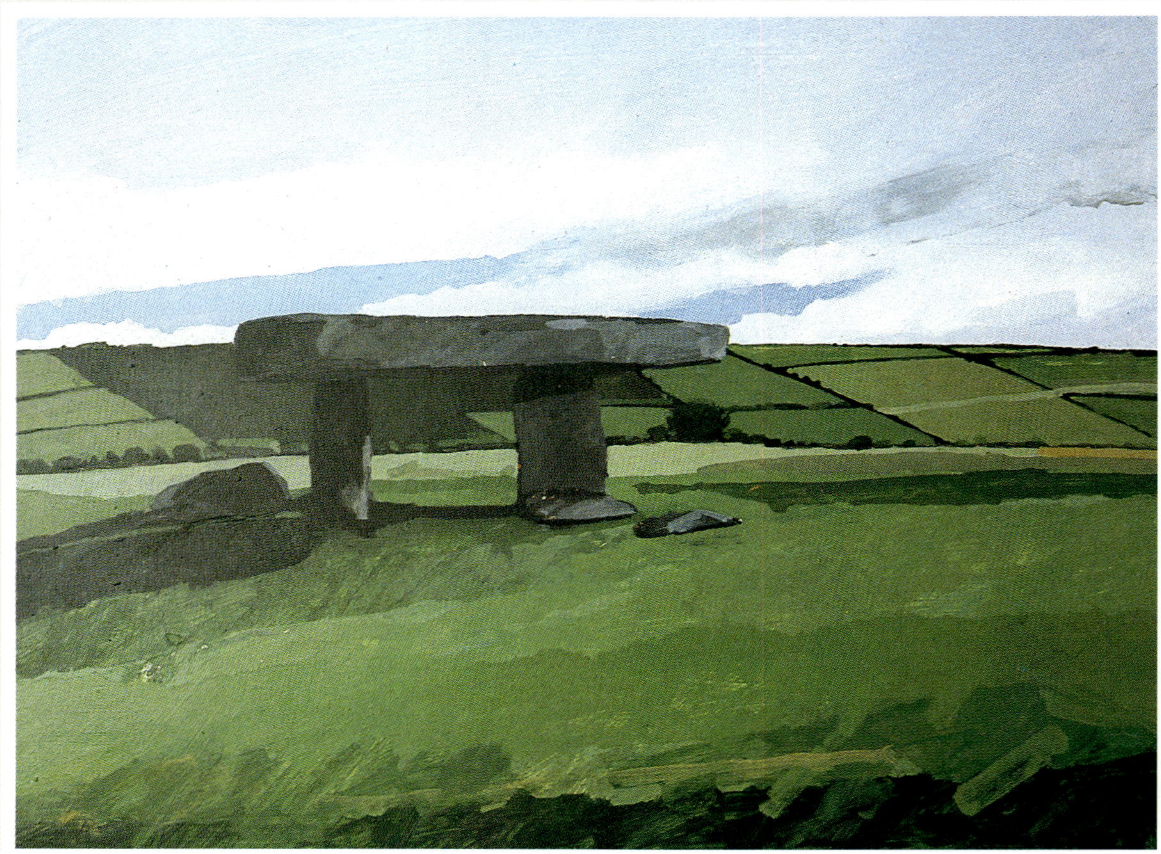

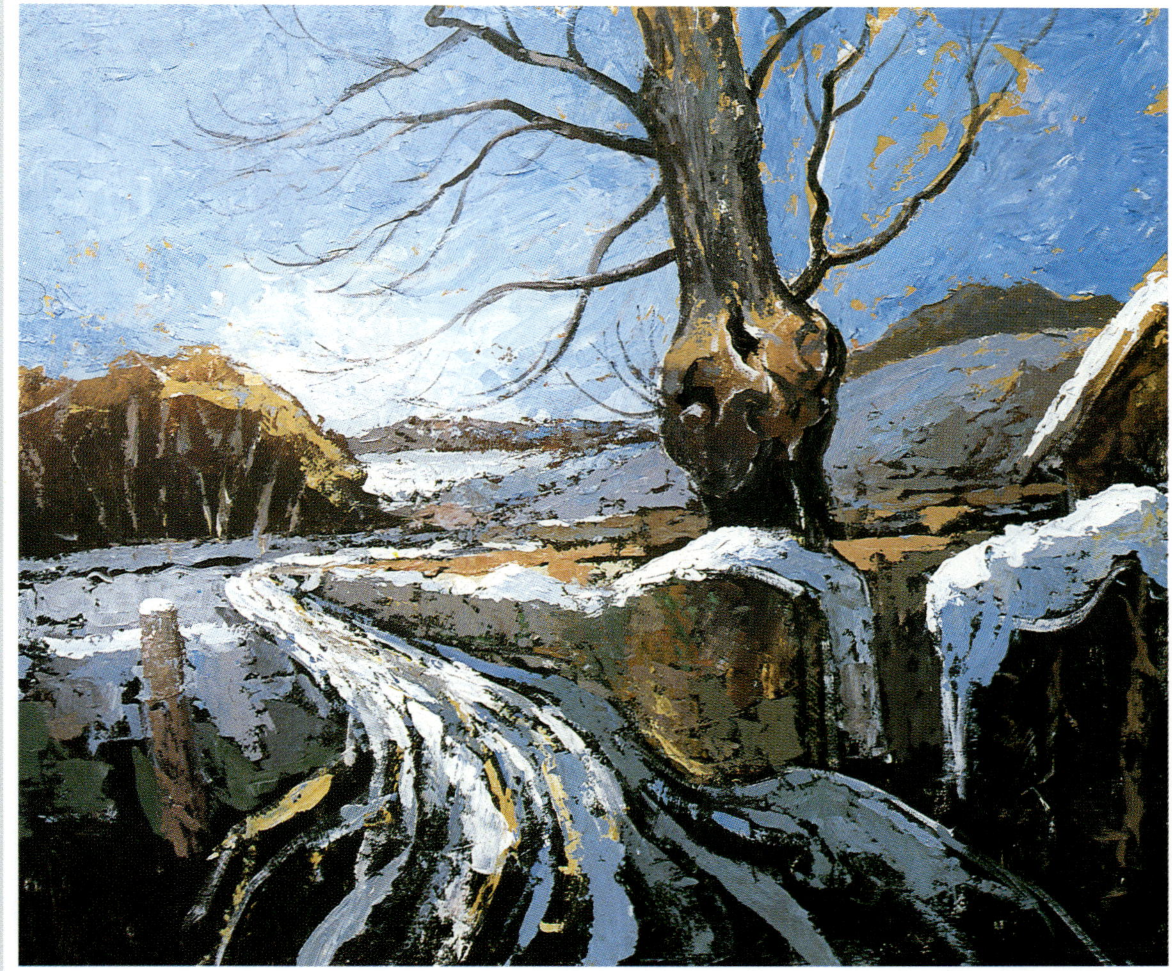

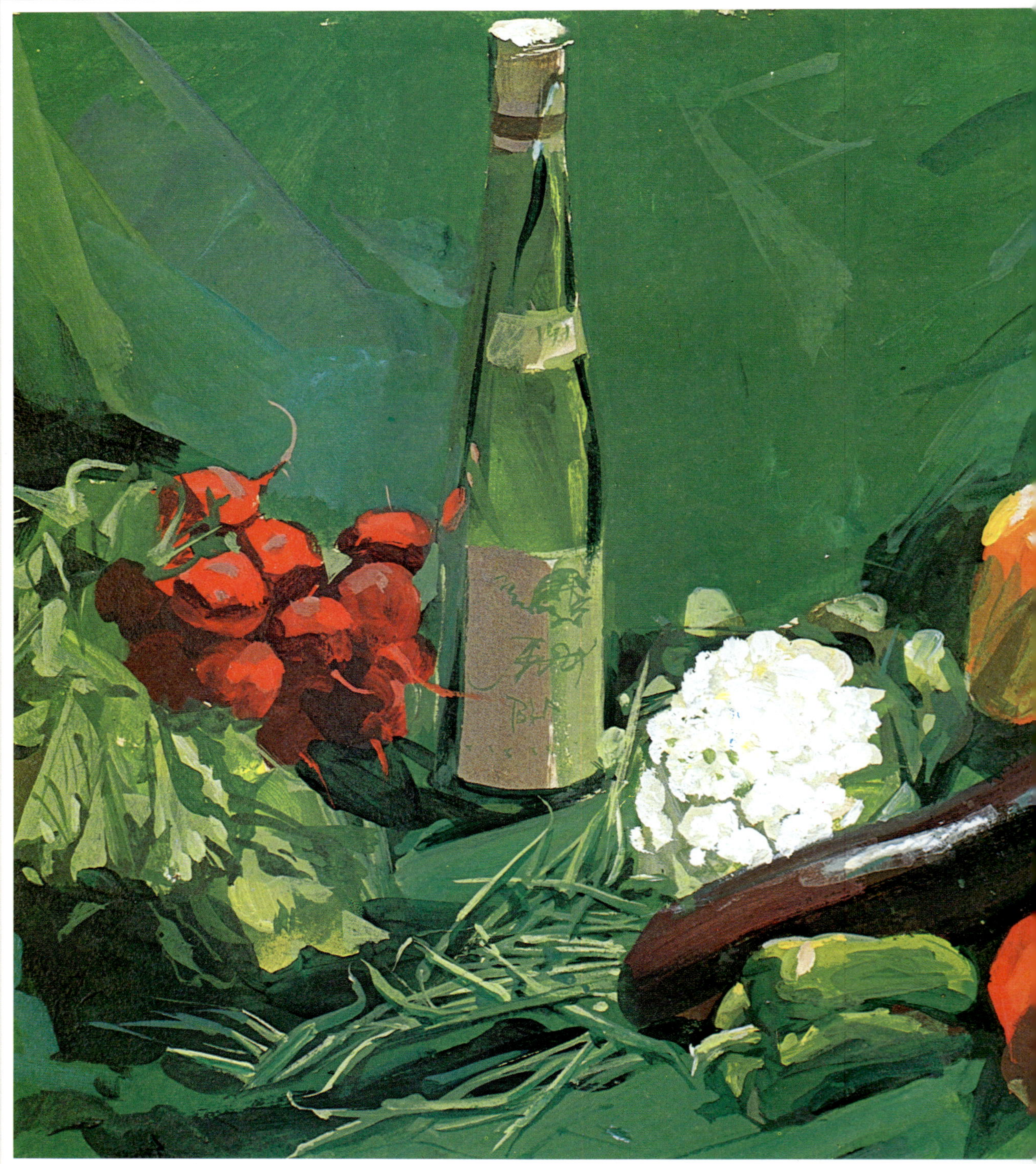

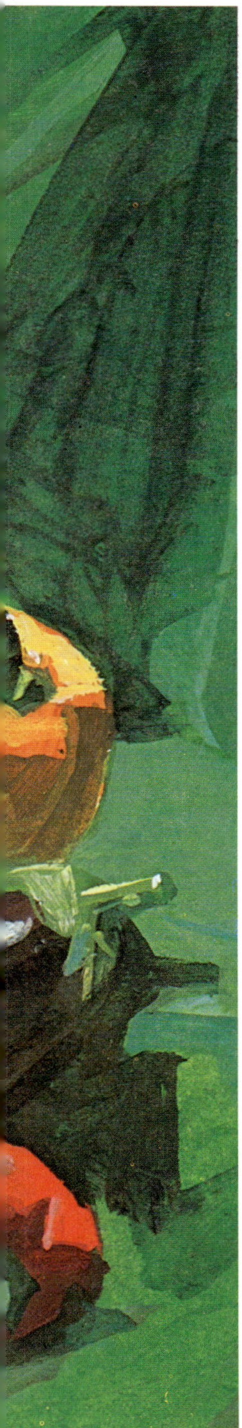

bleibt, sind wir entmutigt. Dann ist es vorbei mit dem Vergnügen. Die angestrebten Ergebnisse wirken sich direkt auf unsere Arbeitsfreude aus, folglich nehmen wir sie wichtiger als den Prozeß. Genießen wir den Prozeß, kommt das Ergebnis von selbst.

Nicht daß die Ergebnisse unwichtig wären oder daß wir ohne Ziele, Ehrgeiz und Absichten auskämen. An der richtigen Stelle können sie uns anspornen. Zudem versetzen sie uns in jene besondere Spannung, treiben uns an, ein besonderes Werk zu schaffen. Dazu muß aber allen Schritten des Prozesses die entsprechende Aufmerksamkeit geschenkt werden, ohne zu drängen oder etwas überspringen zu wollen (deshalb die Geduld) und ohne zu verzagen (deshalb der Optimismus).

Wie immer Ihr persönliches Ziel auch aussieht, es sollte Ihnen Freude machen, darauf hinzuarbeiten. Wenn wir uns an dem erfreuen, was wir tun, wird die Freude ein Teil unserer Arbeit, als solche wird sie von anderen wahrgenommen und erfreut auch sie. Wir müssen begreifen, daß unsere Arbeit wie ein offenes Buch ist. Jeder kann hineinschauen und darin lesen. Alles, was wir dort hineintun, kann ein anderer darin finden.

Übung ist alles. Sie ist das Zentrum des Künstlerlebens und darum etwas, worauf wir uns freuen, selbst wenn es nur für eine Stunde am Tag ist.

Natürlich machen wir Fehler, aber sie sollten als Teil des Prozesses verstanden werden. Irren ist der einzige Weg, sich zu entwickeln, kritischer zu werden und mehr Selbstbewußtsein bei der Arbeit aufzubauen.

Nur wer gar nichts tut, macht auch keine Fehler. Denken Sie daran, wenn Sie sich das nächstemal über einen Fehler ärgern. Die Methoden, die ich in diesem Buch beschrieben habe, berücksichtigen all dies. Die vorgeschlagenen Malübungen und Experimente berücksichtigen viele der Schwierigkeiten, die beim ersten Arbeiten mit Acrylfarben auftreten können. Die Übungen fordern Ihre natürlichen Fähigkeiten heraus. Sie müssen nicht lernen, etwas auf bestimmte Weise zu tun, wie dies bei den darstellenden Künsten der Fall ist. Die Übungen können und sollen der Persönlichkeit des Übenden angepaßt werden. Sie können ganz nach Vorschrift, aber auch völlig anders durchgeführt werden. Die Informationen sind zum Gebrauch bestimmt; wie man sie gebraucht, ist eine persönliche Entscheidung.

Sammeln Sie Ihre Erfahrungen langsam und auf Ihre eigene Weise.

Wenn ich dieses Buch in einem Wort zusammenfassen sollte, dann lautete es »Aktivität«. Malen ist eine unmittelbare Tätigkeit, die nur in der Gegenwart stattfindet. Damit es dazu kommt, muß man sich für etwas entscheiden und dann danach handeln. Man muß wissen, was man tun will, und es dann ohne Zögern ausführen. Die Entscheidung, ganz gleich wofür, ist immer richtig; der Erfolg hängt nicht von dieser oder jener Entscheidung, sondern vom Akts des Entscheidens selbst, der Entschiedenheit, ab.

SEITE 340: Eine zurückhaltende Komposition, gedämpfte Farben und schwache Hell-Dunkel-Kontraste wurden meisterhaft zu dieser melancholischen Szenerie verdichtet.

SEITE 341: Es gehört zu den Vorzügen der Acrylfarbe, daß helle Farben über dunklen vermalt werden können. Hier kontrastieren die warmen, dunklen Untergrundtöne mit den hellen, kalten Tönen von Schnee und Himmel.

LINKS: Für dieses Stilleben wurden Acrylfarben gewählt, weil das Sujet so farbkräftig war. Der Künstler schuf eine klassische Dreieckskomposition mit der Flasche als Fokus.

ABSTRAKT: Farben, Muster und Formen dominieren die Darstellung. ▷ gegenständlich

ABSTRAKTION: Formale Reduktion der natürlichen Erscheinung. Vereinfachung zu einem abstrakten Abbild.

ALLA PRIMA: Malweise mit einmaligem Auftragen der Farbe, ohne Unter- oder Übermalung.

ARRANGEMENT: Anordnung verschiedener Elemente zu einem harmonischen Ganzen.

AUFWISCHEN: lockeres Vermalen verdünnter Farbe, z. B. bei der Untertuschung.

AUFZEICHNUNG: Skizzierung des Motivs mit Bleistift, Kohle oder Farbe auf dem Bildträger.

AUSWEISSEN: Übermalung oder Neugrundierung eines »mißlungenen« Bildes oder einer Bildpartie mit halbtransparenter weißer oder getönter Farbe.

BILDFLÄCHE: die zweidimensionale Fläche des Bildträgers.

BILDRAUM: Erzeugung eines Eindrucks von Tiefe auf der Bildfläche mit kompositorischen und perspektivischen Mitteln, dabei Gliederung in Vorder-, Mittel- und Hintergrund.

BILDTRÄGER: jede Oberfläche, auf der gemalt oder gezeichnet wird, z. B. Leinwand, Pappe oder Papier.

BINDEMITTEL: Klebstoff, der die pulverförmigen Pigmente bindet, damit sie vermalt werden können und auf dem Bildträger haften. ▷ Medium.

COLLAGE: von dem französischen Wort *coller* – kleben – abgeleitet. Von den Kubisten entwickelte Technik, bei der ein Bild aus farbigen Papierstücken zusammensetzt wird. Auch jedes andere Material kann verarbeitet werden.

DECKKRAFT: Farben sind entweder deckend bzw. opak oder transparent. Transparente Farben eigenen sich besser zum Lasieren, deckende Farben für den stärkeren Farbauftrag oder zum Übermalen von Farbschichten.

DESIGN: 1. zeichnerischer Entwurf oder plastisches Modell. 2. Die danach angefertigten, meistens industriell produzierten Gegenstände.

EBENEN: die geraden Oberflächen eines Objekts. Sie werden vom Lichteinfall bezeichnet und erscheinen als helle oder dunkle Partien. Selbst eine gebogene Oberfläche kann in eine unendliche Anzahl von Ebenen aufgelöst werden.

EMULSION: Bindemittel aus glatt vermischten öl- und wasserlöslichen Bestandteilen.

ERDFARBEN: Pigmente aus chemisch inaktiven Oxiden, z. B. Ocker-, Siena- und Umbratöne.

FÄRBEVERMÖGEN: die Fähigkeit eines Pigments, das farbige Erscheinungsbild eines anderen Pigments zu verändern. Ist sein Färbevermögen groß, braucht man einer Mischung nur ganz wenige Pigmente zuzusetzen.

FARBE VERREIBEN: Deckende Farbe wird auf einer Farbpartie verrieben oder verschliffen, um ein gebrochenes Farbfeld zu erzeugen. Die darunterliegenden Farbtöne werden dabei in ihrer Farbwirkung abgewandelt.

FARBPERSPEKTIVE: Räumlichkeit und Tiefe werden mit Hilfe von Farbtönen und Tonwerten erzeugt. Warme Farben und starke Kontraste treten nach vorn, kalte Farben und schwache Hell-Dunkel-Kontraste wirken weiter entfernt. ▷ Luftperspektive.

FARBTON: Bezeichnung einer Farbe aus dem Farbspektrum des Farbenkreises wie Rot, Orange, Gelb, Grün, Blau.

FARBSTÄRKE: die Intensität oder Sättigung einer Farbe, ihre Eigenschaft, z. B. leuchtend oder neutral.

FARBTEMPERATUR: ▷ warme und ▷ kalte Farben.

FARBWERT: ▷ Tonwert.

FIRNIS: durchsichtige Schutzschicht, die abschließend flüssig auf dem getrockneten Bild aufgetragen wird. Sie schützt vor mechanischer Beschädigung und intensiviert die Farbwirkung.

FIXATIV: eine Art dünner Firnis, der auf Zeichnungen und Pastelle gesprüht wird, damit die Farben nicht verwischen oder beim Übermalen aufgerührt werden.

FLÜCHTIG: hier: Pigmente, die nicht lichtecht sind und auf die Dauer ausbleichen.

FRESCO: Wandgemälde in Aquarellfarbe ohne Bindemittel auf nassem Kalkputz. Der Kalkputz bindet die Farben beim Trocknen, indem er sie »einschließt«. Bei trockenem, heißem Klima absolut dauerhaft.

GEBROCHENE FARBE: 1. ein Begriff aus der Farbtheorie für Farben, die aus zwei Sekundärfarben gemischt sind. Diese Farben tendieren zum Grau. 2. Farbpartie aus mehreren reinen Farben, die nicht gemischt oder ineinandergeblendet werden, sondern sich in der Wahrnehmung des Betrachters zu neuen Farben mischen. Die Farben können in einzelnen kleinen Partien (wie z. B. beim Pointillismus) oder in größeren Partien übereinander aufgetragen werden, so daß die darunterliegenden Farbschichten durch ungleichmäßig darübergelegte Farbe durchscheinen und die strukturierte Farbfläche einen neuen Farbeindruck erzeugt.

GEGENSTÄNDLICH: wirklichkeitsgetreue, gegenständliche bzw. figurative Abbildung der Bildobjekte. ▷ abstrakt.

GEGENSTANDSFARBE: (theoretische) Eigenfarbe eines Gegenstandes oder einer Oberfläche ohne Veränderung durch Licht, Schatten oder Entfernung.

GESSO: Grundierung für Temperagemälde, manchmal auch für Ölbilder. Für Acrylfarbe nicht zu empfehlen.

GOUACHE: Malfarbe auf Wasserbasis, die durch Zusatz von Weiß zur Deckfarbe wird. Auch bekannt als Poster- oder Designerfarbe.

GRAPHIT: weiches, schwarzes Mineral aus reinem Kohlenstoff. Gepreßt mit feinem Ton in Bleistiften verarbeitet. Der Tonanteil bestimmt Härtegrad und Strichstärke. Starktonige Graphitstifte gibt es auch ohne Holzmantel.

GRUNDIERUNG: ein- oder

mehrfache vorbereitende Beschichtung des Bildträgers, die verhindert, daß die Farbe absorbiert wird, oder dafür sorgt, daß sie sich besser vermalen läßt. Die Grundierung bzw. der Malgrund einer Leinwand kann z. B. aus einer Leimschicht und einer weißen oder farbigen Ölgrundierung bestehen.

GUMMIARABIKUM: wasserlösliches Gummi aus dem Saft der Akazie. Bindemittel für Aquarell- und Gouachefarben und weiche Pastellkreiden.

HELL-DUNKEL-WERT: ▷ Tonwert.

IMPASTO: dicker, zäher Farbauftrag, in dem Pinsel- oder Malspachtelspuren deutlich sichtbar bleiben.

INEINANDERBLENDEN: Erzeugen weicher farblicher Übergänge zwischen aneinandergrenzenden Farbpartien.

KOHLE: Zeichenmedium aus gebrannter Holzkohle. Kohle zerfällt auf dem Bildträger immer ein wenig zu Staub. Verschieden starke Zeichenkohlen und Kohlestifte ermöglichen jedoch eine sehr differenzierte Bildgestaltung.

KALLIGRAPHIE: eigentlich: Schönschrift. Zeichnerischer Stil eines Gemäldes oder einer Zeichnung, der durch fließende, rhythmische Striche charakterisiert ist.

KALTE FARBEN: Farben, die im Farbspektrum dichter bei Blau liegen. Im Bild weichen sie optisch in den Hintergrund zurück. ▷ warme Farben.

KALTGEPRESST: Bezeichnung für gutes Aquarellpapier mittlerer Körnung. Es ist nicht so glatt wie heißgepreßtes, hat aber auch keine grobe Textur.

KÖRNUNG: Oberflächenbeschaffenheit bzw. Textur eines Bildträgers. Papier beispielsweise ist je nach Herstellungsart fein- bis grobkörnig.

KÖRPERFARBE: Farbe, der ein lichtundurchlässiger Stoff zugesetzt ist, der sie zur Deckfarbe macht, z. B. Gouachefarbe. Mit Körperfarbe setzt man Glanzlichter oder verstärkt die Farben.

KOMPLEMENTÄRFARBEN: Farben, die im Farbenkreis einander gegenüberliegen. Es gibt drei grundlegende Komplementärkontraste: Jeder der drei Primärfarben steht eine Sekundärfarbe gegenüber, die aus den jeweils anderen beiden Primärfarben gemischt ist. Blau und Orange z. B. sind komplementär, weil Orange aus Rot und Gelb gemischt ist. Im erweiterten Farbenkreis liegen ein warmes Rotorange und ein kaltes Grünblau einander gegenüber.

KOMPOSITION: das Arrangement der verschiedenen Bildelemente eines Gemäldes oder einer Zeichnung und ihrer Beziehungen untereinander. Dazu gehören z. B. Formen, Farben, Hell-Dunkel-Werte, Konturen usw.

LASIEREN: Eine transparente Farbschicht wird so auf einer deckenden Farbschicht aufgetragen, daß die Untergrundfarbe gefiltert oder abgewandelt wird.

LAVIEREN: Malen mit stark verdünnter Farbe, die sich schnell verteilen läßt.

LEIM: Einige Bildträger werden mit einer Leimlösung bestrichen, damit sie die Farben nicht aufsaugen. ▷ Grundierung.

LINEARPERSPEKTIVE: Auf einer zweidimensionalen Oberfläche entsteht mit zeichnerischen Mitteln der Eindruck von Räumlichkeit und Tiefe. Mit Hilfe von Fluchtlinien und Fluchtpunkten wird eine dreidimensionale Raumvorstellung erzeugt.

LÖSEMITTEL: Flüssigkeit, die das Bindemittel einer Malfarbe löst und vollständig verdunstet. Mit dem Lösemittel wird die Farbe verdünnt, Ölfarbe z. B. mit Terpentinöl.

LUFTPERSPEKTIVE: Erzeugung von Räumlichkeit und Tiefe mit Hilfe der Formen. Formen im Vordergrund erscheinen größer und haben deutliche Konturen, zum Hintergrund hin werden sie kleiner und undeutlicher. Häufig zusammen mit der ▷ Farbperspektive.

MAGER: Ölfarbe, die verhältnismäßig weniger Ölanteile hat. Der Ausdruck »vom Mageren zum Fetten« bezeichnet den Schichtaufbau eines Ölbildes zuerst aus mageren, d. h. mit Terpentinöl oder Alkohol verdünnten Farben, die dann mit zunehmend weniger verdünnten, stärker ölhaltigen Farben übermalt werden. So wird verhindert, daß die Farben beim Trocknen brechen.

MALEN MIT TROCKENER FARBE: Kaum verdünnte, spröde Farbe wird mit dem Pinsel vermalt. Die Farboberfläche wird dabei fiederig gebrochen.

MALGRUND: ▷ Grundierung.

MALMITTEL: ▷ Medium (3. und 4).

MALSPACHTEL: Spachtel mit dünner, biegsamer Klinge zum Auftragen der Farbe. Malspachtel gibt es in verschiedenen Formen und Größen, aber sie haben immer einen abgewinkelten Griff.

MALSTOCK: Stock mit Polster an einem Ende. Das Polster wird auf eine trockene Partie, der Arm auf den Stock gelegt, damit die Hand beim Malen von Details ruhig bleibt.

MASKIEREN: Partien des Bildträgers werden mit Maskierband, Rubbelkrepp oder einer Schablone abgedeckt, um harte und/oder gerade Ränder erzeugen zu können. Die Maskierung erlaubt einen freien, flüssigen Farbauftrag und schützt zugleich die abgedeckte Partie.

MEDIUM: 1. Ausdrucksmittel – vom Künstler verwendeter Stoff oder Werkzeug, z. B. Acrylfarbe, Ölfarbe, Stechbeitel, Radiernadel usw. 2. Ausdrucksform – vom Künstler gewählte Art der Darstellung, z. B. Malerei, Bildhauerei, Radierung. 3. Flüssigkeit, mit der eine Malfarbe verdünnt werden kann, ohne ihre Haftstärke, den gleichmäßigen Farbfluß oder ihre filmbildende Kraft zu beeinträchtigen. 4. Die flüssige Komponente einer Farbe.

MISCHTECHNIK: ursprünglich: Lasuren mit Ölfarbe auf einer Untermalung mit Temperafarbe. Heute bezeichnet sie jede Mischung geeigneter Medien, z. B. auch Collage und Farbe; jede Kombination von Zeichnung und Farbe, etwa Tinte und Acrylfarbe, oder die Einarbeitung dreidimensionaler Objekte in ein Bild.

MODELLIEREN: plastisches Ausarbeiten einer Form. Beim Malen und Zeichnen der räumlich-gestalthafte Aufbau einer Form aus Licht- und Schattenpartien.

MODULIEREN: die Ausgestaltung farblicher Abstufungen und Übergänge.

MONOCHROM: ein Bild in Schwarzweiß oder in Schwarz, Weiß und einer anderen Farbe.

NASS-AUF-TROCKEN: nasser Farbauftrag auf einer völlig trockenen Farbpartie.

NASS-IN-NASS-TECHNIK: Auftragen feuchter Farbe auf einer nassen Oberfläche. Farbliche Übergänge und Schattierungen können weich auf dem Bildträger gemischt werden. Gebräuchlich bei ▷ alla prima (-Malerei).

NEGATIVER RAUM: Bildraum um und zwischen den Hauptelementen des Sujets, z. B. der Hintergrund eines Figurenbildes.

OCKERFARBEN: Rötel. Erdfarben aus Eisenoxid in einem Spektrum zwischen Gelb und Rot.

OPAK: undurchsichtig. Eine Farbe mit dieser Eigenschaft deckt eine übermalte Oberfläche ab. ▷ transparent.

OPTISCHE FARBMISCHUNG: Die Farben werden nicht auf der Palette gemischt, sondern einzeln vermalt und mischen sich in der Wahrnehmung des Betrachters. Ein pointillistisches Bild z. B. setzt sich aus vielen Tupfen reiner ungemischter Farben auf der Leinwand zusammen, die aus der Entfernung nicht zu erkennen sind. Winzige Farbpartien aus Gelb und Rot etwa wirken von weitem wie Orange.

PALETTE: 1. Platte mit oder ohne Vertiefungen aus Holz, Metall, Porzellan, Kunststoff oder Pappe, auf der die Farben zum Malen verdünnt und gemischt werden.
2. Alle in einem bestimmten Bild vermalten Farbtöne.
3. Das für einen bestimmten Künstler typische Farbspektrum.

PALETTMESSER: Messer mit gerader Stahlklinge zum Mischen der Farben auf der Palette, zum Reinigen der Palette und gegebenenfalls zum Abkratzen der Farbe vom Bildträger.

PASTELLKREIDE: in Stiftform gepreßtes Zeichenmedium, dessen Pigmente mit wenig Gummi gebunden sind. Die Striche werden opak und pudrig. Die Farben werden entweder durch Übermalen gemischt oder weich mit dem Pinsel oder dem Finger ineinandergeblendet. Ölpastelle sind cremiger und krümeln nicht so stark, lassen sich aber auch nicht so fein verarbeiten.

PERSPEKTIVE: Darstellungssysteme in Malerei und Grafik, die dem Bild Räumlichkeit und Tiefe geben. Die ▷ Linearperspektive basiert auf dem optischen Eindruck, daß Parallelen in der Ebene in der Tiefe des Raumes in einem Fluchtpunkt zusammenlaufen. Die ▷ Luftperspektive arbeitet damit, daß Objekte im Vordergrund größer und deutlich konturiert sind, mit zunehmender Entfernung aber kleiner und unschärfer wirken. Die ▷ Farbperspektive nutzt die natürliche Wahrnehmung, daß Farben und Farbkontraste im Vordergrund intensiver und in der Ferne blaß und blau wirken, und arbeitet auch mit der Farbtemperatur.

PIGMENT: Farbsubstanz, die mit einem Bindemittel gemischt zu einem Mal- oder Zeichenmedium wird. Pigmente werden allgemein als organisch (Erdfarben) oder anorganisch (mineralischen und chemischen Ursprungs) klassifiziert.

PINSELDUKTUS: die individuelle Strichführung eines Künstlers. Je nach Stil und Ausdrucksabsicht ist der Strich dick oder dünn, weich oder kraftvoll. Die Pinselführung ist ein wichtiges Mittel der Bildgestaltung und kann allein schon ästhetisch ansprechend sein.

PRIMÄRFARBEN: Die drei Primärfarben sind Rot, Blau und Gelb. Sie können nicht aus anderen Farben gemischt werden, aber alle anderen Farbtöne lassen sich theoretisch aus den Primärfarben mischen. In der Praxis funktioniert das kaum, denn die im Handel erhältlichen Pigmente sind nie ganz rein.

RENAISSANCE: kunsthistorische Epoche vom 14. bis zum 16. Jahrhundert, die das Ideal der Antike wiederbelebte.

RUBBELKREPP: Maskierflüssigkeit; Gummilösung.

SCHRAFFIEREN: Farbtöne oder Schattierungen werden aus einer Vielzahl von parallelen Kreuz- und Querstrichen aufgebaut. Variante der ▷ Stricheltechnik.

SEKUNDÄRFARBEN: die drei Farben, die aus je zwei ▷ Primärfarben gemischt werden: Orange (Rot und Gelb), Grün (Gelb und Blau) und Violett (Rot und Blau).

SKIZZEN: Zeichnungen oder Bilder, die als Vorstudien für ein größeres Bild dienen und bestimmte Aspekte des Sujets festhalten sollen.

SPRITZTECHNIK: Nasse Farbe wird auf dem Bildträger verspritzt, indem man mit dem Daumen über einen farbgesättigten Borstenpinsel fährt. Die Technik erzeugt eine locker strukturierte, gepunktete oder gefleckte Farboberfläche.

STRICHELTECHNIK: Farbtöne und Tonwerte werden aus feinen, gleichgerichteten Parallelschraffuren aufgebaut.

STRUKTURIERT: hier: 1. Tatsächlich plastisch gestalteter Farbauftrag, ▷ Impasto.
2. Unregelmäßig aufgetragene oder mittels verschiedener Techniken aufgebaute Farbpartie.

TEMPERA: 1. Mit Eigelb gebundene Farbe, ein einzigartiges, aber langsames Medium. 2. Heute: jede Emulsion, die pulverförmige Pigmente bindet.

TONIGKEIT: Eine Farbe ist entweder helltonig oder dunkeltonig, je nachdem ob sie dichter bei Weiß oder bei Schwarz liegt.

TONWERT: In Malerei und Grafik bezeichnet der Tonwert die Helligkeit oder Dunkelheit einer Partie, bezogen auf eine Skala zwischen Schwarz und Weiß. Jeder Farbton hat einen impliziten Tonwert, Gelb z. B. ist hell, Preußischblau dunkel; Farboberflächen werden jedoch auch vom Lichteinfall verändert. Die Einschätzung dieser changierenden Hell-Dunkel-Werte oder Tonwerte kann über die plastische Wirkung eines Bildobjekts entscheiden.

TRANSPARENT: durchscheinend. Eine Farbe mit dieser Eigenschaft wandelt eine übermalte Oberfläche farblich ab, deckt aber nicht. ▷ opak.

TROCKNUNGSVERZÖGERER: Spezialmittel, das die Trocknungszeit von Acrylfarbe verlängert.

TÜPFELN: Technik, bei der die Farbtöne und Schattierungen aus einer Vielzahl kleiner Punkte mit der Pinselspitze oder einem Zeicheninstrument aufgebaut werden.

UNTERMALUNG: Oberbegriff für die ersten Stadien der Bildgestaltung wie ▷ Aufzeichnung und ▷ Untertuschung.

UNTERTUSCHUNG: Die Hauptformen, Farbpartien oder Licht- und Schattenpartien werden zu Beginn der Arbeit großzügig mit dünner Farbe auf den Bildträger aufgewischt.

VERKÜRZUNG: perspektivische Technik mit dem Effekt, daß die normalen Formen und Proportionen eines Objekts oder einer Figur mit zunehmender perspektivischer Distanz verzerrt werden.

WACHSTECHNIK: hier: Mischtechnik aus Aquarell und Zeichnung. Gezeichnet wird mit Wachsstiften oder Ölpastellkreide, anschließend mit wasserlöslicher Farbe darüberlaviert. Das Wachs stößt die Farbe ab, die Striche bleiben in ihrer Originalfarbe erhalten, aber die Zwischenräume nehmen die Farbe an.

WANDBEMALUNG: jede Art von Wandbild oder Dekor. Nicht zu verwechseln mit ▷ Fresko.

WARME FARBEN: Farben, die im Farbspektrum dichter bei Rot liegen. Im Bild treten warme, intensive Farben in den Vordergrund, ▷ kalte Farben weichen zurück.

WASSERZEICHEN: Herstellersiegel, das bei teuren Papieren in die Blätter eingearbeitet ist. Hält man das Papier gegen das Licht, wird es sichtbar.

ZEICHNEN: grundlegende Art, ein Bild aufzubauen. Vor dem Malen werden mit Hilfe der Zeichnung Formen gruppiert und Licht- und Schattenpartien bestimmt. Die Bildinhalte werden auf geordnete Weise und unmittelbar verständlich dargestellt. Mit der Zeichnung entwickeln Künstler und Designer ihre Ideen; ferner dienen Zeichnungen mit notierten Beobachtungen als zukünftiges Referenzmaterial.

ZOBEL: Raubmarder, aus dessen Pelz die besten (und teuersten) Pinsel gefertigt werden. Die handelsübliche Bezeichnung hierzulande ist Rotmarderpinsel.

Kursive Seitenzahlen beziehen sich auf Bildlegenden und Spaltentexte

A

B

C

D

E

F

L

M

N

O

P

Q

R

S

T

U

V

W

Z